W0256968

HANDBUCH DER NORMALEN UND PATHOLOGISCHEN PHYSIOLOGIE

MIT BERÜCKSICHTIGUNG DER EXPERIMENTELLEN PHARMAKOLOGIE

HERAUSGEGEBEN VON

A. BETHE · G. v. BERGMANN
FRANKFURT A. M. BERLIN

G. EMBDEN · A. ELLINGER †
FRANKFURT A. M.

SECHSTER BAND / ZWEITE HÄLFTE

BLUT UND LYMPHE

ZWEITER TEIL

(C/I. 1. f—k. BLUT · C/II. LYMPHSYSTEM)

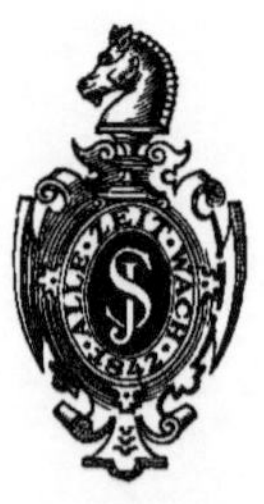

SPRINGER-VERLAG BERLIN HEIDELBERG GMBH
1928

BLUT UND LYMPHE

ZWEITER TEIL

BLUT · LYMPHSYSTEM

BEARBEITET VON

W. GRIESBACH · B. HUBER · F. LAQUER · E. MEYER †
C. OEHME · H. OELLER · V. SCHILLING
R. SEYDERHELM

MIT 69 ABBILDUNGEN

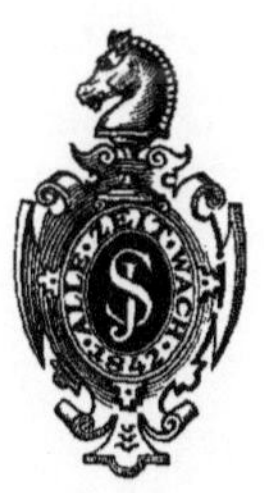

SPRINGER-VERLAG BERLIN HEIDELBERG GMBH
1928

ISBN 978-3-642-48524-4 ISBN 978-3-642-48591-6 (eBook)
DOI 10.1007/978-3-642-48591-6

Ursprünglich erschienen bei Julius Springer in Berlin 1928
Softcover reprint of the hardcover 1st edition 1928

Inhaltsverzeichnis.

Blut (Fortsetzung).

Lymphsystem.

Über die Gesamtblutmenge.

Von

Walter Griesbach

Hamburg.

Zusammenfassende Darstellungen.

Domarus, A. v.: Methodik und Blutuntersuchung. Berlin: Julius Springer 1921. — Erlanger, J.: Blood Volume and its Regulation. Physiol. reviews Bd. 1, Nr. 2. 1927. — Plesch, J.: Hämodynamische Studien. Zeitschr. f. exp. Pathol. u. Therap. Bd. 6, S. 380. 1909. — Plesch, J.: Untersuchungen über die Physiologie und Pathologie der Blutmenge. Zeitschr. f. klin. Med. Bd. 93, S. 241. 1922. — Seyderhelm, R., u. W. Lampe: Die Blutmengenbestimmung und ihre klinische Bedeutung. Ergebn. d. inn. Med. u. Kinderheilk. Bd. 27. 1925.

Die Bestimmung der Gesamtblutmenge am lebenden Menschen oder Tiere bildet schon seit langem ein Ziel physiologisch-methodischer Forschung, ohne daß es trotz aller darauf gerichteter Bemühungen bisher gelungen wäre, dasselbe unter Erfüllung der notwendigen Ansprüche an Exaktheit zu erreichen. Das ist nicht wunderbar, und die Bestimmung der Blutmenge ist darin zu vergleichen mit der Bestimmung des Herzschlagvolumens und der Strömungsgeschwindigkeit des Blutes, die gleichfalls Größen darstellen, deren Ermittlung bei intaktem Gefäßsystem direkte Untersuchungsmethoden ausschließt. Die *direkte* Bestimmung der Blutmenge ist mit dem Weiterleben des untersuchten Organismus nicht vereinbar, weil sie eben darin besteht, daß man das Blut, soweit möglich, aus den eröffneten Gefäßen ausfließen läßt und den Rest durch weitgehende Durchspülung und schließliche Zerstückelung und Auspressung sämtlicher Gewebe auf ein dem wahren Wert möglichst nahe kommendes Maß zu ergänzen sich bestrebt. Die *indirekten* Methoden, deren eine große Zahl erdacht worden ist, beruhen zum weitaus größten Teile darauf, daß man entweder vor und nach Verdünnung des Blutes die quantitativen Veränderungen eines charakteristischen Blutbestandteils, wie Hämoglobin, Erythrocyten, Plasmaeiweiß, Trockensubstanz, Kochsalz, Hämatokritwert, ermittelt, oder daß man die Verdünnung mißt, welche in das Blut eingeführte entweder plasmalösliche Körper, wie Farbstoffe, fremdes Blut und Serum, Antitoxin, Dextrin, Gummi und Gelatine, oder an die Blutkörperchen gebundenes Gas, nämlich Kohlenoxyd, erleiden. Die Genauigkeit der indirekten Methoden wurde kontrolliert durch die direkte Bestimmung durch Ausblutung, wenigstens beim Tier, und es ist auffallend, daß fast alle Urheber einer indirekten Methode eine gute Übereinstimmung mit den so gewonnenen Kontrollen angeben, wobei dann aber trotzdem die nach verschiedenen Methoden gewonnenen Werte stark voneinander abweichen, woraus hervorgehen dürfte, daß auch die direkte Bestimmung der Blutmenge an dem sich verblutenden Tiere sehr schwierig ist, zahlreiche Fehlerquellen enthält und somit in der Hand verschiedener Untersucher zu ebenso verschiedenen Resultaten geführt hat. Sehr bedauerlich ist es, daß unsere Kenntnis über die Blutmenge des Menschen sich auf nur zwei vor sehr langer Zeit von WELCKER und BISCHOFF (1854) mit ganz unzureichenden Instrumenten an Hingerichteten ausgeführte Bestimmungen stützt, die zu dem seither dogmatisch übernommenen Wert von $^1/_{13}$ *des Körpergewichts* geführt haben.

Die Wichtigkeit der Gesamtblutmengenbestimmung für die normale und vor allem für die pathologische Physiologie liegt auf der Hand. Sie ist unentbehrlich für die Erforschung der Dynamik des normalen und des krankhaft veränderten Kreislaufs, für die Lösung sehr alter klinischer Probleme, die sich an die bisher schwer faßbaren Begriffe der *Oligämie*, der *Plethora* und der *Hydrämie* knüpfen. Sie muß die wichtigsten Aufschlüsse geben für die Erforschung der *Anämien* und der *Polycythämie* und damit zusammenhängende Fragen der *Blutregeneration.*

Wenn wir bisher den Begriff der „Gesamtblutmenge" gebraucht haben und im weiteren Verlaufe dieser Abhandlung gebrauchen werden, so ist dazu zu bemerken, daß es vielleicht schon unter normalen, ganz sicher aber unter krankhaften Verhältnissen beim Menschen Gefäßbezirke von nicht zu berechnender Ausdehnung gibt, in denen das Blut langsamer kreist als in anderen, ja, daß es sogar Zustände gibt, die wir als „Stase" beim Wundshock, bei Entzündungen, bei Kreislaufschwäche kennen, bei denen die Blutzirkulation fast unmerkbar langsam vor sich geht. Die Bedeutung der Milz als Reservoir nicht zirkulierenden Blutes geht aus den schönen Untersuchungen BARCROFTS hervor. Es erhellt ohne weiteres, daß diese Tatsache den Wert der indirekten Verdünnungsmethoden einschränkt, und man hat sich aus dieser Verlegenheit zu helfen versucht, indem man unter dem Begriff der Gesamtblutmenge nur die Menge des normal zirkulierenden Blutes verstehen will. Es ist klar, daß hiermit von vornherein eine zahlenmäßig nicht bestimmbare und in jedem Falle stark schwankende Ungenauigkeit mit in Kauf genommen werden muß. — Weiterhin ist zu unterscheiden zwischen der Bestimmung der *absoluten* und der *relativen* Blutmenge. Zahlreiche Arbeiten der letzten Jahre, insbesondere von W. H. VEIL, NONNENBRUCH, OEHME haben sich mit den Veränderungen der letzteren eingehend beschäftigt, die verhältnismäßig leicht faßbar sind und eben nur die relativen Beziehungen einer neuen Blutmenge zu der vorher vorhandenen, ihrem absoluten Werte nach aber unbekannten, angeben. Hier soll im wesentlichen von der Bestimmung der absoluten Werte die Rede sein, und nur wo solche fehlen, auf die relativen zurückgegriffen werden. Ein kurzer Überblick über die älteren Bestimmungsmethoden möge zum genaueren Verständnis der modernen Verfahren dienen, wobei für Einzelheiten auf die vorliegenden älteren Zusammenstellungen hingewiesen sei.

I. Die direkte Blutmengenbestimmung.

Diese beruht auf dem Auffangen des durch Verblutung gewonnenen Blutes und wurde zuerst von WELCKER 1854 an Tieren, von BISCHOFF an zwei Hingerichteten ausgeführt. Sie ist in neuerer Zeit von HEIDENHAIN, F. MÜLLER und besonders von PLESCH verbessert worden, auf dessen Angaben hinzuweisen ist (s. „Hämodynamik"). Nachdem durch Öffnung der Carotiden die Hauptmenge des Blutes aus den Arterien ausgeflossen und durch Oxalat ungerinnbar gemacht worden ist, wird das ganze Tier von der Jugularis aus mit 0,9proz. Kochsalzlösung ausgewaschen, bis dasselbe nach Anwendung von künstlicher Atmung und Auspressen des zurückgebliebenen Blutes durch Massage farblos herausfließt. Dann werden die Organe, mit Ausnahme der Haut, der Galle, der Augen, des Zentralnervensystems und des Darminhalts, in der Buchnerpresse ausgepreßt und der Preßsaft gleichfalls zur Untersuchung verwendet. Man kann dann unter Anwendung eines Präzisionsinstrumentes (Chromophotometer von PLESCH) den Hämoglobingehalt der Waschflüssigkeit mit einer vor der Entblutung entnommenen Blutprobe des Tieres vergleichen und, unter Kenntnis der zum Spülen verwendeten Flüssigkeitsmenge, in einfacher Weise die Blutmenge errechnen. Wird diese Methode unter den von PLESCH angegebenen Kautelen ausgeführt, so dürfte sie nach seinen Angaben eine zuverlässige Grundlage für die Beurteilung der indirekten Methoden darstellen.

Neuerdings hat HARRIS[1] die WELCKERsche Methode in der Weise modifiziert, daß er das bei der Entblutung dem Tiere verlorengehende Blut in gleichem Betrage durch Gummi- und Salzlösung nach BAYLISS ersetzt. Auf die Weise wird unter Konstanterhaltung des Flüssigkeitsvolumens die Eigenzirkulation des Tieres in Gang erhalten, bis nach ca. 1 Stunde etwa $^9/_{10}$ des Gesamthämoglobins herausgewaschen sind. Ehe das Tier stirbt, wird eine Probe der noch gefärbten Durchspülungsflüssigkeit mit einer vorher entnommenen Blutprobe colorimetrisch (Kohlenoxyd-Hämoglobin) verglichen. Dann wird aus dem in Verlust geratenen Hämoglobin und aus der Kenntnis des Durchspülungsvolumens die Blutmenge errechnet. Da es sich um blutisotonische Lösungen handelt, konnten auch vergleichende Zählungen der Erythrocyten vorgenommen werden, die mit den Hämoglobinwerten ausgezeichnet übereinstimmten. Das auf diese Weise ermittelte Blutvolumen des Hundes beträgt ca. 7% des Körpergewichts, während PLESCH für gesunde Hunde 8,57% gefunden hat. Es ist nicht ausgeschlossen, daß unter den hochgradig anoxybiotischen Verhältnissen der HARRISschen Methode eine Durchlässigkeit der Capillaren zustande kommt. Am Menschen ist, wie oben erwähnt, die direkte Methode in neuerer Zeit nicht angewandt worden, so daß hier noch die alten Werte: Blutmenge = $^1/_{13}$ oder 7,4% des Körpergewichts — sich in der Literatur fortgeerbt haben.

II. Die indirekten Bestimmungsmethoden.

Die große Zahl der einschlägigen Verfahren soll hier um so weniger aufgeführt werden, als der größte Teil derselben als veraltet nicht in Betracht kommt. Mit Ausnahme der von MORAWITZ angegebenen plethysmographischen Methode stellen sie sämtlich Verfahren dar, bei denen entweder das Blut durch Infusion größerer Flüssigkeitsmengen verdünnt wird, so daß aus den Werten als konstant angenommener Blutbestandteile vor und nach der Verdünnung die Blutmenge errechnet werden muß, oder aber solche, die die Verdünnung einer im Blute nicht veränderlichen, in dasselbe gebrachten Substanz in Rechnung zu setzen erlauben. Die zur ersten Kategorie gehörenden Methoden müssen sämtlich als obsolet bezeichnet werden, da es heutzutage als gesichert gelten kann, daß eine in das Blut injizierte Wassermenge, auch wenn sorgfältig isotonische Bedingungen eingehalten werden, in kürzester Zeit durch die Capillaren austritt, wodurch eine zu geringe Verdünnung des Blutes vorgetäuscht wird. Nur Lösungen von Kolloiden vermögen, wie die Untersuchungen von KESTNER, BAYLISS, CANNON u. a. gezeigt haben, durch ihren hohen Quellungsdruck ihr Lösungswasser festzuhalten, doch verbietet sich die Injektion großer Mengen kolloidaler Lösungen, besonders beim Menschen, aus vielerlei Gründen.

Wegen der prinzipiellen Wichtigkeit sei hier angeführt, daß zuerst VALENTIN die Blutmenge durch Bestimmung der Trockensubstanz vor und nach Injektion von destilliertem Wasser am Tiere ausführte. COHNSTEIN und ZUNTZ nahmen

[1] HARRIS, L. T.: Brit. journ. of exp. pathol. Bd. 1, S. 142. 1920.

Blutkörperchenzählungen vor und nach Injektion von physiologischer Kochsalzlösung vor, während Quincke nach dem Vorgang Mallassez Transfusion von Blut mit bekanntem Erythrocytengehalt machte und aus der Summierung dieser Werte mit dem ebenfalls bekannten Blutkörperchengehalt des Empfängers die Blutmenge errechnete, ein Verfahren, das sich in der Praxis nicht bewährt hat. In modifizierter Form hat neuerdings Lindemann[1] diese Methode wieder aufgenommen und die Veränderungen des Blutkörperchenvolumens nach einer großen Bluttransfusion bestimmt. Kottmann bestimmte in sehr sorgfältiger Weise den Hämatokritwert vor und nach Infusion von 200 bis 300 ccm isotonischer Kochsalzlösung, während Plesch unter ähnlichen Bedingungen die Hämoglobinwerte in Vergleich setzte. Neuerdings hat Löwy[2] beim Menschen 500 ccm isotonische Traubenzuckerlösung injiziert und aus der Abnahme der Kochsalzwerte die Blutmenge errechnet. Boenheim und Fischer[3] glauben aber diese Methode ablehnen zu müssen, da die Ermittlung der Kochsalzwerte mit der Bangschen Mikromethode zu ungenau sei.

Im Gegensatz zu diesen Methoden hat ein Verfahren sehr viel größere Bedeutung erhalten, das von Gréhant und Quinquaud zuerst angegeben, von Haldane und Smith zuerst am Menschen angewandt und von Zuntz, Oerum und besonders von Plesch in großen Versuchsreihen praktische Anwendung gefunden hat. Es beruht darauf, daß eine *bestimmte* ungiftige Menge von *Kohlenoxyd* eingeatmet wird. Dieses wird an das Hämoglobin gebunden, und wenn man dann den Kohlenoxydgehalt einer entnommenen Blutprobe in Beziehung setzt zu dem maximalen Sättigungsvermögen desselben Blutes (vor der Einatmung) für Kohlenoxyd, so ergibt sich rechnerisch sehr einfach daraus die Menge des im Körper vorhandenen Hämoglobins bzw. die Gesamtblutmenge. Während Haldane und Smith den Kohlenoxydgehalt durch Titration mit Carminlösung ermittelten, haben Zuntz und Plesch denselben durch Verbrennungsanalyse in außerordentlich exakter Weise bestimmt. Wegen der technischen Einzelheiten sei auf das Werk von Plesch verwiesen. Wenn auch Plesch der Meinung ist, daß das CO-Verfahren nicht sehr schwer auszuführen ist, so muß doch festgestellt werden, daß sich dasselbe trotz seiner theoretisch und praktisch glänzenden Durcharbeitung nicht einzubürgern vermocht hat. Es erfordert immerhin eine umständliche und kostspielige Apparatur und kann zweifellos nur in den Händen von gasanalytisch eingearbeiteten Untersuchern brauchbare Werte ergeben. Was nun die mit dem CO-Verfahren erhaltenen Werte angeht, so erhielten beim Menschen Haldane und Smith im Durchschnitt 4,8%, Plesch 5,3% = $^1/_{19}$ des Körpergewichts beim Normalen, Douglas fand 7,6 bzw. 8,4%, Oerum 5,6% im Durchschnitt. Man sieht also, daß die gleiche Methode in der Hand verschiedener Untersucher stark voneinander abweichende Werte ergibt, und Erlanger[4] ist der Meinung, daß diese Unterschiede auf Differenzen in der Mischungszeit (s. u.) zurückzuführen sind, da die höchsten Werte bei der längsten Mischungszeit sich ergaben. Die einzige, von Haldane und Smith als in Betracht kommend angegebene Fehlerquelle der Methode besteht in der Bindung des CO an das Muskelhämoglobin, was nach ihnen einen Verlust von höchstens $^1/_{20}$ des eingeatmeten CO ausmachen kann und nach Plesch zu vernachlässigen ist; aber selbst wenn durch diese Bestimmung und Adsorption des CO an die Gewebe ein Verlust desselben eintreten sollte, so müßten die Ergebnisse dahin verändert werden, daß sie zu hohe Blut-

[1] Lindemann, E.: Journ. of the Americ. med. assoc. Bd. 70, S. 1209 u. 1292. 1918.
[2] Löwy, J.: Zentralbl. f. inn. Med. 1920, S. 337.
[3] Boenheim u. Fischer: Zentralbl. f. inn. Med. 1920, S. 553.
[4] Erlanger, J.: Physiol. reviews Bd. 1, S. 177.

mengen vortäuschen, anstatt, wie es der Fall ist, die niedrigsten Werte von allen aufzuweisen.

PLESCH hat mit der von ihm angegebenen Verbesserung der WELCKER-Methode das CO-Verfahren kontrolliert und ebenso wie BOYCOTT und DOUGLAS ausgezeichnete Übereinstimmung beider Methoden am Tiere gefunden[1].

Wir kommen jetzt zu den Methoden, die darauf beruhen, daß man eine körperfremde Substanz ins Blut einspritzt und deren Verdünnung durch das Blut zur Berechnung der Blutmenge benutzt. Ein großer Teil der oft in sehr geistreicher Weise erdachten Verfahren hat sich nicht bewährt, so die Dextrininjektion nach ABDERHALDEN und SCHMID und die Antitoxinmethode von BEHRING, die äußerst subtiles Arbeiten und ein großes Tiermaterial erfordert, einige Zeit hindurch eifrig nachgeprüft worden (KÄMMERER und WALDMANN, MATTHES, FRIES, DOMARUS) aber wegen ihrer Unzuverlässigkeit, auch in der Hand geübter Untersucher, nun wohl ganz verlassen ist. SCHÜRERS Verfahren, die Präcipitinreaktion nach Injektion artfremden Serums zu titrieren, ist beim Menschen nicht gut anwendbar. Immerhin erscheint die Idee, kleine Mengen eines Kolloids zu injizieren, als prinzipieller Fortschritt, da ein solches ungleich länger in der Blutbahn kreist als Krystalloide es tun. Zu bedenken ist dabei aber andererseits, daß Kolloide weit leichter adsorbiert werden, und daß, wenn es sich um hochvisköse Flüssigkeiten handelt, die gleichmäßige Verteilung im Blute längere Zeit erfordert. Hierher gehört zunächst die Methode von MEEK und GASSER[2], die 4 ccm einer 20proz. Gummilösung pro Kilogramm Körpergewicht injizierten und in dem nach 10 Minuten entnommenen Blute die Pentose des Gummis als Phloroglucid zur Wägung brachten. Abgesehen von der chemisch nicht ganz einfachen Methodik sind solche großen Gummimengen, wenigstens nach den Erfahrungen in Deutschland, für den Menschen durchaus nicht ungefährlich. Dasselbe gilt für die Methode von McQUARRIE und DAVIS[3], die eine stark lichtbrechende Mischung von 20 bis 25proz. Gummi und 10 bis 20proz. Gelatine und physiologischer Kochsalzlösung in Mengen von 1 ccm pro $^1/_2$ kg bei Hunden einspritzten. Es zeigte sich, daß bei der Enteiweißung des Blutes die Gummi-Gelatinemischung quantitativ ins Filtrat ging, so daß man in diesem die Refraktion mit dem Refraktometer vergleichend bestimmen konnte. Die Autoren erhielten am Hunde die gleichen Werte wie MEEK und GASSER und auch wie die Verfasser der jetzt zu beschreibenden Farbstoffmethoden, nämlich 9,76 ccm Blut pro 100 g Körpergewicht. Diese Methode scheint am Menschen noch nicht angewandt zu sein, sie hat immerhin den Vorteil, daß man zur Entnahme nur jeweils 2 bis 3 ccm Blut gebraucht, und daß Hämolyse, Lipämie und Cholämie nicht störend wirken.

Bestimmung der Blutmenge durch Farbstoffinjektionen.

Wir kommen jetzt zu der Besprechung derjenigen Methoden, die zur Zeit als die aussichtsreichsten erscheinen dürften und die darauf beruhen, daß man eine genau abgemessene Menge eines Farbstoffes intravenös einspritzt und aus der Verdünnung, die der Farbstoff im Plasma erleidet, die Menge des letzteren bestimmt. Um vom Plasma auf das Gesamtblut zu kommen, ist dann ferner eine Hämatokritbestimmung notwendig.

---

[1] Siehe darüber auch eine neuere Arbeit von D. VAN SLYKE und H. SALVESEN, die nach einem eigenen einfacheren Verfahren CO-Bestimmungen ausführten. Journ. of biol. chem. Bd. 40, S. 103. 1919, sowie Bd. 61, S. 523. 1924.

[2] MEEK, W. J. u. A. S. GASSER: Americ. journ. of physiol. Bd. 47, S. 302. 1918.

[3] Mc QUARRIE, J. u. N. C. DAVIES: Americ. journ. of physiol. Bd. 51, S. 257. 1920.

Schon Kottmann hat, wie er andeutet, Versuche mit Farbstoffen (Indigocarmin, kolloid. Indigo, Methylenblau) gemacht, die sich aber als ganz ungeeignet erwiesen haben. Die eigentlichen Begründer der Farbstoffmethode sind Keith, Rowntree und Geraghty[1], welche das „Vitalrot" bei Menschen und Tieren benutzten.

1. Der Farbstoff.

Ein für die Blutmengenbestimmung geeigneter Farbstoff muß folgende Eigenschaften haben:

a) Er muß ungiftig sein. Das scheint für ziemlich viele der in Betracht kommenden Farbstoffe zuzutreffen. Immerhin geben die Urheber der Vitalrotmethode selbst an, daß durch diesen Farbstoff zuweilen Hämolyse hervorgerufen wird, ferner sollen in 9% Frösteln, in 5% Schüttelfröste mit Temperaturen von 39° und Hautfärbungen auftreten. Auch nach Injektion des von Griesbach beim Menschen angewandten Kongorots wurden Temperatursteigerungen beobachtet, doch ließen sich diese mit Sicherheit vermeiden, *wenn die Lösung peinlichst frei von ungelösten Teilchen gehalten wurde.* (Mehrfaches Filtrieren nach Abkühlung, Wiederholung des Filtrierens von Zeit zu Zeit, da immer wieder ein geringer Bodensatz auftritt.) Daß die Lösungen steril sein müssen, ist selbstverständlich. Hautfärbungen wurden nach Kongorot nicht, aber in ausgesprochener Weise bei dem von Seyderhelm angewandten Trypanblau beobachtet.

b) Der Farbstoff soll wasserlöslich aber lipoidunlöslich sein, also nicht vital färben. Die Farbstofflösungen sollen kolloidal sein, um möglichst langsam aus der Blutbahn auszutreten, und negativ elektrisch geladen sein, d. h. im Kataphoreseversuch zur Anode wandern. Negativ geladene Kolloide werden von den ebenfalls negativ geladenen Erythrocyten und anderen Körperzellen anscheinend kaum absorbiert.

c) Als wichtigste Eigenschaft sei hier nochmals hervorgehoben, daß die Ausscheidungsgeschwindigkeit des benutzten Farbstoffes aus der Blutbahn eine möglichst geringe sein muß. Diese Eigenschaft muß empirisch festgelegt werden, da es bisher keine theoretischen Anhaltspunkte, was chemische Konstitution, Zugehörigkeit zu einer bestimmten Farbstoffgruppe und dergleichen anbelangt, hierfür gibt.

Was die Adsorption an die Blutkörperchen anlangt, so haben Keith, Rowntree und Geraghty für Vitalrot, Hooper, Smith, Belt und Whipple[2] für Brillantvitalrot, Harris und Griesbach für Kongorot, Seyderhelm und Lampe[3] für Trypanrot, Kongorot sowohl wie für das echt kolloidale Goldhydrosol übereinstimmend nachgewiesen, daß diese Farbstoffe nicht adsorbiert werden. Whipple und Mitarbeiter konnten aber nachweisen, daß bei der Gerinnung des Blutes nicht unbeträchtliche Mengen von Brillantvitalrot, vielleicht in anderer Weise, verloren gingen, was Griesbach und Bennhold für das Kongorot nicht feststellten. Lindhard[4] konnte zeigen, daß in unverdünntem Rinder- und Hundeblut eine Adsorption von Farbstoff (Vitalrot) an die Blutkörperchen eintritt, so daß sich größere Fehler ergeben würden. Beim Menschenblut war dies nicht der Fall. Merkwürdigerweise hat er mit Kongorot nicht arbeiten können,

[1] Keith, N. M., L. G. Rowntree u. J. T. Geraghty: Arch. of internal med. Bd. 16, S. 542. 1915.

[2] Hooper, C. W., H. P. Smith, A. G. Belt u. G. H. Whipple: Americ. journ. of physiol. Bd. 51, S. 205. 1920.

[3] Seyderhelm, M. R. u. W. Lampe: Zeitschr. f. d. ges. exp. Med. Bd. 30, S. 403 u. 410. 1922.

[4] Lindhard, J.: Americ. journ. of physiol. Bd. 76, S. 497. 1926.

im Gegensatz z. B. zu BROWN und ROWNTREE, die mit beiden Farbstoffen am Menschen identische Werte erhielten.

Da der Wert aller Infusionsmethoden, insbesondere der Farbstoffmethoden, davon abhängt, wie rasch die injizierte Substanz das Blut verläßt, ob sie also zur Zeit der zweiten Entnahme noch quantitativ im Blute kreist, muß hier näher auf diese Frage eingegangen werden. Die der Injektion folgende Entnahme wird beim Menschen im allgemeinen nach 4 Minuten vorgenommen, bei kleineren Tieren nach kürzerer Zeit (Hund $2^1/_2$ Minuten, Kaninchen $1^1/_2$ Minuten), weil man annimmt, daß nach dieser Zeit eine vollständige Vermischung der injizierten Substanz stattgefunden hat. Es kann nicht verschwiegen werden, daß dieser Zeitpunkt etwas willkürlich gewählt ist, und es ist zu bedenken, worauf besonders ERLANGER in seiner ausgezeichneten Zusammenstellung hinweist, daß die Strömungsgeschwindigkeit und also die Durchmischung in den verschiedenen Teilen des Kreislaufs sehr verschieden ist. Immerhin haben doch Serien von Untersuchungen ergeben, daß die Konzentration von Farbstoffen nach vier Minuten beim Menschen nicht weiter steigt. Es erscheint von Vorteil, wenn die Konzentration des Farbstoffes im Anfange möglichst konstant bleibt. Für Vitalrot wie für Brillantvitalrot, Kongorot und Trypanblau konnte gezeigt werden, daß die Ausscheidungskurven von 3 bis 6 bzw. 10 Minuten horizontal verliefen, so daß die Frage der Mischungszeit praktisch für etwaige Fehlerquellen nicht in Betracht kommt. Die Ausscheidungszeiten, die von den verschiedenen Autoren angegeben wurden, seien für einige Farbstoffe vergleichsweise hier angeführt:

Ausscheidungszeiten kolloid. Farbstoffe beim Menschen.

(Der erste Wert = 100% gesetzt.)

Entnahme nach Minuten	Vitalrot (KEITH usw.)	Kongorot (GRIESBACH)	Trypanblau und -rot (SEYDERHELM u. LAMPE)
2	100%	—	—
4	104%	100%	(3 Min.) 100%
6	103%	—	98,4%
10	102%	100%	97,6%
12	97%	—	—
20	—	97%	—
30	—	95,5%	—

Ausscheidungszeiten kolloid. Farbstoffe beim Hunde.

Entnahme nach Minuten	Vitalrot (HARRIS)	Vitalrot (KEITH)	Brillantvitalrot (WHIPPLE)	Kongorot (HARRIS)
2	—	100%	(3 Min.) 100%	—
4	—	—	—	—
5	100%	100%	98%	100%
6	—	—	—	—
10	95%	93%	95%	96%
15	85%	87%	—	92%
20	79%	—	—	87%
40	—	—	87%	—

Für das Kongorot ist eine sehr große Zahl von einschlägigen Bestimmungen von BENNHOLD[1] ausgeführt worden, der bei einigen Krankheiten gewisse, für diese charakteristische Veränderungen der Ausscheidungszeiten feststellen konnte. Der wichtigste Teil der Ausscheidungskurven ist naturgemäß der Anfang, der von zwei Vorgängen beeinflußt wird: 1. dem Tempo der Farbstoffelimination und 2. dem Mischungsvorgange (s. oben). KEITH und Mitarbeiter fanden z. B. für Vitalrot in einem Teil der Fälle nach 4 und 6 Minuten einen höheren Wert als nach 2 Minuten, was nur dadurch erklärt werden kann, daß hier

[1] BENNHOLD, H.: Dtsch. Arch. f. klin. Med. Bd. 33, S. 142. 1923.

die Mischung nach 2 Minuten noch nicht vollkommen war. Bis zur 10. Minute können die Werte fast konstant bleiben, zuweilen ist nach 6 Minuten der Wert schon etwas niedriger als nach 3 Minuten. Seyderhelm und Lampe fanden für Trypanblau nach 10 Minuten einmal eine Abnahme von 2,4%, in anderen Versuchen ähnliche Werte. Griesbach, ebenso wie neuerdings W. Schmidt, hatte für Kongorot in einer Anzahl von Versuchen nach 10 Minuten noch keine Abnahme gegenüber dem 4-Minuten-Wert feststellen können. Später hat dann Bennhold in 21 normalen Fällen zeigen können, daß die Ausscheidungskurven individuell in gewissen Grenzen schwanken, so daß nach 60 Minuten im Durchschnitt 19,9% des injizierten Kongorots ausgeschieden waren (Schwankungen 11% bis 29,3%). Man kann auch nicht ohne weiteres die beim Tiere gewonnenen Werte auf den Menschen übertragen. So fand Harris beim Hunde bereits eine Kongoausscheidung von 20% nach 30 Minuten. Daß Harris auch für Vitalrot schnellere Ausscheidungszeiten fand als die amerikanischen Autoren, kann, wie Erlanger meint, daran liegen, daß er Narkotica benutzte. Whipple und Mitarbeiter fanden bei Hunden die Werte 2 und 4 Minuten nach der Injektion von Brillantvitalrot faktisch gleich, und nach 20 Minuten eine Abnahme von 9,2%.

Dawson, Evans und Whipple[1] haben 60 Farbstoffe beim Hunde untersucht und gelangten dabei zu verschiedenen Gruppen von Unterschieden:

Die Gruppe I A enthält Farben, die sich bezüglich ihrer Ausscheidungszeit nur wenig voneinander unterscheiden. Darunter fanden sich außer der Vitalrotgruppe fünf blaue Farbstoffe, von denen T 1824 eine noch geringere Ausscheidung zeigte als Vitalrot. Blaue Farben haben für die Ablesung, worauf auch Seyderhelm hinweist, den ganz außerordentlichen Vorteil, daß Hämolyse mäßigen Grades nicht störend wirkt, aber es hat sich gerade für das Trypanblau gezeigt, daß durch dieses Hautfärbungen hervorgerufen werden, die bei den roten Farbstoffen vermieden werden können.

Die Gruppe I B enthält Farben, die zwar langsam ausgeschieden werden, aber keine gute Färbekraft haben. Hierher gehört auch das Trypanrot, das nach den erwähnten Autoren in Mengen von 4 mg pro Kilogramm gegeben werden muß. Interessant ist, daß „Wasserblau" durch Plasma entfärbt wird und erst durch Salzsäurezusatz seine Farbe wieder erhält. Vitalneurot, Vitalneuorange, Direkthimmelblaugrünlich und T 148 sind ungeeignet, weil sie 7 bis 10 Tage in der Blutbahn verweilen.

Die Gruppe II enthält solche Farben, die sehr rasch durch die Nieren ausgeschieden werden, wofür Phenolsulfophthalein ein bekanntes Beispiel bildet.

Die Gruppe III, die z. B. Trypanblau und Kongoblau enthält, umfaßt Farbstoffe, die wegen Vitalfärbung und anderer unangenehmer Eigenschaften verworfen wurden. Interessant ist, daß alle Farbstoffe der Gruppe I, etwa 30 Farben, die gleichen Blutmengenwerte ergeben, sämtlich nach 4 und 6 Minuten die gleichen Farbwerte zeigen wie nach 2 Minuten, und nach 40 Minuten zu 11 bis 13% ausgeschieden sind. Die Verfasser heben mit Recht hervor, daß es nicht einzusehen ist, warum in den ersten 2 Minuten ein Farbstoff aus der Blutbahn durch Adsorption verschwinden oder durch die Capillaren ausgeschieden werden soll, wenn solches in den nächsten 4 Minuten nicht geschieht. Sie sehen in diesem Verhalten der Farbstoffe eine wichtige Stütze für die Verwendbarkeit derselben zur Blutmengenbestimmung und betonen, daß, wenn die so erhaltenen Ergebnisse mit früheren Anschauungen über die Blutmenge nicht übereinstimmen, dieselben revidiert werden müssen. Ausgedehnte Anwendung haben, soweit es uns bekannt ist, *Vitalrot* bzw. neuerdings *Brillantvitalrot* (amerikanische Autoren), *Kongorot* (Griesbach), Trypanblau, neuerdings *Trypanrot* (Seyderhelm und Lampe) gefunden.

Die Ausscheidung der in Frage kommenden Farbstoffe wird, worüber jetzt kein Zweifel mehr herrscht, was aber in der ersten Zeit der Blutmengenbestimmung mit Farben nicht einmal vermutet wurde, zum allergrößten Teil von der Leber bewerkstelligt (Duodenalsondierung). Wieweit auch hier die zuerst von Bethe, dann von Pohle[2], Seyderhelm und Goldberg[3] untersuchten Einflüsse der Reaktion auf die Ausscheidung von kolloiden Farbstoffen durch die Niere eine Rolle spielen, ist noch unbekannt.

2. Relatives Plasmavolumen.

Durch die Farbstoffmethoden wird, wie aus dem Gesagten hervorgeht, stets nur die Plasmamenge bestimmt. Daher ist es notwendig, um das Blut-

[1] Dawson, A. B., H. M. Evans u. G. H. Whipple: Americ. journ. of physiol. Bd. 51, S. 232. 1920.

[2] Pohle, E.: Pflügers Arch. f. d. ges. Physiol. Bd. 203, S. 558. 1924.

[3] Goldberg u. Seyderhelm: Zeitschr. f. d. ges. exp. Med. Bd. 45, S. 154. 1925.

volumen kennenzulernen, das Verhältnis von Plasma zu Körperchen festzustellen. Dieses ist zweifellos ein sehr heikler Punkt der Methodik, und LAMSON und NAGAYAMA gehen in ihrer Kritik dieses Punktes so weit, daß sie die Errechnung des Blutvolumens aus Plasmamenge und Hämatokritwerten überhaupt ablehnen. Sie begründen diese Ablehnung damit, daß sie sagen, das Blut sei nicht homogen, sondern eine Suspension, deren feste Teile in ihrer Größe, und deren flüssige Teile in ihrem Volumen Schwankungen unterliegen. Der Gehalt an festen Teilen sei in den verschiedenen Abschnitten des Kreislaufs nicht derselbe; sowohl bei Injektions- wie bei Inhalationsmethoden werde nur die zirkulierende Masse desjenigen Blutbestandteiles bestimmt, der Träger der eingeführten Substanz ist, also Plasma oder Erythrocyten, und dann werde das Totalvolumen fälschlich konstruiert aus dem Verhältnis von Blutkörperchen zu Plasma aus einer Blutprobe, die nicht unbedingt ein richtiges Bild von der Zusammensetzung des ganzen Blutes geben müsse. Sie empfehlen daher die Kombination von beiden Methoden, ein Standpunkt, zu dem auch WHIPPLE und seine Mitarbeiter in ihren groß angelegten Untersuchungen schließlich gekommen sind, wie wir weiter unten sehen werden. Es ist ja sicher, daß die Anschauung von LAMSON und NAGAYAMA[1] für extreme Fälle, wie z. B. schweren Shock und Adrenalinvergiftung, zutreffen mögen. Für die weitaus meisten Fälle erscheinen sie jedoch als übertrieben.

In der Praxis ist nun aber, wie allgemein bekannt sein dürfte, eine wirklich exakte Hämatokritbestimmung ganz außerordentlich schwierig. Da Hirudin meist nicht zur Verfügung steht, so müssen entweder gerinnungshemmende Stoffe zum Blute zugesetzt oder dasselbe muß defibriniert werden[2]. Beide Verfahren haben Nachteile aufzuweisen und können zu falschen Werten führen, sei es nun, daß man nachher auszentrifugiert oder das Verfahren von BLEIBTREU und dessen Modifikationen, oder die elektrische Methode von STEWART anwendet. Nimmt man zur Vermeidung der Gerinnung Oxalat oder Citrat, so verbietet es sich, dasselbe in fester Form zuzusetzen, da hierdurch bedeutende Volumenveränderungen der Erythrocyten und Hämolyse auftreten. Die so erhaltenen unrichtigen Hämatokritwerte werden allerdings, worauf SEYDERHELM hingewiesen hat, bei der Berechnung der Gesamtblutmenge wieder ausgeglichen; nur die Werte für Plasmavolumen bzw. Menge der Blutkörperchen werden verkehrt. Die amerikanischen Autoren sowie SEYDERHELM und LAMPE verdünnen das Blut mit isotonischer Oxalatlösung (1,6proz. Natriumoxalat). Abgesehen davon, daß diese Oxalatlösung für pathologisches Blut nicht isotonisch ist und daher Volumenänderungen der Erythrocyten auftreten müssen, ergeben sich aus der Notwendigkeit quantitativen Pipettierens bzw. Wägens und Herstellung des Standards in gleicher Weise für das klinische Arbeiten eine Reihe von Fehlerquellen. GRIESBACH hat diese zu vermeiden gesucht, indem er das Blut vorsichtig defibrinierte, doch sind auch hierbei die Werte insofern nicht ganz korrekt, als ein Teil der Erythrocyten mit dem Fibrin niedergeschlagen wird, ein Fehler, der sich bei einiger Übung so reduzieren läßt, daß die Werte bei Blutkörperchenzählungen vor und nach Defibrinieren nicht zählbar voneinander abzuweichen brauchen. Es wird dann zentrifugiert, und sehr ausgedehnte Untersuchungen haben ergeben, daß Zentrifugieren in genau kalibrierten, ca. 15 ccm fassenden Zentrifugengläschen auf einer schnellaufenden Zentrifuge (3000 Umdrehungen

[1] LAMSON, P. D. u. T. NAGAYAMA: Journ. of pharmacol. a. exp. therapeut. Bd. 15, S. 331. 1920.

[2] BERGER und GALEHR (s. unten) geben neuerdings an, daß *Heparin* (HOWELL) durch seine Fähigkeit, die Gerinnung tagelang zu verhindern, zur Hämatokritbestimmung sehr geeignet sei. Nähere Angaben fehlen noch.

in der Minute) während 60 Minuten immer noch die besten Werte ergab. Die amerikanischen Autoren gehen in gleicher Weise vor; sie begnügen sich mit 30 Minuten, was bei der von ihnen angewendeten Verdünnung mit Oxalat genügen dürfte.

Ein weiterer sehr wichtiger Punkt ist die Hämoglobinfreiheit des Plasmas bzw. Serums. Hier sind wir auf die größten Schwierigkeiten gestoßen, während die Amerikaner eine Hämolyse nur zuweilen als eine Giftwirkung des Farbstoffes selbst gesehen haben und SEYDERHELM sie als sehr selten bezeichnet. Wir können uns das nur aus dem Unterschied der Technik: Oxalatlösung bzw. Defibrinieren, erklären, möchten aber bemerken, daß zur Erkennung minimaler Hämoglobinmengen in gefärbtem Serum die gewöhnlichen Spektroskope nicht immer ausreichen, da das Spektrum durch den Farbstoff stark absorbiert wird. Wir haben deshalb vielfach GREGERSENsche Benzidinlösung zum Blutnachweis im Serum benutzt. Über Vermeidung von Hämolyse s. unten.

Notwendig ist ferner, daß das Serum bei der Ablesung ganz klar ist. Vermeidet man vor der Blutmengenbestimmung eine fetthaltige Nahrung, so kann man die Lipämie, die am meisten stört, sicher vermeiden.

Nach Besprechung der grundsätzlichen Fragen sei nunmehr auf die spezielle Methodik eingegangen, wobei zunächst, wegen seiner schweren Zugänglichkeit in der Literatur, das verbesserte Verfahren von HOOPER, SMITH, BELT und WHIPPLE hier wiedergegeben sein möge:

Blutmengenbestimmung mit Brillantvitalrot.

Brillantvitalrot ist Toluidin, gebunden an ein Molekül β-Naphthylamin-3, 6-Disulfonsäure und ein Molekül β-Naphthylamin-6-Monosulfonsäure.

10 ccm Blut werden aus der möglichst wenig gestauten Armvene mit einer trockenen, eingefetteten Spritze entnommen. Das Blut wird sofort in 15 ccm Hämatokritrährchen, das 2 ccm 1,6proz. Natriumoxalatlösung enthält, überführt. Darauf werden von der 1proz. Farblösung 1 ccm pro Kilogramm Körpergewicht (zusammen mit 5 bis 10 ccm 0,9proz. Kochsalzlösung) intravenös injiziert und die Farbe durch Nachspritzen von einigen Kubikzentimetern Kochsalzlösung aus der Spritze ausgewaschen. Nach genau 4 Minuten werden möglichst aus dem anderen Arme wiederum 10 ccm Venenblut entnommen und in gleicher Weise mit 2 ccm Oxalat in ein anderes Hämatokritröhrchen überführt, 30 Minuten lang mit 2500 Umdrehungen zentrifugiert; dann werden der Gesamtinhalt des Röhrchens und die Anzahl Kubikzentimeter Blutkörperchen notiert. 2 ccm des gefärbten Plasmas werden abpipettiert und in einem kleinen Röhrchen mit 4 ccm 0,9proz. Kochsalzlösung verdünnt. Ablesung im Colorimeter gegen folgende Standardlösung:

1. 0,75 ccm 1proz. Brillantvitalrotlösung werden im Meßkolben auf 200 ccm aufgefüllt.
2. 5 ccm dieser wässerigen Farblösung werden dann mit 5 ccm klaren farbfreien Plasmas aus der ersten Blutprobe und 5 ccm 0,9proz. Kochsalzlösung verdünnt.
3. Gegen diesen Standard wird abgelesen und in Prozenten berechnet. Dieser Wert soll als R bezeichnet werden.

D = Zahl der Kubikzentimeter injizierter Farblösung.

C, die Korrektur für die Verdünnung, ist gleich der Gesamtmenge von Oxalatplasma in der zweiten Blutprobe minus 2, dividiert durch die Gesamtzahl von Kubikzentimetern Oxalatplasma in dem gleichen Röhrchen. Dieser Wert gibt das Verhältnis zwischen der wirklichen Farbkonzentration in mit Oxalat verdünnten Plasma zu dem unverdünnten.

R = abgelesener Colorimeterwert in Prozent des Standards.

Plasmaprozent bedeutet den Prozentsatz des Gesamtblutes im Plasma und wird erhalten durch Division der Gesamt-ccm-Zahl Oxalatplasma im Hämatokritröhrchen, minus 2, durch den Gesamtinhalt des Röhrchens in Kubikzentimetern, minus 2.

$$\text{Dann ist das Plasmavolumen (in ccm)} = \frac{26\,666{,}67\,D\,C}{R},$$

$$\text{das Blutvolumen} = \frac{\text{Plasmavolumen} \cdot 100}{\text{Plasmaprozent}}.$$

Im einzelnen ist hierzu zu bemerken, daß anstatt des von KEITH, ROWNTREE und GERAGHTY benutzten festen Natriumoxalats isotonische Lösung desselben (1,6proz. für normales Hundeblut) benutzt worden ist. Es läßt sich leicht zeigen, daß ersteres Fehlerquellen in der Hämatokritablesung ergibt. An Stelle von Vitalrot wurde Brillantvitalrot benutzt. Blutmengenbestimmungen in vitro ergaben sehr gute Übereinstimmungen. *Die Blutmenge des normalen Hundes wurde als **10,13**% des Körpergewichts bestimmt.* Blutmengenbestimmungen nach größeren Aderlässen ergaben sehr befriedigende Übereinstimmung zwischen Menge des entnommenen Blutes und im Körper unmittelbar danach vorhandener Blutmenge.

Blutmengenbestimmung mit Kongorot.

Kongorot wurde von GRIESBACH[1] 1920 zur Blutmengenbestimmung verwendet. Es war ein Zufall, daß dieser Farbstoff alle die Eigenschaften zeigte, die ihn, wie oben ausgeführt, zur Blutmengenbestimmung geeignet machten. Seltsamerweise findet er sich nicht unter den 60 von WHIPPLE und Mitarbeitern untersuchten Farben, in deren Gruppe I A er einzureihen wäre. Nachdem wir längere Zeit mit Kongorot gearbeitet hatten, kam uns die Arbeit von HARRIS zu Gesicht, der das Kongorot beim Hunde noch geeigneter fand als Brillantvitalrot, und neuerdings haben SEYDERHELM und LAMPE gleichfalls am Menschen festgestellt, daß Kongorot von den Erythrocyten nicht adsorbiert, sondern langsam ausgeschieden wird und keine unangenehmen Nebenerscheinungen hat. Sie geben allerdings an, daß Trypanrot noch etwas langsamer ausgeschieden wird, wozu wir bemerken möchten, daß hier individuelle Verschiedenheiten bestehen und daß bei größeren Serien die Ausscheidungszeiten sich im Durchschnitt gleichen dürften. Es wurde schon oben darauf hingewiesen, daß man sehr viele geeignete Farbstoffe — bekannt sind jetzt etwa 30 — gefunden hat. Kongorot ist chemisch ein Indicator, die blau gefärbte Säure hält sich aber nicht lange in der Blutbahn. Über die Ausscheidung des rot gefärbten Salzes des Kongorots s. oben. Unser Verfahren ist gegenüber der früheren Mitteilung in zwei Punkten verändert worden. Es hatte sich nämlich gezeigt, daß beim Defibrinieren doch häufiger eine ganz leichte, aber beim Ablesen sehr störende Hämolyse auftrat, wenn dieses nicht ganz sachgemäß ausgeführt wurde. Es mußte daher versucht werden, ein Verfahren zu finden, das in der Hand eines jeden mit Sicherheit ein ganz hämoglobinfreies Serum lieferte. BENNHOLD ist es gelungen, diese Aufgabe, die übrigens schon früher bei der ABDERHALDENschen Reaktion ein wichtiges Problem darstellte, in folgender Weise zu lösen: Das durch Venenpunktion entnommene Blut wird in paraffinierten Gläschen aufgefangen und sofort in die schnellaufende Zentrifuge überführt, so daß schon vor dem Eintritt der Gerinnung die Blutkörperchen abzentrifugiert sind und das Plasma unter Bildung eines Speckhautgerinnsels zur Gerinnung kommt. Dieses kann man dann ganz gefahrlos ablösen, bzw. es löst sich von selbst ab. Wie BENNHOLD zeigte, schadet es nichts, wenn die Zentrifugenröhrchen selbst, in die das Blut aus den paraffinierten Röhrchen überführt wird, nicht paraffiniert sind, und das Gerinnsel löst sich dann sogar leichter vom Glase ab. Das ausgepreßte Serum wird noch einmal kurz zentrifugiert und ist stets nicht nur spektroskopisch (s. oben), sondern auch chemisch hämoglobinfrei. Wir haben uns nicht überzeugen können, daß, wie WHIPPLE für Vitalrot angibt, bei dieser Art der Gerinnung Kongorot vom Fibrin mitgerissen wird: colorimetrischer Vergleich von Plasma aus paraffinierten Zentrifugenröhrchen und Serum ergaben übereinstimmende Werte, und das Fibrin ist ganz farblos. Ein weiterer Punkt, den wir methodisch geändert haben, betrifft die Ablesung. GRIESBACH hatte anfangs mit einem wässerigen Farbstandard bei künstlichem Licht abgelesen und gefunden, daß hierbei der Farbunterschied, der durch die Eigenfarbe des Serums bedingt ist, bei normalen Fällen ausgeglichen werden kann. Es entstanden jedoch größere Schwierigkeiten, als BENNHOLD in seinen Untersuchungen über die Ausscheidung des Kongorots stark gefärbte Sera (schwerer Ikterus, Herzinsuffizienz usw.) zur Colorimetrie bekam. Wir haben uns damals entschlossen, unsere Methode dahin zu ändern, daß wir die Eigenfarbe des Serums mitberücksichtigten, eine Notwendigkeit, auf die auch SEYDERHELM und LAMPE neuerdings hingewiesen haben und die von den Amerikanern, deren Vorgehen uns seinerzeit noch nicht bekannt war, gleichfalls berücksichtigt wurde. Wir haben uns das AUTENRIETHsche Colorimeter in der Weise umbauen lassen, daß wir außen vor der Mattscheibe zwei weitere Glaströge von der gleichen Breite aufstellen konnten, die durch ein gefenstertes Metallband gehalten wurden. In den vor dem Keile stehenden Trog wurde Serum gegossen, das vor der Farbinjektion, in der gleichen Weise wie oben angegeben, gewonnen wird. In dem vor dem Colorimetertrog stehenden Glastrog befindet sich destilliertes Wasser. Nunmehr haben wir also in beiden Systemen gefärbtes Serum von genau der gleichen Schichtdicke, und die Ablesung ist dann sehr leicht.

Seitdem von W. LAMPE das *Kompensationscolorimeter*, von dessen ausgezeichneter Brauchbarkeit wir uns überzeugten, angegeben wurde, arbeiten wir allerdings nur noch mit diesem Instrument (s. unten W. SCHMIDT). Im übrigen wurde folgendermaßen vorgegangen:

---

[1] GRIESBACH, W.: Eine klinisch brauchbare Methode der Blutmengenbestimmung. Dtsch. med. Wochenschr. 1921.

Herstellung einer etwa 1proz. Kongorotlösung. (Das Kongorot wird in guter Qualität von HOLLBORN bezogen.) Verschiedene Präparate unterscheiden sich durch verschiedene Löslichkeit. Die langsamer löslichen ziehen wir vor. Unser Präparat ist bei 1% ungefähr in gesättigter Lösung. Die Lösung wird gut filtriert und muß etwa alle Woche neu filtriert werden, da sich Niederschläge bilden, die bei Nichtbeachtung Schüttelfröste herbeiführen. 1 l Stammlösung wird im Dampf sterilisiert und hält sich dann unbegrenzt. Sie ist, wie Prof. GIEMSA feststellte, halb kolloidal. Beim Erwachsenen werden stets 10 ccm intravenös gespritzt (sonst 1 ccm auf 5 kg Körpergewicht), wobei wir stets dieselbe Spritze benutzten, da die Spritzen sehr ungleich tariert sind. Wir gehen bei der Injektion so vor, daß wir zunächst die Kanüle allein in die Vene einstechen, etwa 15 ccm Blut in ein paraffiniertes Röhrchen laufen lassen, das sofort zur Zentrifuge gebracht wird. Dann setzen wir die mit Farblösung gefüllte Spritze an die Kanüle an und injizieren rasch, ohne nachzuspülen. Nach genau 4 Minuten wird am anderen Arme unter möglichst kurzer Stauung durch eine dicke Kanüle Venenblut entnommen, von dem etwa 15 ccm in ein paraffiniertes Röhrchen zum sofortigen Zentrifugieren gebracht und etwa 10 ccm in einem dickwandigen Glase vorsichtig mit einem Glasstabe defibriniert werden. Dabei kann man es fast immer erreichen, daß nur eine dünne Fibrinschicht sich um den Stab herumschlingt. Bilden sich große Klumpen, so ist die Bestimmung unbrauchbar. Das Blut gut zu defibrinieren ist viel schwieriger, als es den Anschein hat. Das defibrinierte Blut wird in ein sorgfältig kalibriertes Zentrifugenröhrchen gebracht — wir benutzen jetzt auch solche, die bei 10 cm Länge 3 ccm Inhalt haben — und 60 Minuten zentrifugiert. Die Blutproben aus den paraffinierten Röhrchen sind nach 5 bis 10 Minuten genügend abgesetzt.

Der Standard wird so hergestellt, daß mit der auch zur Injektion benutzten Spritze 10 ccm in einen Meßkolben (1 l) überführt werden, worauf mit destilliertem Wasser bis zur Marke aufgefüllt wird. Diese Lösung wird in den Colorimeterkeil gegossen und muß alle paar Tage erneuert werden. Die Ablesungswerte sind durch Eichung mit entsprechenden Verdünnungen ein für allemal festzustellen. Die Standardlösung enthält 10 cg in 1000 ccm. Die gleiche Menge wird injiziert und dadurch, daß die Plasmamenge bei Erwachsenen stets größer als 1000 ccm ist, stärker verdünnt. als es in der Standardlösung der Fall ist, so daß die Ablesungs werte immer Bruchteile der Standardlösung angeben. Durch Division von 1000 ccm durch den gefundenen Bruchteil ergibt sich sofort die Plasmamenge.

Ablesung	Divisor	Plasma
82	0,2	5000
73	0,3	3333
64	0,4	2500
55	0,5	2000
46	0,6	1667
37	0,7	1429
28	0,8	1250

Z. B. abgelesen 55 = 0,5; Plasma = 1000 : 0,5 = 2000 ccm.

Die von uns festgestellten Ablesungswerte betrugen (siehe obenstehende Tabelle).

Für den gewöhnlichen Ablesungsbereich zwischen 73 und 55 ergeben sich durch Interpolation folgende Zahlen:

Ablesung	Plasma	Ablesung	Plasma	Ablesung	Plasma
55	2000 ccm	62	2364 ccm	68	2809 ccm
56	2045 ,,	63	2427 ,,	69	2899 ,,
57	2092 ,,	64	2500 ,,	70	2993 ,,
58	2141 ,,	65	2571 ,,	71	3093 ,,
59	2193 ,,	66	2646 ,,	72	3205 ,,
60	2248 ,,	67	2725 ,,	73	3333 ,,
61	2304 ,,				

Aus der Plasmamenge ergibt sich entsprechend dem Hämokritwert:

$$\text{Blutmenge} = \frac{100 \cdot \text{Plasma ccm}}{\text{Plasmaprozent}}\,.$$

Daß die Ablesungen im AUTENRIETHschen Colorimeter für den vorliegenden Zweck ausreichen, haben wir in unserer ersten Mitteilung durch Vergleich mit dem Chromophotometer von PLESCH nachgewiesen.

SEYDERHELM und LAMPE[1] haben in ihrer schon öfter erwähnten Mitteilung eine Methode der Blutmengenbestimmung mit Trypanblau, neuerdings Trypanrot beschrieben, die hier

[1] SEYDERHELM, R. u. W. LAMPE: Zeitschr. f. d. ges. exp. Med. Bd. 30, S. 403–422. 1922; Bd. 35, S. 177. 1923 u. Ergebn. d. inn. Med. u. Kinderheilk. Bd. 27.

deswegen nicht im einzelnen wiedergegeben sei, weil sie an leicht zugänglicher Stelle veröffentlicht ist. Nach sehr gründlichen Voruntersuchungen, die zu einer Ablehnung des von den Autoren anfangs angewandten Goldhydrosols führten, haben die Verfasser ein Verfahren angewendet, das im Prinzip dem oben beschriebenen amerikanischen gleich ist: also Verwendung von Oxalatlösung zur Verhinderung der Gerinnung und zur Hämatokritbestimmung; Zusatz von vorher entnommenem Plasma zum Standard. Es unterscheidet sich dadurch, daß die Verfasser für die Farbstoffmenge den sog. Nullwert durch Interpolation der 3- und 6-Minutenwerte ermitteln. Ob dieses Vorgehen theoretisch berechtigt ist, erscheint uns zweifelhaft; die Frage ist jedenfalls nicht leicht zu beantworten. Es ist ebensogut möglich, daß der 3- oder 4-Minutenwert den höchsten Punkt für die Farbstoffkurve im Blute angibt. Die Methode von SEYDERHELM und LAMPE erfordert 3 Punktionen und ist, wie die Verfasser selbst zugeben, sehr umständlich. Es ist auch entschieden von Nachteil, daß dazu bisher noch eine Menge von 70 bis 80 ccm Blut entnommen werden muß, doch wird eine Abänderung der Methode in dieser Hinsicht in Aussicht gestellt.

SEYDERHELM und LAMPE haben sich wiederholt und besonders in ihrer ausführlichen Arbeit in den „Ergebnissen" kritisch mit der von GRIESBACH zuerst angegebenen und hier ausführlich beschriebenen Methodik der Blutmengenbestimmung befaßt. Sie wandten sich vor allem gegen die Verwendung eines wässerigen Farbstandards, mit der Begründung, daß man wässerige Lösungen kolloidaler Farbstoffe, zumal wenn es sich, wie beim Kongorot, um Indicatoren handelt, nicht mit einer Farblösung im Serum vergleichen dürfe, da man im Colorimeter keine gleiche Farbtönung erhalten könne. Sie sprechen den Satz aus, „daß bei Lösung eines kolloidalen Farbstoffes in einem kolloidalen Medium ein anderer Farbton zu erwarten ist als bei Lösung des betreffenden Farbstoffes in Wasser oder Elektrolytlösung". Sie führen darauf die niedrigeren, mit der Kongorotmethode nach GRIESBACH erhaltenen Blutmengenwerte zurück. Aus äußeren Gründen war Verf. nicht in der Lage, die praktische Wichtigkeit dieser theoretisch gewiß richtigen Einwände nachzuprüfen. Praktisch lag die Sache so, daß eine ganze Anzahl von Nachuntersuchern (HERZFELD, MENDERSHAUSEN, NEUBAUER, BOHNEN und BORRMANN, BENNHOLD u. a.) nicht nur mit der Methode haben arbeiten können, sondern auch übereinstimmende Werte erhalten hatten. Erst neuerdings hat W. SCHMIDT in Zusammenarbeit mit dem Verf. vergleichende Untersuchungen über wässerigen und Plasmastandard für Kongorot machen können und dabei das ganz ausgezeichnet geeignete Kompensationscolorimeter nach LAMPE[1] benutzt. *Dabei hat sich auffallenderweise ergeben, daß unter 30 Fällen, die nicht urämisch oder diabetisch-acidotisch waren, nur einmal eine geringe Abweichung in der Ablesung des wässerigen und des Plasmastandards auftrat. In 29 Fällen ergab sich Übereinstimmung.* Dagegen zeigten folgende 6 Fälle hochgradige Abweichungen am Colorimeter, die zur Demonstration der Auswirkung auf die Errechnung der endgültigen Blutmenge kurz aufgeführt seien:

Diagnose	GRIESBACHsche Methode mit Vorschaltung		Plasmastandardmethode	
	Prozentwert	Blutmenge	Prozentwert	Blutmenge
1. Bleivergiftung	0,32	4771	0,28	5606
2. Chron. Nephritis	0,32	7036	0,37	6067
3. Subchron. Nephritis	0,29	7204	0,25	8357
4. Diabetes mellitus	0,32	7385	0,39	5700
5. Chron. Nephritis, Urämie	0,38	4408	0,33	5075
6. Alterstuberk., Thrombose	0,48	3417	0,44	3692

Wir glauben hieraus schließen zu dürfen, daß bei Fällen, wo entweder die Aciditätsverhältnisse des Serums oder das kolloidale Milieu verändert sind, der wässerige Standard in der Tat unbrauchbar ist und der Plasmastandard die zuverlässigeren Werte liefert. SCHMIDT stellt anheim, bei Untersuchungen an

[1] LAMPE, W.: Dtsch. med. Wochenschr. Bd. 51, S. 181. 1925.

nicht acidotischen und nicht urämischen Patienten doch lieber die modifizierte GRIESBACHsche Methode anzuwenden, vor allem auch, weil man zu ihr viel weniger Blut brauche, was bei sensiblen Patienten sehr ins Gewicht fallen kann.

Wir glauben, uns dieser Empfehlung anschließen zu dürfen, um so mehr, als unabhängig von uns zwei Forscher, nämlich GREPPI[1] in Mailand und SCHIECK[2] auf der Klinik von MORAWITZ, gezeigt haben, daß die Differenz in den Befunden GRIESBACHS und SEYDERHELMS nicht, wie letzterer meint, an der Verwendung des wässerigen Standards liegt. GREPPI fand mit Plasmastandard und Kongorot die gleichen Werte für die normale Blutmenge wie GRIESBACH mit Wasserstandard. Und ganz auffallend sind die Befunde von SCHIECK, der, nach der Methode von SEYDERHELM und LAMPE mit Kongorot und Trypanrot arbeitend, die gleichen Werte wie GRIESBACH fand.

Ich führe die von W. SCHMIDT im Krankenhaus St. Georg, Hamburg, verwendete Methodik aus seiner soeben erschienenen Publikation[3] hier an, die sich an die GRIESBACHschen Angaben unter Berücksichtigung der SEYDERHELMschen Einwände anlehnt:

Methodik der Blutmengenbestimmung nach W. SCHMIDT.

Zur Anwendung kam die ursprünglich von GRIESBACH angewandte Methode. Sie wurde modifiziert unter Berücksichtigung der von SEYDERHELM und LAMPE in ihrer 1925 erschienenen Arbeit (Die Blutmengenbestimmung und ihre klinische Bedeutung. Ergebn. d. inn. Med. u. Kinderheilk.) gemachten Einwände, die sich zur Hauptsache auf die Benutzung eines Wasserfarbstoffsstandards bezogen. Es wurde zu sämtlichen Untersuchungen das von LAMPE angegebene Kompensationscolorimeter benutzt (Dtsch. med. Wochenschr. 1925), das den Vorzug hat, auf einfache Art und Weise Vorschaltungen vor Standardlösung und Untersuchungsobjekt vornehmen zu können.

Der Verlauf der Untersuchung war somit folgender: Durch Venenpunktion mit ziemlich dicker Kanüle werden 1. etwa 20 ccm Blut gewonnen. Davon wird etwa die Hälfte (a) zur Bestimmung des Blutkörperchen-Plasmavolumens verwandt. Dieses Blut wird defibriniert durch vorsichtiges Schlagen mit einem Glasstabe, um dann 1 Stunde mit hoher Tourenzahl (3000 Touren) zentrifugiert zu werden. Die andere Hälfte (b) wird *sofort* in gewöhnlichen Zentrifugengläschen zentrifugiert, bis genügend Serum abgesetzt ist. (Wir zogen es vor, das so gewonnene Serum als Vorschaltserum zu benutzen und nicht das durch Defibrinieren gewonnene, da dieses doch gewöhnlich, wenn auch geringgradig, hämoglobinhaltig ist.) 2. werden 10 ccm einer sorgfältig sterilisierten und hinterher steril filtrierten 1proz. Kongorotlösung in die bei 1 benutzte Vene injiziert, wobei peinlichst darauf zu achten ist, daß kein Farbstoff in das perivenöse Gewebe gelangt. 3. werden nach genau 4 Minuten aus der Vene des anderen Armes etwa 10 ccm Blut entnommen, die *schnellstens* (die Zentrifuge muß in demselben Raume stehen, in dem die Blutentnahme erfogt) in gewöhnlichen Zentrifugenröhrchen etwa 45 Minuten lang mit hoher Tourenzahl zentrifugiert werden. Man erspart sich auf diese Weise die früher von BENNHOLD (Dtsch. Arch. f. klin. Med. 1923) angegebenen paraffinierten Zentrifugenröhrchen, die eine frühzeitige Gerinnung verhindern sollten.

Die Ablesungen erfolgten nun mit dem Kompensationscolorimeter parallel laufend auf zweierlei Art und Weise:

---

[1] GREPPI, E.: Klin. Wochenschr. Jg. 5, S. 111. 1926.
[2] SCHIECK, H. G.: Klin. Wochenschr. Jg. 6, S. 945. 1927.
[3] SCHMIDT, W.: Zeitschr. f. d. ges. exp. Med. Bd. 58, S. 276. 1927.

I. Nach der von GRIESBACH angegebenen Vorschaltmethode. Dabei kommt in Keil a die inzwischen hergestellte Kongostandardlösung 1 : 10 000 (man benutzt zweckmäßigerweise zur Injektion des Kongorots in den Kreislauf und in den genau kalibrierten, der Verdünnung dienenden 1-Literkolben dieselbe LÜHRsche Spritze). In Keil b füllt man Aqua dest.; in Trog a Serum, das durch Zentrifugieren aus dem unter 1 entnommenen Blut gewonnen wurde. In Trog b bringt man das unter 3 gewonnene Farbplasmagemisch unbekannter Konzentration.

Jetzt wird in üblicher Weise die Konzentration des Kongorotplasmagemisches durch Ablesen am Colorimeter bestimmt. Erwähnt sei, daß durch eine genaue Eichkurve vorher die Konzentrationswerte der Colorimeterskala zugeordnet sein müssen. Die Berechnung der Plasmamenge erfolgt, wie früher von GRIESBACH angegeben, indem nämlich die aus der Eichkurve abgelesenen Zentigramme direkt durch Division in 1000 die Plasmamenge ergeben. Beispiel: Ablesung am Colorimeter bzw. an der Eichkurve ergibt 0,2, so ist 1000 : 0,2 = 5000 ccm die gesuchte Plasmamenge. Aus der Formel $\frac{100 \cdot \text{Plasma-ccm}}{\text{Plasmaprozent}}$ ergibt sich die Blutmenge (unter Berücksichtigung des durchschnittlichen spezifischen Gewichtes von 1058).

II. Nach der von SEYDERHELM und LAMPE angegebenen Methode mit Plasmastandard, mit dem Unterschiede, daß davon abgesehen werden konnte, das Blut durch Zusatz von Natrium citricum oder Ammonium oxalat. ungerinnbar zu machen durch oben angegebene Anordnung, die es ermöglicht, das Blut vor der Gerinnung zu zentrifugieren. Es wird dabei der große Vorteil erzielt, daß die Berechnung ganz wesentlich vereinfacht wird. Die Anordnung im Kompensationscolorimeter ist dann wie folgt: In Keil a bringt man 1 : 1 Gemisch von 1proz. Kongostandardlösung und Serum, in Keil b und Trog a ein 1 : 1 Gemisch von physiologischer Kochsalzlösung und Serum, in Trog b ein 1 : 1 Gemisch von Kongorotplasma und physiologischer Kochsalzlösung. Ablesung und Berechnung erfolgen wie unter I angegeben.

Eine bei Bearbeitung bestimmter Probleme, wie der Wirkung von Diureticis und ähnlichen, häufiger auftretende Aufgabe ist die wiederholte Bestimmung der Blutmenge in kurzen Zeiträumen hintereinander. Zwar kann man damit rechnen, daß die für gewöhnlich gebrauchten Farbstoffe nach 24 Stunden und eher vollkommen aus dem Blute ausgeschieden sind, aber dieses ist nicht der Fall, wenn man nach viel kürzeren Zeiten, z. B. einer Stunde, zum zweiten Male die Blutmenge bestimmen will: wir erhalten dann immer noch starkgefärbtes Plasma. Diese Aufgabe zu lösen, hat sich H. P. SMITH[1] bemüht. Im Prinzip geht er so vor, daß er unmittelbar vor der zweiten, genau wie die erste ausgeführten Farbstoffinjektion Blut entnimmt und den Farbstoffzuwachs 4 Minuten nach der Injektion gegenüber dem vor derselben noch im Plasma gefundenen Farbwerte bestimmt. Der Standard für die zweite Ablesung wird mit dem vor der zweiten Injektion entnommenen Plasma hergestellt bzw. bei der Methode von GRIESBACH in den außen vor der Mattscheibe befindlichen Colorimetertrog getan. SMITH hat seine Methode an Modellversuchen in vitro ausprobiert und Fehler bis höchstens 5% bemerkt. Die an demselben Tier in Abständen von je einer Viertelstunde vorgenommenen zweiten und dritten Bestimmungen stimmen ausgezeichnet mit der ersten überein. Am Menschen sind, in größeren Abständen allerdings, wiederholte Bestimmungen von LINDHARD[2] ausgeführt worden. Dabei fand er die interessante Tatsache, daß die Versuchspersonen die Fähigkeit gewinnen, bei wiederholten Versuchen den Farbstoff immer schneller auszuscheiden, so daß fast immer schon der zweite Wert etwas höher wird. In einem Fall ist das deutlich erst beim 7. Versuch. Immerhin stimmen Doppelbestimmungen auf 0,2 l genau. Diese „Immunität“ verbietet mehr als 5 bis 6 Bestimmungen im Jahr.

Kurz erwähnt werden soll hier ein Verfahren, das von LEE und WHIPPLE[3] bisher anscheinend nur am Hunde ausgeführt worden ist und sich eines körpereigenen Farbstoffes, nämlich des Hämoglobins zur Bestimmung des Plasmavolumens bedient. Die Vorteile dieser

[1] SMITH, H. P.: Americ. journ. of physiol. Bd. 51, S. 221. 1920.
[2] LINDHARD, J.: Americ. journ. of physiol. Bd. 77, S. 669. 1926.
[3] LEE, F. W. u. H. G. WHIPPLE: Americ. journ. of physiol. Bd. 56, S. 328. 1921.

Methode gegenüber den erwähnten Farbstoffen bestehen darin, daß die verwendeten Hämoglobinlösungen jederzeit in beliebiger Menge hergestellt werden können, daß es sich dabei stets und überall um den gleichen Farbstoff handelt, was für Vergleiche sehr wichtig ist, und schließlich, daß man keine blutfremde Substanz einzuführen braucht. Von Nachteil kann es sein, daß eine Hämolyse im Blute des Untersuchten nicht aufgedeckt werden kann. so daß man sich auf das Verfahren zur Gewinnung blutfreien Plasmas nicht verlassen kann. Die Ausscheidung des Hämoglobins aus der Blutbahn des Hundes ist zunächst etwas langsamer als die des Vitalrots, nach 18 Stunden ist sie aber mit Sicherheit beendet. Die Blutmengenwerte sind dieselben wie mit den anderen Farbmethoden. Untersuchungen beim Menschen fehlen noch.

Zum Schluß ihrer ausgedehnten Blutvolumenstudien besprechen Whipple und seine Mitarbeiter[1] in einer eingehenden Arbeit die theoretischen Grundlagen der verschiedenen Bestimmungsmethoden. Sie haben selbst am gleichen Tiere Farbstoffmethoden, CO-Methode und die Welckersche modifizierte Entblutungsmethode ausgeführt und haben ebenso, wie es die Angaben der Literatur zeigen, durchweg für die beiden letzteren niedrigere Werte als mit den Farbstoffmethoden gefunden. Tatsächlich wird ja mit den Farbstoffen nur das Plasmavolumen, mit CO und Entblutung das Gesamthämoglobin bestimmt bzw. das Volumen der roten Blutkörperchen. In beiden Fällen wird dann indirekt das Gesamtblutvolumen durch Hämatokrit- bzw. Hämoglobinbestimmung errechnet. Darin soll die Erklärung für die mangelnde Übereinstimmung bzw. die Fehlerquellen für alle Blutmengenbestimmungsmethoden liegen. Die Autoren sind nämlich ebenso wie Lamson (s. o.) zu der Überzeugung gekommen, daß auch schon normalerweise die im peripheren Blute gefundenen Verhältniszahlen von Körperchen zu Plasma nicht der tatsächlichen Blutzusammensetzung entsprechen. So soll in den Arteriolen und Präcapillaren verhältnismäßig mehr Plasma enthalten sein, wie schon Cohnstein und Zuntz festgestellt haben. Auf Grund einer etwas anfechtbaren Berechnungsweise wird angegeben, daß das in der Peripherie beim Hunde durchschnittlich gefundene Körperchenvolumen von 50,7% zu hoch ist und der wahre Wert 45,5% beträgt. Richtig ist aber sicher folgendes: Mit den Farbstoffmethoden wird ein Plasmavolumen von 4,8%, mit der CO-Methode ein Erythrocytenvolumen von 4,2% gefunden. Rechnet man dazu 0,2% für Leukocyten, so ergibt sich ein Gesamtvolumen von 9,2% beim Hunde, also mehr als mit der CO-Methode (8,2%) und weniger als mit der Farbstoffmethode (10%). Tatsächlich würde der oben errechnete theoretische Hämatokritwert für das Gesamtblut dem durch Kombination beider Methoden gefundenen entsprechen.

Es ist zuzugeben, daß die experimentell gefundenen Zahlen von Whipple und Mitarbeitern kaum widerlegt werden können. Ob allerdings die Erklärungen, die er für die Diskrepanz der zwei Bestimmungsprinzipien gibt, richtig sind, steht dahin, immerhin müssen wir daraus folgern, daß für eine allen theoretischen Ansprüchen genügende Blutmengenbestimmung Plasma und Körperchenmenge unabhängig voneinander direkt bestimmt werden müssen, eine Aufgabe, die für klinische Untersuchungen, besonders wegen der Schwierigkeit der Inhalationsmethode, nicht so leicht zu lösen sein dürfte.

Lindhard[2] hat 1926 eine Farbmethode zur Blutmengenbestimmung an Menschen angegeben. Er arbeitet mit 1proz. Vitalrotlösung und wässerigem Standard im Bürkercolorimeter. Prinzipiell neu an seiner Arbeit, in der er alle bisher mit Farbmethoden erhaltenen Resultate ablehnt, ist die bisher noch von keinem Beobachter gemachte Beobachtung, daß die Zeit zwischen Injektion und Entnahme nicht zur gleichmäßigen Durchmischung des Farbstoffes mit dem

[1] Smith, H. P., H. R. Arnold u. G. H. Whipple: Americ. journ. of physiol. Bd. 56, S. 336. 1921.

[2] Lindhard, J.: Americ. journ. of physiol. Bd. 77, S. 669. 1926.

Blut genüge, wenn der Patient sich in Ruhelage befindet. LINDHARD läßt deswegen die Patienten nach der Injektion langsam auf und ab gehen und dabei die Arme heben und senken, wobei die Kleider nicht zu eng sein dürfen. Er findet in der Ruhe bei gleichzeitiger Entnahme aus der Cubitalvene und aus der Saphena ein erstaunliches Defizit an Farbstoff in der letzteren, während er nach Bewegungen identische Werte feststellt. Diese Befunde bedürfen unbedingt einer Nachprüfung, zumal LINDHARDS Durchschnittswerte für Gesunde eine Blutmenge von nur 4,9% ergeben, also viel weniger als man sonst mit Farbstoffen findet (s. u.). In 2 Versuchen an gesunden Ärzten konnte W. SCHMIDT die Befunde LINDHARDS durchaus nicht bestätigen. In der Saphena und Cubitalis fand er bei Bettruhe identische Werte nach 4 Minuten. Durch Originalität eher als durch ihre praktische Brauchbarkeit zeichnet sich eine 1925 von ASHBY[1] angegebene Methode aus: Er bestimmt die Blutkörperchenmenge dadurch, daß er Blutkörperchen einer fremden Blutgruppe in genau bestimmter Menge intravenös injiziert und dann die Zahl der agglutinierten Blutkörperchen im Kubikmillimeter auszählt. Mit dieser mühevollen Methode erhielt er die gleichen Werte wie mit Vitalrot, das ja die Plasmamenge bestimmt, nämlich 80 bis 85 ccm pro Kilogramm (also höher als mit Kohlenoxyd). Die Methode hat den Vorteil, daß die injizierten Blutkörperchen lange in der Blutbahn verweilen, man also die vollständige Mischung in Ruhe abwarten kann[2].

Die normale Blutmenge.

Die Frage nach der normalen Blutmenge ist auch heute noch nicht abschließend zu beantworten, da mit den verschiedenen Methoden verschiedene Werte ermittelt worden sind, und, was noch schlimmer ist, die gleichen Methoden in der Hand verschiedener Untersucher nicht überall die gleichen Werte ergaben. Dieser Umstand muß zur Entschuldigung dafür dienen, daß wir uns länger bei der Besprechung der Methodik aufgehalten haben. Wir sind eben für die Blutmengenbestimmung methodisch noch zu keiner endgültigen Lösung gekommen, wenn auch, wie aus dem bisher Gesagten hervorgehen dürfte, die Arbeiten zahlreicher Autoren in den letzten Jahren die Frage ihrer Lösung entschieden näher gebracht haben.

Daß die Blutmenge unter normalen Verhältnissen eine der großen physiologischen Konstanten ist, wird seit langem ziemlich allgemein angenommen, und alle neueren Methoden, wenn sie auch in ihren absoluten Werten verschiedene Ergebnisse gezeitigt haben, haben diese Annahme immer wieder bestätigt. Es ist allerdings zuzugeben, daß diese Konstante nur mit gewissen Einschränkungen gilt, die wir auch sonst für unveränderlich gehaltene Größen, wie Gefrierpunktserniedrigung, Blutzucker, Blutkochsalz, Rest-N usw., machen mußten. Es gibt physiologische Einflüsse, wie Nahrungsaufnahme, Flüssigkeitszufuhr und -verlust, Tagesschwankungen der Temperatur, die ebenso wie auf diese Größen zweifellos auch auf die Blutmenge einwirken. Besonders die pädiatrische Literatur der letzten Jahre hat uns Einblicke hierin gegeben. Es hat sich herausgestellt, daß der Säugling die Fähigkeit, sein Blutvolumen konstant zu halten, erst allmählich bekommt. GRUNEWALD und ROMINGER konnten zeigen, daß

[1] ASHBY, W.: Arch. of internal med. Bd. 35, S. 632. 1925.

[2] *Anmerkung bei der Korrektur:* St. RUSZNYÁK gibt neuerdings eine Methode an, bei der man durch Verwendung des BÜRKER-Colorimeters nur 10 ccm Blut bei dem modifizierten SEYDERHELM-LAMPE-Verfahren entnehmen muß. Eine kritische Durchsicht schon der Normalfälle ermutigt aber kaum zur Anwendung dieses Verfahrens, falls man die Beschreibung desselben verstanden haben sollte. Dtsch. Arch. f. klin. Med. Bd. 157, S. 186. 1927.

Tabelle 1. Normale Blut-

Methode	CO-Inhalation				Plasmastandard		
					Vitalrot	Trypanblau	Trypanrot
Autoren	Plesch	Haldane u. Smith	Oerum	Haldane u. Douglas	Keith usw.	Seyderhelm u. Lampe	
Blutgewicht in % des K. G.	5,32% (4,69 bis 6,05%) = $^1/_{19}$	4,87% (3,3 bis 6,3%) = $^1/_{20,9}$	5,5% ♂ 4,9% ♀	7,8% (6,3 bis 8,8%) = $^1/_{12,8}$	8,8% (8,2 bis 10,4%) = $^1/_{11,4}$	8,8% (7,85 bis 9,41%) = $^1/_{11,4}$	8,7% (7,9 bis 9,36%) = $^1/_{11,5}$
Körpergewichtsdurchschnitt	69 kg	72,2 kg	—	—	60,4 kg	55,8 kg	57,5 kg
Fälle	9	12	9 ♂, 3 ♀	8	18	12	9

regelmäßig eine abendliche Zunahme der Trockensubstanz, also eine Bluteindickung, eintritt. Rominger wies nach, daß der Säugling bis zum 5. Monat ca. 22 bis 27% Trockensubstanz, vom 5. Monat an nur noch 19% Trockensubstanz in seinem Blute aufweist und daß bei einer Wasserzufuhr, wie sie einer einmaligen Milchaufnahme an der Brust entspricht, sehr bald eine Blutverdünnung, eine Hydrämie, einsetzt. Untersucht man aber bei ein und demselben Menschen unter denselben Bedingungen, z. B. morgens nüchtern, wiederholt die Blutmenge nach irgendeiner Methode, so finden sich auffallend konstante Werte. Wir haben z. B. mit der Kongorotmethode bei 2 Versuchspersonen einmal nach einer Woche, einmal nach drei Wochen genau das gleiche Blutvolumen bei gleichem Hämatokritwert gefunden (siehe z. B. Fall 6, Tab. 2). Dasselbe berichten auch Seyderhelm und Lampe (S. 420 u. 421), ebenso A. Herzfeld[1], ferner Lindhard, Berger und Galehr u. a., die mit Kongorot arbeiteten. Es scheint also durchaus berechtigt, von einer normalen Blutmenge zu sprechen. Wieweit die Befunde Barcrofts[2] über die regulatorische Funktion der Milz hier eine Rolle spielen, ist noch unbekannt, wenigstens für den Menschen[3].

Die Blutmenge wird üblicherweise nicht nur in absoluten Werten, sondern auch in ihrem Verhältnis zum Körpergewicht (K.G.) ausgedrückt. Das mag für gesunde Versuchstiere richtig sein; in Deutschland war es aber nach dem Kriege tatsächlich schwer, eine größere Menge von „gesunden Menschen" zu finden, die ein K.G. besitzen, wie es nach den alten Erfahrungen ihrer Größe und ihrem Alter entspricht. Wir haben jedenfalls gefunden, daß die von uns zu Blutmengenbestimmungen herangezogenen jungen Ärzte und Studenten stets ein Gewicht hatten, das unter dem in den bekannteren Tabellen gefundenen Sollgewicht lag. Dasselbe geht sehr deutlich auch aus den Zahlen von Seyderhelm und Lampe hervor (Tab. S. 420 bzw. S. 178), wo stets die Körpergröße angegeben ist. Es ist klar, daß bei Untergewicht die Verhältniszahlen Blutmenge : K.G. relativ zu hoch ausfallen müssen, da, wie bekannt ist, die Blutmengen durch

---

1 Herzfeld, A.: Über klinische Blutmengenbestimmung. Münch. med. Wochenschr. 1922. S. 1272.

2 Barcroft, J.: Naturwissenschaften Bd. 13, Heft 16.

3 *Anmerkung bei der Korrektur:* E. Wollheim sieht in einer neueren Arbeit die subpapillären Plerus der Haut als ein Blutreservoir an, das an Bedeutung für die zirkulierende Blutmenge der Milz gleichkommt. Bei gewissen Vasoneurosen (Akrocyanose) konnte er eine Abnahme der Blutmenge um 400—1000 ccm dadurch bewirken, daß er bei solchen Menschen Arme und Beine durch Herbabhängen cyanotisch werden ließ. Nachprüfung fehlt noch. Klin. Wochenschr. Jg. 6, S. 2134. 1927.

menge beim Menschen.

Wasserstandard			Entblutung	Plasmastandard		Wasserstandard	Plasmastandard
Kongorot Männer	Kongorot Frauen	Kongorot		Kongorot	Kongorot u. Trypanrot	Vitalrot	Vitalrot + CO (Plasma und Körperchen)
GRIESBACH		HERZFELD	BISCHOFF	GREPPI	SCHIECK	LINDHARD	SMITH, BELT, CARRIER u. ARNOLD
7,6% (6,9 bis 8,3%) $= {}^1/_{13,2}$	6,9% $= {}^1/_{14}$	7,6% ♂ 6,9% ♀ $= {}^1/_{13,2} - {}^1/_{14}$	7,7% $= {}^1/_{13}$	7–8% ${}^1/_{14} - {}^1/_{12}$	7,0% (6,6 bis 7,8%) $= {}^1/_{14}$	4,9% $= {}^1/_{20}$	8,8% $= {}^1/_{11,4}$
62,8 kg	54,8 kg	—	—	—	—	—	—
15	3	5 ♂, 6 ♀	2 ♂	—	68,5 kg	—	—

Schwankungen des K.G. (Abmagerung, Fettsucht) nicht beeinflußt wird. Andererseits werden wir bei starkem Fettpolster und auch Ödemen zu niedrige Verhältniszahlen finden, worauf schon BOLLINGER hingewiesen hat. Es sind dies Verhältnisse, die, wie es scheint, bei den Angaben über die normalen Blutmengen nicht immer genügend berücksichtigt worden sind.

Daß die durch Verblutung für den Menschen von BISCHOFF nach der WELCKER-Methode gewonnenen Werte sich nur auf zwei Beobachtungen stützen, die seither nicht wieder erhärtet worden sind, wurde oben schon erwähnt. Unser Wissen ist also in dieser Hinsicht unzureichend, und es ist daher bis jetzt unmöglich zu entscheiden, welche von den mit einer der indirekten Methoden gewonnenen Werten die richtigen sind. Wenn wir von den älteren Verfahren absehen, so liegen uns einerseits die Inhalationsmethoden, andererseits die mit den Farbstoffmethoden erhaltenen Werte vor. Eine übersichtliche Zusammenstellung der Normalwerte für Menschen, Hunde, Katzen, Kaninchen und kleinere Versuchstiere findet sich bei ERLANGER.

1. Die CO-Inhalationsmethode.

PLESCH hat bei neun gesunden Menschen den mittleren Wert von 5,32% = ${}^1/_{19}$ des K.G. gefunden; die Werte schwankten zwischen 4,69 und 6,05%. Das Durchschnitts-K.G. seiner fünf 1909 publizierten Fälle betrug 69 kg. HALDANE und SMITH fanden in 14 Fällen im Durchschnitt 4,87% (3,3 bis 6,3) = ${}^1/_{20}$ des K.G. Durchschnittsgewicht ihrer Fälle: 72,2 kg. Auch OERUM hatte ähnliche Ergebnisse: 5,5% bei 9 Männern, 4,9% bei 3 Frauen. Während sich diese Werte recht ähnlich sind, erzielte DOUGLAS in Zusammenarbeit mit HALDANE 1913 dadurch viel höhere Werte, daß er die Mischungszeit des Gases im Blute auf $16^1/_2$ Minuten heraufsetzte. Es ergaben sich Werte von 6,3 bis 8,8%, im Mittel 7,8% = ${}^1/_{12,8}$ bei 8 Fällen. Das sind Zahlen, die, wie wir sogleich sehen werden, durchaus in dem Bereich der mit Farbstoffen ermittelten liegen. Allerdings muß man daran denken, daß während dieser langen Mischungszeit vielleicht doch etwas CO aus dem Blute verschwunden ist, was rechnerisch tatsächlich höhere Werte ergeben würde. Immerhin stehen die große Erfahrung und Autorität von HALDANE und DOUGLAS hinter diesen Werten und man ist um so eher geneigt sie anzuerkennen, als bisher die große Differenz zwischen Inhalationswerten und sämtlichen anderen Ergebnissen keine Erklärung gefunden hat. PLESCH allerdings, der seine Werte mit der doch immerhin sehr zweifelhaften Kochsalzinfusionsmethode und der Entblutung (beim Tier) übereinstimmend fand, lehnt alle Farbstoffmethoden ab, weil, wie er sagt, die Farbstoffe vom Gewebe und von der Gewebsflüssigkeit aufgenommen werden, ein Einwand, dessen Stichhaltigkeit sich bisher nicht hat erweisen lassen (s. u.).

2. Farbstoffmethode.

Hier liegen in erster Linie die Ergebnisse mit Vitalrot von KEITH, ROWNTREE und GERAGHTY vor. Diese fanden bei 18 Gesunden 8,8% = $^1/_{11,4}$ des K.G. Die Werte schwankten zwischen 8,2 und 10,4%, und das Durchschnittsgewicht betrug 60,4 kg. SEYDERHELM und LAMPE haben sehr ähnliche Werte gefunden: Trypanblau 8,8% (7,85 bis 9,41) bei 12 Fällen mit einem Durchschnittsgewicht von 57,5 kg. GRIESBACH fand an 15 gesunden Männern den Wert von 7,6% = $^1/_{13,2}$ (Schwankungen von 6,9 bis 8,3%) bei einem Durchschnittsgewicht von 62,8 kg, und bei 3 Frauen 6,9% = $^1/_{15}$ des K.G. bei einem Durchschnittsgewicht von 54,8 kg. Die Werte von GRIESBACH und denen, die mit seiner Methode arbeiteten, sind die einzigen, die, wie wir vorsichtigerweise sagen wollen, „zufällig" mit dem herkömmlichen Werte von $^1/_{13}$ übereinstimmen. HERZFELD, die in der Würzburger medizinischen Klinik die Werte von GRIESBACH nachprüfte, hat genau die gleichen Werte erhalten, nämlich 7,6% bei 5 Männern und 6,9% bei 6 Frauen; ebenso MENDERSHAUSEN. Auch RATTI[1] empfiehlt in einem Übersichtsreferat am meisten die Kongorotmethode, mit der er Normalwerte von 5,0 bis 8,3% erhalten hat.

Worauf es beruht, daß die amerikanischen Autoren (übrigens sowohl mit Kongorot wie mit Vitalrot) und SEYDERHELM und LAMPE höhere Werte finden, ist durchaus noch nicht geklärt (s. unter Methodik). Jedenfalls haben GREPPI Werte von 7 bis 8% mit Kongorot und Plasmastandard und SCHIECK Werte von durchschnittlich 7% gefunden, wobei wir besonders hervorheben möchten, daß letzterer nach SEYDERHELM und LAMPES Methode arbeitete. Wir sehen vorläufig daher noch keinen zwingenden Grund, die einen oder die anderen Werte als die wahren anzusehen.

Wir verfügen bisher nur über zwei Bestimmungen mit Kongorot beim *Säugling.* (Entnahme aus dem Sinus longit.) Wir fanden:

Fall 1: 12 Mon. alt, etwas anämisch, Gewicht 8,600 kg, Blut = 533 ccm, 6,6%.
Fall 2: 12 Mon. alt, Gewicht 7,360 kg, Blut = 574 ccm, 8,1%.
Diese Blutmengen liegen in derselben Größenordnung wie bei Erwachsenen.

Für den gesunden Hund wurden folgende CO-Werte gefunden: PLESCH 8,57%; GRÉHANT und QUINQUAUD 8,6%; WHIPPLE und Mitarbeiter (Brillantvitalrot) 10,13%, neuerdings durch Kombination von CO- und Brillantvitalrotmethode 9,2%; MCQUARRIE und Mitarbeiter (Gummi und Gelatine) 9,76%; HARRIS (Kongorot) 7,6%. Entblutung (verschiedene Autoren) 6,8 bis 8,6%. HARRIS, von dem vergleichende Werte für Kongorot und Vitalrot einerseits und seine oben geschilderte Entblutungsmethode andererseits angegeben worden sind, hat unter der Voraussetzung, daß seine Entblutungswerte richtig sind, die Farbstoffwerte für etwas zu hoch erklärt und multipliziert die letzteren mit einem Faktor, der beim Hunde für Kongorot 0,9 und für Vitalrot 0,78 beträgt. Danach wäre also die Kongorotmethode beim Hunde der Wirklichkeit näher als die Vitalrotmethode. Betrachtet man die Verhältniszahl für Blutgewicht zu K.G., die HARRIS angibt, so zeigt sich: Entblutung 7,0%, Kongorot 7,6%, Vitalrot 8,9%. Vielleicht ist es doch mehr als ein Zufall, daß die oben angegebenen Werte beim Menschen hiermit fast übereinstimmen: Kongorot 7,6%, Vitalrot und Trypanrot 8,8%.

---

[1] RATTI, A.: Arch. di patol. e clin. med. Bd. 4, S. 87. 1925.

Das Blutvolumen der Katze scheint zwischen 5,5% (Kongorot) und 6,9% (Entblutung) zu liegen. Ebenso hoch oder vielleicht etwas niedriger scheint das Blutvolumen des Kaninchens zu sein.

Wir fügen nunmehr eine Tabelle der von uns mit Kongorot beim gesunden Menschen erhaltenen Werte ein und bemerken dazu, daß in der Tabelle sämtliche Zahlen in Kubikzentimetern angegeben sind, während für den Durchschnittswert das Blut*gewicht* durch Multiplikation mit 1,058 errechnet ist.

Tabelle 2.

Diagnose	Geschlecht	Alter	Körperchenvolumen %	Serum ccm	Blut ccm	Körpergewicht kg	Blut % d. kg	Bemerkungen
Gesund	männl.	25	48	2248	4312	62,0	6,9	—
,,	,,	19	47,5	2141	4078	57,8	7,0	—
Nervosität	,,	43	46	2248	4115	62,3	6,6	—
Plattfüße	,,	25	45	2571	4675	70,6	6,6	—
Gesund	,,	—	47	2571	4824	64,0	7,5	—
,,	,,	45	49	2725	5343	66,5	8,1	—
,,	,,	52	49	2141	4198	65,0	6,5	—
,,	,,	23	53	2427	5164	62,2	8,3	—
,,	,,	21	50	2045	4090	53,3	7,7	Größe 1,68 cm Untergewicht
,,	,,	30	53	2193	4666	60,0	7,5	—
,,	,,	34	50	2304	4608	68,0	6,8	—
,,	,,	30	52,5	2141	4508	67,0	6,9	—
,,	,,	26	50	1957	3914	60,0	6,5	—
,,	,,	41	48	2364	4546	61,0	7,4	—
,,	,,	36	45	2571	4675	62,2	7,5	—
Durchschnitt			48,8	2309,7	4514	62,8	7,2	
Gesund	weibl.	53	40	2000	3333	48,0	6,6	—
,,	,,	26	37	2396	3083	55,5	6,9	—
,,	,,	36	36	2304	3600	61,0	6,0	—
Durchschnitt							6,5	

In Gewichtsprozenten des Körpergewichts:

Durchschnitt: Männer = 7,6 = $^1/_{13,2}$
Frauen = 6,9 = $^1/_{14,5}$.

Eine vor kurzem erschienene Arbeit von Berger und Galehr[1] beschäftigt sich mit Untersuchungen über die Fehlergrenzen bei der Plasmabestimmung nach Seyderhelm und Lampe, unter Verzicht auf die Bestimmung der Gesamtblutmenge. Sie fanden im Mittel 5% (3,8% bis 6,1%) des Körpergewichtes für die relative Plasmamenge. Es gelang ihnen auch, bei Anwendung von Venenstauung bei der Entnahme, bei zweimaligen und mehrmaligen langfristigen Untersuchungen an der gleichen Person für das Plasmavolumen Werte zu erhalten, die in optimalen Fällen auf $\pm 0,05$% des Körpergewichts und auf ± 10 ccm übereinstimmten. Als normale Schwankungsbreite am gleichen Individuum rechnen sie

$\pm 0,2$% für die relative Plasmamenge,
± 100 ccm für die absolute Plasmamenge.

Erst Werte, die außerhalb dieser Zahlen liegen, können als pathologische Schwankungen angesehen werden. Es zeigte sich, daß nach der Trypanrotinjektion eine vorübergehende, aber inkongruente Minusschwankung der Serumeiweiß- und der Erythrocytenkonzentration auftreten können. Die Berechnung des gesamten zirkulierenden Serumeiweißes ergab einen Mittelwert von 255 g.

[1] Berger u. Galehr: Zeitschr. f. d. ges. exp. Med. Bd. 53, S. 57. 1926.

Die Blutmenge unter pathologischen Verhältnissen.

Zu diesem Abschnitt ist zunächst zu bemerken, wie es auch schon in der Einleitung geschah, daß unsere Kenntnisse über die krankhaften Veränderungen der Blutmenge noch ziemlich gering sind. Unser eigenes Material ist noch durchaus lückenhaft, so daß wir eigentlich nur über eine Anzahl Bluterkrankungen, insbesondere die perniziöse Anämie und die Polycythämie, einigermaßen gesicherte Aussagen auf Grund eigener Untersuchungen machen können. Dringend der Bearbeitung bedürftig sind noch die ganzen Fragen des Wasserhaushalts, die bisher immer nur durch Bestimmung der relativen Blutmenge in der Weise angegangen worden sind, daß die relativen Veränderungen eines für beweiskräftig erachteten Blutbestandteils, Hämoglobin, Erythrocytenzahl, Eiweiß (?), gemessen wurden. W. H. Veil[1] weist in seiner umfassenden Darstellung dieses Gebietes immer wieder auf die Unsicherheit hin, die in allen den Wasserhaushalt betreffenden Fragen durch den Mangel an einer zuverlässigen Blutmengenbestimmung herrscht. Dasselbe geht auch aus den Arbeiten von Nonnenbruch über Diurese und andere Fragen des Wasserstoffwechsels hervor, deren in ihrem Gesamtergebnis vielfach unübersichtliche Resultate wahrscheinlich in mancher Hinsicht durch Bestimmung der Gesamtblutmenge geklärt werden könnten. Es scheint, daß sich die erwähnten Forscher bisher mit den Farbstoffmethoden noch nicht haben anfreunden können.

Bei dem heutigen unbefriedigenden Stande unserer Kenntnis erscheint es uns am besten, das Wenige, was wir wissen, nach Krankheitsbildern geordnet wiederzugeben, da es zur Zeit unmöglich ist, aus diesen klinischen Erfahrungen zusammengefaßte Bilder der pathologischen Physiologie, wie die der Plethora und der Hydrämie, abgeschlossen darzustellen. Andererseits würde es den Rahmen dieser Darstellung überschreiten, wenn wir ausführlich auf das große Material relativer Blutmengenbestimmung eingehen würden, zumal unser Wissen über den uns besonders interessierenden Punkt, nämlich die wirklichen Veränderungen der absoluten Blutmenge, hierdurch nicht gefördert werden würde.

1. Die Blutmenge bei Blutkrankheiten.

Großer Wert ist von jeher auf die Bestimmung der Blutmenge bei Blutkrankheiten gelegt worden, und mit allen bisher angewandten Methoden, die zum Teil, wenn auch keine absolut richtigen, so doch miteinander vergleichbare Werte lieferten, haben sich Tatsachen ermitteln lassen, die im allgemeinen auch heute noch Geltung haben. Das sind vor allem die *Verminderung* bei der *perniziösen Anämie* und die gewaltige *Vermehrung* derselben bei der *Polycythämie*.

Wenn wir von Anämie sprechen, so meinen wir damit im allgemeinen immer eine Verminderung der roten Blutkörperchen in der Volumeneinheit. Da zur Aufrechterhaltung des Kreislaufs eine bestimmte Mindestmenge zirkulierender Flüssigkeit zur Verfügung stehen muß, so ist entsprechend dem Fehlen von Körperchen bei Anämien meist das Plasma nicht nur relativ, sondern auch absolut vermehrt. Andererseits hat man vielfach angenommen, daß es sog. Scheinanämien gibt, die durch eine Vermehrung des Plasmas bei normaler Erythrocytenmenge zustande kommen, die also, wie wir unten sehen werden, das Spiegelbild der Polycythämie sein würden. Wir haben uns von dem Vorkommen solcher Scheinanämien, bei denen die Blutmenge sehr vergrößert sein müßte, überzeugen können. Wir würden also hier, wie wir es auch einmal bei

---

[1] Veil, W. H.: Physiologie und Pathologie des Wasserhaushaltes. Ergebn. d. inn. Med. u. Kinderheilk. Bd. 23, S. 648. 1923.

einer Urämie sahen, von einer echten Hydrämie sprechen, die man durch Körperchenzählungen allein niemals entdecken könnte. Für das jetzt, wenigstens in den Krankenhäusern, so sehr selten gewordene Krankheitsbild der Chlorose hat man meist eine Vermehrung der absoluten Blutmenge angenommen, eine Annahme, die von PLESCH bestätigt wurde, von HARTWICH und MAY (1 Fall) verneint.

Was die *Blutmenge* nach *Blutungen* anbelangt, so macht PLESCH darauf aufmerksam, daß man unterscheiden muß zwischen Fällen, die *einmal* viel Blut verloren haben und solchen, die *chronisch* bluten. Bei ersteren haben SMITH, OERUM und auch PLESCH gefunden, daß Blutverluste sehr schnell durch Vermehrung der Plasmamenge kompensiert, ja sogar überkompensiert werden, eine Tatsache, die auch aus den relativen Blutmengenbestimmungen nach Aderlässen hervorgeht (s. VEIL, Der Aderlaß, Ergebn. d. inn. Med. u. Kinderheilk. 1921). Am Hunde haben WHIPPLE, HOOPER und ROBSCHEIT[1] sehr ausgedehnte Untersuchungen mit der Brillantvitalrotmethode vor und nach Entziehung großer Blutmengen ($^1/_4$ des Gesamtblutes) gemacht. Aus ihnen geht gleichfalls hervor, daß verhältnismäßig sehr rasch das Blutvolumen durch Vermehrung der Plasmamenge nicht nur auf die ursprüngliche Höhe, sondern schließlich, wenn die Regeneration der Erythrocyten erfolgt, sogar über dieselbe hinausgehen kann. Auf ihre weiteren sehr interessanten Untersuchungen über den Einfluß der Diät auf die Blutregeneration kann hier nicht näher eingegangen werden.

Bei chronischen Blutungen kann es andererseits zu wirklichen Verminderungen der Blutmenge kommen, also zu einer Oligämie. PLESCH fand Werte bis zu 1802 ccm herunter = 3,3% des K.G. Einer unserer Fälle, bei dem es sich um eine schwere Anämie bei lange nicht diagnostiziertem Ulcus handelte, zeigte einen Wert von 5,5% (6,9% normal). Unter der Behandlung stieg die Blutmenge von 2919 ccm auf 4032 ccm, und die absolute Menge von Blutkörperchen, die anfangs den äußerst geringen Wert von 671 ccm zeigte, betrug nach der Heilung 1632 ccm. Dieser Fall ist ein Beispiel dafür, daß wir durch die Blutmengenbestimmung ganz neue Einblicke in den Verlauf und die Heilungsvorgänge bei Anämien bekommen können. Interessant ist auch ein Fall, der ein Verhalten zeigte, wie es als typisch für eine Scheinanämie, also eine echte Hydrämie aus unbekannter Ursache, gelten dürfte. Bei einem Hämoglobingehalt von 47% und einer Erythrocytenzahl von 3,98 Mill. hatte er eine Blutmenge von 4081 ccm. Nach vierwöchiger Krankenhauspflege war die Anämie verschwunden, Hb = 86%, E = 5,4 Mill. Die Gesamtblutmenge war um 507 ccm gefallen und diese Verminderung ging zum allergrößten Teile auf Kosten des Plasmas, das um 659 ccm abgenommen hatte, während die Erythrocytenmenge nur von 1510 auf 1662 ccm gestiegen war. Solche Fälle von länger dauernder Hydrämie, die ein besonderes Krankheitsbild darstellen dürften, über das wir noch nichts wissen, werden zweifellos durch fortlaufende Blutmengenbestimmungen unter gleichzeitiger Kontrolle der Blutbilder häufiger gefunden werden können. Die Durchschnittswerte für die gesamte Blutmenge bei von uns untersuchten elf *einfachen Anämiefällen* unterschieden sich nicht wesentlich von der Norm. Anders verhält sich die *perniziöse Anämie*. Hier kommt es, wie PLESCH zeigen konnte und wie auch aus sechs eigenen Fällen hervorgeht, doch zu einer Abnahme der Gesamtblutmenge. Einmal fanden wir den sehr niedrigen Wert von 2869 ccm = 4,5% bei einer Blutkörperchenmenge von nur 369 ccm. Die Hämatokritwerte sind überall stark herabgesetzt, die Serumwerte über der Norm, aber die Regulationsverhältnisse des Körpers vermögen bei dieser schweren

[1] WHIPPLE, G. H., F. S. ROBSCHEIT u. C. W. HOOPER: Americ. journ of physiol. Bd. 58, S. 152. 1920.

Krankheit offenbar nicht die Plasmamenge soweit heraufzusetzen, daß die zirkulierende Blutmenge der Norm genähert wird. So fanden wir einen verminderten Durchschnittswert von 6,3%. Vielleicht erklären sich durch die Herabsetzung der absoluten Blutmenge zum Teil auch die so häufigen Herz- und Kreislaufstörungen (Ödeme) bei der perniziösen Anämie.

Mendershausen[1] konnte zeigen, daß es bei der Perniciosa sehr auf das Stadium ankommt, in dem untersucht wird: Im Vollstadium fand er immer verringerte Blutmengen, bei Remissionen normale Werte. Hartwich und May fanden bei 5 Fällen von Anämie verschiedener Ursache eine Vermehrung der Blutmenge durch Plasmaplethora, doch handelt es sich hier um etwas zweifelhafte Fälle (zwei Carcinome, eine Scheinanämie).

Scott und Barcroft[2] erzeugten bei Ratten künstliche Anämie und fanden, daß die Blutmenge fast unverändert blieb, während das Hb um 40% vermindert war (CO-Methode). Diese experimentellen Befunde stimmen gut mit den klinischen überein.

Ashby fand bei perniziöser Anämie im schlechten Zustand ein niedriges Blutvolumen. Nach Bluttransfusion war die Blutmenge trotz nicht erhöhter Zählwerte vermehrt, zugleich mit der Besserung des Patienten. Der für das Leben des Patienten kritische Wert lag bei 57 ccm pro Kilogramm.

Stark und Sonnenfeld[3] machten Gesamtblutmengenbestimmungen bei kryptogenetischen perniziösen Anämien und fanden die Blutmenge im Vollstadium vermindert, im „Koma" vermehrt.

Bei *Leukämien* mit großem Milztumor fand Greppi[4], der die Griesbachsche Methode sonst für hinreichend genau für klinische Zwecke erklärt, zu hohe Werte: 8300 ccm bei 65,0 kg Körpergewicht, 6800 ccm bei 57,0 kg, 6550 ccm bei 47,0 kg. Er glaubt, daß die vergrößerte Milz Farbstoff abfängt und lehnt daher die Farbstoffmethoden bei Fällen von Milztumor ab. Es leuchtet nach den interessanten Befunden von Barcroft über die regulatorische Funktion der Milz für das Blutvolumen ein, daß ein großer Milztumor jede Form der Blutmengenbestimmung unzuverlässig machen wird.

Was die *Chlorose* angeht, so verfügen wir nur über drei eigene Fälle, die zum Teil Verminderung, zum Teil Vermehrung der Blutmenge zeigen. Plesch findet erhöhte, zum Teil sogar sehr hohe Werte bei der Chlorose, was sich mit den Befunden von Smith deckt; Hartwich und May in einem Fall Herabsetzung.

Sehr interessant sind die Befunde bei der echten Polycythämie, der *Polycythaemia rubra.* Hier fanden wir ganz gewaltige Blutmengen, die lediglich durch die enorme Zunahme der Erythrocyten zu erklären sind. Haben wir doch Werte bis zu 6 Litern Erythrocyten gefunden. Die Serummenge war in einem Fall vermindert, ein Befund, den wir auch einmal bei sekundärer Polycythämie bei kongenitalem Vitium erheben konnten. Daß es sich dabei vielleicht um einen Regulationsvorgang, umgekehrt wie bei der Anämie, handeln könnte, scheint daraus hervorzugehen, daß bei demselben Falle, wo nach Röntgenbestrahlung die Erythrocyten von 9,2 Mill. und 6374 ccm auf 7,4 Mill. und 3562 ccm zurückgegangen waren, die Serummenge erheblich anstieg. Auch in die Wirkungen der therapeutischen Röntgenbestrahlung ergibt die Blutmengenbestimmung einen interessanten Einblick. Die Blutmenge ging einmal nach derselben von 8333 ccm = 11,9% auf 5291 ccm = 7,2% zurück, wobei sowohl die Erythrocytenzählungen wie die Hämatokritwerte normale Verhältnisse ergaben. Der

---

1 Mendershausen: Zeitschr. f. klin. Med. Bd. 97, S. 468. 1923.

2 Scott, I. M. D. u. J. Barcroft: Biochem. journ. Bd. 18, S. 1. 1924.

3 Stark u. Sonnenfeld: Münch. med. Wochenschr. 1922, S. 1401.

4 Greppi, E.: Klin. Wochenschr. Jg. 5, S. 110. 1926.

Durchschnittswert für das Blutgewicht bei 4 Polycythämiefällen betrug 12,1% $= 1/_{8,3}$. Es ist wichtig zu erwähnen, daß der Blutdruck dabei nicht erhöht war, wie es ja bei dem Krankheitsbilde der Polycythämie vorkommen kann. Die gewaltige Überfüllung des Gefäßsystems genügt also allein nicht, um den Blutdruck zu steigern, eine Tatsache, auf die auch PLESCH bei anderer Gelegenheit hingewiesen hat und die jedenfalls beweist, daß eine Vermehrung der Blutmenge allein zur Erklärung von Hypertonien nicht herangezogen werden kann.

SEYDERHELM und LAMPE[1] haben neuerdings ganz ähnliche Werte veröffentlicht. In einem Falle fanden sie die Blutmenge 16,7% des Körpergewichts. Auch sie geben an, daß der enormen Erhöhung des Körperchenvolumens eine normale oder verringerte Plasmamenge entspricht, und daß der Blutdruck trotz der Überfüllung des Gefäßsystems niedrig ist. Sie glauben den Typ mit stark verminderter Plasmamenge (Typus VAQUEZ) von dem mit normalem Plasma abtrennen zu müssen, ferner unterscheiden sie noch die echte Polyämie, wo bei normalen Hämatokriten sowohl Plasma- wie Erythrocytenvolumen vermehrt sind (Typus GAISBÖCK).

Auch HARTWICH und MAY[2] fanden bei Polycythämien in der Regel eine Vermehrung der Blutmenge, bei verminderter Plasmamenge. In einem Falle fanden sie allerdings den unwahrscheinlichen Wert von 229,4 ccm für Plasma bei einer Körperchenmenge von 2638,2 ccm. Man kann sich kaum vorstellen, wie unter solchen Umständen noch eine Blutzirkulation stattfinden kann. Dieser Fall zeigt außerdem eine stark verringerte Gesamtblutmenge und ein Körperchenvolumen von 92%. Uns ist es nie gelungen, in Fällen mit so hohem Hämatokritwert genügende Mengen einwandfrei hämoglobinfreien Serums zu erhalten; möglicherweise handelt es sich bei dem erwähnten Ausnahmefall doch um einen technischen Fehler. In den übrigen untersuchten Fällen fanden HARTWICH und MAY in Übereinstimmung mit anderen jedenfalls oft sehr hochgradige Vermehrungen der Gesamtblutmenge. Ebenso wie SEYDERHELM und LAMPE fanden auch sie Veränderungen in der Erythrocytengröße.

Uns sind solche Fälle mit veränderter Erythrocytengröße nicht vorgekommen, doch sind solche einwandfrei beschrieben worden (s. SEYDERHELM, der glaubt, die sog. Polycythaemia GAISBÖCK mit ihren stark verkleinerten Erythrocyten von dem Typus VAQUEZ, der vergrößerte Werte aufweist, trennen zu können, was sonst vielfach nicht möglich war).

W. SCHMIDT[3] hat einen Fall von Polycythämie beschrieben, der eine Blutmenge von 11 647 ccm bei 13,8 Mill. und einem Körperchenvolumen von 85% aufwies. Nach der Röntgenbestrahlung nahm die Blutmenge um 1567 ab, Erythrocyten gingen auf 6 Mill. zurück, das Körperchenvolumen aber nur auf 81%. Hieraus würde man eine Vergrößerung der Erythrocyten nach der Bestrahlung errechnen können.

2. Die Blutmenge bei Nierenerkrankungen.

Gerade bei den Nierenkrankheiten zeigt es sich, wie notwendig fortlaufende Blutmengenbestimmungen sind. Erst wenn man viele Fälle von Nephritis in allen Stadien funktioneller Störungen durchuntersucht hat, wird man Gesetzmäßigkeiten ableiten können, über die wir bei dem vorliegenden Material noch nicht viel aussagen können. Es scheint aber, daß in fast allen bisher untersuchten Fällen das Blutvolumen vermehrt ist, zum Teil sogar sehr stark. Bei

[1] SEYDERHELM u. LAMPE: Zeitschr. f. d. ges. exp. Med. Bd. 41, S. 1. 1924.
[2] HARTWICH u. MAY: Zeitschr. f. d. ges. exp. Med. Bd. 51, S. 497. 1926.
[3] SCHMIDT, W.: Med. Klinik 1926, Nr. 46.

bestehenden Ödemen sind die Verhältniszahlen zum Körpergewicht naturgemäß zu niedrig. Die Erhöhung derselben nach Ausschwemmung der Ödeme ist jedoch nicht nur auf die Abnahme des K.G. zurückzuführen, sondern, wie Plesch zeigte, auch auf eine Zunahme der absoluten Blutmenge. Es ist ja auch schon bekannt gewesen, daß beim Auftreten von Ödemen das Blut sich eindickt, die Blutmenge also abnimmt, und umgekehrt. Im letzten Stadium der Glomerulonephritis kann es zu einer starken Hydrämie, also einem Ödem des Blutes, kommen, wie ein Fall von Urämie uns zeigte. Es soll aber damit nicht gesagt werden, daß eine solche Hydrämie oder Plethora serosa (Stintzing und Gumprecht, sowie Oertel und Krehl) nicht auch schon in früheren Stadien der Nephritis vorkommen kann; es fehlen Untersuchungen hierüber. An Hunden hat Plesch bei experimenteller Nephritis Steigerungen des Blutvolumens auf über das Doppelte festgestellt.

Seyderhelm und Lampe[1] fanden bei einigen Fällen von chronischen Nierenerkrankungen niemals eine Plasmaplethora, sondern meist eine Anämie mit Auffüllung des verlorenen Erythrocytenvolumens durch Plasma zu normalen Werten.

Darrow[2] bestimmte die Blutmenge mit der Farbstoffmethode nach Keith, Rowntree und Geraghty. 4 Patienten zwischen 3 und 39 Jahren mit reiner Nephrose oder Nephritis plus Nephrose zeigten 40 bis 69 g Gesamtblut pro Kilogramm Körpergewicht bei Hämatokritwerten zwischen 25 und 57% Zellvolumen. Bei Besserung der Ödeme stiegen die Blutmengen pro Kilogramm erheblich an.

Aus diesen wenigen Bemerkungen mag erhellen, ein wie wichtiges Gebiet hier noch der Erforschung harrt.

Leider ist es nicht möglich, mit den Farbstoffmethoden diejenige Form der Nierenerkrankungen zu untersuchen, bei denen die großartigsten Verschiebungen des Körperwassers vor sich gehen, wir meinen die Nephrosen. Es zeigt sich nämlich, daß bei den Nephrosen der injizierte Farbstoff überaus rasch die Blutbahn verläßt, so daß nach 1 Stunde, wo normalerweise noch 80% in der Blutbahn sein müssen, das Plasma farbfrei ist. Diese Beobachtung wurde zuerst von Griesbach und Bennhold für Kongorot erhoben und neuerdings von Seyderhelm und Lampe[3] auch für Trypanrot und -blau bestätigt. Die Ursache dieser raschen Farbstoffausscheidung bei Nephrosen, die sich hierdurch ganz charakteristisch von der normalen Ausscheidung bei allen anderen Nierenerkrankungen unterscheidet, war längere Zeit noch ungeklärt. Bennhold hatte die sehr interessante Entdeckung gemacht, daß Kongorot durch die amyloide Substanz intravital gebunden wird und hatte für die Amyloidnephrosen das rasche Verschwinden aus der Blutbahn durch die Bindung des Farbstoffes an die oft sehr großen im Körper vorhandenen Amyloidmengen zu erklären versucht. Wenn man post mortem einmal die starke Kongofärbung der amyloid entarteten Organe betrachtete, so leuchtete einem die Erklärung Bennholds zunächst ein. Es muß aber gesagt werden, daß auch bei Bennhold 6 Fälle von andersgearteten Nephrosen eine beschleunigte, wenn auch nicht so hohe Ausscheidung wie die Amyloidfälle zeigten, und neuerdings haben Seyderhelm und Lampe Amyloidosen mit Trypanrot und -blau untersucht und dabei gleichfalls ein rapides Verschwinden des Farbstoffes bemerkt, ohne daß derselbe wie Kongorot das Amyloid färbte. Man mußte also, wie es Griesbach und ebenso Seyderhelm und Lampe taten, das rasche Verschwinden von Farbstoffen bei Nephrosen durch eine abnorme Endothelbeschaffenheit erklären.

---

[1] Seyderhelm u. Lampe: Zitiert auf S. 672.
[2] Darrow, D.: Proc. of the soc. f. exp. biol. a. med. Bd. 23, Nr. 8, S. 740. 1926.
[3] Seyderhelm, R. u. W. Lampe: Dtsch. med. Wochenschr. 1923, S. 104.

Bennhold[1] hat seither in ausgedehnten Untersuchungen diese Frage weitgehend aufgeklärt, indem er zunächst an Gefrierschnitten von Amyloidorganen experimentierte. Er zeigte, daß die Amyloidfärbung durch Kongorot sehr schlecht war, wenn er zu der Farblösung normales Serum hinzufügte, dagegen gut war in wässeriger Lösung oder bei Zusatz von Nephrotikerserum. Ferner zeigten Diffusionsversuche in Gelatine, daß wässerige Kongorotlösungen nicht diffundieren, wogegen mit Serum versetztes Kongorot eine gewisse sehr konstante Diffusion (in 4 Tagen 8 mm tief) aufweist. Alle grobdispersen sauren Farbstoffe dringen nur soweit ein, wie das normale Serum, welches sie festhält. Im Gegensatz hierzu zeigt Nephrotikerserum kein Bindungsvermögen für Farbstoffe (Farbstoffbindungsreaktion nach Bennhold). Das normale Serum hält den Farbstoff fest, Nephrotikerserum kann dieses weniger gut, und wird der Farbstoff dann noch in dem Falle Kongorot vom Amyloid angezogen, so kommt es zu dem gegenüber den reinen Nephrosen noch beschleunigten Verschwinden des Farbstoffes aus der Blutbahn. Bennhold bestätigte auch die interessante, von Rosenthal gefundene Tatsache, daß gallensaure Salze die Farbstoffbindung an das Serum zu sprengen vermögen, was für die Ausscheidung durch die Leber von Wichtigkeit sein dürfte. Es scheint, daß diese von dem Verhalten der Farbstoffe im Serum ausgehenden Untersuchungen Bennholds, die für die Theorie der Blutmengenbestimmung wichtig und aufklärend gewesen sind, von großer allgemeiner Bedeutung für die Frage des Stofftransportes im Körper werden können.

Die hier geschilderten ganz neuen Tatsachen, die als Nebenbefunde bei der Blutmengenbestimmung sich ergeben hatten, sind nun aber der Grund dafür, daß wir Blutmengenbestimmungen bei Nephrosen und Amyloid nicht machen können, da sicherlich bereits nach 4 Minuten erhebliche Farbstoffmengen ausgeschieden sind.

Es sei in diesem Zusammenhange erwähnt, daß sich schwere *Lebererkrankungen* in dieser Hinsicht gerade umgekehrt verhalten: Nach 1 Stunde ist bei akuter gelber Leberatrophie (3 Fälle), 2 Fällen von Lebercirrhose und luischer Hepatitis noch keine Farbstoffausscheidung festzustellen gewesen, was wir dadurch erklären, daß das Kongorot normalerweise, wie die Untersuchungen von Lepehne und Bennhold ergeben haben, zum weitaus größten Teile von der gesunden Leber ausgeschieden wird, eine Aufgabe, die das schwer kranke Organ nicht zu erfüllen vermag. Die Tatsache, daß z. B. bei der Lebercirrhose, bei welcher von einer allgemeinen Erkrankung nicht die Rede sein kann, der Kongowert nach 1 Stunde noch der gleiche ist wie nach 4 Minuten, scheint uns deshalb von grundlegender Bedeutung für die Beurteilung der Farbstoffmethoden überhaupt, weil sie zeigt, daß die übrigen Gewebe auch bei so lange dauernder Zirkulation den Farbstoff nicht an sich reißen und daß nur der Leber die Aufgabe der Ausscheidung durch die Galle zukommt. Dies sei besonders Plesch gegenüber festgestellt, der die Farbstoffmethoden aus dem Grunde ablehnt, weil die Farbstoffe nicht nur vom Blute, sondern auch von den sonstigen Körperflüssigkeiten, gemeint ist die Lymphe, Gewebssaft usw., aufgenommen werden.

Fettsüchtige zeigten Mittelwerte für die absolute Blutmenge. Betrachtet man die Werte im Verhältnis zum K.G., so sind sie sehr niedrig, da das Fettgewebe nur geringen Blutgehalt hat. Diese Befunde sind allgemein anerkannt. Das Spiegelbild dazu sind die Fälle, die bei hochgradiger Unterernährung (eine erwachsene Frau von 38 Jahren wog 38 kg) verhältnismäßig zu hohe Prozentzahlen ergaben. Die Frage, ob sich das Blutvolumen bei Änderung des Körper-

[1] Bennhold, H.: Zeitschr. f. d. ges. exp. Med. Bd. 49, S. 71. 1926. Vorträge: Nordwestdeutsche Internistentagung 28. I. 1927; Sitzung d. Biol. Ges. Hamburg 12. IV. 1927.

gewichts, insbesondere bei Gewichtsabnahme fetter Personen, ändere, wurde von BROWN und KEITH bearbeitet. Sie konnten dasselbe in verneinendem Sinne beantworten, vorausgesetzt, daß bei der Gewichtsreduktion keine Anämie auftritt. Kongorot ergab in diesen Versuchen bei Vergleichsbestimmungen dieselben Werte wie Vitalrot.

Die Blutmengenbestimmung bei Herz- und Gefäßkrankheiten.

Für die Beurteilung und Erforschung der Erkrankungen der Kreislauforgane muß die Kenntnis der wahren Blutmenge eine große Rolle spielen. Schon die Tatsache, daß bei manchen Fällen von Kreislaufschwäche ein ausgiebiger Aderlaß das Krankheitsbild entscheidend bessern kann, hat von jeher die Annahme eines Zuviels von Blut nahegelegt. Dagegen spricht nicht, daß, worauf PLESCH besonders hinweist, bei manchen Herzkranken Blutentziehung schädlich wirken kann, weil sie sich, wie z. B. Fälle von Aorteninsuffizienz, zur ausreichenden Sauerstoffversorgung des Körpers und vielleicht auch zur genügenden Füllung ihres arteriellen Systems auf eine größere Blutmenge einstellen und sich diese erhalten müssen. Es kann kein Zufall sein, daß die Natur bei angeborenen Herzfehlern, die eine gute Arterialisierung entbehren, die zirkulierende Blutmenge so enorm vermehrt. Und schließlich scheint es, worauf besonders KREHL in seiner „Pathologischen Physiologie“ hingewiesen hat, daß es tatsächlich eine Plethora serosa auch bei Herzkrankheiten gibt, die mit der klinischen Besserung verschwindet. PLESCH glaubt sogar, ein besonderes Krankheitsbild, den „Status plethoricus“, aufstellen zu können, bei dem die Herzhypertrophie und der erhöhte Blutdruck sich aus einer primären Erhöhung der Blutmenge herleiten lassen. Er ist der Meinung, daß dieser Status plethoricus regelmäßig der Atherosklerose vorangeht, eine Anschauung, die erst durch sehr ausgedehnte Untersuchungen sichergestellt werden müßte.

Daß die Blutmenge meist vermehrt ist, sehen wir am stärksten bei den *kongenitalen Vitien*, dann aber auch bei der *Myokarditis* und der *Atherosklerose*. Wichtig ist, daß diese Vermehrung der Blutmenge durch therapeutische Maßnahmen herabgesetzt werden kann, ein Punkt, dem PLESCH große Aufmerksamkeit gewidmet hat und den auch wir, sowie z. B. HARTWICH und MAY, bestätigen konnten.

Der Blutreichtum bei *Herzkrankheiten* ist im übrigen den pathologischen Anatomen, z. B. VON RECKLINGHAUSEN und BOLLINGER (zit. nach KREHL), schon lange aufgefallen.

Kongenitale Vitien. Die zweimal vorgenommene Blutmengenbestimmung bei einem sehr komplizierten Vitium mit Transposition der großen Gefäße und Septumdefekt ergab den enormen Wert von 7929 ccm, wovon 73% Blutkörperchen waren; es handelte sich um eine sekundäre Polycythämie. Die hohe Blutmenge, 11,2 bis 17,7% des K.G. — auch bei 2 anderen Fällen beruhte sie auf einer Vermehrung lediglich der Blutkörperchen, während die Plasmamenge normal bzw. sogar herabgesetzt war — muß man sich daraus erklären, daß in der Volumeneinheit des den Körper durchströmenden Mischblutes nicht genügend Sauerstoff vorhanden ist und das Sauerstoffbedürfnis der Gewebe nur durch eine Vermehrung der Blutmenge befriedigt werden kann, weil eine Vermehrung der Strömungsgeschwindigkeit zur Versorgung mit O_2 nicht ausreichen würde. Auch PLESCH fand bei zwei Fällen von kongenitalen Vitien Vermehrung der Blutmenge auf das Doppelte.

BLUMENFELDT und WOLLHEIM[1] bestimmten bei einem Fall von angeborener Pulmonalstenose mit Septumdefekt die Blutmenge nach SEYDERHELM und

---

[1] BLUMENFELDT u. WOLLHEIM: Klin. Wochenschr. Jg. 6, S. 396. 1927.

Lampe, wobei sich eine Verminderung der zirkulierenden Blutmenge ergab. Bei einem Hämatokritwert von 77% zeigte die Menge der zirkulierenden Blutkörperchen den ziemlich normalen Wert von 45,7 ccm pro Kilogramm, oder 2338 ccm, dagegen war die Menge des zirkulierenden Plasmas mit 690,5 ccm = 13,4 ccm pro Kilogramm stark herabgesetzt. Diese einseitige Plasmaverminderung sehen die Autoren als eine Anpassung an die durch das kleine Herz und die enge Aorta veränderten Zirkulationsverhältnisse an (polycythämische Hypovolämie in der Definition von Brown und Rowntree, s. u.).

Nicht so übersichtlich liegen die Verhältnisse bei den *erworbenen Klappenfehlern*, deren Blutmenge mehr oder minder von dem Grade der Kompensation abhängen dürfte.

Dasselbe gilt von den *Herzmuskelerkrankungen*. Unter salz- und N-armer Diät und Digitalisbehandlung haben wir zugleich mit der Gewichtsabnahme durch Schwinden der Ödeme sehr bedeutende Abnahme der Blutmenge feststellen können. Neu dürfte die Beobachtung sein, daß an dieser Abnahme nicht nur das Plasma beteiligt ist, sondern in weit größerem Maße die Blutkörperchen. Es hat sich nämlich folgendes gezeigt: Bei zwei anfangs schwer ödematösen Kranken, die klinisch ganz entwässert waren, hat das Plasma nicht abgenommen, sondern zugenommen. Auch Plesch, wie andere vor ihm, weist darauf hin, daß beim Auftreten von Ödemen das Blut konzentrierter wird, um bei Ausschwemmung derselben wieder wasserreicher zu werden. Ein Fall, der zwar 14 kg Ödem verloren hatte, aber immer noch einen beträchtlichen Ascites aufwies, zeigte bei der zweiten Untersuchung eine Abnahme der Plasmamenge. Allen von uns untersuchten Fällen ist gemeinsam — und unseres Wissens ist dieser Befund früher noch nicht erwiesen worden —, daß mit dem Eintritt der Kompensation die absolute Blutkörperchenmenge ganz erheblich abnehmen kann, so einmal von 3234 ccm auf 2332 ccm, ferner von 2352 ccm auf 2129 ccm und schließlich sogar von 4187 ccm auf 2662 ccm. Damit scheint zum ersten Male festgestellt, daß der kompensierte Herzkranke, wahrscheinlich aus denselben Gründen, die oben für die kongenitalen Vitien angenommen wurden, die Zahl der sauerstofftragenden Erythrocyten vermehrt, um dieselben nach Eintritt besserer Zirkulationsverhältnisse wieder aus der Blutbahn abzugeben. Wie das letztere geschieht, darüber lassen sich einigermaßen begründete Vermutungen aufstellen, seit wir wissen, daß das bei der Dekompensation im Serum vermehrte Bilirubin eine indirekte Reaktion gibt, d. h. daß der Ikterus der Herzkranken kein Stauungsikterus ist, sondern durch vermehrten Blutzerfall zustande kommt, und seitdem wir davon Kenntnis haben, daß die sog. „Herzfehlerzellen" und der vermehrte Eisengehalt der Stauungslunge dem Vorhandensein von phagocythären Endothelien in den Lungen ihr Dasein verdanken. Wir glauben, mit anderen Worten, daß der Herzkranke sich in relativ kurzer Zeit großer Mengen von Erythrocyten durch Zerstörung derselben entledigt, wenn er sie nicht mehr braucht.

Die von uns untersuchten 13 Fälle von *Atherosklerose* und *essentieller Hypertonie*, die man wohl nach neuerer Anschauung nicht in eine Gruppe zusammenfassen dürfte, zeigen vielfach etwas erhöhte Werte, doch haben wir uns nicht davon überzeugen können, daß Blutdruckerhöhung und Blutmengenvermehrung immer parallel gehen; allerdings haben auch wir, ebenso wie Plesch an einem großen Material, zeigen können, daß bei salz- und eiweißarmer Diät mit beschränkter Flüssigkeit die Blutmenge parallel mit dem Blutdruck absinkt. Stets ist aber an der Abnahme der Blutmenge nicht nur die Flüssigkeit, sondern auch die Körperchenzahl beteiligt. Einmal war die Blutmenge bei im Krankenhause eingetretener Dekompensation stark angestiegen, hier unter Vermehrung der

Blutkörperchenmenge. Auf die sehr beachtenswerten Ausführungen von Plesch über die diätetische Beeinflussung der Blutmenge hier näher einzugehen, erübrigt sich, da dieselben leicht zugänglich sind[1].

Neuerdings haben A. Hartwich und G. May[2] mit der modifizierten Seyderhelmschen Methode Untersuchungen an Fällen mit erhöhtem Blutdruck und über die therapeutische Beeinflussung der Blutmenge vorgenommen. Bei 12 Fällen von essentieller Hypertonie zeigten fünf eine normale bzw. etwas verminderte, die übrigen eine erhöhte Blutmenge. Einmal war trotz der Verringerung der Gesamtblutmenge das Körperchenvolumen vermehrt, und nur die Plasmamenge verringert. Solche Verschiebungen könnten dann ebenso auf das Gefäßsystem wirken wie eine absolute Vermehrung der Gesamtblutmenge. Die höchsten hier beobachteten Werte liegen um 10% des K.G., wobei die Größe der einzelnen Erythrocyten fast immer über dem Normalwert lag. Bei salzfreier Kost gelang es meist, die Blutmenge herabzusetzen, zum Teil sehr bedeutend. Viermal betraf die Abnahme sowohl den Plasma- als den Zellanteil des Blutes. Die Blutdrucksenkung durch die salzfreie Diät ging in ihrer Größe nicht immer parallel zur Abnahme der Blutmenge, aber wenn ein besonders deutlicher Blutdruckabfall eintrat, so geschah dies vor allem auf Kosten des Blutkörperchenvolumens. Bei verschiedenen Formen von Nierenkrankheiten konnten keine Gesetzmäßigkeiten zwischen Blutmenge und Höhe des Blutdrucks festgestellt werden.

Über das Volumen und die Zusammensetzung des Blutes und ihre Wandlungen im Zusammenhang mit der Diurese bei Ödemfällen ist von Brown und Rowntree[3] 1925 eine größere Arbeit erschienen. Die Blutmenge wurde mit Kongorot oder Vitalrot bestimmt, das Körperchenvolumen in graduierten Zentrifugengläschen. Außer der Blutmenge wurde Blut- und Plasmawasser bestimmt. (Die Gerinnung des Blutes wurde durch Verdampfen von 1 ccm 1,6proz. Natriumoxalatlösung im Zentrifugenglas verhindert.) Die Werte für Plasmavolumen schwanken von 4,3 bis 5,9%, das Blutvolumen von 7,2 bis 10,0, im Mittel 8,6% bei Normalen. Es erscheint anerkennenswert, daß sich die Verff. bemüht haben, die Terminologie durch Einführung sehr brauchbarer Bezeichnungen zu verbessern. Sie sprechen von *Normovolhämie*, *Hypervolhämie* und *Hypovolhämie*. Jeder dieser drei Zustände kann 3 Untergruppen haben: *einfache*, *polycythämische* und *oligocythämische*. Diese Einteilung reicht tatsächlich für alle vorkommenden Möglichkeiten aus. Es würde also z. B. die polycythämische Hypervolhämie der echten Polycythämie entsprechen, die oligocythämische Hypervolhämie der hydrämischen Plethora, die oligocythämische Normovolhämie der einfachen Anämie usw. Diese Begriffe sind allgemeinverständlich und werden sich hoffentlich so einbürgern, daß man den, z. B. von jedem anders definierten Begriff der Plasmaplethora usw. wird entbehren können. Untersucht wurden 14 Ödematöse im Hydrops und nach Entwässerung. Es handelte sich um kardiale, diabetische, nephrotische Ödeme und subakute Glomerulonephritis. Bei 2 Herzfällen fand sich einfache Hypervolhämie, einmal oligocythämische Hypervolhämie, wobei eine einfache *Wasseranreicherung* auf *längere* Zeit aus Gründen der Gewebsregulation für *unwahrscheinlich* gehalten wird,

---

[1] *Anmerkung bei der Korrektur:* Wollheim und Brandt beobachteten neuerdings nach intravenöser Injektion von 10 ccm Aqu. dest., 0,2% oder 20% Traubenzuckerlösung Verminderungen der Blutmenge um 400—1000 ccm, d. h. 10—30%. (Dabei mußten sie natürlich zwei Bestimmungen kurz nacheinander machen, während der Farbstoff von der ersten Injektion noch zirkulierte.) Der pathologisch erhöhte Blutdruck sank dabei mit der Blutmenge. Zeitschr. f. klin. Med. Bd. 106, S. 274. 1927.

[2] Hartwich u. May: Zeitschr. f. d. ges. exp. Med. Bd. 53, S. 677. 1927.

[3] Brown, G. E. u. L. Rowntree: Arch. of internal med. Bd. 35, S. 129. 1925.

bei Diabetes mit und ohne Ödem normale Blutmengen, bei Glomerulonephritis auch ohne Ödem ist das Verhältnis Zellen zu Plasma verkleinert, es besteht vielfach eine oligocythämische Hypervolhämie (Nephrose, s. oben), vergesellschaftet mit echter Anämie, aber bei 4 Fällen auch oligocythämische Hypovolhämie (Anämie der Nephritiker). Bei der Diurese zeigen sich große Schwankungen aller Blutbestandteile unabhängig voneinander: Es kann nicht von Veränderungen des Wassers, Eiweiß, Hb oder der Erythrocyten auf Volumenänderungen geschlossen werden. Dieses ist sehr wichtig zur Beurteilung älterer Resultate. Bei kardialen Ödemen fand sich Zunahme der Blutmenge bis zu 14% während der Diurese, nachher Abnahme bis zu 9%. In 9 Fällen war der Plasmawassergehalt erhöht, es bestand echte Hydrämie, die nach der Diurese rasch vorüberging.

Das vorliegende klinische Material ist noch sehr gering und bedarf dringend einer möglichst umfassenden Bearbeitung. Das interessante Kapitel der *Anhydrämie* z. B. kennen wir bisher nur durch die sog. relativen Methoden (Blutkörperchenzählungen usw.). Hier haben sich besonders pädiatrische Autoren betätigt, wie MEYER, SALGE, BESSAU und LUST, die die Eindickung des Blutes bei der Cholera infantum und ähnliche Zustände untersucht haben. Auch der Einfluß des Durstens und des Schwitzens wurde vielfach untersucht (CZERNY, STRAUB, BINGEL, ADOLPH, WILBRANDT u. a.). Bei hochgradigem Durst kann das Blutvolumen um 40% abnehmen, lediglich durch Wasserverlust. Bei kurzdauernder Anhydrämie kehrt das Volumen rasch auf seine ursprüngliche Größe zurück; dauert der Zustand länger an, so kommt es zu Zerstörung von Erythrocyten und Zerfall von Eiweiß, und das Blutvolumen wird dann erst nach Wiederbildung dieser Bestandteile normal. Bei hochgradiger Anhydrämie kann es zu einer erheblichen Stagnation der Blutzellen in den Capillaren der Peripherie kommen, so daß vergleichende Zählungen 25% mehr Erythrocyten in den Capillaren ergaben als im Venenblut. Am besten sind die Zustände von Anhydrämie während des Krieges von englischen und amerikanischen Autoren beim schweren Wundshock untersucht worden. Dieser Zustand ist besonders von CANNON, FRASER, HOOPER[1], BAYLISS, ERLANGER und GASSER u. a., im Gegensatz zu der alten Anschauung von der Verblutung ins Splanchnicusgebiet, dahin definiert worden, daß es in den Capillaren der gesamten Peripherie zu einer hochgradigen Stase kommt mit Wasseraustritt durch die Endothelwände, wobei die Blutkörperchenwerte um 50% und mehr die Werte im Venenblut übersteigen. Zahlen von 8,3 Millionen sind z. B. nicht selten. Es kommt also beim Wundshock schließlich durch Bluteindickung zu einer richtigen Oligämie, eine Feststellung, die übrigens von KEITH auch durch Bestimmung der absoluten Blutmenge mit Vitalrot erhärtet worden ist. (Die Originalarbeit war uns leider nicht zugänglich.)

Auch J. P. SIMONDS[2] fand, daß im anaphylaktischen Shock bei den meisten Hunden die relative Blutmenge abnahm. Nur bei wenigen Tieren nahm sie zu, und doch fiel auch hier der Blutdruck bedeutend. Dieser wird eher wieder normal als die Blutmenge, kann aber auch zuerst nicht hochgehalten werden, wenn die Blutmenge künstlich konstant erhalten wird.

Daß diese schweren Zustände von Oligämie zu Kreislaufstörungen und zum Tode führen müssen, ist klar. Auf die besonders von BAYLISS inaugurierte Behandlung solcher Zustände durch Auffüllung der Blutmenge mit Gummi-

---

[1] CANNON, W. B., J. FRASER u. A. N. HOOPER: Journ. of the Americ. med. assoc. Bd. 70, S. 526ff. 1918.

[2] SIMONDS, J. P.: Americ. journ. of physiol. Bd. 72, S. 1. 1925.

lösungen, die die Fähigkeit haben, infolge ihres kolloidalen Charakters lange in der Blutbahn zu verweilen, kann hier nicht eingegangen werden.

Was die *Schwangerschaft* anbelangt, so soll nach Mahnert[1] in der zweiten Hälfte derselben die absolute wie die relative Blutmenge zunehmen.

Koch und Jakobovitz[2] konnten mit der Kongorotmethode eine Änderung der Gesamtblutmenge während der ganzen Schwangerschaft nicht feststellen. W. Neubauer[3] fand eine Zunahme um 0,6% während der Schwangerschaft und ein Sinken um 0,6% unter die Norm nach der Geburt (Kongorot). Bohnen und Borrmann[4] stellten bei einem Normalwert von 6,4% (Kongorot) bei zehn Schwangeren der ersten Hälfte einen Wert von 7,63%, bei 20 Schwangeren der zweiten Hälfte einen Wert von 7,0%, abzüglich des Eigewichtes, fest. Sie halten eine *Zunahme* der Blutmenge in der *Gravidität* für erwiesen. Sie weisen besonders auf die ätiologische Bedeutung für die Herzvergrößerung in der Schwangerschaft hin (Frey).

Was die *Zunahme der Blutmenge im Hochgebirge* anbetrifft, so war es sehr interessant zu wissen, ob die häufig beobachtete Zunahme der Erythrocyten und des Hb einer wirklichen Vermehrung des gesamten Blutes entspräche. Als erster hat F. Laquer[5] in einem Selbstversuch in Davos (1560 m) eine Vergrößerung der Gesamtblutmenge um etwa 5% und eine Zunahme des Gesamthämoglobins und der Erythrocyten um 13 bis 15% nachweisen können. Beweisender als die Untersuchungen Laquers, der mit Kongorot die Plasmamenge bestimmte und die Erythrocytenmaße aus dem Hämatokrit berechnete, sind die von Smith, Belt, Arnold und Carrier[6] ausgeführten Selbstversuche, welche die Blutmenge einmal in St. Franzisko und in 11 000 Fuß Höhe andererseits mit der kombinierten Kohlenoxyd- und Vitalrotmethode bestimmten. Bei dieser getrennten Ermittlung des Plasmas und der Blutkörperchen ergaben sich an sechs gesunden Personen durchschnittlich 52,1 ccm Plasma und 30,9 ccm rote Blutkörperchen pro Kilogramm, bzw. eine Blutmenge von 83 ccm pro Kilogramm. In der Höhe von 3143 m stiegen die Maße der Zellen um ca. 19% bei 6 Personen, wobei die Plasmamenge unverändert blieb und die neu gebildeten Zellen kleiner waren. Es handelt sich bei diesen, bisher genauesten Bestimmungen, also um eine echte Blutvermehrung. A. Lippmann[7] hat in Davos 5 Eingeborene untersucht (Kongorot) und bei ihnen eine ca. 20proz. Vermehrung des Hämoglobins und der Erythrocyten gefunden, Werte, die mit denen der amerikanischen Forscher sehr gut übereinstimmen. Die von ihm beobachteten Körperchenvolumina betrugen durchschnittlich 55% und auch die Gesamtblutmengen waren bedeutend erhöht. Im Gegensatz hierzu hat Abderhalden[8] neuerdings an Hunden mit der Farbstoffmethode nach Seyderhelm keine Vermehrung der Blutmenge feststellen können.

Auf die Änderung der Blutmenge durch eingeführte Gifte sei hier nur kurz eingegangen. Bornstein und Vogel[9] haben am Hunde durch Pilocarpin starke Eindickungen des Blutes feststellen können, die durch Messung des relativen

---

[1] Mahnert, A.: Arch. f. Gynäkol. Bd. 114, S. 168. 1920.
[2] Koch u. Jakobovitz: Klin. Wochenschr. Jg. 1, S. 2518. 1922.
[3] Neubauer, W.: Dtsch. med. Wochenschr. 1923.
[4] Bohnen u. Borrmann: Arch. f. Gynäkol. 1925, S. 126.
[5] Laquer: Klin. Wochenschr. Jg. 3, S. 7. 1924.
[6] Smith, Belt, Arnold u. Carrier: Americ. journ. of physiol. Bd. 71, S. 395. 1925.
[7] Lippmann: Klin. Wochenschr. Jg. 5, S. 1406. 1926.
[8] Abderhalden: Vortrag im Verein der Ärzte in Halle am 15. XII. 1926 u. Pflügers Arch. f. d. ges. Physiol. Bd. 216, H. 3.
[9] Bornstein, A. u. R. Vogel: Die Wirkung des Pilocarpins auf die Blutzusammensetzung. Biochem. Zeitschr. Bd. 118, S. 1. 1921.

Hämoglobingehaltes, Zählungen der Erythrocyten und Refraktometrie gemessen wurden. Nach 1 bis 2 mg pro Kilogramm Hund nahm das Hämoglobin bis zu 40% zu, die Blutmenge also entsprechend ab. Die Abnahme des Blutvolumens wurde durch Atropin aufgehoben. Über die Wirkung großer Adrenalindosen haben neuerdings LAMSON und ROSENTHAL[1] gearbeitet, indem sie gleichzeitig die Veränderungen der absoluten Blutmenge mit Vitalrot und die der relativen durch Hämoglobinbestimmung untersuchten. Auffallenderweise waren die Resultate nach diesen beiden Methoden nicht immer übereinstimmend. Immerhin ist es sicher, daß auch große Dosen Adrenalin zu einer Eindickung des Blutes führen können, wobei der injizierte Farbstoff in der Blutbahn bleibt (SCOTT, RABINOWITZ und RUPP). Eine ähnliche Bluteindickung, die durch Atropin nicht gehemmt wurde, wurde von HOLM[2] für Morphin beobachtet. BERTRAM[3] stellte Bluteindickung bei Äthernarkose und VÖLKER[4] nach Nebennierenexstirpation und Überventilation fest. Was schließlich das capillarerweiternde Histamin anbetrifft, so wird es von manchen Autoren (DALE u. a.) für die Abnahme der Blutmenge beim Wundshock verantwortlich gemacht.

Zusammenfassung.

In den vorliegenden Ausführungen konnte gezeigt werden, daß in den letzten Jahren Fortschritte in der Bestimmung der Blutmenge erzielt wurden, vor allem durch die Einführung der Farbstoffmethoden von KEITH, ROWNTREE und GERAGHTY 1915. Wir glauben gezeigt zu haben, daß, wenn man sich einmal auf bestimmte Normalmethoden und Normalwerte festgelegt haben wird, ein großes Gebiet der pathologischen Physiologie der Bearbeitung offenstehen wird. Schon jetzt kann man es aussprechen, daß die noch vor kurzem dunklen und schwer faßbaren Begriffe der Oligämie, der Hydrämie und der Plethora angefangen haben, greifbare, zahlenmäßig festzulegende Tatsachen zu werden, daß wir differential-diagnostisch die verschiedenen Formen der Anämie nach ihren absoluten Blutmengen unterscheiden können, daß ferner das rätselhafte Gebiet der Blutdrucksteigerung und der Atherosklerose neue Aufklärungen erfahren hat, und daß wir schließlich die Frage der Herzinsuffizienz nunmehr auch von einer Seite aus betrachten können, die bisher weniger beachtet wurde, wir meinen das von dem erkrankten Organ zu bewältigende Blutvolumen.

---

[1] LAMSON u. ROSENTHAL: Americ. journ. of physiol. Bd. 63, S. 358. 1923.
[2] HOLM, K.: Zeitschr. f. d. ges. exp. Med. Bd. 37, S. 81. 1923.
[3] BERTRAM, F.: Zeitschr. f. d. ges. exp. Med. Bd. 37, S. 99. 1923.
[4] VÖLKER, H.: Zeitschr. f. d. ges. exp. Med. Bd. 37, S. 17. 1923.

Anmerkung bei der Korrektur: Leider ist es nicht möglich, auf die soeben erschienene wichtige Arbeit von EPPINGER und SCHÜRMEYER (Klin. Wochenschr. Jg. 7, S. 777. 1928) einzugehen, in der mit der CO-Methode nachgewiesen wird, daß im *Kollaps* die *zirkulierende* Blutmenge enorm abnimmt, auch bei entmilzten Individuen und Schwankungen zugunsten der an unbekannten Stellen *deponierten* Blutmenge auftreten, die therapeutisch beeinflußbar sind.

Die Leukocyten.

Von

R. SEYDERHELM

Frankfurt a. M.

Zusammenfassende Darstellungen.

ARNETH: Die qualitative Blutlehre. Leipzig: Klinkhardt 1926. — BERGEL: Ergebn. d. inn. Med. u. Kinderheilk. Bd. 20, S. 36. 1921. — BESANÇON u. LABBÉ: Traité d'hématologie. Paris 1904. — GRAWITZ: Klin. Pathologie des Blutes. 4. Aufl. Leipzig: Georg Thieme 1911. — HAYEM: Du sang et de ses altérations anatomiques. Paris: Masson 1889. — HELLY: Die Leukocyten. Ergebn. d. allg. Path. u. pathol. Anat. Bd. 17, 1. Abt., S. 1. 1914. — HIRSCHFELD, H.: Blutkrankheiten. Berlin 1918. — KREHL: Physiologische Pathologie. 10. Aufl. Leipzig: F. C. W. Vogel. — LIMBECK: Grundriß einer klinischen Pathologie des Blutes. Jena: G. Fischer. — MORAWITZ, PAUL, u. G. DENECKE: Im Handb. der inn. Med. (BERGMANN-STAEHELIN). Bd. IV, Teil 1, S. 75ff. 1926. — NAEGELI, O.: Blutkrankheiten und Blutdiagnostik. 4. Aufl. Leipzig 1923. — NAEGELI, O.: Spezielle Pathologie u. Therapie innerer Krankheiten (KRAUS-BRUGSCH). Bd. VIII, S. 57ff. — NAEGELI, O.: Handb. der Krankheiten des Blutes und der blutbildenden Organe. Bd. I, S. 56ff. Berlin 1925. — PALTAUF, FREUND u. STERNBERG: Pathologie des Blutes. In Krehl-Marchands Handb. d. allg. Pathologie. — PAPPENHEIM, V.: Morphologische Hämatologie. Leipzig: Werner Klinkhardt. — SCHILLING, V.: Das Blutbild und seine klinische Verwertung. 5. u. 6. Aufl. Jena: Fischer 1926. — SCHILLING, V.: Das Blut als klinischer Spiegel somatischer Vorgänge. Verhandl. Kongr. Ges. f. inn. Med. Bd. 38, S. 160. 1926 (Lit.!). — STERNBERG, C.: Handb. der speziellen pathologischen Anatomie und Histologie. Bd. I, 1. Teil, S. 17ff. Berlin 1926. — STERNBERG, C.: Pathologie der Primärerkrankungen des lymphatopoetischen Apparates. Wiesbaden: J. F. Bergmann. — TÜRK: Vorlesungen über klinische Hämatologie. Wien u. Leipzig: W. Braumüller 1904, 1912.

Im Gegensatz zu den Erythrocyten, die beim Menschen und den Säugetieren als kernlose Zellen nur mit beschränkter Lebensdauer im Blute kreisen, sind die *weißen Blutkörperchen*, die *Leukocyten*, morphologisch vollwertige Zellen, die, wenn man auch über ihre Lebensdauer und ihr definitives Schicksal im Organismus nichts Sicheres weiß, offenbar befähigt sind, weit längere Zeit ihre wichtigen Funktionen zu erfüllen. Gleichmäßig verteilt auf das gesamte Transportgebiet des Gefäßsystems, bilden sie in nahezu gleichbleibendem Verhältnis zu den roten Blutkörperchen (beim Menschen ca. 1 auf 1000) eine sich aus verschiedenen Untergruppen zusammensetzende Zellformation. Über die Einzelheiten ihrer Morphologie vgl. K. BÜRKER S. 46. Daß ihnen wichtige Aufgaben des Austauschs verschiedener Organbezirke obliegen, daß sie ganz analog der humoralen Vereinigung und Verteilung der Säfte verschiedenster Quellgebiete — als corpusculäre, celluläre Vehikel — zum gesamten Ufergebiet des Blutstroms Austauschbeziehungen unterhalten, erscheint von vornherein plausibel, wenn dies auch im einzelnen schwer zu beweisen und zu ergründen ist. Andererseits manifestiert sich ihre besondere Abhängigkeit vom Zustand der Strombahn, bzw. ihrer Ufer, aus der oft überraschend schnell eintretenden Verschiebung im Gesamtstromgebiet unter dem Einfluß von vasomotorischen Reizen, die die Gefäßwand betreffen können — sei es, daß es sich um eng lokalisierte Reize („Entzündung"), oder um allgemeine Reize handelt, die die vegetativen Zentren erregen (Shock bei Anaphylaxie usw.). Daß diesen weißen Blutzellen andererseits als Trägern fermentativer Funktionen eine besondere Bedeutung zukommt, ist durch zahlreiche Beobachtungen gestützt, und es scheint, daß der Verschiedenheit der einzelnen Untergruppen eine Vielheit dieser besonderen Funktionen entspricht. Diese verschiedenen speziellen Funktionen der Leukocyten sind im Abschnitt von K. BÜRKER des näheren abgehandelt. In den folgenden Kapiteln sollen die Funktionen der Leukocyten vom Standpunkt des Klinikers unter besonderer Schilderung der pathologischen Verhältnisse dargestellt werden. In erster Linie wird dabei das *Blut* berücksichtigt, während die Darstellung der Leukocyten im Gewebe sich in der Arbeit von V. SCHILLING findet.

Schwankungen der Leukocytenzahlen im Blut beim gesunden Menschen[1].

Bereits im Abschnitt von K. BÜRKER ist auf die verschiedenen Arten von Leukocytenschwankungen unter *physiologischen* Verhältnissen hingewiesen worden. Die Kenntnis von der physiologischen Schwankungsbreite der Leukocyten ist für die kritische Beurteilung der Grenzwerte unerläßlich. Vermehrung bzw. Verminderung interessiert nicht nur betr. der Gesamtzahl der Leukocyten, sondern vor allem auch in bezug auf die absolute Zahl der einzelnen Leukocytenarten, insbesondere unter pathologischen Verhältnissen (s. S. 705).

Am besten findet die Untersuchung der Leukocyten morgens am nüchternen Menschen statt. Die Leukocytenzahl wird dann normalerweise am niedrigsten gefunden. Nach Untersuchungen von v. LIEBENSTEIN[2] schwankt die Zahl der Gesamtleukocyten bei Ruhe und völlig gleichbleibenden Versuchsbedingungen in relativ großem Ausmaß. v. LIEBENSTEIN fand bei 11 Gesunden von Fall zu Fall 3300 bis 10100 pro Kubikmillimeter. Auch beim einzelnen gleichen Individuum finden sich sogar in kurzen Zeiträumen weniger Minuten Schwankungen bis zu 2900 nach oben und 1200 nach unten. Die gleichen Schwankungen werden bei Wechsel von Stehen und Liegen, nach lokaler Einwirkung des faradischen Stromes und bei künstlicher Hyperämie beobachtet, ohne daß eine Gesetzmäßigkeit nachweisbar ist. Es muß eine Retention und Mobilisierung von Leukocyten in den verschiedensten Capillargebieten angenommen werden. Meist beziehen sich die Beobachtungen über Schwankungen der Leukocyten in der Klinik auf die Untersuchung des Capillarblutes, welches in der Peripherie — entweder aus der Fingerbeere oder dem Ohrläppchen — entnommen wurde. Das Capillarblut der Peripherie sowie der inneren Organe enthält mehr Leukocyten als das der größeren Gefäße. Offenbar spielen Gefäßwandcharakter, Blutstromgeschwindigkeit, also letzten Endes auch physikalische Eigenschaften des Blutplasmas eine Rolle (BECHER[3]). — Untersuchungen von GLASER und BUSCHMANN[4] ergaben durchschnittlich ca. 2000 Leukocyten mehr im Capillarblut als in den Venen (vgl. auch STAHL[5]). Fortlaufende Untersuchungen der Tagesschwankungen in den Capillaren einerseits und in den Venen der gleichen Individuen andererseits ergaben, daß Schwankungen der Leukocytenzahlen in den Capillaren dreimal so häufig waren, als wie solche in den Venen. Wenn man weiterhin berücksichtigt, daß auch in den Capillargebieten verschiedener Stellen der

---

[1] Das obige Kapitel steht inhaltlich mit dem vorausgegangenen von K. BÜRKER in enger Wechselbeziehung. Einzelne Wiederholungen waren für das Verständnis der Funktionen unter pathologischen Verhältnissen nötig, ganz besonders deswegen, weil manche Kenntnisse über die normale Physiologie der Leukocyten aus der Pathologie gewonnen sind.

[2] v. LIEBENSTEIN: Klin. Wochenschr. Jg. 3, S. 1482. 1924.

[3] BECHER: Med. Klin. 1920, S. 1080.

[4] GLASER u. BUSCHMANN, Dtsch. med. Wochenschr. 1923, S. 243; Med. Klinik 1923, S. 1132. — GLASER: Ebenda 1924, S. 531.

[5] STAHL, Dtsch. med. Wochenschr. 1922, S. 314.

Körperoberfläche Differenzen der Leukocytenzahlen gefunden werden (HAHN und BRAMANN[1]), so charakterisiert dies ebenfalls die weitgehende Abhängigkeit der Leukocytenzahl von der lokalen Blutstromgeschwindigkeit, die wiederum in Beziehung zur Capillarweite und zur physikalisch-chemischen Zusammensetzung des Blutplasma steht. Auch A. KOBRYNER[2] fand im peripheren Blut des gesunden Menschen ständige, periodische Schwankungen, die bis zu 50% betragen können und von äußeren Einflüssen, einschließlich der Nahrungsaufnahme, unabhängig sind.

Einflüsse der Verdauung, der Atmung, körperlicher Anstrengung, der Menstruation, der Gravidität und des Höhenklimas wurden von K. BÜRKER S. 55—56 abgehandelt. Es seien hier ergänzend einige neuere, von klinischer Seite angestellte Beobachtungen über das Wesen der *Verteilungsleukocytose* angeführt. Schon K. BÜRKER weist auf die vielen diesbezüglichen Widersprüche in der Literatur hin. Es herrscht heute übereinstimmend die Ansicht, daß wohl alle *physiologischen* Leukocytenschwankungen Folgen von *Verteilungsänderungen* darstellen (*Verteilungsleukocytose* nach SCHILLING, *Verschiebungsleukocytose* nach GRAEFF). Daß hierbei auch das *Vasomotorensystem* eine entscheidende Rolle spielt, wird von den meisten Autoren[3] anerkannt. Die zahlreichen Untersuchungen der letzten Jahre haben die mannigfaltigen Formen von Leukocytenschwankungen einerseits mit dem Erregungszustand bestimmter Teile des vegetativen Nervensystems und andererseits mit einer Verschiebung des Ionengleichgewichts im Plasma in Zusammenhang gebracht. Als Reiz dienten im Experiment perorale Zufuhr verschiedener Stoffe, intracutane, subcutane bzw. intravenöse Injektion, chemische Agenzien und endlich mechanische bzw. thermische Beeinflussung, letztere teils von der Haut, teils vom Intestinaltraktus aus. Diese vielseitige Versuchsanordnung bedingte eine fast unübersehbare Verschiedenheit der einzelnen Beobachtungen, die erst in den letzten Jahren durch Einschalten neuerer Gesichtspunkte auf einfachere Formel zu bringen versucht wurde. Die Leukocytenschwankung nach peroraler Nahrungszufuhr geht meistens zunächst mit einer Herabsetzung und dann Steigerung der Leukocyten in der Peripherie einher. Daß diese Schwankungen nicht die direkte Folge der Resorption von Nahrungsbestandteilen zu sein brauchen, geht aus den Untersuchungen von F. GLASER (l. c. s. S. 701) hervor. Diesem gelang es, die „Verdauungsleukocytose" dadurch zu erzeugen, daß Versuchspersonen eine eiweißreiche Nahrung gezeigt wurde, und daß lediglich die Vorstellung des Zerkleinerns, des Zerbeißens und Schluckens dieser Speisen eine Verdauungsleukocytose hervorrief. F. GLASER erblickt so mit Recht in der alimentären Leukopenie und Leukocytose die Folge von Tonusschwankungen im vegetativen Nervensystem. Die einzelnen Individuen reagieren so weitgehend verschieden, daß auch die Beurteilung der entsprechenden Ergebnisse, die bei kranken Menschen gewonnen werden, größte Skepsis verdient. Vgl. auch F. GLASER und P. BUSCHMANN[4], O. GÖTTCHE und K. WALTNER[5]. Durch die Untersuchungen von E. F. MÜLLER[6] ist ein antagonistisches Verhalten zwischen Splanchnicusgebiet und peripherem Hautgefäßgebiet wahr-

---

[1] HAHN u. BRAMANN, Dtsch. med. Wochenschr. 1924; S. 1143; Klin. Wochenschr. 1925, S. 353.

[2] KOBRYNER, A.: Zeitschr. f. klin. Med. Bd. 102, H. 4/5. 1925; Klin. Wochenschr. 1927, Nr. 22, S. 1043.

[3] Neueste Zusammenfassung: F. KOFF: Blut und vegetative Regulation. Ergebn. d. inn. Med. u. Kinderheilk. Bd. 33, S. 195. 1928. (Nach Abschluß dieses Beitrags erschienen.)

[4] GLASER, F., u. P. BUSCHMANN: Zitiert auf S. 701.

[5] GÖTTCHE, O., u. K. WALTNER, Klin. Wochenschr. Jg. 3, S. 1907. 1924.

[6] MÜLLER, E. F.: Münch. med. Wochenschr. 1923, S. 1168 u. 1924, S. 672 u. 1922, S. 9; Med. Klinik 1923, S. 567.

scheinlich gemacht worden. Vagusreizung führt zu Verminderung der Leukocyten in der Peripherie, Sympathicusreizung hingegen zu Leukocytose. Die neutrophilen, polymorphkernigen Leukocyten häufen sich in Gebieten mit „parasympathischem" Übergewicht an und verschwinden aus solchen mit „sympathischem" Übergewicht. Trinken von warmem Wasser führt zu Verminderung der Magenkontraktionen (Vagusreizung) und zu Senkung der Leukocyten im peripheren Gebiet, während kaltes Wasser zu Magenkontraktionen (Sympathicusreizung) und dabei zu Leukocytenvermehrung in der Peripherie führt. Diese Beziehung scheint auch in umgekehrter Richtung (verschiedene thermische Hautreize) zu bestehen. FILINSKI[1] fand bei elektrischer Reizung des Vagus am Magen eine Vermehrung der Leukocyten in den Mesenterialgefäßen und eine Leukopenie in den Gefäßen des Ohres. Bei Reizung des Splanchnicus trat eine entgegengesetzte Verschiebung auf. Daß auch bei der nach stärkerer körperlicher Anstrengung, nach Muskelarbeit öfters auftretenden neutrophilen Leukocytose Tonusschwankungen im vegetativen Nervensystem als Ursache in Betracht zu ziehen sind, ist wohl unbestritten. Von einigen Autoren wird allerdings angenommen, daß bei gesteigerter Muskeltätigkeit sowie auch in der Verdauungsperiode chemische Veränderungen des Plasmas den besonderen Reiz für die Leukocytenverschiebung darstellen. Daß dies für die Verdauungsleukocytose unwahrscheinlich ist, wurde oben schon angeführt.

In analoger Weise wie eine Vermehrung der Salzsäure als Ursache der Verdauungsleukocytose angesehen worden ist, wurde für die Leukocytenvermehrung nach Muskelarbeit der Anstieg des Natriums, von anderen wieder der Anstieg der Milchsäure im Blut als Ursache angenommen (G. VIALE und J. DI LEO LIRA)[2]. Wie nach körperlicher, wurde auch nach geistiger Mehrarbeit eine Vermehrung der neutrophilen Leukocyten gefunden. A. F. GOLDBERG und M. V. LEPSKAIA[3] führen letzteres auf Steigerung des Phosphorstoffwechsels zurück.

Die postalimentäre Schwankungsleukocytose kann unter krankhaften Verhältnissen ins Gegenteil umschlagen. So beobachtete MACCHIORI[4] mit ziemlicher Gesetzmäßigkeit eine postalimentäre Leukopenie bei malignen Tumoren.

Von WIDAL[5] wurde 1920 als charakteristisch für gewisse Erkrankungen der Leber die sog. hämoklasische Krise („Crise hemoclasique") beschrieben. Solche Kranken erhalten nüchtern 200 ccm warme Milch, worauf es zu einem Leukocytensturz im peripheren Blut, begleitet von Blutdrucksenkung und einer Änderung der Gerinnungsfähigkeit und des refraktometrischen Index kommt. WIDAL glaubt dabei an die Wirkung der Resorption bestimmter Milchbestandteile, die infolge der Erkrankung der Leber nicht genügend abgebaut werden können und infolgedessen zu Leukopenie führen. Er setzt seine Beobachtung in Beziehung zu dem schon von GOLDSCHEIDER und JAKOB[6] beschriebenen und durch die experimentellen Arbeiten von ARNETH[7] bekannt gewordenen „Peptonshock". Auf die sich hier anschließenden Injektionsversuche wird unten des näheren eingegangen. Hier sei nur darauf hingewiesen, daß auch bei den Trinkversuchen mit warmer Milch eine Beeinflussung des vegetativen Nervensystems, sei es zentral psychogen, sei es durch die direkte Einwirkung der betr. Tem-

[1] FILINSKI, Cpt. rend. des séances de la soc. de biol. Bd. 91, S. 968. 1924; Ref.: Ber. über die ges. Physiol. Bd. 31, S. 258. 1925.

[2] VIALE, G., u. J. DI LEO LIRA: Cpt. rend. des séances de la soc. de biol. Bd. 96, S. 228. 1927.

[3] GOLDBERG, A. F., u. M. V. LEPSKAIA: Journ. de physiol. et de pathol. gén. Bd. 24, S. 715. 1926.

[4] MACCHIORI: Rif. med. 1926, Nr. 33.

[5] WIDAL: Presse méd. 1920.

[6] GOLDSCHEIDER u. JAKOB: Zeitschr. f. klin. Med. Bd. 25, S. 373. 1895.

[7] ARNETH: Die qualitative Blutlehre. Leipzig: Klinkhardt 1921.

peratur auf die Magenschleimhaut, in Erwägung gezogen werden muß. So fand G. WALTERHÖFER[1] die Abhängigkeit der Leukocytenschwankungen von der Temperaturdifferenz der getrunkenen Flüssigkeit und hält die sog. hämoklasische Krise WIDALS für eine lediglich durch Temperaturwirkung ausgelöste Gefäßreaktion. Das Schwanken der Leukocytenzahlen, sowohl nach thermischen wie auch nach mechanischen Reizen, resultiert vor allem aus der durch die Erregung der Vasomotoren ausgelösten wechselnden Füllung der Gefäßgebiete, des weiteren aus Konzentrationsänderungen, die eine Folge der durch Tonusschwankungen bedingten Durchlässigkeitsveränderung der Gefäße sind. Gefäßerweiterung bedingt Erhöhung der Leukocytenzahl, Gefäßverengerung Leukocytensenkung. So bedingt Wärmeapplikation auf die Haut Leukocytenvermehrung, Kälte hingegen Verminderung der Leukocyten. Besonders plausibel werden die Ansichten WALTERHÖFERS durch seine weitere Beobachtung, daß Hand in Hand mit den Leukocytenschwankungen entsprechende Schwankungen in den Hämoglobin- und Erythrocytenwerten auftreten. WALTERHÖFER führt alle diese Schwankungen auf gleichsinnige Konzentrationsänderungen zurück. Die Bezeichnung Verschiebungs- und Verteilungsleukocytose wird nach ihm besser durch den Ausdruck *Konzentrationsleukocytose* ersetzt.

Am deutlichsten wird die neurogene Entstehung der Leukocytenverschiebungen durch die nach Einstechen in die Haut eintretende Leukopenie. Der Einstich in die Fingerbeere führt zu Schmerzempfindung, vielleicht zur Vagusreizung, somit zur Leukopenie in der Peripherie (vgl. oben E. F. MÜLLER, l. c. s. S. 703). Über Leukocytenabnahme nach Hautstich s. ZIMMER[2] und W. GUNDERMANN und A. KALLENBACH[3].

Wenn schon Einstechen in die Haut allein zu Leukocytenschwankungen in der Peripherie führen kann, so erhellt hieraus von vornherein die besondere Schwierigkeit für die Beurteilung des Einflusses von subcutanen bzw. intracutanen Injektionen von chemisch differenten Flüssigkeiten. Es besteht heute wesentliche Meinungsverschiedenheit darüber, ob die nach Injektion irgendwelcher Mittel initial auftretende Leukopenie die Folge einer sensiblen Hautreizung rein durch den Einstich selbst darstellt, s. ELLERMANN und ERLANDSEN[4], WRONES und SCHREIBER[5], KAPPIS und GERLACH[6], WORMS[7]. In schärfster Weise wies E. F. MÜLLER, der sowohl Kochsalz- als Traubenzucker-Injektionen wie auch Lufteinblasung intracutan setzte, die Bedeutung des lokalen Hautreizes nach, die via Vagus zu einer Vasodilatation der im Splanchnicusgebiet liegenden Gefäße und dort stattfindenden Anhäufung und Retention von Leukocyten führen soll. Unterschiede in der Reaktion wurden entweder auf die verschiedene Tonusbereitschaft des sympathischen bzw. parasympathischen Nervensystems (E. F. MÜLLER[8]), oder auf eine allergisch erhöhte Reaktionsbereitschaft zurückgeführt (HAHN[9]).

[1] WALTERHÖFER, G.: Dtsch. Arch. f. klin. Med. Bd. 153, H. 3/4. 1927; Klin. Wochenschr. Jg. 6, S. 350. 1927.
[2] ZIMMER: Münch. med. Wochenschr. 1924, S. 818.
[3] GUNDERMANN u. KALLENBACH: Münch. med. Wochenschr. 1924, S. 1195.
[4] ELLERMANN u. ERLANDSEN: Dtsch. Arch. f. klin. Med. Bd. 100, S. 455. 1910.
[5] WRONES u. SCHREIBER: Zeitschr. f. klin. Med. Bd. 93.
[6] KAPPIS u. GERLACH, Med. Klinik 1924, Nr. 30.
[7] WORMS, Med. Klinik 1923, Nr. 31.
[8] MÜLLER, E. F.: Zeitschr. f. d. ges. exp. Med. Bd. 38, S. 478. 1923; Münch. med. Wochenschr. 1921, Nr. 39 u. 1922, Nr. 51; Münch. med. Wochenschr. 1922, Nr. 34, S. 1506; Virchows Arch. f. pathol. Anat. u. Physiol. Bd. 246. 1923; Zeitschr. f. d. ges. exp. Med. Bd. 61, H. 1/3, S. 325. 1924; Münch. med. Wochenschr. 1924, Nr. 21, S. 627; Proc. of the soc. f. exp. biol. a. med. 1924, 22, S. 95; Klin. Wochenschr. Jg. 5, Nr. 16. 1926; Klin. Wochenschr. Jg. 5, Nr. 4. 1926; Arch. of internal med. Bd. 37, S. 268. 1926; Klin. Wochenschr. Jg. 6, Nr. 18. 1927; Klin. Wochenschr. Jg. 7, Nr. 10, S. 450. 1928.
[9] HAHN, Dtsch. med. Wochenschr. 1924, Nr. 34.

VOLLMER und SCHMITZ[1] fanden bei Injektionen verschiedener Elektrolytlösungen eine Abhängigkeit des Leukocytensturzes von der Änderung des Säuren-Basen-Gleichgewichtes. Über die Bedeutung einer Acidosis für die Entstehung von Leukocytenvermehrungen vgl. die Arbeiten von F. HOFF[2] und WOLLHEIM[3]. Letzterer fand eine Abhängigkeit der Leukocytenschwankungen vom Kalium- und Calciumgehalt des Blutes — bei Injektionsversuchen in die Vena portae mit kleinen Elektrolytmengen. Es zeigte sich eine Leukocytenanreicherung bei Calciumerhöhung, eine Leukocytenverminderung bei Kaliumerhöhung des Blutes. Diese Ergebnisse WOLLHEIMS stehen in Beziehung zu seinen früheren Beobachtungen. Beim Hund läßt sich regelmäßig 20 bis 30 Minuten nach peroraler Verabreichung von 100 ccm Milch im Blut der Vena hepatica und der Ohrvene eine Bluteindickung sowie eine Leukocytose nachweisen, während das Pfortaderblut keine Veränderung in diesen Werten vor und nach der Nahrungsaufnahme aufweist. Dagegen ergab die Analyse des Blutes der Vena portae eine Verschiebung des Verhältnisses K : Ca zugunsten einer *relativen* K-Vermehrung. Hunde, deren Nervus vagi am Zwerchfelldurchtritt eine Woche vor der Prüfung durchschnitten wurde, weisen ein entgegengesetztes Verhalten auf, indem sowohl im Lebervenen- wie auch im Ohrvenenblut 30 Minuten nach Aufnahme von 100 ccm Milch eine Verdünnung (gemessen an der Refraktion) und eine Leukopenie auftritt. Im Pfortaderblut verändert sich das Verhältnis K:Ca bei diesen Tieren nach der Nahrungszufuhr deutlich zugunsten eines relativen Ca.-Übergewichtes. Es ist durchaus möglich, daß auch bei der während der Narkose auftretenden Leukocytose (SEYDERHELM und HOMANN[4]) eine Säuerung des Blutes ursächlich mit in Frage zu ziehen ist.

Bei der Mannigfaltigkeit der zu Verschiebungen der Leukocyten führenden Faktoren ist es im Einzelfall oft überaus schwer, die einzelnen bzw. die verschiedenen Ursachen zu ermitteln. KAPPIS und GERLACH[5] haben sicher Recht, wenn sie auf Grund eingehender experimenteller Untersuchungen zu der Auffassung kommen, daß nicht eine einzelne Funktionsänderung, sondern fast immer ein zunächst im Einzelfall unübersehbarer Komplex von Ursachenmöglichkeiten für die Leukocytenschwankungen vorliegt.

Die Lymphocytose, die man oft nach Adrenalin-Injektionen beobachtet, ist wohl im wesentlichen durch die Kontraktionen der Milz bedingt. Es ist möglich, daß der Milz auf diese Weise die Bedeutung eines Regulators für den Gehalt des Blutes an Lymphocyten zukommt. SEYDERHELM und HESS[6] glauben, daß die von ihnen aufgefundene, beim Schreiakt des Säuglings[7] eintretende Vermehrung der Lymphocyten ebenfalls durch mechanische Auspressung derselben aus der Milz bedingt ist. Über die Milz als Erythrocytenreservoir s. S. 25 ds. Bandes.

Schwankungen der Leukocytenzahlen im Blute unter pathologischen Verhältnissen.

Auch die unter pathologischen Verhältnissen beobachteten Leukocytenschwankungen sind zu einem großen Teil als Verteilungsleukocytosen aufzufassen,

[1] VOLLMER u. SCHMITZ, Klin. Wochenschr. 1924, S. 1490.
[2] HOFF, F.: Krankheitsforschung Bd. 4, H. 2, S. 89ff. 1927 (Literatur).
[3] WOLLHEIM: Klin. Wochenschr. 1925, S. 1960 u. 1924, S. 736.
[4] SEYDERHELM u. HOMANN, Arch. f. exp. Pathol. u. Pharmakol. Bd. 100, S. 322. 1923.
[5] KAPPIS u. GERLACH: Zitiert auf S. 704.
[6] SEYDERHELM u. HESS, Münch. med. Wochenschr. 1916, S. 926.
[7] Über die Besonderheiten der Leukocyten beim Säugling vgl. in PFAUNDLER u. SCHLOSSMANN: Handb. für Kinderheilkunde. 3. Aufl., Bd. I. Vogel, Leipzig: Dr. ERICH BENJAMIN: Das Blut des Säuglings. S. 736ff.

während allerdings bei der Mehrzahl derselben eine Mehrproduktion bzw. Abflußhemmung im Bereiche der blutbildenden Organe auftritt. Beispiel: Ein Infekt wie der Keuchhusten kann durch toxische Reizung des Knochenmarks mit Vermehrung der Leukocyten einhergehen, andererseits bedingt der Hustenanfall bei Pertussis eine mechanische Ausschwemmung der Leukocyten: in beiden Fällen also eine Vermehrung der weißen Blutkörperchen in der peripheren Blutbahn. Reizung bzw. Schwächung des hämatopoetischen Systems führt zu echter myelogener Leukocytose bzw. zu Leukopenie. Diese beruhen auf wirklicher Vermehrung bzw. Verminderung der Leukocytenzahl, der Steigerung bzw. Herabsetzung der Produktion. Die echte myelogene Leukocytose wird von der Verteilungsleukocytose durch die Verschiebung des Kernbildes der neutrophilen Leukocyten unterschieden (ARNETH[1], V. SCHILLING[2]). Bildungsfördernder, wie auch bildungshemmender Reiz kann isoliert auf die verschiedenen Leukocytenarten einwirken, neutrophile Leukocytose bzw. Leukopenie, Lymphopenie, isolierte Vermehrung der mononucleären Zellen, Vermehrung bzw. Verminderung und Fehlen der eosinophilen Zellen sowie der Mastzellen. Die mannigfachsten Kombinationen sind unter Umständen charakteristisch für die Art einer Erkrankung sowie auch für das Stadium derselben. Auf die Möglichkeit eines gleichzeitigen Nebenherlaufens von Verschiebungsleukocytose und myelogener Leukocytose bzw. entsprechenden Verminderungen ist oben schon hingewiesen. Sie erschwert die Analyse des einzelnen Falles.

Ob die bei einer Infektionskrankheit auftretende Vermehrung der weißen Blutkörperchen, die einer Mehrausschwemmung von Leukocyten aus dem Knochenmark entspricht, durch direkte Gifteinwirkung auf das Knochenmark zustande kommt, oder ob etwa das Gift auf dem Wege über das vegetative Nervensystem am Knochenmark angreift (E. F. MÜLLER), ist noch nicht entschieden. Die bei der lokalen Entzündung auftretende Leukocytenanreicherung — ein Vorgang, für den das nichtssagende Wort positive Chemotaxis gebraucht worden ist — ist nach E. F. MÜLLER so zu erklären, daß Antriebe, die über das parasympathische Nervensystem verlaufen, zur Erweiterung der Gefäße im Entzündungsgebiet führen und somit zur Anreicherung der Leukocyten daselbst. „Die Leukocytenbewegung vom Blut ins Gewebe ist unter den bei Mensch und Tier gegebenen Bedingungen abhängig von einem Gefälle der Wasserstoffionen-Konzentration, wobei die Leukocyten dem Orte des erhöhten H amoeboid zuwandern.“ (F. GRAEFF[3]).

Das Leukocytenbild bei verschiedenen Krankheiten.

In weitgehendem Maße gestattet die Untersuchung des weißen Blutbildes einerseits Rückschlüsse auf den Zustand der blutbildenden Organe, andererseits liefert es unter Umständen wichtige Unterstützungsmerkmale für Diagnose und Prognose. Dabei sind die Reaktionstypen der Leukocytenbilder bei den verschiedenen Krankheiten nichts Starres, sondern in weitgehendstem Maße vom Entwicklungsstadium der Krankheit, von der Disposition, vom Alter, von der Reaktionsfähigkeit des betr. Individuums abhängig. Besonders hochgradige Vermehrung der Leukocyten braucht also im Einzelfall nicht außergewöhnliche Virulenz des betr. Infektionserregers zu bedeuten, sondern kann auch lediglich auf eine lebhafte Reaktionsbereitschaft der blutbildenden Organe schließen

[1] ARNETH: Die qualitative Blutlehre. Leipzig: Klinkhardt 1925.

[2] SCHILLING, V.: Das Blutbild und seine klinische Verwertung. Jena: Fischer 1926 (Literatur).

[3] GRAEFF, F.: Münch. med. Wochenschr. 1922, S. 1721.

lassen. Demgegenüber ist die Leukopenie bei schwerem Infekt der Ausdruck einer Exportblockade der Leukocyten. Auch die Spezifität des betreffenden infektiösen Reizes für die einzelnen Leukocytenarten ist nicht so ausgesprochen, daß im Einzelfall weitgehende diagnostische Schlüsse aus dem Leukocytenstatus gezogen werden dürfen. Andererseits sind ausgesprochen elektive Einwirkungen mancher Infektionserreger auf bestimmte Leukocytenarten — sei es im Sinne der Vermehrung oder der Verminderung — charakteristisch. Die biologischen Leukocytenschwankungen bei Krankheitszuständen sind sehr häufig dadurch ausgezeichnet, daß anfangs eine Verschiebung der myeloischen Zellen mit regenerativer Kernverschiebung besteht und daß das Blutbild über ein monocytäres Zwischenstadium schließlich in ein lymphocytäres Endstadium übergeht (Drei Phasen V. SCHILLINGS; Lit. s. bei F. HOFF)[1].

Die polymorphkernigen Leukocyten.

Vermehrung. Die myelogene, also echte Vermehrungsleukocytose der polymorphkernigen Leukocyten ist durch das Auftreten von Zellen mit jugendlichen Kernen gekennzeichnet. Über diese „Verschiebung der polymorphkernigen Leukocyten nach links" s. K. BÜRKER, S. 49 dieses Bandes; vgl. auch ARNETH, V. SCHILLING[2]. Mehr oder minder starke Vermehrung der polymorphkernigen neutrophilen Leukocyten findet sich bei akuten und chronischen Infekten durch Staphylokokken, Streptokokken, Pneumokokken, Meningokokken, ferner bei Scharlach, Variola, Diphtherie, Pertussis, Influenza, Cholera. Das Fehlen deutlicher Vermehrung bedeutet bei diesen Infekten bei fortschreitender Verschlechterung des klinischen Befundes ein prognostisch ungünstiges Zeichen. In gleichem Sinne sind auch toxische morphologische Veränderungen am Kern bzw. an der Granulation zu beurteilen (z. B. bei Grippe und Sepsis). Bei besonders lebhafter Reaktion der myeloischen Gewebe kommt es unter Umständen zum Auftreten von unreifen Vorstufen, so von Myelocyten, besonders häufig z. B. bei Sepsis mit schwerer Anämie. Hiervon zu trennen ist das Auftreten vereinzelter Myelocyten in der Rekonvaleszenzphase nach schwerer Infektion. Auch der größere Blutverlust kann als Reiz für die Ausschwemmung jugendlicher Leukocyten dienen. Die Leukocytose nach Blutverlust ist als eine örtlich und zeitlich mit der Neubildung der roten Blutkörperchen verkettete Regeneration zu betrachten. Zu unbegrenzter Entwicklung von myeloischem Gewebe mit Einschwemmung aller Entwicklungsstadien in die periphere Blutbahn kommt es bei der myeloischen Leukämie (vgl. weiter unten den Beitrag von ERICH MEYER). Literatur über das Blutbild bei den septischen Erkrankungen s. H. LENHARTZ[3].

Verminderung der polymorphkernigen neutrophilen Leukocyten führt, wenn die übrigen Zellformen normal frequent bleiben, zu *Leukopenie*. Das prozentuale Verhältnis der Lymphocyten zu den neutrophilen Leukocyten steigt an. Diese *relative Lymphocytose* sagt nichts über die Lymphocyten aus, sondern bedeutet lediglich die Herabsetzung der neutrophilen Leukocyten, meist unter der Einwirkung von Giften. Besonders charakteristisch zeigt sich die Abhängigkeit des Leukocytenbildes von der Gifteinwirkung bei der perniziösen Anämie. Hier besteht im Stadium fortschreitender Anämie eine Leukopenie, die im Stadium der Remission von einer Ausschwemmung reifer und auch unreifer (Myelocyten) Formen von Leukocyten abgelöst wird. Über Einzelheiten s. J. ZADEK[4],

---

[1] HOFF, F.: Zitiert auf S. 702.
[2] ARNETH, V. SCHILLING: Zitiert auf S. 706.
[3] LENHARTZ, H.: Dtsch. Arch. f. klin. Med. Bd. 146, H. 5/6, S. 257. 1925.
[4] ZADEK, J.: Klin. Wochenschr. Jg. 6, S. 2330. 1927; Zeitschr. f. klin. Med. Bd. 103, H. 5/6. 1926.

O. NAEGELI[1]. Eine Verminderung der neutrophilen Leukocyten findet sich fast regelmäßig bei perniziöser Anämie, Typhus abdominalis, Masern, zuweilen bei Röteln, Miliartuberkulose, Grippe. Sie bedeutet bei anderen Infekten, z. B. bei schwerster croupöser Pneumonie und Peritonitis nach Perityphlitis ein Signum malum. Endlich kann die Leukopenie der neutrophilen Leukocyten auf einer Verdrängung des myeloischen Gewebes durch fremdartiges, rasch wachsendes Gewebe beruhen (lymphatische Wucherungen bei lymphatischer Leukämie, Carcinommetastasen im Knochenmark). In ähnlichem Sinne können auch Röntgen- und Radiumbestrahlungen, ferner auch größere Gaben von Arsen und Benzol wirken. Die letztgenannten 4 Momente können im Anfangsstadium auch zu Vermehrung der polymorphkernigen Leukocyten führen. Bemerkenswert ist, daß auch bei der Leukämie das Auftreten z. B. einer Pneumonie oder eines Erysipels die Leukocytenzahl bedeutend, ja oft bis zum normalen Niveau, herunterbringen kann, wobei Milz und leukämische Infiltrationen kleiner werden und das Befinden des Patienten sich vorübergehend bedeutend bessert. In manchen Fällen septischer Erkrankung kommt es unter dem Einfluß der Toxinwirkung zu einem völligen Erlahmen des Granulocytenapparates; es finden sich dann fast nur noch Lymphocyten. Man bezeichnet ein nach dieser Richtung hin charakteristisches Krankheitsbild — mit Angina, ulcerös-gangränösen Prozessen in der Mund- und Rachenhöhle und hohem Fieber einhergehend — als Agranulocytose (WERNER SCHULTZ[2]) oder als Angina agranulocytotica (U. FRIEDEMANN[3]). Die bei manchen ähnlichen Fällen von Angina sich findende Vermehrung der Lymphocyten (lymphatische Reaktion) wird entweder als Ausdruck einer besonderen Disposition (JAGIĆ und SCHIFFNER[4]) oder aber von anderen Autoren als Folge der Reaktion auf einen spezifischen Infekt (W. SCHULTZ[5], SCHOTTMÜLLER[6]) aufgefaßt. Weitere Literatur über Agranulocytose s. C. STERNBERG[7], über lymphatische Reaktion bei Angina s. H. LENHARTZ[8].

Die Lymphocyten.

Betreffs des Begriffs „relative Lymphocytose" s. oben. Eine absolute **Vermehrung** der Lymphocyten findet sich bei Krankheitszuständen, die zu einer Reizung des lymphatischen Apparates führen, beispielsweise in der zweiten bis dritten Woche des Typhus abdominalis und bei Lungentuberkulose im Stadium der Heilung. Das Erscheinen von Frühformen, von Lymphoblasten, z. B. bei Röteln, spricht meist für Schädigung des Lymphfollikelapparates. Dabei können unter Umständen die Lymphdrüsen makroskopisch vergrößert sein, z. B. Lymphdrüsenschwellung bei Röteln. Lymphocytose findet sich ferner bei verschiedenen endokrinen Störungen, bei Hyperthyreoidismus, bei Myxödem, bei M. Addison usw. Extreme Wucherung des lymphatischen Apparates findet sich einerseits einhergehend mit Überschwemmung des Blutes mit reifen und unreifen Formen bei der lymphatischen Leukämie, andererseits von einer nur mäßigen Vermehrung der Lymphocyten in der Blutbahn begleitet bei der lymphatischen Pseudo-

[1] NAEGELI, O.: Zitiert auf S. 700.
[2] SCHULTZ, WERNER: Dtsch. med. Wochenschr. 1922, S. 1495 u. 1927, S. 1213; Med. Klinik 1925, S. 1640.
[3] FRIEDEMANN, U.: Med. Klinik 1923.
[4] JAGIC u. SCHIFFNER: Wien. med. Wochenschr. 1920, Nr. 1.
[5] SCHULTZ, W.: Lymphoidzellige Angina. Zeitschr. f. ärztl. Fortbild. 1928, Nr. 1, S. 25.
[6] SCHOTTMÜLLER: Disk.-Bem. Verhandl. d. nordwestdeutsch. Ges. f. inn. Med. Hamburg 1928.
[7] STERNBERG, C.: Handb. von HENKEL-LUBARSCH Bd. I, 1, S. 78. 1926.
[8] LENHARTZ, H.: Dtsch. Arch. f. klin. Med. Bd. 159, S. 13. 1928 (Literatur).

leukämie (vgl. den später folgenden Abschnitt von ERICH MEYER in diesem Bande). Eine Vermehrung der Lymphocyten fand sich fast regelmäßig während der letzten Kriegsjahre und den ersten Jahren der Inflation. Sie wurde zuerst von HAERTEL[1], dann von C. KLIENEBERGER[2] beschrieben, von ersterem als Ausdruck der eiweißarmen, d. h. kohlehydratreichen Ernährung, von letzterem als Folge der Typhus-Schutzimpfungen. Diese in der Bevölkerung der blockierten Staaten auftretende lymphatische Reaktion ist inzwischen wieder völlig verschwunden (vgl. auch I. GROBER[3]). Beobachtet ist in diesem Zusammenhang auch das Vorwiegen der Lymphocyten gegenüber den Polymorphkernigen bei Pflanzenfressern, im Gegensatz zum vorwiegend neutrophilen Blutbild bei Fleischfressern (Tabelle bei K. BÜRKER, S. 58 ds. Bandes).

Zu einer extremen **Verminderung** kommt es bei Krankheiten, bei denen die Lymphfollikel durch andersartiges Gewebe verdrängt werden, so z. B. bei der Lymphogranulomatose, der Lymphosarkomatose und der myeloischen Leukämie. Über eine besondere Form von „lymphatischer Reaktion" bei der Agranulocytose s. oben.

Eosinophile Leukocyten.

Vermehrung. Eine Vermehrung dieser Zellen findet sich bei den verschiedensten Krankheitsbildern fast als regelmäßige Begleiterscheinung, so z. B. beim Asthma bronchiale — meist in der anfallsfreien Zeit —, bei Helminthiasis — auch wenn subjektive Beschwerden fehlen —, besonders hochgradig aber bei der Trichinose. Ferner kommt Eosinophilie in der Rekonvaleszenz nach Infektionskrankheiten vor. Nur bei Scharlach besteht Eosinophilie im Anfangsstadium. Inwieweit Eosinophilie auch beim Normalen als konstitutionelle Eigenart auftritt, muß offen bleiben, NAEGELI lehnt eine solche ab. Des weiteren kommt Eosinophilie bei verschiedenen Haut- und Schleimhauterkrankungen vor, wie bei Ekzemen, Exanthemen, Prurigo, Psoriasis usw. (Zusammenfassende Übersicht bei STÄUBLI[4] und SCHWARZ[5].)

Eine **Verminderung** der eosinophilen Zellen ist typisch für die perniziöse Anämie, für den Typhus abdominalis und für die Masern. Bei schwerem Infekt, bei dem es zu einer Leukopenie kommt (s. oben), sind regelmäßig die eosinophilen Zellen vermindert, wenn sie nicht gar fehlen. Das Wiederauftreten der Eosinophilen bedeutet dann häufig ein prognostisch günstiges Zeichen. Eine neuerdings von LIEBREICH[6] aufgestellte Behauptung, daß sich in vitro beliebig viel eosinophile Zellen aus dem Fibrin bilden lassen, ist durch die Ansammlung dieser Zellen in der obersten Gärungsschicht bei der verlangsamten Gerinnung vorgetäuscht. Im Blut von Kranken ohne eosinophile Zellen „bilden" sich keine Eosinophilen in vitro (NAEGELI[7]). A. NEUMANN[8] konnte die Beobachtungen von LIEBREICH bestätigen, fand aber wie NAEGELI, daß es sich nur um eine Anreicherung handelt.

---

[1] HAERTEL, Dissert. Straßburg 1917 (unter ERICH MEYER u. SEYDERHELM).

[2] KLIENEBERGER, C.: Münch. med. Wochenschr. 1917, Nr. 23, S. 757.

[3] GROBER, I.: Im Handb. d. ärztl. Erfahrungen im Weltkrieg. Inn. Med. v. KREHL. 1921, S. 623.

[4] STÄUBLI: Ergebn. d. inn. Med. u. Kinderheilk. Bd. 6, S. 192. 1910; Münch. med. Wochenschr. 1905, Nr. 24 u. 1917, Nr. 34; Dtsch. Arch. f. klin. Med. Bd. 85; Monographie über Trichinosis. Wiesbaden 1902.

[5] SCHWARZ: Ergebn. d. allg. Pathol. u. pathol. Anat. Bd. 17, 1. Abt., S. 137. 1914; Jahresk. f. ärztl. Fortbild. Januar 1914.

[6] LIEBREICH: Le sang in vitro. Paris: Masson u. Co. 1921; Klin. Wochenschr. 1923, S. 194.

[7] NAEGELI: Handb. d. Krankh. d. Blutes u. d. blutbildenden Organe (SCHITTENHELM) Bd. I, S. 29. 1925.

[8] NEUMANN, A.: Wien. klin. Wochenschr. 1922, S. 948; Wien. klin. Arch. f. inn. Med. Bd. 6, S. 407. 1923.

Mastzellen.

Eine ausgesprochene **Vermehrung** der Mastzellen ist im allgemeinen selten, wenn man von der myeloischen Leukämie absieht, bei der es zu einer Vermehrung aller granulierten Leukocytenformen kommt. MELNIKOW[1] beschrieb eine Mastzellen-Leukocytose bei chronischen Eiterungen.

Die Mononucleären und Übergangsformen.

Manche klinische Beobachtung spricht dafür, daß die mononucleären Zellen in selbständiger Weise auf toxische Einflüsse reagieren können. ASCHOFF und KIYONO[2] glauben, daß sie von den Reticuloendothelien der Blutbildungsorgane abstammen, und besonders V. SCHILLING[3] sieht in den Mononucleären eine selbständige, weder vom myeloischen noch vom lymphatischen System abstammende Zellform des Blutes. In diesem Sinne wird vor allem die sog. Monocytenleukämie (V. SCHILLING[4], FLEISCHMANN[5], H HIRSCHFELFD[6]) bewertet. Fälschlicherweise wird des öfteren die **Vermehrung** der mononucleären Zellen unter dem Begriff „lymphatische Reaktion" gebracht. Andererseits geht jedoch sehr häufig eine Vermehrung der Mononucleären mit der Vermehrung der neutrophilen Leukocyten einher, wie bei Infektionskrankheiten und bei der Lymphogranulomatose. Auch ein paralleles Verhalten betreffs **Verminderung** wird beobachtet. Dies ist bei der perniziösen Anämie der Fall. Beim Typhus findet man demgegenüber trotz der Verminderung der neutrophilen Leukocyten oft eine Vermehrung der Mononucleären. Ziemlich regelmäßig wird eine Vermehrung der mononucleären Zellen bei Trypanosomenerkrankungen beobachtet, ebenso bei Protozoeninfektionen wie bei Malaria, Fleckfieber und bei Fünftagefieber.

In seltenen Fällen von Endocarditis ulcerosa finden sich große Monocyten mit meist langgestrecktem, amöboidem Protoplasmaleib, meist in Phagocytose begriffen, als Makrophagen bezeichnet (V. SCHILLING[7], BITTORF[8], J. SEYDERHELM[9], JOSEPH[10]).

Das Auftreten von pathologischen Leukocytenformen im peripheren Blut.

Myelocyten gelangen, abgesehen von der myeloischen Leukämie, auch bei manchen Infektionskrankheiten, wie Scharlach, Diphtherie, croupöse Pneumonie in das strömende Blut. Diese Myelocytose ist der Ausdruck einer besonders intensiven Reizung des Knochenmarks. Sie findet sich auch noch bei schweren Anämien, bei gewissen Intoxikationen und bei Entwicklung von Geschwulstmetastasen im Knochenmark. Unter Umständen kommt es zur Entwicklung eines leukämoiden Blutbildes.

Myeloblasten finden sich ebenfalls, wenn auch meist nur vereinzelt, bei hochgradiger Reizungsleukocytose, zuweilen im Blut bei BIERMERscher Anämie, am reichlichsten aber bei akuten myeloischen Leukämien.

Pathologische Lymphocyten — oft schwer von Myeloblasten zu trennen — finden sich bei lymphatischer Leukämie, zuweilen auch bei Intoxikationen, bei

[1] MELNIKOW: Folia haematol. Zentralorgan Bd. 10, S. 345. 1911.
[2] ASCHOFF u. KIYONO, Folia haematol. Bd. 15. 1913.
[3] SCHILLING, V.: Zitiert auf S. 700.
[4] SCHILLING, V.: Zeitschr. f. klin. Med. Bd. 88, S. 376. 1919.
[5] FLEISCHMANN, Folia haematol. Bd. 20 (Archiv).
[6] HIRSCHFELD, H.: Handb. der Krankheiten des Blutes (SCHITTENHELM) Bd. I, S. 411 (Literatur).
[7] SCHILLING, V.: s. o. zitiert in Fußnote 4.
[8] BITTORF: Dtsch. Arch. f. klin. Med. Bd. 133. 1920.
[9] SEYDERHELM, I.: Virchows Arch. f. pathol. Anat. u. Physiol. Bd. 243, S. 462. 1923 (Literatur).
[10] JOSEPH: Dtsch. med. Wochenschr. 1925, S. 863.

Basedow oder bei Infektionskrankheiten. Da sie sehr leicht lädierbar sind, findet man im Ausstrich oft wenig strukturierte Klumpen, sog. GUMPRECHTsche Schollen.

Plasmazellen — von Lymphocytencharakter — mit dem charakteristisch perinucleären Hof sind im Blut nur sehr selten zu sehen. Sie werden häufig mit den ihnen ähnlichen TÜRKschen Reizungsformen verwechselt.

TÜRKsche Reizungsformen — wahrscheinlich pathologische Myeloblasten mit tief basophilem Protoplasma — findet man im Blut bei vielen Infektionskrankheiten, bei perniziöser Anämie, öfters auch bei anscheinend gesunden Kindern.

Die Leukocyten in anderen Körperflüssigkeiten.

Die Leukocyten im Liquor cerebrospinalis.

In der mittels Lumbalpunktion gewonnenen Cerebrospinalflüssigkeit sind nach Zentrifugieren regelmäßig einige lymphocytenartige Zellen vorhanden, im allgemeinen nicht mehr als 10 in 1 cmm. Spielen sich jedoch an den Meningen krankhafte Prozesse ab, so ändert sich die Zusammensetzung dieser Flüssigkeit, vor allem treten mehr oder minder große Mengen von Blutzellen auf. Die Art dieser Zellen ist nach der Ätiologie des Krankheitsprozesses verschieden. Im allgemeinen finden sich bei akuten Entzündungen, so bei der akuten Meningitis nach Ohreiterung, nach Pneumokokken- und Meningokokkeninfektionen hauptsächlich oder fast ausschließlich polymorphe, neutrophile Leukocyten, während bei chronischen Erkrankungen — besonders bei Tuberkulose und Lues — Lymphocyten und Plasmazellen vorwiegen. Injektionen von Luft, Ringerlösung oder ähnlichem wirken beim Säugling als starker leukocytärer Reiz und führen zu einer mehr oder minder starken Lymphocytose, die sich bei ausreichender Intensität des Reizes in eine Polynucleose umwandeln kann (MADER-SÄNGER[1]). Ob eine Lymphocytose oder eine Polynucleose auftritt, scheint nach den Untersuchungen von MADER-SÄNGER lediglich von der Reizintensität abzuhängen.

Die Leukocyten im Sputum.

Neutrophile und eosinophile Zellen. Entzündungszustände in den Bronchien führen zur Emigration von Leukocyten, die im Sputum erscheinen. Die Leukocyten des Sputums zeigen im Gegensatz zu denen des Blutes die verschiedensten Grade der Degeneration des Kerns und des Plasmas. Dies zeigt sich an der Verschlechterung der Färbbarkeit besonders der neutrophilen und eosinophilen Zellen (GRÜNWALD[2]). Letzterer unterscheidet eosinophile und pseudoeosinophile Granula. Die gleichen Zellen finden sich auch bei anderen entzündlichen Veränderungen, so z. B. in der Blasen- und Harnröhrenschleimhaut, in den Conjunctiven, ferner im Nasen- und Kieferhöhlensekret. Charakteristisch sind bei der Untersuchung des Sputums die massenhaft verstreuten feinen Granula bzw. eosinophilen Körnchen. Die eosinophilen Zellen im Sputum finden sich nicht im eitrigen, sondern im schleimigen Anteil. Vermehrtes Vorkommen wird bei typischen Asthmaanfällen beobachtet (GOLLASCH[3], FINK[4], v. HOESSLIN[5]). Sie sind am dichtesten in den gelben Partikelchen angehäuft zu finden, die auch die CHARCOT-LEYDENschen Krystalle enthalten. Oft bedecken sie auch dicht nebeneinandergelagert die CURSCHMANNschen Spiralen. Nach E. LIEB-

[1] MADER-SÄNGER: Jahrb. f. Kinderheilk. Bd. 109, S. 101. 1925.
[2] GRÜNWALD: Virchows Arch. f. pathol. Anat. u. Physiol. Bd. 158, S. 297. 1899.
[3] GOLLASCH: Fortschr. d. Med. Bd. 7, S. 361. 1889.
[4] FINK: Dissert. Bonn 1890.
[5] v. HOESSLIN: Das Sputum. Berlin 1926.

REICH[1] entstehen die CHARCOT-LEYDENschen Krystalle aus derselben Muttersubstanz wie die als Sphärokrystalle zu betrachtenden eosinophilen Granula. Diese Entstehung ist jedoch nicht erwiesen. LENHARTZ z. B. glaubt, daß die CHARCOT-LEYDENschen Krystalle von Zylinder- (Flimmer-) Zellen der Bronchien sezerniert werden. Des weiteren finden sich die eosinophilen Zellen auch im Sputum von Kindern ohne asthmatischen Charakter, bei denen Anzeichen der exsudativen Diathese bestehen (PLANTA[2]), ferner wechselnd, wenn auch meist spärlich auftretend bei Stauungskatarrh, Keuchhusten und fibrinöser Bronchitis. Sie fehlen fast immer bei Bronchiektasen und bei Bronchitis foetida. Oft treten sie auch massenhaft nach einem hämorrhagischen Infarkt auf (v. NOORDEN[3]). Über ihr Vorkommen bei Tuberkulose liegen ganz widersprechende Angaben in der Literatur vor (vgl. v. HOESSLIN[4]).

Über die Rolle der aus den polymorphkernigen Leukocyten der pneumonischen Infiltration freiwerdenden proteolytischen Fermente vgl. die interessante Arbeit von SIMON aus der FR. MÜLLERschen Klinik. (Dtsch. Arch. f. klin. Med. Bd. 70, S. 604. 1901; FR. MÜLLER: Verhandl. d. dtsch. Ges. f. inn. Med. Bd. 20, S. 192. 1902.)

Von verschiedenen Autoren wurde eine lokale Entstehung von eosinophilen Zellen in der bronchialen Schleimhaut resp. in den bronchialen Lymphdrüsen angenommen (J. WEISS[5], MANDYBUR[6]). Gegen eine solche Auffassung wendet sich besonders MARCHAND[7]. Allerdings hält er eine nachträgliche Teilung nach der Auswanderung aus den Gefäßen für mindestens wahrscheinlich.

Das gleichzeitige Verschwinden der eosinophilen Zellen aus dem Blut während des Asthmaanfalles setzen HEINEKE und DEUTSCHMANN[8] in direkte rechnerische Beziehung zu dem massenhaften Auftreten dieser Zellen im Sputum.

Mastzellen. Mastzellen finden sich im Sputum nur ganz vereinzelt, so z. B. im asthmatischen Sputum zusammen mit eosinophilen Zellen (LENHARTZ und MANDYBUR, zit. nach v. HOESSLIN[9]), vereinzelt auch bei Lungentuberkulose und hämorrhagischem Infarkt. Besondere pathognomonische Bedeutung ist ihrem Auftreten im Sputum nicht beizulegen.

Mononucleäre Zellen und Übergangsformen. Sie spielen bei der Sputumuntersuchung keine Rolle, sie werden oft mit Alveolarepithelien verwechselt.

Lymphocyten. Lymphocytenreiche Sputa kommen im Beginn der Tuberkulose vor, wenn das Sputum noch nicht rein eitrig ist. Ihr Vorhandensein ist im übrigen sehr wechselnd. WOLFF-EISNER[10] legt ihnen bei der Tuberkulose besondere Bedeutung bei.

Die Leukocyten im Urin.

Polymorphkernige Leukocyten werden — zumal im scharf zentrifugierten Urin — bisweilen in einigen wenigen Exemplaren bei völlig gesunden Individuen angetroffen, so z. B. sehr oft in dem nicht durch Katheterisieren gewonnenen Urin von Frauen. Der Vergleich mit dem Katheterurin läßt in solchen Fällen meist rasch erkennen, daß die Leukocyten aus dem vaginalen Fluor stammen und

---

[1] LIEBREICH, E.: Zitiert auf S. 709.
[2] PLANTA: Korrespondenzbl. f. Schweiz. Ärzte 1911, Nr. 13, S. 448.
[3] v. NOORDEN, Zeitschr. f. klin. Med. Bd. 20, S. 98. 1892.
[4] v. HOESSLIN: Zitiert auf S. 711.
[5] WEISS, J.: Wien. med. Presse 1891, S. 1617.
[6] MANDYBUR, Wien. med. Wochenschr. 1892, Nr. 7.
[7] MARCHAND: Beitr. z. pathol. Anat. u. allg. Pathol. Bd. 61, S. 251. 1915.
[8] HEINEKE u. DEUTSCHMANN, Münch. med. Wochenschr. 1906, Nr. 17.
[9] v. HOESSLIN: Zitiert auf S. 712.
[10] WOLFF-EISNER: Dtsch. med. Wochenschr. 1907, Nr. 48, S. 2018.

so dem Urin beigemengt wurden. Die unter Umständen im Urin männlicher Individuen anzutreffenden, ganz vereinzelten Leukocyten stammen in der Mehrzahl der Fälle aus der Urethra und sind meistens Residuen eines oft Jahrzehnte zurückliegenden Infektes. Stets entscheidet dabei mit Leichtigkeit die nach der Vorschrift von THOMPSON angestellte Zwei-Gläser-Probe, bei der urethrale Formelemente in der zuerst gelassenen Urinprobe erscheinen, die Provenienz dieser Leukocyten. Selbstverständlich bedeutet dabei das Auffinden solcher vereinzelter Eiterkörperchen nichts. Besonders im Vordergrund steht in Fällen, in denen die Leukocyten unter Umständen doch in größerer Menge vorhanden sind, die Frage, ob noch eine relativ frische Entzündung vorliegt. Dies wird in sehr einfacher Weise entschieden durch das Hinzufügen eines Tropfens der SEYDERHELMschen Lösung (eines Gemisches von kolloidalem Farbstoff, Kongorot und Trypanblau, vgl. S. 717): Leukocyten, die sich sofort färben, sind als abgestorben, Leukocyten, die auf Zusatz der genannten Farbstofflösung ungefärbt bleiben, als lebend, d. h. einem frisch entzündlichen Herde entstammend, anzusprechen. So werden fast sämtliche Leukocyten eines Fluorsediments ebenso wie die als letzte Nachzügler einer seit langem ausgeheilten Gonorrhöe anzutreffenden urethralen Leukocyten auf Zusatz eines Tropfens der SEYDERHELMschen Lösung[1] momentan gefärbt. Eine solche Untersuchung läßt sich selbstverständlich auch auf die etwa im zweiten Glase der THOMPSONschen Zwei-Gläser-Probe anzutreffenden Leukocyten ausdehnen, d. h. gleichgültig, ob es sich um eine eitrige Entzündung im Bereich der Blase oder im Bereich eines oder beider Nierenbecken handelt, stets wird das Verhältnis der Zahl der sich färbenden Leukocyten zu der Zahl der ungefärbt bleibenden Leukocyten einen gewissen Rückschluß auf die Frische, auf die Vehemenz der betreffenden Entzündung gestatten. Der fast ausschließlich aus Eiterzellen bestehende Bodensatz einer akuten, eitrigen Blasen- resp. Nierenbeckenentzündung unterscheidet sich in dieser Hinsicht prinzipiell von jenem eitrigen Bodensatz, der sich noch im Endstadium einer durch therapeutische Maßnahmen günstig beeinflußten Cystitis bzw. Pyelitis deutlich absetzt. Die Leukocyten des ersteren Falles bleiben auf Zusatz der SEYDERHELMschen kolloidalen Farbstofflösung fast sämtlich ungefärbt, während die Leukocyten des letzteren Falles, wenn auch nicht alle, so doch je nach dem Grad der Ausheilung — z. B. 80 bis 90% — sofort gefärbt werden. Die Beobachtungen SEYDERHELMS wurden von zahlreichen Autoren bestätigt (PAUL ROSENSTEIN[2], H. KÖHLER[3], J. K. MAYR[4], A. MARCHIONI[5], Z. WASSERTHAL[6], H. CLAUSS[7], H. v. LÖSECKE[8], E. v. PHILIPSBORN[9], E. PREISECKER[10]).

Bei saurer Reaktion des Harns sind die Leukocyten als runde farblose Zellen mit polymorphen, lichtbrechenden Kernen erkennbar. Bei alkalischer Urinreaktion büßen die Leukocyten in der Regel das granulierte Aussehen ein, der Zellrand wird unscharf, und oft sind die Zellen zu schleimartigen Massen zusammengeschmolzen. Dies zeigt sich oft auch schon makroskopisch beim Betrachten des Harns dadurch, daß bei saurer Reaktion (Colipyelitis resp. Cystitis, Tuberkulose) das Eitersediment krümelig erscheint, während bei ammoniakalischer

---

[1] SEYDERHELMsche Lösung beziehbar durch Chemische Fabrik Promonta, Hamburg 26.
[2] ROSENSTEIN, P.: Zentralbl. f. Chir. 1926, Nr. 33.
[3] KÖHLER, H.: Zentralbl. f. Chir. 1926, Nr. 33.
[4] MAYR, J. K.: Dermatol. Wochenschr. 1926, Nr. 7.
[5] MARCHIONI, A.: Münch. med. Wochenschr. 1927, Nr. 1.
[6] WASSERTHAL, Z.: Arch. des maladies de l'appar. dig. et de la nutrit. Bd. 17, Nr. 4. 1927.
[7] CLAUS, H.: Klin. Wochenschr. 1927, Nr. 10.
[8] LÖSECKE, H. v.: Bruns' Beitr. z. klin. Chir. Bd. 135, H. 4. 1926.
[9] PHILIPSBORN, E. v.: Dtsch. Arch. f. klin. Med. Bd. 155, H. 5/6. 1927.
[10] PREISECKER, E.: Wien. klin. Wochenschr. 1927, Nr. 27.

Zersetzung, d. h. bei alkalischer Reaktion, das Sediment in eine schleimige, fadenziehende Masse umgewandelt wird. Unter Umständen erkennt man die Leukocyten im mikroskopischen Bilde gar nicht wieder.

ERICH MEYER[1] hebt hervor, daß man in solchen Fällen das Sediment durch seine Reaktion gegenüber Guajaktinktur als eitrig erkennen kann. Versetzt man das Sediment mit etwas destilliertem Wasser und fügt etwas Guajaktinktur (ohne Zusatz von Terpentinöl oder Wasserstoffsuperoxyd) hinzu, so zeigt eine rasch auftretende Blaufärbung die Anwesenheit von Eiter an. Diese Eiterprobe wurde zuerst von VITALI angegeben.

Die im Harn auftretenden Leukocyten sind fast ausschließlich polymorphkernige Leukocyten. Nach SENATOR ist jedoch die Mehrzahl der Leukocyten, die aus der Niere stammen, rundkernig, mononucleär, nach STRAUSS besonders bei der akuten und subakuten, weniger bei der chronischen Cystitis. Interessante, anschauliche Bilder gewährt auch speziell der leukocytenhaltige Urin bei der Untersuchung im Dunkelfeld (C. POSNER[2]). Vor allem deutlich lassen sich die obenerwähnten Zellformveränderungen der Leukocyten beim Übergang von saurer zu alkalischer Reaktion des Mediums beobachten. Außerdem kann man bei dieser Art der Betrachtung manche, mit sehr stark leuchtenden Körnern angefüllte Zellen als eosinophile Leukocyten ansprechen. Letztere sind als solche auch in getrockneten Ausstrichpräparaten, nach MAY-GRÜNWALD gefärbt, zu identifizieren. In diagnostischer Beziehung ist mit ihrem Vorkommen wenig anzufangen. — Nach POSNER findet man sie besonders gehäuft im Sediment der Pyelitis, ferner besonders zahlreich im Eiter der gonorrhoischen Urethritis während der dritten bis fünften Woche. Ferner sei noch darauf hingewiesen, daß POSNER[2] in Gemeinschaft mit HOTTINGER und GOLDBERG Leukocytenzählungen im Urin vorgenommen hat und dabei die Leukocytenzahlen in Beziehung zu der Quantität des Albumens im Urin gebracht hat.

Die Leukocyten in Exsudaten.

Die im Gefolge von akuten oder chronischen Infektionen in den verschiedenen Körperhöhlen entstehenden Exsudationen gehen immer mit einer Ansammlung von Leukocyten einher. Die Art der Leukocyten ist weitgehend abhängig vom Charakter der Infektion. Bei akuten, entzündlichen Prozessen findet man stets vorwiegend polymorphkernige, neutrophile Leukocyten; bei chronischen Entzündungen hingegen, namentlich im Gefolge von Lues und Tuberkulose, tragen diese Zellen den Charakter der kleinen Lymphocyten bzw. Plasmazellen. Zuweilen finden sich auch eosinophile Zellen im Exsudat bei Tumoren. Bei myeloider Leukämie können unter Umständen alle Bestandteile des Blutes, Myelocyten, Mastzellen, eosinophile Zellen im Exsudat vorhanden sein.

Die polymorphkernigen Leukocyten sind oft durch autolytische Vorgänge, besonders wenn das Exsudat längere Zeit besteht, so weitgehend verändert, daß ihr ursprünglicher Charakter nicht mehr erkannt werden kann. Die Kerne der neutrophilen Zellen verlieren dann ihre Polymorphie und werden rund, so daß sie den Lymphocyten gleichen. Die wahre Natur dieser Zellen kann man durch die Guajakreaktion erkennen. Im gefärbten Präparat wurden solche autolysierten, neutrophilen Leukocyten fälschlicherweise schon für kernhaltige Erythrocyten gehalten (s. charakteristische Abbildung im MEYER-LENHARTZ, Berlin, 1922, S. 416).

[1] MEYER-LENHARTZ: Mikroskopie u. Chemie am Krankenbett. Berlin 1922.

[2] POSNER: Diagnose u. prognostische Bedeutung der Harnsedimente nach neuerer Anschauung. Halle 1925.

Im Exsudat sowohl der Pleurahöhle als des Abdomens findet man oft massenhaft große Endothelzellen, daneben auch solche Zellen, die an die Monocyten des Blutes erinnern. Beide Formen von Zellen phagocytieren rote und weiße Blutkörperchen.

Die meisten Leukocyten, und zwar fast ausschließlich neutrophile Leukocyten, findet man in eitrigen Exsudaten. Im Eiter, zumal im Empyemeiter, sind die Leukocyten mehr oder minder stark autolysiert. Sie färben sich prompt auf Zusatz von SEYDERHELMscher Lösung.

Die Leukocyten bei der Entzündung.

Auf die klassischen Untersuchungen COHNHEIMS über die Leukocyten bei der Entzündung sei hier nur kurz hingewiesen. COHNHEIM beschrieb als erster, wie bei der auf die ursprüngliche Erweiterung der Blutgefäße erfolgenden Verengerung derselben und bei der jetzt einsetzenden Stromverlangsamung die farblosen Blutkörperchen in einer Randzone, die um den axialen Blutstrom gelegen ist, sich sammeln und aus dem Gefäß austreten. Der Streit über die Herkunft der Entzündungsleukocyten reicht bis in die letzte Zeit. Im Gegensatz zur Lehre COHNHEIMS glaubt z. B. v. MÖLLENDORFF[1], daß eine Durchwanderung der Leukocyten durch die Gefäßwand gar nicht stattfinde, daß vielmehr die Zellen der Gefäßwand selbst sich in die Entzündungsleukocyten umwandeln. v. MÖLLENDORFF bebrütete in Untersuchungen mit BÜRGER frisch entnommene Vena jugularis von Meerschweinchen in Meerschweinchenplasma, füllte sie mit entzündungserregenden Mitteln und glaubte feststellen zu können, daß eine Umwandlung der Endothelzellen und der Gefäßzellen zu Leukocyten stattfände. Eine Nachprüfung dieser Versuche durch GERLACH in Gemeinschaft mit JORES[2] ergab keine Bestätigung. Die von v. MÖLLENDORFF vertretene Auffassung, daß granulierte Leukocyten aus Endothelien der Blutbahn gebildet werden können, wurde schon von DOMAGK[3], JAKOB[4], OELLER[5], TÖPPICH[6] u. a. vertreten. Demgegenüber ist nach den Untersuchungen von GERLACH mit FINKELDEY[7] und HAASE[8] eine solche Umbildung bzw. Neubildung von Leukocyten aus Endothelien ausgeschlossen. „Die Endothelien verhalten sich absolut ruhig, sie zeigen weder Schwellung, noch Umwandlung, noch Ablösung". GERLACH[9] entnahm im Zeitreihenversuch Gewebsstückchen in 1- oder 2-minutigem Abstand unmittelbar nach der Einspritzung eines entzündungserregenden Mittels und fand dabei eindeutig den von COHNHEIM beschriebenen Emigrationsprozeß der Leukocyten aus der Blutbahn. Besonders beweisend sind auch die Entzündungsversuche GERLACHS beim aleukocytären Tier, dessen Leukocyten durch ein Leukotoxin, wie Benzol, zerstört sind, so daß im strömenden Blut und im Knochenmark keine Leukocyten mehr nachweisbar sind. Bei solchen Tieren fand GERLACH niemals Umwandlungsbilder von mesenchymalen Zellen zu Leukocyten als Ersatz

[1] v. MÖLLENDORFF: Zeitschr. f. Zellforsch. u. mikroskop. Anat. Bd. 3. 1926; Bd. 6. 1927; Münch. med. Wochenschr. 1926, Nr. 1; 1927, Nr. 4 u. 40.

[2] GERLACH: Virchows Arch. f. pathol. Anat. u. Physiol. Bd. 247. 1923; Verhandl. d. dtsch. pathol. Ges. 1923, 1924, 1925 u. 1927; Münch. med. Wochenschr. 1927, Nr. 34; Jahresk. f. ärztl. Fortbild. Januar 1928. Arbeit mit JORES erscheint in Virchows Archiv.

[3] DOMAGK: Virchows Arch. f. pathol. Anat. u. Physiol. Bd. 253. 1924 u. Verhandl. d. dtsch. pathol. Ges. 1926.

[4] JAKOB: Zeitschr. f. d. ges. exp. Med. Bd. 47. 1925.

[5] OELLER: Krankheitsforschung Bd. 1. 1925.

[6] TÖPPICH, Krankheitsforschung. Bd. 2. 1925.

[7] GERLACH u. FINKELDEY: Krankheitsforschung Bd. 4. 1927.

[8] GERLACH u. FINKELDEY u. HAASE: Krankheitsforschung. Im Erscheinen.

[9] GERLACH: s. o. vgl. auch die Diskussion über dieses Thema auf der Pathologen-Tagung. Wiesbaden 1928.

für die zugrunde gegangenen. Gerlach injizierte solchen Tieren gemeinsam mit Jores Terpentinöl, Staphylokokken, Jequeritol u. ä. Bei Tieren mit höchster Leukocytenzahl fanden sie am Orte der Injektion massenhafte Leukocyten, während bei Tieren, deren Leukocyten im strömenden Blut fehlten, sich auch im Gewebe keine Leukocyten fanden. „Solange in der Blutbahn Leukocyten zirkulieren, werden sie am Ort der Entzündung festgehalten." Den Einwand, daß gleichzeitig mit der Schädigung der Leukocyten durch das Benzol auch das mesenchymale Gewebe in seiner Fähigkeit, Leukocyten zu bilden, geschädigt würde, lehnt Gerlach mit dem Hinweis auf seine Untersuchungsergebnisse ab, die eindeutig zeigen, daß die mesenchymalen Zellen bei leukocytenfreien Tieren besonders starke Reaktionen, Vermehrung usw. erkennen lassen, ohne sich jeweils in Leukocyten umzuwandeln. Auch Maximow[1] und Fischer-Wasels[2] lehnen die von v. Möllendorff entwickelten Vorstellungen ab.

Von den bei der Entzündung sich abspielenden Vorgängen streng zu trennen ist die sog. myeloide Metaplasie. Diese, auch als extramedulläre Myelopoese bezeichnete Gewebsreaktion findet sich in höchstem Umfang bei der myeloiden Leukämie, in geringerem Grade bei der perniziösen Änämie (Erich Meyer-Heineke[3]), bei manchen chronischen Infektionskrankheiten und bei den experimentellen Blutgiftanämien. Ob diese Neubildungsherde aus lokalen fixen Bestandteilen des Bindegewebes hervorgehen — aus „Gefäßwandzellen", „Endothelzellen", „Histiocyten" u. ä. — oder ob sie aus mit dem Blute angeschwemmten Zellen sich entwickeln, ist eine umstrittene Frage. Askanacy[4] läßt sie aus den mit dem Blute eingeschwemmten Stammzellen entstehen. Maximow[5] sieht in kleinen Lymphocyten des Blutes die Ausgangszellen. Zu ähnlichen Vorstellungen gelangte F. I. Lang[6] in Untersuchungen über extramedulläre Myelopoese.

Über die extramedulläre Blutzellenbildung vgl. im übrigen weiter unten den Beitrag von V. Schilling.

Über die Lebensdauer und den Untergang der Leukocyten lassen sich, wie erwähnt sichere Angaben nicht machen. Die bei purinfreier Ernährung im Urin auftretende Harnsäure (endogene Harnsäure) entstammt zum großen Teil aufgelösten Leukocytenkernen. Bei der myeloiden Leukämie treten dementsprechend — ganz besonders nach Röntgenbestrahlung — oft beträchtliche Mengen Harnsäure im Urin auf. Im strömenden Blut findet man keine Degenerationsformen, die mit dem physiologischen Tode der Leukocyten in Zusammenhang stehen. Zellschollen bzw. -schatten, die in dieser Hinsicht beschrieben worden sind, betrachtet man wohl mit Recht als Kunstprodukte. Wahrscheinlich verfällt ein großer Teil der Leukocyten der Phagocytose durch große phagocytierende Monocyten in der Milz und im Knochenmark, ebenfalls auch in den Sinus der Lymphknoten. Solche Phagocyten, die mit polymorphkernigen Leukocyten vollgepfropft sind, findet man zuweilen auch im Blute. In den genannten Organen sieht man auch polymorphkernige Leukocyten, deren Kern in einzelne, getrennte Teile zerfallen ist. Besonders widerstandsfähig scheinen die Granula der Leukocyten zu sein.

Über die Lebensdauer und den Untergang der Lymphocyten fehlen jegliche Unterlagen; ob sie vornehmlich via Intestinaltraktus den Organismus verlassen, erscheint zum mindesten fraglich.

---

[1] Maximow: Klin. Wochenschr. 1926, S. 2193.
[2] Fischer-Wasels: Verhandl. d. dtsch. pathol. Ges. Danzig 1927. Wiesbaden 1928.
[3] Erich Meyer-Heineke: Dtsch. Arch. f. klin. Med. Bd. 88, S. 435. 1907.
[4] Askanacy: Virchows Arch. f. pathol. Anat. u. Physiol. Bd. 205, S. 346. 1911.
[5] Maximow: Beitr. z. pathol. Anat. u. z. allg. Pathol. Bd. 41, S. 122. 1907.
[6] Lang, F. I.: Zeitschr. f. mikroskop.-anat. Forsch. Bd. 4, S. 417. 1926 (Literatur).

Über die Vitalität einzelner Leukocyten unter pathologischen Verhältnissen liegen einige Beobachtungen vor. Bei der direkten morphologischen Untersuchung lassen sich allerdings nur sehr tiefgehende degenerative Veränderungen erkennen. So beobachtete man in gefärbten Präparaten am ungleich gefärbten Grundton des Protoplasmas basophile Schlierenbildung, Vakuolen u. ä. Besonders ausgesprochen sind solche Veränderungen bei schweren Allgemeininfektionen, besonders bei der durch Streptokokkus bedingten (v. SEEMAN[1]).

Typische Veränderungen an den Leukocyten im Verlauf von Infektionskrankheiten lassen sich zuweilen auch durch spezifische Abweichungen der Färbbarkeit der Granula bestimmen. Solche „toxische bzw. pathologische Granula" finden sich bei Scharlach und croupöser Pneumonie bei Kindern. Die pathologische Granulabildung ist als Ausdruck einer veränderten physiko-chemischen Struktur des Protoplasmas anzusehen. Über die Technik der färberischen Methoden s. H. MOMMSEN[2].

Auch bei der Tuberkulose werden ähnliche Veränderungen an Kern und Protoplasma der weißen Blutkörperchen gefunden, wie bei den akuten Infektionskrankheiten, die als Folge toxischer Schädigung aufzufassen sind (A. E. MAYR[3]).

Wenn sich auch die Lebensdauer der Leukocyten *im Organismus* selbst nicht sicher verfolgen läßt, ist doch wiederholt der Versuch unternommen worden, die Lebensdauer der Leukocyten *außerhalb des Organismus* (Brutschranktemperatur) zu beobachten. So fand PARRISIUS[4] eine Degeneration (Vakuolenbildung in Kern und Protoplasma) der neutrophilen Leukocyten und der Monocyten von der 12. bis 60. Stunde an. Die Lymphocyten zeigen erst von der 50. Stunde an Zerfallserscheinungen im Kern, größter Teil der Lymphocyten bis zur 100. Stunde zerstört. Die eosinophilen Zellen sind noch nach 70 Stunden einwandfrei differenzierbar und gut erhalten. Das verschiedenartige Verhalten von Neutrophilen und Monocyten einerseits und Lymphocyten andererseits beruht auf dem Vorhandensein von proteolytischen Fermenten in den neutrophilen Leukocyten, ihrem Fehlen in den Lymphocyten. Auch die Eosinophilen haben vielleicht keine derartigen Fermente (MÜLLER[5]). Bemerkenswert ist auch die lange Lebensfähigkeit der Myelocyten und Myeloblasten, die noch nach 140 Stunden einwandfrei färbbar sind (Fermente in ihnen wohl schon angelegt, aber noch nicht ausgereift).

In analogen Untersuchungen fand E. v. PHILIPSBORN[6] (Quarzdeckglaspräparat, Brutschranktemperatur), daß die Leukocyten von gesunden Menschen innerhalb von 3 Stunden unverändert bleiben und ihre amöboide Beweglichkeit beibehalten. Im Gegensatz hierzu zeigen die Leukocyten von Menschen mit akuten Infektionskrankheiten (Pneumonie, Scharlach, Diphtherie, Sepsis) sowie mit chronischer Nierenentzündung bereits innerhalb der ersten 3 Stunden ausgesprochene Veränderungen wie Vakuolenbildung, Auftreten grober Granula, Granulaschwund, des weiteren Aufhören der Beweglichkeit. Das Tempo dieser Nekrobiose erweist sich abhängig vom Grade des Zellwiderstandes und des Toxingehaltes des Serums.

Auf Vorschlag von SEYDERHELM[7] wurden auch kolloidale Farbstoffe zur Prüfung der Lebensfähigkeit der Leukocyten außerhalb des Organismus herangezogen. Kolloidale Farbstoffe wie Kongorot, Trypanblau, Trypanrot u. ä.

[1] v. SEEMEN: Dtsch. Zeitschr. f. Chir. Bd. 204. 1927.

[2] MOMMSEN, H.: Jahrb. f. Kinderheilk. Bd. 116, S. 293ff. 1927.

[3] MAYER, A. E.: Zeitschr. f. Tuberkul. Bd. 46, H. 4.

[4] PARRISIUS: Med. Verein Tübingen, 29. XI. 1926; Dtsch. med. Wochenschr. 1927, Nr. 2, S. 90. — PARRISIUS u. SCHLOPSNIES: Folia haematologica Bd. 33, S. 90. 1927.

[5] MÜLLER: Dtsch. Arch. f. klin. Med. Bd. 30, S. 295.

[6] v. PHILIPSBORN, E.: Dtsch. Arch. f. klin. Med. Bd. 155, H. 3/4. 1927.

[7] SEYDERHELM: Dtsch. med. Wochenschr. Nr. 5. 1925.

färben den frischen Leukocyten mit intakter Membran nicht, während im Augenblick der Membranschädigung eine Färbung von Protoplasma und Kern eintritt. Diese Prüfung auf Vitalität bzw. Mortalität bezieht sich somit lediglich auf das Intaktsein der Zellmembran. Über die klinische Verwertbarkeit der Verwendung kolloidaler Farbstoffe insbesondere zur Prüfung der Leukocyten im Urin bzw. in Exsudaten s. oben S. 713.

In experimenteller Weise versuchten SEYDERHELM und OESTREICH[1] Näheres über den Verbleib injizierter Leukocyten im Tierorganismus zu erfahren. Sie färbten die gewaschenen Leukocyten von Empyemeiter mit Kongorot und injizierten Suspensionen von Kongorot-Leukocyten unter verschiedenen Versuchsbedingungen in verschiedene Gefäßgebiete der Tiere (Kaninchen und Hunde). Die injizierten Leukocyten ließen sich unter Benutzung von Salzsäure in allen Gefäßgebieten nach Tötung der Tiere quantitativ auszählen und somit gelang es, ihr endgültiges Schicksal zu verfolgen. Unmittelbar nach der Injektion in die Ohrvene findet man die injizierten Kongorot-Leukocyten auf sämtliche Organe verteilt, wobei das nächstgelegene Capillargebiet, die Lunge, einen besonders großen Teil der Kongorot-Leukocyten enthält. Im Gegensatz hierzu passiert nach Injektion in die Pfortader kein einziger Kongorot-Leukocyt die Leber. Auch die in die Milzarterie injizierten Kongorot-Leukocyten gelangen nach der Milzpassage insgesamt in die Leber und werden dort quantitativ abgefangen. Der Abfilterung in der Leber folgt unmittelbar die völlige Auflösung dieser toten Zellen, wobei das freiwerdende Kongorot mit der Galle in den Darm ausgeschieden wird. Läßt man die Versuchstiere nach der intravenösen Infusion der Kongorot-Leukocyten in die Ohrvene mehrere Stunden am Leben, so findet man die Organe, insbesondere auch die Lunge, frei von Kongorot-Leukocyten; Reste von Kongorot-Leukocyten findet man allein in der Leber, außerdem freies Kongorot in den Gallenwegen und im Bereich des Darmes. Die Leber erweist sich in diesen Versuchen als ein Organ, dem die Fähigkeit zukommt, unbegrenzte Mengen von toten Leukocyten aus dem allgemeinen Blutkreislauf quantitativ abzufangen und in überraschend kurzer Zeit aufzulösen.

---

[1] SEYDERHELM u. OESTREICH: Internat. Kongr. f. Physiologie, Stockholm 1926; Zeitschr. f. d. ges. exp. Med. Bd. 56, H. 3/4. 1927.

Blutbildung im Hochgebirge.

Von

Fritz Laquer

Elberfeld.

Zusammenfassende Darstellungen.

Barcroft: Die Atmungsfunktion des Blutes. I. Teil: Erfahrungen in großen Höhen. Berlin 1927. — Bürker: Die Wirkungen des Höhenklimas auf das Blut. Münch. med. Wochenschr. Jg. 52, S. 249. 1905. — Bürker, Joos, Moll u. Neumann: Die physiologischen Wirkungen des Höhenklimas. Zeitschr. f. Biol. Bd. 61 (43), S. 379. 1913. — Cohnheim, O.: Physiologie des Alpinismus. I. Ergebn. d. Physiol. Bd. 2, S. 612. 1903. — Cohnheim, O.: Physiologie des Alpinismus. II. Ebenda Bd. 12, S. 629. 1912. — Durig: Physiologische Wirkungen des Höhenklimas. Wien. klin. Wochenschr. Bd. 24, S. 619. 1911. — Jaquet: Über die physiologischen Wirkungen des Höhenklimas. Rektoratsprogramm. Basel 1904. — Knoll: Blut und Blutbild im Hochgebirge. Schweiz. med. Wochenschr. Bd. 54, S. 121. 1924. — Kronecker: Die Bergkrankheit. Bern 1903. — Laquer, F.: Höhenklima und Blutneubildung. Dtsch. Arch. f. klin. Med. Bd. 110, S. 189. 1913. — Laquer, F.: Die Wirkungen des Hochgebirges auf das Blut. Klin. Wochenschr. Jg. 1, S. 163. 1922. — Loewy, A.: Neuere Untersuchungen über die Wirkungen der Luftverdünnung und des Höhenklimas. Jahresber. üb. d. ges. Physiol. Bd. 1, S. 188. 1920. — Loewy, A.: Neue physiologische Untersuchungen über das Leben in den Anden. (Referat über Barcroft: The physiology of life in the Andes. Nature Bd. 29, S. 7. 1922.) Die Naturwissenschaften Bd. 10, S. 941. 1922. — Loewy, A.: Der heutige Stand der Physiologie des Höhenklimas. Ergebn. d. Hyg. Bd. 8, S. 311. 1926. — Mosso: Der Mensch in den Hochalpen. Leipzig 1899. — van Oordt: Physikalische Therapie innerer Krankheiten. Bd. I, S. 150ff. Berlin 1920. — Schröder: Der gegenwärtige Stand der Frage über die Blutveränderungen im Gebirge. Zeitschr. f. Tuberkul. Bd. 1, S. 505. 1900. — Stäubli: Höhenklima als therapeutischer Faktor. Ergebn. d. inn. Med. u. Kinderheilk. Bd. 11, S. 72. 1913. — Strasburger u. Isaac: Fortschritte in der Klimatotherapie. Therap. Monatshefte Bd. 28, S. 320. 1914. — Verhandlungen der klimatologischen Tagung in Davos. Basel 1925. — Zuntz, Loewy, Müller u. Caspari: Höhenklima und Bergwanderungen. Kap. 6, S. 172ff. Berlin 1906.

Bekanntlich steht seit langem fest, daß der menschliche und tierische Organismus beträchtliche Veränderungen erfährt, wenn er sich von der Tiefebene in höher gelegene Orte begibt. Diese Veränderungen nehmen im allgemeinen entsprechend der Erhebung über das Meeresniveau an Stärke zu. Da hierbei fast alle Funktionen betroffen werden, ist es selbstverständlich, daß auch die Zusammensetzung des Blutes nicht unberührt davon bleibt. Trotzdem schien es zweckmäßig, den in der Höhe eintretenden Veränderungen des Blutes hier einen besonderen Abschnitt zu widmen, weil sie für das Hochgebirge besonders charakteristisch erscheinen und wegen ihrer physiologischen und wohl auch klinischen Bedeutung recht eingehend untersucht worden sind.

Vor allem sind es die morphologischen Blutveränderungen, die der roten Blutkörperchen und des Hämoglobins, welche die Aufmerksamkeit der sich mit der Höhenphysiologie beschäftigenden Forscher auf sich gezogen haben, da sie unabhängig von den übrigen Erscheinungen im Blute aufzutreten pflegen, vor allem auch schon in Höhenlagen beobachtet werden können, wo sich sonst noch keine grob nachweisbaren Veränderungen der Blutzusammensetzung und anderer Funktionen finden. Daher wird sich die folgende Darstellung im wesentlichen auf diese morphologischen Veränderungen des Blutes beschränken und sich fast ausschließlich mit der scheinbaren oder echten Zunahme des Hämoglobins und der Erythrocyten, sowie den anderen Anzeichen für eine gesteigerte Blutbildung im Höhenklima zu beschäftigen haben. Die chemischen Veränderungen (Blutgase, Blutsalze usw.) des Blutes im Hochgebirge werden an anderen Stellen des Handbuches abgehandelt werden. Schließlich spielen für unsere Frage die weißen Blutkörperchen den roten gegenüber eine so untergeordnete Rolle, daß sie mit wenigen Worten erledigt werden können.

1. Die Veränderungen der Blutkörperchen und des Hämoglobins.

a) Die älteren Untersuchungen.

Der erste, welcher auf Blutveränderungen im Hochgebirge aufmerksam machte, war PAUL BERT[1], der bei Tieren in der Höhe ein größeres Sauerstoffbindungsvermögen des Blutes feststellte als in der Ebene, eine Beobachtung, die 8 Jahre später von seinem Landsmanne VIAULT[2] bestätigt werden konnte. Beide nahmen damals schon an, daß hier echte Blutvermehrungen vorliegen, die eine wirksame Regulation des Organismus gegenüber dem verminderten Luftdruck darstellten. Weiterhin wurde diese Frage in erster Linie von Schweizer Autoren untersucht, die in den Bergen ihrer Heimat reichlich Gelegenheit hatten, höhenphysiologischen Fragen nachzugehen. Besonders MIESCHER[3,4] hat mit seinen Schülern zu Beginn der neunziger Jahre die durch Erfindung von Zählkammer und Hämoglobinometer wesentlich verbesserten und erweiterten Blutuntersuchungsmethoden in die Höhenphysiologie eingeführt und ist dabei ebenfalls zu dem Ergebnis gekommen, daß im Hochgebirge eine wirkliche Neubildung roter Blutkörperchen stattfinde, die eine äußerst zweckmäßige Anpassung des Organismus an den verminderten Sauerstoffgehalt der Höhenluft darstelle.

Bald aber regte sich gegenüber dieser recht einleuchtenden und zweckmäßig erscheinenden Auffassung eine heftige Opposition, die von verschiedenen Seiten ausging. Es würde hier zu weit führen, alle Untersuchungen aufzuzählen, die sich zwischen 1890 und 1900 mit diesen Fragen beschäftigten und die zu oft recht widerspruchsvollen Ergebnissen führten. Die betreffenden Arbeiten sind in den eingangs vorangestellten Zusammenfassungen (BÜRKER, COHNHEIM, DURIG, KRONECKER, LAQUER, MOSSO, SCHRÖDER, ZUNTZ, LOEWY, MÜLLER und CASPARI) ausführlich erwähnt. Ihre Lektüre ist aus verschiedenen Gründen wenig erfreulich.

Zum ersten kann man sich des Eindrucks nicht erwehren, daß mitunter nicht nur rein wissenschaftliche Motive bei der Abfassung der Untersuchungen über die Blutveränderungen in den verschiedenen Kurorten und Heilstätten eine gewisse Rolle gespielt haben. Vor allem aber lassen sich gegen viele dieser Arbeiten recht erhebliche methodische Bedenken vorbringen. Denn so einfach die Methoden zur Bestimmung des Hämoglobins, und vor allem zur Zählung der Erythrocyten erscheinen, und so häufig sie besonders in klinischen Untersuchungen angewandt

---

[1] BERT, PAUL: Sur la richesse en hèmoglobine du sang des animaux vivant sur les hauts lieux. Cpt. rend. hebdom. des séances de l'acad. des sciences Bd. 94, S. 805. 1882.

[2] VIAULT: Sur l'augmentation du nombre des globules rouges etc. Cpt. rend. hebdom. des séances de l'acad. des sciences Bd. 111, S. 917. 1890.

[3] MIESCHER: Über Beziehungen zwischen Meereshöhe und Beschaffenheit des Blutes. Korrespondenzbl. f. Schweiz. Ärzte Bd. 23, S. 809. 1893.

[4] MIESCHER (mit seinen Schülern). Arch. f. exp. Pathol. u. Therapie Bd. 39, S. 426, 441, 464. 1897.

werden, so große Fehlerquellen können sie bieten, die in der Hand weniger Geübter die Ergebnisse recht unzuverlässig gestalten können.

Es ist vor allem das Verdienst BÜRKERS[1], hierauf hingewiesen und eine Zählkammer gebaut zu haben, die ein wirklich exaktes wissenschaftliches Meßinstrument darstellt. Darum ist es auch nicht nötig, die verschiedenen, zur Erklärung der Blutkörperchenvermehrungen im Hochgebirge ersonnenen Theorien hier in aller Ausführlichkeit zu schildern, da sie großenteils nur noch ein beschränktes historisches Interesse haben. Nur mehr summarisch sei erwähnt, daß auf etwa 5 verschiedene Weisen versucht wurde, die Blutveränderungen, die mit wenigen Ausnahmen von allen Untersuchern im Hochgebirge gefunden wurden, zu erklären, ohne eine echte Blutvermehrung annehmen zu müssen.

GRAWITZ[2] stellte sich vor, daß im Hochgebirge infolge des erhöhten Flüssigkeitsverlustes eine Eindickung des Blutes stattfinde. ZUNTZ[3] und seine Mitarbeiter neigten eine Zeitlang der Ansicht zu, daß die starken vasomotorischen Reize des Höhenklimas eine periphere Verschiebung in der Blutzusammensetzung bewirken könnten. In ähnlicher Weise hielten es BUNGE und ABDERHALDEN[4] für möglich, daß in der Höhe ein an festen Bestandteilen ärmeres Plasma in die umgebenden Lymphräume ausgepreßt werde. In LIEBESNY[5], der zum ersten Male capillarmikroskopische Untersuchungen im Hochgebirge anstellte, auf die noch zurückzukommen sein wird, hat die Annahme einer peripheren, vasomotorisch bedingten Bluteindickung im Capillarkreislauf wieder einen neuen Anhänger gefunden, während die zuerst genannten Autoren in späteren Veröffentlichungen ihre oben geschilderten 3 Theorien nicht mehr vollinhaltlich aufrechterhielten und die Möglichkeit einer echten Blutvermehrung im Hochgebirge zugaben. FICK[6] hat einmal die Frage aufgeworfen, ob nicht im Hochgebirge eine längere Lebensdauer der Blutkörperchen anzunehmen sei, so daß bei vermindertem Untergang der Erythrocyten ihre Anzahl ansteige. Schließlich haben MEISSEN, SCHRÖDER und GOTTSTEIN (Literatur bei SCHRÖDER) behauptet, die mit einer gewöhnlichen Zählkammer gewonnenen Ergebnisse seien vom äußeren Luftdruck abhängig, so daß in der Höhe falsche Werte gefunden würden, die mit einer von ihnen konstruierten Zählkammer, der sog. „Schlitzkammer", zu vermeiden seien. Auch diese Theorie kann nach Einführung der Bürkerkammer, die Schlitzkammer im weitesten Sinne des Wortes ist, als erledigt angesehen werden, ganz abgesehen davon, daß die im Hochgebirge gleichfalls erhöhten Hämoglobinwerte in ihrer quantitativen Bestimmung doch sicher nicht vom Luftdruck abhängig sind.

b) Neuere Arbeiten.

Seine bereits erwähnte neu konstruierte Zählkammer hat BÜRKER[7] selbst benutzt, um zusammen mit 3 Mitarbeitern ausgedehnte Erythrocytenzählungen

---

[1] BÜRKER: Eine neue Form der Zählkammer. Pflügers Arch. f. d. ges. Physiol. Bd. 107, S. 426. 1905. — BÜRKER: Über weitere Verbesserungen usw. Ebenda Bd. 142, S. 337. 1911.

[2] GRAWITZ: Über die Wirkungen des Höhenklimas auf die Zusammensetzung des Blutes. Berlin. klin. Wochenschr. Bd. 32, S. 713. 1895.

[3] ZUNTZ, A. LOEWY u. J. LOEWY: Über den Einfluß der verdünnten Luft und des Höhenklimas auf den Menschen. Pflügers Arch. f. d. ges. Physiol. Bd. 66, S. 477. 1897.

[4] ABDERHALDEN: Über den Einfluß des Höhenklimas auf die Zusammensetzung des Blutes. Zeitschr. f. Biol. Bd. 43 (25), S. 125. 1902.

[5] LIEBESNY: Der Einfluß des Höhenklimas auf den Capillarkreislauf. Schweiz. med. Wochenschr. Bd. 3, S. 431 u. 477. 1922.

[6] FICK: Bemerkungen über die Vermehrung der Blutkörperchen an hochgelegenen Orten. Pflügers Arch. f. d. ges. Physiol. Bd. 60, S. 589. 1895.

[7] BÜRKER, JOOS, MOLL u. NEUMANN: Die physiologischen Wirkungen des Höhenklimas. Zeitschr. f. Biol. Bd. 61 (43), S. 379. 1913.

auf dem 1874 m hoch gelegenen Sanatorium Schatzalp bei Davos am eigenen Blute anzustellen. Die 4 Wochen lang mit äußerster Sorgfalt durchgeführten Untersuchungen ergaben gegenüber dem etwa 300 m hoch gelegenen Tübingen eine Vermehrung der Erythrocyten und des Hämoglobins um 4 bis 12%. In Selbstversuchen konnte LAQUER[1] während eines 4wöchigen Aufenthaltes in Davos (1650 m) in gleicher Weise eine langsam einsetzende Hämoglobinvermehrung um etwa 12% feststellen.

Bei größeren Erhebungen über dem Meeresspiegel findet man etwas stärkere Abweichungen nach oben. So beobachtete LAQUER bei einem 4wöchentlichen Aufenthalt auf dem rund 3000 m hohen Col d'Olen eine durchschnittliche Zunahme der Erythrocyten von 5,2 auf 6 Millionen. Das nach SAHLI berechnete und mit dem AUTENRIETH-KÖNIGSBERGER bestimmte Hämoglobin stieg gleichzeitig von 80% auf 92%. Die Vermehrung beträgt demnach etwa 16%. Hämoglobin und Erythrocyten verliefen innerhalb der methodischen Fehlergrenzen völlig parallel. Charakteristisch ist, daß der Anstieg erst nach einer Woche einsetzt und etwa 3 Wochen bis zur vollen Entwicklung braucht. Ähnliche Ergebnisse erhielt WEBER[2] bei seinen im Jahre 1913 ebenfalls auf dem Col d'Olen durchgeführten Zählungen. Gleichzeitig bemerkte er eine Zunahme der Viscosität des Blutes, die der Blutkörperchenvermehrung entsprach. Auf Teneriffa (etwa 3000 m hoch) hatte DOUGLAS[3] schon 1910 eine Zunahme der Sauerstoffbindung im Blute von 18% auf 20% festgestellt. WARD[4] fand, daß der Hämoglobingehalt des Blutes, der in London 98 bis 100% betragen hatte, in der 4000 m hohen Margheritahütte auf einer der Mte. Rosaspitzen auf 107 bis 115% anstieg, Befunde, die in späteren Untersuchungen von DOUGLAS, HALDANE, HENDERSON und SCHNEIDER[5] bei einer amerikanischen Expedition, die sie bis in eine Seehöhe von 4300 m führte, im wesentlichen bestätigt werden konnten.

Auch ABDERHALDEN, LOEWY[6] und ihre zahlreichen Mitarbeiter konnten an verschiedenen Versuchstieren, die sie von Halle (78 m) nach Davos (1559 m) bzw. nach Muottas Muraigl (2450 m) brachten, eine Vermehrung der Erythrocyten und des Hämoglobins in der Volumeneinheit feststellen. Diese relative Vermehrung fand sich ziemlich gleichmäßig in allen Gefäßgebieten, so daß es sich jedenfalls nicht um einen rein peripheren Vorgang handelt.

Auffallend und noch immer ziemlich ungeklärt ist die Tatsache, daß bei der Rückkehr in die Tiefebene die Erythrocytenzahl fast plötzlich zur Norm abfällt, während bei den Hämoglobinwerten noch einige Wochen lang eine leichte Erhöhung bestehen bleibt, was BÜRKER, LAQUER u. a. übereinstimmend und wiederholt feststellen konnten.

Auf Grund der interessanten Beobachtungen von BARCROFT[7] und seinen Schülern über die Bedeutung der Milz für die Zusammensetzung des Blutes

---

[1] LAQUER, F.: Untersuchungen der Gesamtblutmenge im Hochgebirge. Klin. Wochenschrift Jg. 3, S. 7. 1924.

[2] WEBER: Die Viscosität des Blutes und Blutserums im Hochgebirge. Zeitschr. f. Biol. Bd. 70 (52), S. 211. 1919.

[3] DOUGLAS: The determination of the total oxygen capacity and blood volume at different altitudes. Journ. of physiol. Bd. 40, S. 472. 1910.

[4] WARD: Alveolar air on Mte. Rosa. Journ. of physiol. Bd. 37, S. 378. 1908.

[5] DOUGLAS, HALDANE, HENDERSON u. SCHNEIDER: Philos. transact. of the roy. soc. of London Bd. 203, S. 185 u. 351. 1913.

[6] ABDERGALDEN, KOTSCHNEFF, LONDON, LOEWY, RABINKOWA, ROSKE, ROSSNER u. WERTHEIMER: Wirkungen des Höhenklimas auf den tierischen Organismus. Pflügers Arch. f. d. ges. Physiol. Bd. 216, S. 362. 1927.

[7] BARCROFT u. Mitarbeiter: Journ. of physiol. Bd. 58, S. 138. 1923; Bd. 59, S. 121. 1924; Bd. 60, S. 79 u. 443. 1925.

könnte man sich vorstellen, daß die hierbei verschwindenden Blutelemente in diesem Organ gespeichert werden.

Auch bei den Menschen, die längere Zeit in beträchtlichen Höhen leben müssen, findet man höhere Hämoglobinwerte, als dem normalen Durchschnitt der Bewohner der Tiefebene entspricht. So stellten COHNHEIM und WEBER[1] bei den Arbeitern und Angestellten der Jungfraubahn, die sich viele Monate oder Jahre in Höhen zwischen 3000 und 4000 m aufhalten, eine Vermehrung des Hämoglobins und der Erythrocyten um rund 15% fest. Im Hochland von Mexiko tritt nach IZQUIERDO[2] in 2240 m Höhe eine Steigerung der Erythrocyten um 23% auf. Dieser Wert entspricht etwa dem Mittel aller Vermehrungen, die in früheren mexikanischen Untersuchungen (Literatur bei IZQUIERDO) niedergelegt sind, und zwischen 12% und 25% schwanken. Auch bei den dort lebenden Tieren wurden beträchtliche Erhöhungen ihres Blutkörperchengehaltes gefunden.

Auf Grund der uns vorliegenden Zählungen muß man ganz allgemein annehmen, daß der blutbildende Reiz des Höhenklimas einige Zeit einwirken muß, um eine offensichtliche Vermehrung hervorrufen zu können. So erklärt es sich, daß COHNHEIM und KREGLINGER[3], sowie dieselben Autoren zusammen mit TOBLER und WEBER[4], ferner MASING und MORAWITZ[5], nach nur 12tägigem Verweilen in 2900 und 4000 m Höhe am Mte. Rosa-Massiv keine Hämoglobinvermehrungen gefunden haben. MASING und MORAWITZ stellten in den ersten 10 Tagen ihres Aufenthaltes auf dem Col d'Olen zwar eine leichte Tendenz des Hämoglobins im Capillarblut zum Ansteigen fest, dagegen konnten sie keine vermehrte Sauerstoffzehrung der durch Armvenenpunktion erhaltenen Erythrocyten nachweisen, die beim Auftreten von Jugendformen zu erwarten ist, und sich beim Menschen schon nach einem tüchtigen Aderlaß von 400 ccm Blut messen läßt. Leider ist diese Methode zur Feststellung einer verstärkten Tätigkeit blutbildender Organe bei Menschen, die sich längere Zeit in größeren Höhen aufgehalten haben, noch nicht wiederholt worden. Am Kaninchen dagegen konnten LOEWY und FÖRSTER[6] nach experimenteller Luftverdünnung sehr bald einen im Mittel um 93% vermehrten Sauerstoffverbrauch im Blute nachweisen, worauf noch einmal zurückzukommen sein wird.

In diesem Zusammenhange sind auch die von E. MEYER und SEYDERHELM[7], sowie von KAULEN[8] erhobenen Befunde erwähnenswert, die bei Fliegern nach längere Zeit hindurch fortgesetzten Höhenflügen übernormale Erythrocytenzahlen im Blute antrafen. Die älteren Angaben von GAULE[9], von ganz gewaltigen Blutkörperchenvermehrungen bei einmaligen Ballonaufstiegen, dürften wohl mit erheblichen methodischen Irrtümern ihre beste Erklärung finden. Allerdings

[1] COHNHEIM u. WEBER: Die Blutbildung im Hochgebirge. Dtsch. Arch. f. klin. Med. Bd. 110, S. 225. 1913.

[2] IZQUIERDO: Algunas observaciones, que demuestran la realidad de la Hiperglobulia de las Altitudes. Riv. mex. d. biol. Bd. 3, S. 3. 1922.

[3] COHNHEIM u. KREGLINGER: Beitrag zur Physiologie des Wassers und Kochsalzes. Hoppe-Seylers Zeitschr. f. physiol. Chem. Bd. 63, S. 413. 1909.

[4] COHNHEIM, KREGLINGER, TOBLER u. WEBER: Zur Physiologie des Wassers und Kochsalzes. Hoppe-Seylers Zeitschr. f. physiol. Chem. Bd. 78, S. 61. 1912.

[5] MASING u. MORAWITZ: Höhenklima und Blutbildung. Dtsch. Arch. f. klin. Med. Bd. 98, S. 301. 1910.

[6] LOEWY u. FÖRSTER: Die Wirkung der Luftverdünnung auf den Gaswechsel des Blutes. Biochem. Zeitschr. Bd. 145, S. 318. 1924.

[7] MEYER, E., u. SEYDERHELM: Dtsch. med. Wochenschr. Bd. 42, S. 1462. 1916.

[8] KAULEN: Über den Einfluß des Fliegens auf das Blutbild. Dtsch. med. Wochenschr. Bd. 43, S. 1562. 1917.

[9] GAULE: Die Blutbildung im Luftballon. Pflügers Arch. f. d. ges. Physiol. Bd. 89, S. 119. 1902.

hat Culpepper[1] bei Militärfliegern schon nach recht kurzen Flügen Vermehrungen von Erythrocyten und Hämoglobin festgestellt.

Zusammenfassend läßt sich also sagen, daß alle neueren und der größere Teil der älteren Untersucher übereinstimmend feststellen konnten, daß im peripheren Capillarblut, das meist an der Fingerbeere, mitunter auch am Ohrläppchen gewonnen wurde, eine deutliche Zunahme von Hämoglobin und Erythrocyten festzustellen ist, wenn sich der Mensch von der Ebene ins Hochgebirge begibt. Diese Vermehrung beginnt meist erst einige Tage nach dem Verlassen der Tiefebene und nimmt langsam zu. Menschen, die dauernd in größeren Höhen leben, zeigen durchschnittlich höhere Werte für diese beiden Blutkomponenten als die nicht im Gebirge wohnenden Menschen. Diese Tatsachen lassen an sich schon vermuten, daß es sich hierbei nicht um eine relative Blutvermehrung in der Peripherie, welche die gewöhnlichen Blutuntersuchungsmethoden ja allein anzuzeigen imstande sind, handelt, sondern, daß tatsächlich eine Neubildung von Blutelementen stattgefunden hat. Obgleich man in der Klinik von jeher gewohnt ist, sich bei der Beurteilung von Blutarmut oder Blutreichtum so gut wie ausschließlich auf die Bestimmung dieser relativen Konzentrationen zu stützen, so sind zur Entscheidung der Frage, ob tatsächlich im Hochgebirge eine echte Blutvermehrung auftritt, doch neben den gewöhnlichen Zählungen und Hämoglobinbestimmungen noch eine Reihe anderer Untersuchungsmethoden herangezogen worden, denen wir uns jetzt zuwenden wollen.

2. Die Bestimmungen der Gesamtblutmenge.

a) Am Tier.

Da bis vor kurzem brauchbare Gesamtblutmengenbestimmungen am lebenden Objekt nicht zur Verfügung standen, konnten zur Beantwortung der Frage, ob im Hochgebirge eine echte Blutvermehrung auftritt, nur Tiere benutzt werden, deren Blutmengen man am Ende des Versuches durch Ausbluten ermittelte. Da sich dies bei ein und demselben Tier nur einmal ausführen läßt, so mußte eine möglichst große Anzahl möglichst gleichartiger Tiere in den Versuch genommen werden, um gut vergleichbare Durchschnittsergebnisse zu erhalten. In einer älteren Arbeit hatten bereits Jaquet und Suter[2] bei vergleichenden Untersuchungen am Kaninchen in der Höhe eine größere Gesamtblutmenge feststellen können als in der Ebene. Das gleiche wird auch in dem bekannten Buche, in dem die Ergebnisse der großen Zuntzschen Expedition niedergelegt sind, angegeben, wobei die Autoren noch mitteilen, daß die histologische Untersuchung des Knochenmarks ihrer Versuchstiere Zeichen einer vermehrten Blutbildung ergeben habe, was mit Abbildungen belegt wird.

Im größten Stile hat Abderhalden[3] an geteilten Würfen von 66 Kaninchen und 54 Ratten, die teils in Basel, teils in St. Moritz großgezogen wurden, diese Frage zu entscheiden gesucht. Er selbst glaubte aus seinen Befunden zunächst entnehmen zu können, daß sich in diesen Höhen wenigstens kein steigernder Einfluß auf die Blutbildung erkennen lasse. Andere Autoren, wie Jaquet, Zuntz usw., beurteilten jedoch die gleichen Zahlen im entgegengesetzten Sinne und hielten

---

[1] Culpepper: Blood changes in the aviator. Milit. surgeon. Bd. 48, S. 180. 1921. (Zit. Ber. üb. d. ges. Physiol. Bd. 7, S. 301.)

[2] Jaquet u. Suter: Über die Veränderungen des Blutes im Hochgebirge. Korrespondenzbl. f. Schweiz. Ärzte Bd. 28, S. 104. 1898.

[3] Abderhalden: Über den Einfluß des Höhenklimas auf die Zusammensetzung des Blutes. Zeitschr. f. Biol. Bd. 43, S. 125. 1902.

durch sie eine vermehrte Blutbildung im Höhenklima für erwiesen. Auch ABDERHALDEN[1] selbst hat sich später der Annahme einer echten Blutvermehrung im Hochgebirge zugewandt.

b) Am Menschen.

Schon vor einigen Jahren hat DOUGLAS[2] mit der Kohlenoxydmethode Bestimmungen der Gesamtblutmenge am Lebenden im Hochgebirge vorgenommen, ohne zu abschließenden Ergebnissen zu gelangen. Mit der von GRIESBACH[3] angegebenen Kongorotmethode hat LAQUER[4] im Jahre 1923 in dem neuen Davoser Forschungsinstitute Selbstversuche bei einem 4wöchentlichen Aufenthalt angestellt. Das Ergebnis war, daß in dem 1560 m hohen Davos neben dem bereits erwähnten Ansteigen von Hämoglobin und Erythrocyten eine Vergrößerung der Gesamtblutmenge um etwa 5% festzustellen war. Aus der Zunahme der Erythrocyten- bzw. Hämoglobinkonzentration des Blutes, läßt sich errechnen, daß während dieser 4 Wochen das gesamte im Körper vorhandene Hämoglobin sich von 588 g auf 680 g, also um etwa 14% vermehrt hatte. LIPPMANN[5], der gleichfalls mit der GRIESBACHschen Kongorotmethode arbeitete, fand bei 5 Einheimischen in Davos ebenfalls höhere Werte für die Gesamtblutmenge, als sie dem normalen Durchschnitt entspricht, während ABDERHALDEN und seine Mitarbeiter in der bereits erwähnten Veröffentlichung aus dem Jahre 1927 an ihren Versuchstieren, die sie von der Ebene in die Höhe gebracht hatten, keine Zunahme, sondern eher eine Abnahme der Gesamtblutmenge feststellten.

3. Die Beschleunigung der Blutregeneration.

Auf KESTNERS Anregung wurde von seinen Mitarbeitern und Schülern noch auf einem anderen Wege nachzuweisen versucht, daß das Höhenklima einen besonderen Reiz auf die Blutbildung ausübe. Genau so, wie der blutbildende Wert von Eisenpräparaten so lange heftig umstritten war, und sich trotz vielfältigster klinischer Erfahrung und Erprobung im Tierexperiment so lange nicht einwandfrei nachweisen lassen wollte, als man an gesunden Tieren arbeitete, während in der Praxis Eisen therapeutisch nur bei darniederliegender Blutbildung nutzbringend angewandt wird, ebenso sollte erforscht werden, ob nicht das Höhenklima auch bei experimentellen Anämien eine günstige Wirkung ausübe.

Soweit sich diese Versuche auf Aderlaßanämien erstreckten, wurden sie von LAQUER[6] in den Jahren 1912 und 1913 teils in Frankfurt a. M., teils auf dem Col d'Olen an Hunden ausgeführt. Den Tieren wurde etwa $^1/_3$ ihrer Blutmenge erst in der Ebene, dann in der Höhe entnommen, während in dem nächsten Jahre die Versuche umgekehrt wurden, so daß der erste Aderlaß im Hochgebirge, der zweite in der Ebene ausgeführt wurde. Im ganzen wurden an 12 Hunden 20 Aderlässe vorgenommen, mit dem Ergebnis, daß in der Ebene die Blutregeneration durchschnittlich 27 Tage, im Hochgebirge aber nur 16 Tage dauerte. In ähnlicher

[1] ABDERHALDEN: Der Einfluß des Höhenklimas auf die Zusammensetzung des Blutes. Med. Klinik Bd. 1, S. 210. 1905.

[2] DOUGLAS: Zitiert auf S. 722.

[3] GRIESBACH: Eine klinisch brauchbare Methode der Blutmengenbestimmung. Dtsch. med. Wochenschr. Bd. 47, S. 1289. 1921.

[4] LAQUER, F.: Untersuchungen der Gesamtblutmenge im Hochgebirge. Klin. Wochenschrift Jg. 3, S. 7. 1924.

[5] LIPPMANN: Blutzusammensetzung und Gesamtblutmenge bei Hochgebirgsbewohnern. Klin. Wochenschr. Jg. 5, S. 1406. 1926.

[6] LAQUER, F.: Höhenklima und Blutneubildung. Dtsch. Arch. f. klin. Med. Bd. 110, S. 189. 1913. II. Mitt. Zeitschr. f. Biol. Bd. 70, S. 118. 1919.

Weise untersuchte Weber[1] den Einfluß des Hochgebirges auf Blutgiftanämien, die an Hunden experimentell durch Einspritzen von Pyrodin (Acetylphenylhydrazin) hervorgerufen wurden. Auch hier beschleunigte das Hochgebirge den Eintritt normaler Verhältnisse recht merklich. Ferner dokumentierte sich seine blutbildende Wirkung, wie Ausstrichpräparate zeigten, in einer Vermehrung der für eine gesteigerte Tätigkeit blutbildender Organe sprechenden Jugendformen.

Die günstige Wirkung des Davoser Klimas auf blutarme Kinder beschreibt Peters[2], der schon nach einem Aufenthalt von 6—12 Wochen eine deutliche Zunahme ihres Hämoglobingehaltes feststellen konnte. Ganz ähnliche Befunde wurden am gleichen Orte von Meyer[3] erhoben. Knoll[4] hat in Arosa an seinen Patienten geprüft, wie Tuberkulöse in den verschiedenen Krankheitsstadien auf das Höhenklima reagieren. Je nach dem Verhalten ihres Färbeindex stellt er zwei verschiedene Reaktionsgruppen auf, den Chlorosetypus, bei dem vor allem die Zahl der Erythrocyten, und den Perniziosatypus, bei dem in erster Linie der Hämoglobingehalt eine stärkere Tendenz zum Ansteigen zeigt. Ebenfalls mehr auf klinischem Gebiet liegt die Beobachtung von Frenkel-Tissot[5], der in einem Falle von hämolytischem Ikterus unter der Einwirkung des Hochgebirges zahlreiche polychromatische und basophil punktierte Erythrocyten auftreten und sich vermehren sah. Der gleiche Autor betont in einer späteren Veröffentlichung[6], daß der Erythrocytenanstieg im Klima von St. Moritz abhängig sei von der jeweiligen Konstitution und den aktuellen Bedürfnissen der inneren Atmung. Während Kinder im Vorpubertätsalter, die zwar erholungsbedürftig, aber keineswegs anämisch aus der Ebene heraufgeschickt wurden, deutliche Anstiege der roten Blutkörperchen und des Hämoglobins erkennen ließen, war bei einer Gruppe gesunder, erwachsener, weiblicher Individuen, die bereits mit ziemlich hohen Zahlen aus dem Schweizer Vorland nach St. Moritz kamen, eher eine leichte Abnahme dieser Werte erkennbar. Ihr erythropoetisches System muß also auf die Hochgebirgsreize sehr viel schwächer reagiert haben.

In einer kürzlich erschienenen Arbeit bemerkte Förster[7] eine Beschleunigung der Blutregeneration von experimentell anämischen Kaninchen durch Einspritzen von Serum, das von Kaninchen stammte, die 24—49 Stunden einer Luftverdünnung von 410 bis 480 mm ausgesetzt waren. Außerdem traten im Blute der so behandelten Tiere Anisocytose und Polychromasie auf. Verf. nimmt daher an, daß sich unter der Einwirkung der Luftverdünnung bei den Versuchstieren Hämopoietine gebildet haben, die imstande sind, auch bei anderen Tieren die Blutbildung anzuregen. In Fortsetzung dieser Versuche stellten Loewy und Förster[7] fest, daß bei den in gleicher Weise unter Luftverdünnung gehaltenen Kaninchen eine Vermehrung des Sauerstoffverbrauchs der Erythrocyten eintrat, die wir bereits erwähnten (S. 723). Auch die mikroskopische Betrachtung ihres

[1] Weber: Über den Verlauf akuter experimenteller Blutgiftanämien im Höhenklima. Zeitschr. f. Biol. Bd. 70, S. 131. 1919.

[2] Peters: Zur Physiologie des Höhenklimas. Dtsch. med. Wochenschr. Bd. 46, S. 181. 1920.

[3] Meyer: Über den Einfluß des Höhenklimas auf das Blutbild. Münch. med. Wochenschrift Bd. 67, S. 1320. 1920.

[4] Knoll: Blut und Blutbild im Hochgebirge. Schweiz. med. Wochenschr. Bd. 54, Nr. 5. 1924.

[5] Frenkel-Tissot: Neuere Untersuchungen über das Verhalten des Blutes im Hochgebirge. Münch. med. Wochenschr. Bd. 68, S. 1616. 1921.

[6] Frenkel-Tissot: Die biochemischen und biophysikalischen Beziehungen zwischen den Erythrocyten und dem Eiweißsystem des Blutes im Hochgebirge. Schweiz. med. Wochenschr. Bd. 52, S. 613. 1922.

[7] Förster: Luftverdünnung und Blutregeneration. Biochem. Zeitschr. Bd. 145, S. 309. 1924.

Blutes deutete auf eine gesteigerte Blutneubildung hin. Bei der Besprechung der Ursachen der Blutveränderungen im Hochgebirge wird nochmals auf die Arbeit zurückzukommen sein.

4. Capillarmikroskopische Untersuchungen.

Das Verhalten der weißen Blutkörperchen.

Die neue Methode der Untersuchung der Blutcapillaren am Lebenden ist von Liebesny[1] auch im Hochgebirge angewandt worden. An 22 Personen fand er in St. Moritz gewisse Veränderungen, wie grobkörnige Strömung, Ausbuchtungen der Wand usw., die er als eine für das Höhenklima charakteristische Erscheinung ansah, während Lüscher[2] am Jungfraujoch (3460 m) zwar dieselben Veränderungen feststellen konnte, sie aber nicht als einen für die Höhe spezifischen Befund auffaßte, da sie sich ebensogut und mit derselben Häufigkeit auch in Bern beobachten ließen. Ebenso stellte Finsterwald[3] unter Knolls Leitung fest, daß die im Capillarkreislauf zu beobachtenden Veränderungen lediglich methodisch bedingt sind. Bei Verwendung stärkerer Vergrößerungen, vor allem nach Verabfolgung eines warmen Handbades unmittelbar vor der Untersuchung, erhält man auch im Hochgebirge Bilder, die sich keineswegs in charakteristischer Weise von den normalen capillarmikroskopischen Beobachtungen unterscheiden.

Natürlich hat man auch häufig bei den Blutuntersuchungen im Hochgebirge seine Aufmerksamkeit den Leukocyten zugewandt, und in vielen der bisher erwähnten Arbeiten finden sich Mitteilungen über Zählungen und Differenzierungen der weißen Blutkörperchen, die man bei den Untersuchungen des Hämoglobins sowie der Erythrocyten meist nebenbei ausgeführt hat. In den meisten Fällen ist es jedoch nicht gelungen, charakteristische und eindeutige Veränderungen nachzuweisen, die für oder gegen eine gesteigerte Funktion der blutbildenden Organe im Hochgebirge zu verwerten gewesen wäre, und somit hier ausführlicher erwähnt werden müßten, wo es sich lediglich um die Besprechung der Blutbildung im Hochgebirge handelt. Allerdings hat Ruppanner[4] bei neueren, in Samaden (1750 m) ausgeführten Untersuchungen der Leukocyten eine Verschiebung nach „links" im Sinne Arneths beobachtet, was ebenfalls für eine gesteigerte Funktion des Knochenmarks verwertet werden könnte.

5. Über die Ursachen der im Hochgebirge beobachteten Blutveränderungen.

Wenn auch zuzugeben ist, daß gerade im Hochgebirge mit seinen starken vasomotorischen Reizen größere Schwankungen der Blutkonzentration leichter vorkommen als in der Ebene, so glaube ich doch, daß man auf Grund des recht umfangreichen Materials, das in den vorangehend aufgeführten Untersuchungen zusammengetragen ist, mit Sicherheit den Schluß ziehen darf, daß das Hochgebirge einen spezifischen Reiz auf die Blutbildung ausübt. Dies zeigt sich beim Gesunden nicht nur in einer relativen Blutvermehrung im peripheren Capillarnetz, sondern

[1] Liebesny: Der Einfluß des Höhenklimas auf den Capillarkreislauf. Schweiz. med. Wochenschr. Bd. 52, S. 431 u. 477. 1922; Bd. 53, S. 777. 1923.

[2] Lüscher: Zur Frage des Capillarkreislaufs im Höhenklima. Schweiz. med. Wochenschrift Bd. 53, S. 778. 1923. — Lüscher: Über den Kreislauf auf der Station Jungfraujoch. Ebenda Bd. 53, S. 509. 1923.

[3] Finsterwald: Das Blutbild der Tuberkulose im Hochgebirge. II. Beitr. z. Klin. d. Tuberkul. Bd. 54, S. 239. 1923.

[4] Ruppanner: Über das leukocytäre Blutbild im Hochgebirge. Schweiz. med. Wochenschrift Bd. 50, S. 105. 1920.

auch in einer Zunahme der Gesamtblutmenge, beim Anämischen in einer wesentlichen Beschleunigung der Blutregeneration. Diese Auffassung dürfte auch jetzt allgemein ziemlich einhellige Zustimmung gefunden haben.

Strittig ist allerdings noch immer die Frage, welcher der verschiedenen Faktoren, durch die sich das Höhenklima von dem gewöhnlichen Klima der Tiefebene unterscheidet, als Hauptursache in Betracht kommt. Zunächst nahm man an, daß der verminderte Luftdruck Sauerstoffmangel im Blute hervorruft, der seinerseits einen Reiz auf die Blutbildung ausübt. Diese Ansicht wird auch heute noch in zahlreichen Veröffentlichungen vertreten und ist durch experimentelle und klinische Beobachtungen von KUHN[1], DAVID[2] und GUTSTEIN[3] über die Blutzunahme bei künstlichen Luftverdünnungen auch in der Ebene gestützt. In demselben Sinne sprechen die bereits wiederholt angeführten Arbeiten von LOEWY und FÖRSTER[4], in denen bereits nach recht kurzdauernder Einwirkung einer künstlichen Luftverdünnung Blutveränderungen beobachtet wurden, aus denen sich eine vermehrte Tätigkeit der blutbildenden Organe herleiten läßt. Im Gegensatz zu den eben zitierten Feststellungen steht die Arbeit von SUNDSTROEM und BLOER[5], die im Herzblut von Kaninchen, die einer kurzdauernden Luftverdünnung von 350 bis 450 mm ausgesetzt waren, keine regelmäßige Beeinflussung der Blutzellenzahlen fanden, wohl aber eine konstante Abnahme des Lipoidphosphors im Plasma, was sie als erste Stufe der sich im Knochenmark abspielenden Blutneubildung ansehen. MANSFELD[6] entwickelte bereits nähere Vorstellungen über die Wege, auf denen man sich den Verlauf der blutvermehrenden Reize des Sauerstoffmangels vorstellen könnte. Da er bei thyrektomierten Tieren in der Höhe im Gegensatz zu normalen keine Blutvermehrung mehr fand, glaubt er, daß der Anstoß zur Blutneubildung nur durch Vermittlung der Schilddrüse auf das Knochenmark ausgeübt werde, wobei mir allerdings die angeführten Zahlen nicht sehr beweiskräftig erscheinen.

Gegen diese recht plausible Erklärung, daß der durch den verminderten Luftdruck hervorgerufene Sauerstoffmangel den Reiz für eine vermehrte Neubildung von Blutelementen darstelle, spricht vor allem die Tatsache, daß bereits in Höhen, in denen jedenfalls bei gewöhnlicher Tätigkeit noch kein Sauerstoffmangel herrscht, Blutveränderungen beobachtet worden sind, die man, wie bereits ausführlich besprochen wurde, nur als Folge einer echten Blutvermehrung deuten kann. Ferner sind auch an der See Vermehrungen von Hämoglobin und Erythrocyten festgestellt worden[7], wo natürlich von einem verminderten Luftdruck keine Rede sein kann, dagegen einige andere klimatische Faktoren vorhanden sind, die auch bei der Blutvermehrung im Hochgebirge eine Rolle spielen könnten. In erster Linie muß man hierbei an die biologische Wirkung der Sonnenstrahlen denken. Vor allem KESTNER[8] vertritt mit seinen Mitarbeitern neuerdings

---

[1] KUHN: Die Vermehrung der roten und weißen Blutkörperchen durch die Lungensaugmaske. Münch. med. Wochenschr. Bd. 54, S. 782 u. 1713. 1907.

[2] DAVID: Die therapeutische Verwendung sauerstoffarmer Luft bei Anämien. Dtsch. Arch. f. klin. Med. Bd. 109, S. 129. 1912.

[3] GUTSTEIN: Über ein typisches Verhalten des Blutes bei Sauerstoffmangel. Folia haematol. Bd. 26, S. 211. 1921.

[4] LOEWY u. FÖRSTER: Zitiert auf S. 723.

[5] SUNDSTROEM u. BLOER: The physiol. effects of short exposures to low pressure. Journ. of biol. chem. Bd. 45, S. 153. 1920.

[6] MANSFELD: Blutbildung und Schilddrüse. Pflügers Arch. f. d. ges. Physiol. Bd. 152, S. 23. 1913.

[7] HELLWIG: Zeitschr. f. Baln. Bd. 5, S. 144. 1913. — HELLWIG u. MÜLLER: Ebenda Bd. 6, S. 185. 1914. — KESTNER u. Mitarbeiter: Die Heilwirkung des Nordseeklimas. Klin. Wochenschr. Jg. 2, S. 2020. 1923.

[8] KESTNER: Zeitschr. f. Biol. Bd. 73, S. 1. 1921.

diese Ansicht. Er fand auch eine Beschleunigung der Blutregeneration unter dem Einfluß der künstlichen Höhensonne. Ihr wirksamer Bestandteil sei das von den ultravioletten Strahlen gebildete Stickoxydul, das auch bei der Wirkung des Höhenklimas eine Rolle spiele. Hierauf wird an anderer Stelle des Handbuches näher eingegangen werden (J. XVIII. 6. c. 1).

Trotzdem glaube ich, daß man die Licht- bzw. Strahlungswirkungen keinesfalls allein für die Blutveränderungen im Höhenklima verantwortlich machen kann. Wahrscheinlich wird die gesteigerte Blutbildung im Hochgebirge einer gleichzeitigen Einwirkung verschiedener Faktoren ihre Entstehung verdanken, die zu trennen die allerdings nicht leichte Aufgabe zukünftiger Forschung auf diesem Gebiete sein wird.

Physiologie der blutbildenden Organe.

Von

VIKTOR SCHILLING

Berlin.

Mit 56 Abbildungen.

Einleitung.

Das Gebiet der Physiologie der blutbildenden Organe bedarf zunächst einer gewissen Einschränkung und Umgrenzung, denn die dazugehörigen Organe haben teilweise ihre hämatopoetischen Fähigkeiten nur als eine Teilfunktion, andererseits gehören zu ihrer Physiologie eigentlich die Eigenschaften ihrer Parenchymzellen, der Blutkörperchen, mit hinzu, nur daß sie diese Zellen im Gegensatz zu anderen Organen unreif oder wenigstens noch nicht funktionierend in den Kreislauf hinaussenden, um draußen ihre Aufgaben zu erfüllen. In diesem Sinne gehörte z. B. die Sauerstoffübertragung zu den Funktionen des roten Knochenmarkes, das die atmenden Erythrocyten bildet, geradesogut, wie die Eigenschaften der in der Leber gebildeten epithelialen Parenchymzellen mit allen ihren Fähigkeiten die physiologische Funktion der Leber ausmachen. Man hat sich gewöhnt, die Hämatopoese als eine Angelegenheit für sich zu behandeln und mit ihr nur die Entstehung der Blutzellen, ihre differentialen und allgemeinen Zahlverhältnisse allein zu verbinden, in dieser formativen Tätigkeit die Hauptfunktion der hämatopoetischen Organe zu erblicken oder sie wenigstens bei Einteilungen wie der hier vorliegenden in den Vordergrund zu stellen. Wir gelangen dadurch, da die Eigenschaften der Parenchymzellen eben in anderen Gebieten bereits behandelt werden, zu einer nicht immer gleichmäßigen Umgrenzung der Betrachtung und zu einer Unvollständigkeit, die an den genannten Stellen ergänzt werden muß. Das *Knochenmark,* das wenigstens nach heutiger Kenntnis hauptsächlich blutbildend sich betätigt, werden wir ziemlich *mit der Schilderung seiner Hämatopoese* physiologisch richtig erfassen, während wir damit bei der Milz, die man gewöhnlich genau so zu den hämatopoetischen Organen rechnet, und die in der Tat diese Fähigkeit physiologisch lymphatisch und monocytär, pathologisch auch myelocytär hat, nur eine rasch zu ersetzende Teilfunktion dieses vielseitigen Organs schildern.

Die große Schwierigkeit bei der Physiologie der blutbildenden Organe ist die jetzt allgemein anerkannte Tatsache, daß die Hämatopoese ursprünglich eine ausgedehnte und embryonal noch weit ausgebreitete Funktion des mesenchymalen Bindegewebes darstellt, und daß sie sich in der aufsteigenden Tierreihe eben erst Stufe für Stufe mehr konzentriert und auf bestimmte Organbezirke festzulegen scheint, ein Prozeß, der erst bei den höchsten Säugetieren und am reinsten beim Menschen zu einem gewissen Abschluß gekommen ist: hier finden wir ein festumrissenes erythro- und granulocytopoetisches Knochenmark, eine nur noch lymphatische und monocytäre Milz, rein lymphatische Drüsen, von der Blutbildung gereinigte Leber, Nieren, Bindegewebe, aber alle diese ehemals blutbildenden Gewebsbezirke haben ihre Eigenschaften noch nicht ganz vergessen und sind bereit, sie im Notfalle pathologischerweise wieder aufzunehmen. Wir sehen hier gewissermaßen junge Organe in der Auskrystallisierung aus der Zellmasse des Körpers, stehen noch in Zeiten, wie sie für die alten epithelialen Organe in ganz niederen Stufen einmal galten, wo sich die ganze Oberfläche sezernierend oder assimilierend betätigen konnte, bis sich aus gewissen Organbezirken in anfänglich wandelbarer Gestalt die Organe, z. B. die Nieren, die Lungen, die Geschlechtszellen herausbildeten, gelegentlich ihre Funktionen noch vertauschten, sich aus einfachen Hautbezirken im Notfalle wieder regenerierten. Die vergleichende Hämatologie in der Tierreihe läßt diesen Weg für die Blutzellen heute noch als gar nicht so weit zurückliegend erkennen, und die ungewöhnlich hohe Regenerationskraft der hämatopoetischen Gewebe hängt zweifellos mit seiner Nachbarschaft mit dem embryoiden Mesenchym zusammen, während die alten Organe diese Fähigkeit um so mehr einbüßen, je länger und fester gefügt sie in der Tierreihe sich entwickelt haben.

Das Produkt dieser hämatopoetischen Organe ist das kreisende Blut, von dem es heute noch strittig erscheint, ob man es als eine Art geordnetes Gewebe, d. h. eine trotz des flüssigen Zustandes festgefügte histologische Einheit mit genau gegenseitig geregelten Verhältnissen der einzelnen Elemente oder im neu begründeten Sinne SAHLIS als „Sekret“ vieler Ursprungsorte auffassen soll.

SAHLI sagt: „On peut sans aucun doute envisager la partie liquide du sang comme le produit de secretion non pas seulement des glandes endocrines specialement adaptées, mais de toutes les cellules de l'organisme, puisque c'est ce liquide meme qui reunit la totalité de l'organisme en un tout harmonique ...“ ...„il represente un melange colloidal d'une complexité inouie et de constitution toute particuliere.“

Gegen die Gewebenatur spricht nach SAHLI das Fehlen einer von den Zellen selbst gebildeten Intercellularsubstanz (das Plasma stammt allerdings teilweise von der Leber und anderen Organen, dennoch bildet sich das erste Plasma durch Verflüssigung der Angioblasten gleichen Ursprunges, wie die Blutstammzellen); weiter werden die Zellen nach SAHLI nicht im Blute gebildet.

Gegen diese Sekretauffassung läßt sich aber ohne weiteres einwenden, daß in Wahrheit das Blut als Verflüssigung echter Gewebe entsteht; z. B. wandern im Knochenmark die Zellen dadurch aus, daß mit fortschreitender Reife sich ihr cellulärer Zusammenhang lockert und wahrscheinlich eine autolytische Verflüssigung die Zellen frei werden läßt (HOLLER u. a.). Noch augenscheinlicher ist das Freiwerden der Zellen aus Geweben bei den Monocyten, wo man ihr Abwandern durch Abrundung und Protoplasmavermehrung mit Lösung des Gewebsverbandes leicht erkennen kann (ASCHOFF, Verfasser u. a.).

Andererseits stimmt die SAHLIsche Definition auch nicht für andere Gewebe, z. B. die Leber, in der auch ein Zwischenteil (Kapsel) einfaches, nicht von den Leberzellen gebildetes Bindegewebe dastellt und in der massenhaft Flüssigkeiten kreisen, die von weither stammen; ist doch vielleicht die Galle, das scheinbar spezifische Sekret der Leber, in Wahrheit ein Produkt des Knochenmarkes, das die Erythrocyten mit dem Hämoglobin ausstattet, dessen Zerfall und Aufsaugung das Lebersekret „Galle“ größtenteils darstellt.

In der Tat entspricht alles, was wir vor allem durch das Studium des Blutes am Menschen wissen, *weit eher der Vorstellung eines verflüssigten Gewebes eigenartiger Konstruktion* mit genau umgrenzten Entwicklungsherden, konstanter innerer gegenseitiger Ausbalancierung (Isomorphie) und hoher, gesetzlich ablaufender Anpassungsfähigkeit an physiologische und pathologische Aufgaben. *Stellen wir uns auf einen teleologischen Standpunkt, so kann in der Tat für die Aufgaben der Blutzellen kaum eine bessere funktionelle Struktur erdacht werden, wie sie das für Atmung, Ernährung, Fermentation, Abwehr und andere allgemeinste Aufgaben bestimmte Blutzellgewebe mit seiner Verflüssigung gewonnen hat.*

Häufiger bestritten wird die Benennung der hämatopoetischen Stammherde als Organe, teilweise weil sie im wesentlichen bindegewebiger Zusammensetzung, teils weil sie sehr diffus im Körper als „Systeme“ verbreitet sind.

Was aber für die Lymphdrüsen, ganz unbestritten für die Milz gilt, nämlich daß sie körperlich zusammengefaßte, in bestimmter und immer prinzipiell gleicher Weise konstruierte, mit einem eigenartigen Gefäßsystem versehene Körperteile mit bestimmten Funktionen sind, das kann auch dem Knochenmark nicht vorenthalten werden, das in seiner Konstruktion die gleichen Gesetzmäßigkeiten bei festliegender Funktion erkennen läßt, wenn ihm auch die feste Zusammenfassung in einer kapselartigen Hülle fehlt. In schon mehr übertragenem Sinne wird sogar der Name eines „intermediären Stoffwechselorgans" auch vom Reticuloendothel, dem dritten Blutsysteme, gebraucht.

Auf die blutbildende Funktion der genannten Organe, deren andere Eigenschaften nur kurz mit herangezogen werden sollen, soweit sie für die Blutbildung selbst von Wichtigkeit erscheinen, wird sich dieser Abschnitt über die Physiologie der blutbildenden Organe beschränken müssen. Hierbei wird es zweckmäßig sein, zunächst allgemein die Ansichten über Blutzellbildung im Körper zu besprechen, dann die Erythropoese, Granulocytopoese und Thrombocytopoese mit dem Knochenmark, die Lymphocytopoese mit der Betrachtung der Lymphdrüsen und des lymphatischen Milzanteils, der weißen Pulpa, zu verbinden und erst zuletzt auf das ubiquitäre, mit mannigfachen Aufgaben überlastete Reticuloendothel als Stammgewebe der Monocyten einzugehen. Nach Darlegung der Einzelarbeit dieser Systeme kann dann der Versuch der Feststellung von Wechselbeziehungen zwischen ihnen gemacht und ihre Zusammenarbeit bei der Gestaltung des Gesamtblutes dargestellt werden.

A. Allgemeines über Blutzellbildung.

1. Embryonale Blutbildung.

Die ersten Blutbildungen erfolgen ganz ubiquitär im Körper, sogar eigentlich außerhalb desselben in der Area vasculosa des Dotterhofes, wo His[1] die Angioblastenhaufen, Kölliker die sog. Blutinseln als Anfänge der gemeinsamen Blut- und Gefäßbildung erkannten. Diese Blutinseln waren zuerst von Wolff[2] 1759 und von Pander[2] 1817 beschrieben worden. Indem sich die inneren Zellen dieser Inseln verflüssigen, die umgebenden sich abflachen, entstehen die ersten Gefäße; von der Wand sich ablösende Zellen und Zellen der Umgebung werden zu den ersten Blutzellen, die sich mit Hämoglobin beladen innerhalb der Lumina, während die perivasculären mesenchymatösen Zellen später der Erzeugung leukocytärer Elemente dienen. Naegeli und Schridde[3] nehmen dabei an, daß die ersten (primitiven) Blutzellen sämtlich Erythrocyten werden, während Maximow[4] auch schon Leukocyten in den stark basophilen indifferenten Stammzellen innerhalb der Gefäße erkennen will.

Das primitive Gefäßsystem wuchert sozusagen vom Dotterhof in den embryonalen Körper ein, indem sich das aus den Angioblasten hervorgehende Endothel schon in den ersten Stunden der Embryonalanlage differenziert innerhalb der mesenchymatösen Grundmasse, dann sprossend Capillaren und größere Gefäße ausbildet (Prevost und Lebert, His, Rouget, Arnold u. a.). Evans[5] fand, daß der hintere Teil der Aorta und die oberflächlichen Gefäße direkt von den Angioblasten durch Einwuchern entstehen, während sich die vordere Aorta und die

---

[1] His, W.: Abh. d. math.-phys. Kl. d. Sächs. Ges. d. Wissensch. Bd. 26. 1900 (Zusammenfassung). Leipzig 1868.
[2] Wolff: Theoria generationis 1759. — Pander: Würzburg 1817.
[3] Naegeli und Schridde: Zitiert auf S. 735.
[4] Maximow: Arch. f. mikr. Anat. Bd. 97. 1923 (viele Literaturhinweise).
[5] Evans: Keibel-Malls Handb. Bd. II. 1911 (Literatur).

Herzanlagen nach BREMER[1] aus angioblastischen Capillarplexus bilden. *Diese Differenzierung ist also nach der Ansicht der Autoren eine sehr frühe und endgültige,* während andere Autoren mehr zu einer fortwährenden örtlichen Neubildung aus dem Mesenchym neigen (RÜCKERT und MOLLIER[2]). HAHN[3] 1909 förderte diese Auffassung experimentell am Hühnerembryo, indem er eine Gefäßmembran entfernte und trotzdem doppelte Herz- und Gefäßanlage erhielt, die sich aus Mesenchym ergänzte (Übersicht bei SABIN[4]).

Ganz besonders überzeugend wirken die schönen Studien von FLORENCE SABIN[5], die am lebenden Hühnerembryo die Gefäßentwicklung direkt studieren konnte. Die ganz jungen eintägigen Embryonen wurden in LOCKE-LEWISscher Lösung eingebettet und mit Ölimmersion betrachtet. Man sieht eine neue Zellart mit stärkerer Lichtbrechung und, gefärbt, dichtem, basophilem und azurophilen Protoplasma aus dem Mesoderm entstehen, die „vasoformativen Zellen“ von RANVIER oder die HISschen Angioblasten, die zu syncytialer Strangbildung neigen und lebhaft sprossen. Zur Zeit des 5. und 6. Ursegmentes dringen die sich vermehrenden Angioblasten in die Zellmasse des Embryo aus der Area vasculosa ein und bilden die Vorstufen der zentralen Herz- und Aortenanlage, die sich dann in situ ausdifferenziert.

In engstem Zusammenhange mit diesem Angioblasten entwickelt sich das Blut. MINOT[6]) hat die erwähnten intravasalen ersten Zellen als „Mesamöboide“ bezeichnet und erklärt sie für die gemeinsame Stammzelle aller Blutzellen, womit er sich im Einklang mit älteren Autoren wie PAPPENHEIM[7], MAXIMOW[8], DANTSCHAKOFF[9], NAEGELI und SCHRIDDE befindet. Die Zellen sind erst sehr groß, werden aber durch rasche Teilungen klein und protoplasmaarm. Beim Menschen wurden die ersten Blutinseln schon im Embryo von 0,37 mm von Graf VON SPEE und KEIBEL gesehen; MINOT sah schon bei 1 mm abgetrennte Gefäßanlage im Dotterhofe.

Diese *primitiven Blutzellen* MAXIMOWS oder die *Mesamöboiden* MINOTS wandeln sich durch Hämoglobinbildung direkt um in Erythroblasten, zuerst vom megaloblastischen oder ichthyoiden Typus, später in die hämoglobinärmeren normoblastischen sauroiden Blutzellen mit Kern, die die Dauerform bei den Sauroiden bilden, endlich in die kernlosen Blutplastiden der Amnioten.

Der Übergang von der ichthyoiden großen hämoglobinreichen Form findet im menschlichen Embryo von etwa 8 mm statt; bei 12 mm treten sehr viel Mitosen auf, die überleiten zu der sauroiden Blutbildung, die sich mit der jetzt einsetzenden Leberblutbildung an die Stelle setzt.

SABIN[5] beschrieb die Bildung der Zellen ebenfalls am lebenden Embryo und studierte sie weiter mit Vitalfärbung und Blutausstrich. Sie idendifiziert die ersten Zellen mit PAPPENHEIMS primitiven Megaloblasten, einer basophilen und azurophilen Zelle, die auch WEIDENREICH[10], DANTSCHAKOFF, MAXIMOW, FERRATA[11] u. a. in gleicher Weise gesehen haben. Die sich rötenden Zellen entstehen beim Hühnchen schon am zweiten Tage vom Angioblast und Endothel. Am dritten Tage beginnt die Bildung von Monocyten vom Endothel und gleichzeitig zeigen sich peritheliale Clasmatocyten und Granulocyten. Erst am vierten Tage, und scheinbar nicht im Dottersack entstehend, finden sich auch Lymphocyten ein.

SABIN *kommt also auf Grund embryologischer Studien zu einer sehr frühen genetischen Trennung von drei Zellstämmen, den Granulocyten, Monocyten und Lymphocyten mit ganz verschiedener Genese*; dabei sind Monocyten und Clasmato-

---

[1] BREMER: Americ. journ. of anat. Bd. 13. 1912.
[2] RÜCKERT u. MOLLIER, in Hertwigs Handb. d. Entwicklungslehre Bd. I. 1906.
[3] HAHN: Arch. f. Entwicklungsmech. d. Org. Bd. 27. 1909.
[4] SABIN: Ergebn. d. Anat. u. Entwicklungsgesch. Bd. 21. 1913 (Literatur).
[5] SABIN: Contribut. of embryol. Bd. 14, S. 1. 1922; Bull. of the Johns Hopkins hosp. Bd. 32, S. 314. 1921.
[6] MINOT, in Keibel-Malls Handb. 1911.
[7] PAPPENHEIM: Virchows Arch. f. pathol. Anat. u. Physiol. Bd. 89. 1898.
[8] MAXIMOW: Arch. f. mikr. Anat. Bd. 73. 1909.
[9] DANTSCHAKOFF: Anat. Hefte Bd. 37. 1908.
[10] WEIDENREICH: Arch. f. mikr. Anat. Bd. 72. 1908.
[11] FERRATA: Emopatia Bd. I. Mailand 1918.

cyten eng verwandt, vom Endothel stammend; Granulocyten werden scheinbar durch direkte Umwandlung von Angioblasten neu gebildet und Lymphocyten entstehen von Körperherden. Die Granulocyten zeigen schon früh chemotaktische Wanderung in die Gefäße hinein. Die ersten Lymphocyten sind von kleiner Form; sie entstehen später wie die anderen und können keine Stammzellen sein.

Diese neuen Untersuchungen, die durch neue Charakteristica der Zellen mit der Vitalfärbung gestützt sind, bestätigen somit die seit 1911 etwa von mir *vertretene trialistische Auffassung* des Leukocytensystems und zeigen überzeugend, wie außerordentlich früh diese Sonderung erfolgt.

Die ersten Anschauungen über die Entwicklung der Blutzellen waren durchweg monophyletisch in primitiver Form, in dem man einfach Umwandlung eines Lymphocyten über große mononucleäre Zwischenstufen in Neutrophile annahm, eine Anschauung, die sich noch in dem Namen „Übergangsform" von EHRLICH abspiegelt. Hieraus entwickelte sich ein Unitarismus höherer Form, der besonders von Histologen vertreten wurde, die Lehre von der parallelen Abstammung aller Leukocyten von *einer* primitiven Stammzelle, die sich je nach Bedarf oder Lokalisation aufspalten könne, in die zwei Stämme der Granulocyten und der Lymphocyten, von der sich auch früh schon der Erythrocyt entwickelte. Der konsequenteste Vertreter dieser Richtung war MAXIMOW, der in dem kleinen Lymphocyten die Stammzelle aller Arten von Blutzellen erblickte[1].

Diese Lehre wurde am stärksten erschüttert durch NAEGELIS[2] scharfe Abgrenzung eines morphologisch unterscheidbaren Myeloblasten, den er dem Lymphoblasten gegenüberstellte (1900). Beide Meinungen bekämpften sich in der Folge scharf. PAPPENHEIM[3] suchte dadurch zu vermitteln, daß er die Stammzelle als „Lymphoidocyten" bezeichnete, sie damit als nicht echt lymphatisch heraushebend, und daß er somit eine prinzipiell identische, aber *örtlich verschiedene Entwicklungstendenz* zeigende Stammzelle der verschiedenen Blutsysteme anerkannte. Im Gegensatz zu MAXIMOW, der ihm bezüglich des „*Lymphoidocyten*" an sich zustimmte, trennt er diesen aber sehr scharf vom reifen Lymphocyten des Lymphsystems.

Die verschiedenen Auffassungen prallten am heftigsten bei der Einteilung des Großen Mononucleären und seiner Übergangsform nach EHRLICH zusammen, da die Unitarier ihn als bequeme Zwischenstufe, die Dualisten verschiedener Richtung bald als myeloische (TÜRK, NAEGELI, auch wohl EHRLICH), bald als lymphatische Zelle (PAPPENHEIM, ARNETH, BERGEL u. a.) beanspruchten.

Hier setzten an der Hand tropenpathologischen Materials meine eigenen Studien ein und arbeiteten zuerst klinisch die besondere Reaktion der „Großen Mononucleären + Übergangsformen" heraus, die ich[4] bereits 1912 in der 1. Auflage meines Blutbildes festlegte und bald darauf durch die Beschreibung einer dritten monocytären Leukämieform, neben myeloischer und lymphatischer Leukämie, ergänzte (RESCHAD u. V. SCHILLING[5]; weiteres s. unter Monocytensystem S. 844).

Der NAEGELIsche Dualismus hat zweifellos durch die Entdeckung der Oxydasereaktion der myeloischen Zellen (WINCKLER-SCHULZE) seine durchgreifendste Bestätigung erhalten, während die ebenfalls erst morphologisch entwickelte trialistische Lehre durch die biologische Zusammenfassung eines Reticuloendothels, eines farbstoffspeichernden Zellapparates durch ASCHOFF-LANDAU und seine Verbindung mit den Blutmonocyten durch ASCHOFF-KIYONO[6] gefestigt wurde. Es ist merkwürdig, daß ASCHOFF-KIYONO selbst für die Blutmonocyten den Trialismus lange abgelehnt haben (bis 1925), während ich selbst die Entstehung der Monocyten schon 1914 aus dem Reticuloendothel annahm und 1919 pathologisch-anatomisch durchführte (ASCHOFF[7] schloß sich NAEGELI an, der die Hauptmasse der Monocyten als vierten myeloischen Zellstamm erklärte; s. Abschn. Monocyten). Eine wertvolle Bestätigung bilden nunmehr, wie auch ASCHOFF anerkennt, die vitalen Unterscheidungen von SABIN und CUNNINGHAM, DOAN & SABIN.

Diese embryologische Abschweifung war zunächst notwendig, um die tiefe Bedeutung der Zelldifferenzierung und der Lehre von den Systemen zu begründen, die von Histologen und Klinikern erst wenig gewürdigt wird.

---

[1] Siehe Anmerkung S. 743.
[2] NAEGELI: Dtsch. med. Wochenschr. 1900.
[3] PAPPENHEIM: Atlas der menschl. Blutzellen. Jena 1905—1909.
[4] SCHILLING, V.: Blutbild und klin. Verwertung. 1. Aufl. Jena: G. Fischer 1912.
[5] RESCHAD u. V. SCHILLING: Münch. med. Wochenschr. 1913, H. 36.
[6] ASCHOFF-KIYONO: Folia haemat. Bd. 13. 1913.
[7] ASCHOFF: Ergebn. d. inn. Med. u. Kinderheilk. Bd. 26. 1925.

Mit dieser ganz frühen Differenzierung der Zellstämme, die wesentlich älter ist wie die von ihnen gebildeten Stammorgane — dies findet übrigens in der Phylogenie eine völlige Parallele (s. unten) —, *läßt sich die Ansicht einer ganz getrennten physiologischen Funktion der einzelnen Systeme überzeugend dartun.* Es liegt nicht eine Art Laune einer omnipotenten Zellart vor, bald so, bald so zu erscheinen, sondern *eine früh angelegte Sonderfunktion von Zellstämmen,* die sich bald nach ihrer Entstehung aus einer gemeinsamen Wurzel abtrennen.

Deshalb wird es uns zwar ganz plausibel erscheinen, daß sich gelegentlich von sehr jungen Bindegewebszellen aufs neue die Spaltungen vollziehen, die in den ersten Tagen des Embryos möglich waren, nämlich dann, wenn diese „mesenchymatösen Bindegewebszellen" aus der Umgebung der Gefäße (Perithelien, Clasmatocyten, ruhende Wanderzellen) sich sozusagen wieder in statu nascendi befinden (Entzündung, Gefäßsprossung in Wunden, Neubildungen), aber es will uns höchst unwahrscheinlich erscheinen, daß eine so früh angelegte und durchgeführte Sonderung beliebig zwischen den differenzierten Geweben gewechselt werden könnte. Mit einem Worte: *Es wird möglich sein, daß sich eine embryonal verbliebene oder wieder gewordene (entdifferenzierte) Stammzelle nach verschiedenen Richtungen polyphyletisch entwickelt, aber es wird ganz unmöglich sein, daß sich z. B. bereits differenzierte Myeloblasten zu Lymphocyten, Monocyten oder Erythroblasten weiterentwickeln.*

Diese erste Zeit der Blutbildung ist also ganz allgemein mit dem Gefäßsystem verbreitet und vollzieht sich mitotisch teilweise in den Gefäßen selbst wie bei niederen Wirbeltieren.

Eine gewisse Lokalisierung läßt sich zur Zeit des Überganges vom primitiv-megalocytären zum erythroblastischen Blutbilde im Embryo feststellen: besonders *die Leber* entwickelt sich zu einem *Vorzugsorgan für die Hämatopoese* (Beginn im Embryo von 12 mm nach SCHRIDDE[1], MINOT).

Die Leberblutbildung der höheren Säugetiere wurde von PREVOST und DUMAS 1824 entdeckt, von REICHERT und WEBER studiert (1846) und genau beschrieben von KÖLLIKER (1846)[2]. Zunächst scheinen die Gefäße mit Zellen überfüllt, die sich in lebhafter Hämatopoese befinden, doch werden später die Blutherde scheinbar intracellulär in den Zellbalken und die Ränder derselben erscheinen, wie angenagt (Ausbuchtungen der Sinusoide nach SCHRIDDE[3] „lacunare Korrosion" NEUMANNS[4]). Es ist schwer zu sagen, wo der erste Ausgangspunkt liegt, und die Meinungen lauten verschieden: aus Ansammlungen „mesamöboider oder primitiver" Blutzellen (MINOT u. a.), intravasculäre Bildung vom Endothel (M. B. SCHMIDT[5], v. KONSTANECKI[6]), extravasculäre Bildung von ausgewanderten Polyblasten (MAXIMOW[7]) oder clasmatocytären und perithelialen Elementen (mesenchymatöse Wanderzellen SAXERS[8], Reticulumzellen). Bereits beim Embryo von 2,7 cm konnte NAEGELI[9] massenhafte Myeloblasten und auch gekörnte Myelocyten erweisen und damit auch die Leukopoese der Leber in diesem Abschnitte feststellen, und zwar lagen diese meistens extracapillar. Übrigens bildet auch die Milz beim Fetus von 9 cm an reichlich Leukocyten und ist bei 27 bis 30 cm rein myeloisch in der Pulpa. In geringerem Maße ist bei Säugetieren die Niere hämatopoetisch tätig, evtl. auch die Thymus, Markstränge der Lymphdrüsen, Pankreas (H. FISCHER[10]), außerdem kommt sporadisch an vielen Stellen des Gewebes Blutbildung vorübergehend vor, sogar, wie H. FISCHER besonders hervorhebt, nicht nur perivasculär, sondern mitten im Gewebe. Die Einführung dieser extravasculären Zellen in die Blutbahn erfolgt nach

---

[1] SCHRIDDE: Fol. haemat. Suppl.-Bd. 4. 1907; Zentralbl. f. allg. Pathol. u. pathol. Anat. Bd. 19. 1908.

[2] Zitiert nach MINOT. [3] SCHRIDDE: Verhandl. d. dtsch. pathol. Ges. 1905.

[4] NEUMANN: Arch. f. Heilkunde Bd. 15. 1874.

[5] SCHMIDT, M. B.: Beitr. z. pathol. Anat. u. z. allg. Pathol. Bd. 11. 1892.

[6] v. KONSTANECKI: Anat. Hefte Bd. 3.

[7] MAXIMOW: Folia haemat. Suppl.-Bd. IV. 1907; Arch. f. mikr. Anat. Bd. 73. 1909.

[8] SAXER: Anat. Hefte Bd. 6. 1896.

[9] NAEGELI: Korrespondenzbl. f. Schweiz. Ärzte 1901; Verhandl. d. Kongr. f. inn. Med. 1906; Lehrbuch, 1. Aufl. 1907.

[10] FISCHER, H.: Monogr. Berlin: Julius Springer 1910.

SCHRIDDE und LOBENHOFFER[1] *durch aktive Einwanderung* oder auch *durch Auflösung der vorliegenden Gefäßmembran infolge des gleichen autolytischen Prozesses, wie mir scheint, der auch die Lockerung der dichten und sessilen Zellmassen im regenerierenden Knochenmarke flüssig macht.*

Im dritten Embryonalmonat beginnt dann die *Ausbildung des eigentlichen Blutorgans* der höheren Wirbeltiere, *des Knochenmarkes*, in dem die Blutbildung in zwar gesteigerter, wahrscheinlich aber kaum anderer Weise erfolgt als in den Herden der sekundären embryonalen Blutbildung. *Da eben die Blutbildung die wesentlichste uns bekannte physiologische Eigenschaft des Markes ist, sind wir gezwungen, uns zuerst mit dem außerordentlich schwierigen Kapitel der eigentlichen Blutstammzellen im reifen Organismus zu beschäftigen*, die wir beim embryonalen Körper nur erst gestreift haben. Wir begeben uns damit auf ein sehr im Flusse befindliches Gebiet, das seit langem zu heftigen wissenschaftlichen Fehden Anlaß gegeben hat, ohne als endgültig nach irgendeiner Richtung entschieden angesehen werden zu können.

2. Differenzierung der Blutzellstämme.

Die beherrschende, wenn auch selten gestreifte Grundfrage ist die Frage nach dem Wesen der Zelldifferenzierung überhaupt. Ist die in der Tierreihe und im werdenden Organismus unzweideutig sich vollziehende Aufteilung der Zellen in ganz bestimmt abgewandelte Formen eine erbbedingte, unabänderliche Grundeigenschaft der Zellen selbst, d. h. muß aus fortgesetzten mitotischen Teilungen zwangsläufig die Differenzierung sich entwickeln, so daß jede Zelle auch außer dem Zusammenhange des Körpers bei ermöglichter Teilung (etwa in einer idealen Carellkultur) sich in der eingeschlagenen Richtung weiterdifferenziert, evtl. dauernd gleichbleibende Gewebe oder Organe bildet? Oder ist die Zelle an sich *pluri- oder gar omnipotent* und kann unter „Determinanten" (WEISMANN), Einflüssen der Umgebung, der Lokalisation, der allgemeinen Wachstumsrichtung sich in jede beliebige, am Orte erforderte Zellform umwandeln?

Die Anatomen neigen augenscheinlich vielfach zu der Auffassung einer weitreichenden Pluripotenz, während die Kliniker durch die tägliche Beobachtung des Blutes und der Konstanz seiner Zellarten zu der Auffassung einer festgelegten Differenzierung neigen müssen. *Die im Blut kreisenden Zellformen werden allgemein von ihnen als festgelegte Typen betrachtet, die sich nicht mehr verändern können und in ihren Jugendformen bis hoch hinauf, bis zu ganz indifferent erscheinenden Elementen determiniert sind.* Auch über die Tatsache kann der objektive Beobachter nicht hinweg, daß die hämatopoetischen Organe selbst augenscheinlich determiniert sind, d. h. daß sie im ganzen beim Menschen bestimmte Blutzellarten an genau umschriebenen Stellen bilden, also ihre Pluripotenz wirklich aufgegeben haben.

Die Stammzellen erscheinen funktionell in diesen Organen differenziert, auch wenn sie morphologisch untereinander in den verschiedenen Organen sehr ähnlich aussehen, wie der Morphologe betont. Das Aufschießen von lymphatischen Herden im Knochenmark oder umgekehrt von myeloischen Herden in der Milz hat stets etwas Fremdartiges. Es wird auch schwer, an eine örtliche Determinierung durch die Umgebung zu glauben, wenn man dicht nebeneinander physiologischerweise oft kleine sporadische Lymphknötchen mitten im Knochenmarke zwischen den myeloischen Elementen sieht und weiß, daß in die Milz verpflanztes Knochenmarkgewebe sich dort lange behaupten kann (HEDINGER[2]), ebenso in der Leber (REHN[3]). Die Anatomen haben den klinischen Hämatologen langsam immer mehr Boden einräumen müssen und ihre zuerst für gleich gehaltenen „Lymphocyten" (WEIDENREICH, MAXIMOW) sind längst aufgelöst in differenzierte Zellformen nach den feineren Kriterien

[1] LOBENHOFFER: Beitr. z. pathol. Anat. u. z. allg. Pathol. Bd. 43. 1908.
[2] HEDINGER: Verhandl. d. Naturf. Gesellsch. Basel. Bd. 28, S. 2. 1911.
[3] REHN: Bruns' Beitr. z. klin. Chir. Bd. 117, S. 608. 1919.

des Blutausstriches (Granula, azurophile Progranulation, Kernstruktur) oder nach funktionellen Bestandteilen, wie der wichtigen Oxydase der myeloischen Elemente. Die Differenzierung reicht, wie *Verfasser*[1] besonders betont hat, *auch bei den entartesten Leukämien nie wirklich bis zur indifferenten Stammzelle, sondern immer nur bis zu scheinbar indifferenten Zellen,* die aber, z. B. bei myeloischer Genese, spurweise hier und da Reste der Oxydase verraten oder sich in ihrem histologischen Verhalten eben noch erkennbar charakteristisch einordnen, z. B. in der Milzpulpa als indifferente Myeloblasten oder in den Follikeln als indifferente Lymphoblasten. Der schrankenlose Gebrauch des Ausdruckes „Lymphocyten" seitens der Histologen für eine nur äußerlich ähnliche Zellart aller Systeme hat, wie auch MOLLIER[2] zugibt, hier viel Verwirrung gestiftet, die erst allmählich zwischen Histologie und Klinik ausgeglichen wird.

Wenn wir damit also die Differenzierung der Blutzellen (geradeso wie die der Epithelien usw.) auf ein ganz frühes embryonales Zellstadium zurückverlegen, so bleibt doch die Möglichkeit der Neudifferenzierung von verschiedenen Blutzellen aus wirklich indifferent gebliebenen Elementen, persistierenden Mesenchym- oder Angioblastenzellen, die schlummernd sich die Potenz bewahrt haben. Daß hierfür im Organismus ein physiologisches Bedürfnis besteht, muß man den Histologen zugeben, denn die Regenerierung verletzten oder verlorenen Blutes und Bindegewebes ist ein täglicher Vorgang, dem kein anderes Körperelement in gleichem Maße unterworfen ist. Aber die Fähigkeiten des erwachsenen Säugetierkörpers zur Regenerierung sind gegenüber dem hohen Vermögen niederer Tiere bekannt gering und man sieht, daß der Körper einen sehr mühsamen und langwierigen Prozeß notwendig hat, um auch nur eine Bindegewebslücke durch Narbengewebe zu decken, und daß stets dabei wesentliche Eigenschaften des normalen Gewebes eingebüßt werden (Pigmente, Haarbesatz, Elastizität u. a.), und daß, obgleich die Neubildung im ganzen homoioplastisch einfach durch Auswucherung der örtlichen differenzierten Endothelien, Fibroblasten, Epithelien usw. erfolgt, wenn auch vorübergehend sehr abnorme Formen der Zellen („Polyblasten") auftauchen, doch kein völliger Ersatz möglich ist. So ist auch die Blutbildung selbst bei höchstem Bedarfe immer nur eine rudimentäre, wie Verf. an dem einleuchtenden Beispiele der Marmorkrankheit hervorhob: bei einem sonst gesunden jungen Menschen vermochte der Körper trotz langsamsten Vorschreitens der Verknöcherung der Knochenhöhlen unter Ausbildung eines gewaltigen Milztumors und von zahlreichen myeloisch tätigen Drüsen *nur mit schwerer sekundärer* Anämie das Knochenmark zu ersetzen und das Leben zu erhalten (mitgeteilt in der Arbeit von BERNHARDT[3]). Selbst in solchen äußersten Fällen bleibt die Blutneubildung auf gewisse Gebiete beschränkt (Drüsen, Milz, einzelne Herde in den Nieren, Leber, Mesenterium usw.), *und zwar meistens solche Herde, die auch embryonal zeitweise Blutzellen ausbilden, mithin mit hämatopoetisch differenzierten Mesenchymzellen besetzt waren.*

Innerhalb des Körpers kann also von einer allgemeinen Pluripotenz solcher Stammzellen gar keine Rede sein; höchstens sind embryonale Restzellen annehmbar, die aktiviert werden können, wenn sie ein hämatopoetischer Reiz trifft.

Welches sind nun die „*Stammzellen*" der hämatopoetischen Organe?

3. Postembryonale Stammzellen der Blutbildung.

Für gewöhnlich erfolgt hier die Blutbildung ganz zweifellos homoioplastisch durch mitotische und amitotische Teilungen eben der jüngeren Zellen, die gebildet werden, und zwar ganz gesondert für Erythrocyten, die einzelnen Arten der Granulocyten, die Lymphocyten und anscheinend auch die Monocyten.

[1] SCHILLING, V.: Verhandl. d. Kongr. f. inn. Med. 1925; Referat ebendort 1926.
[2] MOLLIER: Arch. f. mikr. Anat. Bd. 74. 1909.
[3] Fall Marmorkrankheit, mitgeteilt von BERNHARDT: Klin. Wochenschr. 1926.

Selbst die jüngsten Zellen erscheinen nach Kernform, Protoplasmastruktur oder histologischer Anordnung differenziert. Erst bei physiologischer oder pathologischer Leistungserhöhung treten „indifferente" Stammformen auf, die in ihrem Habitus sich immer mehr dem primitiven Mesenchym- oder dem Endotheltypus nähern.

Die allgemein als jüngste Stufe beschriebenen Zellen haben einen ziemlich großen bläschenförmigen Kern mit feiner Gerüstzeichnung, sehr deutlichen Nucleolen, tiefblauem feinfaserigem Protoplasma ohne alle charakteristischen Einschlüsse und oft Neigung zur amöboiden Bewegung und rascher Mitosenbildung. Sie gleichen dem embryonalen Typus der „primitiven Blutzellen" und werden so benannt (MAXIMOW; SABIN, DOAN u. CUNNINGHAM)[1]. Es sind die PAPPENHEIMschen Lymphoidocyten, die Großlymphocyten NEUMANNS, HIRSCHFELDS, MAXIMOWS, WEIDENREICHS, die leukocytoiden Wanderzellen SAXERS, die Mesenchymzellen DANTSCHAKOFFS, neuerdings „Hämocytoblasten" (FERRATA u. MAXIMOW; Literatur s. vorstehend). Manche Autoren betonen ihre Lagebeziehung zu den Blutgefäßen, wie für die Perithelien oder Adventitiazellen MARCHANDS[2], die „Gefäßwandzelle" G. HERZOGS[3], die „Clasmatocyten" RANVIERS. MAXIMOW bezeichnete sie auch als „Polyblasten" und ließ sie ursprünglich aus den Gefäßen, wo sie als „kleine Lymphocyten" kreisen, auswandern, um dann pluripotent pericapilläre Hämatopoese zu treiben. Besonders ausgestaltet hat FERRATA[4] diese allgemein bekannte Zellart, die er als „*Hämocytoblast*" bezeichnet: er bringt sie in direkte Beziehung zu einer noch jüngeren Vorform, den Hämohistioblasten, stark endotheloide Zellen mit dreierlei verschiedener Protoplasmadifferenzierung granulopoetischer, monocytär-azurophiler und körnchenfreier lymphatischer Art. Diese Zellen finden sich, wie auch seine Schüler bestätigten, in den hämatopoetischen Organen und im Blute bei schwereren Blutkrankheiten kreisend, so myeloische Hämohistioblasten bei myeloischer Leukämie (FERRATA u. FRANCO[4]), lymphatische Hämohistioblasten bei lymphatischer Leukämie (GASBARRINI[5]), monocytäre bei Malaria (FERRATA u. NEGREIROS-RINALDI[6]) und bei Monocytenleukämie (REITANO[7]). *Sie sind die augenscheinlichen direkten Zwischenstufen zwischen flachen, spindeligen, perithelialen Elementen und Blutstammzellen, sind aber bereits in bestimmter Richtung differenziert.* VASILIU[8] sah bei einem Kinde mit perniziösem Blutbilde auch histiocytäre Zwischenformen zum Megaloblasten. Diese leicht zu bestätigende FERRATAsche Beobachtung verlegt also die Differenzierung, die NAEGELI nur mühsam einst für den weit älteren Myeloblasten erkämpfte, schon bis nahe an die primitive „embryonale" Zelle und es bleibt nun noch zu erweisen, wie sich diese Zelle selbst differenziert, da es eine schwer verständliche Erscheinung ist, das eine bis dahin ganz uncharakteristische Zellart plötzlich nach ganz bestimmter Richtung hin sich umformt und weiter entwickelt. Wie MAXIMOW betont, geschieht dies durch Umstimmung während einer Mitose und immer zeigen *beide Tochterzellen genau gleiche Charaktere* in der neuen Richtung, nicht etwa wird eine differenzierte Zelle von einer undifferenziert verbleibenden abgestoßen (wie dies z. B. OELLER [s. weiter unten] sogar am Lungenendothel demonstrieren wollte; es handelte sich m. E. um Phagocytosen von Granulocyten in Endothelien).

Hiermit stehen wir am Ende dieser Reihe: Wo Blutbildung auftritt, sei es im Knochenmark oder anderen hämatopoetischen Organen oder als pathologische sog. „*extramedulläre Blutbildung*", entwickeln sich die differenzierten Blutzellen in der nächsten Nähe der Gefäße extracapillär, die Erythrocyten besonders auch intracapillär. M. B. SCHMIDT, SCHRIDDE, LOBENHOFFER, F. FISCHER halten die Endothelzelle selbst für den Ursprung, MOLLIER[9] das Reticulum, das „Myelogonien" und „Erythrogonien" abstoßen könne, MARCHAND[10] die den eigentlichen Endothelien außen anliegenden Adventitiazellen, denen sein Schüler G. HERZOG[11] (von MARCHAND anerkannt) die „*indifferente Gefäßwandzelle*", eine schwer sichtbare, schmale, verästelte Zelle, besonders hinzugefügt hat, die mit

[1] DOAN u. CUNNINGHAM: Proc. of the soc. of exp. biol. a. med. Bd. 20. 1923.
[2] MARCHAND, in KREHL-MARSCHANDS Handb. d. allg. Pathologie Bd. IV (Literatur!).
[3] HERZOG, G.: Übersicht in Klin. Wochenschr. 1923, Nr. 9, 15 u. 16.
[4] FERRATA u. FRANCO: Arch. ital. di scienze med. colon. Bd. 42. 1919.
[5] GASBARRINI: Haematologica Bd. I. 1920.
[6] FERRATA u. NEGREIROS-RINALDI: Haematologica Bd. 1. 1920.
[7] REITANO: Haematologica Bd. 3. 1923 u. Bd. 4. 1924.
[8] VASILIU: Cpt. rend. des séances de la soc. de biol. Bd. 88. 1923.
[9] MOLLIER: Arch. f. mikr. Anat. Bd. 74. 1909.
[10] MARCHAND (Übersicht): Ziff. 2.
[11] HERZOG, G., u. ROSCHER: Zeitschr. f. d. ges. exp. Med. Bd. 24. 1922.

den angeblich contractilen „Rougetzellen“ der Capillaren identisch sein könnte. Sie liegen dem Endothelrohr außen an. Nur MAXIMOW und seine Schüler LANG[1], BLOOM[2] u. a. bleiben für einen Teil der Zellen wenigstens auf der Polyblastenlehre stehen, daß die Zellbildung von auswandernden, pericapillär verbleibenden Blutelementen (Lympho- und Monocyten) ausgehe, eine Ansicht, der auch ASKANAZY, LOBENHOFFER, JAFFE[3] nahestehen, weil die Anfänge der Hämatopoese z. B. in der Leber intracapillär zu liegen scheinen (SCHRIDDE[4]); allerdings könnten diese Elemente sehr leicht differenzierter Genese sein, da sich selbst bei kaum nachweisbarem Zellgehalt im Blute sehr rasch große Ansammlungen bestimmter Zellen bilden können. Z. B. bilden sich auch bei unter 0,5% Eosinophilen im Blute rasch rein eosinophile Infiltrate bei allergischen Prozessen. Das kreisende Blut passiert ja in ständigem Strome die Reizstellen und bietet mit der Zeit Millionen von Zellen an, aus denen die gebrauchten „chemotaktisch“ herausgefangen werden. Sind solche Elemente vermehrungsfähig, so können „Kolonien“ von wenigen Exemplaren (Myeloblasten, Lymphoblasten usw.) ausgehen (Kolonisationstheorien nach HELLY u. a.; Innidation).

Die erwähnte extramedulläre Myelopoese, über die besonders eingehend die Monographie von H. FISCHER (l. c.) unterrichtet und die auch neuerdings wieder mehrfach studiert wurde, geht auf DOMINICI[5] und FRAENKEL und JAPHA zurück. Sie wurde bei den allerverschiedensten anämisierenden und infektiösen, toxischen und tumorösen Prozessen beobachtet, hat mit den ähnlich erscheinenden leukämischen Infiltrationen insofern nichts zu tun, als sie sich als physiologischer Prozeß erweist und nach Beseitigung der Ursache zurückgebildet wird. Sie ist augenscheinlich eine richtige regenerative Erscheinung, ein Ersatz oder eine Ergänzung hämatopoetischen Bedarfes, der von den eigentlichen hämatopoetischen Organen nicht gedeckt werden konnte. Die interessanteste Art der Entwicklung myeloischen Gewebes beobachtete FRATTIN und SACERDOTTI[6], die Neubildung von Knochen und Knochenmark bei Unterbindung der Blutgefäße am Nierenbecken, bestätigt zuerst von SLIVINSKY[7] und ausgezeichnet ausgearbeitet zum Studium der Anfänge der Blutbildung im erwachsenen Körper von MAXIMOW[8]. Der Ausgang ist die entstehende Blutstauung und die Gefäßerweiterung; dann entsteht Auswanderung von Leukocyten und auffällige Anreicherung intravasculärer lymphocytenähnlicher, größerer basophiler Zellen; von diesen entwickelt sich intra- und extravasculär die neue Blutbildung, die ganz den Charakter echten Knochenmarkes annehmen kann (bestätigt von SSYSSOJEW[9], MANDELSTAMM[10] u. a.). Mindestens ein Teil der Zellen ist aber auch autochton aus den histiocytären Elementen abzuleiten (MAXIMOW u. a.).

Die örtliche Ableitung der freien Blutzellen bei Entzündung von bindegewebigen Elementen hat in den letzten Jahren überraschende Fortschritte gemacht (OELLER[11], TOEPPICH[12], SIEGMUND[13]), die am schärfsten wohl in den OELLERschen Arbeiten und in der langen Reihe der VON MOELLENDORFschen[14] Studien hervorgetreten sind.

[1] LANG: Zeitschr. f. mikr. anat. Forsch. Bd. 4. 1925.
[2] BLOOM: Folia haematol. Bd. 33. 1926.
[3] JAFFE: Beitr. z. pathol. Anat. u. z. allg. Pathol. Bd. 68.
[4] SCHRIDDE: Zentralbl. f. allg. Pathol. u. pathol. Anat. Bd. 19. 1908 (Übersichtsreferat).
[5] DOMINICI: Arch. de med. exp. et de anat. Bd. 12. 1900 u. Bd. 13. 1901; Arch. gén. de méd. 1906.
[6] FRATTIN u. SACERDOTTI: Virchows Arch. f. pathol. Anat. u. Physiol. Bd. 168. 1902.
[7] SLIVINSKY: Inaug.-Dissert. Petersburg 1906.
[8] MAXIMOW: Beitr. z. pathol. Anat. u. z. allg. Pathol. Bd. 41. 1907. Übersicht über Entzündung: Verhandl. d. 16. Internat. Med. Kongresses Budapest 1909; Klin. Wochenschr. 1926 u. 1927.
[9] SSYSSOJEW: Petersburger Pathol. Ges. 1921.
[10] MANDELSTAMM: Virchows Arch. f. pathol. Anat. u. Physiol. Bd. 253. 1924.
[11] OELLER: Krankheitsforschung Bd. 1. 1925.
[12] TOEPPICH: Krankheitsforschung Bd. 2. 1925.
[13] SIEGMUND (Übersicht): Verhandl. d. dtsch. pathol. Ges. Bd. 19. 1923; Beih. z. Med. Klinik Bd. 23. 1927.
[14] v. MOELLENDORF: Bindegewebsstudien V (Übersicht); Zeitschr. f. mikr. Anat. Bd. 6. 1927; Münch. med. Wochenschr. H. 4. 1927.

Während OELLER die in wenigen Minuten erfolgende Umwandlung von hochdifferenzierten Lungencapillarendothelien in alle Arten von Leukocyten gesehen haben will, allerdings vor allem beim sensibilisierten Hühnerblutmeerschweinchen nach Reinjektion des Antigens, eben der Hühnererythrocyten[1], behaupten VON MOELLENDORF und seine Schüler[2] die *direkte Umwandlung des Fibroblastennetzes*, z. B. *einer Injektionsstelle*, in Gewebsleukocyten eosinophiler und pseudoeosinophiler Art, die ihre Granula verlieren können; sie sollen in die Gefäße einwandern und so die Bilder der Anschoppung in den Gefäßen erklären, die man bisher immer umgekehrt auf die bekannte COHNHEIMsche Emigration bezog. VON MOELLENDORF stellt somit die ganze Blutlehre geradezu auf den Kopf, indem er jetzt die Blutzellen aus den differenziertesten Bindegewebszellen direkt in der Form der höchstdifferenzierten Granulocyten sich entwickeln läßt und als eine später einmal zu behandelnde Nebensache das Blut abtut, dessen Reaktionen ihn zunächst nicht interessieren. Selbstverständlich ist er auch extremer Unitarier, der selbst die einzelnen Blutzellen sich ineinander umwandeln läßt. Da dem Autor nach seinen Zitaten die Blutliteratur ziemlich unbekannt sein dürfte (er schreibt z. B. HOFF die Entdeckung des Parallelismus der drei Leukocytenstämme bis zu einer indifferenten Stammzelle zu, obgleich diese Ansicht sich lange vorher bei Verfasser, zeitweise PAPPENHEIM, bei FERRATA, bei den Amerikanern u. a. findet), so muß man die Auseinandersetzung dieses neuen Gesichtspunktes, der von Verfasser und LOEWE[3], ASCHOFF[4], SEEMANN[5], GERLACH[6], MAXIMOW[7] wohl mit Recht scharf abgelehnt wird, eigentlich erst erwarten, denn bisher sind nur sehr wenig beweiskräftige und mißdeutbare Gewebsveränderungen den alten, vielfach begründeten und hier ausführlich behandelten Tatsachen der Hämatologie, die einfach ignoriert werden, gegenübergestellt.

Nach MAXIMOW wird von *Endothelien* nur Umwandlung in Fibroblasten, von Fibroblasten in Phagocyten und Monocyten, aber nicht in andere Blutzellen beobachtet.

Dagegen glauben FOOT[8], FR. HERZOG[9], SABIN, DOAN und CUNNINGHAM[10] die rein endotheliale Genese von „Polyblasten" oder „Clasmatocyten" zeigen zu können. Diese Angaben widerlegte LANG[11] durch den Nachweis, daß auch in den Lungenalveolen in der Gewebskultur diese Zellen aus Histiocyten des Septums sich ableiten.

Mit E. R. und E. L. CLARK[12] nimmt MAXIMOW die Entstehung der Gefäßwandzellen nicht vom Endothel, sondern von embryonalen Restzellen *durch Anlagerung an die Gefäße* an; diese Zellen sind die eigentlichen „Polyblasten", die hämatopoetisch nach allen Richtungen tätig sein können. Außer ihnen haben nach MAXIMOW nur noch die „kl. Lymphocyten" die gleiche Potenz (was wir ablehnen), während schon die Monocyten zwar fibroblastisch, aber nicht mehr hämatopoetisch tätig sein können (was wir bestätigen). Sie sehen den Fibro-

[1] Die Erscheinungen an sensibilisierten Tieren sind nicht identisch mit den rein physiologischen Abwehrvorgängen, sondern sie zeigen eine erhöhte Bereitschaft des aufgelockerten Bindegewebes, sich zu Phagocyten und Wanderzellen umzubilden („mesenchymatöse Aktivierung" SIEGMUND[13], v. GAZA[14]). v. MOELLENDORF[2] glaubt diesen Zustand direkt histologisch nachweisen zu können. Der sehr beschleunigte Ablauf aller Vorgänge im Gewebe entspricht dem Begriff der allergischen Entzündung (RÖSSLE[15], GERLACH[16] u. a.), die aber nur überstürzt und „anarchisch" (Verfasser[3]), nicht aber fundamental verschieden von der gewöhnlichen Entzündung verläuft. Charakteristisch ist die reiche Beteiligung des Gewebes am Zellinfiltrat und die häufige starke Eosinophilie.

[2] v. MOELLENDORF: Zitiert auf S. 739.

[3] SCHILLING, V.: Dtsch. med. Wochenschr. 1925, H. 7, 9, 12, 13 u. 15; Verhandl. d. Kongr. d. inn. Med. 1926.

[4] ASCHOFF: Anat. Anz. Erg.-H. 61, 1926.

[5] SEEMANN: Beitr. z. pathol. Anat. u. z. allg. Pathol. Bd. 74. 1925.

[6] GERLACH u. FINTZELDEY: Verhandl. d. dtsch. pathol. Ges. Bd. 21. 1926.

[7] MAXIMOW: Klin. Wochenschr. 1926; Arch. of pathol. a. labor. med. Bd. 4. 1927.

[8] FOOT: Zitiert bei MAXIMOW, Arch. f. pathol. u. laborat. Med. Bd. 4. 1922.

[9] HERZOG, FR.: Virchows Arch. f. pathol. Anat. u. Physiol. Bd. 256. 1925.

[10] SABIN, DOAN u. CUNNINGHAM: Contrib. of embryol. Bd. 16, Nr. 82. 1925.

[11] LANG: Arch. f. exp. Zellforsch. Bd. 2. 1926.

[12] CLARK, E. R. u. E. L.: Americ. journ. of anat. Bd. 27. 1920; Bd. 35. 1925.

[13] SIEGMUND: Münch. med. Wochenschr. 1923, Nr. 70.

[14] v. GAZA: Klin. Wochenschr. 1925, Nr. 4.

[15] RÖSSLE: Verhandl. d. dtsch. pathol. Ges. Bd. 19. 1923.

[16] GERLACH: Virchows Arch. f. pathol. Anat. u. Physiol. 1923, S. 247.

blasten ähnlich, sind aber nicht identisch. Sie können aber auch Fibroblasten und Endothelien bilden, *sind also embryonale vollpotente Mesenchymelemente.* Allerdings läßt MAXIMOW eine örtliche differenzierte Anlage dieser Zellen zu, womit die Brücke zu der eingangs betonten determinierten Auffassung der Stammzellen geschlagen wird.

Auch die modernste Erforschung der Zellen durch die Carellkultur hat nur ergeben, daß die Differenzierung der Blutzellen eine echte ist: Nach der Schilderung fast aller Autoren gehen die Erythrocyten, reifen Lymphocyten und Granulocyten in der Regel einfach zugrunde. Nur die Monocyten des Normalblutes verraten ihre engere Verwandtschaft mit dem Gewebe, indem sie sehr rasch zu mesenchymatoiden Typen und weiter zu Fibroblasten in lebhafter Neubildung verwandelt werden und syncytiale Zusammenhänge erhalten (CARELL und EBELING[1], A. FISCHER[2], M. und H. LEWIS[3], MAXIMOW[4] u. a.). Daß im leukämischen Blute der Nachweis echter myeloischer oder lymphatischer *Weiterbildungen* gelungen ist, ist verständlich, da auch sehr junge Vorformen mit spezifischer Potenz unter den „indifferenten" Elementen vorhanden zu sein pflegen (zuerst gelungen AWROROW und TIMOJEWSKIJ[5] 1914 bei myeloischer Leukämie, HIRSCHFELD[6] 1927 nur zweifelhaft bei verschiedenen Leukämien, desgleichen TIMOFEJEWSKI und BENEVOENSKAJA[7] bei Myeloblasten). Es wurde aber auch *bei augenscheinlichen Myeloblasten* eine sogar sehr lebhafte Tendenz zu fibroblastischer Umwandlung gefunden (HIRSCHFELD, TIMOJEWSKIJ und BENEVOLENSKAJA), ja sogar *bei Lymphocyten* des Ductus thoracicus, wie gerade W. BLOOM[8] berichtet.

Danach handelt es sich also um eine allgemeine Eigenschaft der jüngeren Blutzellen, zu histiocytären fibroblastenähnlichen Elementen entarten zu können. MAXIMOW bezeichnet die Bildung großer makrophagischer Typen und dieser fibroblastischen Umwandlungen heute als Zeichen der Pluripotenz und nennt alle diese Zellen nun „Polyblasten". Hiermit wird nur der alte Einwand der Hämatologen bewiesen, *daß* MAXIMOWS *Polyblasten eben Zellen sehr verschiedener Herkunft sind,* denn monocytoide oder lymphoide Gestaltung, Phagocytose (LUBARSCH) und fibroblastoide Entartung, die im normalen Körper oder im Blute nie zu sehen sind, sind allgemeine Erscheinungen bei diesen so nahe verwandten Zellarten, die sie ihrer mesenchymatösen Abstammung verdanken und mit den doch auch als differenziert anerkannten echten Fibroblasten und Endothelien teilen. Das, was aber MAXIMOW früher lehrte, daß der kleine Lymphocyt des kreisenden Blutes die gemeinsame Stammzelle aller Blutzellen, eben der echte „Polyblast", sei, wird durch die Kultur noch nicht erwiesen. MAXIMOW konnte zwar in Lymphgewebskulturen mit Knochenmarkzusatz eine lebhaftere Umbildung der anfangs scharf gesonderten Fibroblasten, Endothelien, Reticulumzellen und Lymphocyten zu clasmatocytoiden „Polyblasten" erzielen, nicht aber die wirkliche Umwandlung typischer Lymphocyten in Granulocyten. Die mir freundlichst von MAXIMOW selbst zugeschickten Originalpräparate zeigten zwar entsprechend seiner Schilderung die zweifellose Entstehung echten myeloischen Gewebes von primitiven „Hämocytoblasten" über Leukoblasten (Myeloblasten), Promyelocyten, Myelocyten und weiter, aber immer nur stellenweise und meinem Eindrucke nach nie von den reinen differenzierten Lymphocytenhaufen, sondern von Gewebselementen ausgehend; auch SHIOMI[9] konnte die Granulocytopoese bei genauen Nachprüfungen unter LUBARSCH nicht feststellen. TIMOJEWSKIJ und BENEVOLENSKAJA, die im ganzen zu MAXIMOW stehen, müssen zugeben, daß bisher nur der Myeloblast der Hämatologen die Potenz zur Granulopoese gezeigt habe (Myeloblastenleukämie),

---

[1] CARREL u. EBELING: Journ. of exp. med. Bd. 36, S. 365. 1922; Cpt. rend. des séances de la soc. de biol. Bd. 89, S. 1261. 1923.

[2] FISCHER, A.: Cpt. rend. des séances de la soc. de biol. Bd. 92, S. 109. 1925.

[3] LEWIS, M. u. W. LEWIS: Journ. of the Americ. med. assoc. Bd. 4. 1925.

[4] MAXIMOW: Arch. f. mikr. Anat. Bd. 96 u. 97. 1922/23; Klin. Wochenschr. 1925.

[5] AWROROW u. TIMOJEWSKIJ: Virch. Arch. Bd. 216. 1914.

[6] HIRSCHFELD, H.: Folia haematol. Bd. 34. Arch. 1927.

[7] TIMOJEWSKIJ u. BENEVOLENSKAJA: Virchows Arch. f. pathol. Anat. u. Physiol. Bd. 263. 1927.

[8] BLOOM, W.: Zentralbl. f. allg. Pathol. u. pathol. Anat. Bd. 39. 1927.

[9] SHIOMI: Virchows Arch. f. pathol. Anat. u. Physiol. Bd. 257. 1925.

nie aber ein Züchter mit Agranulocyten ein derartiges Ergebnis aufweisen konnte; sie schreiben dem Myeloblasten sogar Bildung „kleiner Lymphocyten“ zu, aber nicht umgekehrt (Mikromyeloblasten sind so lymphocytenähnlich, daß man sie selbst im guten Blutausstrich nicht immer unterscheiden kann). *Leider haben alle diese Autoren den fundamentalen Wert der Oxydasereaktion nicht erkannt*; wenn MAXIMOW[1] noch heute schreibt, daß Myeloblasten und Lymphoblasten ganz gleich seien in histologischem Sinne, so ignoriert er die Oxydase, die sehr wohl in normalen Exemplaren erkennbaren Verschiedenheiten der Kernstruktur und des Protoplasmas, die in der Regel die beiden Leukämiearten und die Stammformen der Systeme zu unterscheiden erlauben.

Bei Züchtungen des Knochenmarkes gingen in der Regel die spezifischen reifen Elemente schnell zugrunde, während das Reticulum gut wuchs (FOOT[2], RH. ERDMANN[3], GROSSMANN[4] u. a.). N. und A. CHLOPIN[5] erzielten bei niederen Tieren Bildung erythrocytärer Elemente aus Reticulumzellen (Axolotl u. a.); Lymphocytopoese aus Lymphoblasten wurde in Milz und lymphatischem Gewebe gesehen z. B. von MAXIMOW, SHIOMI.

Für die Auffassung der Zellproliferation im Körper überhaupt ist sehr wichtig, daß durch CARELL die Notwendigkeit von Trephonen (Nährstoffen) und Hormazonen (Wachstumsanregern) aus dem Kulturverfahren erschlossen werden konnte, und *daß von allen Zellen des erwachsenen Körpers nur Leukocyten und Extrakte aus ihnen diese Stoffe enthalten, die sonst nur dem embryonalen Gewebe zukommen.* Leukocyten können Serum, das sonst nicht verdaut werden kann, zu einem brauchbaren Nährboden machen. CARELL führt auf diese Eigenschaft die Bedeutung der ungranulierten Leukocyten für die Wundheilung zurück und konnte leukocytenfreie, ungereizte Wunden bis zu 25 Tagen offen halten (s. Übersicht bei LUBARSCH und WOLFF[6]).

Die Resultate der Zellkultur bestätigen also im wesentlichen, was auch die moderne Hämatologie wußte, daß die Entdifferenzierung der Zellen zu einer sehr starken Anähnlichung führt (Verf. „*monocytoider*“ Typus in allen drei Systemen, FERRATAS dreifache Hämohistioblasten), *daß aber der Übergang zwischen den drei Zellsystemen augenscheinlich gar nicht vorkommt* oder allerhöchstens nur unter ganz besonderen Bedingungen über sehr junge Vorstufen zu erzielen ist, während die reiferen Formen ohne Entwicklungstendenzen zugrunde gehen (RH. ERDMANN, CARELL und EBELING, FISCHER, MAXIMOW, BLOOM u. a.).

Damit ist also entgegen den MAXIMOW*schen Schlußfolgerungen aus seinen Ergebnissen die unitarische Lehre, die die vollkommene Einheit der „Lymphocyten“ behauptete und Monocyten als Übergänge zwischen Granulocyten und Lymphocyten ansah oder für überflüssig zu unterscheiden erklärte, genau in dem Sinne, den Verf. stets einem von Maximow scharf abgelehnten Trialismus gegeben hat, umgedeutet: die Zellreihen sind different und völlig isoliert von gemeinsamen mesenchymatösen Stammzellen aus entwickelt.*

Ebenso überzeugend wirkt die *phylogenetische Betrachtung*, auf die wir hier nicht genauer eingehen können. Es genügt zu bemerken, daß die erkennbar gleichen Zellklassen schon von den Knochenfischen an vorkommen, daß überall besondere Ausbildungen einzelner Leukocytenarten feststellbar sind, wie z. B. die stäbchenartigen, krystalloiden eosinophilen Granula der Reptilien, die großen kugeligen Granula der Eosinophilen der Pferde, die derben basophilen Granula

---

[1] MAXIMOW: Arch. f. mikr. Anat. Bd. 97, S. 314. 1923.

[2] FOOT: Beitr. z. pathol. Anat. u. z. allg. Pathol. Bd. 53. 1913; Journ. of exp. med. Bd. 17. 1913.

[3] ERDMANN, RH.: Proc. of the soc. of exp. biol. a. med. Bd. 14. 1917.

[4] GROSSMANN: Beitr. z. pathol. Anat. u. z. allg. Pathol. Bd. 72.

[5] N. u. A. CHLOPIN: Arch. f. Zellforsch. Bd. I. 1925.

[6] LUBARSCH u. WOLFF (Übersicht): Jahresk. f. ärztl. Fortbild. Januar 1925. (Hier über die Theorie CARRELLS, BURROWS usw.)

der Meerschweinchen u. a., weiter die charakteristische Kernform der Eosinophilen bei fast allen Wirbeltieren, die besondere Ausgestaltung der „Spezialgranula" bei den Meerschweinchen als amphophile, bei den Kaninchen als pseudoeosinophile u. a., kurz, daß bei einiger Kenntnis des gesamten Gebietes der Blutlehre an einer *durchaus eigenartigen Ausbildung der Leukocytenarten* und besonderer Gestaltung bei manchen Tieren gar kein Zweifel sein kann, so daß derartig vage Vorstellungen wie die MOELLENDORFschen sich mit diesen Tatsachen nicht decken können. Auch die embryonale Genese aller Tierarten von den Selachiern an (DRZEWINA, DOWNEY), Dipneusten (BRYCE), Amphibien (MAXIMOW, FREIDSOHN), Reptilien (DANTSCHAKOFF, JORDAN und FLIPPIN), Vögeln (DANTSCHAKOFF) und Säugetieren (MAXIMOW) zeigten eine so weitgehende Übereinstimmung, daß an einer ganz systematischen Entwicklung des Blutsystems im Sinne *einer gleichartigen, aber immer schärfer heraustretenden Differenzierung der Blutzellen kein Zweifel sein kann.* Diese Übereinstimmung spricht ebensosehr für eine *ursprüngliche* Entwicklung von identischen mesenchymatösen Zellgruppen nach unitarischem Gesichtswinkel (in diesem Sinne zitiert bei MAXIMOW[1]) wie für die bekämpfte *spätere* parallele Sonderung der Erythrocyten und der drei großen Leukocytenstämme *bis auf ihre Ursprünge* im modernen trialistischen Sinne (Verf.) (s. Anmerkung).

Die Blutstammzellen sind allem Anschein nach embryonal verharrende Elemente in engstem Zusammenhange mit dem Capillarsystem, ubiquitär verbreitet von der ehemals ubiquitären Ausbreitung des angioblastischen Urgewebes her und regionär durch die Entwicklungsrichtung des wachsenden Organismus dennoch schon myeloisch im Knochenmark, lymphatisch in der Umgebung der Lymphgefäße und monocytär im Reticulum determiniert. Diese Determinierung ist unter sehr starken Einflüssen pathologischer Art evtl. wieder umzustimmen, so daß dann entsprechend dem auslösenden Reize andere Potenzen der gleichen oder wahrscheinlicher vereinzelter wirklich undifferenzierter Elemente sich geltend machen können, die der normale Organismus nicht zur Entfaltung kommen läßt, weil seine Struktur dadurch zerstört werden würde.

Anmerkung: Diese Schlußfolgerungen stehen im auffälligen Gegensatze besonders zu den MAXIMOWschen Mitteilungen der letzten Zeit, die unter Übergehung gerade der wirklichen trialistischen Lehre, wie Verfasser sie vortrug, *den Sieg der unitarischen Lehre verkünden* und eine ganz strenge gegnerische Auffassung bekämpfen, die es meines Wissens eigentlich nirgends gibt, denn selbst die strengsten Dualisten (NAEGELI u. a.) haben immer die Entwicklung ihrer differenzierten Stammzellen (Myeloblasten) aus histiocytären Vorstufen behauptet. Was aber MAXIMOW ehemals gesagt hat, ist heute in seinen Ausführungen nicht mehr recht erkennbar. Ich zitiere daher aus seiner ausgezeichneten Darstellung der embryonalen Entwicklung des Markes folgende charakteristischen Sätze[2]: „Die Anschauungsweise von WEIDENREICH und mir unterscheidet sich meiner Meinung nach von der Anschauung der meisten heutigen Hämatologen hauptsächlich dadurch, daß wir sowohl zwischen den verschiedenen Blutzellen überhaupt, als auch zwischen den verschiedenen Erscheinungsformen der Lymphocyten keine so scharfen, bis zu den ursprünglichen Entwicklungsformen dieser Elemente reichenden Grenzen ziehen, keine besonderen phylogenetisch von Anfang an streng gesonderten, sich nur selbständig sich entwickelnden und alternden Zellstämme ausschließlich auf Grund von relativ unwichtigen Merkmalen, wie Form der Kerne, Nucleolenzahl, Breite des Protoplasmasaumes, Grad der Basophilie, Farbenton der Granula usw. annehmen." — „Sobald wir uns aber auf diesen Standpunkt stellen, vereinfacht sich die ganze, jetzt so furchtbar verwirrte Lehre von der Abstammung der Blutzellen, die zahlreichen komplizierten Stammzellen werden überflüssig, viele heiß umstrittenen Fragen der Hämatologie gegenstandslos." — „Lymphocyten und große einkernige Leukocyten (heutige Monocyten) erweisen sich gar in einem so oft untersuchten Objekt, wie dem Menschenblut, durch alle möglichen Übergangsformen verbunden." — „Die verschiedenen Namen für diese ineinander übergehenden Erscheinungsformen sind überflüssig." — „Um von der ungranulierten Stamm-

[1] MAXIMOW: Arch. f. mikr. Anat. Bd. 97, S. 707. 1923.
[2] MAXIMOW: Arch. f. mikr. Anat. Bd. 76, S. 180ff. 1910.

B. Das myeloische System für Erythropoese, Granulocytopoese und Blutplättchenbildung.

Die beim Menschen und den höheren Säugetieren alleinige Bildungsstätte der Erythrocyten, Granulocyten und Blutplättchen ist das rote Knochenmark, das die kleineren Skelettknochen ganz und die längeren Röhrenknochen an den Epiphysen erfüllt.

Das Knochenmark muß als ein spätes Organ der Entwicklung des Organismus aufgefaßt werden, denn es entwickelt sich erst beim Menschen gegen Ende des dritten Embryonalmonates und zeigt auch phylogenetisch in der Tierreihe lange nicht die Geschlossenheit und reine Zellzusammensetzung, die wir beim hochentwickelten Menschen und Säugetier vorfinden. Die Blutbildung bleibt bei den niederen Tieren, Fischen z. B., verbreiteter im Gewebe, erfolgt teilweise in der Zirkulation (besonders Erythropoese) bzw. in den Venen anderer Organe (Milz, Leber, Niere usw.) oder für die Leukocyten ganz getrennt im „pseudolymphoiden Gewebe" um Urnieren und Geschlechtsanlagen, in dem der Speiseröhrenwand anliegenden „LEYDIGschen Organe" (homoioplastische Leukocytenbildung nach MAXIMOW).

1. Das Knochenmark-Organ.

Man wird der Bedeutung des Knochenmarkes erst ganz gerecht, wenn man es nach der nicht unbestrittenen Auffassung von NAEGELI[1] und Verf.[2] als ein regel-

zelle, dem Großlymphocyten, zum reifen polymorphkernigen Leukocyten zu gelangen, kommt man über Myeloblasten, Promyelocyten, Tochtermyelocyten und Metamyelocyten; außerdem werden noch Mikromyelocyten (PAPPENHEIM) unterschieden. Gewiß wird jede dieser Zellart von den Autoren durch besondere Merkmale charakterisiert, jede kann vielleicht im Blutpräparat beim Menschen unter mehr oder weniger bestimmten Verhältnissen vorkommen — ich bin aber doch der Meinung, daß die verschiedenen Erscheinungsformen der reifenden Granulocyten viel zu unbestimmt umgrenzt, zu variabel sind, viel zu sehr fluktuieren, als daß man das Recht hätte, so scharf einzelne Zellformen herauszugreifen und sie mit besonderen Namen zu belegen."

Mit Lymphocyten sollten nach Ansicht der Gegner die Myeloblasten gar nichts zu tun haben (SCHRIDDE, NAEGELI). Dagegen MAXIMOW:

„Wir kommen also zum Schluß, daß die ungranulierten Zellen des Knochenmarkes in allen Beziehungen mit den Lymphocyten des lymphoiden Gewebes, des Blutes und Bindegewebes identisch sind und mit demselben Namen, sei es nun Lymphocyt, Lymphoidocyt oder irgendein anderer Ausdruck, belegt werden müssen."

Man kann wohl sagen, daß alle diese als entscheidend betonten Unterschiede von der gegenseitigen Anschauung heute als unrichtig erwiesen sind, und daß *der* Unitarismus, den heute MAXIMOW mit gleicher Präzision vertritt, *der trialistischen Auffassung ähnlich ist*, nur daß mit fortschreitender Forschung der Begriff der „Polyblasten" ebenfalls feiner aufgeteilt ist (Endothelien, Fibroblasten, Reticulumzellen und Monocyten, echte Lymphocyten) und daß MAXIMOW an den polypotenten Fähigkeiten der Lymphocyten festhält, wenn auch nur unter pathologischen oder besonderen Bedingungen (über Monocyten s. S. 844).

Eine vortreffliche Zusammenstellung der MAXIMOWschen heutigen Ansichten unter sehr eingehender Würdigung der riesigen Literatur der behandelten Fragen vom histologischen Standpunkte findet man in dem während der Korrektur erscheinenden zweiten Bande des v. MOELLENDORFschen Handbuches der mikroskopischen Anatomie des Menschen, in dem MAXIMOW auf über 300 reich illustrierten Seiten die Bindegewebe und blutbildenden Gewebe in ihren Zusammenhängen behandelt. Man wird bemerken, wie MAXIMOW hier die damals geforderte sicher allzu große Vereinfachung fast völlig aufgegeben hat und mit allen den von der Hämatologie aufgestellten Begriffen und Unterteilungen arbeiten muß, um dem großen Fortschritte der Hämatologie gerecht zu werden.

[1] NAEGELI: Lehrbuch der Blutkrankheiten. 4. Aufl. Julius Springer 1924.

[2] SCHILLING, V.: Das Knochenmark als Organ. Dtsch. med. Wochenschr. 1925, H. 7, 9, 12, 13, 15; Naturwissenschaften Jg. 14, H. 37. 1927.

rechtes Organ zusammenfaßt und es damit nicht als ein verbreitetes Bindegewebe besonderer Art in den Knochenhöhlen, sondern als ein geschlossen arbeitendes, einhellig reagierendes Organ mit geordneter Funktion auffaßt. Hierzu berechtigt nach Ansicht des Verf. besonders die anatomische Gestaltung und die nachweisbare genau regulierte Tätigkeit dieses Organes im gesunden Körper, die gleichmäßige durch alle seine Teile gehende Reaktion im kranken Körper, die man seit langem als Systemreaktion bezeichnet hat.

Für die physiologische Auffassung des Knochenmarkes ist die embryonale Genese von einer gewissen Bedeutung, da sie über die Herkunft der Blutstammzellen und ihre natürlichen Beziehungen zu anderen Zellen einigen Aufschluß gibt.

a) Spezielle Embryologie des Knochenmarkorgans.

Die *embryonale Genese des Knochenmarkes* selbst entspricht bei den Säugetieren den oben entwickelten Anschauungen eines sehr engen Zusammenhanges der Blutzellbildung mit dem wachsenden Gefäßapparate (Mesenchym, Angioblast) und gleichzeitig der Vorstellung einer gewissen Differenzierung dieses Gewebes im Laufe der embryonalen Entwicklung, die nur hereditär oder phylogenetisch verständlich ist.

Das Knochenmark wird im dritten Embryonalmonat angelegt, indem von Ossificationspunkten aus Bindegewebe und Gefäße in den verkalkten Knochen eindringen (Jackson[1]). Dieses Bindegewebe hat eine „embryonale, syncytiale“ Anordnung und „polyblastische“ Fähigkeiten; es entwickelt sowohl Knochenbildner, wie Knochenzerstörer (Osteoblasten und Osteoclasten), die die Markhöhle des Knochens ausarbeiten und ihn von innen her weiterbilden. Weiter bilden sich Gefäßwandzellen, Reticulum, Fibroblasten, Fettzellen. Endlich erscheinen die primitiven Blutzellen von lymphoiden bzw. myeloblastischen Typus, die den oben beschriebenen „Stammzellen“ ganz gleichen. Dieses erste Mark wurde von Hammar[2] als primitives Knochenmark, von Pappenheim[3], Hirschfeld[4] als lymphoides Mark bezeichnet. Die lymphoiden Zellen haben vielfach den Typus amöboider, leukocytoider Wanderzellen. Von diesen geht nach Dominici[5], Pappenheim, Weidenreich[6] u. a. die Blutbildung in unitarischer Form vor sich, während Naegeli[7], Schridde[8], H. Fischer[9] u. a. an eine direkte differenzierte Zellbildung von den Gefäßwandzellen der oben geschilderten Arten denken. Die klinischen Beobachtungen am frisch durch Punktion entnommenen Knochenmarke, die Verfasser in etwa 150 Fällen ausführte, ergab die weit größere Wahrscheinlichkeit der letzteren Ansicht, wie wir sehen werden, da im Knochenmarke des Erwachsenen normalerweise nur homoioplastische, lebhafte Blutbildung zu sehen ist und da selbst in schwer pathologischen Fällen wohl lymphatisches und monocytäres Gewebe einwandern oder sich neu entwickeln mag, die physiologische Form der Blutbildungsstätten damit aber endgültig zerstört wird. Auch bei den schwersten leukämischen Entartungen bis zur Mikromyeloblastenleukämie *bewahrt sich das Mark einen durchaus differenzierten Typus seiner Zellbildung*. Es ist durchaus richtig, wenn Naegeli sagt, daß jede akute myeloische Leukämie ihren individuellen Zelltypus habe; dieser entspricht stets durchschnittlich einer bestimmten, *sehr jungen*, Entwicklungsstufe der *myeloischen* Reihe, die hier dann vorherrscht (Promyelocyt, gr. Myeloblast, Mikromyeloblast, entdifferenzierter [fast oxydasefreier] Myeloblast als äußerstes; Verfasser[10]). Dagegen bleibt die Gestaltung der eigentlichen Stammzellen im obigen Sinne strittig, neigt sich aber anscheinend zur Anerkennung einer verbleibenden mesenchymalen Zellform in der engsten Umgebung der Gefäße. Die extracapilläre Bildung der leukocytären Blutzellen wird kaum bestritten, wenn auch manche

---

[1] Jackson: Arch. f. Anat. (u. Physiol.) 1904.

[2] Hammar: Anat. Anz. Bd. 19. 1901.

[3] Pappenheim: Virchows Arch. f. pathol. Anat. u. Physiol. Bd. 151. 1898; Bd. 157. 1899; Atlas der menschl. Blutzellen. Jena: G. Fischer 1905—1909.

[4] Hirschfeld: Virchows Arch. f. pathol. Anat. u. Physiol. Bd. 153. 1898.

[5] Dominici: Cpt. rend. des séance de la assoc. de anatom. de Lyon 1901; Arch. de méd. exp. et de anat. pathol. Juli 1901; Arch. gén. de med. 1906.

[6] Weidenreich: Arch. f. mikr. Anat. Bd. 69. 1906; Bd. 72. 1908; Bd. 73. 1909.

[7] Naegeli: Verhandl. d. Kongr. f. inn. Med. München 1906.

[8] Schridde: Zentralbl. f. allg. Pathol. u. pathol. Anat. Bd. 20. 1909.

[9] Fischer, H.: Myeloische Metaplasie, Monographie 1909.

[10] Schilling, V.: Verhandl. d. Kongr. f. inn. Med. 1925.

Autoren an der Einwanderung von Blutelementen in die Gefäßumgebung festhalten (MAXIMOW, SSYSSOW, LANG u. a.; s. unten), andere mehr zu der engen Beziehung zur Endothelzelle selbst hinneigen (M. B. SCHMIDT, SCHRIDDE, SABIN, DOAN u. CUNNINGHAM, SIEGMUND, OELLER), die man sich allerdings mit WEIDENREICH, DIEKMANN[1] u. a. vorerst wieder *entdifferenziert* vorstellen müßte, wodurch sie eben doch eine mesenchymatöse Urform würden. Die im embryonalen Mark sehr zahlreichen, später spärlicheren Osteoclasten sind syncytiale, mehrkernige Riesenzellen, die aus dem ursprünglichen Syncytium (JACKSON) oder dem Bindegewebe direkt entstehen (DANTSCHAKOFF[2]); sie verwandeln sich nach JACKSON und MAXIMOW nach Erfüllung ihrer Aufgabe in Reticulum zurück.

Das primäre, lymphoide Mark verwandelt sich durch die bald beginnende Umwandlung der lymphoiden Wanderzellen in erkennbare myeloische Elemente (MAXIMOW, DANTSCHAKOFF[2]): diese Umwandlung beginnt in der Mitte der Diaphyse im perichondralen, nicht periostalen Teile. Selbst MAXIMOW gibt zu, daß nunmehr die Umbildung weiterer Bindegewebszellen in Wanderzellen rasch aufhört, und daß sich sogleich differenziertes Gewebe, Erythroblasten, Myeloblasten, Riesenzellen zeigen. Intravasculär entstehen die Blutzellen aber embryonal auch aus eingeschwemmtem Materiale junger indifferenter und differenzierter Blutzellen, die sich in den sehr weiten lakunären Gefäßen günstig weiterentwickeln. Dies Bild erinnert sehr an die Leberblutbildung oder die Blutbildung im Dotterhofe bzw. die Blutbildung niederer Wirbeltiere. Die Erythroblasten entwickeln sich in größeren Haufen gleichartiger Zellen, die zuerst den megaloblastischen Typus, später aber den erythroblastisch-normoblastischen Typus zeigen. Sie durchbrechen die Endothelwand, der sie meistens eng anliegen, durch Diapedese oder Auflösung (LOBENHOFFER[3], H. FISCHER, MAXIMOW[4]). Die granulocytären Elemente treten zuerst nur spärlich, einzeln und in kleinen Gruppen in der Mitte der Markhöhle auf, und zwar nach MAXIMOW nicht nur von den „großen, basophilen Lymphocyten" entstehend, sondern auch direkt aus kleinen lymphocytoiden Elementen, die sich angeblich direkt umwandeln. Die Blutbildung im gesunden und pathologischen Knochenmark des Erwachsenen läßt nur eine gleichmäßige Bildung über die ganze Stammreihe von den erst noch oxydasefreien, dann oxydasehaltigen Myeloblasten über alle Zwischenstufen erkennen, und MAXIMOW[5] beschreibt diese früher abgelehnten (s. Anm. S. 743) Zwischenstufen (Promyelocyten mit Azurgranulation) sogar heute in seinen Züchtungen lymphatischen Gewebes. Je normaler oder je reifer die Blutzellen werden, um so mehr findet die Zellbildung auch von reifen Elementen, sogar von völlig gekörnten und schon kerngebuchteten Myelocyten statt. Genau das gleiche gilt vom pathologischen Zellmark des Erwachsenen, das nur ausnahmsweise auf die körnchenfreien Vorstufen zurückgeht. Wahrscheinlich ist auch die *Entstehung der eosinophilen und basophilen Zellen* eine früh abgetrennte, obgleich PAPPENHEIM, BLUMENTHAL u. a. Autoren „Zwischenformen" der Zellarten untereinander beschreiben. Die oft geschilderten teilweise „basophilen" Körnchen der eosinophilen Myelocyten sind zweifellos Reste der „azurophilen Progranulation"; bei den Eosinophilen beobachtet man bei starker Bildung Kümmerformen, die kleinere Granula haben und als Zwischenformen zu Neutrophilen mißdeutet werden können. Im erwachsenen Organismus sieht man leicht überall bereits „spezifizierte" Myeloblasten, die aus der Größe, Kernform, dicker azurophiler Vorgranulation erraten lassen, daß sie nicht feinkörnige Elemente (Neutrophile

[1] DIEKMANN: Virchows Arch. f. pathol. Anat. u. Physiol. Bd. 239. 1922.

[2] DANTSCHAKOFF: Anat. Hefte Bd. 37. 1908; Arch. f. mikr. Anat. Bd. 73. 1908; Bd. 74. 1909.

[3] LOBENHOFFER: Beitr. z. pathol. Anat. u. z. allg. Pathol. 1908.

[4] MAXIMOW: Arch. f. mikr. Anat. Bd. 73. 1909; Folia haematol. Bd. 4. 1907; Bd. 8. 1909; Arch. f. mikr. Anat. Bd. 76. 1909/1910.

[5] MAXIMOW: Arch. f. mikr. Anat. Bd. 97. 1923.

beim Menschen, Pseudoeosinophile bei Kaninchen und Meerschweinchen, staubförmig gekörnte bei den Muriden), sondern grobkörnige Eosinophile und Basophile erzeugen. Daß auch die Basophilen eine eigene Granulocytenart darstellen, ist mit den besseren Fixierungsmethoden (May-Grünwald-Pappenheimfärbung) wohl allgemein anerkannt. Die WEIDENREICHsche Auffassung derselben als degenerierte und verfärbte Lymphocyten beim Menschen, als echte Granulocyten beim Meerschweinchen usw. ist angesichts der sauberen Granulierung auch beim Menschen bei dieser Darstellung nicht haltbar; die Körnchen sind nur schwerer fixierbar und sehr wasserlöslich, wie z. B. auch die azurophile Granulation der Promyelocyten.

Das Knochenmark der letzten Embryonalmonate ist sehr zellreich und bleibt es bis in die ersten Lebensjahre; dann setzt langsam eine fettige Umwandlung des Reticulums ein und die Blutzellen verschwinden bis auf schwer nachweisbare embryonal verbleibende Vorstufen, von denen sich jederzeit unter physiologischer oder pathologischer Anforderung bzw. Reiz die der embryonalen sehr ähnliche Blutbildung in der geschilderten Art wieder entwickeln kann.

Wir müssen also auch hier feststellen, daß die reine monophyletische Theorie dem tatsächlichen Geschehen nur in den ersten Anlagen des Knochenmarkes entspricht, daß aber die weitere Ausbildung der Knochenmarkselemente sich durchaus in den Bahnen vollzieht, wie sie PAPPENHEIM (allerdings in sehr wechselnder Formulierung und mit vielen Schwankungen), Verf. aber seit 1912 etwa konsequent vertreten hat: *Die pluripotente Stammzelle ist aufgespalten bis zu den Vorstufen des Myeloblasten, und selbst diese indifferentesten Vorstufen betätigen sich im Knochenmarke nur als Granulocyten- und Erythrocytenbildner* (Verf.). *Ihre Umwandlung ist ein Reifungsprozeß immanenter, determinierter Anlagen, die sie normalerweise zwangsläufig entwickeln, und die sie in pathologischen Zuständen (selbst akute Leukämien) zäh festhalten.* Wenn auch hier und da lymphatische Einsprengungen vorkommen, so stehen diese unvermittelt im Gewebe, wie sie überall vorkommen können, und wenn sich auch monocytäre Formen im Anschluß an die reticuloendothelialen perivasculären Elemente vereinzelt entwickeln, so liegt diese Bildung außerhalb der physiologischen Entwicklungsreihe der eigentlichen Parenchymzellen, die das Knochenmark als Organ charakterisieren, der Erythroblasten und Myeloblasten.

b) Der anatomische Bau des Markorgans.

Über die Größe des gesamten Markorganes, die bis vor kurzem kaum beachtet worden ist und nicht recht in das Bewußtsein der Pathologen und Kliniker gelangte, da man sonst der fundamentalen Bedeutung seiner Veränderungen mehr Aufmerksamkeit geschenkt hätte, geben uns jetzt sehr mühevolle Studien besonders von WETZEL[1] und seiner Schule guten Aufschluß.

Die ersten Angaben stammen aus einer Dissertation von FRIEDRICH (Rostock 1890); er errechnete den Hohlraum der Knochen auf etwa 4050 ccm. Hiervon ist aber nur ein Teil als funktionierendes hämatopoetisches Mark anzusehen, wie zuerst NEUMANN[2] genauer belegte. Faßt man die blutbildenden Teile, sämtliche Knochen des Stammes, proximale Enden von Humerus und Femur zusammen (NEUMANN), wobei allerdings individuelle weitere Ausdehnungen auf Teile der langen Röhrenknochen nicht eingerechnet sind, so erhält man kleinere Werte. WETZEL[3] gab für die Berechnung eine eigene Methodik an; er errechnete

[1] WETZEL: Zentralbl. f. d. ges. Anat. Bd. 82. 1926.
[2] NEUMANN: Zentralbl. f. d. med. Wissensch. 1892.
[3] WETZEL: Arch. f. Entwicklungsmech. d. Organism. Bd. 30. 1910.

die Größe aus dem Gesamtvolumen der macerierten und mit Gelatine ausgefüllten Knochen durch Abzug des Knochengewichtes nach Errechnung des spezifischen Gewichtes der Knochensubstanz auf 2,1445 (mit TRIEPEL). So fand er mit LUDWIG[1] die Größe der Knochenhöhle bei einem 20jährigen Manne mit 2915 ccm, wovon 1419,68 ccm als blutbildend zu gelten haben, bei einem 55jährigen mit 4192 ccm, wovon 2558 ccm als blutbildend anzusehen sind. Da die Größe der Leber mit 1400—1700 ccm angenommen wird, so ergibt sich schon der kleinere Wert als der Lebergröße entsprechend. TÖPPICH[2] fand bei Neugeborenen eine durchschnittliche Größe von 67 ccm, was etwa der halben Lebergröße beim Neugeborenen und der 11,3fachen Milzgröße entspricht, wozu STIEVE in der Diskussion bemerkte, daß dann bei Erwachsenen wie beim Kinde das Verhältnis zum Gesamtkörpergewicht mit etwa $^1/_{50}$ gleich sei (die Leber ist unverhältnismäßig groß beim jungen Kinde).

Zu vergleichbaren Werten kam scheinbar unabhängig MECHANIK[3], der das Gesamtmark (nicht nur das blutbildende) auf 1656—3748 g, beim Manne etwas mehr wie bei der Frau, berechnete; Maceration und Wägung der Preßmasse ergaben gleiche Werte. Die Entwicklung im Körper zeigt eine *organartige* Selbständigkeit an, die nicht etwa parallel der Knochenentwicklung geht, obgleich natürlich eine gewisse Korrelation besteht. Aus dem Markinhalt eines Knochens kann man ziemlich genau das gesamte Mark dieses Körpers errechnen, was sehr im Sinne einer Zusammengehörigkeit spricht. *Dieses Organsystem ist größer als alle anderen anatomischen Systeme des Körpers*, mit Ausnahme von Muskeln und Knochen selbst. Auf jedes Gramm Blutflüssigkeit kommt $^1/_4$ g Knochenmark, woraus man sich einen Begriff von der Möglichkeit der pathologischen Blutbildung machen kann, da tatsächlich volle Ausfüllung der gesamten Markhöhle mit rotem Marke vorkommt (physiologisch bei jungen Kindern). Verf. wies aus diesem Grunde auf die ungeheure Bedeutung der Veränderungen des Knochenmarkorganes für die Pathologie hin, da dieses gewaltige Organ noch dazu eine Veränderungsfähigkeit und Reaktionsbreite besitzt, wie wir sie von keinem anderen menschlichen oder Wirbeltierorgan kennen.

Bei der Eröffnung der Knochenhöhle sieht man bei kleineren Säugetieren das gesamte Mark ziemlich rot, bei größeren Tieren und beim Menschen aber das Mark der langen Röhrenknochen gelblich-fettig, d. h. nicht im Stadium der Blutbildung. Bei jungen Kindern und Embryonen erscheint es jedoch auch hier ganz und gar blutbildend, so daß eine langsame Rückbildung der blutbildenden Anteile mit dem Reifen des Organismus erweisbar ist. Diese in Fett umgewandelten Teile sind aber, und das ist physiologisch von entscheidender Wichtigkeit, rückverwandelbar in rotes funktionierendes Mark.

Der makroskopische Anblick läßt wenig Einzelheiten erkennen. Eine alte Einteilung von VIRCHOW[4] (Cellularpathologie) gibt bereits die grobe Einteilung in rotes, gelbes und „Gallert"mark; letzteres ist eine bei Hungerzuständen sich ausbildende auf Fettschwund beruhende Rückbildungsform, in diesem Sinne physiologisch, obgleich sie sich in der Regel nur pathologisch bei schweren kachektischen Zuständen findet. Feinere Einteilungen (LEIGHTON[5] u. a.) wie fleckiges, streifiges Mark haben sich nicht einführen können, weil sie zu sehr dem Zufall unterworfen sind und außerdem individuell stark variieren. Nach der Konsistenz kann man von festerem und flüssigen Mark sprechen und schon eine

---

[1] LUDWIG: Inaug.-Dissert. Halle 1920.
[2] TÖPPICH: Arch. f. Anat. (u. Physiol.) 1914, S. 9.
[3] MECHANIK: Zeitschr. f. Anat. u. Entwicklungsgesch. Bd. 79. 1926.
[4] VIRCHOW, Anm. zu BIZZOZERO: Virchows Arch. f. pathol. Anat. u. Physiol. Bd. 52. 1871.
[5] LEIGHTON: Journ. of pathol. a. bacteriol. Bd. 15, S. 463. 1911.

gewisse Beziehung zum mikroskopisch erst erkennbaren Zustande gewinnen, wenn man die festere Konsistenz mit der Vorstellung eines zellreicheren, die flüssige mit einem zellarmen Mark verbindet. Der Anteil der Erythropoese prägt sich in einer mehr oder weniger roten Farbe aus, wobei aber starke Täuschungen durch Hyperämie zu berücksichtigen sind; vorwiegend weiße Blutbildung gibt dem Marke eine graurötliche Farbe (LITTEN u. ORTH[1], GEELMUYDEN[2]).

Rotes Mark ist also physiologisch in allen Knochen des Neugeborenen und abnehmend beim Kinde bis etwa Ende des 2. Lebensjahres zu finden, zieht sich dann mehr und mehr auf die kleineren Knochen des Stammes zurück und bleibt in den langen Röhrenknochen in der Regel nur in der proximalen Epiphyse (NEUMANN[3]) erhalten. Umgekehrt geht nach dem NEUMANNschen Gesetz, das z. B. ASKANAZY[4] nach eigener Erfahrung bestätigt, die erhöht physiologische Umwandlung von diesen Resten aus über die Diaphyse nach den distalen Enden, wobei in der Regel die Umbildung in allen Röhrenknochen etwa die gleiche Stärke und Begrenzung zeigt, die distaleren Knochen aber etwas später einsetzen, wie die proximaleren. Manchmal entwickeln sich zuerst corticale Partien, manchmal herdförmige Stellen im Innern fleckig verteilt. Individuell und nach Art des auslösenden Reizes sowie nach Ernährung, Fortwirkung des pathologischen Prozesses usw. ist die Schnelligkeit und Intensität eine ganz verschiedene.

Die viel verbreitete Ansicht, daß rotes Mark in den langen Röhrenknochen immer pathologisch sei, ist durch die Untersuchungen von HEDINGER[5], ASKANAZY und NAGAYO[6] u. a. beseitigt, obgleich eine sichere Entscheidung bei der ungeheuren klinischen Häufigkeit leichter „Blutmauserungen" im Anschluß an fast unmerkliche Krankheiten (s. Erythropoese) physiologische „Normal"befunde und pathologische Befunde schwer sondern läßt. Reines Fettmark findet sich bei etwa 10% der Erwachsenen, meist bei älteren Individuen. HEDINGER gibt an: bei 20—50 Jahren Fettmark nur 16mal auf 300, bei 60—70jährigen 25 : 45, bei 70- bis 80jährigen 57 : 103. Die Tendenz zu fortschreitender Fettumwandlung ist wenigstens unverkennbar bzw. auch die geringere Tendenz zur Rückwandlung im höheren Alter. Selbst bei 44 ganz akut Gestorbenen fand sich rotes Mark 35mal. ASKANAZY betont das ständige Freibleiben der proximalen Epiphyse im Femur und Trochanter major; nach ihm geht hier die Blutbildung vom Anfangsteil der Diaphyse und Ansatz des Halses aus. STEFFKO[7] zitiert GARMASCHEFF, nach dem der Umschlag beim Kinde mikroskopisch schon in den ersten Monaten beginnt, makroskopisch aber erst im 5. Jahre sichtbar wird und mit dem 14. Jahre annähernd vollendet ist. KÜLBS[8] fand bei jungen Hunden die Ausbildung des Fettmarkes mit dem 3. Monat nach der Geburt einsetzend. Meine eigenen Untersuchungen[9] (teilweise mit YAMAMOTO[10]) haben mich davon überzeugt, daß das äußere Verhalten gegenüber dem mikroskopischen Bilde in der Tat von geringerer Bedeutung ist, insofern als ein als Fettmark erscheinendes Mark sehr stark hämatopoetisch, ein rotes Mark unter Umständen rein hyperämisch ohne nennenswerte Blutbildung sein kann; dies zeigen besonders die

---

[1] LITTEN u. ORTH: Berl. klin. Wochenschr. 1877, S. 743.
[2] GEELMUYDEN: Virchows Arch. f. pathol. Anat. u. Physiol. Bd. 105. 1886.
[3] NEUMANN: Zitiert auf S. 747.
[4] ASKANAZY: Knochenmark in LUBARSCH-HENKE, Handb. d. pathol. Anat. Bd. I, 2. Teil. 1928.
[5] HEDINGER: Berl. klin. Wochenschr. 1913, H. 46.
[6] ASKANAZY u. NAGAYO: Zitiert bei Lit. 4.
[7] STEFFKO: Virchows Arch. f. pathol. Anat u. Physiol. Bd. 247. 1923.
[8] KÜLBS: Virchows Arch. f. pathol. Anat. u. Physiol. Bd. 191. 1908.
[9] SCHILLING, V.: Zitiert auf S. 744.
[10] YAMAMOTO: Virchows Arch. f. pathol. Anat. u. Physiol. Bd. 258. 1925.

Lebendpunktionen am Marke (Sternum des Menschen), die die funktionelle Bedeutung dieser Erscheinungen viel klarer enthüllen.

Der Übergang vom roten in gelbes fettiges Mark erfolgt auch mikroskopisch entsprechend dem Aussehen sehr allmählich. Ebenso sind „Physiologie“ und „Pathologie“ nach dem Gesagten schwer, nur in den Extremen, zu trennen. Da die Markumwandlung in der Regel eine einfache Anpassung an erhöhte Anforderungen des „kranken Milieus“ (VIRCHOW) darstellt und dann auch „physiologisch“ in der Zellzusammensetzung erfolgt, so muß man die meisten dieser Befunde zu den „physiologischen Abwehrmaßnahmen“ des kranken Organismus rechnen. Hierher gehören die bekannten Regenerationen nach einfachen Blutverlusten, die man kaum als Krankheit bezeichnen kann, in der Schwangerschaft, nach starken Anstrengungen, nach Hungerperioden und Strapazen. Wie sehr dabei auch die Ernährung mitspielt, zeigten vor allem die Untersuchungen von WHIPPLE HOOPER und ROBSCHEIT-ROBBINS[1], auf die wir noch zurückkommen werden. Man kann eben die Physiologie des Markes bis jetzt ohne Bezugnahme auf seine Pathologie kaum verstehen, weil uns noch zu sehr die Möglichkeiten einer einfachen Kontrolle des normalen Organes fehlen, und weil die hauptsächlichste physiologische Eigenschaft des Markes in seiner regenerativen Ansprechbarkeit beruht, einer Fähigkeit, die kein anderes Organ des Körpers außer den übrigen hämatopoetischen Geweben in diesem Maße besitzt.

Wie schon erwähnt, enthüllt sich aber erst die Bedeutung des Markorgans richtig beim mikroskopischen Studium, und es ist daher erst der raschen Entwicklung der hämatologischen Mikroskopie zu danken, wenn hier die Fortschritte in der Erkenntnis weit den anatomischen und pathologisch anatomischen Angaben vorausgeeilt sind. In der Tat haben auf diesem Gebiete die Anatomen viel vom Kliniker zu lernen gehabt, und die Ansichten der bekanntesten Histologen auf diesem Gebiete haben sich nach den oft wenig freundlich abgelehnten Angaben der Hämatologen sehr modifizieren müssen; dies muß gegenüber den nicht seltenen und meistens sehr unberechtigten Angriffen mancher Histologen gegen die „ungeeigneten Methoden“ der Blutforscher hier ausdrücklich festgestellt werden. Die Ursache liegt in der großen Wichtigkeit, die das Studium der Blutzelle für den Kliniker sehr bald erlangte, und in der täglichen Beobachtung des lebensfrischen Blutes, dem „Spiegel des Knochenmarkes“ bei vielen Krankheiten, während der normale Anatom und Histologe in den kleinen, unhandlichen Blutzellen eben kein sehr geeignetes Studienobjekt sah und der pathologische Anatom an der Leiche gerade die Blutzellen und die empfindlichen hämatopoetischen Organe mit ihrer schwierigen und unübersichtlichen, schwer erreichbaren Struktur erst spät in den Kreis der regelmäßigen Beobachtung zog.

Der anatomische Aufbau des Markes ist daher erst in letzter Zeit einigermaßen geklärt worden, nachdem lange Zeit die vorzüglichen aber primitiveren Untersuchungen der älteren Autoren die Hauptquelle der Kenntnisse bildeten.

Der prinzipielle Aufbau des roten und des gelben Markes ist gleich: es handelt sich um ein schwammiges aus feinen Bindegewebsnetzen, sehr zahlreichen Capillaren und dem mehr oder weniger zellreichen „Parenchym“ bestehendes, reichlich fetthaltiges Füllgewebe der Knochenhöhlen.

Die besondere Bedeutung des Knochenmarkes zeigt sich am überzeugendsten in der Anordnung der Gefäße, mit der wir beginnen wollen. Nach BIZZOZERO[2] ist mehr als die Hälfte des Markes Blutgefäß. Die hauptsächlich capillären Gefäße zeigen eine netzige Anordnung mit Ausbuchtungen und kleinen Ausläufern,

---

[1] WHIPPLE, HOOPER u. ROBSCHEIT-ROBBINS: s. S. 783.
[2] BIZZOZERO u. TORRE: Virchows Arch. f. pathol. Anat. u. Physiol. Bd. 95. 1884.

in denen schon NEUMANN[1] Ansätze zur Bildung von spitzen neuen Capillaren entdeckte, eine schöne Beobachtung, die erst ganz neuerdings von CUNNINGHAM und DOAN[2] durch Beobachtungen am Hungermarke weitgehend bestätigt wurde: ein großer Teil des Capillarnetzes liegt, wie VAN KROGH dies für die Haut erwies, physiologisch brach und wird erst bei funktioneller oder pathologischer Mehrbeanspruchung vom Blut durchströmt. Dies ist wahrscheinlich für die ganze Lehre von der Entstehung der Blutzellen im Marke von größter Bedeutung.

Die Zuführung des Blutes geschieht durch in der Regel einfache *Zentralarterien*, die immer einen Epi- oder Diaphysenbereich versorgen (NEUMANN, BIZZOZERO, RINDFLEISCH[3]). Sie spalten sich spitzwinklig in einige axial gelegene Äste, von denen radiale kleinere Arterien und Arteriolen bis zur corticalen Wand der Knochenhöhle verlaufen und hier schlingenförmig umbiegen. Hier finden sich kleine Anastomosen mit dem benachbarten Gefäßgebiete des Periostes durch den Knochen hindurch und auch zwischen Epiphysen und Diaphysen. Die arteriellen Capillaren gehen dann ziemlich plötzlich in *weite venöse Bahnen* über, die man als *Sinus* oder sinusoide venöse Räume bezeichnete. Sie sind sehr dünnwandig und anastomosieren im Gegensatz zu den arteriellen Gefäßen im reichsten Maße, so daß eben der schwammartige Bau, ein „Wunderknäuel" von Gefäßen, entsteht. Das ganze Gefäßsystem hat etwas Geschlossenes, in sich Geordnetes; es ist das Gefäßsystem eines mit dem kreisenden Blute eng funktionell verknüpften Organes.

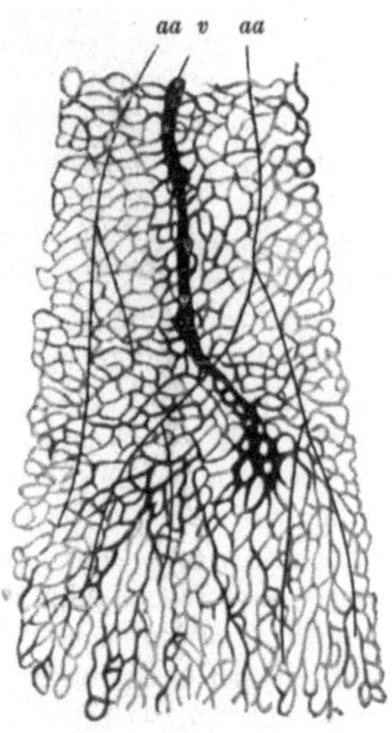

Abb. 75. Das gefüllte Markgefäßnetz vom vorderen Ende einer Meerschweinchenrippe; *aa* Endaste der Art. nutritia; *v* Vene. Das weißgelassene Parenchym zwischen den Capillaren ist von rotgelber Farbe zu denken (nach G. E. RINDFLEISCH).

Seine besondere Note erhält das venöse Gebiet durch die reticuloendothelialen Fähigkeiten seiner Wandzellen, die wie in anderen hämatopoetischen Organen eine ganz hervorragende Fähigkeit der Phagocytose beweisen (COUSIN[4], RIBBERT, ASCHOFF-KIYONO, EVANS[5] u. a.). Infolge dieser Eigenschaft gelang es WISLOCKI[6] in sehr vollkommener Weise, durch Tuscheinjektionen und nachherige Behandlung des Materiales (Kaninchen) mit der SPALTEHOLZschen Aufhellungsmethode, das Gefäßnetz ohne Schädigung zur Darstellung zu bringen. Auch physiologisch und pathologisch findet man sehr oft feine oder gröbere Pigmentstapelung (NASSE, QUINCKE[7], Verf.[8], BRASS[9]), die bei der Aufklärung der verwickelten Struktur im Schnitte helfen können. Das Endothel ist aber vielfach so fein, daß sein Vorhandensein lange strittig war.

Viele ältere Autoren traten, schon aus theoretischen Gründen, um die Blutzellbildung ihren Vorstellungen anzupassen, für eine „offene Bahn" ein (HOYER[10],

---

[1] NEUMANN, E.: Zentralbl. f. inn. Med. 1868; Arch. f. Heilkunde 1869; Arch. f. mikr. Anat. Bd. 12. 1876; Virchows Arch. f. pathol. Anat. u. u. Physiol. Bd. 119. 1890.
[2] CUNNINGHAM u. DOAN: Proc. of the soc. of exp. biol. a. med. Bd. 20, S. 262. 1923.
[3] RINDFLEISCH: Arch. f. mikr. Anat. Bd. 17. 1880.
[4] COUSIN: Cpt. rend des séances de la soc. de biol. Bd. 454. 1898.
[5] RIBBERT, ASCHOFF, EVANS s. Reticulo-Endothel S. 855.
[6] WISLOCKI: Bull. of the Johns Hopkins hosp. Bd. 32, S. 132. 1921.
[7] NASSE u. QUINCKE: Zitiert bei WISLOCKI.
[8] SCHILLING, V.: Virchows Arch. f. pathol. Anat. u. Physiol. Bd. 196. 1909.
[9] BRASS: Arch. f. mikr. Anat. Bd. 82.
[10] HOYER: Zentralbl. f. dtsch. med. Wochenschr. 1869.

VAN DER STRICHT, RINDFLEISCH, FLEMMING, LUBARSCH und LENGEMANN), andere mit Entschiedenheit für eine geschlossene Bahn, d. h. eine hyaline Wand mit eingestreuten Kernen (E. NEUMANN, BIZZOZERO [Auspinselungsversuche], LANGER[1], LANGERHANS, VENZLAFF, HELLY, MAXIMOW, DOAN[2]). Der Streit ist heute wohl für eine geschlossene Bahn entschieden, da auch das Reticuloendothel eben die Funktion der Wandbekleidung erfüllt und die Blutbahn begrenzt. Man kann auch dieses geschlossene Gefäßsystem injizieren, obgleich die Wandungen oft wie durchbrochen erscheinen (ASKANAZY, BUNTING[3]), da die Blutzellhaufen die Wandungen durchsetzen („mottenfraßartig" nach DRINKER, DRINKER und LUND[4], ORSOS[5]).

Von wichtiger physiologischer Bedeutung ist die auffallende „lacunäre" (HOYER, V. D. STRICHT) Weite der venösen Sinus (ROBIN 1864), die sogleich die Vorstellung der *Stromverlangsamung* erweckt, eine Eigenschaft der Gefäße, die wir in allen hämatopoetischen Geweben (Milz, extramedulläre Herde, Leber) wiederfinden. Funktionell muß man erhebliche Stase des Blutstromes annehmen, die noch dadurch erhöht wird, daß die Gefäße selbst bei der Leiche in ihrer Knochenkapsel nicht kollabieren können; bei Verengerung des peripheren Gefäßapparates muß das Knochenmark sehr leicht hyperämisiert werden können. Die Regulierung besorgen sehr zahlreiche markhaltige und marklose Nervenfasern, die dem vegetativen System angehören und in noch nicht genauer bekannter Weise von hier aus gesteuert werden. Die funktionellen Reize sind augenscheinlich sehr mannigfaltiger Art, humoral wie reflektorisch von anderen Gefäßgebieten aus, wie man aus der Lehre von der Leukocytose und aus der schnellen Ausschwemmungsreaktion für pathologische Prozesse annehmen darf. Dabei spricht die Gleichmäßigkeit des Reizes für alle Knochenmarkgebiete für humorale Zuführung der Reizstoffe, die natürlich von nervöser Reaktion der Synapsen des vegetativen Nervensystems begleitet sein wird. SCHOEN und BERCHTOLD[6] punktierten die Vena nutritia des Knochens am Hunde und konnten direkte Ausschwemmung junger Zellelemente wenige Minuten nach Adrenalininjektion überzeugend dartun (Höhepunkt nach 10 Minuten).

Der Abstrom erfolgt wieder aus zentralen und axialen sehr weiten Venen, die dann als ein einziges Gefäß in der Regel neben der Arterie den Knochen verlassen.

Die eigentliche Grundmasse des Knochenmarkes zwischen den Gefäßen ist nach NEUMANN die „germinal or living matter" BEALES, ein contractiles Protoplasma und Schleimgewebe, das von *sternförmigen Zellen mit Fasernetzen* durchsetzt ist. Diese Vorstellung weicht nicht sehr ab von den neuesten Forschungen, nach denen in der Tat das Fasersystem in dem Protoplasma der syncytialen Reticulumzellen liegt.

Von der Wand des Endostes KÖLLICKERS, der knochenbildenden Innenhaut des Knochens, entwickeln sich die feinen Fasernetze und anastomosieren mit den Fasern der Reticulumzellen und der perivaskulären Schichten (JACKSON[7]). Teilweise sind sie kollagenes Bindegewebe, teilweise elastische Fasern, größtenteils aber OPPELsche Gitterfasern, die mit Silberimprägnation dargestellt werden.

[1] LANGER: Sitzungsber. d. Akad. d. Wiss., Wien, Mathem.-naturw. Kl. Bd. 37, S. 317. 1877.

[2] DOAN: Proc. of the soc. of exp. biol. a. med. Bd. 20, S. 260. 1923; Contribut. of embryol. 1922, S. 29.

[3] BUNTING: Festschr. f. OSLER. Hoeber, New York 1919.

[4] DRINKER, DRINKER u. LUND: Americ. journ. of physiol. Bd. 62. 1922.

[5] ORSOS: Beitr. z. pathol. Anat. u. z. allg. Pathol. Bd. 76. 1926.

[6] SCHOEN u. BERCHTOLD: Arch. f. exp. Pathol. u. Pharmakol. Bd. 105. 1924.

[7] JACKSON: Arch. f. Anat. (u. Physiol.) 1904.

Nach ORSOS[1] und MASUGI[2] entstehen die Fasern im Protoplasma der syncytialen (BIANCHI und CORRIA[3]) Reticulumzellen; den Endothelien der Gefäße liegt außen eine dicke Faserschicht auf. Indem sich die sternförmigen Reticulumzellen (Astrocyten) mit Fetttropfen erfüllen, werden die Fasernetze in ihrer Umgebung zu korbartigen Maschen verdrängt, die man besonders schön im Gallerthungermark erkennt, weil sie dann bestehen bleiben, während sich die Fettzelle zu Protoplasma zurückbildet. Diese organspezifische Anordnung bleibt bei physiologischen Proliferationen des eigentlichen in den Maschen liegenden Parenchyms gut erhalten, während sie bei „pyoidem“ entzündlichem Mark und bei Leukämie zerstört wird (MASUGI).

Die *Fettzellen* gehören demnach auch dem Reticulum an und haben dadurch eine besondere Stellung, die sich auch in ihrer funktionellen schnellen Beladung mit Fett und der sehr schnellen Rückbildungsfähigkeit dokumentiert. Das Fett in ihnen soll eine besondere chemische Konstitution haben, eine höhere Acetylzahl[4]. ASKANAZY rechnet die Fettzellen deshalb zum Parenchym; auch CIACCIO[5] erkennt die besondere Bedeutung der Fettzellen an.

Die schon erwähnte besondere Bedeutung der *Reticulumzellen* liegt in ihrer Phagocytose, die sie nach BRASS den „KUPFFERschen Sternzellen“ anreiht. Bei pathologischen Zuständen zeigen sie vor allem eine oft gewaltige Erythrophagocytose mit Verarbeitung zu Eisenpigment (schon BIZZOZERO bekannt). Sie beteiligen sich aber ebenso lebhaft an der Farbstoffspeicherung (GOLDMANNS Pyrrolzellen, ASCHOFFS Carminzellen), so daß ihnen sehr wohl im Sinne von ASCHOFF-LANDAU eine ganz besonders wichtige Rolle im Stoffwechsel der Blutzellen, denen sie Material zuführen (Eisen, Lipoide), aber auch in meinem Sinne eine Schutzfunktion gegen Bakterien, Überschwemmung mit überflüssigen Abfallstoffen zugeschrieben werden kann. Sie beladen sich ebenso stark mit den Überresten der Blutbildung, freien Kernen und Kernbröckeln, zerfallenden Restprotoplasmen bei der Mitose usw.

Die eigenartige Stellung der Reticuloendothelien macht den Strich zwischen Parenchym und Zwischengewebe schwer, wie schon erwähnt. In der Milz rechnet man die Reticuloendothelien zweifellos zum Parenchym, und man müßte sich dazu auch im Knochenmark entschließen, wenn vor allem die Bedeutung dieser Zellen als Stammzellen der Blutbildung weitere Wahrscheinlichkeit gewinnen sollte. Vorläufig rechnet man allerdings die spezifischen Knochenmarksblutzellen (myeloische Zellen) als das eigentliche Parenchym, weil es in der Tat das Wesen des Markes ausmacht. Physiologisch gehören die Knochenmarkelemente ohne Zweifel zu einer weit differenzierten Art von Zellen, die kaum Übergänge zu den „Stammzellen“ erkennen lassen und sich „homoioplastisch“ weiter entwickeln. Ob im pathologischen Marke eine echte „Heteroplasie“ statthat, muß weiterhin sehr zweifelhaft erscheinen, weil die erwähnten Stammzellen durch embryonale Entwicklung wahrscheinlich doch als schon myeloisch differenziert, d. h. nur zur Bildung von myeloischen Zellen fähig betrachtet werden können.

Wir können diese schwierige Frage hier kurz behandeln, da wir sie im voraufgegangenen Abschnitt über die embryonale Genese des Markes bereits hinreichend besprochen haben. Auch im Marke des Erwachsenen sind die eigentlichen Stammzellen sehr schwer zu identifizieren. Man sieht am Hungermarke (DOAN[6]; DOAN

[1] ORSOS: Beitr. z. pathol. Anat. u. z. allg. Pathol. Bd. 76. 1926.
[2] MASUGI: Japan. journ. of med. science Bd. 1. 1925.
[3] BIANCHI u. CORRIA: Cpt. rend. des séances de la soc. de biol. Bd. 94, S. 498. 1926.
[4] Zitiert bei ASKANAZY: S. 749.
[5] CICACCIO: Folia haematol. Bd. 7. 1909.
[6] DOAN: Contribut. of embryol. 1922, S. 29.

und CUNNINGHAM[1]) oder bei allergischer Reaktion (Versuche am Hühnerblutmeerschweinchen, Verf. und LOEWE[2]) eine fast völlige Entleerung von Parenchymzellen, und kann eigentlich nicht feststellen, von welchen Elementen die Neubildung nun wieder vor sich geht. SELLING[3] sah ähnliche Bilder am Benzolmark und neigte der MAXIMOW-DANTSCHAKOFFschen Auffassung zu, daß die mesenchymatösen Zwischenzellen der Ursprung sind, während DOAN wieder lebhaft für endotheliale Entstehung mindestens der Erythrocyten eintritt, die intravaskulär gebildet werden sollen, während man allgemein die extravasculäre Bildung der Leukocyten anerkannt hat. MASUGI macht auf die perivasculäre Lage der wirklich sich neubildenden Zellen im Marke des Neugeborenen und bei der Leukämie aufmerksam (MARCHAND-HERZOGsche Gefäßwandzellen).

Die wichtigsten Zelltypen sind:

a) *Erythroblasten.* Sie wurden fast gleichzeitig von NEUMANN und BIZZOZERO entdeckt und führten zu der Erkennung der Bedeutung des Knochenmarkes als blutbildendes Organ. Ihre Herde liegen meist unmittelbar an oder in der Gefäßwand, die sie dann zu durchlöchern scheinen (s. oben).

b) *Die Granulocyten.* Sie waren zwar lange vorher bekannt, wurden aber erst durch die grundlegenden EHRLICHschen Untersuchungen als die klar gezeichneten Gruppen der Basophilen, Eosinophilen und Neutrophilen festgelegt und dann immer weiter gegen die ungekörnten Vorstufen verfolgt.

c) *Die Megakaryocyten.* Es sind sehr auffallende, seit langem bekannte Riesenformen, die neuerdings besonders mit der Blutplättchenbildung in Beziehung gesetzt werden. Ihre Lage im Marke ist unregelmäßig, wie zufällig verstreut, in wechselnder, physiologisch aber wohl geregelter Zahl; teilweise bilden sie kleine Gruppen mit einigen jüngeren Vorformen, scheinen sich aber reifend amöboid verteilen zu können.

d) *Lymphocyten.* Hierunter sollen nur die „echten Lymphocyten" verstanden werden, d. h. die den im Blute kreisenden und in den lymphatischen Organen entstehenden ganz entsprechenden Formen, die absolut spezifisch sind (s. unter Lymphocytopoese S. 832).

Nicht dazu gerechnet werden aber die zahllosen sehr verschiedenartigen Zellen, die eine moderne Hämatologie größtenteils aufgelöst hat in die „lymphoiden" Stammzellen oder Vorformen der reifenden Erythrocyten und Granulocyten. Sehr viele dieser fälschlichen Lymphocyten enthüllen ihre wahre Natur sofort durch die Oxydasereaktion, die nur in granulocytären Elementen positiv ausfällt. Ein anderer Teil ist durch die dunkle und scharfrunde Kernbeschaffenheit als erythroblastisch abzugrenzen. Es bleiben im normalen Mark sehr wenig Zellen übrig, die nicht einzureihen wären, und von diesen sind ein Teil echte Lymphocyten, teilweise aus der Blutbahn, teilweise im Mark aus sporadischen Follikeln entstehend.

e) *Plasmazellen und Reizformen,* teils lymphocytär, teilweise sicher „histiocytär", d. h. aus Clasmatocyten hervorgehend, sind im normalen Marke selten, aber bei vielen pathologischen Prozessen häufig bis sehr häufig. Da wir sie als physiologisch, für die Markfunktion unbedeutend, ansehen müssen, werden sie nur erwähnt.

f) *Monocyten.* Echte Monocyten (nicht monocytoide Promyelocyten aus der Reihe der granulocytären Vorformen!) sind selten im Marke; sie kommen normal hauptsächlich mit der Zirkulation hinein. Vielleicht wird ein kleiner Teil wie überall auch vom Reticuloendothel gebildet, was pathologischerweise ganz sicher

---

[1] DOAN and CUNNINGHAM: l. c. S. 751.
[2] SCHILLING, V. u. LOEWE: Zitiert in Arbeit 2, S. 744.
[3] SELLING: Beitr. z. pathol. Anat. u. z. allgem. Pathol. Bd. 51. 1911.

in größerer Menge vor sich geht, wie die zahllosen monocytären Makrophagen dann zeigen, die sich von einem proliferierenden Reticulum ablösen.

Wir rechnen diese Monocyten nicht zum charakteristischen Knochenmarkparenchym im Gegensatz zu der bestimmten Angabe NAEGELIS, daß die Monocyten als eine myeloische Unterart der Granulocyten gebildet würden. Wir vermissen sie im normalen Mark völlig unter den parenchymatösen Zellhaufen (Weiteres s. unter Monocytopoese S. 854).

Aus dieser weiter unten zu erweiternden Übersicht ergibt sich, daß als Parenchymzellen nur die Erythroblasten, die Myelocyten und die Megakaryocyten angesprochen werden, während die Lymphocyten schon als eine mehr zufällige und unregelmäßige Einstreuung, wie sehr vielfach in anderen Körperorganen auch, und die anderen Elemente als dem Stroma zugehörig erscheinen.

Für die Erythrocyten ist es ganz gesichert, daß schon bei Reptilien und Vögeln, ganz ausgesprochen bei den Säugern, die Bildung der Blutkörperchen im reifen Organismus nur im Knochenmark erfolgt, höchstens noch bei den kernhaltigen Erythrocyten homoioplastisch durch Amitose im kreisenden Blut. Bei den Amphibien tritt auch die Niere und Milz mit in Funktion; bei den Fischen steht die Niere im Vordergrunde. In dieser Verschiedenheit zeigt sich die gleiche Zuspitzung der Differenzierung, die wir auch in der embryonalen Entwicklung besonders der Erythropoese sehen (s. oben). *Die Hämatopoese konzentriert sich und reinigt sich*, grenzt sich ab von der ubiquitären ursprünglichen allgemeinen Bindegewebsbildung und wird zu einem eigenen geordneten Organ.

c) Hämatopoetische Leistung des Markorgans.

Die allgemeine Regulierung der Zellbildung im Knochenmarke muß mit einer unerhörten Gleichmäßigkeit und Feinheit vor sich gehen, denn es erscheint einem bei dem Wirrwarr von Zellen und bei der großen Variationsbreite des Markes, bei seiner verstreuten Anordnung zuerst kaum verständlich, daß trotzdem eine peinliche Ordnung in den Zellhaufen und ihrer Reifung herrscht; aber die exakten Zählungen der Produkte des Markes, der Erythrocyten und Granulocyten, erweisen gerade beim Menschen auf der ganzen Erde, bei allen Rassen, in allen Lebensaltern eine verblüffende Übereinstimmung der Zahlwerte, die sich beim Individuum noch ganz besonders an der peinlichen Einhaltung gleicher Gesamtzahlen und auch gleicher Untergruppierung für Jahre, in der mathematisch genauen Rückkehr zu alten Werten nach pathologischen Excessen erkennen läßt. MORAWITZ[1] führt mit Recht als ein solches Zeichen der genauen Regulierung die Tatsache an, daß er bei sich seit mehr als 5 Jahren immer wieder eine Sauerstoffzehrung von genau 21,3 Vol.-% beobachtete, bei anderen Menschen 19 bis 22,5 Vol.-% mit derselben Konstanz. Da die Zehrung von dem Vorhandensein kleinster Mengen junger Erythrocyten abhängt, die noch eigene Atmung haben, ist daraus auf Konstanz auch feinster Gruppierung zu schließen. Dem Hämatologen sind aber diese für viele Kliniker noch immer wunderbaren Dinge seit Jahren auch am morphologischen Bilde vertraut. Auch im Körperhaushalte ist jeder Sperling, jede einzelne Blutzelle gezählt, und meiner Vorstellung nach ist dies auch gar nicht anders denkbar, da jeder Organismus bis in die feinsten Einzelheiten durchreguliert sein muß, weil es sonst keine Vererbung winzigster Kleinigkeiten, keine Konstanz der Arten über Jahrtausende, keine Entwicklung einer Pfauenfeder, z. B. aus einer Hautpapille geben könnte, denn hierbei muß auch das winzigste Körnchen vorher geordnet oder absolut in der Entwicklung verankert sein.

[1] MORAWITZ: Blutregeneration. Ergebn. d. inn. Med. u. Kinderheilk., S. XI. 1913.

Im Vergleich mit der von SCHADE betonten „Isoionie" des Blutplasmas hat Verf.[1] diese Konstanz des morphologischen Blutbildes als **„Isomorphie"** bezeichnet und hält diese Erscheinung für die wichtigste Grundlage zum Verständnis der exakten Arbeit der hämatopoetischen Organe bei der Erzeugung eines immer gleichen Blutes aus so vielen verschiedenen Wurzeln und einer gesetzmäßigen Abweichung bei krankhaften Einflüssen.

Leider ist aber die *Leistung des Knochenmarkorganes* sehr wenig bekannt. Nach den Eindrücken der pathologischen Blutbildung müssen die Leistungen der Zellbildung zahlenmäßig ganz ungeheure und noch kaum geahnte sein. Es fehlt an Kenntnis, wie schnell eine Blutstammzelle zur blutreifen Zelle wird, wieviel Zellen täglich produziert werden müssen, wie lange eine reife Zelle in der Blutbahn kreist, ehe sie der sicheren Vernichtung anheimfällt. Mit großer Einschränkung bezüglich der Richtigkeit seien hier einige *Versuche der Errechnung* solcher Leistungen mitgeteilt, doch kann für die Richtigkeit noch keine Gewähr übernommen werden.

Die Handhabe zu einer solchen Berechnung bietet die seit VIRCHOW angenommene Tatsache, daß sich das Bilirubin über das Hämatoidin und Hämatin aus dem Hämoglobin bildet. Aus der ausgeschiedenen Gallenmenge kann man also einen Anhaltspunkt für den Verbrauch an Erythrocyten gewinnen, doch wird es sich hier stets um Mindestzahlen handeln, weil die Rückresorption eines großen oder kleinen Teiles des freiwerdenden Hämoglobins zerfallender Erythrocyten durch den Organismus sehr möglich ist. Manche morphologischen Bilder, massenhaftes Vorkommen junger Formen sprechen für eine oft viel stärkere Blutumsetzung, wie sie aus der Gallenmenge zu errechnen ist. Dennoch sind solche Berechnungen von BRUGSCH und RETZLAFF[2], EPPINGER[3] u. a. unternommen worden und sicher als Anschauungsmittel nützlich; wir geben sie in modernisierter und erweiterter Form wieder.

Ein Mensch von 70 kg hat nach den genauen Angaben von SMITH, BELT, ARNOLD und CARRIER[4] 83 ccm Blut für jedes Kilogramm Körpergewicht, d. h. 5810 ccm Blut. Hiervon sind 14% Hämoglobin = 813,4 g Hämoglobin. Hiervon sind 3,4% Hämatin, das wieder zum Bilirubin nach EPPINGER sich wie 100 : 94 verhält. Die ausgeschiedene Tagesmenge von Bilirubin errechnete EPPINGER in Übereinstimmung mit anderen Daten der Physiologie im Tierexperiment bei zwei Gallenfistelpatienten auf etwa 0,005—0,007 g pro Kilo Körpergewicht. Ein 70 kg schwerer Mensch scheidet also 0,49 g Bilirubin aus = 0,52 Hämatin.

Dem obigen Hämoglobinwert entsprechen also 27,6556 g Hämatin; dividiert durch 0,52 täglich ergibt eine Lebensdauer von 53,2 Tagen für den Erythrocyten bzw. für den einmaligen Umsatz der vorhandenen Blutmenge (EPPINGER errechnete in ähnlicher Weise etwa 37 Tage, weil er die Blutmenge kleiner annahm). Nach den GRIESBACHschen Zahlen würde allerdings die Blutmenge nur 5040 g betragen (für Männer 7,2%, für Frauen 6,6% Körpergewicht), rund $^1/_{14}$ des Körpergewichtes, die Lebensdauer demnach entsprechend weniger.

BRUGSCH und RETZLAFF kamen auf Grund anderer Zahlen auf etwa 20 Tage Lebensdauer des Erythrocyten, eine Zahl, die ebenfalls in der Vorstellung ganz gut denkbar ist.

Rechnen wir nun bei einem 75 kg schweren Menschen mit einem Blutgehalt von 6,275 l und einem Knochenmark von 1500 ccm sowie einer Erythro-

[1] SCHILLING, V.: Referat, Verhandl. d. Kongr. d. inn. Med. Wiesbaden 1926.
[2] BRUGSCH u. RETZLAFF: Zeitschr. f. exp. Pathol. Bd. 9. 1912.
[3] EPPINGER: Hepato-lienale Erkrankungen; Enzyklop. der klin. Med. 1920.
[4] SMITH, BELT, ARNOLD u. CARRIER: Americ. journ. of physiol. Bd. 71, S. 395. 1925.

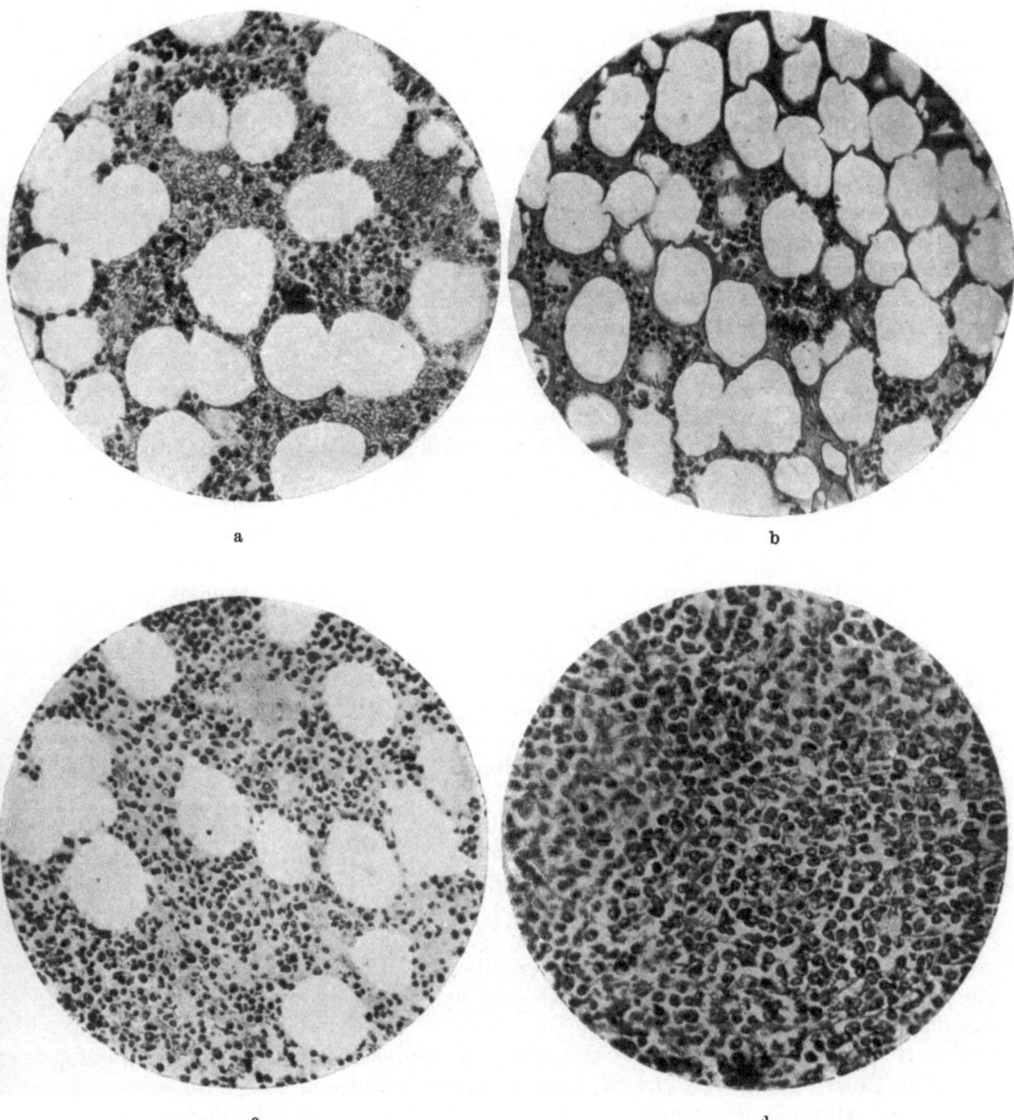

Abb. 76 *a–d*. Vier Stadien des Zellgehaltes im Brustbeinmark. Lebendpunktion; Schnitte. Die Bilder zeigen die Möglichkeit einer enormen Zunahme der Zellbildung auch im aktiven Brustbeinmark. (Nach *Schilling-Yamamoto*.)

cytenzahl von 5000000 im Kubikmillimeter, so sind im Körper 31375000000000 = rund 31 Billionen Erythrocyten vorhanden.

Bei 20 Tagen Lebenszeit würden zu bilden sein täglich

1568750000000 Erythrocyten = etwa $1^1/_2$ Billionen täglich.

Dies ergibt auf das oben berechnete Knochenmark eine Leistung von 1045833 Normoblasten pro Kubikmillimeter, d. h. etwa 1 Million Erythrocyten pro Kubikmillimeter Knochenmark, während auf den Kubikmillimeter Blut 250000 Erythrocyten zu liefern wären. Dies gibt täglich 1 Million bzw. 250000 Entkernungen pro Kubikmillimeter, eine Zahl, auf die wir bei Blutplättchenberechnung zurückkommen werden.

Legt man 50 Tage zugrunde, so erhält man für die gleichen Grundzahlen nur 418333 Normoblasten pro Kubikmillimeter Knochenmark täglich. Es wären täglich 627,5 Milliarden Erythrocyten zu bilden, d. h. 100000 Erythrocyten pro Kubikmillimeter kreisenden Blutes.

LOSSEN[1] fand beim Kaninchen eine Mindestzahl von 270000 Zellen im Kubikmillimeter Knochenmark beim Kaninchen, woraus sich bei etwa 40% Normoblasten (SCHILLING und BENZLER[2] am Menschen) etwa 108000 Normoblasten ergeben. Diese müßten sich viermal erneuern in 24 Stunden, um die vorstehend genannte Menge bilden zu können, d. h. es müßte ein Normoblast 6 Stunden zur Reifung brauchen. Diese Zahl ist angesichts der Züchtungsergebnisse für andere Zellen und für Beobachtungen bei Neubildung des Markes nicht hoch; im Gegenteil ist mit sehr viel kleineren Zeiträumen zu rechnen (das Mark kann in 8 Stunden von zellarm sehr zellreich werden), so daß auch die obere Zahl von Normoblasten mit Bildungszeit von etwa 2 Stunden 24 Minuten durchaus im Bereich des Möglichen liegt, ja noch viel stärkere Zelleistungen denkbar sind (z. B. Spermatogenese).

Auch MASAO ONO[3] errechnet eine tägliche Bildung von 500 Milliarden (nach den experimentell am Kaninchen gewonnenen Zahlen), allerdings schon für einen Menschen von 50 kg, so daß sich die Werte noch mehr mit den obigen decken. Wenn auch die Rechnungen etwas sehr Unsicheres haben, so ergeben sie doch eine ungeheure Leistung des Gesamtmarkes.

Die *Berechnungen für Leukocyten* kranken noch mehr an dem fehlenden Maßstabe für Alterung der Vorstufen und für die Lebensdauer der Weißen. Die sehr viel stärkere Ausbildung des weißen Anteiles des Knochenmarkes und die fast völlige Umwandlung in neutrophiles Mark bei irgendwie nennenswerten und länger dauernden Eiterungsprozessen und Infektionen läßt einen ganz außerordentlich viel höheren Verbrauch an weißen Blutkörperchen wie an roten Blutzellen annehmen. Da die Zahlen der Weißen im Blute bekanntlich nur ein Tausendstel der Roten etwa betragen, so ist dies Mißverhältnis der Bildungsstätten schwer zu erklären. Nach den Zahlen im peripheren Blute kommen dabei auf die myeloischen Elemente etwa sieben Zehntel; die übrigen stammen aus anderen Systemen. Entweder muß man eine sehr viel langsamere Entwicklung der ja komplizierter gebauten weißen Vorstufen (langer Differenzierungsabschnitt für die Granula) oder eine viel kürzere Lebensdauer der Weißen annehmen, wovon mir das letztere bei weitem zutreffender erscheint. Die Neubildung weißer Blutzellen erfolgt derartig schnell und ausgedehnt bei infektiösen Prozessen, daß eine langsame Entwicklung weit eher den roten Zellen beizulegen ist; dafür erscheint aber der Verbrauch der weißen Elemente z. B. bei einem allergischen Shock ein so rapider, der Ersatz wieder bei günstigem Verlaufe so erstaunlich schnell, daß man an eine sehr kurze Lebensdauer denken muß. Auch in den Lymphknoten erscheint die Neubildung z. B. unter Nahrungseinflüssen eine sehr schnell ablaufende, der Strom der abfließenden Zellen in der Milz z. B. ein sehr bedeutender.

Versuche, aus der Differenz der Leukocytenzahlen zwischen Arterie und Vene der Milz oder des Knochenmarkes, den Zellzustrom zu errechnen, ergeben sinnlose Zahlen, weil dabei nie berücksichtigt wird, daß z. B. Differenzen von auch

[1] LOSSEN: Virchows Arch. f. pathol. Anat. u. Physiol. Bd. 200. 1910.
[2] SCHILLING, V. u. BENZLER, in V. SCHILLING: Dtsch. med. Wochenschr. 1925.
[3] MASAO ONO: Scient. reports from the govern. inst. of infect. dis., Tokyo, Bd. 5, S. 471. 1927.

nur 1000 Leukocyten im cmm als *dauernde* ganz unwahrscheinliche Werte ergeben müssen, denn um diesen erhöhten Wert im *strömenden* Blute zu erzielen, muß jedes Kubikmillimeter Blut, das durch die Milz strömt, um diesen Betrag vermehrt werden. Nach TIGERSTEDT[1] betrug diese Blutmenge bei Hunden von 18 kg durchschnittlich 58,2 ccm in der Minute, konnte sogar durch Nervenreiz um 40 ccm vermehrt werden. Daraus ergibt sich, daß die gesamte Blutmenge eines solchen Hundes, etwa 1260 ccm (7% des Körpergewichtes), in 21,7 Minuten, bei Reizung in weniger als 10 Minuten, einmal durch die Milz läuft. Die Blutmenge läuft also rund 60 mal oder auch mehr täglich durch die Milz. Daraus ergäbe sich eine Bildung von Leukocyten in der Milz allein von 75,6 Milliarden oder mehr täglich. Da die Milz etwa 100000 cmm enthält bei dem Hunde (nach TIGERSTEDT), so müßten in jedem Kubikmillimeter 756000 Blutzellen täglich neu gebildet werden, doch ist der leukocytenbildende Anteil der Hundemilz (weiße Pulpa) relativ sehr klein. SCHULTZ[2] fand aber z. B. nicht einen Unterschied von 1000 Leukocyten, sondern von 24600, wodurch die Zahlen weiter phantastisch anschwellen. v. MELCZER[3] errechnete beim Menschen in der Tat eine Blutkörperchenbildung von 1275 mal die normale Leukocytenzahl in 24 Stunden, wonach er eine Lebensdauer der Leukocyten von 1 Minute annimmt. Die Unrichtigkeit dieser Rechnungen ergibt sich allein aus dem einen Umstande, daß nicht nur die in der Milz gebildeten Lympho- und Monocyten in der Milzvene vermehrt sind, *sondern auch die Neutrophilen und Eosinophilen,* wenn auch im geringeren Maße, obgleich sie überhaupt nicht in der Milz gebildet werden. Der Überschuß an farblosen Zellen in der Vene beträgt beim Erwachsenen etwa 1,9 mal das Arterienblut. Die Milz wird pro Gramm Substanz von 1 ccm Blut in der Minute durchströmt. Bei 8000 Leukocyten in der Arterie und 15200 Leukocyten in der Vene und einer Blutmenge von 100 ccm in der Minute (Milzgewicht mit nur 100 g angenommen) ergeben sich in 24 Stunden 2 Billionen 189 Milliarden aus der Milz entlassener Leukocyten, von denen nach obigem Verhältnis zwischen Arterie und Vene (1,9 : 1,0) nicht ganz die Hälfte neu gebildet wären.

Rechnen wir in etwas überlegterer Weise nach obigem Beispiel eines Menschen von 75 kg Gewicht, 6275 ccm Blut und einer Durchschnittsmilz von 200 g, die von 58,2 ccm Blut pro 100 Gramm (TIGERSTEDT), also von 116,4 ccm Blut in der Minute durchströmt wird, so ergibt sich, daß durch die Milz in 24 Stunden 1676000 ccm Blut gehen, d. h. 267 mal die Gesamtblutmenge. Lassen wir nun nach v. MELCZER gelten, daß die Milzvene 0,84 Leukocyten durchschnittlich beim Menschen mehr Leukocyten wie die Milzarterie enthält, so müßten in 24 Stunden bei 8000 Leukocyten im Kubikmillimeter kreisenden Blutes 6720 Leukocyten pro Kubikmillimeter oder 11258856000000 = $11^1/_4$ Billionen Leukocyten allein in der Milz gebildet werden, um diese Zahl aufrecht zu erhalten.

Die Gesamtleukocytenzahl beträgt aber im Körper bei 8000 Leukocyten 50200000000 weiße Blutkörperchen, von denen 25% Lymphocyten, 5% etwa Monocyten sind, die zu den in der Milz gebildeten Blutzellarten gehören, von denen aber wohl nur die Hälfte höchstens in der Milz selbst erzeugt wird. Es sind also im Blute vorhanden 12,55 Milliarden Lymphocyten und 2,51 Milliarden Monocyten, von denen die Hälfte, 6,275 Milliarden Lymphocyten und 1,255 Milliarden Monocyten der Milz entstammen. Diese Menge könnte dann 1497 mal von der Milz neu gebildet werden, wobei tatsächlich auch in dieser berichtigten Rechnung etwa 1 Minute Lebensdauer für den Leukocyten herauskommt (24 Stunden gleich 1440 Minuten).

[1] TIGERSTEDT: Physiol. d. Kreislaufes.
[2] SCHULTZ: Dtsch. Arch. f. klin. Med. Bd. 51, S. 234.
[3] v. MELCZER: Arch. f. Anat. (u. Physiol.) Bd. 93. 1920.

Hieraus ergibt sich eigentlich nur, daß die Milzzahl von v. MELCZER im höchsten Grade unwahrscheinlich ist. Die hohen Milzvenenwerte beruhen entweder auf Auspressung von Zellen im Versuch oder auf Leukocytenstase in den weiten Milzvenenräumen, in denen sehr wohl alle Leukocytenarten wandständig vermehrt sein können, wie man dies auch von anderen Gefäßgebieten kennt, deren Leukocytenüberschuß nicht das geringste für die „Bildung der Zellen in loco" besagt. Da aber solche Berechnungen häufig angestellt werden, so sollte ihr falsches Ergebnis hier gezeigt werden.

Rechnen wir nun aber auf das bekannte Knochenmark von 1500000 cmm Inhalt etwa 270000 Zellen im Kubikmillimeter (LOSSEN), von denen etwa 60% der Granulocytenbildung angehören, so erhalten wir 405 Milliarden Knochenmarkzellen mit etwa 243 Milliarden granulocytärer Elemente, die 35,14 Milliarden kreisenden Granulocyten gegenüberstehen, d. h. es könnten bei *einer* Teilung in 24 Stunden 7mal die gesamten Leukocyten ersetzt werden.

Diese Zahl zeigt, wieviel günstiger das weiße Mark dasteht, um große Mengen von Leukocyten zu bilden, so daß man bei evtl. langsamerer Bildungszeit doch mit großen Überschüssen rechnen muß oder, da die Zahl gleichbleibt, eine sehr rasche Zerstörung von Leukocyten annehmen darf. Die Beobachtungen bei der Leukocytose, Auftreten von Jugendformen, Leukopenie nach shockartigen Einwirkungen deuten in ihrem zeitlichen Ablauf jedenfalls auf eine Lebensdauer von Stunden hin; dafür sprechen die Beobachtungen der „Leukocytenschauer" der Amerikaner, d. h. das zeitweise Auftreten von größeren Massen degenerierter oder toter bzw. unbeweglicher Leukocyten (SABIN und Mitarbeiter[1, 2]), in kurzen Intervallen (etwa ein Fünftel der Neutrophilen sterben innerhalb 24 Stunden!), die in wenigen Stunden sich ausbildende „jugendliche" Kernverschiebung nach ARNETH[3] bei künstlichen Infektionen im Tierversuch, die mindestens einen Teil der kreisenden Zellen als neue erkennen läßt. Auf die Dauer kann man allerdings aus der Kernverschiebungsziffer nicht den geringsten Anhaltspunkt für die Größe der Anlieferung (entgegen ARNETHS Verbrauchstheorie) entnehmen, weil eine physiologische Mehrlieferung von einem verbreiterten Marke mit unveränderten Kernen nicht zu erkennen ist. Aus den Knochenmarksbildern und aus den Anschoppungen kranker Leukocyten in den inneren Gefäßgebieten bei künstlichen Infektionen gewinnt man wenigstens den Eindruck einer zwar immerhin noch sehr erheblichen und raschen Verschiebung großer Leukocytenmengen, aber sie halten sich durchaus den Zellmassen nach in den Grenzen einer ähnlichen Zellausbildung, wie wir sie oben für die Erythroblasten annehmen mußten, d. h. Entwicklung der Zellen in etwa $2^1/_2$ bis 6 Stunden; auch damit würde man schon die Leukocyten 70- bis 30mal am Tage ersetzen können, was wohl weit über den tatsächlichen Bedarf geht, obgleich unkontrollierbar viel Leukocyten in den inneren Organen verschwinden (Darmwand, Lunge, Milz).

PONDER[4] hat versucht, aus der ARNETHschen Kernverschiebung die Lebensdauer der Leukocyten zu errechnen. Er sah bei Reizung der Knochenmarkbildung eine Linksverschiebung in der ersten Klasse der Neutrophilen, die sich von Tag zu Tag langsam über die anderen ARNETHschen Klassen verschob. Hieraus errechnete er die Lebensdauer mit 2 bis 3 Wochen, d. h. so lange brauchte seiner Ansicht nach der junge Leukocyt, bis er die Altersform erreicht hatte. Beim Kaninchen soll das Knochenmark daher täglich nur 10000000 Neutrophile liefern,

---

[1] SABIN: Bull. of the Johns Hopkins hosp. Bd. 34. 1923.

[2] CUNNINGHAM, SABIN, DOAN u. KINDWALL: Bull. of the Johns Hopkins hosp. Bd. 27. 1925.

[3] ARNETH: Qualitative Blutlehre. Bd. I u. II. Leipzig 1920.

[4] PONDER: Quart. journ. of exp. physiol. Bd. 16, S. 227 u. 241. 1926.

was eine ungeheuer langsame Ausreifung bedeuten würde und sich gar nicht mit der rasch erblühenden entzündlichen Leukocytose verträgt, die in Stunden bis Tagen das gesamte Knochenmark erfüllen und im peripheren Blute Vermehrungen bis über 1000% in extremen Fällen herausbilden kann, obgleich die Leukocyten massenhaft verbraucht werden. Nach meiner Ansicht[1] ist die ganze Hypothese unhaltbar, da in Wirklichkeit die Segmente der Zellen gar nicht nach und nach angelegt werden, sondern auf einmal und somit die Zelle mit viel Segmenten nur einen guten Ausbildungsgrad, aber nicht einen Altersunterschied angibt. Dafür sprechen die aus ganz veränderten Kernen hervorgehenden hochsegmentierten Formen der perniziösen Anämie (Verschiebung nach rechts) wie die unvollkommenen „degenerativen" Stabkernigen des toxischen Markes, die nicht Alter und Jugend, sondern Hyperplasie und Hypoplasie vorstellen. Meines Erachtens registriert PONDER nicht das Altern der Einzelzelle, sondern das Gesunden der Knochenmarkausbildung der Zellen, wie man sehr gut im Knochenmarkbilde verfolgen kann.

Die außerordentlichen Differenzen der Berechnungen beweisen, daß auf diesem sehr wichtigen Gebiete der Blutbildungsphysiologie noch alles zu tun ist.

Weit besser bekannt ist die Morphologie der Zellbildung, die nun nach den einzelnen genannten Zellgruppen gesondert besprochen werden soll.

2. Die Erythropoese.

a) Abstammung der Erythrocyten.

Die Erythropoese, die Regeneration der verbrauchten roten Blutkörper, ist bei den höheren Säugetieren und beim Menschen ganz sicher auf das Knochenmark allein beschränkt. Diese strenge Lokalisierung vollzieht sich in der aufsteigenden Tierreihe mit der weiteren Ausbildung des Knochenhöhlensystems. Schon bei den kleineren Säugetieren, vor allem bei den Laboratoriumstieren, finden sich kleine Reste erythropoetischen Gewebes nicht so selten in der Milz oder auch in der Leber bzw. bilden sie sich sehr rasch bei erhöhter Belastung des Blutapparates aus. Beim Menschen finden sich ähnliche Verhältnisse oft noch bei Neugeborenen und treten pathologisch schnell bei jungen Kindern ein. Bei den Vögeln ist zwar auch schon die Knochenmarkhöhle der Hauptsitz der Erythrocytenbildung, aber die Milz und die Blutbahn wird noch stark beteiligt.

Der Ausgang der Erythrocytenbildung ist in der oben geschilderten Weise die erste Blutbildung im Angioblast, so daß die roten Blutkörperchen zu den frühesten Bindegewebsdifferenzierungen des entstehenden Organismus gehören. Die erste Periode der primitiven Blutbildung wird die *embryonale Megaloblastose* genannt, weil es sich um große, hämoglobinreiche Zellen handelt, die im reifen Organismus als Megaloblasten EHRLICHs bekannt sind („embryonaler Rückschlag der Blutbildung"). Auf das individuelle Fortbestehen des primitiven vom Angioblast direkt gebildeten Blutgewebes hat z. B. LENAZ[2] die konstitutionelle Anlage zur megalocytären Entartung bei der perniziösen Anämie zurückführen wollen. Nach SCHRIDDE[3] sind beim Embryo von 10 mm noch alle Zellen primitiv; erst vom Embryo von 11—12 mm an zeigt sich die Ausbildung der zweiten hepatischen Periode der Blutbildung, doch sind erst im Beginn des dritten Embryonalmonates alle Megaloblasten verdrängt. Im 3. Monat beginnt dann die Anlage des roten Knochenmarkes, die die dritte überdauernde Periode der myeloischen Ery-

[1] SCHILLING, V.: Folia haematol. Bd. 6. 1908; Folia haematol. Arch. Bd. 13. 1912.

[2] LENAZ: Folia haematol. (Ref.) Bd. 22; Beitr z. pathol. Anat. u. z. allg. Pathol. Bd. 71, S. 316. 1914.

[3] SCHRIDDE: Zentralbl. f. Pathol. u. Anat. Bd. 19. 1908.

thropoese einleitet; im 5. und 6. Monat bildet sich in der Milz und an anderen Körperstellen vorübergehend noch stark entwickeltes hämatopoetisches Gewebe, das aber schon in den letzten Embryonalmonaten in der Regel wieder zurückgeht, während die Leber bis zur Geburt und manchmal etwas darüber hinaus, vor allem bei Frühgeburten, tätig bleibt.

Im reifen Marke erfolgt die Erythropoese in der Hauptsache von gut erkennbaren, ziemlich stark basophilen, mittelgroßen Zellen mit scharf gerundeten dunklen und chromatinreichen Kernen, deren Protoplasma aber doch schon Spuren von Hämoglobin erkennen läßt. Es sind bereits differenzierte Zellen, die „homoioplastisch" sich weiterentwickeln.

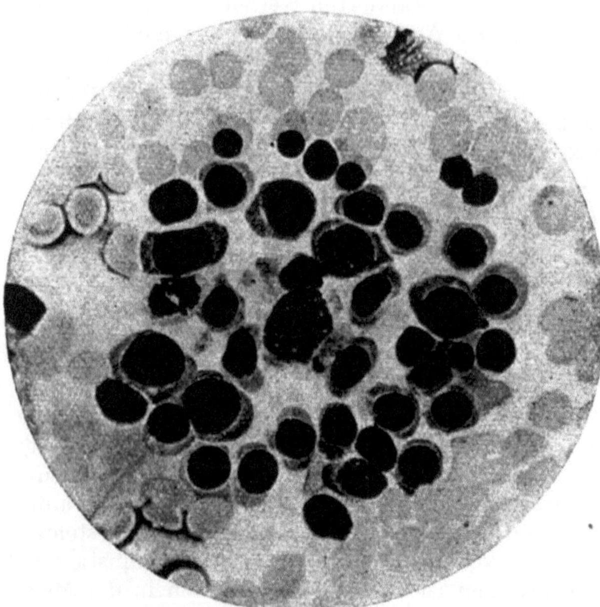

Abb. 77. Erythroblastengruppe aus embryonalem Blut. Menschlicher Fetus vom 4. Monat. Verwandlung der strukturierten großen Kerne der Stammzellen in immer kleinere, dunklere und exzentrische Normoblastenkerne (unten und links). Mikrophotogramm; Giemsa-Ausstrichpräparat.

Vor diesen Zellen stehen eine Reihe oft schwer erkennbarer, aber nach ihrer Anordnung unzweifelhaft zu den erythropoetischen Herden gehöriger mehr lymphoider Elemente mit helleren Kernen, oft sichtbaren Nucleolen und noch tiefer basophilem (blauem) Protoplasma; sie vermehren sich sehr stark bei gereizter oder physiologisch überstürzter Blutbildung; trotz ihres fehlenden Hämoglobins sind auch diese Zellen bereits differenziert und werden von FERRATA und NEGREIROS-RINALDI[1, 2] als Proerythroblasten bezeichnet. Die weitere Rückverfolgung der Abstammung ist schwierig, doch heute dahin gesichert, daß vor diesen Zellen keine „Lymphocyten" stehen, wie viele Anatomen lehrten (Unitarier), sondern daß über „primitive" tiefblaue Blutzellen, die erythropoetischen Lymphoidocyten PAPPENHEIMS, oder die Hämocytoblasten FERRATAS[3], tiefbasophile, meist größere Zellen, deren Zugehörigkeit zu den Erythroblasten aus der lockeren Kernform mit schönen Nucleolen nicht mehr ohne weiteres zu erschließen ist, sich die Bahn augenscheinlich den primitiven Ursprungszellen nähert. Als ein Bindeglied zu diesen histiocytären Elementen sah FERRATA eine endotheloide Zellform an, den Hämohistioblasten, der sich besonders in pathologischen Erythropoesen und beim Embryo häufig antreffen läßt. Er leitet über zu den strittigen Elementen, den anscheinend indifferenten Stammzellen, den mesenchymatösen Bindegewebszellen DANTSCHAKOFFS[4] und MAXIMOWS[5], den Gefäßwandzellen von

[1] FERRATA u. NEGREIROS-RINALDI: Virchows Arch. f. pathol. Anat. u. Physiol. Bd. 219. 1914.
[2] FERRATA u. NEGREIROS-RINALDI: Arch. ital. di biol. Bd. 66. 1916.
[3] PAPPENHEIM: Atlas der menschl. Blutzellen. Verlag Klinkhardt, Leipzig.
[4] DANTSCHAKOFF: Folia haematol. Suppl.-Bd. 2. 1907; Arch. f. mikr. Anat. Bd. 73 u. 74. 1909/10; Anat. record Bd. 10. 1915/16.
[5] MAXIMOW: Arch. f. mikr. Anat. Bd. 73. 1909.

Marchand und Herzog-Roscher[1]. Neuere Autoren bezeichnen auch wieder die Endothelzelle selbst als Ursprung (zuerst M. B. Schmidt[2], Schridde[3], heute besonders Sabin[4], Doan[5], Doan und Cunningham[6] u. a.). Ferrata macht besonders auf die zunehmende (sonst abnehmende), daher paradoxe Basophilie dieser Elemente aufmerksam, wenn sie sich zur Erythropoese umbilden. Ob dies als Heteroplasie bezeichnet werden darf, ist mindestens für den reifen Organismus zweifelhaft, da es sich hier um „Entdifferenzierung" von Elementen handelt, die für gewöhnlich schon vollkommen zur Erythropoese vorbestimmt sind. Erst an dieser weit zurückgeschobenen Stelle kann heute vielleicht ein „Unitarismus" bestehen, insofern wirklich omnipotente Zellen sich zu spezifischen Erythroblasten entwickeln, wie dies z. B. Verf. stets gelten ließ; es kann dabei aber von einem Übergehen *lymphocytärer* Elemente oder von Myeloblasten in erythropoetische Formen nicht die Rede sein, sondern dies sind Schwesterbildungen. Doan macht besonders auf die bestehende Neubildung von Capillaren (Angioblast, primitives Muttergewebe) aufmerksam.

Stellen wir die Reihe zusammen, die in der Abbildung 77 einer embryonalen Blutbildungsgruppe sehr schön zu erkennen ist, so erhalten wir:

1. die fast indifferente Erythrogonie,
2. den noch nucleolenhaltigen Proerythroblasten,
3. den typischen bereits hämoglobinhaltigen makrocytären Erythroblasten,
4. den polychromatischen und orthochromatischen, kleineren Normoblasten,
5. den kernlosen Polychromen,
6. den orthochromen Normocyten.

b) Die Entkernung der erythrocytären Vorstufen im Marke (einschl. erythrogener Plättchengenese).

Die Reifungsvorgänge erstrecken sich in gewisser Parallele, bezeichnet als Kern-Plasmarelation, auf den Kern und das Protoplasma gleichzeitig, wobei die physiologische Form sich durch Einhaltung des Parallelismus, die pathologische durch mannigfache Abweichungen kennzeichnet. Diese bestehen in bald überstürzter Kernreifung und Ausstoßung (unreife Kernlose aller Art), bald in früher Reifung der Protoplasmen lange vor der Entkernung (stark Hb-haltige, nicht mehr polychrome Kernhaltige, besonders bei hyperchromen Anämien).

Der Vorgang der Entkernung ist noch heute ein Rätsel, obgleich gewöhnlich drei Meinungen angeführt werden (Pappenheim[7] u. a.).

a) *Die Kernausstoßung.* Der Kern der Vorstufen wird immer kleiner und dunkler. Zunächst nach Verlust der Nucleolen erhält er die von Pappenheim als Radkern bezeichnete charakteristische Struktur, eine helle Lückenbildung mit dazwischen stehenbleibenden Chromatinbalken in oft sehr schöner radiärer Anordnung zu einer nabenartigen dunklen Mitte. Dann wird der Kern mehr und mehr pyknotisch, so daß er in der Giemsafärbung als tiefdunkler Klumpen erscheint, der mehr und mehr randständig in der Zelle liegt und sich dabei ständig verkleinert. Die Struktur bleibt aber bei Hämatoxylin und Toluidinblaufärbung noch lange erkennbar. Unter weiterer Homogenisierung des immer flüssiger erscheinenden Kerninhaltes (Chromatinolyse) wird der Kern schließlich aus-

[1] Herzog u. Roscher: Zeitschr. f. d. ges. exp. Med. Bd. 29. 1922.
[2] Schmidt, M. B.: Beitr. z. pathol. Anat. u. z. allg. Pathol. Bd. 11. 1891.
[3] Schridde: Zitiert auf S. 735.
[4] Sabin: Contribut. of embryol. Bd. 9. 1920.
[5] Doan: Contribut. of embryol. Bd. 14. Washington 1922.
[6] Doan u. Cunningham: Prof. of the soc. of exp. biol. a. med. Bd. 20. 1923.
[7] Pappenheim: Virchows Arch. f. pathol. Anat. u. Physiol. Bd. 145. 1896; Atlas der menschl. Blutzellen, Suppl.-Tafel 41, S. 195; Folia haematol. Arch. Bd. 23, S. 672.

gestoßen (RINDFLEISCH[1]) bzw. *hängt der Zelle ganz außen an.* Nach SSYSSOJEW[2] entleert sich das Chromatin durch einen Chromatinfaden, der die Oberfläche erreicht (?).

b) *Die Karyorrhexis.* Der in gleicher Weise zunächst verkleinerte Kern beginnt bizarre Formen anzunehmen und sich oft sehr deutlich in rundliche Trümmer aufzulösen, die sich in seiner Umgebung anhäufen und teilweise die Zelle verlassen. HAMMERSCHLAG[3] hat diese Kernumformung zu allerlei bizarren Formen sehr genau studiert, obgleich man seiner Theorie der Entstehung derselben durch spaltförmigen Riß in der Kernmembran und Austritt des Kernsaftes schwer beistimmen kann. Eine Fortentwicklung der Lehre von der Karryorrhexis bedeutete die JOLLY-STINIsche[4] und WEIDENREICHsche[5] Lehre von der jeweiligen Eliminierung immer des größeren Kernteiles, so daß schließlich ein einzelnes Kügelchen, der HOWELL-JOLLYsche[6] Kernrest, Kernkugel oder Jollykörper und endlich ein feines „Randkörnchen" (WEIDENREICH[5]) übrigbleibt. Diese Lehre ist für die normale Erythropoese, wie man sie besonders bei Lebendpunktion des Knochenmarkes zu sehen bekommt, nicht vertretbar, weil die karyorrhektischen Figuren und die Jollykörper stets fehlen. Das „Randkörnchen" haben NISSLE[7] und Verf.[8] als „Zentrosom" oder „Zentralkörnchengruppe" erklärt. Augenscheinlich hat es mit der Ausbildung der Kernkugeln eine besondere Bewandtnis, da sie beim Menschen nur bei Milzerkrankung oder Splenektomie sich reichlicher entwickeln und dann mit stärkerer Ausbildung der Randkörnchen oder Zentrosomen und mit Innenkörperbildung einhergehen; noch deutlicher ist dies bei der Katze. Verf. rechnet auch die Innenkörper- oder „Kapselkörper"-Struktur im Erythrocyten (s. S. 771) zu den Umbildungen des Zentrosom- und Archoplasmaapparates, der ein festeres Haften der Kernteile an der Zelle bei der Kernausstoßung herbeiführt.

c) *Die intracelluläre Kernauflösung.* Diese besonders von ISRAEL und PAPPENHEIM[9] vertretene Lehre einer langsamen Abblassung der Kerne zu verschwindenden „Innenkörpern" hat keine Wahrscheinlichkeit mehr, da sie physiologisch überhaupt nie vorkommt, höchstens bei schwer pathologischen Kernzerstörungen. Ihre Beschreibung beruhte auf unvollkommener Färbung und ist bei Giemsafärbung, die die letzten Kernteilchen klar und dunkel darstellt, nicht auffindbar (MAXIMOW[10], Verf.). Eine pathologische Auflösungsform ist die azurophile Polychromasie von FERRATA und VIGLIO[11] und NAEGELIS[12] azurophile Punktierung.

Das mikroskopische Präparat (Tupfverfahren nach Verf., s. Abb. 106, S. 807) des normalen oder physiologisch erhöht arbeitenden Knochenmarkes zeigt ohne weiteres alle Bilder zu a, fast nie Bilder zu b, überhaupt keine Bilder zu c. Die Kerne verkleinern und verdunkeln sich zusehends, bis sie bei noch erheblicher Größe von etwa 3—4 μ Durchmesser spurlos verschwinden, ohne daß man den letzten Auf- oder Ablösungsvorgang oder hinreichend freie Kernreste zu Gesicht bekommt.

---

[1] RINDFLEISCH: Arch. f. mikr. Anat. Bd. 17. 1880.
[2] SSYSSOJEW: Virchows Arch. f. pathol. Anat. u. Physiol. Bd. 143. 1895.
[3] HAMMERSCHLAG: Arch. f. mikr. Anat. Bd. 95.
[4] JOLLY-STINI, JOLLY u. VALLÉ: Cpt. rend. des séances de la soc. de biol. Bd. 61. 1906.
[5] WEIDENREICH: Arch. f. mikr. Anat. Bd. 61. 1902; Bd. 69. 1907; Merkel-Bonnets Ergebn. d. Anat. Bd. 13/14. 1903; Arch. f. Hyg. Bd. 61. 1907.
[6] HOWELL: Med. record Bd. 34.
[7] NISSLE: Arch. f. Hyg. Bd. 53. 1907.
[8] SCHILLING, V.: Arb. über d. Erythrocyten IV und VI; Folia haematol. Arch. Bd. 14. 1912.
[9] ISRAEL u. PAPPENHEIM: Virchows Arch. f. pathol. Anat. u. Physiol. Bd. 143. 1895.
[10] MAXIMOW: Arch. f. Anat. u. Physiol. Anat. Abt. 1899.
[11] FERRATA u. VIGLIO: Fol. haematol. Bd. 11. 1911.
[12] NAEGELI: Lehrb. d. Blutkrankheiten 1912.

Hier setzt eine vom Verf.[1] ausgearbeitete, an ältere Lehren anknüpfende Theorie ein, die *Plättchenkerntheorie*, die eine Brücke von dem Knochenmarkbilde zum kernlosen Blutbilde schlägt.

Die oben aufgeführten Berechnungen zeigen, daß so erhebliche Zahlen von Kernen täglich zugrunde gehen müssen, immerhin mindestens $^4/_5$ bis 1 Million für einen Kubikmillimeter Knochenmark, daß das Fehlen der letzten Entkernungsbilder doch sehr auffällig bleibt.

Verfolgt man den Normoblasten bei seiner Umbildung bis zur letzten Stufe, so bleibt man bei dem exzentrischen kleinen, pyknotischen, innerlich verflüssigten Kernbläschen der reifsten Form stehen. Wie kann dieser erhebliche Kernrest in physiologischer Form spurlos beseitigt werden? Dies ist nur durch Abstoßung oder durch fermentative innere

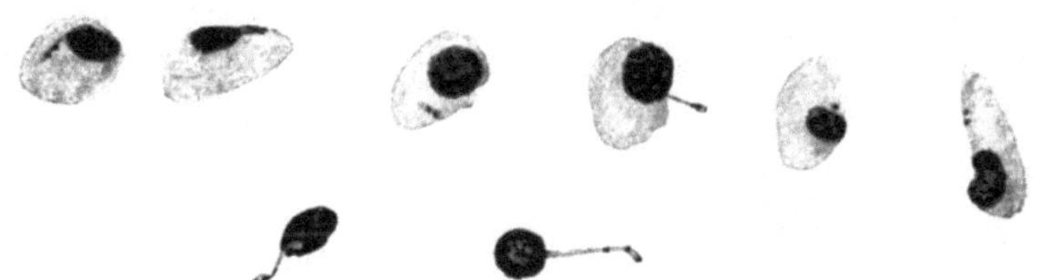

Abb. 78. Plättchenkernige Erythrocyten mit fädigen Verbindungen zur Centrosom-Kernchengruppe. Schnellfixation, Mensch. Hämolytische Anämie bei Lues III.

Auflösung mit vielleicht plötzlicher hämolyseartiger Entleerung denkbar. (Zwischen dem orthochromen und dem hämolysierten Erythrocyten sind ebenfalls Übergänge sehr schwer zu zeigen, nur das plötzliche Verschwinden des Erythrocyten und das Auftauchen eines blassen, kaum färbbaren Schattens an seiner Stelle!)

Da der reife Erythrocyt auswandert, wäre es denkbar, daß dieser letzte Kernrest mit ausgeführt wird. Wir erinnern daran, daß nach unseren obigen Berechnungen täglich etwa 100 bis 250000 Erythrocyten pro Kubikmillimeter Blut neu zugeführt werden. Wenn man daher die kreisenden Erythrocyten besonders rasch und schonend fixiert, müßte der Kernrest an einem kleinen Teil von ihnen noch hängend zu sehen sein, wenn der Gedankengang richtig ist. Dies ist in der Tat der Fall, wenn man nach Verfasser das Blut durch paraffinierte Hohlnadeln direkt in eine sehr gut fixierende Flüssigkeit strömen läßt oder noch besser die Nadel schräg in ein Glasrohr einkittet und durch das Rohr die Fixierungsflüssigkeit rasch strömen läßt (Verfasser[2]). Dies wirkt dann als Wasserstrahlpumpe und saugt einige Tröpfchen Blut in eine große Menge Fixierungsflüssigkeit (Dominici-Fixativ: Jodtinktur und konz. Sublimat, 1:10 filtriert). Das eintretende Blut erstarrt sofort in feinsten Flöckchen, die mit der Flüssigkeit in einem unten an das Rohr angesteckten Erlenmeyerkölbchen gesammelt und nach etwa 10 Minuten zentrifugiert und gewaschen werden. Die aufgeklebten, jodierten und mit Natriumthiosulfat entjodierten Flöckchen bieten dann den erwarteten Anblick schärfst gezeichneter kernartiger, chromatinfärbbarer Körperchen, die in allerlei Formen, bald eng anliegend, bald sich ablösend, einzeln einem Teil der Erythrocyten anhängen (Abb. 78 u. 79). Bei Anämien sind diese Bilder sehr leicht bis zu vollkommen normoblastenartigen Formen zu verfolgen und viel dunkler und chromatinreicher; im normalen Blute ähneln sie stets ausgelaugten blassen Schatten. Manchmal erkennt man eine klare Radkernzeichnung in den Gebilden, die ganz nackt in den Erythrocyten liegen, frei werdend aber ein kleines zackiges „Protoplasma" (Spitzenkragenfigur), wahrscheinlich ein erstes Gerinnungshäutchen, um sich zeigen.

Gelingt der nicht leichte Versuch schlechter, dann finden sich sofort nur sehr wenig anhängende Plättchenkerne, dafür aber alle Arten des Austrittes und der Zerstörung der augenscheinlich sehr hinfälligen Gebilde und viele von ihnen nehmen nun eine *körnige Zerfallsform* an, die mit den vorher absolut scharfrandigen Scheibchen nicht mehr zu vergleichen ist, aber mehr und mehr sich dem Aussehen des Blutplättchens nähert, mit dem die beschriebenen Gebilde ganz zweifellos völlig identisch sind, denn es gibt kein anderes Element im Blute, das diese Form und Azurfärbbarkeit zeigt.

---

[1] Ältere Literatur s. V. Schilling: Arbeiten über den Erythrocyten, Bd. IV u. V; Folia haematol. Arch. Bd. 14. 1912.

Fortsetzungen bezüglich Plättchenkerntheorie s. V. Schilling: Virchows Arch. f. pathol. Anat. u. Physiol. Bd. 234. 1921; Dtsch. med. Wochenschr. 1918, H. 49, 1920, H. 46 (z. Brieger) 1921, H. 30 (Klinik, Spindelzellen). Referat Wiesbaden, Anhang 5. Verhandl. d. Kongr. f. inn. Med. 1926.

[2] Schilling: Dtsch. med. Wochenschr. H. 30. 1921.

Diese Vorstellung hat natürlich auch Vorläufer, und zwar kommen ihr am nächsten die Angaben von ENGEL[1] und HELBER[2], die aber die zweifellos unrichtigen Bilder von „ausschlüpfenden" Blutplättchen im Ausstrich als Beweis betrachteten; ENGEL nahm den Austritt ganzer Ketten von Blutplättchen (Granaten) aus dem vorher kugeligen und sich nun abflachenden Erythrocyten an. MAXIMOW[3] vertrat an Knochenmarksbildern ausschlüpfender Kernteile eine möglicherweise richtigere Beobachtung gleichen Sinnes. PREISICH und HEIM[4] nahmen dagegen schon eine regelrechte Umwandlung der Normoblastenkerne zum Blutplättchen an, ohne allerdings andere Beweise zu bringen. Ganz zu Unrecht identifiziert wird dagegen bei vielen Autoren die „Nucleoidtheorie" von PAPPENHEIM[5], HIRSCHFELD[6] u. a., die das MAXIMOWsche ausschlüpfende Plättchen fälschlich mit dem von ihnen und anderen in Erythrocyten gefärbten „Innenkörper" als Kernrest gleichsetzten, während dieser nach den eingehenden Untersuchungen Verf. (1912) protoplasmatischer Abkunft ist („Kapselkörper" im Archoplasma) und paranuclear oder nach Kernausstoßung in jedem Erythrocyten nachweisbar bleibt. Trotz aller Widerlegungen bleiben die Verwechslungen bis heute in vielen Arbeiten bestehen, und so haben auch GUTSTEIN und WALBACH[7] den von ihnen mit neuen Färbungen bestätigten „Innen-" oder „Kapselkörper" (ihr „Innenkörper" und „Innenkörperchen") sogar mit den Dauerkernen der Vogelerythrocyten in unrichtige Parallele gestellt (s. S. 771).

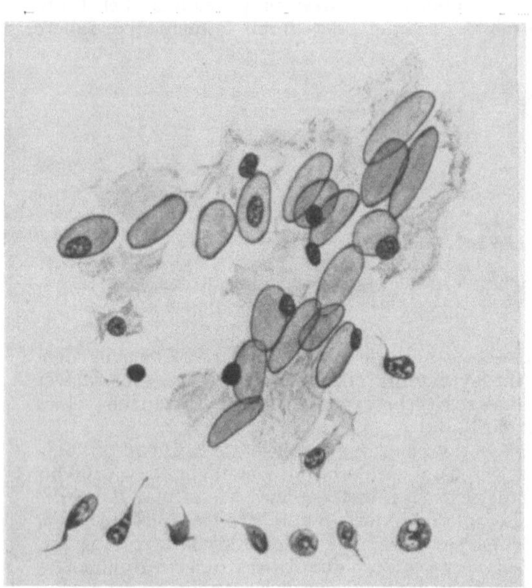

Abb. 79. Blutplättchen als „Plättchenkerne". Schnellfixiertes Blutflöckchen. Menschl. Anämie bei Lues III. Naturgetreue Zeichnung. Unten: einzelne freiliegende Formen.

Hiernach wären also die bei der Schnellfixation beschriebenen Gebilde die Kernreste der kernlosen Erythrocyten, die Vorläufer der Blutplättchen, und gleichzeitig die fermentativ abgebauten mit dem auswandernden Erythrocyten in die Blutbahn eingeschleppten physiologischen Entkernungsübergangsformen zum kernlosen Zustande; sie erhielten daher den Namen „Plättchenkerne".

Unterstützend für diese Auffassung ist die leicht zu konstatierende Veränderlichkeit des Bildes mit schwererer Anämie, wo die Annäherung an die Kernform schlagend ist, weiter die klinische Vermehrung der kernartigen und der Blutplättchen überhaupt bei gesteigerter Erythropoese (Verf.[8], bestätigt von SCHILSKY[9]), die plausible Lösung der Entkernungsfrage, das Fehlen der richtigen Blutplättchen im kernhaltigen Blute der niederen Wirbeltiere. Die bei diesen Tieren vorhandenen physiologischen Analoga der Blutplättchen, die *Thromboblasten* oder *Spindelzellen*, erscheinen in der gleichen Technik als ovale, hämoglobinlose Zellen mit Erythrocytenkern, höchster Zerfallsneigung und bei geeigneter Präparation

[1] ENGEL: Arch. f. mikr. Anat. Bd. 42. 1893.

[2] HELBER: Dtsch. Arch. f. klin. Med. Bd. 82. 1905.

[3] MAXIMOW: Arch. f. Anat. (u. Physiol.) 1899.

[4] PREISICH u. HEIM: Virchows Arch. f. pathol. Anat. u. Physiol. Bd. 168. 1904.

[5] PAPPENHEIM: Virchows Arch. f. pathol. Anat. u. Physiol. Bd. 145. 1896; Bd. 150. 1899 (kontra ENGEL); Atlas d. menschl. Blutzellen.

[6] HIRSCHFELD: Virchows Arch. f. pathol. Anat u. Physiol. Bd. 164. 1901; Anat. Anz. Bd. 20. 1902.

[7] GUTSTEIN u. WALBACH: Virchows Arch. f. pathol. Anat u. Physiol. Bd. 263. 1927. — SCHILLING, V.: Bemerkungen dazu: Ebenda Bd. 265. 1927.

[8] SCHILLING, V.: Dtsch. med. Wochenschr. 1921, H. 30.

[9] SCHILSKY: Zeitschr. f. klin. Med. Bd. 91. 1921.

und Giemsafärbung mit einem zarten roten Randreifen, wie ihn sonst nur Erythrocyten haben (MEWESscher Randreifen der kernhaltigen Erythrocyten). Diese Thromboblasten wären ebenfalls physiologische Abbauformen des reifen Erythrocyten, also identisch, nur daß der Protoplasmaleib hier zuerst zerfällt, eine Variante, aber kein prinzipiell anderer Vorgang (Verf.[1], GORDON[2]).

Die embryonale Genese der Blutplättchen stimmt ebenfalls eher zu der Ableitung der Blutplättchen von den Erythrocyten. Nach HELBER[3], PERRONCITO[4], BEDSON[5] u. a. entstehen die Plättchen bereits vor der Entstehung der Riesenzellen mit der beginnenden Entkernung der roten Blutkörperchen. Wichtig ist auch die Analogie mit den Spindelzellen der niederen Wirbeltiere; DANTSCHAKOFF[6] erblickt in den Thromboblasten eine Schwestergeneration der Erythroblasten, die sie, wie PAPPENHEIM, WERZBERG[7] u. a. von lymphoiden Stammzellen ableitet. Sehr genau hat sich in letzter Zeit SUGIYAMA[8] mit der Spindelzellgenese beim Embryo befaßt (mit Hilfe von SABIN und CUNNINGHAM). Die Behauptung der Entstehung aus Lymphocyten (JORDAN u. SPEIDEL[9]), die diese Autoren beim Frosch in der Milz gefunden haben wollen, wird scharf abgelehnt („the two concepts, there fore, that the Thrombocytes are derived from lymphocytes and that they are temporary forms of lymphocytes are most probably incorrect"). Nur wenn man zu den Lymphocyten die alten Lymphoidocyten und die Hämocytoblasten rechnet (MAXIMOW, PAPPENHEIM, WERZBERG, neuerdings ALDER u. HUBER[10], FONIO[11]), ist diese Behauptung richtiger. DANTSCHAKOFF bezeichnete aber schon die Spindelzellen als eine Schwestergeneration der Erythroblasten, mit denen zusammen sie ihre Stammzellen oder die dafür gehaltenen Elemente sich entwickeln sah. Der Vergleich WRIGHTS mit den Riesenzellen wird an sich absolut abgelehnt (It is hardly necessary to say that thrombocytes are in no way comparable to true giant cells), doch verdiene der Gedanke Beachtung, da eben bei Säugern die Plättchen kernlos seien (was wieder eine Parallele zu den Erythrocyten darstellt). Nach SUGIYAMA, dem die neueste Vitalfärbungstechnik zur Verfügung stand, entstehen die Plättchen zuerst beim etwa 20 bis 30 Ursegmente zeigenden Hühnchen aus Megaloblasten, die jede Spur von Hämoglobin und basophiler Protoplasmasubstanz verlieren (3. Tag der Bebrütung). Der Kern ist homogen, von dunklerer Azurfärbbarkeit, mit verschwundener Chromatinstruktur. Er enthält nur in den ersten Stadien noch eine Spur vom Nucleolus. Sie gehen von der zweiten Hälfte des dritten Tages an über *in sehr zerstörbare*, im Ausstrich daher sehr mannigfaltige Formen, *neigen sehr stark zur Verklumpung und Agglomeration*, sind besonders bei weiterer Entwicklung deutlich eosinophil, aber nicht hämoglobinhaltig (DANTSCHAKOFF, ENGEL[12] u. a.); um den Kern bilden sich leicht *helle vakuolenartige* Räume.

Nach diesen Beschreibungen, die sich absolut mit der vom Verfasser durch die Schnellfixation erzielten Ähnlichkeit der reifen Spindelzellen des kreisenden Blutes mit den reifen Erythrocyten decken, kann man nur sagen, daß die Thromboblasten wie *Degenerationsformen* der Megaloblasten, später der Erythroblasten erscheinen. Auch nach SUGIYAMA ist die einzige in der Größe ähnliche Zelle der Erythrocyt von Spindelform, der gelegentlich vorkommt. Im übrigen hält er die Bezeichnung Spindelzelle für absolut irreführend, da die richtigen Thromboblasten zweifellos runde oder ovale Form haben (wie Verfasser). Merkwürdigerweise sind SUGIYAMA meine Angaben ganz unbekannt geblieben.

Die von ROSENTHAL und FALKENHEIM[13] ausgeführten serologischen Untersuchungen mit Erzeugung spezifischer Antiplättchensera (LE SOURD und PAGNIEZ, SACERDOTTI u. a.) ergaben zwar eine deutliche Verschiedenheit der mit Blutplättchen erzielten Sera gegenüber den durch Erythrocyten, auch kernhaltigen

---

[1] SCHILLING, V.: Dtsch. med. Wochenschr. 1921. H. 30.

[2] GORDON: Spindelzellen. Virchows Arch. f. pathol. Anat. u. Physiol. Bd. 262. 1926.

[3] HELBER: Zitiert auf S. 766, Ziff. 2.

[4] PERRONCITO: Haematol. Bd. I. 1920; Bd. II. 1921.

[5] BEDSON: Journ. of pathol. u. bacteriol. Bd. 24, 25, 26. 1921—23.

[6] DANTSCHAKOFF: Zitiert bei WERZBERG.

[7] WERZBERG: Folia haematol. Bd. 10. 1910; Bd. 11. 1911. (Sehr viel Literatur über Blut niederer Tiere.)

[8] SUGIYAMA: Contribut. of embryol. 1927, Nr. 97.

[9] JORDAN und SPEIDEL: Americ. journ. of anat. Bd. 32, 33. 1923/24; Journ. of morphol. Bd. 38. 1924.

[10] ALDER und HUBER: Folia haematol. Bd. 29. 1923.

[11] FONIO: Korrespondenzbl. f. Schweiz. Ärzte. 1918, H. 39.

[12] DANTSCHAKOFF, ENGEL: Zitiert bei SUGIYAMA.

[13] ROSENTHAL u. FALKENHEIM: Arch. f. exp. Pathol. u. Therap. Bd. 92. 1922.

der Vögel gewonnenen, auch eine größere Ähnlichkeit mit leukocytären Antisera, aber auch BEDSON erwies schon die völlige Verschiedenheit reiner Blutplättchensera von den mit anderen Zellen erzeugten. Man muß aber immer bedenken, daß ein Erythrocyt reifer Form in der Tat nach der Theorie den Kern abgestoßen hat, also gar keine mit dem Blutplättchen gemeinsame Substanz

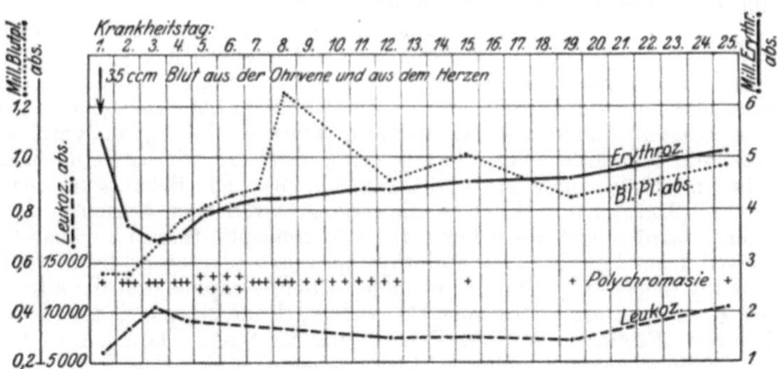

Abb. 80. Kaninchen; Blutungsanämie (35 ccm Blutentziehung aus dem Herzen). Blutplättchen absolut mit zunehmender Regeneration vermehrt. Leukocyten wenig verändert. (Aus V. SCHILLING, Virchows Archiv Bd. 234. 1921.)

mehr enthält, und daß ein physiologisch verdauter Kern nicht notwendig die gleichen Antisera erzeugen muß wie ein vollkommen funktionierender in den kernhaltigen Erythrocyten. So ist auch die Verschiedenheit der Anti-Spindelzellensera von den Anti-Erythrocytensera bei niederen Tieren nach den

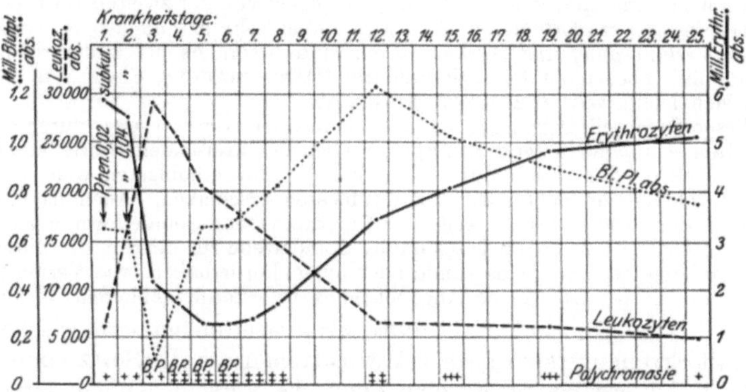

Abb. 81. Kaninchen; Phenylhydrazin-Anämie (0,06 in zwei Tagen). Erhöhung der absoluten Blutplättchenzahlen mit der stärksten E-Regeneration. Leukocyten entgegengesetzt. (Aus V. SCHILLING, Virchows Archiv Bd. 234. 1921.)

gleichen Autoren noch nicht restlos überzeugend. Die serologischen Ergebnisse könnten am ehesten für die allgemein verlassene Theorie einer cellulären Selbständigkeit der Plättchen angeführt werden.

Man wird bei unvoreingenommener Prüfung zugeben müssen, daß die obige Form der Plättchenkerntheorie etwas ganz anderes in der Beweisführung und Technik darbietet und daher nicht so bequem mit allen anderen erythrogenen Abstammungen abgewiesen werden kann, wie dies in der Regel in den Arbeiten geschieht, die sich mit der anderen Art der Plättchenbildung befassen, die wir bei dem Abschnitt Riesenzellen kennenlernen werden; richtige Darstellungen finden sich erst in neuerer Zeit bei BRIEGER[1] (der als einziger die Versuche mit

[1] BRIEGER: Dtsch. med. Wochenschr. 1920, H. 38. — Erwiderung SCHILLING, V.: Ebenda 1921, H. 46.

identischen Bildern [mit anderer Deutung!] nachgeprüft hat), WITTKOWER[1] (Nachtrag), STAHL mit HORSTMANN u. HILSNITZ[2], HITTMAYER[3] (mit vollständiger Literaturübersicht) u. a. Ein schlagender Gegenbeweis ist bisher nicht geführt worden, denn die serologischen Untersuchungen ROSENTHALS und FALKENHEIMS[4], können angesichts des ja behaupteten physiologischen Abbaus der Blutplättchen und Spindelzellen auch eine andere Deutung erfahren. Der Einwand von BRIEGER, daß die Blutplättchen seiner Präparation (d. h. auch der meinigen) auf, über oder unter den Erythrocyten lägen, ist bei ganz guten Präparaten nicht immer richtig, insofern sich der Umriß des Erythrocyten samt der anhängenden Plättchenkernfigur oft zu einem glatten Kreise oder Ovale einordnen, außerdem aber nicht stichhaltig, da die letzten Kerne der Normoblasten die ganz gleiche exzentrische Lage haben und ebenso leicht abgestreift werden können, ohne daß sich an der Hämoglobinscheibe irgend etwas ändert. Für die klinische Abhängigkeit der Blutplättchen von Verhältnissen der Erythropoese zeige ich nur S. 768 die beiden Kaninchenversuche in Kurvendarstellung, die beweisen, wie unmittelbar nach der Blutzerstörung parallel mit der explosiv entstehenden Erythropoese die Plättchenzahlen in die Höhe schnellen und sich langsam der Norm nähern, je weiter sich die Erythropoese der normalen physiologischen Form wieder nähert (vgl. die eingehende klinische Arbeit von Verf.[5] und SCHILSKI[6]).

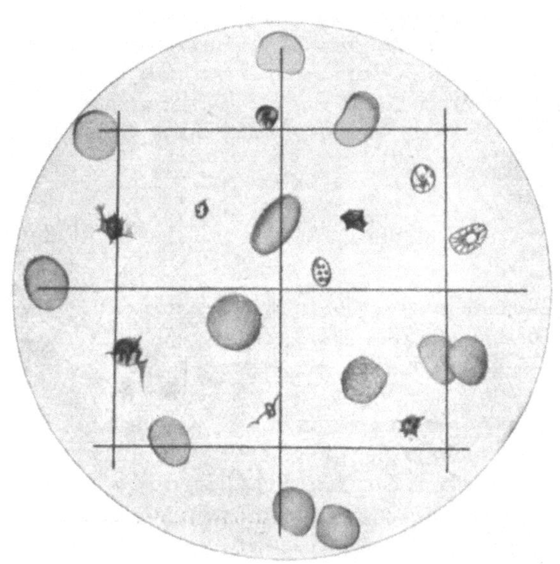

Abb. 82. Blutplättchenpräparation (nach FONIO; mit Zählfenster nach SCHILLING). Verschiedene Formen der Plättchen.

Da bisher alle meine weiteren Versuche genau in dem gleichen Sinne ausgefallen sind und ich keinen wirklichen Einwand gegen die Präparate gefunden habe, gebe ich die Theorie wegen ihrer physiologischen Bedeutung im Falle ihrer Bestätigung so ausführlich wieder.

Die fermentativ gelösten Kerne, die in einer sehr großen Anzahl täglich der Blutbahn zugeführt werden, müssen die allergrößte Bedeutung haben, und viele Tatsachen der Gerinnungslehre lassen sich erst verstehen, wenn man im Auge behält, daß im normalen, ungeschädigten kreisenden Blute nach dieser Theorie *keine* Zellbröckel (Blutplättchen) kreisen, sondern daß diese *innerhalb der äußersten Hüllschicht des Erythrocyten außerhalb der kolloidalen Wirksamkeit liegen, daß diese Massen aber in der kleinsten Bluteinheit gleichmäßig verteilt sofort frei werden,* wenn der verflüssigte Kernrest unter dem Einfluß feinster kolloidaler Oberflächenänderungen agglutinabel wird, anklebt, den Erythrocyten verläßt und nun *als zerfallendes totes Kernmaterial voller wirksamer Fermente* seine starke Wirkung auf das umgebende Plasma entfaltet (sofortige Bildung der Gerinnungshäutchen

---

[1] WITTKOWER: Zeitschr. f. exp. Med. Bd. 25. 1921.
[2] STAHL, HORSTMANN u. HILSNITZ: Virchows Arch. f. pathol. Anat. u. Physiol. Bd. 257. 1925. Nachtrag Bd. 26, H. 3/6.
[3] HITTMAYR: Folia haematol. Bd. 35. 1927. (976 Literaturnummern über Blutplättchen aus den letzten 10 Jahren!)
[4] ROSENTHAL u. FALKENHEIM: Zitiert auf S. 767, Ziff. 13.
[5] SCHILLING, V.: Zitiert auf S. 765, Ziff. 2, u. S. 768.
[6] SCHILSKI: S. 766, Ziff. 9.

um den freien Kern). Die bekannte Verletzlichkeit der Blutplättchen ist ein sehr der Vorstellung entsprechender Zustand.

Übrigens bietet das Foniopräparat alle Übergänge (Stich in die Fingerbeere durch einen vorher aufgetragenen Tropfen 14proz. Magnesiumlösung hindurch; nach etwa $^1/_5$ Blutbeimischung gut verrühren und ein Tröpfchen des Gemisches auf Objektträger ausstreichen; nach Giemsa stark verlängert [1 Stunde] färben); auch erscheint das Blutplättchen hier nicht als Körnchenhaufen, sondern *als ausgelaugtes Bläschen*, bei Anämien oft mit Chromatinspuren (Abb. 82).

Nach dieser Theorie wäre also das Knochenmark der Lieferant wichtiger Gerinnungsfermente und zugleich der Hauptträger aller den Blutplättchen zugeschriebenen, schon sehr zahlreichen Eigenschaften für Gerinnung, Immunisierung, Purpuralehre; Vermehrungen und Verminderungen würden unmittelbare Rückschlüsse auf das erythropoetische System erlauben, soweit die Verminderungen nicht in der Peripherie erst vor sich gegangen sind (Thrombocytolyse von KACZNELSON siehe Riesenzellen, S. 821).

c) Protoplasmareifung und basophile Substanzen als Maßstab der Erythropoese im Mark.

Normalerweise geht mit der Kernreifung die Protoplasmareifung parallel. Man bezeichnet dies als Kern-Plasmarelation bzw. gestörte Relation, wenn in pathologischen Fällen entweder der Kern oder das Protoplasma der üblichen Entwicklung vorauseilt bzw. stehenbleibt.

Infolge der von FERRATA u. NERGREIROS-RINALDI[1] hervorgehobenen paradoxen Basophilie der jüngsten Erythroblastenformen, die aus den Proerythroblasten (s. oben) hervorgehen, haben *alle jüngeren Erythrocytenstufen reichliche basophile Substanz*, die langsam während der weiteren Entwicklung abgebaut wird.

Physiologischerweise haben die meisten erkennbaren Erythroblasten des normalen Knochenmarkes aber bereits Spuren von Hämoglobin innerhalb der Lücken des von PAPPENHEIM[2] als basophiles Spongioplasma dem acidophilen Paraplasma gegenübergestellten Fasergerüstes.

Von den embryonalen Megaloblasten allein wird behauptet, daß sie von vornherein hämoglobinhaltig ohne basophile Substanz entständen, doch beruht dies auf Übersehen der histiocytären (endothelialen) Vorzellen, die stark basophil sind; die Zellen werden nur schon völlig hämoglobinhaltig frei für die Zirkulation.

Der *Ursprung des Hämoglobins* ist histologisch schwer feststellbar. WULF[3] sah das erste Hämoglobin im Embryo spektroskopisch in Spuren schon bei 6 Ursegmenten, deutlich erst bei 9 Segmenten. Nach vielfacher Ansicht wird zuerst ein paranucleärer, um die Zentrallücke gelegener Protoplasmaanteil hämoglobinhaltig. SAXER[4], GIGLIO-TOS[5] (bei Petromyzon), ALBRECHT[6] beschrieben körnige Entstehung des Hämoglobins. PAPPENHEIM hat häufig eine Parallele zur Entstehung der Granula der Granulocyten gezogen, eine gewiß berechtigte biologische Vorstellung, denn beide Substanzen bezeichnen die charakteristische Note ihrer Zellart, und es ist anzunehmen, daß der histologische Entwicklungsgang in den Zellen ein vergleichbarer ist, einerlei ob die Substanzen in flüssiger, tropfiger oder sogleich körnig-fester Form abgelagert werden; beide Zellarten

---

[1] FERRATA u. NEGREIROS-RINALDI: Lehrbuch.
[2] PAPPENHEIM: Folia haematol. Arch. Bd. 23 u. 24; Atlas d. menschl. Blutzellen.
[3] WULF: Zitiert bei MAXIMOW: Arch. f. mikr. Anat. Bd. 73. 1909.
[4] SAXER: Zitiert bei V. SCHILLING: l. c. S. 764, Ziff. 8.
[5] GIGLIO-TOS: Arch. ital. de biol. 1897.
[6] ALBRECHT: Verhandl. d. dtsch. pathol. Ges. 1904.

wurden als myeloische Schwesterzellen zusammengefaßt. CIACCIO[1], MEVES[2], SCHRIDDE[3] nehmen Ausarbeitung des Hämoglobins durch die „Plasmosomen" an.

Von Verfasser[4] ist der Gedanke einer vergleichbaren Struktur der Erythrocyten und Granulocyten noch weiter ausgebildet worden und es ist mit der Zeit gelungen, eine ganze Anzahl von differenten Strukturteilen auch in der nach WEIDENREICH[5] homogenen Blutscheibe (Membran mit flüssigem Endosoma) aufzudecken. Die daraus konstruierte Idealfigur entsprach weitgehend einer ganz unabhängig entstandenen Idealzeichnung einer weißen Blutzelle von A. WALGREN[6]. Da die rote Blutzelle aus weißen Knochenmarkzellen nicht erkennbar anderer Grundstruktur hervorgeht, ist es an sich naheliegend, anzunehmen, daß solche allgemeinen Zellstrukturen, wie Kern, Archoplasma, Exo- und Endoplasma, schließlich auch im Erythrocyten nicht fehlen würden, obgleich sie voraussichtlich sich im Abbau befinden müßten bzw. müßte ihr Verlust bei der Umbildung der Vorstufen erst aufgezeigt werden. Teils durch das deutlichere Hervortreten solcher Gebilde in pathologischen Erythrocyten, teils durch macerierende und färberisch-differenzierende Methoden kamen folgende Einzelteile zur Darstellung:

1. Exoplasma, Membran oder Crusta (Endoplasmagrenze).

2. Eine protoplasmatische, netzartige Grundstruktur von ungefärbter Substanz, auf der die basophile Substanz in der jugendlichen Zelle aufgereiht ist. Beide bilden das mit Hämoglobin durchtränkte Stroma ROLLETS.

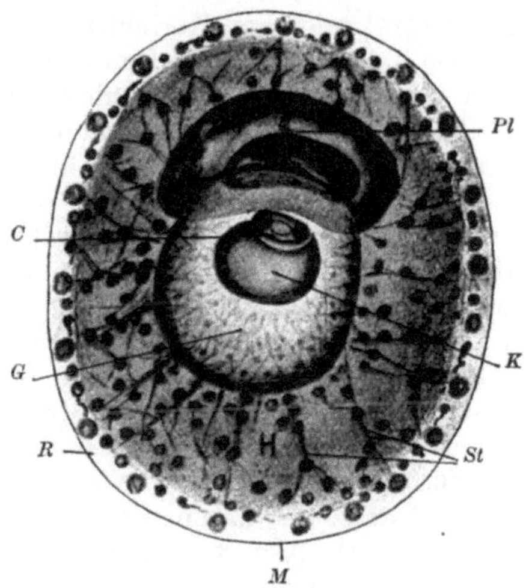

Abb. 83. Schema des Erythrocyten nach Verfasser l. c.[4]. M = Außenschicht, Crusta, Membran im weiteren Sinne; (R = Zwischenraum); H = Hämoglobinteil (St = Stroma); G = Glaskörper; K = Kapselkörper; C = Centrosom, Zentralapparat.

3. Der Archoplasmateil. Hierunter versteht man eine besondere paranucleäre, augenscheinlich zu Kern und Protoplasma in besonderer Beziehung stehende Zellpartie, die sich färberisch und durch ihr helleres Aussehen von dem übrigen Protoplasma abhebt und meistens zentral in der Kernbuchtung gelegen ist. In diesem Teile wurde ein ungefärbter, glasartiger Anteil als „Glaskörper", ein darin enthaltenes deutlich begrenztes Körperchen als „Kapselkörper" und eine kleine Platte mit 1 bis 2 sehr scharfen, azurroten Körnchen als „Zentralapparat" mit „Zentralkörnchen" abgegrenzt. Diese Gebilde entsprechen also der bekannten „Sphäre" der Zellen in der Ruhelage.

Die Strukturen sind teilweise von MICHAELIDES[7] bei Nachprüfung der BECHHOLDschen[8] Angaben über die eigentliche Erythrocytenstruktur bei Hämolyse in abgestuften Sublimatlösungen wiedergefunden worden und wurden jüngst von GUTSTEIN[9], GUTSTEIN und WALBACH[10] in ganz identischer Form und Verteilung durch neue Färbungen bestätigt. Daß bei Dunkelfelduntersuchungen der Erythrocyt homogen erscheint (DIETRICH[11]), besagt natürlich nichts (SALEN[12]), da dort nur Lichtbrechungsunterschiede, aber keine annähernd gleichbrechenden Strukturgrenzen darstellbar sind.

[1] CIACCIO: Folia haematol. Bd. 15. 1913.
[2] MEVES: Arch. f. mikr. Anat. Bd. 57. 1911.
[3] SCHRIDDE: Anat. Anz. Bd. 17. 1912.
[4] SCHILLING, V.: Zelltheorie. Virchows Arch. f. pathol. Anat u. Physiol. Bd. 234. 1921. — Siehe auch Arbeit VII, Folia haematol. Bd. 14. 1912.
[5] WEIDENREICH: Arch. f. mikr. Anat. Bd. 61. H. 2. — MERKEL-BONNET: Erg. 3. Anatomie Bd. 13. 1903 u. Bd. 14. 1904.
[6] WALGREN, A.: Beitr. z. pathol. Anat u. z. allg. Pathol. Bd. 52. 1911.
[7] MICHAELIDES: Inaug.-Dissert. Berlin 1926.
[8] BECHHOLD u. KRAUS: Biochem. Zeitschr. Bd. 109. 1920; Münch. med. Wochenschr. 1921, S. 127.
[9] GUTSTEIN: Folia haematol. Arch. Bd. 33. 1927.
[10] GUTSTEIN u. WALBACH: Virchows Arch. f. pathol. Anat u. Physiol. Bd. 263. 1927 u. Bd. 265. 1928. — SCHILLING, V.: Bemerkung dazu ebenda Bd. 265. 1927.
[11] DIETRICH: Münch. med. Wochenschr. Bd. 457. 1921.
[12] SALEN: Münch. med. Wochenschr. 1921, S. 457 u. 885.

Diese Zellauffassung erscheint mir physiologisch von erheblicher Bedeutung, insofern sie eine celluläre Reaktionsfähigkeit auch der kernlosen Zelle noch, wenigstens in ihren Jugenderscheinungen, und eine weitgehende Klärung der sonst ganz unverständlichen Pathologie des Erythrocyten erlaubt, teilweise auch schon erwiesen hat (basophile Punktierungen, Netzstruktur, Innenkörper).

Von diesem Zellstandpunkt aus ist die Bildung des Hämoglobins eine wahrscheinliche Aufgabe der als „Mitochondrien" oder „Plastosomen" bezeichneten perizentral gelegenen Körnchenmassen, die nach CIACCIO, MEVES und SCHRIDDE[1] in den jüngeren Zellen auffindbar sind und mit der Reife mehr und mehr schwinden. Es muß allerdings dahingestellt bleiben, ob die Zellen mindestens einen Teil des Hämoglobins nicht schon fertig zugeführt erhalten und dies nur speichern, doch würde die Assimilierung dann den gleichen Strukturbezirken zuzuordnen sein.

Während diese Teile noch weniger praktisches Interesse erregten, so hat sich um die Erscheinung der Polychromasie (EHRLICH), eine doppelte Färbbarkeit des Erythrocyten in basischen und acidösen Farben, eine große Literatur entwickelt, die allgemein diese Eigenschaft als eine von den Vorformen fortdauernde Eigenschaft des jugendlichen Erythrocyten ansah. In Supravitalfärbung erscheint nun in jungen Erythrocyten ebenfalls eine feine basophile Zeichnung, eine netzartig durch das ganze Stroma verteilte Substanz, als Substantia reticulofilamentosa von den Italienern besonders eifrig studiert und beschrieben (CESARIS-DEMEL[2] u. a.) Während die meisten Autoren, auch lange Zeit NAEGELI[3], diese Netzsubstanz als wesensverschieden von der Polychromasie ansahen, wurde von BIONDI[4], ASKANAZY[5], SABRAZES[6], PAPPENHEIM[7] und mit besonders eingehenden Belegen vom Verf.[8] die völlige Identität der beiden Substanzen vertreten, die PAPPENHEIM farbtechnisch, Verf. morphologisch in allen Übergängen erwies: beide Substanzen färben sich mit den gleichen Farben im gleichen Tone; sie gehen selbst im *gleichen* Erythrocyten, der nur von einer Seite her vital angefärbt ist, bei nachheriger Ausstrichfärbung (kombinierte Methode) ineinander über (feuchte Kammerfärbung nach Verf.); sie decken sich zahlenmäßig, wenn z. B. polychrome Megalocyten allein im Ausstrich vorhanden sind, mit den netzigen Megalocyten der Supravitalfärbung. Besonders mit plastischer Erhaltung durch Osmiumdampf läßt sich auch die Polychromasie in feinste Körnchen auflösen (Verf.[6], BRÜCKNER[9]). Bei pathologischer Einwirkung geht die Polychromasie in die „basophile Punktierung" über, die jetzt allgemein als protoplasmatisch anerkannt wird, indem sich Verklumpungen der basophilen Massen herausbilden; für die Kernabkunft tritt nur noch KOCH[10] (unter P. SCHMIDT) ein, indem er die KREIBICHsche[11] Behauptung der Entstehung der basophilen Punkte aus der plastinartigen Kernsubstanz auf Kernbahnen zum Protoplasma ausbaute, doch handelt es sich hier um Mißdeutungen pathologischer Kerne oder Strukturen des Trockenpräparates. In der Tat kann man alle Übergänge der Polychromasie zur basophilen Punktierung, die supravital als ein sehr vergröbertes, verklumpendes Netz sich dartellt, erkennen und sogar

[1] SCHRIDDE: Zitiert auf S. 771, Ziff. 1—3.
[2] CESARIS-DEMEL: Folia haematol. Bd. 4. Supplement 1907.
[3] NAEGELI: Lehrbuch Bd. 1. 3. Aufl.
[4] BIONDI: Folia haematol. Bd. 6. 1908.
[5] ASKANAZY: Zeitschr. f. klin. Med. Bd. 64. 1907.
[6] SABRAZES u. LEURET: Folia haematol. Bd. 5. 1908.
[7] PAPPENHEIM: Folia haematol. Bd. 3.
[8] SCHILLING, V.: Arb. üb. den Erythrocyten, I., Folia haematol. Arch. Bd. 11. 1911.
[9] BRÜCKNER: Arch. f. Hyg. Bd. 97. 1926 u. Bd. 98. 1927.
[10] KOCH: Virchows Arch. f. pathol. Anat. u. Physiol. Bd. 252.
[11] KREIBICH: Berl. klin. Wochenschr. 1921, H. 26.

bei ganz normalen Polychromen durch künstliche Behandlung (Kalilauge im Brutschrank nach Verf., Hitzeabstufungen nach BRÜCKNER) erzeugen. Am lehrreichsten ist hierfür die Methode der „dicken Tropfenfärbung", die das feinste Mittel des Studiums und der praktischen Verwertung der basophilen Substanzen am Krankenbett darstellt.

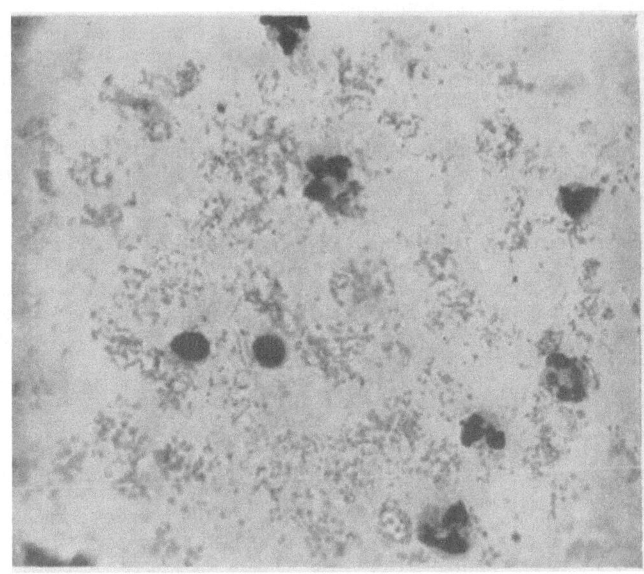

Abb. 84. Starke regenerative Polychromasie im Dicken Tropfen als Zeichen sehr gesteigerter Erythropoese.

Die *Bedeutung der genannten basophilen Substanzen* liegt darin, daß sie uns den feinsten Maßstab für eine erythropoetische Tätigkeit des Knochenmarkes bieten, da beim Menschen wenigstens die Polychromen nur zu ganz geringen Ziffern, die Basophilpunktierten überhaupt nicht vorkommen. *Polychromasie, vitalfärbbare Netzsubstanz und basophile Punktierung sind nur verschiedene Erscheinungsformen der gleichen protoplasmatischen Grundsubstanz des jugendlichen Erythrocyten* (Verf.[1] 1911). Die Verfolgung der Zahlen der Polychromen als viel leichter erkennbare „Netzchen" im Vitalpräparat oder in kombinierten Färbungen erlaubt uns daher einen *Rückschluß auf Stärke der Einschwemmung neuer Elemente aus dem Marke*, ihre Übergänge in „zerrissene Netzformen" (dicker Tropfen) und in basophile Punktierung die Erkennung eines Störungsfaktors bei ihrem physiologischen Abbau, der sonst viel gleichmäßiger bis zu letzten feinsten Fädchen erfolgt.

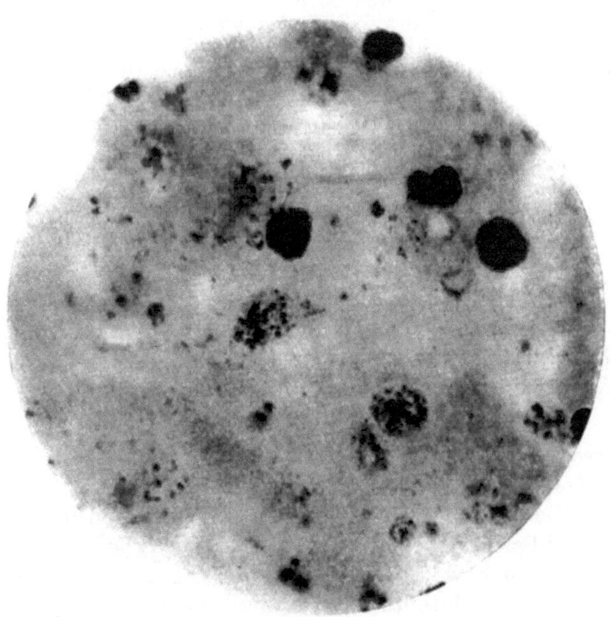

Abb. 85. Megalocytäre große Netzchen und basophile Punktierung als Zeichen überreizter und entarteter Erythropoese.

Technik: Die einfachste und dabei sehr gute Darstellung der Polychromasie und basophilen Punktierung wird im methylalkoholfixierten Ausstrichpräparat mit Methylenblau oder besser

[1] SCHILLING, V.: Zitiert auf S. 772, Ziff. 8.

Azur II und Boraxmethylenblau nach MANSON oder SCHWARZ[1] erzielt. Die Zahl der blau erscheinenden Zellen ist viel höher wie im Giemsapräparat und erreicht zahlenmäßig fast die Werte der Supravitalfärbungen, was wegen des Einwurfes fehlender zahlenmäßiger Kongruenz wichtig ist.

Supravital stellt man die Netzfiguren oder Reticulocyten am raschesten mit dem von CESARIS-DEMEL bevorzugten, schnell färbenden Brillant-Kresylblau dar. Da die Auszählung im feuchten Blute schwieriger ist, empfahl PAPPENHEIM die Abhebung des Deckglases nach der Ausfärbung und die Untersuchung der nun trocknenden Blutschichten, die aber oft stark zerstört werden.

Eine Kombination beider Methoden, die die gute Übersichtlichkeit und schöne morphologische Erhaltung mit der breiten Reichweite der Supravitalfärbung verbindet, ist die *kombinierte Brillantkresylblau-Giemsafärbung* oder *feuchte Kammermethode nach Verfasser:*

Man bestreicht sehr saubere Objektträger in ganzer Schicht dünn mit $^1/_2$ proz. Brillantkresylblaulösung, trocknet, macht einen gewöhnlichen Blutausstrich auf der Farbschicht und legt sehr rasch in eine mit nassem Fließpapier ausgeschlagene Petrischale. Hier erfolgt in 5 bis 10 Minuten die supravitale Durchfärbung. Man trocknet dann an der Luft, fixiert in Methylalkohol nach und färbt nach GIEMSA. Die Bilder zeigen die feinsten Netzchen in normal gefärbten roten Blutzellen. Die relative Anzahl ergibt durch Vergleich mit der Erythrocytenkammerzählung die absolute Zahl.

Die direkte Kammerzählung der angefärbten Erythrocyten ist ebenfalls möglich, aber nicht so empfehlenswert, weil ungenauer.

Die beste und einfachste Darstellung für die Abschätzung (nicht anwendbar für absolute Zahlen) liefert die ROSSsche „Dicke-Tropfen-Methode" in der Modifikation nach Verf.[2]

Ein bis zwei starke Bluttropfen werden auf ganz fettfreien Objektträgern aufgefangen und zu einer pfennigstückgroßen Scheibe ausgebreitet. Nach mehrstündigem horizontalen Trocknen werden die unfixierten „Dicken Tropfen" mit Giemsalösung übergossen und dadurch ausgelaugt. Sobald die Hämolyse vollzogen ist (einige Minuten), werden die gelösten Hämoglobinmassen durch einen vorsichtigen Zusatz neuer Giemsalösung (1 Tropfen auf 1 ccm Aqua dest.) abgespült und dann mit der stehenbleibenden reinen Farblösung nachgefärbt. Ebenso wird nach weiteren 20 bis 25 Minuten sehr vorsichtig mit Aqua destillata nachgespült, ein wenig ausgelaugt wegen überflüssiger Farbe und dann erst der Objektträger von der Brücke gehoben und an einer Wand aufgestellt, worauf er trocken mit Ölimmersion betrachtet wird. Dieses Verfahren liefert, genau beachtet, die klaren Bilder, die man unbedingt braucht.

Jetzt wird bei Ölimmersion $^1/_{12}$ und Objektiv 2 (Komp. Ok. 4) die Zahl der sichtbaren Netzchen im Gesichtsfelde festgestellt:

ab und an ein Gesichtsfeld mit einem Netzchen ist physiologisch für den erwachsenen Menschen	P (+)
in jedem Gesichtsfeld 1— 2 Netzchen	P +
„ „ „ 3—10 „	P ++
„ „ „ viele „	P +++
„ „ „ massenhaft	++++

Zwischenstufen werden durch $^1/_2$ (z. B. ++ $^1/_2$ mehr als 10, aber noch nicht viele Netzchen) ausgedrückt.

Basophile Punktierung wird ebenso, aber mit *B. P.* + usw. besonders angeschrieben. Verklumpende und lückenhafte Netzchen werden als „zerrissene Netzsubstanz" hervorgehoben.

Das scheinbar etwas ungenaue Verfahren liefert dennoch in der Praxis sehr brauchbare Werte, die sehr schnell eine erhöhte Knochenmarktätigkeit erkennen lassen, auch wenn die Zahlen der Erythrocyten und das Hämoglobin normal erscheinen („latente Mauserung" nach Verf.); bestätigt von LUGER[3], EBERHARDT[4] u. a.

---

[1] SCHWARZ und HEFKE: Dtsch. med. Wochenschr. 1923, H. 7.

[2] Dicke Tropfenmethode s. V. SCHILLING: Dtsch. med. Wochenschr. 1921, H. 29; Münch. med. Wochenschr. Feld.-Beil. 1917, S. 230; Dtsch. med. Wochenschr. 1924, H. 35 (Anleit.) 1.—4. Aufl. Jena: G. Fischer.

[3] LUGER: Med. Klin. 1917, H. 23.

[4] EBERHARDT: Zeitschr. f. klin. Med. Bd. 98. 1924.

LOPEZ BULLO[1] fand:

\+ etwa gleich 1 bis 2 pro Tausend Erythrocyten (Normalwert)
\+ 1/2 bis ++ gleich 3 bis 14 pro Tausend Erythrocyten
++ 1/2 „ +++ „ 15 „ 18 bzw. 18 bis 25 pro Tausend
++++ waren über 100 pro Tausend Erythrocyten

Im Ausstrich mit Giemsafärbung waren erst die gröberen Befunde überhaupt feststellbar.

Von verschiedenen Seiten ist die Betrachtung der gefärbten Präparate mit der Dunkelfeldmethode empfohlen worden (L. MICHAELIS[2], HAUER[3] u. a.), auch für den dicken Tropfen (SCHIFF[4]). Die Bildchen sind sehr zierlich und durch die gelbe leuchtende Farbe in den sonst dunklen Zellen gut zu sehen.

ENGEL[5] glaubt, sogar auf die Herkunft der Erythrocyten Schlüsse ziehen zu können: 1. grobe dichte Netze bedeuten Ausschwemmung junger Zellen, 2. mitteldicke zahlreiche Netze = neue Erythrocytenbildungsherde, 3. absinkende Zahl von Netzchen und wandständige Reste der Substanz bedeuten Übergang in normale Erythropoese, 4. fehlende oder nur noch wandständige Netzchenreste bedeuten normale Blutbildung in den neuen Herden. Spezielle Knochenmarkuntersuchungen, die den Parallelismus der Reticulocyten mit den Knochenmarkbildern feststellten, machte ISTOMANOWA[6].

Die physiologischen Werte der Reticulocyten beim normalen Menschen werden mit 0,5—2% von ROSIN und BIBERGEIL[7], 0,1—0,5 pro Tausend vom Verf. (selten physiologische Normalwerte), 0,0—0,4 von COHN[8], bis 1—1,8% von ROESSINGH[9] u. a. angegeben; pathologische Werte kommen bis 50% bei Blutungsanämien, Blutgiftintoxikationen, als Nebenwirkung anämisierender Infektionen (akute Infektionen, Malaria, Tuberkulose, Lues, besonders stark aber bei Blutkrankheiten, Blutkrisen der Anaemia perniciosa, Lebertherapiewirkung) und vor allem beim Icterus haemolyticus vor. Alle diese Zustände zeigen die starke Vermehrung der Erythropoese im Mark, besonders der hämolytische Ikterus. Bei Polycythämie besteht eine scheinbare Inkongruenz; trotz der starken Erythrocytenvermehrung fehlen die jungen Formen, doch beweist auch der Markbefund (ZADEK[10]), daß es sich in der Regel um ganz normale Blutbildung, *nur in sehr vergrößerter Ausdehnung*, handelt (maßgebend ist also sonst die Unreife, die Überstürzung der Erythropoese!).

Die Kernplasmarelation verläuft etwa so:

tiefblaue Basophilie ohne deutliches Hämoglobin, Kerne noch groß, hell, locker und nucleolenhaltig	Proerythroblasten
tiefblaue Basophilie und Spuren von Hämoglobin; Kerne dunkler, scharfrandiger, schön fleckig gezeichnet, oft Radkerne, viel Mitosen.	Erythroblasten
deutlicher Hämoglobingehalt, dichte feinfädige Netze; kleiner, scharfer Radkern	polychrome Makroblasten
kräftiger Hämoglobinton, Netze in Auflösung bis zu letzten Fädchen, Kern pyknotisch, exzentrisch, klein	polychrome Normoblasten
fertige Hämoglobinbildung, fehlende Fädchen. . .	orthochromer Normoblast
desgleichen, fehlender Kern	Normocyt

[1] LOPEZ BULLO: Inaug.-Dissert. Berlin 1927.
[2] MICHAELIS, L.: Virchows Arch. f. pathol. Anat. u. Physiol. Bd. 179.
[3] HAUER: Dtsch. med. Wochenschr. 1925.
[4] SCHIFF, F.: Med. Klinik 1924.
[5] ENGEL: Folia haematol. Bd. 33. 1926.
[6] ISTOMANOWA: Dtsch. Arch. f. klin. Med. Bd. 153. 1926.
[7] ROSIN u. BIBERGEIL: Zeitschr. f. klin. Med. Bd. 54. 1904.
[8] COHN: Klin. Wochenschr. 1926, H. 24.
[9] ROESSINGH: Dtsch. Arch. f. klin. Med. Bd. 158, S. 267. 1922.
[10] ZADEK: Ergebn. d. ges. Med. Bd. 10. H. 3/4. 1927.

Durch die Verwertung der Netzstruktur ist die frühere Bedeutung der kernhaltigen Formen als Maßstab der Knochenmarkreizung stark vermindert; man hat ohnehin zu unterscheiden, ob die Kernhaltigen einer überstürzten Regeneration oder einer Insuffizienz (versagendes Mark) oder einer direkten räumlichen Schädigung (Tumorherde, Infektion) ihre Ausschwemmung verdanken, was sich am besten durch die Mitbeobachtung der Granulocyten erledigen läßt (gleichzeitiges Auftreten leukocytärer Knochenmarksformen).

Für die hier besonders interessierende physiologische Regeneration habe ich folgende Stufenleiter der Blutbilder aufgestellt (s. Schema); die danebenstehenden pathologischen Veränderungen gehen sämtlich aus den physiologischen Formen durch die schädigende (histologisch degenerative) Einwirkung auf die Zelle während ihrer Bildung, nur ganz verschwindend aus peripherer Einwirkung, hervor (basophile Punktierung?). Jede Stufe entspricht einer höheren Steigerung der erythropoetischen Markfunktion (Abb. 88). Bezüglich der hier als höchste Regenerierungsstufe, allerdings nur unter gleichzeitiger schädigender Einwirkung entstehenden megalocytären Blutentartung (Abb. 87) sind die Ansichten noch geteilt. Während NAEGELI[1] augenscheinlich an der EHRLICHschen Auffassung einer „embryonalen Entartung" des Knochenmarkes festhält, sie sogar noch schärfer durch vollkommene Trennung zwischen Normoblasten und Megaloblasten sondern will, sind viele Autoren heute der älteren GRAWITZschen Ansicht gefolgt, daß die Megalocytose eben doch nur ein Ausdruck einer besonders starken, vielleicht spezifischen Intoxikation der Erythropoese (PAPPENHEIM[2]) sei. Hierfür sprechen nach meiner Ansicht die gleichmäßigen Entwicklungen des megalocytären Blutbildes bei Remissionen der Perniziosa, bei bekannten Genesen des megalocytären Blutbildes (Botriocephalus und andere Würmer, Sprue), die völlige Rückbildung der megalocytären Knochenmarkherde bei Anaemia perniciosa in der Heilung (ZADEK[3]), die rasche Entwicklung der normalen Erythropoese bei Lebertherapie (MINOT und MURPHY[4], Verf.[5]), die ungeheure schnelle Entwicklung von Megaloblasten bei Oroyafieber, einer besonders akut anämisierenden Krankheit. Am Knochenmark gewinnt

Schema für anämische Blutbilder (aus Verf. „Das Blutbild usw.").

Stufe	Erythrocytenbild: a) regenerativ	Erythrocytenbild: b) degenerativ
I. Oligocytotisches Bild (ohne regenerative (Formen)	Nur Oligocytose oder normal	Oligochromasie, Poikilocytose, s. Abb. 86, Mikrocytose
II. Polychromes Bild	+ Polychromasie, Makrocytose	+ Basophile Punktierung
III. Normoblastisches Bild	+ Normo- und Erythroblasten	+ Kerntrümmer, Normoblasten mit basophiler Punktur
IV. Megalocytäres Bild	stets gemischt und hyperchrom: + Megaloblasten, Mitosen, polychrome Megalocyten (in der Krise)	stets gemischt und hyperchrom: + im schlechten Zustande: poikilocytäre Megalocyten, teilweise mit Kerntrümmern, bas. Punktierung usw.

[1] NAEGELI: Lehrb. 4. Aufl. 1923. — Derselbe: Strassbourg. med. Klin. Bd. 85. 1927.
[2] PAPPENHEIM: Folia haematol. Bd. 13, S. 75. 1912. [3] ZADEK: l. c.
[4] MINOT u. MURPHY: Journ. of the americ. med. assoc. Bd. 87, S. 89. 1926/27.
[5] SCHILLING, V.: Klin. Wochenschr. 1928, H. 19.

man den Eindruck, daß infolge starken Reizes bei gleichzeitigem reichen Angebot der Baustoffe (Hyperchromasie, massenhafter Erythrocytenabbau durch Erythrophagen im Mark) die Erythropoese sich immer mehr den Stammformen nähert, und daß die charakteristischen feinfädigen EHRLICHschen Megaloblastenkerne eben nur sehr frühe Proerythroblasten sind, die sich mit Hämoglobin früh und reichlich beladen. S. Abb. 89.

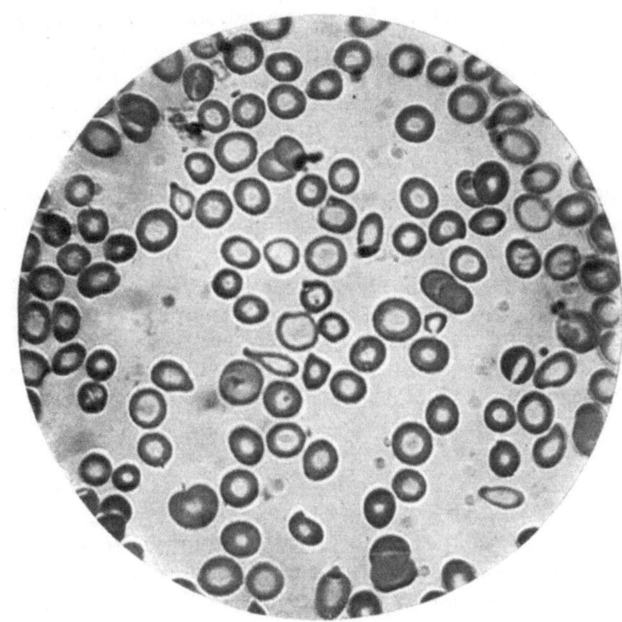

Abb. 86. Poikilocytose als Zeichen versagender und geschädigter Knochenmarkstätigkeit.

d) Andere Verfahren zur Beurteilung der erythropoetischen Markfunktion.

Neben der einfachen Methodik der Beobachtung des Blutausstriches zur Beurteilung der Erythropoese im Knochenmark spielen die anderen bekannten Verfahren noch keine erhebliche Rolle.

Sehr hübsch erdacht und interessant ist das WARBURG[1]-MORAWITZsche[2,3] Verfahren der *Sauerstoffzehrung* im peripheren Blute, das auf dem Verbrauch des Sauerstoffes des Blutes durch die noch selbst atmenden jungen Erythrocyten beruht. Die Leukocyten verbrauchen nach ITAMI[4] nur 0,1%. Normales Blut

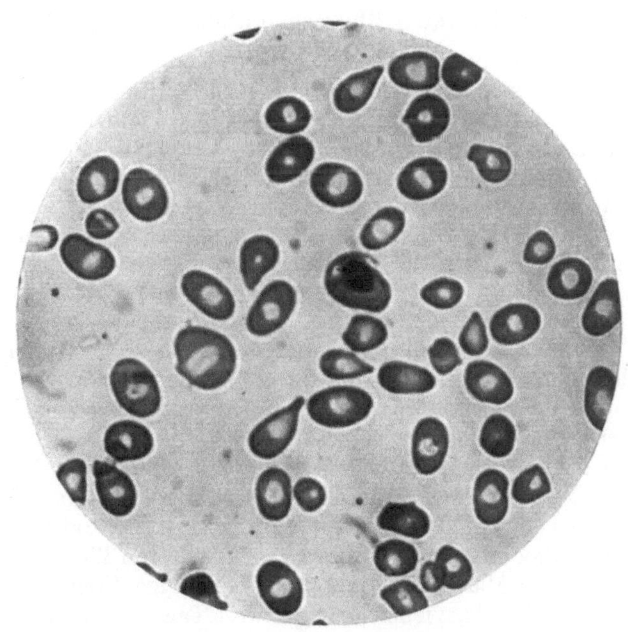

Abb. 87. Megalocytäre Poikilocytose und Ausstoßung kernhaltiger Erythrocyten (reifer Megaloblast) als Zeichen insuffizienter und entarteter Erythropoese.

---

[1] WARBURG: Hoppe-Seylers Zeitschr. f. physiol. Chem. Bd. 59. 1909.
[2] MORAWITZ: Arch. f. exp. Pathol. u. Pharmakol. Bd. 60.
[3] BARCROFT: Ergebn. d. Physiol. 1911, S. 771.
[4] ITAMI: Zitiert bei MORAWITZ: Siehe S. 755.

Lerzehrt etwa 4 bis 5%, pathologisches bis 69%. Störend wirkt nach ITAMI vipämie. Auf die Parallele zwischen Polychromasie und Zehrung machte WARBURG aufmerksam, während die an sich seltenen Kernhaltigen ebenso wie reife Vogelerythrocyten keinen besonderen Einfluß haben. DENEKE, HEIMANN und EIMER[1] bestätigten die Parallele zur Polychromasie mit feineren Methoden, doch gibt COHN[2] die Feststellung der Netze mit Supravitalfärbung oder dickem Tropfen als klinisch weit überlegen zu, da sie viel einfacher ist, ebenso ROESSINGH[3], der Kombination beider Methoden besonders empfiehlt. Meines Erachtens kann es aber Fälle geben, wo eine erhöhte Knochenmarkstätigkeit noch von der Sauerstoffzehrung angezeigt wird, wenn die Retikulocyten schon nicht mehr vorhanden sind, da es eine noch atmende, aber nicht mehr polychromatische Zwischenstufe des Erythrocyten zu geben scheint und die Zehrung ja kaum an der basophilen Substanz selbst hängen wird (auch ROESSINGH[3], MORAWITZ und ITAMI[4]).

Wie S. 756 bei der Berechnung der Knochenmarksleistung erwähnt, scheint eine besonders einleuchtende Methode die *Gallenfarbstofferrechnung* zu sein, doch sind die Angaben bisher sehr verschieden und es ist stets zu bedenken, daß der *Blutkörperchenzerfall* gemessen wird, *nicht die Neubildung*, so daß tagelanger Zerfall noch keine Neubildung hervorzurufen brauchte und tatsächlich manchmal vermissen läßt (aplastische Anämien, toxische Hemmung bei schweren Rezidiven der Perniziosa usw.). Wohl aber ist für die physiologische Berechnung bei genügend langer Beobachtung die Methodik brauchbar und in diesem Sinne oben verwendet.

e) Ablauf der roten Blutregeneration im Knochenmark; physiologische Reize.

Die Beobachtung der Erythropoese enthüllt die sehr vielfache Inanspruchnahme des Knochenmarkes auch bei zahlreichen Prozessen physiologischer Art (Menstruation, Schwangerschaft, starke Körperbewegung), die man zunächst kaum als anämisierend erwartete. Pathologisch geschieht die Reizung so häufig, daß selten ganz „normale“ Menschen angetroffen werden, obgleich sich für stärkere Befunde von $+ \frac{1}{2}$ an sehr oft die Ursachen durch kaum beachtete Ereignisse feststellen lassen (Nasenbluten, Hämorrhoiden, kürzliche leichte Infektionen, latente Krankheiten). Augenscheinlich ist das Knochenmark, speziell die Erythropoese, ein hervorragendes „Rekonvaleszenzorgan“, das immer mitgereizt wird und an der Wiederherstellung mithelfen muß.

Am Knochenmark beobachtet man nach Eintritt des Blutverlustes oder der blutzerstörenden Intoxikation eine sehr rasche, schon nach Stunden beginnende Einstellung auf die erhöhte Erythropoese, indem die verstreuten Zellherde der dunkelkernigen Erythroblasten, die augenscheinlich schubweise reifen (in einem Herde trifft man an den Randstellen in der Regel Erythroblasten und Normoblasten ziemlich gleicher Entwicklungsstufe), größer werden, schließlich bei starker Erythropoese zusammenfließen oder doch in dünnerer Anordnung die Leukocytenherde durchsetzen. Nach den Blutbefunden zu urteilen, brauchen die Herde aber doch eine etwa zweitägige Frist bis zur Ausreifung der neugebildeten Herde, vielleicht sogar drei Tage, da man erst vom 3. Tage an die Vermehrung der Erythrocyten in der Peripherie zahlenmäßig zu beobachten pflegt. Bei Intoxikationen dauert das Einsetzen der Vermehrung noch etwas länger,

[1] DENEKE, HEIMANN u. EIMER: Zeitschr. f. d. ges. exp. Med. Bd. 47. 1925. — DENEKE: Zeitschr. f. d. ges. exp. Med. Bd. 36, S. 179. 1923.

[2] COHN: l. c. S. 775, Ziff. 8. [9] ROESSINGH: l. c. S. 775, Ziff. 9.

[3] ROESSINGH: Nederlandsch tijdschr. v. geneesk. Jg. 65. 1921.

[4] MORAWITZ u. ITAMI: Dtsch. Arch. f. klin. Med. Bd. 100. 1910.

da zuerst die Blutzerstörung anhält und auch eine toxische Degeneration der Knochenmarksherde anfänglich zu bemerken ist. Dafür setzt aber dann die Erythropoese mit viel größerer Energie ein (BLUMENTHAL und MORAWITZ[1], RITZ[2], ITAMI[3] u. a.). Höhepunkte der Polychromatischen treten bei Kaninchen etwa am 4. bis 6. Tage bei reinem Blutverluste, am 6. bis 8. Tage nach schwerer Blutintoxikation ein. Beim Menschen liegen die Verhältnisse ähnlich nach klinischen Beobachtungen, doch sind reine Fälle natürlich sehr selten zu beobachten.

Das Blutbild reichert sich oft schon während eines Aderlasses, sicher aber sehr kurz darauf an jungen Formen an, doch sind die ersten Zunahmen auf Ausschwemmung reifender Zellen zu beziehen, wie die Hyperämie des zellarm

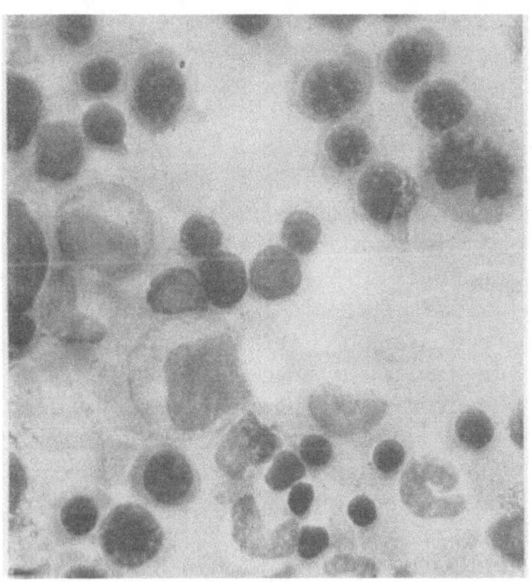

Abb. 88. Gesteigerte rote Blutbildung im Knochenmark. Erhöhte physiologische Form (Erythroblastenmark), hämolyt. Ikterus. Brustbeinpunktion am Kranken.

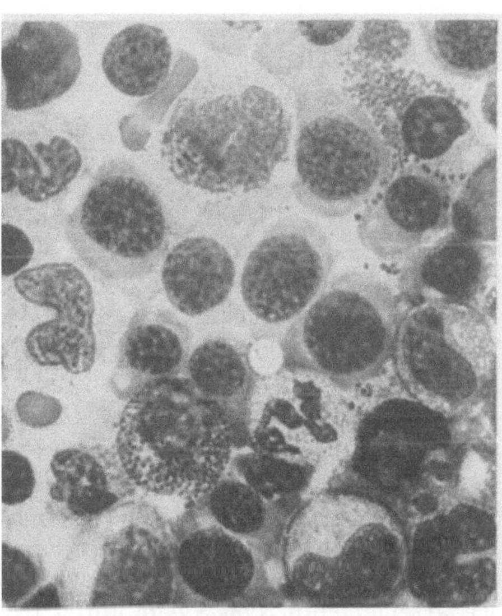

Abb. 89. Entartete rote Blutbildung im Knochenmark. Pathologische Umwandlung zum „Megaloblastenmark“; Anaemia perniciosa, Brustbeinpunktion am Kranken.

werdenden Markes bestätigt. Daran schließt sich eine überstürzte Reifung der vorhandenen Herde wie durch Auftreten kernhaltiger Elemente, unreifer polychromer Erythroblasten und Normoblasten erkennbar ist; erst dann setzt sprunghaft die massenhafte Ausschwemmung der jungen Zellformen ein, die in vorsichtigen Präparationen oft nach ihren Zusammenhang als Zellverband erkennen lassen (große Haufen ganz gleicher Reticulocyten bei Supravitalfärbung).

Die beigegebenen Kurven (S. 768) mögen als Beispiel für zahlreiche in der Literatur verstreute Angaben ähnlicher Art dienen.

Werden die Blutentziehungen lange fortgesetzt, so kann Aplasie eintreten (BLUMENTHAL und MORAWITZ), besonders wenn man in kleinen Mengen fortdauernd Blut entzieht, wie dies pathologisch durch Hämorrhoidalblutungen am häufigsten verwirklicht wird. Augenscheinlich fehlen dann dem Blute Baustoffe und Reizstoffe, so daß eine torpide, unergiebige Markreaktion eintritt. SKORNJAKOFF[4] konnte durch Einschaltung von Erholungspausen auch reine Blutungs-

[1] BLUMENTHAL u. MORAWITZ: Dtsch. Arch. f. klin. Med. Bd. 92.
[2] RITZ: Folia haematol. Bd. 8. 1909.
[3] ITAMI: Arch. f. exp. Pathol. u. Pharmakol. Bd. 62.
[4] SKORNJAKOFF: Dtsch. Arch. f. klin. Med. Bd. 101.

anämien den toxischen annähern und vor allem die extramedulläre Erythropoese erzielen, die bei toxischen Anämien regelmäßiger entsteht. ITAMI machte die wichtige Feststellung, daß durch gleichzeitige Injektionen lackfarbenen Blutes die Art der Blutbildung bei Aderlaß- und toxischer Anämie gleich wird. Augenscheinlich enthalten die zerfallenden Erythrocyten Reizstoffe, die CARNOT und DEFLANDRE[1] zuerst als „Hämopoetine" beschrieben haben. Diese zuerst sehr bezweifelten (MORAWITZ[2] u. a.) Reizstoffe wurden jetzt als im Blute immunisierter Tiere vorhanden bestätigt (GIBELLI[3], MANSFELD[4], HEINZ[5] u. a.), sind vielleicht die Stromabestandteile der Erythrocyten selbst, da schon KEPINOW[6] die Lipoide der Erythrocyten als Erythropoetine erkannte und MASAO[7] jüngst in besonders sorgfältigen Untersuchungen zeigen konnte. Einspritzung der täglich zerstörten Blutmenge sowohl mit Vollerythrocyten wie mit den Stromata derselben allein, nicht aber mit deren Hämoglobin, ist gleich wirksam zur Erzielung langhinziehender Steigerung der physiologischen Erythropoese im Marke.

Wahrscheinlich sind aber die Reize verschiedener Art. Als ein physiologischer Reiz muß auch der Mangel der Erythrocyten selbst angesehen werden bzw. die durch ihn erfolgenden Störungen im Körperstoffwechsel; man hat den negativen Beweis führen können, daß Ersatz der täglich zerstörten Blutmenge durch tägliche gleichstarke Transfusion lebender Erythrocyten zur Knochenmarksträgheit und Aplasie führen (ITAMI[8], HESS[9], ROBERTSON[10] u. a.). BROUN[11] sah die Polychromasie nach starken Körperbewegungen (Erythrocytenverbrauch und -ersatz) unter diesen Bedingungen ebenfalls ausbleiben. MASAO dagegen erzielte durch einmalige Injektion der physiologischen Zerstörungsmenge der Erythrocyten (5 ccm beim Kaninchen) eine sofortige Reizung des Knochenmarkes nach 1 Stunde bei intravenöser Injektion, nach 6 Stunden bei intramuskulärer Injektion, der nach 4—7 Tagen eine lange anhaltende verstärkte Erythropoese (Polyglobulie) folgte. Von ganz besonderer Wichtigkeit ist die Beobachtung MASAOS, daß die individuellen Erythrocyten schon mit 2 ccm die gleichen Wirkungen wie arteigene mit 3 bis 8 ccm und artfremde mit mehr als 7 ccm erzielten, während umgekehrt die Schädigungsanzeichen (Leukocytose) sich schon nach kleinsten Mengen fremder Erythrocyten zeigten und bei arteigenen Erythrocyten oder den körpereigenen Erythrocyten abgestuft geringer ausfielen. *Dies spricht für eine ganz spezifische Einstellung der Reizstoffe und gegen die Baustofftheorie.*

Als ein wirksamer physiologischer Reiz ist der physiologische Folgezustand der Erythrocytenverminderung, *der O-Mangel nach* KORANYI[12] und seiner Schule angesehen und durch mannigfache Experimente bestätigt worden. Die einfachste physiologische Form dieser Art Einwirkung ergibt sich aus der Wirkung des

---

[1] CARNOT u. DEFLANDRE: Arch. f. exp. Pathol. u. Pharmakol. Bd. 62; Cpt. rend. hebdom. des séances de l'acad. des sciences 1906.
[2] MORAWITZ: Ergebn. d. inn. Med. Bd. 11. 1913.
[3] GIBELLI: Arch. f. exp. Pathol. u. Pharmakol. Bd. 65. 1911.
[4] MANSFELD: Pflügers Arch. f. d. ges. Physiol. Bd. 152. 1913.
[5] HEINZ: Dtsch. med. Wochenschr. 1920, S. 174.
[6] KEPINOW: Biochem. Zeitschr. 30. 1910.
[7] MASAO ONO: Scient. reports from the govern. inst. for infect. dis. Tokyo. Bd. 5. 1927.
[8] ITAMI: Folia haematol. Bd. 6, S. 425. 1908.
[9] HESS: Dtsch. med. Wochenschr. 1912, S. 108.
[10] ROBERTSON, Journ. of exp. med. Bd. 5, S. 26. 1917.
[11] BROUN: Journ. of exp. med. Bd. 37. 1923.
[12] KORANYI u. folg. Autoren siehe in der Literatur über Polycythämie und Polyglobulie, die hier nur gestreift werden kann. Polycythämie, Polyglobulie. Übersichten bei MORAWITZ: Ergebn. d. inn. Med. Bd. 11. 1913. — OPITZ: Monatsschr. f. Kinderheilk. Bd. 24. 1922. — ZADEK: Ergebn. d. ges. Med. Bd. 10. 1927. — NAEGELI: Lehrb. 4. Aufl. 1923.

Höhenklimas (BERT, VIAULT u. a.), die schon MIESSCHER und seine Schule als echte Blutneubildung durch O_2-Mangel ansahen. Das Gesamthämoglobin wird vermehrt (JAQUET, LÖWY, ABDERHALDEN u. a.). ZUNTZ[1] fand sogar die direkte Knochenmarksvermehrung an Erythroblasten bei jungen Hunden, die in der Höhe lebten. Dauernd hohe Erythrocytenzahlen, die unbedingt eine größere Ausdehnung des roten Knochenmarkes voraussetzen, haben die Bewohner großer Höhen (Peruaner in den Anden u. a.). SEYFARTH[2] wies in jüngster Zeit darauf hin, daß man die Blutneubildung im Tierversuch bei Sauerstoffentziehung an der auftretenden Polychromasie bzw. Netzsubstanz gut verfolgen könne. KUHN[3] hatte bei Anwendung seiner Maske die vermehrte Regeneration aus den erhöhten Erythrocytenzahlen erschlossen und konnte die interessante Feststellung machen, daß bei gleichbleibender Einschränkung der Atmungsmenge durch Erhöhung der O-Spannung (Zuführung von Sauerstoff) die Vermehrung ausblieb, also wohl direkte Folge der O-Verminderung war (KUHN und ALDENHOWEN[3]).

Ebenso reizend wirkt aber auch das *H-Ion, die Säuerung des Blutes* an sich, praktisch die CO_2-Anreicherung (Spezialfall der Säuerung nach WINTERSTEIN) auf das Atemzentrum, das wahrscheinlich durch Beschleunigung der Blutzirkulation, Erhöhung der Zahl der Atemzüge auch die Hyperämisierung des Knochenmarkes mitreguliert. Allerdings bedürfen alle diese älteren Ansichten der Durchprüfung nach den neuen BARCROFTschen[4] Angaben über Ausschüttung von Erythrocytenvorräten aus der Milz durch O-Mangel und CO-Vergiftung usw., da manche Vermehrungen als Leerung innerer Depots (wohl nicht nur der Milz nach BARCROFT, sondern nach meiner Ansicht auch des Markes) erfolgt sein könnten, doch lassen sich schon die *langanhaltenden* Vermehrungen des Blutvolumens bei BARCROFT selbst nicht recht durch die bestechend einfache Theorie erklären.

Diese experimentellen Befunde innerhalb physiologischer Belastungen leiten direkt über zu den Lehren der Pathologie, die uns ein wichtiges Beobachtungsmaterial geliefert haben und daher hier ganz kurz gestreift werden sollen.

f) Physiologische Folgerungen aus der Pathologie.

Die Vermehrungen der Erythrocyten (*Erythrocytosen*) durch *chronischen Sauerstoffmangel* spielen eine wichtige Rolle bei den Herzfehlern, vor allem den angeborenen Pulmonalstenosen (KREHL[5]), bei Mediastinaltumoren, Verengerung der Luftwege usw.; sie schließen sich eng an die physiologischen Erythrocytosen durch Sauerstoffmangel an, nur daß sie durch endogene Zustände symptomatisch erzeugt werden. Hierzu gehört auch die Erythrocytose der Tuberkulose, die durch die künstliche Anlegung eines Pneumothorax nachgeahmt und therapeutisch mit verwendet wird (BÜRKER, GUTSTEIN[5]). Ihre weitere Steigerung bis zu Werten von 8- bis 10- bis 12000000 wird vielfach schon der Polycythaemia vera zugerechnet, manchmal als GAISBÖCKsche Form besonders abgetrennt, wenn gleichzeitig Hypertonie, Herz- und Nierenschädigungen bestehen. Soweit hier auslösende Ursachen der genannten Art vorliegen, besteht kein Grund, diese extremen Fälle als wesensverschieden anzusprechen.

Wirklich verschieden hiervon ist das Krankheitsbild der *Polycythaemia vera* (VAQUEZsche Krankheit), die mit einer gewaltigen Vermehrung der gesamten Erythropoese einhergeht und im Knochenmark eine starke Steigerung der Normoblastenzahl neben der größeren Ausdehnung des roten Markes erkennen

1 ZUNTZ, LOEWY, MÜLLER u. CASPARY: Monographie. Berlin 1906.
2 SEYFARTH: Klin. Wochenschr. Bd. 6. H. 11. 1927.
3 KUHN u. ALDENHOVEN: Münch. med. Wochenschr. 1907.
4 BARCROFT: Ergebn. d. Physiol. Bd. 25. 1926.
5 KREHL u. ff.: s. Literaturziffer 12, S. 780.

läßt; bei letzterem Krankheitsbilde ist auch die Leukopoese in einem Grade beteiligt, daß gelegentlich leukämoide Blutbefunde sich ausbilden, immer aber eine starke regenerative Veränderung des weißen Blutbildes gefunden wird. Nach SEYDERHELM und LAMPE[1] besteht auch ein prinzipieller Unterschied gegenüber der GAISBÖCKschen Hyperglobulie in der Art der Vermehrung der Blutmenge, indem bei VAQUEZ das Volumen der Erythrocyten sowohl im ganzen wie in einzelnen Körperchen relativ groß erscheint, während bei dem GAISBÖCKschen Typus das Verhältnis von Erythrocyten zum Plasma ziemlich gleich bleibt; es handelt sich hier um eine Polyämie, Vermehrung beider Blutanteile, Plasma wie Erythrocyten, aber sekundärer Art wie bei den sekundären Polyglobulien, während die Polycythaemia vera als eine spezielle Knochenmarksstörung noch unbekannter Ätiologie aufgefaßt wird. Nach WATSON-WEMYS, GIBSON, ZADEK[2] besteht sehr reiches Normoblastenmark, besonders in den kurzen Röhrenknochen. Die Riesenzellen sind stark (Verfasser[3], ASKANAZY[4]) vermehrt. Man hat den Eindruck einer unaufhaltsamen Überproduktion durch Fortfall der natürlichen Hemmungen.

Einen Hinweis auf den engen Zusammenhang zwischen Erythrocytenzahl und Knochenmark gibt auch die *höhere Blutmenge der Neugeborenen*, bei denen das Knochenmark noch ganz rot ist. Erst im Laufe der nächsten Tage nimmt die anfängliche Polyglobulie ab, wobei auch die Netzsubstanzen stark zurückgehen (OCKEL und HAGEN[5] im dicken Tropfen, FRIEDLÄNDER und WIEDEMER[6], absolute Zahlen). OPITZ[7] hat besonders darauf aufmerksam gemacht, wie sehr bei Kindern die Bluttransfusion als eine Entlastung des durch Wachstum überbürdeten Knochenmarkes wirkt und dadurch die auffallend viel günstigeren Erfolge derselben beim Kinde erklären wollen. Die unreifen Erythrocytenbilder gehen hierbei schnell zurück.

Mit einigen Worten ist hier auch der Wirkung der *Transfusion bei Erwachsenen* zu gedenken, die im ganzen als eine starke Stütze für die hämatopoetische Wirkung von Erythrocytenzerfallssubstanzen erscheint. Die Substitutionstheorie läßt sich bei ausgebluteten Fällen verstehen, auch in verschiedener Weise belegen (ASHBY[8]; Nachweis der überlebenden Erythrocyten durch Blutgruppenbestimmung), aber die klinisch gleiche Wirkung auch der kleinen Injektionen fremden oder eigenen Blutes, unzerstört oder zerstört (hämolytisch), spricht für außerdem bestehende Reizwirkung auf das Mark (WEBER[9], GROSS[10]; Eigenbluttherapie NASWITIS[11], VORSCHÜTZ[12]).

Die Theorien weichen noch sehr voneinander ab. Einige Autoren rechnen den Effekt zur Reizkörpertherapie (HUBRICH[13], GROSS[10], SIGL und HEIGL[14]), da Serum- und Milchinjektionen auch wirksam sein können. CARNOTS Hämopoetine (Serumkörper) sind oben erwähnt. Neuerdings überwiegt aber mehr die Ansicht, in der Reizung der Erythropoese nur einen Spezialfall der auch sonst beobachteten

---

[1] SEYDERHELM u. LAMPE: Ergebn. d. inn. Med. Bd. 27. 1925.
[2] Zitiert bei ZADEK, l. c. Literaturziffer 12, S. 780.
[3] SCHILLING, V.: Diskussion zu ZADEK, Dtsch. med. Wochenschr. 1926, H. 35.
[4] ASKANAZY: Knochenmark im LUBARSCH-HENCKES Handb. der pathol. Anat. Bd. 2.
[5] OCKEL u. HAGEN: Arch. f. Kinderheilk. Bd. 80, S. 107.
[6] FRIEDLÄNDER u. WIEDEMER, zitiert bei Ziff. 6.
[7] OPITZ: Jahrb. f. Kinderheilk. Bd. 24. 1922.
[8] ASHBY: Arch. of internal med. Bd. 35. 1925.
[9] WEBER: Dtsch. Arch. f. klin. Med. Bd. 97. 1909; Münch. med. Wochenschr. 1913, S. 1307.
[10] GROSS: Med. Klinik 1922. [11] NASWITIS: Dtsch. med. Wochenschr. 1922.
[12] VORSCHÜTZ: Med. Klinik 1927. [13] HUBRICH: Med. Klinik 1921.
[14] SIGL u. HEIGL: Folia haematol. 1923.

spezifischen Reizung von Organsystemen durch Injektion gleichartigen Gewebes zu erblicken (MORAWITZ[1], MIYAGAWA[2], HIRSCHFELD[3], HOLLER[4] u. a.).

Einen ganz eigenartigen Reizstoff hat die neuere Therapie der Anaemia perniciosa kennen gelehrt. WHIPPLE, HOOPER und ROBSCHEIT-ROBBINS[5] beobachteten an anämisierten Hunden die vorzügliche *blutbildende Wirkung einer leberreichen Nahrung*, die mit etwas geringerem Erfolge auch durch Thymus oder Nieren ersetzt werden konnte. Hierauf bauten MURPHY und MINOT[6] eine Lebertherapie der Perniciosa auf, die ungeahnte Erfolge zeitigte, insofern zum ersten Male sich bei den schwersten Fällen von mehr als hundert Perniziösen mit fast vollkommener Regelmäßigkeit eine Remission erreichen und bis fast zur Ausbildung eines normalen Blutbildes erhalten ließ. Diese Befunde sind bereits weitgehend bestätigt. Im Blutbilde zeigt sich ein direkter Übergang der megalocytären Blutbildung in die sekundäre einfach polychromatische (MINOT, MONROE und FITZ[7]; Verf.[8]). In eigenen Berechnungen an etwa 15 Fällen der I. Medizinischen Klinik Berlin belief sich die erste starke Zunahme im Tagesdurchschnitt auf 1,0 bis 2,77% Hämoglobin und 46 bis 172000 Erythrocyten pro Kubikmillimeter im peripheren Blute (Beobachtungsdauer 10 bis 39 Tage). Als wirksam wurde von MINOT und MURPHY mit COHN[9], WHIPPLE und ROBSCHEIT-ROBBINS[10] ein 2% Lebersubstanz enthaltender Extrakt erkannt, der, mit Alkohol ausfällbar, nicht in Äther löslich ist, kein Lecithin oder Lipoid enthält und eiweißartiger Natur ist. Hierzu sind Beobachtungen von SEYDERHELM und TAMMAN[11] anzuführen, die Gallenfistelhunde anämisch werden sahen, wenn sie die Galle dauernd nach außen leiteten; tödlich konnte die Anämie nach Milzexstirpation werden. Zufuhr von Galle und taurocholsaurem Natron konnte die Anämie verhindern oder wieder bessern. Zuletzt erkannten sie das bestrahlte Cholesterin als ein sehr wirksames Gegenmittel, das WINDAUsche Ergostarin, das gleichzeitig das Rachitisvitamin darstellt (E = antirachitisches Prinzip der Nahrung). Hierdurch werden erhebliche Perspektiven für eine Nahrungstherapie der Anämien aufgetan, die in der Kinderheilkunde längst große Erfolge gezeitigt hat (CERNYsche Schule) und Zusammenhänge zwischen Knochenmark und rachitischer Knochenveränderung (Theorie von ASCHENHEIM-BENJAMIN, MAFAN und BAUDIN, HEUBNER, zitiert bei BORANYI[12], der ein kalkausfüllendes Enzym im normalen Knochenmark auffand) klargelegt, die man bisher nicht recht erfassen konnte. Bei Anaemia perniciosa scheint ein geradezu spezifischer Einfluß ausgeübt zu werden, der die bisherige Theorie einer konstitutionellen Knochenmarkschwäche (SCHAUMAN u. a.) oder einer „embryonalen Entartung“ (EHRLICH-NAEGELI) sehr erheblich umändern dürfte und zu der Auffassung einer fortschreitenden, *symptomatischen* Entartung der gewöhnlichen Blutregeneration unter dem Einfluß eines sehr starken regenerativ-degenerativen Reizzustandes im Sinne von GRAWITZ, PAPPENHEIM, Verf. führen dürfte; auch liegt die *Annahme eines Leberhormones* der Erythropoese nahe.

---

[1] MORAWITZ: Ergebn. f. inn. Med. Bd. 11. 1913.
[2] MIYAGAWA: Zitiert bei MASAO ONO S. 780, Ziff. 7.
[3] HIRSCHFELD: Lehrbuch d. Blutkrankheiten.
[4] HOLLER: Zeitschr. f. klin. Med. Bd. 103. 1926.
[5] WHIPPLE, HOOPER u. ROBSCHEIT-ROBBINS: Americ. journ. of physiol. Bd. 53. 1920.
[6] MINOT u. MURPHY: Journ. of the Americ. med. assoc. Bd. 87, 88, 89. 1926/27.
[7] MINOT, FITZ u. MONROE: Journ. of the Americ. med. assoc. Bd. 88. 1927.
[8] SCHILLING, V.: Klin. Wochenschr. 1928, H. 19.
[9] MINOT, MURPHY u. COHN: Journ. of biol. chem. Bd. 74. 1927.
[10] WHIPPLE u. ROBSCHEIT-ROBBINS: Prof. of the soc. of exp. biol. a. med. Bd. 27. 1927.
[11] SEYDERHELM u. TAMMAN: Klin. Wochenschr. 1927, H. 25.
[12] BOSANYI: Wien. klin. Wochenschr. 1925.

Die Wirkungen der „Entmarkung“ nach WALTERHÖFFER und SCHRAMM[1], operative Teilentfernung des Markes aus einem langen Röhrchenknochen, kann in einem Anreiz des neu sich bildenden Markes auf das verbleibende Mark gesehen werden, ist aber im ganzen wenig ausgeprägt.

Auf die gegenseitigen Beziehungen zur Milz (Jollykörper) wird bei der Besprechung der Milz zurückzukommen sein.

Daß auch umgekehrte Wirkungen, *Eintreten der Aplasie des Markes*[2], vorkommt, wurde als Folge von Erythrocytenzuführungen bemerkt. Pathologisch gibt es zahlreiche Zustände einer deutlichen Markhemmung. Der extreme Zustand der „aplastischen Anämie“ wurde von EHRLICH[3] entdeckt und später infolge anderer Grundauffassung von E. FRANK[4] als „Aleukie“ bezeichnet, weil die primäre Ursache in einer leukotoxischen Schädigung, teilweise im Zusammenhange mit Milzerkrankungen, gesucht wurde. Eine gewisse Hemmung der Erythropoese ist sehr viel häufiger bei vielen infektiösen Krankheiten, die dadurch mehr noch wie durch Blutzerstörung anämisierend wirken (HIRSCHFELD, PAPPENHEIM; Verf.[5] bei tropischen Anämien). Solche aplastischen Zustände konnten durch HIRSCHFELD[6] mit Typhustoxin, von ISAAK und MÖCKEL[7] mit Saponin, vom Verf.[5] mit fast letalen Dosen von Phenylhydrazin, von G. L. MULLER[8] *durch kolloidale Silberinjektion* (Stammzellenvergiftung?) *experimentell erzeugt werden.* In der Regel handelt es sich wohl um primäre hämopathische, toxische Einwirkungen (PAPPENHEIM[9]), doch könnten manche Fälle von Aplasie auch als endogene Erschöpfungen der Zellproliferation gedeutet werden, wenn sie sich als Ausgang chronischer Blutschädigungen entwickeln.

Das Knochenmark ist bei diesen Zuständen ölig, flüssig sehr zellarm (ENGEL[10], HIRSCHFELD), ein indirekter Beweis der strengen Beziehung zwischen Blutbildung und Blutbild.

Ob es eine angeborene dauernde Schwäche des Knochenmarkes mit zu geringer Blutbildung gibt, ist noch nicht ganz geklärt, doch gibt es Formen von chronischer, stationärer Anämie, die jahrelang auf genau dem gleichen Blutbilde bestehen bleiben. Manche dieser Fälle erweisen sich in der Folge als sekundäre Zustände endokriner Natur (chronische Chlorosen mit Erfolg der Eisentherapie), Osteosklerosen, Tumoren (PAPPENHEIMS „myelophtisische Anämien“) usw., doch zeigen z. B. Frühgeburten sehr lange oder dauernd eine gewisse Schwäche der Blutregeneration, die auf Anlage zu beruhen scheint. Solche asthenische Knochenmarkanlage spielt eine große Rolle in der Erklärung des familiären Vorkommens der Anaemia perniciosa (SCHAUMAN), der essentiellen Purpura (E. FRANK), des hämolytischen Ikterus (NAEGELIS Mutation des normalen menschlichen Typus), der aplastischen Anämien.

Daß endokrine Prozesse hier eine große Rolle spielen, ergibt die allgemein angenommene Theorie der Chlorose als ovarielle Einwirkung; man hat mit Sicherheit starke Vermehrungen der Erythrocyten bei Schilddrüsengaben (UNVERRICHT[11],

---

[1] WALTERHÖFER u. SCHRAMM: Med. Klinik 1924, S. 1602.
[2] Ältere Literatur bei HIRSCHFELD; Folia haematol. Bd. 12. 1912; und NAEGELI: Lehrbuch, 4. Aufl. 1923 (Anämien).
[3] EHRLICH: Charité Annalen Bd. 11 u. 13. 1886—88.
[4] FRANK, E.: Berl. klin. Wochenschr. 1915.
[5] SCHILLING, V.: Folia haematol. Bd. 13. 1912.
[6] HIRSCHFELD (Typhus-toxin): Dtsch. Arch. f. klin. Med. Bd. 92.
[7] ISAAK u. MÖCKEL: Zeitschr. f. klin. Med. Bd. 72. 1910.
[8] MULLER: Journ. of exp. med. Bd. 43. 1926.
[9] PAPPENHEIM: Atlas d. menschl. Butzellen.
[10] ENGEL: Zeitschr. f. klin. Med. Bd. 40. 1900.
[11] UNVERRICHT: Zitiert bei WOLLENBERG.

WOLLENBERG[1], ZONDEK[2] u. a.), Verminderungen durch Pankreaserkrankung (CHVOSTEK[3]), Nebennierenerkrankung (Morbus Addison), Myxödem usw. gesehen. Wie der Mechanismus dieser pathologischen Zustände zum Knochenmark sich verhält, ist aber noch sehr wenig erforscht; in den meisten Fällen dürfte das Mark rein symptomatisch beteiligt sein und mit Fortfall der auslösenden Ursache gesunden, wie z. B. bei Splenektomie des Icterus haemolyticus.

Diese Zusammenstellung ist weit entfernt davon, vollständig zu sein, soll aber bei physiologischer Betrachtung des Markorganes daran erinnern, wieviel noch aufzuklären bleibt, ehe wir die Regulierung der Erythropoese, *eine der fundamentalsten Lebensfunktionen des Organismus*, einigermaßen übersehen können; was wir wissen, ist nicht viel mehr als das rohe symptomatische Bild des Ablaufes von Vorgängen, deren Mechanik wir nicht kennen. *Immerhin läßt sich aus unseren Beobachtungen folgern, daß die vitale Energie der Blutstammzellen, der Wurzeln der Erythropoese, eine ungewöhnlich große ist, daß ihre Leistungen zu einem sehr vielfachen ihrer normalen Ausbildung gesteigert werden können, daß ihre Proliferationskraft so leicht nicht erschöpft werden kann, und daß es in der Regel nur des Anlasses bedarf, um diese Regenerierung des roten Blutes in mächtiger Weise einsetzen zu lassen bis zur Ausfüllung von Lücken und Wiederherstellung des normalen Standes, der energisch festgehalten wird. Eine feine und vielseitige Regulierung ist hierbei tätig, eine enge „hormonale" Zusammenarbeit mit anderen Organen und dem ganzen Organismus dabei außer allem Zweifel, wenn auch vorläufig in Einzelheiten noch nicht erfaßbar. Es ist nicht unwahrscheinlich, daß gerade die blutaufbauenden und blutabbauenden Organe selbst auch Sitz und Ursprungsart der Hormone sind (Knochenmark, Leber, Milz) und daß Ausfall oder Übermaß physiologischer Hemmungen und Reize auch das eigentliche Wesen der pathologischen Blutreaktionen und Blutkrankheiten bilden.*

3. Die Granulocytopoese.

Den größten Teil des Knochenmarkparenchyms bilden die körnchenhaltigen Myelocyten EHRLICHS[4, 5], die dieser in seinen fundamentalen Untersuchungen aus der Masse der Zellen heraus als wesensverschiedene Vorstufen der granulierten Zellen des Blutes erkannte. Die weitere Ausarbeitung der EHRLICHschen Grundanschauung ist vor allem PAPPENHEIM[6], NAEGELI[7], HIRSCHFELD[8], TÜRK[9], HELLY[10] u. a. zu danken, um nur die hervorragendsten Vertreter der klinisch-hämatologischen Richtung zu nennen, die ganz zweifellos den einschlägigen Arbeiten der histologischen Autoren (MAXIMOW[11], WEIDENREICH[12] u. a.) weit vorausgeeilt war.

---

[1] WOLLENBERG: Med. Klinik 1923, H. 17.
[2] ZONDEK: Dtsch. med. Wochenschr. 1922. — ZONDEK u. KÖHLER: Klin. Wochenschr. 1926, H. 20.
[3] CHVOSTEK: Zitiert bei NAEGELI, Jahresk. f. ärztl. Fortbild. 1927.
[4] EHRLICH u. LAZARUS: Farbenanalyt. Unters. 1891.
[5] EHRLICH: Zusammenfassung in Nothnagels Spez. Pathol. u. Therap. Bd. VIII. 1898.
[6] PAPPENHEIM: Virchows Arch. f. pathol. Anat. u. Physiol. Bd. 157 u. 159; Atlas der menschl. Blutzellen.
[7] NAEGELI: Dtsch. med. Wochenschr. 1900; Lehrb. d. Blutkrankh.
[8] HIRSCHFELD: Virchows Arch. Bd. 153, S. 189; Dtsch. Arch. f. klin. Med. 102; Berl. klin. Wochenschr. 1901.
[9] TÜRK: Vorlesungen über klin. Hämatol. Wien 1904—1912.
[10] HELLY: Nothnagels Spez. Pathol. u. Therap. 2. Aufl. Bd. 8. Wien 1906.
[11] MAXIMOW: Anat. Anz. Bd. 19. 1905; Arch. f. mikr. Anat. Bd. 73. 1909.
[12] WEIDENREICH: Die Leukocyten und verwandte Zellformen. Wiesbaden 1912.

a) Abstammung der Granulocyten.

Die Literatur über dieses Gebiet ist so umfangreich, daß hier nur ein kleiner Ausschnitt gegeben werden kann, *aber es soll eingangs prinzipiell festgestellt werden, daß schließlich fast sämtliche Beobachtungen der klinischen Hämatologie am leukocytären Blutbilde, soweit überhaupt Reaktionen der Granulocyten beteiligt sind* (wohl 95% aller leukocytären Studien) *und nicht den theoretischen Begriff der „reinen Verteilungsleukocytose s. str." betreffen, zu den Funktionen des Markes mittelbar oder unmittelbar zu rechnen sind. Die Bedeutung des Markorganes für die klinische Beobachtung und die Funktionen des Organismus gegenüber physiologischen und krankhaften Einflüssen wird dadurch eine so erhebliche, daß die Betonung dieses Punktes,* der besonders den Pathologen und Histologen noch wenig klar ist, *an die Spitze einer Physiologie der Granulocytopoese gestellt werden muß.* Da wir die wahre Bedeutung dieser Zellverschiebungen mit Hilfe des Knochenmarkorganes noch gar nicht kennen, weil uns die eigentliche Funktion der speziellen Granula bisher rätselhaft ist, so kennen wir auch nicht die Funktion des Knochenmarkes, die mit der Bildung der Zellen ebensowenig erschöpft ist, wie die Funktion der Leber sich durch die Leberzellentwicklung, die bei dieser überhaupt bisher gar nicht diskutiert wurde, sondern erst durch die Tätigkeit der fertigen Zellen erklärt.

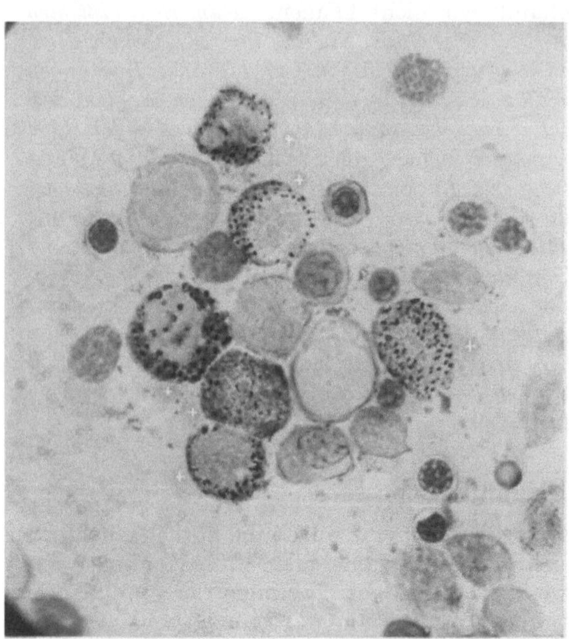

Abb. 90. Oxydasereaktion im erythroblastischen Knochenmark: positive Reaktion der Granulocyten, negative der Erythroblasten.

Während nach der älteren Vorstellung der Autoren eine heteroplastische Umwandlung körnchenfreier lymphocytärer oder lymphoidocytärer (PAPPENHEIM) Stammformen zu körnchenhaltigen, rundkernigen Myelocyten im Knochenmarke stattfinden sollte, wurde durch die NAEGELIsche Erkenntnis der „Myeloblastennatur" eines größten Teiles dieser Zellen, im normalen Knochenmark so gut wie aller Vorstufen der Granulocytenreihe, eine homoioplastische Bildung festgelegt. Die lymphoiden Vorstufen sind nicht nach der *unitarischen* Vorstellung der älteren Histologen „Lymphocyten" (MAXIMOW, WEIDENREICH), sondern bereits differenzierte Stammformen, wie besonders die Oxydasereaktion (WINKLER[1], SCHULTZE[2]) (Abb. 90) bestätigte. Hieraus entsprang die bereits von EHRLICH angebahnte und von seinen Schülern (NAEGELI, TÜRK, SCHRIDDE[3] u. a.) dann ausgebaute strikte Lehre vom *Dualismus* der Blutzellen, der die weißen Elemente zunächst in zwei Lager teilte, die Granulocyten mit Knochenmarksbildung und die

[1] WINKLER: Folia haematol. Bd. 4, 5 u. 14.

[2] SCHULTZE: Beitr. z. pathol. Anat. u. z. allg. Pathol. Bd. 45. 1909; Münch. med. Wochenschr. 1910.

[3] SCHRIDDE: Münch. med. Wochenschr. 1905 u. 1906.

Lymphocyten mit Entstehung im lymphatischen System, zu denen jetzt noch der monocytäre Stamm hinzugetreten ist als „*Trialismus*" Verfassers[1]).

Die Granulocyten bilden sich wie die Erythroblasten in deutlichen Herden (Abb. 88 u. 95), obgleich immer ein Teil reiferer Elemente auch ganz verstreut, wie durch amöboide Abwanderung verteilt, im Zwischengewebe liegt. Oft sieht man in der Mitte solcher Zellherde von gekörnten Promyelocyten und Myelocyten einige unreifere Elemente mit stark blauem Protoplasma und hellem, nucleolenhaltigen Bläschenkern, die NAEGELIschen Myeloblasten, die oft schöne Mitosen zeigen, und zweifellos als jüngste, stark proliferierende Stammformen funktionieren. Über die Verknüpfung dieser Formen mit dem Bindegewebe oder Gefäßendothel, von dem sie embryonal zweifellos stammen, ist ausführlich im vorausgeschickten Teile über die Embryologie und erste Zellbildung im Marke gesprochen worden (s. S. 737 ff.).

Wir geben hier die gewöhnliche, durch die Untersuchungen EHRLICHS, NAEGELIS, PAPPENHEIMS und Verf. festgelegte Stammreihe von der sicher differenzierten Myeloblastenstufe ab, wollen aber erwähnen, daß *vor dieser* die PAPPENHEIMschen „Lymphoidocyten", die alten „Polyblasten" (Lymphocyten) MAXIMOWS, die „indifferenten Stammformen" Verf.[1], die „primitiven Blutzellen" MAXIMOWS und SABINS, DOANS und CUNNINGHAMS[2], die FERRATAschen „Hämocytoblasten", alles gleiche „Formen" von basophilem, großkernigem Typus mit Nucleolen stehen. Modern dürfte man diese Zellen, obgleich dies noch nicht von den Autoren beachtet ist, nur soweit so bezeichnen, als *keine* Oxydasereaktion besteht, was nur bei schweren Reizungen und Leukämie der Fall zu sein pflegt; das Aussehen der Vorstufen ist aber den oxydasepositiven Stufen so absolut ähnlich, daß man auch die innerliche Differenzierung dieser negativen Vorstufen annehmen darf, d. h. mindestens, daß sie im Knochenmark nur befähigt sind, Myeloblasten zu entwickeln. Hierfür spricht die vor allem vom Verf.[3] stets betonte Tatsache, daß auch die stärkste Entartung der Zellbildung bei akuter Leukämie eigentlich niemals zu wirklich indifferenten Stammformen führt, die etwa im Blute kreisenden Lymphocyten ähnlich sehen (Abb. 91—93); nur die Stammformen lymphatischer akuter Leukämien können sich ebenfalls soweit entdifferenzieren, daß sie ohne Oxydasereaktion, die bei ihnen *stets negativ* ist, fast immer aber wenigstens in einzelnen der akut myeloischen Zellen noch erkennbar wird (Abb. 93 u. 94), als Lymphoblasten mit Myeloblasten *verwechselt* werden könnten. Dies ist aber dann kein „Übergang" in Lymphocyten oder umgekehrt, sondern eine weitgehendste *Anähnlichung* der Vorformen auf dem Wege zur *wirklich indifferenten* Stammform, deren Existenz im erwachsenen Körper mindestens physiologisch zweifelhaft ist, aber beim ganz jungen Embryo ebenso sicher logisch bestehen muß. Wo sich im reifen Körper neue myeloische Blutzellbildungen regen (extramedulläre Hämatopoese), sind diese omnipotent myeloisch für Erythroblasten, Myeloblasten, Riesenzellen, aber nicht *gleichzeitig* lymphocytär oder monocytär, obgleich derartige Zellneubildungen bei Systemerkrankungen dieser Art auch vorkommen (lymphatische Umwandlung von Leber, Niere, Milz bei lymphatischer Leukämie; ebenso monocytäre Herde der Haut, der Organe usw. bei Monocyten-Leukämie). FERRATA[4] unterscheidet mit seinen Schülern daher auch selbst unter der Verbindungstufe mit der Gefäß-

---

[1] SCHILLING, V.: Blutbild, 1. Aufl. 1912; Menses Handb. d. Tropenkrankh. 2. Aufl. Bd. II. Angewandte Blutlehre 1913.

[2] SABIN, DOAN u. CUNNINGHAM: Contribut. of embryol. 1925, Nr. 16.

[3] SCHILLING, V.: Verhandl. d. Kongr. d. Inn. Med. 1925 (akut-leukämische Stammformen, Promyelocyten und Monocyten).

[4] FERRATA u. FRANCO: Arch. ital. per le scienze med. Bd. 42. 1919.

wandzelle HERZOGS oder MARSCHLANDS oder der Mesenchymzelle MAXIMOWS und DANTSCHAKOFFS oder der Endothelzelle M. B. SCHMIDTS, SCHRIDDES u. a. drei

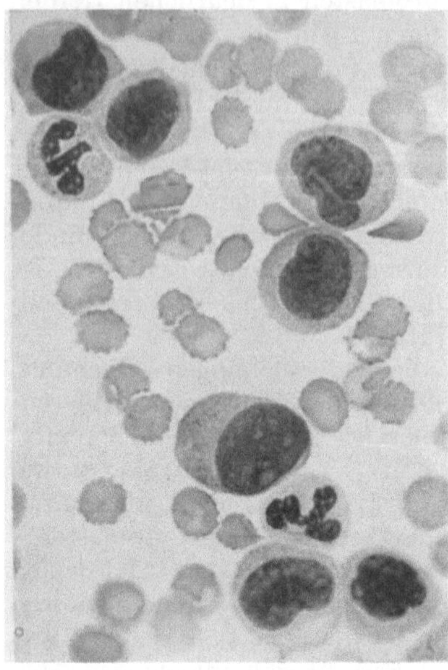

Abb. 91. Akute granulocytäre Leukämie (Promyelocytenleukämie) als Zeichen entartender Hyperregeneration des Markes.

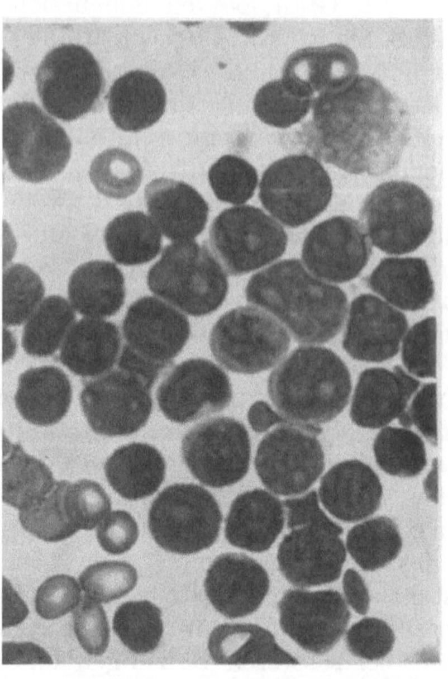

Abb. 92. Mikromyeloblastenleukämie als Zeichen äußerster Entartung der Granulocytenbildung.

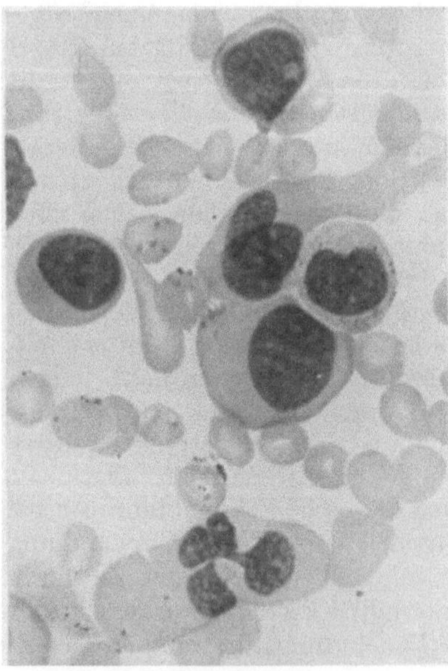

Abb. 93. Endotheloide Entartung der Zellen einer akuten Promyelocytenleukämie als Beispiel äußerster Zellentdifferenzierung.

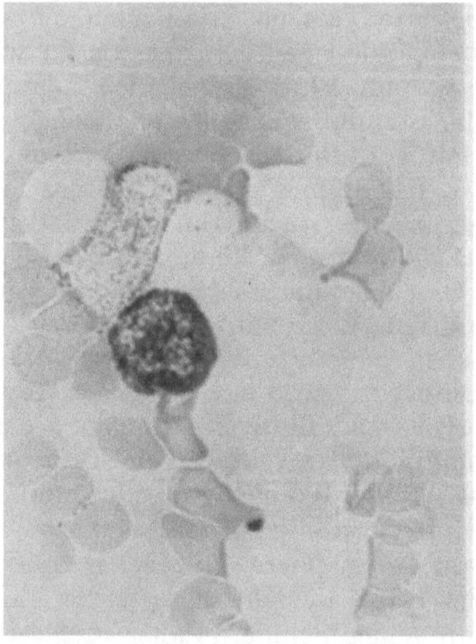

Abb. 94. Teilweiser Verlust der Oxydasereaktion bei Promyelocytenleukämie (vgl. Abb. 93).

Arten von „Hämohistioblasten", den *granulocytären* oder promyelocytären von GUGLIELMO[1], den *lymphatischen* bei lymphatischer Leukämie nach CASPA-

[1] DI GUGLIELMO: (Ref.) Folia haematol. 1920.

riani[1], den *monocytären* nach Reitano[2]. Sie sind nach Alessandro[3] also *determiniert* in den verschiedenen Systemen. Damit weicht diese ganze Ferratasche[4] Lehre (Richter[5]) nicht wesentlich ab von dem sog. „gemäßigten Unitarismus Pappenheims", den dieser allerdings fortwährend umwechselte, und ist eigentlich völlig *identisch mit dem Trialismus* des Verf., wie er konsequent seit 1912 vertreten wurde, wenn man sie auch als einen weiteren Ausbau bezeichnen muß. Die Differenzierung reicht in der Tat bis an die äußerste Stammgruppe „embryonaler" Form (Herzog); die Entwicklung der weißen Blutzellen läuft auf drei Gleisen, die von einer Kopfstation ausgehen, vielleicht aber auch hier noch eng parallel stehen. Ein derartiges Schema hat Verfasser (Blutbild, 1. Aufl. 1912) bereits klar angegeben. Da die Differenzierung in der ganzen höheren Tierreihe sich gleichartig, wenn auch mit sehr charakteristischen Varianten der Körnchenbildung (Ehrlichs Spezialgranula, Pappenheim), nachweisen läßt, müssen wohl in dieser rätselhaften Trennung in verschiedene ganz gesonderte Stämme Grundeigenschaften der Körperzelle zur Entfaltung gelangen, die mit den Varianten erschöpft werden, etwa wie von einer bestimmten Blume verschiedene Farben natürlich vorkommen oder wie sich nahe verwandte Tierformen ausbilden ohne Übergänge (Hund, Wolf, Fuchs, Schakal), obgleich eine gemeinsame Wurzel unverkennbar erscheint.

b) Der Reifungsprozeß der Granulocyten im Knochenmarkorgan; Kernverschiebungslehre und Knochenmark.

Die Reifung der Zellen vollzieht sich wie bei den Erythroblasten auf zwei in gewisser Beziehung, aber nicht immer unmittelbar verknüpften Wegen, der *Kernreifung* und der *Protoplasmareifung*, nur daß bei den Leukocyten viel mehr Gewicht auf eine feinere Unterscheidung der Vorstufen aus diagnostischen Gründen gelegt wird.

Die für praktische Zwecke notwendige Stammreihe lautet (s. Abb. 95 u. 96):

Myeloblast Naegeli: Kern rundlich, bläschenförmig, feinfädige Struktur; blaue Plastin-Nucleolen.	Protoplasma stark basophil, körnchenfrei; Oxydasereaktion von Spuren bis stark positiv.
Promyelocyt Pappenheim: Kern rundlich, bläschenförmig, aber schon Neigung zur Polymorphie und Lappung, besonders pathologisch; Plastin-Nucleolen verschwindend oder schon fehlend; Struktur dichter, dunkler.	tiefblau bis schwächer blau; in der Sphärengegend beginnend tiefrote, azurophile fein- oder gröbertropfige Azurgranula (Progranulation).
Myelocyt Ehrlich: Kern rundlich, oval bis leicht gebuchtet, nur noch chromatische Nucleolen; gröbere etwas dunklere balkenartige Struktur.	Protoplasma blaßblau bis glashell (neutral); reife neutrophile, basophile oder eosinophile Granula.
Jugendlicher Granulocyt (Schilling): breitwurstförmiger, schöngezeichneter saftiger Kern mit feldriger Struktur; oft noch erkennbare endständige Chromatinnucleolen.	Protoplasma manchmal noch leicht basophil, sonst neutral. Granula oft noch intensiver, etwas azurophilfärbbar.
Stabkerniger Granulocyt (Schilling): schlanker, dunklerer, vielfach gewundener dürrer Kernstab mit bizarren Einkerbungen als Zeichen beginnender Segmentierung.	reife Granulation
Segmentkerniger Granulocyt: ameisenartig gekerbter vielfach gewundener, 2 bis 5fach unterteilter Kern (fädig verbundene Kette von Segmenten).	reife Granulation.

[1] Caspariani: Haematologica 1920.
[2] Ferrata u. Reitano: Haematologica Bd. 4. 1923.
[3] Alessandro: Haematologica Bd. 4. 1923.
[4] Ferrata u. Negreiros-Rinaldi: Haematologica Bd. 1. 1920.
[5] Richter: Americ. journ. of the med. sciences Bd. 169. 1925.

Diese Zellarten sind allgemein anerkannt und verwendet. Einige Differenzen bestehen nur bei einigen Formen noch. So ist der Begriff des „monocytoiden“ *Promyelocyten* nach Verfasser (s. Abb. 91), von PAPPENHEIM früher auch Leukoblasten genannt, bei der akuten myeloischen Leukämie, wo er manchmal fast die einzige vorhandene myeloische Zellform im peripheren Blute und den Organen ist, von NAEGELI u. a. verwechselt worden mit dem Monocyten des peripheren Blutes. Der Unterschied besteht in der *starken* (!!) stabilen Oxydasereaktion und den Ansätzen von Progranulation und evtl. reifer Körnung, die dem echten Monocyten stets fehlen (Verfasser[1]). Ich bezeichne (etwas anders als PAPPENHEIM) als *Promyelocyten alle Formen zwischen Myeloblasten und Myelocyten,* die die unreife *azurophile Progranulation* haben. Weiter ist der „*Jugendliche*“ (Verfasser) in seiner Bedeutung als *erkennbar jugendliche* Übergangsform vom Myelocyten zum reifen, aber nicht segmentierten Stabkern vielfach mit dem PAPPENHEIMschen Metamyelocyten identifiziert worden, obwohl PAPPENHEIM den charakteristischen Schnitt zwischen Stabkern und Jugendlichen nie gemacht hat, der aber gerade seine praktische Bedeutung als Anzeichen *unreifer* Einschwemmung für akute Prozesse ausmacht. Auch wird neuerdings die Zelle ganz zu Unrecht mit ARNETHS W-Zelle identifiziert (ARNETH[2], HOFF[3]); diese war aber begrenzt als eingebuchteter Rundkern bis zur Hälfte der ehemaligen Kreisfigur, d. h. es waren Myelocyten, die fast nie im Blutbilde vorkommen und daher auch nicht praktisch den Unterschied zwischen akuten Bildern und chronischen oder subakuten Verschiebungen anzeigten; die Identifizierung der Einteilung M-, W-, T-Zellen (ARNETHS I. Klasse) mit meinen M-, J-, St-Zellen bedeutet eine Anpassung der histologisch unrichtigen Einteilung ARNETHS an meine früher von ihm bekämpfte Abänderung. Der „*Stabkern*“ ist ebenfalls eine aus praktischen Gründen vorgenommene Aussonderung aus den Reifungsformen und ist als „*normaler*“ Stabkern eine einfache Zwischenform zum Segmentkern, nur daß allein die Segmente noch fehlen; die Zelle kommt physiologisch im Blute vor (4% etwa). Der „*degenerative Stabkernige*“ des Verfassers ist eine nicht ohne weiteres identische *pathologische* Reifeform, bei der unter Ausbildung degenerativer Zellcharaktere (Pyknose, Zerfließlichkeit, Homogenisierung der Kernstruktur, Granulaverfärbung und Quellung, Vakuolisierung usw.) die Segmentierung ausgeblieben ist. (Der Unterschied ist biologisch also etwa wie zwischen Jüngling und infantilem Erwachsenen.) Bei pathologischen Kernverschiebungen sind die aufgezeichneten Stabkernigen teilweise reife Übergänge, teilweise degenerative Stabkernige, werden aber praktisch nicht unterschieden, weil die Kennzeichnung der jugendlichen Bilder schon *durch die Anwesenheit der Jugendlichen* erfolgt, die bei rein degenerativen stabkernigen Kernverschiebungen fehlen.

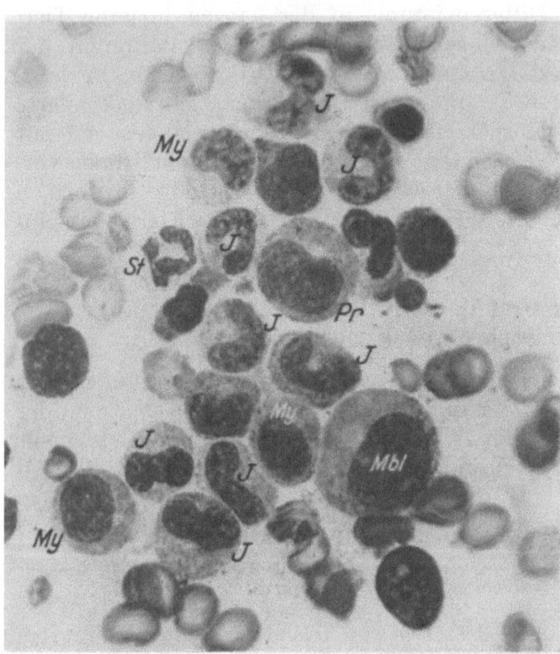

Abb. 95. Regenerative Proliferation der Neutrophilen auf Infektionsreiz. (Knochenmark-Lebendpunktion.)
Mbl = Myeloblast. Pr = Promyelocyt. My = Myelocyt. J = Jugendlicher. St = Stabkernige.

Aus der von EHRLICH bereits angebahnten Verfolgung des Auftretens der pathologischen Zellformen im peripheren Blute, *in dem physiologisch nur die ge-*

---

[1] SCHILLING, V.: Verhandl. d. Kongr. f. inn. Med. Wiesbaden 1925.
[2] ARNETH: Spezielle Blutkrankheiten. Bd. I. 1928 (Bd. V der „Qualitativen Blutlehre“).
[3] HOFF: Habilitationsschrift Erlangen 1928; Krankheitsforschung Bd. 4. 1927.

reiften Knochenmarksformen kreisen sollten, hat sich die bekannte ARNETHsche[1] Lehre von der „Verschiebung nach links“ und „nach rechts“ entwickelt, worunter ARNETH die Auszählung der seiner Ansicht nach jüngeren Zellformen mit weniger Segmenten oder der älteren Formen mit mehr Segmenten versteht. Die Zahlen verschieben sich *in seinem Schema*(!) nach links und rechts. Wie ARNETH und besonders v. BONSDORFF[2] nachwiesen, erfolgt diese Verschiebung durch alle Kernklassen hindurch verfolgbar (ARNETH stellte 5 Hauptklassen nach der Zahl der Kernteile und etwa 20 Unterklassen nach ihrer Form, ob rundes oder längliches Segment, auf (K = Kugel, S = Schlinge).

Nach ARNETHs Theorie besteht also *jede* Veränderung des Blutbildes in einer *Verjüngung* durch auftretende Knochenmarks-Jugendformen oder in einer *Überalterung* durch weitere Ausreifung der Zellen. Dies setzt bestimmt voraus, daß jede Zelle mit einer niederen Segmentzahl jünger, mit einer höheren Segmentzahl älter ist wie eine weniger segmentierte, ist aber ganz sicher unrichtig, da schon beim Menschen der Eosinophile 2 bis 3 Segmente, der Neutrophile 3 bis 5 Segmente normal ausbildet, ohne daß deswegen der Eosinophile als jünger anzusehen wäre und da zweifellos die Anlage der Segmente nicht hintereinander, sondern *auf einmal an mehreren Stellen* erfolgt. Vor allem unrichtig erscheint diese Theorie bei der Anaemia perniciosa, bei der die Neutrophilen bis zu 8 und 9 Segmenten haben können und schon im Kernstab ganz anders (dürr, langgestreckt, bizarr gekerbt) erscheinen.

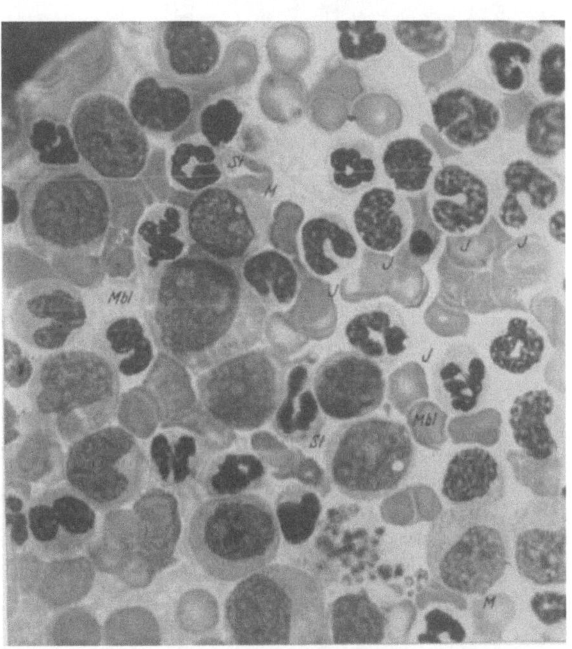

Abb. 96. Myeloische Leukämie im peripheren Blute; Hyperregeneration.
Mbl = Myeloblast. M = Myelocyt. J = Jugendliche. St = Stabkernige.

Dieser ARNETHschen von WEIDENREICH[3] ganz allgemein, aber nicht für jede Zelle bestätigten, von PAPPENHEIM[4], NAEGELI[5] u. a. scharf abgelehnten Lehre stellte Verf.[6] seine andere Kernbildtheorie entgegen, wonach sich oft eher *eine gute oder schlechte Ausbildung der Kerne* wie ihr Alter aus der Kernform ablesen ließe.

---

[1] ARNETH: Qualitative Blutlehre Bd. I bis IV. 1920/25. Die speziellen Blutkrankheiten Bd. I. 1928.

[2] v. BONSDORFF: Klin. Beitr. z. Tuberkul. Suppl.-Bd. 5.

[3] WEIDENREICH: Arch. f. mikrosk. Anat. Bd. 72. 1908.

[4] PAPPENHEIM: Atlas d. menschl. Blutzellen.

[5] NAEGELI: Lehrbuch 4. Aufl., S. 395. 1923.

[6] SCHILLING, V.: Literaturübersicht in Blutbild und klin. Verwertung. Aufl. 1—6. G. FISCHER 1912—28. Zusammenstellung in V. SCHILLING. Angewandte Blutlehre der Tropenkrankheiten; Menses Handb. 3. Aufl., Bd. I. Spez. Ausführungen: Folia haematol. Arch. Bd. 12. 1911. Stabkerniger: Ebenda Bd. 13. 1912; Zeitschr. f. klin. Med. Bd. 89. 1920; Ergebn. d. ges. Med. Bd. 3. 1922. Referat auf dem Kongreß f. Inn. Med. Wiesbaden 1926.

Wegen der Schwierigkeit des Verständnisses dieses prinzipiellen Unterschiedes sei auf einige Beispiele hingewiesen: zweifellos werden die Menschen mit dem Alter größer, so daß man ungefähr aus dem Größenunterschied auch Altersklassen erkennen kann. Im einzelnen ist es aber falsch, aus der Körpergröße auf das Alter des Individuums zu schließen und eine morphologische Reihe für eine Altersreihe zu halten. Dies tut aber Arneth bei seinem „neutrophilen Kernbilde".

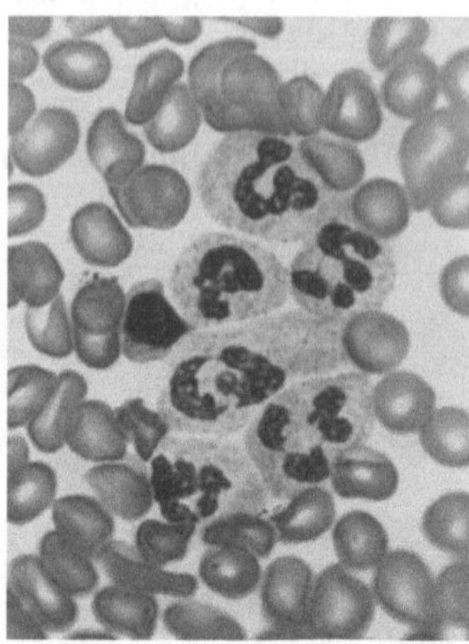

Abb. 97. Normale neutrophile Granulocyten als Zeichen guter Ausreifung der Markzellen.

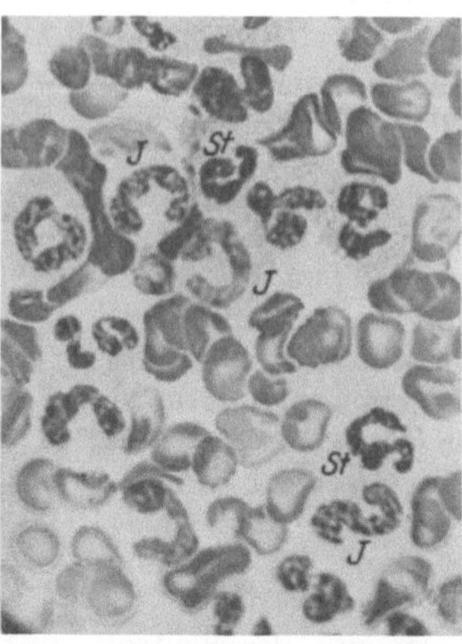

Abb. 98. Jugendliche Neutrophile (J) als Zeichen überstürzter Granulocytenbildung im Knochenmark (gemischt regenerative Kernverschiebung) neben Stabkernigen (St).

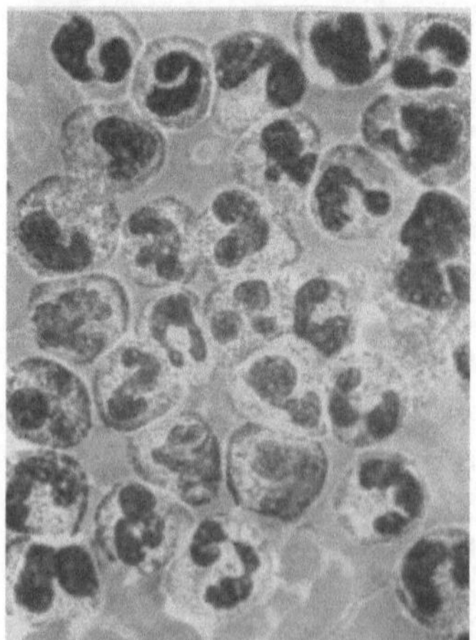

Abb. 99. Hochgradigste regenerative Neutrophilie bei schwerer septischer Infektion (sehr stark regenerative Kernverschiebung).

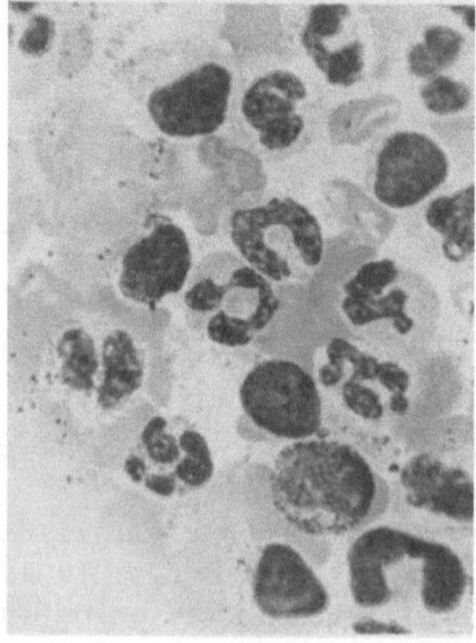

Abb. 100. Agonale Ausschwemmung bis zum Myelocyten (hyperregenerative Kernverschiebung, leukämoides Blutbild; vgl. myeloische Leukämie Abb. 96).

Noch deutlicher ist ein von Verfasser gegenüber von Bonsdorff gebrauchtes Beispiel: bei Kurvenaufzeichnung der Kernverschiebung erhält man schöne parabolische Kurven der einzelnen Hauptklassen, woraus Bonsdorff folgert, daß in der regelmäßigen Verschiebung durch alle Klassen ein Beweis für die Arnethsche Anschauung einer *fortschreitenden* Segmentierung mit dem Alter gegeben sein müsse. Sät man auf einem normalen Saatfelde Erbsen mit einer Keimanlage von etwa 5 Erbsen an, so wird sich bei der Ernte eine Anzahl von Erbsenschoten mit 5, 4, 3, 2 und 1 Erbse ausgereift vorfinden; hieraus ergibt sich ein normales Klassenbild der Schoten. Vernachlässigt man in den nächsten Jahren das Feld oder gibt es klimatische Schäden, so wird sich eine Schotenverschiebung nach links einstellen, indem *ganz allmählich verfolgbar* durch alle Klassen eine Verringerung der entwickelten Keimanlagen bemerkbar werden muß; umgekehrt wird bei Hypertrophie oder Reizwirkung irgendwelcher Art eine vermehrte Keimanlage mit „Verschiebung nach rechts" erfolgen müssen. Über das Alter besagen die Kurven trotz ihrer Regelmäßigkeit gar nichts, denn eine Schote mit einer Erbse ist ebenso alt wie eine mit mehreren; eine mit mehr Erbsen ist aber *besser ausgebildet* wie eine mit weniger Erbsen. Die Kernbildung der reifen Neutrophilen verläuft viel mehr nach dem Beispiele der Schotenanlage, wie nach der ganz unbeweisbaren Behauptung ARNETHS, daß sich Segmente wie Jahresringe bilden, wenn auch die allgemeine Durchbildung der trennenden Fäden mit der Altersreifung schärfer heraustreten mag. Auch ARNETHS Annahme, daß die Myelocyten absolut runde Kerne hätten, ist angesichts der starken Lappung, ja sogar Segmentierung der Promyelocyten und der bohnenförmigen Kerne vieler sehr junger Stufen eine rein dogmatische Behauptung, die kein Hämatologe anerkennen wird.

Die Erörterung dieser scheinbaren Spitzfindigkeiten ist notwendig, weil sie von weittragendster theoretischer Tragweite sind.

Da in der Kernverschiebung das beste und feinste Mittel der Kontrolle der Knochenmarkstätigkeit gesehen werden muß, wie ARNETH vermutet und mit wirklicher Beweisführung am Knochenmark Verf. mit BENZLER[1], BANTZ[2] und YAMAMOTO[3] gezeigt haben, so ist die genaue Erklärung des Phänomens sehr wesentlich für die ganze Beurteilung der Marktätigkeit bei der Leukocytose (Verfasser[4]).

Zunächst ist einmal der ursprüngliche Satz ARNETHS auszuschalten, daß man jeden stärkeren Verbrauch von Leukocyten aus der Kernverschiebung *als Maßstab des Ersatzes* ablesen könne; dies ist ganz unwahrscheinlich, weil eine *physiologisch* erhöhte Mehrbildung von Leukocyten in weiteren Knochenmarkbezirken (vermehrtes neutrophiles Zellmark) ebensowenig am Kernbilde ablesbar ist wie eine polyglobule Mehrbildung der Erythrocyten am Erythrocytenbilde (Polychrome fehlen). In der Tat gibt es langdauernde hohe Leukocytosen ohne jede Kernverschiebung, z. B. bei offenen Eiterungen großer Hautflächen (Brandwunden usw.) Hier ist das Fettmark weitgehend in neutrophiles reifes Mark umgewandelt, ohne daß sich die einfache Mehrbildung in der Peripherie anders abzeichnete, als durch die erhöhte Zahl, doch verwischt sich mit der Zeit auch die höhere Leukocytenzahl trotz wahrscheinlich dauernden Mehrverbrauchs von Neutrophilen entsprechend der starken Knochenmarkvermehrung. Aus diesem Grunde ist es sehr wohl denkbar, daß auch erhebliche physiologische Leukocytosen am Kernbilde nicht zu erkennen sind, *weil sie in normalen Formen* der Neutrophilen verlaufen.

Weiter ist zu berücksichtigen, daß die *Form der Kerne* von dem *Zustande des Markes* abhängig ist, und daß keineswegs das Mark ganz systematisch jüngere Formen entläßt, wenn es gereizt wird, sondern daß die Art der Zellen dabei sehr von der Beschaffenheit des Markes selbst abhängt. Ein „amblychromatisches" Knochenmark (PAPPENHEIM) hat durchweg „verjüngte" Zellen, weil seine ganzen Stammformen vermehrt sind, ihr Reifungsweg sehr verkürzt erscheint; es bildet daher schön jugendlich erscheinende „regenerative" Kernbilder, die nicht nur durch „Jugendliche", sondern auch durch ein verjüngtes Aussehen der Segmentkernigen charakterisiert sind (Abb. 98 u. 99). Dagegen bildet ein torpides, chronisch alteriertes Mark mit degenerativen Zelltypen schon im Parenchym selbst die „degenerativen" Kernbilder mit „trachychromatischer" Struktur (Verf., YAMAMOTO).

---

[1] SCHILLING, V.: Knochenmark als Organ. Dtsch. med. Wochenschr. 1925. Hier zitiert BENZLER: Dtsch. med. Wochenschr. 1925.

[2] BANTZ: Inaug.-Dissert. Berlin 1922.

[3] YAMAMOTO: Virchows Arch. f. pathol. Anat. u. Physiol. Bd. 258. 1925.

[4] V. SCHILLING: Naturwissenschaften. H. 37. 1926.

Wäre die ARNETHsche Auffassung richtig, so müßten sich die degenerativen Anzeichen allein in der 5. Klasse zeigen wie Runzeln beim Greise; statt dessen zeigen sich, wie MEYER-ESTORFF[1] einmal unfreiwillig mit anderer Folgerung bestätigte, die Degenerationszeichen schon häufig in der ersten Klasse („degenerative Stabkernige" Verfassers), wenn sie auch in den anderen Klassen zunehmen, was aber dadurch erklärt werden kann, daß eben die funktionierenden ausgebildeten Zellen am stärksten von der Schädigung betroffen wurden, während die neuen Zellen der überstürzten Markbildung schon teilweise außerhalb der Schädigung standen; dies Phänomen trifft man sehr oft bei toxischen Blutschädigungen, z. B. für die Innenkörperbildung der Erythrocyten, bei der auch immer nur ein Teil Erythrocyten die Reaktionskörper zeigt, während die ältesten einfach zugrunde gingen und die jüngsten schon außerhalb der Gefahrzone entstanden.

Der wesentliche Unterschied in der beiderseitigen Auffassung ist also, daß die pathologische Kerngestaltung nach ARNETH *immer eine „Verjüngung" der kreisenden Zellen, nach Verfasser mehr weniger eine histologische Veränderung infolge von Reizung oder Schädigung des Markes sei. Aus der ersten Auffassung erfolgte die reine Verbrauchs- und Ersatztheorie, die von den Hämatologen fast einstimmig abgelehnt wurde* (PAPPENHEIM, TÜRK, NAEGELI, *Verfasser u. a.*), *aus der zweiten die Theorie nach Verfasser, die Gestaltung des Blutbildes durch Regeneration (beschleunigte Neubildung) und Degeneration (histologische Schädigung) bzw. gemischte Regeneration und Degeneration der Blutbildungsherde, die besonders von* NAEGELI, TÜRK *u. a. anerkannt wurde.*

Zu den regenerativen Veränderungen rechneten auch die Vermehrungen der Zahlen (Ausbreitung der Zellbildung im Marke), zu den degenerativen Veränderungen die Zahlverminderungen (Verarmung des Zellmarkes).

ARNETH hat neuerdings diesen von ihm erst völlig abgelehnten und heftig bekämpften Gesichtspunkten dadurch Rechnung getragen, daß er statt von regenerativen, degenerativen und gemischt regenerativ-degenerativen Blutbildern nach Verfasser von positiver, negativer und gemischt positiv-negativer Reaktion der Stammherde spricht. Eine Verbesserung der Nomenklatur kann in dieser Umbenennung nicht erblickt werden, da man sich unter einer negativen histologischen Reaktion einfach gar nichts vorstellen kann, abgesehen davon, daß ARNETH diese ganzen Gesichtspunkte wie neue Entdeckungen einführt, obgleich sie selbstverständlich eine Frucht der gesamten hämatologischen Arbeit seit EHRLICH sind und von Verfasser seit 15 Jahren ausgearbeitet und angewendet waren[2].

Dem veränderten Standpunkte der Auffassung trug die Vorstellung Rechnung, *daß die regenerative Kernverschiebung einer Verschiebung der Blutbildgrenzen gegen das Knochenmark und die degenerative Komponente einer histologischen Schädigung der Knochenmarkstruktur gleichkäme.* Die regenerative Verschiebung betrifft vor allem die Kerne, kann wenigstens sicher am bequemsten und fehlerfreisten an ihnen abgelesen werden, während die mannigfachen protoplasmatischen Änderungen zwar erkennbar, aber wegen der Unregelmäßigkeit der Färbung schlecht registrierbar sind, beruht also auf einer gewissen früheren

---

[1] MEYER-ESTORFF: Dtsch. med. Wochenschr. 1919.

[2] Die 5 Bände ARNETHS enthalten viele Seiten gegen den Verfasser gerichteter Polemik. Es ist dabei erfreulich, festzustellen, daß ARNETH, sich mit Händen und Füßen sträubend, immer näher dem bekämpften Standpunkte kommt. Dies zeigt sich im 5. Bande äußerlich schon in einer Imitierung der vom Verfasser ausgearbeiteten Verfahren (Besteck, Stempel, Schemata) wie in der Umgruppierung der M.-W.-T.-Gruppe entsprechend der M.-J.-St.-Einteilung des Verfassers, der Einführung der „feuchten Kammerfärbung" für Erythrocyten, die fälschlich SEYFARTH zugeschrieben wird, und in zahllosen Einzelpunkten, die entweder blindlings ohne jeden Gegenbeweis bekämpft werden (z. B. die Natur der „Zwillinge" = Doppelzellen nach Verfasser — CASTILLO, der „Trialismus", die „biologischen" Leukocytenkurven usw.) oder aber in der erwähnten Weise stillschweigend annektiert werden.

Lockerung der jungen Formen oder einer insuffizienten Haftung der pathologischen Formen (Abb. 100). Die *degenerative Leukocytenveränderung* dagegen betrifft Verminderung der Zahlen, Schädigung des Protoplasmas, mangelhafte Kernentwicklung; ein Teil der Veränderungen kann sich auch in der Peripherie entwickeln (Quellung, Pyknose).

Während der erwähnten Untersuchungen mit BENZLER, BANTZ, YAMAMOTO, ergänzt durch eigene Studien an über 100 Lebendpunktionen des Brustmarkes, kam Verf. zunächst auf die Vorstellung *eines ganz regelmäßigen, gesetzmäßigen Verhaltens des Knochenmarkes* gegenüber den infektiösen und sonstigen Reizen. Hierfür mußte zunächst die Basis am menschlichen gesunden Mark gesucht werden, da Tiermark ganz unvergleichbar ist. Die ersten Untersuchungen wurden an im Kriege Erschossenen, die gesund zu sein schienen, vorgenommen (mit BENZLER) und ergaben eine bemerkenswerte Übereinstimmung der Knochenmarkbilder unter sich (ausgezählt immer 1000 Zellen) (s. Tabellen im Schlußabschnitt S. 892).

Die feinere Auszählung des Kernbildes von je 200 Neutrophilen ergab weiter eine überraschende Übereinstimmung auch hierin, abgesehen von den unkontrollierbar verschiedenen Beimischungen von peripheren Blutmengen. Eine solche Konstanz mußte bei der durchgehenden Gleichheit der Kernbilder in allen Erdteilen und beim gleichen Individuum an sich aber erwartet werden. BANTZ untersuchte auf meine Veranlassung darauf die Knochenmarkbilder von Kranken, deren Blutbild ganz kurz vor dem Tode noch besonders genau festgelegt war; er fand einen gewissen, allerdings nur allgemein feststellbaren Zusammenhang zwischen einem reiferen neutrophilen Zellmark und geringen bis fast fehlenden Kernverschiebungen chronischer Prozesse (dauernde Mehrbildung in physiologisch angenäherter Form), zwischen jugendlicher Kernverschiebung und einem myelocytenreichen regenerativ-verjüngten Marke und endlich zwischen einem Myeloblastenmarke und einer hochregenerativen Kernverschiebung (Ausschwemmungsleukocytosen agonal). BANTZ bestätigte also eine Rückwirkung der Markhistologie auf das periphere Blutbild, mehr als eine Wirkung von Verbrauch und Ersatz allein.

YAMAMOTO unterzog sich nun der von mir gestellten Aufgabe, diese Voruntersuchungen an einem großen Materiale systematisch durchzuarbeiten, und kam dabei zu recht bemerkenswerten Ergebnissen, die die älteren Studien sehr erweiterten.

Die ersten Beobachtungen (s. Literatur bei Verfasser, S. 793, Ziff. 1, u. S. 756, Ziff. 1) galten der Vermehrung der Zellen überhaupt (Zellmark, SCHUR u. LOEWY[1], lymphoides Mark, LITTEN u. ORTHS[2]). GROHE[3] erkennt bereits, daß manches „rote" Knochenmark nur hyperämisch, aber zellarm ist. Die Kenntnis der komplizierten Zellmassen drang langsam vor (ROBIN, TROYE, CORNIL[4], ARNOLD[5], ENGEL[6], HESSE[7] u. a.). Einer der ersten, der den Übergang der lymphoiden Zellen in Granulocyten wenigstens embryonal erkannte, war HIRSCHFELD[8], doch drang die prinzipielle Abtrennung der „Myeloblasten" erst mit NAEGELI[9] durch, wurde aber auch von ARNOLD, PAPPENHEIM, RUBINSTEIN[10] u. a. gleichzeitig und unabhängig geahnt.

---

[1] SCHUR u. LOEWY: Zeitschr. f. klin. Med. Bd. 40.
[2] LITTEN u. ORTH: Berl. klin. Wochenschr. 1877.
[3] GROHÉ: Berl. klin. Wochenschr. 1881, S. 648.
[4] CORNIL: Arch. d. phys. norm. et pathol. 1887.
[5] ARNOLD: Virchows Arch. f. pathol. Anat. u. Physiol. Bd. 93. 1883 u. Bd. 144. 1896.
[6] ENGEL: Dtsch. med. Wochenschr. 1898.
[7] HESSE: Virchows Arch. f. pathol. Anat u. Physiol. Bd. 157. 1899.
[8] HIRSCHFELD: Virchows Arch. f. pathol. Anat u. Physiol. Bd. 153. 1898.
[9] NAEGELI: Lehrbuch 1. u. 2. Aufl. 1908—1912.
[10] RUBINSTEIN: Zeitschr. f. klin. Med. Bd. 42. 1901.

Man hatte auch versucht, die Differentialzählung auf das Mark zu übertragen, doch war der Erfolg nicht eben ermutigend (Wolownik[1]). Lossen[2] fand mit exakter Zählung die ungeheure Vermehrung der Leukocyten von 270000 bis zu 1568000 durch infektiöse Prozesse beim Kaninchen und bei kindlichen Sektionen. Der Zusammenhang zwischen neutrophilem Marke und Eiterungen (neutrophiler Leukocytose) war einleuchtend festgestellt, doch betont besonders Lossen die schweren Mißverhältnisse zwischen der Zellzahl im Marke und der oft geradezu entgegengesetzten Peripherie (Leukopenie bei starker Markvermehrung). Lossen untersuchte auch schon das Verhalten des Markes gleichzeitig an verschiedenen Stellen und fand gute Übereinstimmung in bezug auf die Zusammensetzung. Auch Rubinstein, Plantoni[3], Lateiner-Maierhöfer[4] u. a. kamen zu dem Ergebnis eines besonders bei Eiterungen gut erkennbaren Zusammenhanges, aber sehr unsicherer Deutung der ungranulierten Zellen und ihrer Beziehung zum Blutbilde. Die höchsten Werte der Knochenmarkzellen wurden allgemein bei langdauernden neutrophilen Prozessen, nicht bei den akuten hohen Leukocytosen, gefunden.

Yamamoto, unsere Vorstudien in engster Zusammenarbeit mit Verfasser fortsetzend, bestätigte zunächst im ganzen die Befunde der Autoren und erweiterte sie bezüglich der vergleichenden Untersuchung zwischen Lebendbeobachtung (oder unmittelbar nach dem Tode erfolgender Markentnahme) und Sektionsmark, das sich durchweg als schwer geändert erwies; vor allem fehlten die reiferen Zellen fast immer in hohem Maße, während die Lebendpunktionen sie reichlich enthielten. Bei experimentell infizierten Kaninchen ergab sich trotz zunehmender Leukopenie, aber *mit hoher Kernverschiebung*, eine deutliche Zunahme der jungen Markzellen (Promyelocyten und Myeloblasten), so daß sich dadurch der Befund der promyelocytären oder lymphoiden Markformen bei akuten Krankheitsfällen erklärte; *die reifen Zellen werden ausgeschwemmt, die Vorformen nehmen zu und reichern sich auch relativ stark an.*

Bei akuten Todesfällen durch infektiöse Einwirkungen fand Yamamoto im ganzen das Knochenmark unreif-myelocytär zusammengesetzt, mäßig zellreich, weil anscheinend alle reiferen Elemente sofort funktionell beansprucht werden; bei chronischen Infektionen dagegen war der Charakter des Markes eher reif-myelocytär; daneben fanden sich im weniger zellreichen Marke der akuteren oder der agonal exacerbierenden Infektionen nur relativ wenige, aber sehr gereizte jugendliche Vorformen (Myeloblasten und Promyelocyten), im chronisch-schwerinfektiösen Marke aber sehr große Massen von jüngsten Formen, Myeloblasten und Promyelocyten. Der Unterschied war jedoch nur ein zeitlicher, insofern die zellärmeren promyelocytären Bilder mit der Zeit von selbst in die zellreicheren mehr myelocytären übergehen, sobald die Zellen Zeit zur Entwicklung finden und nicht sofort, unter starker regenerativer Kernverschiebung in der Blutbahn, ausgeschwemmt werden. Nimmt die Zellproliferation zu, so wird der Charakter des Markes zwar im ganzen ein durchgehend promyelocytärer, aber es findet eine ruhiger fließende Entwicklung der Zellen mit Ausgang in zahlreiche reifere Myelocytenformen und Übergänge zum Segmentkern statt; das Blutbild wird dabei mehr einfach jugendlich (ohne Myelocyten) oder stabkernig vom einfachreifen (nicht degenerativen) Typus (chronisch-stabkernige Verschiebung des Verfassers); rein chronische Fälle zeigen ein sehr angereichertes Myelocytenmark mit vielen reifen Formen; in der Peripherie kann die Kernverschiebung bei bestehender Neutrophilie fast fehlen oder wenigstens gering sein.

Die im Sektionsmark oft sehr schwierige Deutung der Bilder, die noch durch die nicht beachteten agonalen Ausgangsinfektionen (Bronchopneumonie usw.) sehr verwischt werden, ergab sich weiter noch durch den Vergleich mit damals erst wenigen, von Verfasser zur Verfügung gestellten Lebendpunktionen des Knochenmarkes. Hier ergab sich überzeugend, daß in der Leiche ein großer Teil der reiferen Zwischenformen fehlt, weil er agonal ausgeschwemmt oder in der Leiche irgendwie verbraucht wird, wie Yamamoto sich dachte, durch Fortentwicklung der reifenden Formen und Autolyse oder Auswanderung. Diese Beobachtung hat sich mir an mehr als 100 weiteren Knochenmarkpunktionen am Lebenden mit der Seyfarthschen Technik am Sternum bestätigt; wenigstens sah ich unter den zahlreichen Sektionstupfpräparaten, die wir von jeder Sektion unserer Fälle anfertigten, niemals so klar den korrespondierenden Eindruck des Knochenmarkbildes mit dem herrschenden Blutbildtypus, den schon von Bonsdorff an den Rippenresektionen seiner tuberkulösen Fälle kurz

[1] Wolownik: Zeitschr. f. klin. Med. Bd. 56. 1905.
[2] Lossen: Virchows Arch. f. pathol. Anat. u. Physiol. Bd. 200. 1910.
[3] Plantoni: Zitiert bei Yamamoto l. c. S. 793, Ziff. 3.
[4] Lateiner-Maierhöfer: Zeitschr. f. Kinderheilk. Bd. 10. 1914.

registriert hatte. Das Punktionsmark bietet stets alle Übergänge von den Vorstufen bis zu den Segmentierten und zeigt dabei sehr klar den Gesamtreifecharakter der Zellbildung, wie ihn Verfasser in den Begriffsbildungen des *„regenerativen Blutbildtypus"* mit vielen Jugendlichen bis zum Myelocyten und hellem Charakter der Kerne auch in den Segmentkernigen und dem *„chronisch-stabkernigen"* oder *„degenerativen Typus"* mit auffallend vielen reifen stabkernigen Zellen normalen oder pathologischen Aussehens mit allerlei Zwischenstufen (gemischt regenerativ-degenerative Typen) festgelegt hatte.

Der Beweis der histologischen Markumwandlung wird am einfachsten durch die ganz extremen Bilder geliefert, wie sie akute myeloische Leukämien zeigen, z. B. die Promyelocytenleukämie mit monocytoiden Zellformen, ein Typus, der normal überhaupt nicht im Marke hervortritt, aber hier das Bild beherrscht; entsprechend sind alle neutrophilen Zellen der Peripherie fast solche monocytoiden Promyelocyten, was niemals durch die Verbrauchs-Ersatztheorie gedeckt, sondern nur durch die pathologisch-regenerativ-degenerative Veränderung der myeloischen Zellbildung möglich wird. Ebenso überzeugend sind die starken Kernverschiebungen nach rechts bei den perniziösen Anämien, die schon im Knochenmark in den Promyelocyten und in ihren Übergängen zum Jugend- und Stabkern die erhöhte Polymorphie verraten, die später ihre verstärkte Segmentierung herbeiführt. Dieses Bild habe ich an dem einen Beispiel, das ich YAMAMOTO zur Verfügung stellen konnte, seitdem an etwa 20 weiteren Punktionen bei Perniciosa aller Stadien bestätigen können: *die Hypersegmentierung beruht nicht auf Alterung, sondern auf veränderter Ausbildung von Segmenten unter dem Einfluß der torpiden Knochenmarkvergiftung.*

BANTZ sowohl wie YAMAMOTO konnten sich auf Grund ihrer ausgedehnten Untersuchungen durchaus meiner Auffassung anschließen und lehnten die einfache Verbrauchstheorie ab: *das Knochenmark verändert unter der funktionellen Beanspruchung seinen Zellcharakter so vollkommen, daß daraus sich der Unterschied der regenerativen und stabkernigen Blutbilder weit besser erklärt wie durch die Auswanderung immer der gleichen, nur mehr oder weniger jüngeren Zellformen, die nur einen Teil der Erscheinungen deckt.*

c) Regulierung der Knochenmarktätigkeit; endokrine Beeinflussung, Hämopoetine, Leukolysine und Abbau der Granulocyten; Nerventätigkeit.

Die *endokrinen Einflüsse* sind in den letzten Jahren immer mehr bekannt geworden. Vor allem wirksam ist Schilddrüsenextrakt (H. ZONDEK, UNVERRICHT; s. ZONDEK und KOEHLER[1], WOLLENBERG[2] u. a.), wie schon bei den Erythrocyten erwähnt wurde und wie KOCHER u. a. durch die typische Lymphocytose vieler Basedowiker zeigten. Man kann allerdings immer einen Umweg über das Gefäßsystem annehmen. Ganz sichere Beziehungen hat die Milz zum Knochenmark (Bildung von Jollykörpern nach Splenektomie, Hyperleukocytosen), worauf noch bei der Milz einzugehen sein wird. Auch das Ovarium wird unter den erregenden Organen genannt; Ovarialextrakte erzeugten nur bei Weibchen (Hündinnen) myeloische Reizungen (Jugendformen in der Peripherie) (DENECKE und JOSUM[3]). Die Wirkung der vegetativ-erregenden Pharmaka (Pilocarpin, Adrenalin, Atropin, Cholin usw.) ist an sich bekannt, wenn auch ihr Mechanismus und ihre Verteilung auf die beiden Systeme noch schwankt.

Vielleicht kann man oft nur allgemein von einer vegetativen Stigmatisierung sprechen; Personen mit vagotonisch-klinischem Komplex zeigen sehr häufig Eosinophilie und Lymphocytose mit Neigung zur Leukopenie (Verf.[4], DOMARUS[5], SCHENCK[6], HOFF[7] u. a.); dies deutet auf eine dauernde, wahrscheinlich *endokrine*

---

[1] ZONDEK u. KOEHLER: Klin. Wochenschr. 1926, H. 20.

[2] WOLLENBERG: Med. Klinik 1923, H. 17.

[3] DENECKE u. JOSUM: Verhandl. d. Kongr. f. inn. Med. 1927.

[4] SCHILLING, V.: Leukocyten, Leukocytosen und Infektionskrankh. Ergebn. d. ges. Med. Bd. 3. 1922; Referat Wiesbaden 1926, 14. u. 18. Anhang.

[5] v. DOMARUS: Klin. Hämatol. Leipzig: Thieme 1920.

[6] SCHENK: Dtsch. med. Wochenschr. 1920, H. 43.

[7] HOFF: Zitiert auf S. 790, Ziff. 3.

Beeinflussung ihrer hämatopoetischen Organe; vielleicht werden ihre Neutrophilen bei den zahlreichen und heftigen Reaktionen dauernd erhöht in Anspruch genommen. WALTERHÖFFER[1] zeigte, daß nach wiederholten Adrenalininjektionen das Knochenmark hypertrophiert, und WOLLENBERG[2] u. a. fanden in der FREYschen[3, 4] zweiten Phase des Adrenalinversuches die entsprechende periphere Neutrophilie mit ganz leichter Kernverschiebung, so daß man die lymphocytäre erste Phase teilweise auf funktionelle Beanspruchung der Neutrophilen, vielleicht auch lymphatische Reize eher beziehen kann, wie auf die anfänglich gefolgerte Milzauspressung.

Zu den *endokrinen Regulierungen* gehören aber auch die Reize, die *von den Leukocyten selbst* rückwirken.

Die *Hämopoetine* CARNOTS[5], die eigentlich die Leukopoese beherrschenden Substanzen, könnten sehr wohl *aus den untergehenden Leukocyten* hervorgehen. So hat SCILARD[6] versucht, die Leukämie als einen Circulus vitiosus aus Untergang und Reiz, beides in erhöhter Form, zu erklären. Da wir bei vielen Organen jetzt eine solche Wirkung spezieller Abbauprodukte annehmen, so ist die Vorstellung sehr plausibel. Der Ort des Unterganges der Leukocyten ist die Milz. Von der Milz sind aber eher hemmende Wirkungen auf das Knochenmark bekannt, doch könnten sie evtl. in dem zu vollkommenen Abbau der Leukocyten dort liegen. E. FRANK[7] hat auf die eigenartige klinische Zusammengehörigkeit der Hypersplenie (EPPINGER[8]), die Koinzidenz von Milztumor und Leukopenie hingewiesen und sieht darin eine von der Milz ausgelöste Myelotoxikose, z. B. bei Typhus, Malaria, Kala-azar usw. Da die Milz infolge ihrer merkwürdigen Struktur als ein sehr vielseitiges Organ, nach ihrer Umwandlung in einem oder anderem Systeme auch sehr vielseitige Wirkungen haben kann, so sind auch die Milztumoren sehr verschieden zu werten; bei der Leukämie scheint eine besondere Beteiligung der Milz nicht anzunehmen.

Neuerdings hat SEYDERHELM[9] in einer ganz neuen Technik, der Verfolgung mit Kongorot gekennzeichneter artgleicher Leukocyten, die als Infusion intravenös verabreicht werden, einen neuen Untergangsort der Leukocyten erschlossen, die Leber, und zwar scheinen sie hier in großer Menge humoral gelöst zu werden (keine Phagocytosen). Diese Beobachtung kann sehr wichtig sein, zumal wir für die Erythrocyten die gleiche Wirkung und Funktion längst kennen.

Leukolysine besondere Stoffe, die den Abbau der Leukocyten regeln und dadurch die Markfunktion mit beeinflussen, sind schon länger bekannt, seit LOEWIT den Begriff der Leukolyse prägte. METSCHNIKOFF[10], BESREDKA[11] u. a. erzielten leukolytische Sera durch Vorbehandlung der Tiere mit Milz, Drüsen, Knochenmark; ähnliche Versuche sind von FLEXNER[12], BUNTING[13] u. a. mit dem ausgesprochenen Zweck der Herstellung von spezifischen Leukotoxinen gemacht

---

[1] WALTERHÖFER: Dtsch. Arch. f. klin. Med. Bd. 135. 1921.

[2] WOLLENBERG: Zeitschr. f. klin. Med. Bd. 92. 1921.

[3] FREY: Zeitschr. f. d. ges. exp. Med. Bd. 2. 1914. — FREY u. HAGEMANN: Zeitschr. f. klin. Med. Bd. 92. 1921.

[4] FREY u. TONIETTI: Zeitschr. f. d. ges. exp. Med. Bd. 44. 1925.

[5] CARNOT: Arch. f. exp. Pathol. u. Pharmakol. Bd. 62.

[6] SCILARD: Zeitschr. f. d. ges. exp. Med. Bd. 31. 1923.

[7] E. FRANK: Berlin. klin. Wochenschr. 1915. 1916. Ausführliche Literatur SCHITTENHELMS Handbuch Bd. 2. 1926.

[8] EPPINGER: Hepato-lienale Erkrankungen 1920.

[9] SEYDERHELM u. OESTREICH: Zeitschr. f. d. ges. exp. Med. Bd. 56. 1927.

[10] METSCHNIKOFF: Ann. de l'inst. Pasteur Bd. 13. 1899; Bd. 14. 1900.

[11] BESREDKA: Ann. de l'inst. Pasteur Bd. 14. 1902.

[12] FLEXNER: Univ. of Penn. med. bull. Bd. 15. 1902.

[13] BUNTING: Univ. of Penn. med. bull. Bd. 16. 1903.

worden, ohne daß aber dieser Zweck richtig erfüllt wurde. Die Versuche lassen in der Regel nach einer evtl. kurzen shockartigen Senkung eher Reizung der Leukocyten erkennen; auch waren die Antigene wegen der komplexen Natur der hämatopoetischen Organe nicht spezifisch zu nennen. Von reinen Leukocyten gingen besonders GLADIN[1], LESCHKE[2], LINDSTRÖM[3] aus; ihre Ergebnisse sind daher auch am deutlichsten. LINDSTRÖM[3] konnte nach seinen Angaben myeloische Leukämie günstig beeinflussen und die Zahlen stark herabdrücken.

Auf der anderen Seite hat man aus Knochenmark selbst anregende Substanzen extraktiv gewonnen. GRUBE[4] erreichte an anämischen Tieren mit einem Kochsalzextrakt Steigerung der Leukocyten um 20% nach 7 bis 9 Tagen, LEFFKOWITZ[5] das gleiche bei vollblütigen Tieren. Klinisch-therapeutisch gebrauchten LEAKE und LENTE[6], LEAKE[6], SHAPIRO und FRAENKEL[7] Extrakte von Milz und Knochenmark oral und teilweise intravenös (LEAKE mit gutem Erfolge bei Anämien). KOKAS und VERZOW[8] fanden, daß solche Extrakte hämolytisch wirken; zusammen gebraucht hob sich ihre hämolytische Wirkung auf und die in beiden vorhandene hämopoetische Wirkung trat hervor. NEUMANN[9, 10] will aus eosinophilen Leukocyten besondere „Oxone" gewonnen haben, die nach Injektion in kleinen Mengen (0,4 mg bei Hunden) eine lang hinziehende Leukopoese nach 8 und nach 17 Tagen hervorrufen können. Er vergleicht die Wirkung mit ähnlichen Kurven, die sich aus der experimentellen Anwendung der WALTERHÖFER-SCHRAMMschen[11] Entmarkung (Knochenmarkteilentfernung) ergeben haben (TEN DOORNKAAT KOOLMANN[12]). Diese Wirkungen erinnern an die bei der Erythropoese festgestellten Erythrocytenwirkungen von MASAO[13].

Physiologisches Interesse haben auch die von SABIN, DOAN und KINDWALL[14] gefundenen starken Rhythmen der Leukocytenbewegung, die sie besonders aus dem Auftreten von absterbenden Neutrophilen, identisch mit Verf. degenerierten Zellen (SABINS „nonmotile leucocyts") folgern. Es sind die „physiologisch absterbenden" Zellen, die nach den Amerikanern in etwa stündlichen Schauern unter leichter folgender Kernverschiebung auftreten, *also mit den rhythmischen Reifungen der Zellen im Mark* korrespondieren. Ein Fünftel aller Neutrophilen gehen in der Blutbahn täglich zugrunde. SHAW[15] fand eine zweimalige Flut in 24 Stunden (Höhen nachmittags und nach Mitternacht), im wesentlichen neutrophiler Art. Auch pathologische Fälle zeigten ähnliche Schwankungen. Die Kurven der einzelnen Zellen verhielten sich ganz verschieden (DOAN und ZERFAS[16]).

Über die *nervöse Regulierung* des Knochenmarkparenchyms ist noch wenig bekannt.

---

[1] GLADIN: Malys Jahrbuch 1901.
[2] LESCHKE: Zitiert bei LINDSTRÖM, s. Ziff. 3.
[3] LINDSTRÖM: Cpt. rend. des séances de la soc. de biol. Bd. 84. 1921; Act. med. scand. Suppl.-Bd. 22. 1927.
[4] GRUBE: Zitiert bei Ziff. 5.
[5] LEFFKOWITZ: Zeitschr. f. exp. Med. Bd. 48. 1926.
[6] LEAKE u. LENTE: Ref. Folia haematol. Bd. 22, S. 277. — LEAKE: Journ. of pharmacol. a. exp. therap. Bd. 22. 1923.
[7] SHAPIRO u. FRAENKEL: Endocrinology 1925.
[8] VERZOW u. KOKAS: Pflügers Arch. f. d. ges. Physiol. Bd. 206. 1924. — KOKAS: Ebenda Bd. 212. 1926.
[9] NEUMANN u. GRATZEL: Folia haematol. Arch. Bd. 35. 1927.
[10] NEUMANN: Verhandl. d. Kongr. f. inn. Med. 1927.
[11] WALTERHÖFER u. SCHRAMM: Arch. f. klin. Chir. Bd. 118. 1921.
[12] TEN DOORNKAAT KOOLMAN: Klin. Wochenschr. 1926.
[13] MASAO ONO: Scient. reports from the govern. inst. for infect. dis. Tokyo Bd. 5. 1927.
[14] SABIN, CUNNINGHAM u. KINDWALL: Bull. of the Johns Hopkins hosp. Bd. 37. 1925.
[15] SHAW: Journ. of pathol. a. bacteriol. Bd. 30. 1927.
[16] DOAN u. ZERFAS: Journ. of exp. med. Bd. 46. 1927.

RIBADEAU und DUMAS[1] sahen nach Nervendurchschneidung an einer Hinterhauptsmität eine geringere Funktion des entnervten Markes auf Kollargol, YAMAMOTO nach Ischiadicusdurchschneidung einen erhöhten Zellenreichtum, weil nach seiner Erklärung die Ausschwemmung der reifen Zellen fehlte.

Aus den Entwicklungen der Leukocytose (s. Abschnitt *e*) ist aber zu schließen, daß auch wohl das Knochenmarkorgan selbst von den starken vasomotorischen Schwankungen direkt mit beeinflußt wird und Hyperämisierungen unterstützend die Zellausschwemmung und Proliferation einleiten.

Nach WALTERHÖFER[2] sowie PAPILIAU und JIANU[3] bewirkt eine Adrenalinreizung des Knochenmarkes (Sympathicus) eine myelocytische, bzw. eine erythro- und reifere granulopoetische Reaktion. Nach den letzteren Autoren bewirkt Pilocarpin (Parasympathicus) neben schwacher gleichartiger Reaktion eine starke Vermehrung *junger* Elemente wie Hämohistioblasten, Myeloblasten und Promyelocyten.

d) Die funktionelle Umgestaltung des Markorgans für die Granulocytopoese; Zusammensetzung des Markparenchyms.

Aus der Zusammenfassung der auf den laufenden Studien aufgebauten Einzelarbeiten mit BENZLER, BANTZ und YAMAMOTO[4] sowie weiteren Studien am allergisierten Hühnerblutmeerschweinchen ergaben sich die folgenden schematischen Einteilungen der Knochenmarkstypen nach Verf., die sich an die von NAEGELI[5] geschaffene erste unterscheidende Nomenklatur eines erythroblastischen, myelocytischen, myeloblastischen und lymphatischen Knochenmarkes erweiternd anschließen.

Das *erythroblastische Mark* ist im vorigen Abschnitt über Erythropoese besonders besprochen worden; es findet sich mehr oder weniger überwiegend gewöhnlich mit den infektiösen Marktypen verbunden, soweit sie gleichzeitig anämisierend wirken, kann aber auch gewaltig überwiegen, wo die Erythropoese allein beteiligt ist (hämolytischer Ikterus, Polyglobulie, einfache chronische Blutungsanämien). Dieser Typus scheidet also hier aus.

Das *lymphatische* Mark ist beschränkt auf die lymphatischen Leukämien und stellt eine Invasion oder Verdrängung des Markparenchyms durch die lymphatische Wucherung dar, wie man an der oft scharfen Abgrenzung von normalen Restherden erkennen kann; ihm nahe steht ein *lymphatisch-plasmacelluläres* Mark, wie es die verödenden schwersten Markstörungen durch chronische Infektion (aplastische Anämien, Aleukie u. a.) bieten; es wird ebenfalls durch Schwund des eigentlichen Markparenchyms erklärt; die lymphocytären Zellen und Plasmazellen sowie zahlreiche „Histiocyten" sind entzündliche Ersatzwucherungen.

Dagegen stellen das *myelocytische* und *myeloblastische* Mark *Entwicklungsstufen* des funktionierenden Markparenchyms unter dem Einfluß des Reizes und seiner Dauer und Intensität vor.

Wir konnten aber ein eigentlich „myeloblastisches Mark", d. h. wirkliche Zusammensetzung aus echten Myeloblasten (NAEGELIS[5] Beschreibung enthält das zweifellos nur lymphoide *megaloblastische* Mark der Perniciosa und das *erythroblastische* Mark schwerer Anämien mit unter diesem Typus) nur bei akuter Myeloblastenleukämie finden und betrachten dieses als *eine vollkommene äußerste Entartung* der normalen Zellbildung im Marke, die sonst nur wenige Prozente so unreifer Vorstufen zeigt.

Häufiger findet man einen von NAEGELI wohl mit unter Myeloblastenmark erfaßten Typus, das *Promyelocytenmark*, das wir am reinsten bei kindlichen akuten Infektionen sich entwickeln sahen, weil augenscheinlich das dem Embryo noch näherstehende Mark am schnellsten und ausgedehntesten sich bis zu diesem Zelltypus umformt, der normal ebenfalls nur

---

[1] RIBADEAU u. DUMAS: Soc. de biol. Bd. 65. 1908.
[2] WALTERHÖFER: Dtsch. Arch. f. klin. Med. Bd. 135. 1921.
[3] PAPILIAU u. JIANU: Virchows Arch. Bd. 264. 1927.
[4] l. c. S. 793, Ziff. 1—4. [5] NAEGELI, Lehrbuch, 2. Aufl. 1912.

relativ selten in einzelnen Exemplaren auffindbar ist.

Wir teilten demnach ein in:

1. *Normales zellarmes Mark* (Abb. 101; physiologisch) mit vielen Übergängen vom Myelocyten zum Jugendlichen, Stabkernigen und Segmentkernigen, fast ohne unreife Vorstufen (Promyelocyten).

Auszählung etwa wie Tabelle, Fall 1.

2. *Reifes neutrophiles Zellmark* (Abb. 96): vorherrschend neutrophile reife Myelocyten und Übergänge bis zum Segmentkernigen in *sehr erhöhter* Zahl; oft (wie Abb. 102) degenerative (toxische) Schädigungszeichen.

Peripherie: gemischt regenerativ-degenerative bzw. stabkernige Neutrophilie.

Auszählung z. B. wie Fall 2 der Tabelle.

3. *Das unreif-neutrophile Zellmark* (Abb 103) mit vorherrschend jugendlich aussehenden Myelocyten, Jugendformen und fast fehlenden stabkernigen Übergängen zu den ebenfalls jünger aussehenden Segmentierten (ambly-chromatische Form PAPPENHEIMS).

Auszählung eines noch gering ausgeprägten Falles s. Fall 3 der Tabelle (regeneratives Blutbild; chronisch-regenerative Kernverschiebung; unreifes neutrophiles Mark).

Tabelle. Knochenmarktypen und Blutbild.

Art des Falles	Zahl der Leukocyten	Basophile	Eosinophile Myelocyten	Eosinophile	Myeloblasten	Promyelocyten	Myelocyten	Jugendliche	Stabkernige	Segmentkernige	Lymphocyten	Monocyten	Bemerkungen
1. S. normal Blut	7000	1	—	4	—	—	—	—	3	53	35	4	leichte Eosinophilie
Mark	zellarm	—	4,5	1	2	7,0	44,5	22,5	9	8,5	—	—	zellarmes Mark
2. J. Chronische Intoxikation (Seitenstrangerkrankung) Blut . . .	hoch-normal	—	—	4,5	—	—	—	0,5	17	45,5	23,3	9	chronisch-stabkernige Verschiebung
Mark	zellreich	—	3,5	—	2,5	6	45,5	31	8	3,5	—	—	reifes neutrophiles Zellmark; leichte relative Vermehrung der Jugendlichen. Übergänge normaler Art zum Segmentkern
3. P. Septische Endokarditis Blut . . .	6814	1	—	—	—	—	—	4	20	49,5	16	9,5	regenerative Kernverschiebung
Mark	zellreich	—	4	1	3	31	14	41	0,5	5,5	—	—	starke Vermehrung der Jugendlichen; fehlende Zwischenform zum Segmentkern; Promyelocyten und unreife Myelocyten

4. *Promyelocytenmark vom reiferen Typus* (Abb. 104) mit zahlreichen monocytoiden leukoblastischen, d. h. polymorphen und azurgranulierten Promyelocyten.

5. *Promyelocytenmark vom unreifen Typus* mit stark basophilen, mehr rundkernigen, den Myeloblasten sich nähernden Zelltypen.

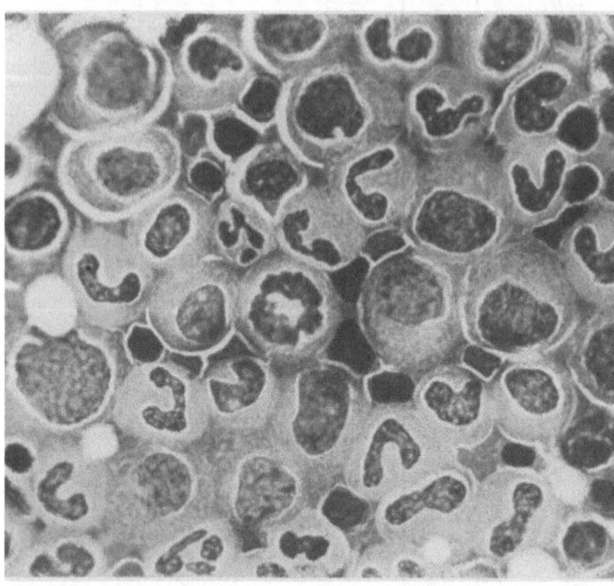

Abb. 102. Chronische, vermehrte und gleichzeitig geschädigte Proliferation des Knochenmarkes auf chronischen infektiösen Reiz. (Reifes neutrophiles Zellmark.) Sternumpunktion bei schwerer Phthise.

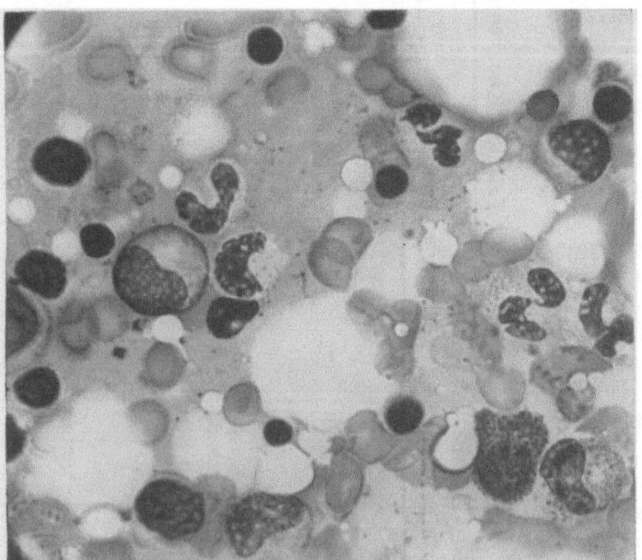

Abb. 101. Normales Knochenmark; Sternumpunktion beim Gesunden.

6. *Myeloblastenmark* (Myeloblastenleukämie, s. Abb. 93).

Für Ziff. 4 u. 5 standen uns bisher Punktionsbilder nicht zur Verfügung, weil wir die Punktion an schwerkranken Patienten natürlich nicht vornehmen konnten, aber viele Sektionsbilder; sie entwickeln sich anscheinend sehr oft agonal und enthalten dann bis 70 und 80% Promyelocyten unter den neutrophilen Elementen; der unreife Typus begegnete uns besonders bei Kindern und bei ganz schweren, ziemlich rasch verlaufenden Pneumonien usw. Es handelt sich wohl schon um Erschöpfungsstadien und Rückgang der Zellproliferation auf

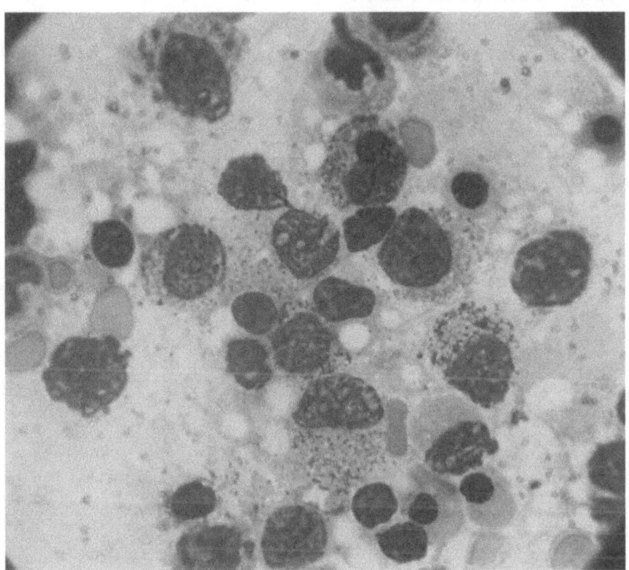

Abb. 104. Übersteigerung der Regeneration mit Zellverarmung und promyelocytärer Umwandlung (Promyelocytenmark).

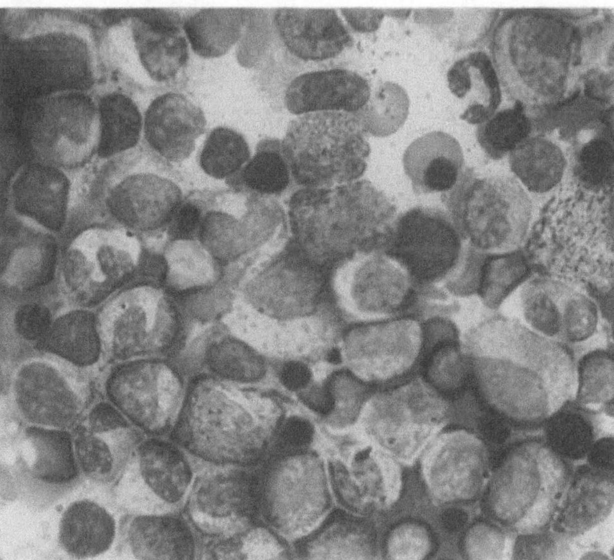

Abb. 103. Starke regenerative Umgestaltung des Knochenmarkes bei schwerer akuter Infektion (jugendlichneutrophiles Mark).

normal kaum vorkommende und neugebildete Stammelemente, die ohne Giemsafärbung (Pappenheim-, May-Grünwald-Giemsakombination) als „Myeloblasten, Hämocytoblasten, Lymphoidocyten" usw. bezeichnet würden, da sie die unterscheidende azurophile Progranulation erst deutlich mit dieser Färbung verraten.

Als *6. pathologische Entartungsstufe* käme dann das echte *Myeloblastenmark* akuter Leukämien, von dem wir hier ganz absehen.

Die peripheren Blutbilder findet man auf S. 792. Es entspricht:

dem physiologischen Marke	Bild 101	das Blut	Bild 97
,, reiferen-neutrophilen Marke . .	,, 96	,, ,,	,, 98
,, unreif-neutrophilen Marke . .	,, 103	,, ,,	,, 99
,, reiferen Promyelocytenmark .	,, 104	,, ,,	,, 100

Die ausführliche Besprechung aller dieser scheinbar pathologischen Vorgänge im Marke halte ich bei einer Physiologie des Markorgans für berechtigt, weil in dieser gewaltigen Umformbarkeit und gradweisen Entwicklung der Zellbildung, die mit ganz außerordentlicher Zunahme der Parenchymzellen selbst sowie mit immer weiterer Heranziehung von Fettmark einhergeht, *eben die physiologische*

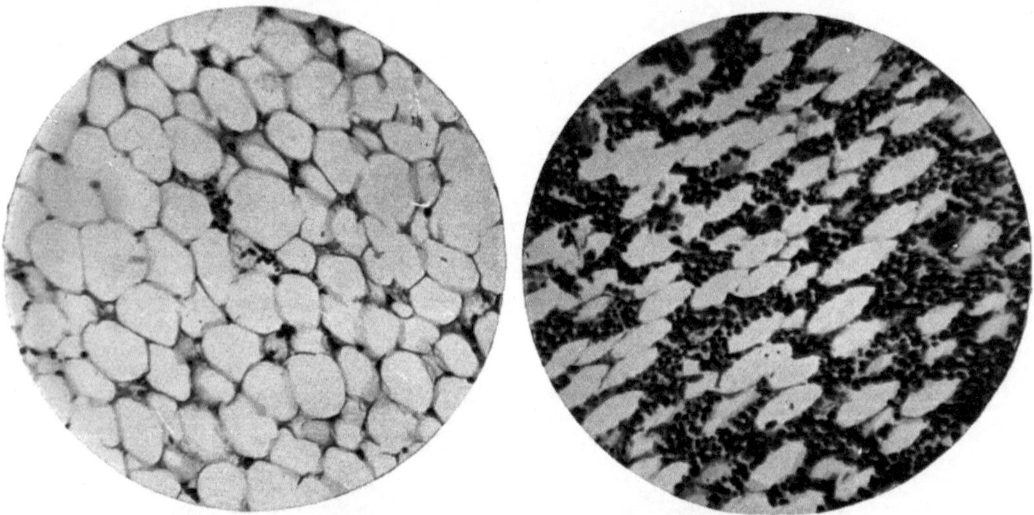

a b

Abb. 105 a u. b. Knochenmark beim anaphylaktisierten Kaninchen (Hühnerblutvorinjektion), a) 3 Minuten und b) 4 Stunden nach Wiedereinspritzung von Hühnerblut 10 Tage später. Man erkennt die fast völlige Entleerung des Markes von Zellen im anaphylaktischen Shock und die mächtig vorhandene Neubildung wenige Stunden später.

Aufgabe des Markes, die Lieferung der bei allen physiologischen und pathologischen Zuständen benötigten Massen von Blutzellen myeloischer Herkunft verbunden ist. Wenn wir erfahren, daß durch starke Körperbewegung besonders gesunder und trainierter Sportsleute beim Marathonlauf und anderen Übungen Blutbilder entstehen, die den schwersten pathologischen Infektionsbildern nahekommen (JEGOROFF[1], HIPPKE[2]), ohne daß die Individuen damit zu den Kranken im ärztlichen Sinne gezählt werden müssen, so wird man diesen Standpunkt verstehen. *Auch die erhöhte Zellbildung im Mark ist eine physiologische Anpassung an erhöhte Aufgaben, solange sie nur in gesteigerter und verkürzter, beschleunigter oder vermehrter Zellieferung besteht*; *pathologisch wird sie erst durch ihre degenerative Hemmung, ihre Entartung oder ihren Ersatz durch knochenmarkfremde Formen.*

Der erste Vorgang nach einer reaktiven Einwirkung scheint die Hyperämie der Markbezirke zu sein. Sehr bald schließt sich daran eine Zellverminderung, die

---

[1] JEGOROFF: Zeitschr. f. klin. Med. Bd. 100.

[2] HIPPKE: Veröff. a. d. Geb. d. Militär-Sanitätswesens Bd. 78. 1925.

durch Auswandern der reifen Zellen erfolgt. Hierbei werden manchmal ganze Markteile einschließlich Riesenzellen und Normoblasten mitgerissen. Man findet die inneren Organe mit Leukocyten überfüllt, besonders in der Milz und in der Lunge, manchmal auch in der Leber. *Rasch wird aber, wenn nicht Lähmung des Markes vorliegt, Ersatz geschaffen durch die schnell sich ausbreitenden Zellvermehrungen,* die zunächst das hämatopoetische Mark viel zellreicher machen, dann aber auch die fetthaltigen Bezirke der langen Röhrenknochen überwuchern. Hierbei scheint die Neubildung nicht durch Ausbreitung der proliferierenden Stammzellen, sondern teilweise durch Heterogenese (?) der mesenchymatösen Vorstufen zu erfolgen.

Die Art und Schnelligkeit der Reaktion ist natürlich individuell und zeitweise verschieden. Knochenmark junger Tiere zeigt eine raschere Reizbarkeit (Reckzeh[1], Katzenstein[2]).

Ein völliges Versagen der Knochenmarktätigkeit kommt physiologisch überhaupt nicht vor. Auch die agonale Ausschwemmungsleukocytose ist ein schwer pathologisches Zeichen (gänzliche Insuffizienz des Markes durch schwere Intoxikation) und fehlt beim „physiologischen Tode". Dagegen kommt es pathologisch zu völligen Entartungen des granulopoetischen Markes mit und ohne Störung der Erythropoese. Ehrlich[3] hatte einen kombinierten Fall als „aplastische Anämie" gekennzeichnet. E. Frank[4] nannte den Symptomenkomplex aber Aleukie, weil nach seiner Vorstellung das Primäre eine Leuko-Myelotoxikose sein sollte. Der lediglich die Granulocyten betreffende ähnliche Zustand wurde von Türk[5] als „Schwund des granulocytären Systems" beschrieben; neuerdings ist dies seltsame Krankheitsbild mit Schwinden fast aller Granulocyten der Blutbahn und daher entstehender fast reiner tiefleukopenischer Lymphomonocytose von W. Schulz[6] als „Agranulocytose"[7] wieder beschrieben, aber nicht sehr wahrscheinlich als eine eigene Krankheit erklärt worden. Verf. machte auf die ähnlichen Granulocytenschwunde beim allergisierten Hühnerbluttiere im Shock aufmerksam und auf die klinische Tatsache, daß die meisten Kranken eine wiederholte Infektion (meist Grippe) mehrmals durchgemacht hatten (eine Häufung der Fälle zeigte sich mit der abklingenden Grippeepidemie), so daß an eine allergische Reaktion gegen bakterielle Antigene zu denken wäre. Bei zwei vom Verf.[8] beobachteten, in Heilung übergehenden Fällen des sehr bösartigen Krankheitsbildes erschienen einige Tage in der Peripherie sehr junge Myeloblasten zahlreich, so daß man an eine akute Leukämie denken konnte; in einem Falle wurden sie auch im Knochenmarke durch Sternumpunktionen kurz zuvor nachgewiesen. Hirschfeld[9] hatte aplastische Knochenmarkzustände durch Typhustoxine erzeugen können. Daß Benzol, Strahlentherapie u. a. schwer zerstörende Prozesse ähnliche Krankheitsbilder hervorrufen können, ist bekannt.

Der Charakter, den das Mark annimmt, ist vom auslösenden Reize hervorragend abhängig, insofern die beschriebenen Marktypen sich jedesmal durch Überwiegen der *angeforderten* Zelltype ausbilden, d. h. erythroblastisches Mark durch vorherrschende Anämisierung, neutrophiles Mark in seinen feineren Stufen durch

---

[1] Reckzeh: Zeitschr. f. klin. Med. Bd. 54. 1904.
[2] Katzenstein: Virchows Arch. f. pathol. Anat. u. Physiol. Bd. 258. 1925.
[3] Ehrlich: Charité-Arch. Bd. 11 u. 13. 1886/88.
[4] Frank, E.: Berl. klin. Wochenschr. 1915.
[5] Türk: Wien. klin. Wochenschr. 1907.
[6] Schulz, W.: Dtsch. med. Wochenschr. H. 44. 1922.
[7] „Agranulocytose" bedeutet in der üblichen Nomenklatur „Auftreten nichtgekörnter Leukocyten", nicht aber „Schwund der Granulocyten", wie Türk richtiger bezeichnete.
[8] Schilling, V.: Dtsch. med. Wochenschr. 1925 (Knochenmark als Organ).
[9] Hirschfeld: Dtsch. Arch. f. klin. Med. Bd. 92. 1908.

neutrotaktische Prozesse, lymphatisches Mark durch Einwandern oder Ausbreitung von Lymphocyten als Ersatz zu Grunde gehenden Parenchyms (entzündlicher Vorgang [kleinzellige Infiltration] oder Teilerscheinung lymphotaktischer Prozesse [Hyperlymphocytosen, lymphat. Leukämie]). Auch ein *eosinophiles Mark* mit oft großen Massen eosinophiler Zellen kann man finden, mit und ohne Eosinophilie in der Peripherie. Stärkere Grade zeigen allerdings eine gute Korrespondenz im Mark und Blut, z. B. bei den Wurmprozessen, die wieder nur einen Sonderfall der allergischen Eosinophilie darstellen. Man kann auch ein eosinophiles verjüngtes Kernbild im peripheren Blutbild aufstellen, allerdings auf einer ganz anderen Basis wie das der Neutrophilen, da schon physiologisch die Kerne der Eosinophilen viel häufiger als „Jugendliche", d. h. als breit wurstkernige Formen, auch nur 2 bis 3 gelappt, aufzutreten pflegen. Ein basophiles Blutbild ist auch von ARNETH versucht worden, hat aber bisher keine praktische Bedeutung gehabt. Bei Leukämien kann man oft sehr erhebliche Zahlen myelocytärer basophiler Leukocyten finden und ihr Kernbild verfolgen.

Für die physiologische Betrachtung ist wichtig, daß Eosinophile und Basophile ein ausgesprochen anderes funktionelles Verhalten zeigen wie die Neutrophilen, *so daß man nicht von einer gemeinsamen Reaktion der Granulocyten sprechen kann*: die Eosinophilen zeigen sogar besonders bei infektiösen Zuständen eine Umkehrung der Reaktion gegenüber den Neutrophilen, wenn man ihre Verminderung bei jeder toxischen Reizung, ihre Vermehrung mit den Lymphocyten während der Rekonvaleszenz ansieht. Dennoch ist die Rolle der Eosinophilen vielleicht, *abgesehen von ihrer speziellen allergischen Reaktion*, nicht so abweichend, denn die nach der Verminderung wiederkehrenden Zellen sind reife Formen (ARNETH), und die Eosinopenien und Aneosinophilien könnten, den shockartigen Leukopenien der Neutrophilen gleich, durch zu starke Reaktion der vorhandenen Zellen hervorgerufen sein, die eben alle in den ausgedehnten inneren Prozessen verbraucht werden. So eng nach vielen schon älteren Untersuchungen auch die Eosinophilen mit der Vaguserregung (Literatur bei SCHWARZ[1]) zusammenhängen, so daß man ihnen sogar eine „autonomotrope" Bedeutung zugeteilt hat — ganz geklärt ist damit ihre oft sehr schön verfolgbare Gewebsreaktion nicht, und man wird immer mehr an eine „chemotaktische" Anlockung durch „Vagusstoffe", d. h. durch Einwirkung des Nervenreizes auf das Protoplasma der Endothelien, frei werdende Zellprodukte oder kolloidale Änderungen als an direkte Nervenbeeinflussung denken.

Die über die *celluläre Zusammensetzung des Markes* bisher vorliegenden Angaben bedürfen sowohl normal wie pathologisch noch sehr starker Korrekturen. Sehr wesentlich ist bei ihrer Bestimmung die angewandte Technik; in der Regel wird im Ausstrich gezählt, wodurch die Blutbeimengungen unkontrollierbar sind. Die Zählung im Schnitt erlaubt aber wieder die Erkennung der jüngeren Formen zu ungenügend. An Oxydasepräparaten sieht man bei normalem Marke in der Regel eine viel größere Anzahl von granulocytären Elementen als man vermutet hatte; andererseits erweisen sich scheinbare Herde von Myeloblasten als erythrocytär durch gänzlich fehlende Reaktion. Eine weitere Schwierigkeit ist die Veränderung des Leichenmarks (YAMAMOTO) und die schwierige Entscheidung, welches Mark als „normal" zu betrachten ist, da gerade hier langdauernde Reaktionen nach infektiösen Prozessen nachklingen.

---

[1] SCHWARZ: Ergebn. LUBARSCH-OSTERTAG 1914; Monogr. Wien 1914.

Die Technik, die hier mit der Zeit vielleicht bessere Kenntnisse vermitteln wird, ist die Knochenmarkpunktion (Wolf-Eisner[1], Ghedini[2]), die heute durch die Seyfarthsche[3] Modifikation der Anwendung am Sternalmark klinisch brauchbar geworden ist und vor allem das funktionierende Mark sicher betrifft, während die von Gedhini empfohlene Tibiapunktion sehr oft nur Fett hervorbringt. Für Kinder ist die Tibiapunktion von Caronia[4] vereinfacht worden, indem er einen starken Troikart an der Epiphysenlinie einsticht und durch die geschaffene Öffnung eine Spritze zur Ansaugung von etwas Mark einführt. Das Verfahren wurde von Kramer und Hensch[5] mit gutem Erfolge ausprobiert.

Zur Seyfarthschen Punktion, die wir in etwa 150 Fällen angewendet haben, macht man in Lokalanästhesie einen etwa 4 cm langen tiefen Schnitt bis auf den Knochen in der Mitte des Sternums etwa in der Höhe des 3. Zwischenrippenraumes. Mit einem etwa 6 mm messenden Kronenbohrer wird eine Knochenlamelle aus dem sorgfältig freigelegten glatten Knochen herausgehoben und ihre Unterseite direkt mit dem Bohrer zusammen auf sehr saubere Objektträger serienweise aufgetupft; die trockenen behutsamen Abtupfungen liefern die schönsten Bilder. Mit einem entsprechenden scharfen Löffel können dann noch 1 bis 2 kleine Portionen Mark zur histologischen Einbettung in Susafixativ (entkalkend!) oder in Hellysches Gemisch eingelegt werden. Die Wunde wird streng aseptisch mit drei durchgreifenden Nähten geschlossen und mit Heftpflasterverband bedeckt.

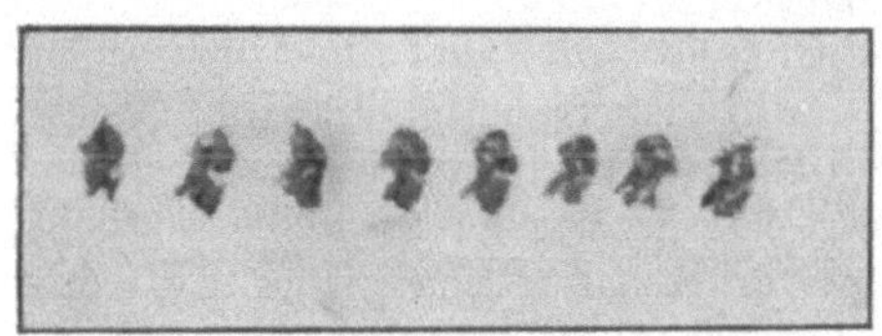
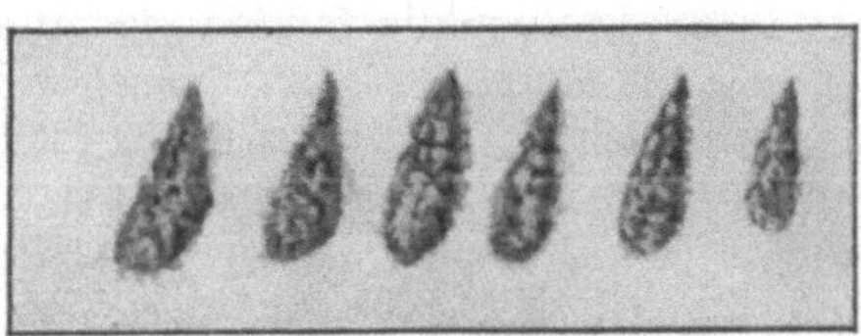

Abb. 106. Tupfpräparate von Knochenmark und Milz als Studienmittel.

Nach den S. 892 tabellarisch angegebenen Befunden von Verfasser mit Benzler[6], die die einzigen Befunde an zahlreicheren normalen menschlichen Knochenmarken (10) darstellen, war die Zahl der Erythroblasten ziemlich hoch (31 bis 43%, am häufigsten etwa 40%), die der erkennbaren granulocytären Elemente etwas höher (39,4 bis 43,8%); 20% Zellen mußten mit den anwendbaren Methoden ohne Oxydasereaktion undefiniert bleiben. Wolownik[7] gibt ebenfalls etwa 40% ungranulierte, etwas höhere Werte (54,6%) für granulierte an (nach Lossen). Jones[8] fand beim gesunden Erwachsenen nur 8,2% Erythroblasten, beim Neugeborenen allerdings 57,25%; lymphoide Zellen beim Erwachsenen 50,2%, beim Kinde 70,7%. Eosinophile sehr wechselnd 1,1 bis 4,6%, Neutrophile soll der Erwachsene nur 10,2%, das Kind 39,3% haben (augenscheinlich ganz andere Zellbewertung). Bei Kaninchen betrugen die Erythroblasten 10%, bei Hunden 22%, die Lymphoiden 55,6 bzw. 45,8%, die Neutrophilen 32,8 bzw. 45,8%.

Verfasser und Benzler fanden auf je 100 Granulocyten um 40% Myelocyten + Promyelocyten, 45 bis 50% Jugendliche, fast keine Stabkernigen, etwa 8 bis 20% Segmentierte (s. oben).

Ein vom Verfasser punktierter ganz gesunder Kollege zeigte (von Yamamoto ausgezählt):

---

1 Wolf-Eisner: Dtsch. med. Wochenschr. 1903, H. 10.

2 Ghedini: Clin. med. ital. Bd. 47; Folia haematol. Bd. 6. S. 277; Gaz. degli osp. 1908; Clin. med. de Genova 1908; Wien. klin. Wochenschr. 1910, H. 51 (Übersicht über 24 Punktionen).

3 Seyfarth: Arch. f. Schiffs- u. Tropenhyg. Bd. 26. 1922; Dtsch. med. Wochenschr. 1923.

4 Caronia: Pediatria Bd. 30. 1922.

5 Kramar u. Hensch: Monatsschr. f. Kinderheilk. Bd. 30. 1925.

6 Schilling, V., u. Benzler: Zitiert auf S. 793.

7 Wolownik: Zeitschr. f. klin. Med. Bd. 56. 1905.

8 Jones: Brit. med. journ. 1906.

4,5% eosinophile Myelocyten, 1% Eosinophile, 2% Myeloblasten, 7% Promyelocyten, 44,5% Myelocyten, 22,5% Jugendliche, 9% Stabkernige, 8,5% Segmentkernige; dies wurde allerdings als leichte Eosinophilie bezeichnet, die auch im Blute bestand (4%). Erythroblasten sind nicht bestimmt worden.

WEINER und KAZNELSON[1] geben an als normal (1 Fall): 20% Normoblasten, 20 bis 30% Promyelocyten und Myelocyten, 20% J-Typen, 20% Segmentkernige, 5% Stabkernige, 1% eosinophile Myelocyten.

DOAN und ZERFAS[2] geben in 4 Unfällen bei Normalen (1000 bis 2000 Zellen gezählt) mit supravitaler und Ausstrichfärbung identifiziert an: für Erwachsene (3) etwa 64 bis 74% Granulocyten. In einem Falle waren davon $^1/_4$ Myelocyten, der Rest Segmentierte, in den beiden anderen Fällen etwa $^5/_6$ Myelocyten, der Rest Segmentierte (genaue Zahlen: bei 68% Granulocyten Myelocyten 19%, bei 64% My. 53%, bei 68% My. 55%). Hieraus kann man folgern, daß entweder ganz andere Maßstäbe an „Segmentierte“ gelegt wurden, oder daß sehr viel peripheres Blut im ersten Falle beigemischt war. Normoblasten gab es nur 4 bis 13%. Eosinophile fanden sich 0,3 bis 4,1%.

Da die SCHILLING-BENZLERschen Werte sehr gut unter sich übereinstimmen und sämtlich an Menschen unter gleichen Umständen (sehr ungünstige Kriegsverhältnisse mit Hunger und Entbehrungen in den Vortagen, leidlicher Ruhe und guter Verpflegung in den letzten Tagen) gewonnen wurden, so ist es möglich, daß es sich um ein sich restituierendes Hungermark gehandelt hat, worauf die ungewöhnlich hohen Werte der Normoblasten hinweisen, die sonst nur bei starken Anämien, vor allem aber bei Polycythämie und noch stärker bei Icterus haemolyticus gefunden werden.

Alles in allem kann man nur sagen, daß die Zellwerte derartig auseinandergehen, daß nur eine gewisse Regelmäßigkeit innerhalb der Gruppe der Granulierten unter sich ersehen werden kann. Die gleiche Regelmäßigkeit drängt sich auch bei der Betrachtung der erythropoetischen Herde allein auf: immer ist eine annähernd gleiche Anzahl reifer und unreifer Elemente sichtbar. DOAN und ZERFAS machen ebenso wie die von ihnen zitierten DOAN, CUNNINGHAM, SABIN und PEABODY auf die unter sich gleiche Entwicklungsreife der einzelnen Herde aufmerksam, die sie mit ihren rhythmischen Produktionen von Knochenmarkzellen in Verbindung bringen, die oben erwähnt wurde (S. 799).

Viel einleuchtender wie die schwankenden Zahlen ist der Überblick, den man nach einiger Kenntnis des Knochenmarkes aus den schönen, prachtvoll erhaltenen Zellbildern des Punktionsmarkes gewinnt. Das normale Mark zeichnet sich durch die Regelmäßigkeit seiner Zellformen, die spärlich innerhalb zahlreicher Fetttropfen liegen, vor dem immer zellreicheren, oft viel ungeordneterem oder atypischen Marke aus. Bei entzündlichen Vorgängen verwirren dann histiocytäre Elemente, große Makrophagen, Riesenzellen, Plasmazellen und allerlei fast undefinierbare Elemente, auch echte Lymphocyten, das Bild immer mehr. Vorherrschen der Erythropoese oder der Riesenzellen, der Neutropoese oder der Eosinophilen prägt sich dem Blicke viel leichter ein wie die immer wenig lehrreichen, von Zufällen veränderten und durch die fehlende Morphologie gleichförmigen Zahlen. *Das Knochenmarkbild ist pathologisch ungeheuer vielseitig und wird sich schwer in Schemata pressen lassen, da nicht nur der besondere pathologische formative Reiz, sondern auch das biologische Stadium des Krankheitsprozesses mit ganz verschiedenen Anforderungen an das Mark beachtet sein wollen, was bisher gar nicht geschieht, und da die Erythrocyten,*

---

[1] WEINER u. KAZNELSON: Folia haematol. Bd. 32. 1926.
[2] DOAN u. ZERFAS: Journ. of exp. med. Bd. 46. 1927.

Eosinophilen, Riesenzellen und Neutrophilen trotz gewisser Rückwirkungen aufeinander doch recht unabhängig reagieren können.

e) Die funktionelle Kontrolle der Granulocytopoese. Das periphere Blutbild (Granulocytose).

Ein vorzügliches „Spiegelbild" der Knochenmarkfunktion der Granulocytopoese ist oft das periphere Blutbild. (NAEGELI[1], Verfasser[2] u. a.)

Wie im vorhergehenden Teile wiederholt erwähnt wird, ist es aber nicht immer möglich, einen sicheren Schluß auf die Veränderung des Knochenmarkorgans zu ziehen. Positive Blutbefunde, wie Vermehrung bestimmter Zellgruppen über ihre normale absolute Zahl (erhöhte relative Werte bei mindestens normaler Gesamtzahl sind immer auch absolute Vermehrungen), Auftreten abnormer junger oder geschädigter Formen, sind die sicheren Anzeichen einer Knochenmarksfunktion oder -schädigung, soweit sie myeloische Elemente betreffen.

Fehlen solcher Erscheinungen beweist aber noch nicht, daß sie auch im Marke fehlen, und so ist es seit der Anwendung der Knochenmarkpunktion am Lebenden ganz bekannt, daß man starke Vermehrungen des Zellmarkes finden kann, die sich in der Peripherie nicht aussprechen.

Im ganzen hat sich die periphere Kontrolle der pathologischen Zellformen bzw. der physiologischen Funktionsformen der Jugendlichen und Stabkernigen als das beste Mittel der Erkennung abnormer Zustände der granulocytären Myelopoese erwiesen. Es ist wesentlich sicherer wie das vielfach verwendete einfache Zählen der Gesamtzahl und als das differentielle, von EHRLICH[3] eingeführte Auszählen der einzelnen Zellklassen*.

Gegen die Gesamtzahlen muß man methodologisch einwenden, daß die Zahlen einen ganz komplexen Wert vorstellen. Sie sind nicht von der Proliferation junger Elemente oder der Zellausschwemmung des Knochenmark allein abhängig, sondern auch von den anderen

* *Anmerkung:* Der ARNETHsche Versuch[4], hier getrennt zwischen positiven, negativen und gemischtpositiv-negativen Reaktionen an den einzelnen Elementen zu unterscheiden, gibt, zum Teil mit ganz untauglichem Literaturmaterial unternommen (nur 4 eigene Fälle auf 154 der abnormsten Blutkrankheiten, wobei myeloblastische Fälle als Lymphocytosen unterlaufen sind), ein völlig unverständliches und unübersehbares Bild. Auf die Pathologie übertragen, treten an Stelle der klaren Definitionen der Blutkrankheiten unklare Reaktionen, z. B. für die Anaemia perniciosa eine perniziös-anämische Reaktion, für Pseudoleukämie eine myeloisch-pseudoleukämische Reaktion, sogar eine hämolytische anämische Reaktion (= hämolytischer Ikterus). Dies heißt, Krankheiten nach Symptomen ganz ungleichwertig umbenennen, etwa als ob man eine Pneumonie als hepatisierende Lungenreaktion bezeichnen wollte und ihre Unterformen, wie ARNETH[5] es an anderer Stelle tatsächlich getan hat, als 1, 2, 3 Lappenpneumonie, als Kombinationen von Oberlappen links und Unterlappen rechts usw. einteilen möchte, ein ebenso mühevolles, wie aussichtsloses Unterfangen, da man der Vielseitigkeit der Natur mit solchen Überschematisierungen nie gerecht werden wird und den Blick für das Ganze trübt. Damit soll nicht abgelehnt werden, daß mit dieser ungeheuer mühsamen Arbeit hier und da auch ein wertvoller Einblick in einen feineren Mechanismus gewonnen wird, etwa wenn die lymphatische Reaktion neben der perniziös-anämischen Reaktion als überreif festgestellt wird. Doch sind dies einzelne abgefallene Früchte, die man sich aus riesigen Haufen dürrer Blätter heraussuchen muß. Man wird diese Ablehnung vielleicht scharf finden, aber die seitenlangen, ganz einseitigen und oft beleidigend gefaßten Polemiken ARNETHS und die rein subjektive Darstellung in größerer Breite (5 Bände) nötigen dazu.

[1] Ältere Literatur bei NAEGELI: Lehrbuch 4. Aufl. 1923.

[2] Neuere Literatur bei V. SCHILLING: Ergebnisse der ges. Medizin Bd. III, S. 58 und Referat über das Blutbild als klinischer Spiegel somatischer Vorgänge. Verhandl. d. Kongr. f. inn. Med. Wiesbaden 1926.

[3] EHRLICH: Zeitschr. f. klin. Med. Bd. 1, S. 553.

[4] ARNETH: Qualitative Blutlehre, Bd. III u. IV. Münster 1925—27. Spezielle Blutkrankheiten, Bd. I. Münster 1928.

[5] ARNETH: Kriegsmedizinische Erfahrungen. Münster 1920.

hämatopoetischen Organen, die zwar nur den kleineren Teil der Zellen hervorbringen, doch aber in pathologischen Verhältnissen sehr erhebliche Anteile der Leukocyten bestreiten werden. Weit störender ist aber noch die Abhängigkeit der peripheren Leukocytenzahl von den Zuständen der Verteilung der Leukocyten, die so erheblich einwirken können, daß schon ältere Autoren, wie SCHULZ[1], LOEWIT[2] u. a., die Hauptursache der Leukocytosen nur in einer verschiedenen Lagerung der Leukocyten in der Peripherie und den inneren Organen zu sehen meinten. Diese Lehre ist neuerdings von GRAEFF[3] wieder aufgenommen worden, der nach Leichenuntersuchungen eine „Verschiebungsleukocytose" wieder aufleben lassen wollte, obgleich GOLDSCHEIDER und JAKOB[4] schon in klarer Weise auf die doppelte Quelle der leukocytären Veränderungen, zahlenmäßige Schwankungen in den Gefäßen und Mehrlieferung seitens der Zentralorgane hingewiesen hatten. Mittlerweile war durch die ARNETHsche[5] Kernverschiebung längst das Mittel gefunden, zwischen den einfachen „Verteilungsleukocytosen s. str." nach Verfasser, d. h. solchen leukocytären Verhältnissen, die lediglich durch Verteilung ohne Neubildung hervorgerufen werden, und echten Vermehrungsleukocytosen zu unterscheiden: erstere verlaufen ohne nennenswerte Änderung der Kernbilder (und in der Regel auch der Zellklassen; BECHER[6], HOFF[7] u. a.), letztere mit mehr

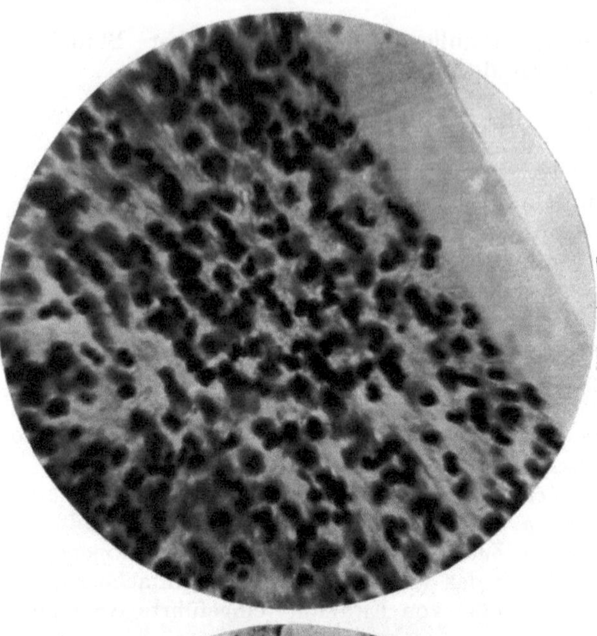

Abb. 108. Wanderung der Granulocyten zum Eiterherd durch die Lederhaut des septisch infizierten Augapfels.

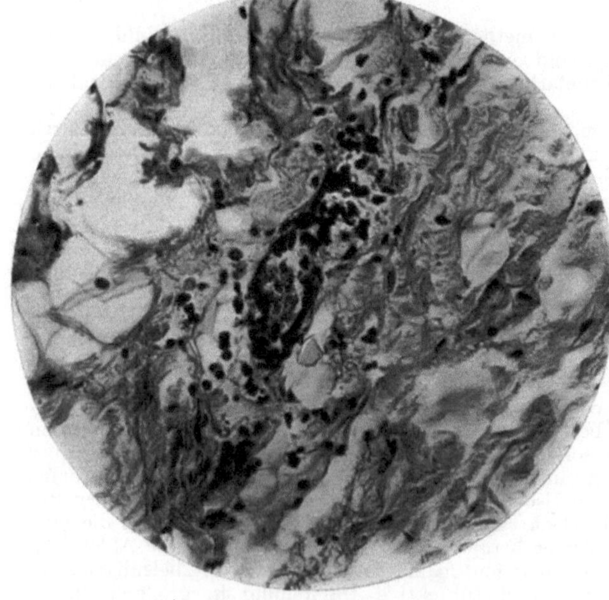

Abb. 107. Emigration der Granulocyten bei Anaphylaxie; Meerschweinchen, sensibilisiert mit Hühnerblut; Hautarterie 20 Minuten nach Wiederinjektion des Antigens 14 Tage später. (Eigener Versuch).

[1] SCHULZ: Dtsch. Arch. f. klin. Med. Bd. 51.
[2] LOEWIT: Monogr. Jena 1892.
[3] GRAEFF: Münch. med. Wochenschr. 1922, S. 1721.
[4] GOLDSCHEIDER u. JAKOB: Zeitschr. f. klin. Med. 1894, S. 373.
[5] ARNETH: l. c. S. 791, Ziff. 1.
[6] BECHER: Mitt. a. d. Grenzgeb. d. Med. u. Chir. Bd. 31. 1919.
[7] HOFF: Habilitationsschr. Erlangen 1928; Krankheitsforschung Bd. 4. 1927.

oder weniger ausgesprochenen Kernverschiebungen und meist Neutrophilien, manchmal auch Monocytosen und Lymphocytosen. Das wesentlichste Ergebnis der ARNETHschen Untersuchungen aber war der sichere Nachweis, daß auch während der primären Hypoleukocytosen oder Leukopenien schon die Blutbildveränderung eintritt und damit ein früher sehr störender Unterschied zwischen Hypo- und Hyperleukocytosen der Infektionen einfach aufgehoben wurde: die Hypoleukocytose ist nur ein Sonderfall der gleichen Inanspruchnahme der Leukocyten, nur daß entweder die *Schädigung* des Markes so überwiegt, daß die L.-Zahl absinkt, oder durch die Plötzlichkeit des Prozesses entsteht eine shockartige Einwirkung auf die kreisenden Leukocyten, so daß die Mehrzahl von ihnen in den inneren Organen festgehalten wird zwecks funktioneller Betätigung und späteren Abbaues, daher die periphere Zahl rasch sinkt, ehe die Nachlieferung vom Mark sich bemerkbar machen kann.

Wahrscheinlich wirken die gleichen Stoffe, die in geringerer Dosis reizen und zur Neubildung anregen, in stärkerer Dosis vernichtend auf die Zellen, da die Zellteilung die Funktionsart der jungen Zelle, dagegen Quellung, Resorption, Phagocytose die Reaktionsform der alten Zellen vorstellen (GURWITSCH u. a.). Welche Stoffe wirken, ist immer noch sehr unbekannt. Die Kolloidchemiker neigen stark dazu, die Ionen (die Säuerung) als das wirksame Prinzip der „Chemotaxis" hinzustellen; die Granulocyten sollen angeblich sich nach den Säureorten im Körper infolge elektrischer Vorgänge zwangsläufig hinbewegen („COHNHEIMsche Emigration" [SCHWYZER[1], FERRINGA[2], GRAEFF[3], SCHADE[4] u. a.]). Die älteren Autoren nahmen mehr Fremdstoffe als leukotaktische Stoffe an, z. B. Bakterienproteine usw. (BUCHNER[5], RÖMER[6]) oder Zerfallsprodukte der Zellen selbst (besonders die Nucleinsäure der Kerne nach HORBACZEWSKI[7], LOEWIT u. a.). Daß aber auch und vielleicht hauptsächlich körpereigene Substanzen leukocytoseerregend wirken, ist besonders bei den Eosinophilen klar, die sich bei allen allergischen Prozessen, auch endogenen, in großer Zahl mit sehr ausgesprochener Chemotaxis anzureichern pflegen. Auch bei den aussichtsreichen moderneren Erklärungen bleibt bisher die Hauptschwierigkeit, die differentielle Aussonderung der Zellen, z. B. im „neutrophilen Eiter", im „eosinophilen Ödem", und ein andermal die gleichzeitige Reaktion aller Zellarten nebeneinander zu erhellen. Wahrscheinlich bleibt doch noch eine gewisse chemische Affinität gegenüber bestimmten An- und Kationen, wofür manche neueren Untersuchungen sprechen (WOLLHEIM[8], VOLLMER u. SCHMITZ[9] u. a.). E. SCHILLING und GÖBEL[10] fanden bei Kalium Neutrophile und Monocyten vermehrt, Lymphocyten vermindert, Eosinophile nicht einheitlich, bei Calcium Neutropenie und Lymphocytose. E. P. WOLF (zitiert bei GRAEFF[3]) sah wieder die Ca-Ionen als positiv chemotaktisch an, ebenso wie WOLLHEIM Ca als anlockend für Neutrophile (Anreicherung von Ca überall, wo Verteilungsneutrophilie auftrat).

Die einfache Erklärung HOFFS[11], daß Acidose eine myeloische Einstellung des Körpers, alkalotische eine lymphatische Einstellung erwirke, ist trotz einer vielseitigen Beweisfuhrung noch nicht hinreichend durchgeführt. Verfasser[12] schien es nach Versuchen bei Diabetikeracidose, die BARNER[13] fortsetzte und erweiterte durch genaue Acidosekurven (bestätigt von HOFF), als ob weniger die Acidose selbst wie deren Einwirkung auf das Körpergewebe die leukotaktischen Stoffe auftreten ließe, denn es zeigte sich immerhin eine gewisse zeitliche Unabhängigkeit der beiden Kurven.

Es ist sehr wahrscheinlich, daß die gleichen leukotaktischen Stoffe auch das Einwandern der Leukocyten aus dem Knochenmarkparenchym bewirken. Schon NEUMANN, BIZZOZERO u. a. studierten die amöboide Beweglichkeit der Knochenmarkzellen, und ARNOLD[14] fand sie alle, auch die Riesenzellen, beweg-

---

[1] SCHWYZER: Biochem. Zeitschr. Bd. 60. 1914.
[2] FERRINGA: Pflügers Arch. f. d. ges. Physiol. Bd. 197, 199 u. 203.
[3] GRAEFE: Münch. med. Wochenschr. 1922, S. 1721.
[4] SCHADE: Verhandl. d. Kongr. f. inn. Med. Wiesbaden 1925. — SCHADE u. Mitarbeiter: Zeitschr. f. d. ges. exp. Med. Bd. 49. 1926.
[5] BUCHNER: Berl. klin. Wochenschr. 1890.
[6] RÖMER: Berl. klin. Wochenschr. 1891; Virchows Arch. f. pathol. Anat u. Physiol. Bd. 128. 1892.
[7] HORBACZEWSKI: Wien. med. Wochenschr. 1892.
[8] WOLLHEIM: Klin. Wochenschr. Bd. 4, S. 1960. 1925.
[9] VOLLMER, K. SCHMITZ u. SEREBRIGSKI: Zeitschr. f. d. ges. exp. Med. Bd. 44. 1925.
[10] SCHILLING, E., u. GOEBEL: Zeitschr. f. d. ges. exp. Med. Bd. 40. 1924.
[11] HOFF, l. c. S. 810.
[12] SCHILLING, V.: Diabetesacidose. S. 797, Ziff. 4, Referat, Wiesbaden 1926.
[13] BARNER: Zeitschr. f. klin. Med. Bd. 105. 1927.
[14] ARNOLD: Virchows Arch. Bd. 93, 95, 97, 140, 144.

lich, nur in sehr verschiedenem Grade. Wenn man auch bei eitrigen Prozessen in der Regel nur die reifsten Zellstadien findet, so muß man doch auch den jüngeren Stufen bei genügend starkem Reize eine Reaktionsfähigkeit (Chemotaxis), zuerkennen und die Regelmäßigkeit bei der Zunahme der Kernverschiebungen regenerativer Natur könnte in der ständig zunehmenden Reizstärke beruhen, die nach und nach auch die schwerer reagierenden Zellen mit aus dem Knochenmarke reißt.

Neben chemischen Einflüssen werden auch *starke physikalische Einflüsse* geltend gemacht, die besonders in der verschiedenen Weite des Gefäßsystemes unter dem Einfluß der Nerven gesucht werden. Im allgemeinen wird Stromverlangsamung und Weite als leukocytenanreichernd angegeben. Auch hier ist eine Einwirkung auf die zentralen Bildungsstätten ebenso gut möglich wie auf dem humoralen chemischen Wege, da das ganze Gefäßgebiet in Korrelation steht und die Knochenmarkgefäße ein dichtes Netz feiner Nervenfasern des vegetativen Apparates zeigen. Die eintretende Hyperämie bewirkt dann Ausschwemmung junger Formen und Anregung zur Neubildung. Rein psychische Einwirkungen auf die Leukocytose sind von GLASER[1] durch Hypnose, MÜLLER und PETERSEN[2] durch bedingte Reflexe des Hundemagens (Vorhalten eines Stück Fleisches, Magensaftsekretion, periphere Leukopenie) gezeigt worden; wahrscheinlich verläuft jeder Shock mit leichten Leukocytenschwankungen. ELLERMANN und ERLANDSEN[3], JÖRGENSEN[4] u. a. zeigten, daß schon *Lagewechsel* unter den größten Vorsichtsmaßregeln selbst genügt, um erhebliche Zahlenschwankungen im peripheren Blute auftreten zu lassen (höhere Zahl stehend als liegend). BECHER[5] stellte auch experimentell wirklich höhere Werte der Leukocyten in den Capillaren (10 bis 20% mehr), in den inneren Körpervenen bis 100% mehr fest, so daß eine schnelle Änderung durch tiefes Atmen z. B. vorstellbar war. ICHIDO HINO[6] fand regelmäßig in den inneren Organgebieten ganz verschiedene höhere Zahlen wie in der Peripherie.

Alle diese Verhältnisse fallen aber zunächst unter das Gebiet der „*Verteilungsleukocytose*" *s. str.*; die dauernd erhöhten inneren Werte kann man sogar nur als charakteristische „Organzahlen der Leukocyten" bezeichnen (Verfasser[6] zu ICHIDO HINO), da sie sich bei pathologischen Leukocytosen parallel auf einer anderen Basis bewegen. ICHIDO HINO sieht das Wesentliche in der Stromverlangsamung der verschiedenen Gebiete, besonders in den hämatopoetischen Organen (physikalische Theorie). Dennoch müssen sie hier wenigstens erwähnt werden, weil sie auf manchen Gebieten direkt überleiten in den Bereich der echten Leukocytosen mit Knochenmarkbeteiligung, nach der Zahl und der Art der Leukocyten zu schließen. Hierhin gehört, wie schon ARNETH erkannte, die *Schwangerschaftsleukocytose*, die stets mit leichter Kernverschiebung einhergeht (ARNETH[7]); die Neutrophilie steigt bis zur Geburt und geht absinkend in Lymphocytose über (HEYN[8]).

Ein Bindeglied zwischen den physiologischen Lageleukocytosen und den pathologischen Leukocytosen bilden *die „myogenen" Leukocytosen* von GRAWITZ[9], die nach JEGOROFF[10], HIPPKE[11] u. a. mit zeitweise geradezu schweren Hämogrammverschiebungen (neutrophile Hyperleukocytose mit starker Kernverschiebung) einhergehen. Daß es sich um myogene Zersetzungsprodukte handelt, ist natürlich anzunehmen; der Körper kann im gewissen Grade gegen diese Intoxikation „trainiert" werden. Aber auch bei schwerer geistiger Arbeit fanden u. a. GOLDBERG und LEPSKAJA[12] Kernverschiebungen bis über 40% Stabkernige mit degenerativen Zellformen und Jugendlichen bei über 80% N als „Ermüdungsphänomene" (WEICHARDTS Ermüdungstoxin). Diese Befunde machen die physikalische Theorie zweifelhaft. Übrigens berichtet auch E. F. MÜLLER[13], ein Hauptvertreter der nervösen Verteilungsregulierung durch

---

[1] GLASER: Med. Klinik 1924, S. 535.

[2] MÜLLER u. PETERSEN: Klin. Wochenschr. 1926.

[3] ELLERMANN u. ERLANDSEN: Dtsch. Arch. f. klin. Med. Bd. 98. 1909; Arch. f. exp. Pathol. u. Pharmakol. Bd. 64. 1911.

[4] JÖRGENSEN: Zeitschr. f. klin. Med. Bd. 90. 1920.

[5] BECHER: Zitiert auf S. 72.

[6] ISCHIDO HINO: Virchows Arch. f. pathol. Anat. u. Physiol. Bd. 256. 1925. — SCHILLING, V.: Bemerkungen dazu. Ebenda Bd. 258.

[7] ARNETH: l. c. S. 791, Ziff. 1, Bd. I (Monogr. 1904).

[8] HEYN: Zeitschr. f. Geburtsh. u. Gynäkol. 1923.

[9] GRAWITZ: Myogene Leukocytose.

[10] JEGOROFF: Zeitschr. f. klin. Med. Bd. 100. 1925; Bd. 104. 1926.

[11] HIPPKE: Veröff. a. d. Geb. d. Militär-Sanitätswesens Bd. 78. 1923.

[12] GOLDBERG u. LEPSKAJA: Zeitschr. f. d. ges. exp. Med. Bd. 56. 1927.

[13] MÜLLER, E. F.: Klin. Wochenschr. Bd. 5. 1926; Münch. med. Wochenschr. 1926, S. 672 u. a.

Erweiterung des Splanchnicusgebietes, dadurch entstehender Stromverlangsamung und Anschoppung der Leukocyten im Innern, daß er in der Leber *nur vermehrte Neutrophile* angetroffen habe, was sich nicht mechanisch, sondern nur chemotaktisch erklären läßt.

Auch für die WIDALsche[1] „*Hämoklasie*“, eine shockartige, nach 200 ccm Milch auf nüchternen Magen eintretende Leukopenie der Leberkranken oder besser der Vegetativ-Stigmatisierten, ergab sich nach anfänglicher Ablehnung (SCHREIBER u. WORMS[2]) doch mit der Zeit das Vorhandensein einer leichten Kernverschiebung (s. unten); eine Umkehrung des Verhältnisses Neutrophile zu Lymphocyten hatte schon WIDAL selbst angegeben; er suchte die auslösenden Stoffe unter den Peptonen und nahm an, daß bei kranker Leber diese Stoffe in die Blutbahn gelangen könnten. Dadurch knüpften die Untersuchungen dieser eigenartigen Reaktion an die anaphylaktischen Prozesse an, bei denen man schon die Shockleukopenie kannte (Lit. bei Verfasser l. c. S. 814, Ziff. 7).

Zunächst stellten französische Autoren (TINEL[3], GARREL[4], LATENOISE[4] u. a.) fest, daß allein der Bulbusreflex nach ASCHNER genügt, um durch den Vagusreflex auf die Herz- und Gefäßtätigkeit einen Leukocytensturz hervorzurufen (bestätigt von MORAL und KLEMPERER[5]), und das gleiche fand WORMS[6] auf Hautreize der Blutentnahme und der Dermographie etwas später. E. F. MÜLLER und Mitarbeiter (l. c.) zeigten, daß jede Art Hautreiz, z. B. auch Luftinjektion und Kochsalzlösung, prinzipiell gleich wirkt wie Aolan usw. Es zeigte sich aber, daß die Empfindlichkeit bei verschiedenen Personen sehr wechselt. Die Nachuntersuchung *der* WIDALschen *Hämoklasie* förderte dann eine große Zahl verschiedenster klinischer Beobachtungen zutage, die ergaben, daß jedes Allergen einen ganz verwandten Zustand bei den Allergisierten auslöst (Lit. bei Verfasser l. c. S. 814). Daß bei schwereren *allergischen Leukocytenschwankungen*, wie sie OELLER[7], Verfasser und LOEWE[8], GERLACH[9] u. a. am Hühnerblutmeerschweinchen studierten, die Veränderungen der hämatopoetischen Organe sehr schwer sind, und daß auch nach anfänglicher einfacher Leukopenie durch Zurückhaltung der Leukocyten in den Erfolgsorganen schwere Blutbildveränderungen auftreten, war bekannt; die Vorgänge ähneln in der Tat sehr den Folgen der Peptoninjektion, über die GOLDSCHEIDER und JAKOB[10], RÜCHEL und SPITTA[11], SEELIGER und GORKE[12] eingehend berichtet haben. Wenn dabei doch gewisse feinere Unterschiede zwischen der allergischen Reaktion und dem WIDALschen Versuche oder der Peptonisierung bestehen (HOFF), so ändert dies wenig an der Tatsache, daß der leukocytäre Verteilungsmechanismus des Körpers doch in sehr übereinstimmender Weise reagiert (Verfasser, HAHN[13] u. BRAMANN[14]). Das gemeinsame ist die vagale Reaktion, die durch vorherige Gaben von Atropin (AUER u. LEWIS[15], HANZLIK u. KARSNER[16]), Adrenalin (FRIEDBERGER u. GALAMBOS[17]) oder durch kleinste Mengen des Antigens (BESREDKA[18]), auch durch Narkotica (POPACEWSKI, ROFFO u. ROFFO[19]) bei der Anaphylaxie gehemmt werden kann, geradeso wie die Hämoklasie durch Atropin und Adrenalin (LEREDDE u. DROUET[20]), geringe Mengen Pepton (PAQUIER u. VALLERY-RADOT[21]) u. a. verschwindet. Untersucht man diese WIDALschen Verteilungsleukocytosen mit sehr feinen Mitteln, wie dies P. SCHIFF[22] (SABRAZESscher Kernindex, ein Kernverschiebungsphänomen), ALTSCHULLER[23] mit

---

1 WIDAL u. ABRAMI: Presse méd. 1920, S. 893.
2 SCHREIBER u. WORMS: Zeitschr. f. klin. Med. Bd. 43. 1922.
3 TINEL: Garrel. Lantenoise. Cpt. rend. des séances de la soc. de biol. 1920/22.
4 Übersicht über französische Literatur: ARLOING u. LANGERON: Journ. de méd. de Lyon 1923, H. 84 (zit. nach Ref.-Brief 23b von BEIERSDORF).
5 MORAL: Med. Klinik 1923. 6 WORMS: Med. Klinik 1923, H. 31.
7 OELLER: Krankheitsforschung Bd. 1.
8 SCHILLING, V. u. LOEWE: (Zit. in der Arbeit Knochenmark als Organ.) Dtsch. med. Wochenschr. 1925 (Literatur).
9 GERLACH: Dtsch. pathol. Ges. Göttingen 1923; Virchows Arch. f. pathol. Anat. u. Physiol. Bd. 247. 1923. 10 GOLDSCHEIDER u. JAKOB: Zitiert auf S. 810.
11 RÜCHEL u. SPITTA: Arch. f. exp. Pathol. u. Pharmakol. Bd. 45.
12 SEELIGER u. GORKE: Zeitschr. f. exp. Med. Bd. 24. 1921.
13 HAHN: Dtsch. med. Wochenschr. 1924.
14 HAHN u. BREMANN: Klin. Wochenschr. 1925.
15 AUER u. LEWIS: Zitiert bei V. SCHILLING S. 805, Ziff. 8.
16 HANZLIK u. KARSNER: Journ. of pharmacol. a. exp. therapeut. Bd. 14. 1920.
17 FRIEDBERGER u. GALAMBOS: } Zitiert bei V. SCHILLING S. 805, Ziff. 8.
18 BESREDKA: }
19 KOPANOWSKI, ROFFO u. ROFFO: Cpt. rend. hebdom. des séances de l'acad. des sciences Bd. 170. 1920.
20 LEREDDE u. DROUET: Gaz. de hop. civ. et milit. Bd. 93, S. 1677.
21 PAQUIER u. VALLERY-RADOT: Ann. de dermatol. et syphilis Bd. 1. 1920.
22 SCHIFF, P.: Cpt. rend. des séances de la soc. de biol. Bd. 85. 1921.
23 ALTSCHULLER (Ref.): Folia haematol. Bd. 23. 1926.

der ARNETHschen Kernlappenauszählung, BERLINER[1] mit der Vitalfärbbarkeitsprüfung nach MORIAC und MOUREAU[2] usw. taten, so ergibt sich eine morphologische Alteration, die gegen die einfache Verteilungstheorie spricht. E. F. MÜLLER[3] und PETERSEN konnten bei Vergleich mit der Magenmotilität erweisen, daß das splanchno-periphere Gleichgewicht, d. h. ein gegensätzliches Verhalten der Peripherie und der inneren Organe bei Schwankungen im vegetativen Systeme, Erweiterung auf der einen Seite, Verengerung auf der anderen Seite, seinen Einfluß immer gerade auf die Neutrophilen ausübt, während die Lympho- und Monocyten sowie unreife Neutrophile davon nicht berührt werden. Damit ist es sehr wahrscheinlich, daß dennoch ein leichter humoraler Einfluß mit den vegetativen Änderungen einhergeht und dieser Einfluß kann in tatsächlich nachgewiesenen Umstimmungen des Milieus der Leukocyten, des Blutplasmas, unter dem Einfluß der vegetativen, sympathischen und parasympathischen Innervierungen der Gefäße gezeigt werden.

Die von GLASER[4], E. F. MÜLLER[5] u. a. ganz in den Vordergrund gestellte Theorie der Leukocytosebeherrschung allein durch die vegetative Innervierung, wobei sich noch Widersprüche zwischen der Deutung der Versuche (HOFF[6]) ergeben, ist eine zu einseitige Hervorhebung des gewiß recht wichtigen nervösen Einflusses bei der Leukocytose (Verfasser[7], FREY u. TONIETTI[8] u. a.).

Daß die Nerven nicht ausschlaggebend, sondern nur unterstützend wirken, zeigten Versuche an der gelähmten Froschzunge (GROLL[9]), während andererseits die Auslösung der Leukocytenschwankungen nach Sympathicusdurchschneidung nach LERICHE im betroffenen Nervengebiet fehlte (EMBDEN und FREUNDLICH[10] u. a.)

Verfasser[7] hat bereits 1921 (vor den MÜLLERschen und GLASERschen Arbeiten) eine wesentlich *komplexere Theorie der Leukocytose* aufgestellt, die in dem Zusammenarbeiten von Gefäßnervenapparat, humoralen (kolloidchemischen) Einflüssen und der Tätigkeit der hämatopoetischen Organe gipfelt, also die NAEGELIsche Auffassung als „Funktion des Knochenmarkes" allein sehr erweitert.

Die Überlegung geht von der Tatsache aus, daß die neutrophilen Leukocyten, an denen sich die meisten Reaktionen zuerst zeigen, als freie Elemente der Blutbahn von nervösen Einflüssen, die schon lange als wirksam bekannt waren, nicht erreicht werden können. Zeigen sich leukocytäre Schwankungen der Peripherie, so kann der Einfluß rein physikalisch nur durch die Strömungsverhältnisse ausgeübt werden, was ebenfalls als gesichert gelten konnte. Diese Strömungsverhältnisse hängen aber von der Gefäßinnervierung ab, wie besonders in der Entzündungslehre eine sehr gut studierte Erfahrung war (RICKER[11] und seine Schüler u. a.). Die Veränderungen können sich an den Leukocyten dann aber nur gleichlaufend mit denen der Erythrocyten bzw. nur modifiziert durch verschiedenes spezifisches Gewicht oder Größe der Elemente im verlangsamten Randstrome (verschiedene Lage zur Gefäßwand usw.) äußern. Hier aber war bekannt, daß bei Hämoklasie Widal (s. S. 813) die Erythrocyten nicht erheblich oder doch nur ganz uncharakteristisch beeinflußt werden. Ferner war bekannt, daß auch die Ansammlungen der *Leukocyten* sich nur in gewissen Teilen der gerade der Innervation unterworfenen Gebiete vollziehen (angioneurotische Gefäßkrisen von KREIBICH u. KLAUSNER[12] u. a.). *Es müßte also zugegeben werden, daß auch durch nervöse Einflüsse auf die Gefäßwand kolloidale Änderungen entstehen könnten, die sich humoral-chemotaktisch auf die frei vorüberströmenden Leukocyten äußerten.* Dies Bild einer chemotaktischen Anlockung der Leukocyten ist bei infektiösen Prozessen sehr häufig — die Leukocyten liegen dabei eng der Wand an oder verkleben in kleinen Gruppen schon im Strome —, dringen sogar in die Wand amöboid oder durch eine Art phagocytärer Einverleibung in die Endothelien weiter ein. Solche kolloidalen Änderungen sind nach neueren Untersuchungen in einer Verschiebung des Ionengleichgewichtes zu suchen. (Nach WOLLHEIM[13] wirken Ca-Ionen positiv, K-Ionen negativ chemotaktisch. Umgekehrt kann man nach VOLLMER und SCHMITZ[14] durch Na-K-

[1] BERLINER: Med. Klinik 1922, H. 41.
[2] MORIAC u. MOUREAU: Journ. méd. franc. 1920.
[3] MÜLLER, E. F. u. PETERSEN: Klin. Wochenschr. 1926, H. 2 u. 4, Nr. 18, 1927.
[4] GLASER: Med. Klinik 1922 u. 1923; Klin. Wochenschr. 1923. — GLASER u. BUSCHMANN: Dtsch. med. Wochenschr. 1923.
[5] MÜLLER, E. F.: Münch. med. Wochenschr. 1924, H. 21.
[6] HOFF: l. c. S. 810, Ziff. 7.
[7] SCHILLING, V.: Ergebn. d. ges. Med. Bd. 3. 1921.
[8] FREY u. TONIETTI: Zeitschr. f. d. ges. exp. Med. Bd. 44. 1925.
[9] GROLL: Verhandl. d. dtsch. pathol. Ges. Göttingen 1923.
[10] EMBDEN u. FREUNDLICH: Biol. V. Hamburg 3. u. 17. 2. 1925.
[11] RICKER: Zitiert bei GROSS, Dtsch. med. Wochenschr. 1923. S. 242 (Übersicht).
[12] KREIBICH u. KLAUSNER: Angioneurotische Entzündungen. Monographie 1905.
[13] WOLLHEIM: s. S. 811, Ziff. 8.
[14] VOLLMER u. SCHMITZ: s. S. 811, Ziff. 9.

und Oh-Ionen vagotrop die Leukocytenzahl herabsetzen [innere Ansammlung im Splanchnicusgebiet], durch Ca- und H-Ionen einen umgekehrten sympathicotropen Befund auslösen.) Weiter wirken sich aber auch vegetative Reizungen hervorragend in endokrinen Organen aus und bewirken Ausschüttungen aufgesammelter endokriner Sekretionen, die weiter das Spiel der Leukocytose beeinflussen.

Es ist bei dieser Sachlage sehr schwer, die einzelnen Faktoren zu trennen. *Auch entwicklungsgeschichtlich erscheint dies unzweckmäßig, denn man muß voraussetzen, daß ursprünglich die freie Blutzelle die reagierende war, daß sich dann das Gefäßgebiet als Transportapparat hinzufand und durch den nervösen Apparat geeignet reguliert wurde* (RÖSSLES[1] Entzündungswerkzeuge des Organismus), *und daß die humoralen Änderungen des Plasmas teils Folge der Zelltätigkeit sind*, soweit sie nicht exogen hereinkommen, *teils durch die Korrelationsstörung aller beteiligten Apparate*, vor allem des labilen antagonistischen sympathischen und parasympathischen Apparates, *einschließlich des endokrinen Systems erst entstehen, wobei die Ausschüttung von gelagerten Abbaustoffen besonders bei der Allergie* (EBBECKE[2], Verf.) *oder bei der Reaktion der endokrinen Apparate auslösend wirkt.* Diese Auslösung besteht in einer Permeabilitätsänderung der Oberfläche der kreisenden und ruhenden Zellen, die dadurch funktionell betätigt werden, d. h. in den hämatopoetischen Organen sich vermehren, auswandern, in der Peripherie sich quellend mit den Entzündungsstoffen usw. beladen, fermentativ an der Beseitigung der Entzündungsfolgen mitarbeiten (Proteolyse), Schutzwirkungen entfalten (Immunstoffe, Bakteriolysine, Agglutinine, Mikrocytase), den Gewebsstoffwechsel anregen (Oxydasen). Eine prinzipielle Verwandtschaft der entzündlichen Vorgänge mit den physiologischen Stoffwechselvorgängen und mit der Allergie im Sinne von RÖSSLE wird man gerade nach der Beobachtung der guten Vergleichbarkeit aller dieser Reaktionen gern zulassen.

Daß diese ganzen Verhältnisse, soweit sie nicht besonders gestört sind, bei den pathologischen toxischen oder infektiösen Zuständen prinzipiell gleich gelten, nur sehr gesteigert sind, ist selbstverständlich. Allerdings scheint infolge der pathologischen Einstellung des Körpers eine vorhandene Reaktion konstanter festgehalten zu werden, insofern die Schwankungen des Blutbildes lange nicht das Ausmaß der normalen physiologischen Schwankungen (in Prozenten ausgedrückt) erreichen und außerdem der Charakter des Blutbildes kaum dabei geändert wird. Eine Ausnahme machen nur die ganz akuten Infektionen, wie Pappatacifieber, manche Grippen, Einbrüche von Bakterien in die Blutbahn usw., bei denen die Shockreaktion überwiegt (Leukopenie mit Lymphocytose), während die leukopenischen septischen Prozesse dabei wegen des anderen Mechanismus neutrophil bleiben (Verbrauchsleukopenie). Insofern hat die ganze Verteilungsleukocytose bei den infektiösen Zuständen nicht den Wert, den ihr einige Autoren beilegten (GRAEFF, E. F. MÜLLER).

Auf die Verfolgung der Knochenmarktätigkeit im peripheren Leukocytenbilde mit der Methode der *Kernverschiebungskurven* und der *biologischen Leukocytenkurve* kommen wir am Schlusse der Physiologie der hämatopoetischen Organe zurück, da wir sie im Zusammenhange mit den anderen Systemen betrachten werden.

Eine weitere Methodik, die aber erst wenig versucht wurde, ist die *Punktion der Knochenmarkvene* (ASCOLI[3], SCHOEN u. BERCHTOLD[4], SCHOEN[5]); es konnte erwiesen werden, daß sich in der Vene mehr junge Elemente wie im peripheren

---

[1] RÖSSLE: 17. u. 19. Verhandl. d. dtsch. pathol. Ges. 1914 u. 1923.
[2] EBBECKE: Dtsch. med. Wochenschr. 1924.
[3] ASCOLI: Arch. f. mikr. Anat. Bd. 55. 1900.
[4] SCHOEN u. BERCHTOLD: Arch. f. exp. Pathol. u. Pharmakol. Bd. 105. 1924.
[5] SCHOEN: Arch. f. exp. Pathol. u. Pharmakol. Bd. 106, S. 78. 1925.

Blute befanden, sowohl erythrocytärer wie leukocytärer Art, und daß diese Zellen nach Adrenalinanwendung sehr rasch zunahmen (Höhepunkt in 10 Minuten). Dies ist allerdings der erste direkte Beweis der Auswanderung von Zellen aus dem Knochenmarke unter dem Adrenalingefäßreize; leider sind die Untersuchungen technisch sehr schwierig, sonst wäre von ihnen viel zu erwarten.

Indirekte Versuche, die Leistungsfähigkeit des Knochenmarkes zu messen, sind, abgesehen von den klinischen Blutuntersuchungen, die ja im Grunde im granulocytären und erythrocytären Anteil das gleiche wollen, durch die sog. „*Funktionsprüfungen*" gemacht worden. Alle diese Methoden haben aber die gewaltige Fehlerquelle der Leukocytenzahlen überhaupt, technisch und durch die Verteilungseinflüsse. Es seien hier nur genannt die Gelatineinjektionen (40% Gelatine) von DECASTELLO und KRJUKOFF[1] mit geringen Ergebnissen die Nucleinsäureeinspritzungen von KOENNECKE[2] und die ergebnisreicheren Versuche von HABETIN[3] (10 ccm 5 proz. nucleinsaures Natron). Letzterer erzielte ein Maximum einer erheblichen Leukocytose von 2- bis 3 mal Anfangswert nach etwa 48 Stunden und unterschied folgende Stadien:

1. Inverse Reaktion (Verminderung) bei An. pern., Carcin. Chlorose, Leukämie (KOENNECKE).

2. Anergische Reaktion	Ausschlag	110—120%
3. Hypergische „	„	120—140%
4. Normale „	„	120—160%
5. Hyperergische „	„	über 160%

Die Herabsetzungen fanden sich bei verschiedenen Krankheiten wie Typhus, Lebercirrhose, Banti, An. pern., die Erhöhungen bei Typhus in der Rekonvaleszenz, Malaria, aleukämischer Myelose, Purpura. Es bestätigt sich auch hier die größere Konstanz des krankhaften Blutbildes, die Schwankungsbereitschaft der normalen Bilder; die hohen Werte für Purpura und aleukämische Leukocytose könnten durch Ausschwemmung hervorgerufen sein und nicht mit den sonstigen Reaktionen vergleichbar erscheinen.

Im ganzen ist das Verfahren bei der Kompliziertheit der Symptomatik wohl nicht sehr brauchbar.

Wir schließen mit der Definition (Verfasser[4]):

Das Knochenmark ist das mächtige Organ der Granulo- und Erythropoese, hinzugetreten erst ziemlich spät in der Phylogenie und erst im vorgeschrittenen Embryo ausgebildet als Ablösung ursprünglich ubiquitärer Hämatopoese. Es wird versorgt durch einen eigenartig funktionell modifizierten Gefäßapparat und ist ausgestattet mit einer ungewöhnlichen Reaktionsbreite durch innere Zellverdichtung und weitere Anbildung funktionell potenzierten Zellmarkes. Chemotaktisch, humoral und vegetativ-nervös im höchsten Maße reizbar, ist es der erste Träger der cellulären Bekämpfung giftiger Substanzen im Körper, besonders der proteogenen Antigene, sowohl lokal durch seine kreisenden und zuerst emigrierenden Granulocyten, wie als Fernorgan durch spezifische Neubildung. Für praktische Zwecke ist (abgesehen von der Erythropoese) bisher der getreueste Ausdruck seiner Funktion die neutrophile Kernverschiebung, die in ihrem streng geregelten Ablauf eine wertvolle Vorstellung von den ebenso geordneten Umwälzungen im Knochenmark gibt, während die absoluten und relativen Zahlen der Granulocyten den tiefen Eingriffen funktioneller Bindung in den inneren Organen oder den Hemmungen im Zentralorgan zeitweise undurchsichtiger unterliegen. Für die Leukocytose hat

[1] DECASTELLO u. KRJUKOFF: Med. Klinik 1911, S. 225 u. 267.
[2] KOENNECKE: Dtsch. Arch. f. klin. Med. 1914.
[3] HABETIN: Wien. Arch. f. inn. Med. Bd. 7. 1923.
[4] SCHILLING, V.: Dtsch. med. Wochenschr. 1925, H. 15.

das Knochenmark nur die auf die Granulocyten beschränkte, praktisch allerdings sehr wichtige Teilbedeutung, da zwei weitere mächtige Faktoren, das monocytäre und das lymphatische System, teils antagonistisch, teils weitgehend unabhängig zur Leukocytosegestaltung beitragen.

4. Das Megakaryocytensystem.

Als ein für sich reagierendes System kann neben dem erythropoetischen und dem granulocytären System der Riesenzellenapparat des Knochenmarkes betrachtet werden, dessen Physiologie und Pathologie erst in den letzten Jahrzehnten in den Interessenbereich gezogen wurde, seit WRIGHT[1] seine Theorie von der Bildung der Blutplättchen aus dem bläulichen, fein azurgekörnten Protoplasma (SCHRIDDEsche[2] Granula bei Giemsafärbung) veröffentlichte. Nach seiner Behauptung, die anfangs nur durch sehr unvollkommene Bilder erläutert wurde [siehe Abb. 109c, Riesenzelle mit einer Pseudopodie, die in einen kleinen Blutkanal des Knochenmark sich hinein erstreckt. Andere, teils freie, teils noch mit der Zelle zusammenhängende Pseudopodien. Zwei kleine rundliche Körperchen, nahe an der Pseudopodie liegend, sind entweder Blutplättchen oder Querschnitt von Pseudopodien (nach WRIGHT)], sollten die Riesenzellen bei ihren amöboiden Wanderungen Pseudopodien in die venösen Capillaren des Markes ausstrecken, und von diesen sollten sich dann die kleinen Fortsätze, die jedesmal etwas azurophile Substanz enthielten, ablösen und als Blutplättchen in die Peripherie auswandern. Da nur die Säuger Riesenzellen haben, so findet man auch nur bei diesen die echten Blutplättchen, während die physiologischen Stellvertreter der Plättchen bei den niederen Tieren, die Thromboblasten oder Spindelzellen, als andersartige Ausbildungen der gleichen Zellart zu betrachten seien. Auch in ihnen fände man die gleiche feine azurophile Körnung.

Gegen diese von OGATA[3], DOWNEY[4], NAEGELI[5] u. a. durchaus angenommene Theorie wandte Verf.[6] ein, daß die azurophilen Granula der Riesenzellen viel feiner seien wie die der Blutplättchen, was NAEGELI[5], OELHAFEN[7], DOWNEY[4], SEELIGER[8] bestätigten. Die Abschnürungen enthielten keine Nucleine, wie für die Blutplättchen von LILIENFELD und SCHERER behauptet sei. Hierzu führte DOWNEY ergänzend aus, daß sich der Kern der zerfallenden Riesenzellen auflöse. Gegen die merkwürdige Tatsache, daß regellose Pseudopodienabreißungen die regelmäßigen, zahlenmäßig ziemlich genau festliegenden Blutplättchen (normal etwa 250000—300000 beim Menschen bei gewöhnlicher Technik, höhere Zahlen bis zu 750000—800000 bei schonendster Technik nach Verf., FLÖSSNER[9] u. a.) bilden sollten, wurden weitere Verbesserungen angegeben: die von WRIGHT schon beschriebene Protoplasmastruktur der Felderung wurde von DOWNEY, OGATA, GUGLIELMO[10] u. a. dahin erweitert, daß der ganze innere Leib der Zellen sich in Plättchen auflöse, s. Abb. 109d—f, die sich dann auf einmal mit der Zellreife

[1] WRIGHT: Virchows Arch. f. pathol. Anat. u. Physiol. Bd. 184. 1906; Journ. of morphol. 1910.
[2] SCHRIDDE: Anat. Anz. Bd. 33. 1907.
[3] OGATA: Beitr. z. pathol. Anat. u. z. allg. Pathol. Bd. 52. 1912.
[4] DOWNEY: Folia haematol. Bd. 15. 1913.
[5] NAEGELI: Lehrbuch 4. Aufl. 1923; Verhandl. d. Dtsch. Pathol. Ges. 1914. Fol. haem. Bd. 16, S. 307.
[6] SCHILLING, V.: Virchows Arch. f. pathol. Anat u. Physiol. Bd. 234. 1920; Dtsch. med. Wochenschr. 1918, H. 49; 1921, H. 30.
[7] OELHAFEN: Folia haematol. Bd. 18. 1914.
[8] SEELIGER: Folia haematol. Bd. 29. 1923 mit GORKE: Zeitschr. f. exp. Med. Bd. 24. 1921.
[9] FLÖSSNER: Zeitschr. f. Biol. Bd. 77 u. 78. 1922/23.
[10] GUGLIELMO: Folia haematol. Bd. 1. 1920; Bd. 4. 1923.

entleerten. Dies würde eine gewisse Form und Zahl weit besser erklären. PERRONCITO[1] sah die Zellen fast als membranöse Kapseln mit Flimmersaum an, Abb. 109 d und 109 e. Nach KLASCHEN[2] löst sich manchmal der eine Teil der Zelle in Plättchen auf, der andere bleibt homogen. Wieder anders ist die Darstellung von WITTKOWER[3] nach Zitratpräparationen des Knochenmarkes am operierten Tiere, in denen die Riesenzellen an der Oberfläche mit Plättchen besetzt erscheinen und zahlreiche, *wie phagocytierte Normoblastenkerne aussehende* dunkle Plättcheneinschlüsse enthalten.

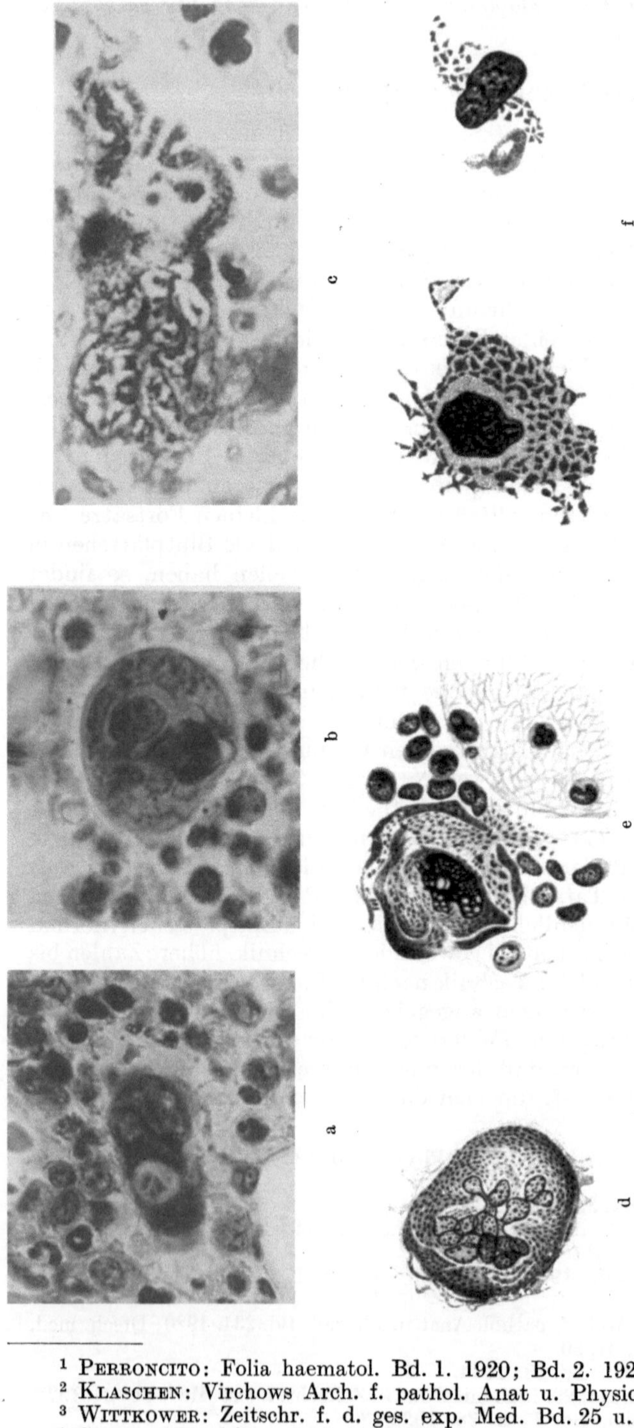

GASPAR[4] läßt von einer feinkörnigen Riesenzelle einen abenteuerlichen, außerordentlich langen Schweif ausgehen, der allein Felderung in grobe Plättchen zeigt und sich mit diesen in eine Capillare einsenkt. Verf. kann diesen Figuren, die man z. B. in riesiger Ausdehnung, über weite Strecken alle Zwischenräume durchsetzend, in

Abb. 109. *a* Riesenzelle mit Phagocytose im menschlichen Knochenmark. *b* Gefelderte Riesenzelle als funktionelles Stadium. *c* WRIGHTsche Plättchenbildung aus Pseudopodien (Originalbild nach WRIGHT). *d* Zeichnung gefelderter Riesenzellen (nach PERRONCITO). *e* Desgl. Ausschüttung reifer Plättchen. *f* Plättchenbildung im peripheren Blute (nach GUGLIELMO) von ausgeschwemmten Riesenzellen.

[1] PERRONCITO: Folia haematol. Bd. 1. 1920; Bd. 2. 1921.
[2] KLASCHEN: Virchows Arch. f. pathol. Anat u. Physiol. Bd. 237. 1921.
[3] WITTKOWER: Zeitschr. f. d. ges. exp. Med. Bd. 25 u. 26. 1921.
[4] GASPAR: Frankfurt. Zeitschr. f. Pathol. Bd. 34. 1926.

dem Mark der Polycythämien sehen kann, wenig Beweiskraft zuerkennen, da sie nicht die geringste Ähnlichkeit mit echten Blutplättchen, höchstens mit den großen Protoplasmafetzen haben, wie man sie bei Ausschwemmung der Riesenzellen (s. weiter unten) neben ganzen Zellen zu Gesicht bekommt; allerdings nehmen im gerinnenden Blute große Haufen agglomerierter Plättchen ein ähnliches Aussehen an, nie aber die isolierten Plättchen der Foniopräparate und der Schnellfixation nach Verf.

Die Bilder SEELIGERS und FRANKS[1] nehmen eine vermittelnde Stellung ein, indem sie sowohl die ganz oberflächliche Abschnürung weniger Pseudopodien als auch den teilweisen Zerfall größerer Protoplasmateile in Plättchen demonstrieren. Auffallend ist, wie auch an den WRIGHTschen Abbildungen, die Riesengröße der Plättchen, während das normale Blutplättchen ein sehr kleines, nur 2 bis 3 μ großes, kreisrundes, etwa 1 μ dickes Scheibchen ist (BIZZOZERO[2], AYNAUD[3], Verf.). Die sichere Beobachtung, daß Riesenzellen Erythrocyten oder Leukocyten eingeschlossen enthalten können, verbindet REITANO[4] durch die Behauptung, daß nur die jungen Zellen phagocytieren könnten, während die funktionellen älteren Stadien dies nicht mehr tun; merkwürdigerweise bilden aber gerade FRANK und SEELIGER sowohl Zellen ab, die teilweise in Plättchen zerfallen, in anderen Teilen phagocytieren, und alte Zellen, die nur die Phagocytose ausüben. Die von manchen Autoren behauptete Zerstörung der Riesenzellen durch einwandernde Leukocyten (FIRKET[5], PIANESE[6] u. a.) ist für die Erythrocytenbefunde kaum haltbar.

STAHL, HORSTMANN und HILSNITZ[7] zeigten einzelne wenige kleine Glykogenschollen in den Riesenzellen, die sie mit groben gleichartigen Schollen der Blutplättchen in der Zirkulation identifizierten und damit den Beweis der megacytogenen Entstehung endlich ziemlich geschlossen sahen.

ROCKAY[8] hat die STAHLsche Glykogenbildung unter meiner Leitung nachgeprüft, und zwar sowohl für Blutplättchen wie für Riesenzellen (ganz selten) bestätigt, aber gerade das Bild einer in Glykogenschollen zerfallenden Riesenzelle, das man nach den Schilderungen der Autoren über die Plättchenbildung erwarten sollte, völlig vermißt, wie auch der Verf., der dafür die Glykogenschollen sehr schön in Thromboblasten des Puters auffinden konnte.

Diese noch nicht vollständige Aufzählung beweist nur, daß sich jeder die Blutplättchenbildung anders vorstellte. Auch die klinischen Befunde zahlreicher Riesenzellen im Marke bei Purpura mit völliger Thrombopenie in der Peripherie wollten nicht recht zur Theorie stimmen, so daß sich SEELIGER unter E. FRANK[9] entschloß, dessen strikte Behauptung, daß die Blutplättchenbildung hier geschädigt sein müsse, durch den Nachweis der funktionell geschädigten Riesenzellen zu stützen, von denen immer nur ein Teil plättchenbildend sein sollte (normalerweise 76%). Geschädigte Riesenzellen wurden auch von JEDLICKA[10], SEELIGER, E. FRANK, GASPAR[11] u. a. im Knochenmark der Purpura abgebildet.

[1] FRANK, E.: Schittenhelms Handb. Bd. II, Abb. S. 354 u. 355. 1925.
[2] BIZZOZERO: Virchows Arch. f. pathol. Anat. u. Physiol. Bd. 90. 1882.
[3] AYNAUD: Monogr. Paris 1909.
[4] REITANO: Haematologica Bd. 2. 1921.
[5] FIRKET: Cpt. rend. des séances de la soc. de biol. Bd. 85 u. 87. 1921 u. 1922.
[6] PIANESE: Haematologica Bd. 1. 1920.
[7] STAHL, HORSTMANN u. HILSNITZ: Klin. Wochenschr. H. 17 (erw. zu ROQUAY); Virchows Arch. f. pathol. Anat. u. Physiol. Bd. 275. 1925.
[8] v. ROCKAY: Klin. Wochenschr. 1926, H. 2; Erwiderung zu STAHL: Ebenda 1926, H. 17.
[9] l. c. S. 817, Ziff. 8.
[10] JEDLICKA: Med. Klinik 1923, H. 50.
[11] l. c. S. 818, Ziff. 4.

Ein besonderer Mangel der Riesenzelltheorie ist noch, daß sie sich auf das Aussehen der *zerstörten* Blutplättchen im Ausstrich stützt, obgleich zuerst BIZZOZERO, dann AYNAUD, Verf.[1] u. a. die blitzschnelle Umwandlung der Blutplättchen bei der Extravasation gezeigt haben. Die Abbildungen bei FRANK (l. c. S. 354) zeigen lediglich sekundäre Zerstörungsformen der Plättchen, deren Entstehung Verf., neuerdings GASPAR, ganz genau beschrieben haben; das sog. Protoplasma bildet sich erst beim Zerfall, am schönsten in überlebenden Präparaten nach DEETJEN[2], VAN HERWERDEN[3] usw. (Verf. „Spitzenkragenfiguren", die bei ganz gelungener Schnellfixationen fehlen). Das originale Plättchen in der Blutbahn ist ein flaches bikonvexes linsenförmiges, sehr scharf begrenztes Scheibchen, keine runde Protoplasmakugel, wie ein abgeschnürtes Pseudopodium es sein sollte (BIZZOZERO; von EBERTH und SCHIMMELBUSCH[4] im Blutgefäß gesehen). Das physiologisch konservierte Blutplättchen des Fonioausstriches ist eine absolut scharf begrenzte, zierliche, kreisrunde Membran mit evtl. kleinen chromatinartigen Bröckeln bei Anämien, normal stets homogen blaß, nicht körnig. Die körnige Gestalt ist eine sekundäre, weit vorgeschrittene Zerfallsform. Das schnell fixierte Plättchen sieht absolut kernartig aus mit scharfer Membran und innerer kernartiger Struktur (Verf.) s. Abb. S. 766.

Ganz besonders merkwürdig ist die allgemein ohne Kritik hingenommene Annahme, daß abgestoßene Protoplasmateilchen einer Knochenmarkszelle sich in der Blutbahn halten können, ohne phagocytiert zu werden, was sonst ohne Beispiel ist.

Die WRIGHTsche Theorie bietet also sehr viele Angriffspunkte, die jetzt auch von ihren Anhängern anerkannt werden (STAHL u. a.), nachdem sie zunächst bedingungslos akzeptiert war. Deswegen braucht sie natürlich nicht falsch zu sein, aber sie bedarf wegen ihrer absoluten Merkwürdigkeit in physiologischer, pathologischer, biologischer und phylogenetischer Beziehung viel besserer Stützen, als sie sie bisher hatte.

Die Entstehung der Riesenzellen aus Myeloblasten, Reticulumzellen, Hämocytoblasten ist in verschiedenster Weise neuerdings studiert worden; wahrscheinlich entstehen sie mit stark basophilen Zwischenformen von Gewebszellen. Man unterscheidet Megakaryoblasten verschiedener Stadien (CESARIS DEMEL[5], DI GUGLIELMO[6], PIANESE[7]). Zunächst ist das Protoplasma tiefblau, homogen oder feinfädig, der Kern nicht viel größer wie bei anderen „Myeloblasten". Mit der Zeit wird der Kern sehr groß und beginnt sich immer sonderbarer einzufalten, bis die hochgradig polymorphe hirschgeweihartige Form sich herausgebildet hat. Dabei vervielfältigen sich die Centrosomen und bilden einen Körnchenhaufen in einer helleren Zentralstelle. Das Protoplasma wird langsam reifer, zeigt zuerst nur wenige feine Azurgranula und viel blaues Spongioplasma, bis sich die Körnchen mehr und mehr von einer inneren Zone nach der Peripherie zu ausbreiten und zuletzt in die Felder der angeblichen Plättchenbildung zerfallen. NAEGELI hält die Granulierung für eine echte, den anderen Granulationen parallele.

HELBER[8], PERRONCITO[9], BEDSON[10], BETANCES[11] beschreiben die Entstehung der Plättchen im Embryo vor der Riesenzellbildung, aber mit der fortschreitenden Entkernung der Roten.

---

[1] l. c. S. 817, Ziff. 6.
[2] DEETJEN: Virchows Arch. f. pathol. Anat u. Physiol. Bd. 164. 1901.
[3] VAN HERWERDEN: Anat. Anz. 1919.
[4] EBERTH u. SCHIMMELBUSCH: Virchows Arch. f. pathol. Anat u. Physiol. Bd. 103. 1886.
[5] CESARIS DEMEL: Zit. bei HITTMAIR. [6] l. c. S. 817, Ziff. 10. [7] l. c. S. 819, Ziff. 6.
[8] HELBER: Dtsch. Arch. f. klin. Med. Bd. 82. 1905. [9] PERRONCITO: l. c. S. 818, Ziff. 1.
[10] BEDSON: Journ. of pathol. a. bacteriol. 1921 bis 1923; Lancet 1924.
[11] BETANCES: Haematologica Bd. 3. 1923.

Der klinische Beweis des Zusammenhanges hoher Plättchenzahlen mit Erythropoese oder Riesenzellbildung stimmt im allgemeinen in solchem Grade, daß man sich bewogen fühlt, an einen inneren Zusammenhang zwischen Erythropoese und Megakaryocyten evtl. hormonaler Natur zu denken. *Bei allen Anämien nehmen die Riesenzellen erheblich zu und sind sehr tätig* (WRIGHT, OGATA, Verf.).

Bei der Polycythämie können sie riesige Lager bilden (Verf., nach Knochenmarkpunktion am Lebenden; ASKANAZY[1]); auch ZADEK[2] sah sie häufig, doch scheinbar nicht in dieser Zahl. Bei manchen schweren Anämien, Perniziosa, aplastischer Anämie u. a. sind sie vermindert, ja manchmal kaum noch aufzufinden.

Bei der Purpura sind sie in der Regel eher vermehrt, so daß der KAZNELSONsche[3] Standpunkt einer vermehrten Thrombocytolyse (Vernichtung in der Zirkulation) sehr verständlich erscheint.

Die Zerstörung der Plättchen erfolgt im retikuloendothelialen System, wo BERNHARDT[4], SEELIGER u. a. die Phagocytosen sahen; die Milz enthält meistens besonders viel Plättchen.

Die physiologische Bedeutung der Plättchen ist noch unsicher; sie scheinen bei der Gerinnung eine Rolle zu spielen, die aber noch nicht ganz geklärt ist; sicher bewirken sie die Zusammenziehung des Blutkuchens (Retraktilität, s. Kapitel Gerinnung und Blutplättchen).

Weiter sollen sie Spuren von flüchtiger Oxydase enthalten (KATSUNUMA[5]), die wir aber vermißten (die feinen Körnchen erscheinen eher als Niederschläge, die sich besonders leicht auf Plättchen festsetzen wie auch auf Erythrocyten usw.) Außerdem sollen sie ein polypeptidspaltendes Ferment enthalten [WINOGRADOW[6]]).

Die Rolle bei der Blutungszeitverlängerung ist bekannt; je weniger Plättchen, um so länger kann die Blutungszeit sein (DUKE u. a.), ohne es sein zu müssen. Es wird aber zu wenig berücksichtigt, daß die wichtigen Substanzen gelöst vorhanden sein könnten, auch wenn die Plättchen fehlen; wenigstens ist bei Thrombopenie die Blutungszeit gelegentlich normal, auch kann bei hoher Plättchenzahl verlängerte Blutungszeit beobachtet werden. Nach Splenektomie pflegen die Plättchen so schnell zurückzukehren (oft steigen sie in wenigen Stunden um Hunderttausende pro Kubikmillimeter), daß man versucht ist, anzunehmen, daß ihre Bildung bei der Purpura WERLHOF ganz in Ordnung war, die freien Plättchen nur sofort innerlich gebunden oder gelöst waren (KAZNELSON[3]).

KUCZINSKI und KLASCHEN[7] sahen enorme Vermehrungen der Riesenzellen bei Mäusen mit eiweißreicher Nahrung in der Milz.

Die Zahl der Riesenzellen ist sehr verschieden im Marke; gewöhnlich liegen sie in ziemlich weiten Abständen und in kleinen Gruppen verschiedener Ausbildung, besonders an der Epiphysengrenze reichlicher. In pathologischen Fällen können sie große Gruppen bilden, ja sogar dichte Lager stellenweise ausmachen (Purpura), in anderen Fällen nur mit Mühe auffindbar sein.

Die Ausschwemmung der Riesenzellen selbst ist eine lange bekannte Tatsache, die sich besonders bei infektiösen Prozessen und Knochenmarksläsionen durch Knochenbruch, Leukämie, Carcinosen u. a. findet; man sieht die großen Zellen dann in den Capillaren der Lunge, Leber, Milz steckenbleiben, wo sie

---

[1] ASKANAZY, in LUBARSCH-HENKE: Handb. d. Pathol.

[2] ZADEK: Die Polycythämien. Ergebn. d. ges. Med. Bd. 10. 1927.

[3] KAZNELSON: Zeitschr. f. klin. Med. Bd. 83. 1916; Bd. 87 u. 88. 1919; Dtsch. Arch. f. klin. Med. Bd. 122. 1917; Bd. 128. 1919.

[4] BERNHARDT: Beitr. z. pathol. Anat. u. z. allg. Pathol. Bd. 55.

[5] KATSUNUMA: Folia haematol. Bd. 32. 1925.

[6] WINOGRADOW: Folia haematol. Bd. 18. 1914.

[7] KLASCHEN: l. c. S. 818, Ziff. 2.

durch ihre Größe auffallen; auch in der Peripherie werden ab und zu zerfallende Zellen oder nackte Kerne gesehen (NAEGELI u. a.).

Auf die Beziehungen zu den Blutplättchenbefunden, die sehr mannigfacher Art sind, wie auf die schließlich im Falle der Richtigkeit der WRIGHTschen Theorie *auch den Riesenzellen* zuzuschreibenden sonstigen physiologischen Funktionen der Plättchen, besonders ihre Bedeutung bei Infektionskrankheiten und Immunkörperbildung (Cytobarine usw.) kann hier nur hingewiesen werden[1]. *Daß die Blutplättchen jedenfalls im Knochenmark entstehen, mithin ihre Eigenschaften Funktionen des Knochenmarkes im Grunde sind, wird heute allgemein zugegeben, da der Zusammenhang der Plättchenbefunde mit dem Marke sowohl für die megacytogene, wie für die erythrocytogene Theorie sehr einleuchtend ist.* Trotzdem bedarf es besonderer Vorsichtsmaßregeln, um im Marke selbst Plättchen darzustellen; entweder werden sie rapid zerstört, oder sie sind in der Tat nicht zahlreich vorhanden, weil sie sofort nach ihrer Entstehung ausgeschwemmt werden.

Die neuerdings wieder auftauchende Lehre von der Entstehung der Blutplättchen aus Monocyten (DI GUGLIELMO, KOMOCKI[2], WOODCOCK[3]) entbehrt irgendwelcher Wahrscheinlichkeit, noch mehr die Ableitung aus anderen Zellen; natürlich können Protoplasmateile immer zerfallenen Plättchen ähnlich sehen. RIESS[4] hat die alte Meinung von der leukocytären Entstehung durch Hinweis auf das Nucleohiston in den Plättchen (Kernsubstanz!) zu stützen versucht.

C. Das lymphocytopoetische System.

Unter dem lymphocytopoetischen System soll im folgenden Abschnitt vom hämatologischen Gesichtspunkt und dem Thema aus nur der Teil des großen lymphatischen Zellapparates geschildert werden, der den echten Blutlymphocyten nach heutiger Ansicht liefert. Diese Definition ist notwendig, da besonders die unitarische Richtung der Histologen den scharfen Schnitt gegenüber dem im Abschnitt „Monocytäres System" geschilderten lymphoiden Gewebe anatomisch nicht anerkennt, wie sie auch die hier durchgeführte Trennung zwischen Lymphocyten und Monocyten noch nicht gelten lassen will. Dagegen besteht im allgemeinen gute Übereinstimmung in der Abgrenzung des eigentlichen „lymphatischen Gewebes" gegen das nur „lymphoide Gewebe" (HEIBERG, ASCHOFF), das beides zusammen von den Anatomen als Lymphgewebe zusammengefaßt wird, weil es sich in vielen lymphatischen Organen eng verbunden vorfindet, und es ist zweifellos, daß das lymphatische Gewebe im engeren Sinne eben der Hauptlieferant jener Blutlymphocyten ist, deren Bildung wir hier zu beschreiben haben.

1. Embryologie des lymphatischen Systems.

Die selbständige embryonale Entwicklung des lymphatischen Apparates der höheren Wirbeltiere gegenüber den anderen mesenchymatösen Differenzierungen

---

[1] Literaturübersichten der älteren Literatur bei V. SCHILLING: Folia haematol. Bd. 14. 1912. — DOWNEY: Ebenda Bd. 15. 1913. — SCHILLING, V.: Virchows Arch. f. pathol. Anat. u. Physiol. Bd. 234. Literatur der letzten 10 Jahre HITTMAYR (Blutplättchen, Spindelzellen, Riesenzellen; 1000 Nummern): Folia haematol. Bd. 35. 1927. Ältere Literatur über Spindelzellen WERZBERG: Folia haematol. Bd. 10. 1910. Neuere Literatur GORDON: Virchows Arch. f. pathol. Anat. u. Physiol. Bd. 262. 1926.

[2] KOMOCKI: Virchows Arch. f. pathol. Anat. u. Physiol. Bd. 248. 1924.

[3] WOODCOCK: Journ. of the roy. army med. corps Bd. 37. 1921.

[4] RIESS: Arch. f. exp. Pathol. u. Pharmakol. Bd. 90. 1921.

bildet eine der wertvollsten Stützen der strengen Abgrenzung eines Zellstammes der echten Lymphocyten gegenüber dem myeloischen System (NAEGELI[1] u. a.).

Die ältere Theorie der Entwicklung des Lymphapparates aus den Vasa serosa, den Gewebsspalten, mit zentripetaler Angliederung des Lymphgefäßapparates an die Zirkulation ist in neuerer Zeit auf Grund umfangreicher embryologischer und vergleichender Studien der Theorie von einer selbständigen Bildung des Lymphsystems im Zusammenhange mit dem Angioblasten und zentrifugaler Entwicklung gewichen (RANVIER[2], LANGER[3], SABIN[4] u. a.), obgleich auch noch einige namhafte Autoren (BARTELS[5]) in gewisser Weise an der älteren Auffassung festhalten. Nach der früheren Theorie verbinden sich die im Gewebe überall vorhandenen Gefäßspalten zu zusammenhängenden Lymphbahnen, die Anschluß an einige zentrale Lymphorgane, wie die Lymphherzen der niederen Wirbeltiere erreichen; nach der neuen Ansicht wächst das Lymphsystem von diesen Zentralen in die Gewebe ein, wie das Blutgefäßsystem, bzw. differenziert es sich als selbständiger Organapparat innerhalb der embryonalen Urgewebe wie diese.

Für die hämatologische Auffassung einer weitgehenden Selbständigkeit der echten Blutlymphocyten ist diese letztere Anschauung von erheblicher Bedeutung, denn es liegt nahe, damit auch die abgetrennte Entwicklung der mit dem Lymphsystem sich entwickelnden Zellmassen anzuerkennen, wenn die morphologischen Kriterien auch sonst wegen der großen Ähnlichkeit aller lymphoiden Zellformen oft unüberwindliche Schwierigkeiten zu machen scheinen.

Die Ursprünge des lymphatischen Apparates wurden zuerst von RANVIER in enge Beziehungen zum Angioblasten gebracht, indem er den Ursprung der primären Lymphanlagen vom venösen Endothelrohr feststellte, wie MC CALLUM[6], BARTELS u. a. bestätigten. Nach SABIN bilden sich schon im Embryo von 6 bis 10 mm, nach LEWIS[7] erst mit 24 mm die „Lymphsäcke" aus Capillargeflechten, die anfangs noch mit Blut gefüllt sind, in der Nähe der Jugularvenen; sie werden zu den „Lymphherzen" und bleiben als solche bei Amphibien und Vögeln bestehen. Diese Lymphsäcke werden durch die Anlage des Ductus thoracicus (menschlicher Embryo von 10,5 bis 30 mm) untereinander verbunden und gestalten sich zu den primären Lymphdrüsen um. Die Untersuchungen in der Tierreihe ergaben die gleiche embryonale Entwicklung beim Schwein (SABIN, HEUER[8]), beim Vogel (MIERZEJEWSKI), beim Rinde (POLINSKI). Aus den primären Lymphdrüsen entwickeln sich durch Einwachsen von mesenchymatösen oder retikulären Zwischenwänden in dichte Plexus von sprossenden Lymphcapillaren die sekundären Lymphdrüsen. Die endgültige Anlage bildet sich erst beim menschlichen Embryo im dritten Monat aus; erst bei etwa 50 mm erscheinen die ersten Lymphfollikel; die Lymphzellen entwickeln sich aus mesenchymatischen Wanderzellen (SAXER[9], MAXIMOW u. a) der Adventitia der Blutgefäße in dem zwischen den Lymphcapillaren liegenden Füllgewebe (KLING[10], HEUDORFER[11]). ASCHOFF[12]

---

[1] NAEGELI: Lehrb. d. Blutkrankh. 1908. — SCHRIDDE, TÜRK: Verhandl. d. Ges. dtsch. Naturforsch. u. Ärzte, Köln 1908.

[2] RANVIER: Cpt. rend. hebdom. des séances de l'acad. des sciences Bd. 120—123. 1895—1896.

[3] LANGER, zit. bei SABIN, Lehrb. d. Embryol. von KEIBEL-MALL. 1911.

[4] SABIN: Ergebn. d. Anat. Bd. 21. 1913. (Literatur.)

[5] BARTELS: Monographie „Das Lymphsystem". 1909. (Literatur.)

[6] MC CALLUM, zit. bei SABIN. [7] LEWIS, Americ. journ. of anat. Bd. 5. 1906.

[8] HEUER, MIERZEJEWSKI, POLINSKI, zit. bei SABIN.

[9] SAXER, Anat. Hefte. Bd. 6. 1896.

[10] KLING,: Arch. f. mikrosk. Anat. Bd. 63. 1904.

[11] HEUDORFER: Zeitschr. f. d. ges. Anat., Abt. 1: Zeitschr. f. Anat. u. Entwicklungsgesch. Bd. 61. 1921.

[12] ASCHOFF: Monographie. Sonderhefte der Med. Klinik 1926, H. 1.

definiert die Drüsenanlage als eine an bestimmten Stellen eines Lymphstranges entstehende Wucherung von Lymphcapillaren, die sich fächerförmig gegen den Strom entwickeln und dann von einer dichten Masse von Lymphzellen überwachsen werden. Als die primitivste Form kann die noch in den WEIDENREICHschen Hämolymphdrüsen des Schafes erhaltene Anordnung eines von sinuösen Bluträumen umgebenen Lymphzellhaufens (Follikel) angesehen werden, wie sie sich auch in der Milz ähnlich vorfindet.

Die Sprossung der Lymphgefäße wurde schon von SCHWANN, KÖLLIKER 1846, PLATTNER 1848, LANGER 1868[1], S. MAYER[2], RANVIER u. a. gesehen und neuerdings von MC CALLUM, BARTELS, CLARK[3] u. a. mit allen Einzelheiten bestätigt; als Objekt diente meistens der Kaulquappen- oder Tritonenschwanz; wie beim Angioblasten bilden sich zunächst syncytiale (blutleere) Stränge, aus denen dann das Rohr geformt wird.

Der ursprüngliche Plexus der Lymphgefäße bleibt nur am Hilus der Drüse erhalten und wird durch Sprossen quer durch die Drüsenanlage hindurch mit dem aus Plexusteilen entstandenen Randsinus verbunden, mit dem sich die Vasa afferentia vom Gewebe her in Verbindung setzen. Das Innere der Lymphsinus wird retikuläres Gewebe, das entweder vom Mesenchym aus einwuchert oder vom Lymphendothel entsteht, in ein weitmaschiges Reticulum verwandelt, das sich dann mit lymphocytären Zellelementen erfüllt.

Nach dieser Darstellung wäre also das Lymphgewebe als eine ganz früh differenzierte und aus sich selbst sich weiterentwickelnde Organanlage anzusehen. SABIN[4] fand auch mit Hilfe vitaler Zellfärbungen (Neutralrot und Janusgrün), daß die echten Lymphocyten erst sich relativ spät (4. bis 6. Bebrütungstag), also sicher lange nach der Differenzierung aller Blutzellen des myeloischen Systems, in der Area opaca entwickeln, während der Unitarier MAXIMOW[5] schon die ersten freien mesenchymatösen Wanderzellen der Gefäßbahn als „Lymphocyten" bezeichnet, allerdings heute ihre weitgehende Verschiedenheit von den Blutlymphocyten anerkennt; immerhin hält MAXIMOW an der Ansicht fest, daß sich direkt und durch Übergänge aus diesen primitiven Mesenchymzellen echte kleine Blutlymphocyten entwickeln könnten und daß auch der Blutlymphocyt sich seine polyblastische, embryonale Fähigkeit bewahrt, selbst bis zum Übergange in Myelocyten unter besonders geeigneten Umständen. Die Zellen der Follikel pflegen sich allerdings nur sehr schwer in myeloische Elemente umzuwandeln (BABKIN[6]); in der Thymus entwickeln sich die von MAXIMOW entgegen anderen Autoren für echte Lymphocyten gehaltenen kleinen Thymuszellen stets nur allein ohne myeloische Tendenz; zwischen Myeloblasten und Lymphoblasten bestehen tatsächlich gewisse morphologische Unterschiede in der Kernstruktur und der Breite des Protoplasmas u. a., so daß MAXIMOW heute, wie auch an anderen Stellen erwähnt, eigentlich einer determinierten Zellentwicklung nicht mehr so fern steht und einem gemäßigten Dualismus oder Trialismus ganz nahe kommt. DUNN[7] konnte am Embryo nachweisen, daß manche der „Lymphocyten" in der Blutbahn die Oxydasereaktion gaben und damit als Myeloblasten erkennbar wurden, während die Lymphocyten der Lymphanlagen immer frei von Oxydase sind.

---

[1] Literatur bei SABIN: Zit. auf S. 823, Ziff. 3 u. 4, und BARTELS: Zit. auf S. 823, Ziff. 5.

[2] MAYER, S.: Sitzungsber. d. Akad. d. Wiss., Wien. Mathem.-naturw. Kl. III, Bd. 91. 1885.

[3] CLARC, E. R.: Anat. record Bd. 3 u. 5. 1909 u. 1911.

[4] SABIN: John Hopkins hosp. Bull. of the 1921, Nr. 368.

[5] MAXIMOW: Folia haematol. Bd. 8, S. 125. 1909; Ann. d'anat. pathol. Bd. 4. 1927; v. Möllendorfs Handb. d. mikrosk. Anat. Bd. II. 1927. (Literatur.)

[6] BABKIN: russisch: cf. Folia haematol. Ref. Bd. 11. 1911.

[7] DUNN: Journ. of pathol. a. bact. Bd. 15. 1910.

Ob die retikulären Zellen des Zwischengewebes der Lymphdrüsen vom Mesenchym oder Lymphendothel stammen, ist hämatologisch von geringerer Bedeutung. Das Endothel, das von RECKLINGHAUSEN[1] 1862 entdeckt und von W. HIS[2] 1863 in seiner Bedeutung für die Existenz eines selbständigen Lymphapparates gewürdigt wurde, ist sicher auf das engste mit dem Mesenchym verwandt und mindestens in dem retikulären Teile der Drüse dann wieder relativ entdifferenziert, wie die starken retikulo-endothelialen Fähigkeiten der Phagocytose, der amöboiden Ablösung, der „Polyblasten"-Bildung, der eventuellen polyvalenten Hämatopoese (Entstehung extramedullärer Herde myeloischer Zellen im Reticulum embryonal und pathologisch) vermuten lassen.

2. Anatomie des lymphatischen Gewebes.

Die organische Einheit des echten Lymphgewebes ist der *Follikel,* zuerst als MALPIGHIsches Körperchen in der Milz entdeckt. Nicht Follikel bildendes Lymphgewebe kann aus echten Lymphocyten bestehen, hat aber dann nicht den ausgesprochen organoiden Charakter, der die besondere Funktion der lymphatischen Zellen am besten stützt.

HEIBERG[3], ASCHOFF[4] u. a. unterscheiden zwischen dem *lymphoiden* Gewebe, in das die Follikel eingebettet liegen und zu lymphatischen Organen zusammengefaßt werden, und dem in mehreren Formen auftretenden *follikulären, echten lymphatischen Gewebe;* andere Autoren fassen beide als lymphatisches Gewebe zusammen (WEIDENREICH[5] u. a.), indem sie ausdrücklich betonen, daß zwischen den Zellen der Follikel und der sog. Pulpa kein Unterschied sei.

Lymphatisches Gewebe findet sich in sehr erheblicher Ausdehnung im Körper, als einzelner Lymphzellhaufen (Solitärfollikel), als flächenhafte tonsilläre Ansammlungen unter den Schleimhäuten des Verdauungs-, Harn- und Geschlechtstraktus und als spezifisches Gewebe der eigentlichen lymphatischen Organe, der Lymphdrüsen und der Milz. Lymphdrüsen finden sich überall in den wichtigen Sammel- oder Knotenpunkten des Lymphgefäßsystems (Gliedmaßen, Mediastinum, Mesenterium, Halsansatz). Die Solitärfollikel haben keine Ausführungsgänge und sondern ihre Zellen direkt in die anliegenden Blutgefäße oder diapedetisch in die Schleimhaut ab; auf diesem Wege verläßt ein sehr großer Teil der Lymphzellen den Körper, ohne je die Blutbahn zu berühren, so daß hier eigentlich keine Hämatopoese in Frage kommt und die Blutzahlen der Lymphocyten bei physiologischer Betrachtung einen falschen Eindruck bezüglich des Umfanges der Lymphocytenproduktion erwecken können. Die tonsillären, flächenhaft-körnigen Lymphherde haben einfache Ausführungsgänge, doch wird auch bei ihnen ein großer Teil der gebildeten Zellen diapedetisch abgeführt.

Die eigentlichen lymphocytopoetischen Organe für die Blutbahn sind die Drüsen und die Milz, die eine ursprünglichere Form lymphatischen Gewebes in ihrem lymphocytären Anteile repräsentiert (s. nächster Abschnitt).

Der komplizierte *Bau einer Lymphdrüse* (Abbildung 110 nach HEUDORFER[6]-HEIDENHAIN) wird erst mit den im vorigen Abschnitt gegebenen embryologischen Ableitungen klar. Es handelt sich um eine funktionelle Ausgestaltung der Lymph-

---

[1] v. RECKLINGHAUSEN: Monographie. Berlin 1862.

[2] HIS, W.: Zeitschr. f. wiss. Zool. Bd. 12. 1863.

[3] HEIBERG: Virchows Arch. f. pathol. Anat. u. Physiol. Bd. 240. 1922; Anat. Anz. Bd. 59. 1924/25; Zentralbl. f. allg. Pathol. u. pathol. Anat. Bd. 36. 1925.

[4] ASCHOFF: Lymphatische Organe. Beiheft 1 z. Med. Klinik Bd. 22. 1926.

[5] WEIDENREICH: Arch. f. mikrosk. Anat. Bd. 73. 1909; Monographie 1911.

[6] HEUDORFER: Zeitschr. f. d. ges. Anat., Abt. 1: Zeitschr. f. Anat. u. Entwicklungsgesch. Bd. 61. 1921.

bahn, anscheinend als *Filteranlage* zur engeren Berührung mit einem Blutcapillarnetz und zur Produktion lymphatischer Zellen, die anscheinend bei der Verarbeitung der aus dem Blute oder der Lymphe stammenden Produkte in den sinuösen Räumen notwendig sind. Die eigentliche Rolle der Lymphocyten ist

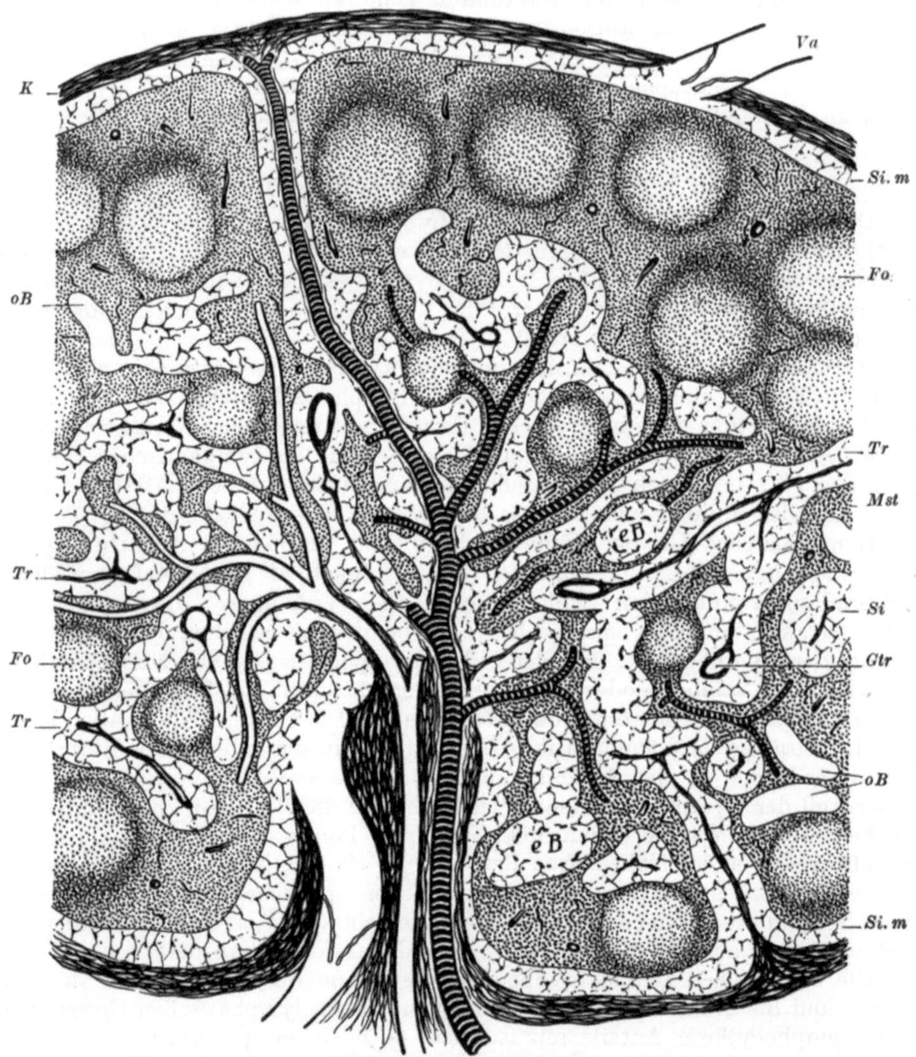

Abb. 110. Schematische Darstellung des Baues der Lymphdrüsen. (Aus der Arbeit KARL HEUDORFER nach einer Vorzeichnung von M. HEIDENHAIN.) *K* = bindegewebige Kapsel. *Si. m* = Sinus marginalis oder Randsinus; *Va* = Vas afferens. Unter dem Randsinus die Rindensubstanz mit vielen Follikeln *Fo*, zentralwärts und in der Richtung gegen den Hilus die Marksubstanz. Innerhalb der letzteren tritt die Plexusform der Sinus *Si* deutlich hervor, die Markstränge *Mst* und die Gefäße, welche vom Hilus her eintreten (Art., V.), befinden sich innerhalb der Interstitien des Plexus. *Tr* = Trabekel; *Gtr* = Gefäßtrabekel; *oB* = offene Lymphbahnen in der Peripherie des Plexus, welche kein Sinusreticulum in sich enthalten; *eB* = eingeengte Lymphbahnen, d. h. Plexusäste, welche vom Sinus reticulum nicht vollständig durchwachsen wurden.

dabei bis heute unbekannt; klarer ist schon die Bedeutung des retikulären Anteiles, auf den wir aber erst im Abschnitt über Monocyten genauer eingehen können.

Die Kapsel der Lymphdrüse besteht aus geformtem Bindegewebe, das mit radiären rundlichen oder bandartigen Septen die Drüse bis zum Hilus durchsetzt und die meisten Blutgefäße einschließt. Die Kapsel enthält kollagene und einige elastische Fasern und mehr oder weniger zahlreiche glatte Muskelfasern, die für die Funktion der Auspressung der Zellmassen aus der Drüse wichtig sind; sie werden vom vegetativen Nervensystem innerviert.

Von der Adventitia der Blutgefäße zum Endothel der lymphatischen Sinus hinüber erstreckt sich ein syncytiales Gewebe mit weiten Maschen, dessen Zellen innerhalb ihres Protoplasmas Fibrillen abscheiden (ORSOS[1]). Die Lymphbahnen öffnen sich durch zahlreiche Fenster zu den Maschen des Pulpa genannten Zwischengewebes, wobei korbartige Anordnung der sich zusammendrängenden Fasern entstehen. Am Hilus der Drüse, durch den Arterie und Vene ein- bzw. austreten, ist der Plexus der Lymphgefäße in einem anastomosierenden Netz erhalten und mündet in das Vas efferens, den ausführenden Lymphgang. Durch röhrenartige Marksinus bizarrer Form wird die Verbindung mit dem unter der Kapsel verlaufenden Randsinus der Drüse hergestellt. So entstehen längliche, mehr zentrale und rundliche mehr periphere Pulparäume, die entsprechend längliche Markstränge dichtgedrängter Lymphocytenhaufen und rundlichere Marginallymphknoten mit großen Follikeln, die in der Markzone selten sind, umspülen. Die Sinus enthalten ein dichtes Gemisch von größtenteils Lymphocyten, einzelnen Makrophagen und mehr oder weniger eingedrungenen Erythrocyten; auch physiologisch scheinen bei manchen Drüsen die Erythrocyten so zahlreich werden zu können, daß die Pulpa rot wird (HELLYS[2] rote Lymphdrüsen), ohne daß eine direkte Kommunikation wie bei der Milz und den splenoiden Hämolymphdrüsen (WEIDENREICH) mit dem Blutgefäße vorliegt; es gibt beim Menschen alle Übergänge (HELLY, HUBER[3]).

Das für unsere Betrachtung Wichtigste ist der „Follikel", das *Lymphknötchen*, mit seinem oft sehr ausgesprochenen, aber auch manchmal fehlendem „Keimzentrum" (FLEMMING[4] 1885). Die Nomenklatur ist hier etwas schwankend: die von STÖHR[5] gebrauchte Bezeichnung „Sekundärknötchen" wurde von FLEMMING nur für das eigentliche „Keimzentrum" gebraucht, während er das ganze „Primärknötchen" nannte. Die ältere Bezeichnung von HIS[6] für die helle Zellmasse als „Vakuole" ist mit Recht verlassen. Neuere Bezeichnungen mit funktionellen Gesichtspunkten anderer Art sprechen von „Reaktionszentren" (HELLMANN[7]), von „Leistungsmittelpunkten" (HEIBERG[8]), von „Funktionszentren" (DIETRICH[9]), von „Abwehrherd" (WETZEL[10]; dies einschließlich dunklem Walle der Lymphocyten). Hieraus geht eine divergierende Auffassung hervor.

Die Lymphknötchen sind eben mit bloßem Auge sichtbar, bis 1 mm physiologisch, pathologisch bis zu 2 und 3 mm groß. Das *Sekundärknötchen* oder *Keimzentrum* besteht aus vorwiegend helleren und größeren Zellen mit blasigen Kernen und sehr deutlichen Nucleolen; teilweise sind Mitosen vorhanden. Die im gefärbten Präparate viel dunklere Randzone besteht aus dichten Reihen von kleinen und mittleren Lymphocyten sehr gleichförmiger Art, die bei Hämatoxylin eine derbe, fleckige bis fast radartige Kernstruktur und acidophile

---

[1] ORSOS: Beitr. z. pathol. Anat. u. z. allg. Pathol. Bd. 75, H. 1. 1926.
[2] HELLY: Beitr. z. pathol. Anat. u. z. allg. Pathol. Bd. 37.
[3] HUBER: Virch. Arch. Bd. 246. 1923.
[4] FLEMMING: Arch. f. mikrosk. Anat. Bd. 24. 1885.
[5] STÖHR: Lehrb. d. Histologie.
[6] HIS: l. c. S. 825, Ziff. 2.
[7] HELLMANN: Zeitschr. f. Konstitutionslehre Bd. 8. 1922; Beitr. z. pathol. Anat. u. z. allg. Pathol. Bd. 68. 1921.
[8] HEIBERG: Zitiert auf S. 825, Ziff. 3.
[9] DIETRICH: Verhandl. d. dtsch. pathol. Ges., Göttingen 1923.
[10] WETZEL: Blutbildende Organe. Handb. d. Anat. d. Kindes Bd. I. 1927.

Nucleolen erkennen lassen, bei Giemsafärbung aber pyknotisch tiefpurpurn mit wolkiger Zeichnung und nur schwer erkennbaren Nucleolen erscheinen. Auch in

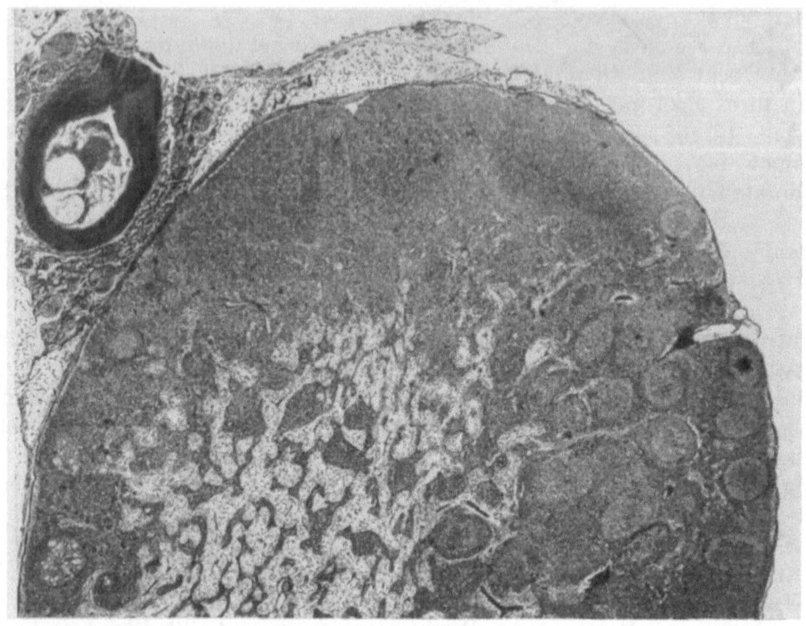

Abb. 111 a. Menschliche Lymphdrüse.

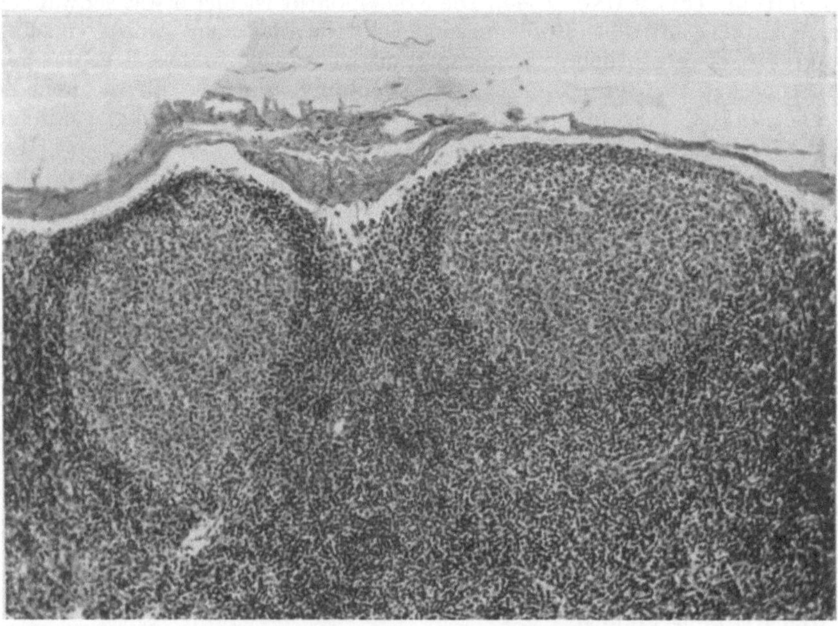

Abb. 111 b. Keimzentren in starker Vergrößerung.

dieser Zone liegen immer einige hellere Zellen gleicher Art wie im Keimzentrum; auch sind bei lebhafter Zellbildung Mitosen zu sehen. Bei ausgedehntem, stark abgesetztem Zentrum sind die Lymphocyten geradezu wallartig scharf gegen die Keimzentrumszellen gesondert, so daß man schwer Übergänge erkennt. Bei mehr ruhendem Zustande ist der Übergang der Zellen ein ganz fließender mit Zwischenstufen aller Größen und Dichte. Dieses Fluktuierende ihrer Erscheinungsform fiel schon FLEMMING auf; gewöhnlich sind die Follikel *einer* Drüse in ungefähr gleicher Beschaffenheit, abweichend von anderen Drüsen des gleichen Individuums. Hierauf baut sich die neue Auffassung von HELLMANN, HEIBERG u. a. auf, auf die wir im nächsten Abschnitt kommen werden. Eine Anzahl der Keimzentrumszellen läßt „tingible Körperchen" FLEMMINGS, basophile kleine Einschlüsse erkennen, die in der Regel als Kernreste phagocytierter Zellen aufgefaßt werden. Beim Fetus sind Follikel sehr selten. Sie fehlen auch noch beim Neugeborenen (GULLAND, GUNDOBIN, THOME, BUNTING, zit. bei WETZEL[1]). WETZEL selbst fand die ersten Follikel bei Kindern von $3^1/_2$ Monaten. BAUM und HILLE[2] sahen sie bei jüngeren Tieren viel zahlreicher wie bei älteren. Dies bringt WETZEL bei seinem menschlichen Material mit länger wirkenden Infektionen zusammen, denn auch Kinder bis zu 5 Jahren ließen bei *plötzlichem* Tode die „Abwehrherde" vermissen. Das ganze Lymphsystem entwickelt sich zunächst progressiv und erreicht nach HELLMANN bei Kaninchen einen Höhepunkt nach Aufhören der Thymusfunktion, den zweiten bei der Pubertät. Beim Menschen scheint die Kulmination noch vor der Pubertätsentwicklung zu liegen. Einige Zahlen sind bei WETZEL zitiert; sie sind wegen der Unmöglichkeit, pathologische Befunde auszuschließen, nur allgemein anwendbar. Der funktionellen Entwicklung entsprechend findet man in der Tat bei jungen Tieren und bei Kindern meistens sehr ausgesprochene Lymphocytose. Nach einer Zusammenstellung des Verfassers[3] auf Grund der Befunde von CARSTANJEN, RABINOWITSCH und GUNDOBIN[4] beginnt der Abstieg der Blutlymphocytose (50 bis 65% Ly.) schon im ersten Jahre und kreuzt sich mit der steigenden Neutrophilenkurve zwischen 2 und 5 Jahre, d. h. die Prozente der Neutrophilen überwiegen von da an die der Lymphocyten. Die *niedrigen Zahlen der Erwachsenen* treten etwa vom 12. bis 16. Jahre ein (etwa 25 bis 30% Ly.).

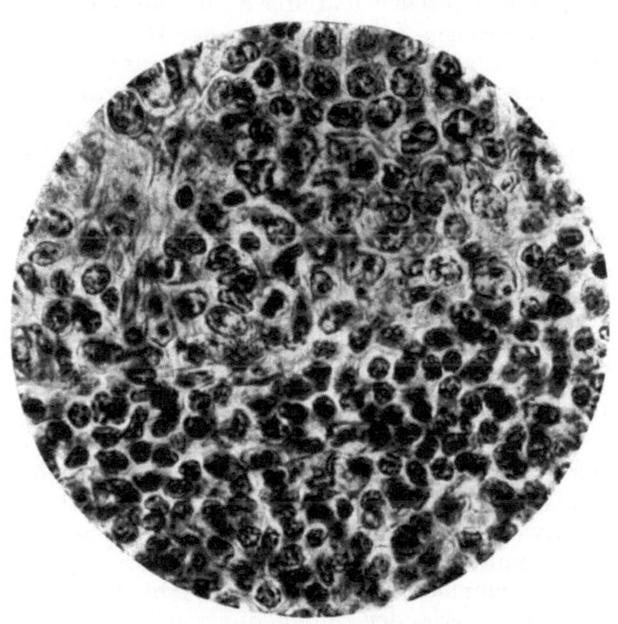

Abb. 111c. Grenze zwischen Keimzentrum und Randzone des Follikels bei Ölimmersionsvergrößerung.

Abb. 111a—c. Nach einem Präparat von KEIBEL, Berlin (eigene Mikrophotogramme).

[1] WETZEL; Zitiert auf S. 827. [2] BAUM u. HILLE: Anat. Anz. Bd. 32. 1908.
[3] SCHILLING, V.: Blutbild. 5. u. 6. Aufl. 1926.
[4] CARSTANJEN, RUBINOWITSCH, GUNDOBIN: Zit. bei V. SCHILLING: Blutbild und seine klinische Verwendung, 5./6. Aufl. G. Fischer 1926.

Die *Stützsubstanz* des Follikels besteht aus zarten Fasern, die mit dem Reticulum zusammenhängen und einigen Reticulumzellen, die besonders pathologisch deutlicher sichtbar werden können (s. Milzknötchen S. 859). Am zahlreichsten sind sie in der Außenzone der Follikel, wo sie funktionell stark hervortreten können (RIBBERT, GOLDMANN, KIYONO[1] durch Farbstoffspeicherung).

Das capillare Blutgefäßsystem der Follikel ist im ganzen radiär angeordnet und bildet an der Außenzone anostomosierende Netze; die Aufteilung der Arteriolen erfolgt vor Eintritt in die Follikel schon. Follikel und Markstränge sind als Lymphscheiden der zentralen Blutgefäße aufzufassen.

Das interfollikuläre Gewebe, *die Pulpa*, besteht aus dem erwähnten Netz von Reticulumzellen und freien Makrophagen, die die Maschen zusammen mit sehr zahlreichen Lymphocyten aller Größen locker füllen. SAXER[2], THOME[3], SCHUMACHER[4], WEIDENREICH[5], DOWNEY[6] u. a. leiten die retikulären Zellen vom Mesenchym, nicht von den Lymphendothelien ab, was wahrscheinlich ·

Von Interesse ist auch die Entwicklung des lymphatischen Systems in der Tierreihe. Eine Zusammenstellung von BARTELS[7] gibt das Bestehen eines Lymphsystems bei den Wirbellosen als sehr zweifelhaft an (nach KOWALEWSKI). Bei Amphioxus besteht noch Mischung von Blut und Lymphe, bei den Cyclostomen enge Zusammenhänge mit den Hauptvenen. Von den Selachiern an entwickeln sich richtige Lymphherzen, Lymphsäcke und Lymphscheiden. Niedere Fische haben noch Venae lymphaticae, Blut und Lymphe führende Gefäße; bei den höheren Fischen finden sich aber paarige Lymphsinushauptstämme und einige periphere Lymphgänge, die in die Hauptvenen einmünden. Erst die Teleostier haben ein richtiges, aber klappenloses Lymphsystem. Die Amphibien haben dann bleibende Lymphherzen, die bei den Reptilien sich bis auf zwei zurückbilden. Bei Krokodilen treten die ersten Mesenterialdrüsen auf. Die Vögel erhalten spärliche Lymphklappen und die Lymphherzen verschwinden mit Ausnahme der Wasservögel und Strauße. Erst bei den Säugern entwickelt sich das Lymphsystem zu der geschilderten Höhe; die Fortbewegung der Lymphe erfolgt automatisch durch die Ventile der Lymphgänge, besonders am Eintritt in die Lymphknoten. Die letzte Verbindung mit dem Blutsystem bleibt am Angulus venosus, der Einmündungsstelle des Ductus thoracicus.

Diese kurze Übersicht zeigt in interessanter Weise die gleich fortschreitende phylogenetische Entwicklung der lymphocytopoetischen Organe, wie wir sie schon beim Knochenmark kennen lernten; sie spricht für die besondere, immer wichtiger werdende Funktion eines lymphatischen Apparates und für eine immer weiter ausgebildete Determinierung und eigene Entwicklung seiner Zellen.

Die *Bildung der Lymphocyten* selbst erfolgte nach der FLEMMINGschen Vorstellung von den Keimzentrumszellen, was heute vielfach schon bestritten wird (s. S. 827). NAEGELI[8], SCHRIDDE[9] u. a. bezeichnen diese Zellen daher als Lymphoblasten, welche Bezeichnung HELLMANN, WETZEL (l. c.), MANIMOW u. a. ablehnen. Sicher ist aber, daß die etwas größeren und der lockeren Kernstruktur nach jüngeren Lymphocyten, die man überall auch zwischen den reiferen trifft, mitotisch sich teilende Vorstufen der mittleren und kleineren Zellen sind. Im

[1] RIBBERT, GOLDMANN, KIYONO, s. S. 855.
[2] SAXER: Anat. Hefte Bd. 6. 1896.
[3] THOME: Jenaer Zeitschr. f. Naturwiss. Bd. 37. 1902.
[4] SCHUMACHER: Arch. f. mikrosk. Anat. Bd. 81. 1912.
[5] WEIDENREICH: Zitiert auf S. 825, Ziff. 5.
[6] DOWNEY: Arch. f. mikrosk. Anat. Bd. 80. 1912.
[7] BARTELS, in Bardelebens Handb. d. Anat. d. Menschen Bd. III. (Literatur.)
[8] NAEGELI: Zitiert auf S. 823, Ziff. 1.
[9] SCHRIDDE: Beitr. z. pathol. Anat. u. z. allg. Pathol. Bd. 41. 1906.

peripheren Blute sind die echten Lymphocyten leicht abgrenzbar durch den wolkig-dunklen, glattrandigen, relativ großen Kern, der nur ganz selten aus der runden oder Nierenform bis zur einmaligen Durchschnürung zerlegt wird. Das Protoplasma ist klar, mäßig basophil (hellblau), meist relativ schmal. Ein heller Kernhof ist oft deutlich. Im Schnitt ist die Kernstruktur grobbalkig; die Nucleolen sind meistens groß und deutlich. Sie sind stets oxydasenegativ. Eine Untereinteilung wäre klinisch wünschenswert, ist aber sehr schwer durchführbar. Die ARNETHsche sehr eingehende Unterteilung[1] nach Kernform und Protoplasmabreite bezeichnet sicher nicht richtige Altersstufen, sondern mehr funktionelle Erscheinungsformen. NAEGELI, Verfasser u. a. geben daher nur allgemein jüngere, meist größere, stärker basophile Elemente mit lockeren Kernen und deutlichen Nucleolen als abzutrennende Vorformen im peripheren Blute an. PAPPENHEIM hielt gerade die kleinsten Formen für die jüngsten und sah die größeren breitleibigen Formen für Funktionsstadien und reife Lymphocyten an, was nur teilweise richtig ist (Quellungsformen usw.). In entzündlichen oder Reizungsprozessen (BERGEL[2] u. a. entwickeln sich die kleinen und mittleren Zellen zu relativ großen Funktionsformen, die auch Phagocytose zeigen können und nach MAXIMOW[3] histiocytären Charakter annehmen, nach BERGEL von Monocyten nicht mehr zu trennen sind. Man findet sie in Exsudaten, Transsudaten, entzündlichen Infiltraten, wo sie aus auswandernden Lymphocyten entstehen sollen. Ähnliche Umwandlungen wurden in der Carrelkultur beobachtet (BLOOM[4]), obgleich CARREL und EBELING[5] diese Formen auf die Monocyten bezogen und die Lymphocyten zugrunde gehen ließen. Bei entzündlicher Reizung der Drüsen findet man die gleichen pathologischen Formen tatsächlich zahlreich in der Pulpa und es ist unmöglich zu entscheiden, ob es sich um histiocytäre oder echt-lymphocytäre Erzeugnisse handelt. Schon physiologisch, häufiger aber pathologisch, finden sich zwischen den lymphocytären Formen der Pulpa *Plasmazellen vom* UNNA*schen und* MARSCHALKO*schen Typus*, die von den meisten Autoren als funktionelle Umwandlungen der Lymphocyten angesehen werden, nach anderen histiocytären Ursprungs sind. Sie zeichnen sich durch schärfer schachbrettartig oder radiär gezeichnete, exzentrische Kerne und

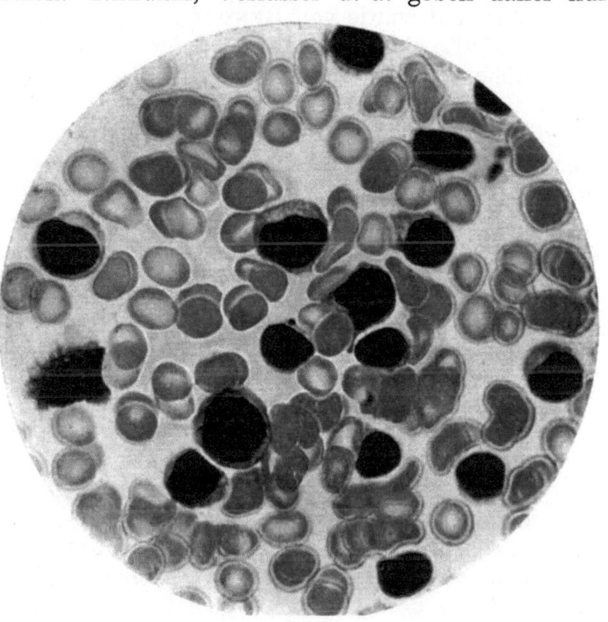

Abb. 112. Lymphatische Leukämie als Beispiel hyperregenerativer Lymphocytose.

[1] ARNETH: Qualitative Blutlehre Bd. I u. II. 1920.
[2] BERGEL: Monographie. Berlin: Julius Springer 1921. (Literatur.)
[3] MAXIMOW, in Moellendorfs Handb. d. mikrosk. Anat. Bd. II/1. 1928.
[4] BLOOM: Proc. of the soc. f. exp. biol. a. med. Bd. 24. 1927.
[5] CARREL u. EBELING: Cpt. rend. des séances de la soc. de biol. Bd. 89. 1923.

starke Plasmabasophilie aus. Auch diese Zellen sind wie die echten Lymphocyten oxydasenegativ.

Von Wichtigkeit ist die „azurophile Granulation" von MICHAELIS und WOLFF[1], die aber nicht als echte Granulabildung, sondern nur als funktionelle sekretorische Erscheinung älterer Zellen (PAPPENHEIM-FERRATA[2]) angesehen wird; sie ist prinzipiell von der *azurophilen Progranulation* der Promyelocyten (s. S. 789) und der azurophilen Bestäubung der Monocyten (s. S. 846) zu trennen (NAEGELI, Verfasser 1912) und wird als „Plasmosomen" (FERRATA[3]), als „azurophile Tröpfchen, Stippchen usw." bezeichnet, um ihre unregelmäßige tropfige Form zu kennzeichnen. Sie entwickelt sich in der Kernbuchtung vom Archoplasma aus und wurde von BENDA[4] als „chromidiale" Kernsubstanz aufgefaßt. ARNETH[5] stellte ein eigenes Blutbild der „azurophilen Zellen" als Unterabteilung des Lymphoidzellenblutbildes auf. Die Hoffnung, ein entscheidendes Kriterium in den fuchsinophilen „Schridde-Granula" zu finden (SCHRIDDE[6, 7, 8]), schlug fehl; die mit der ALTMANNschen und der FREYFELDTschen[9] Färbung darstellbaren punkt- bis stäbchenförmigen perinucleären Strukturen sind „Chondriosomen" (BENDA, MEWES), Zellorganellen ohne spezifische Bedeutung, aber sie sind *besonders gestaltet* (nie fadenförmig; SCHRIDDE-NAEGELI[10]) und kennzeichnen in großer Zahl, 50—60 bis zu 100, die Lymphoblasten (Prophase der Teilung) gegenüber den mit 20—25 Körnchen besetzten reifen Zellen.

Im einzelnen ist also die Abgrenzung des Lymphocyten zweifellos auch bei Trockenpräparaten und Giemsafärbung oft schwierig, bei Schnittpräparaten fast unmöglich; dennoch sprechen besonders im gesunden Organ die Abgrenzbarkeit und Form der meisten Zellen für eine gesonderte Stellung des echten Lymphocyten.

Bezüglich der Frage des Dualismus bzw. Trialismus ist es von erheblicher Bedeutung, das *Vorhandensein von echten, leicht erkennbaren oxydase-negativen lymphatischen Herden und von ihnen ausgehenden kleinen verstreuten Lymphocyten im Knochenmark* festzustellen. Das durchaus sporadische und unregelmäßige Vorkommen spricht ebensosehr für eine individuelle oder konstitutionelle, vielleicht auch vielfach pathologische Erscheinung, wie für die entgegengesetzte Differenzierung der lymphocytoiden Stammzellen des Knochenmarkes. Wenn diese „echte Lymphocyten" wären, wie MAXIMOW u. a. immer noch durchblicken lassen, wäre es ganz unverständlich, warum nicht die zahlreich vorhandenen Myeloblasten einfach die Funktion dieser Zellen mit übernehmen würden, ebenso unverständlich, wie sich gerade einzelne von ihnen mitten im Knochenmark unter den gleichen Determinanten der Umgebung ganz abweichend zu Lymphherden umbilden.

Zunächst wurde das Vorkommen echter Lymphzellenhaufen von E. FRAENKEL[11] beim Typhus (auch LONGCOPE[12]), von HEDINGER[13] beim sog. Status Thymico lymphaticus, von OEHME[14] bei Rachitis berichtet. KRUMBHAAR[15] beobachtete bei

[1] MICHAELIS u. WOLFF: Virchows Arch. f. pathol. Anat. u. Physiol. Bd. 167. 1902.
[2] PAPPENHEIM-FERRATA: Monographie 1911.
[3] FERRATA: Virchows Arch. f. pathol. Anat. u. Physiol. Bd. 187. 1907.
[4] BENDA: Fol. haem. Bd. 9, S. 408. 1910.
[5] ARNETH u. STAHL: Zeitschr. f. klin. Med. Bd. 95. 1922.
[6] SCHRIDDE: Münch. med. Wochenschr. 1905.
[7] SCHRIDDE: Zentralbl. f. allg. Pathol. u. pathol. Anat. Bd. 23. 1912.
[8] SCHRIDDE: Zeitschr. f. angew. Anat. u. Konstitutionslehre Bd. 2. 1917/18.
[9] FREYFELD: Inaug.-Diss. Zürich 1909. [10] NAEGELI: Lehrbuch, 4. Aufl. 1923.
[11] FRAENKEL, E.: Mitt. a. d. Grenzgeb. d. Med. u. Chir. Bd. 11. 1903.
[12] LONGCOPE: Zitiert bei Ziff. 3, S. 833.
[13] HEDINGER: Zitiert bei Ziff. 3, S. 833.
[14] OEHME: Münch. med. Wochenschr. S. 446. 1909.
[15] KRUMBHAAR: Journ. of med. research Bd. 43. 1922.

Affen nach Splenektomie und Drüsenresektion reguläre Keimfollikel im Markgewebe. Inzwischen wurde aber auch das Vorkommen um arterielle Capillaren als viel häufiger, wie angenommen, bestätigt. ASKANAZY und NAGAYO[1] fanden bei 126 Sektionen 34% Follikel in allen Altersklassen, MIYAUCHI[2] fand bei 33 Lendenwirbeln in ein Drittel Lymphherde, Frl. v. FISCHER[3] bei sehr sorgfältiger Kontrolle des Skeletts sogar bei 61 Fällen 59—63% positiv, die Wirbel sogar zu 82% positiv. MAYER und FURUTA[4] fanden bei 15,5% richtige Follikel.

Nach eigenen Lebendpunktionen kann ich ebenfalls das beinahe regelmäßige Vorkommen echter Lymphzellen einzeln oder in Haufen zwischen den Knochenmarkselementen, besonders bei chronischen Reizzuständen, bestätigen. Ich schließe mich aber durchaus der Meinung der Dualisten an, daß diese Zellen im gewissen Gegensatz zu den echten Parenchymzellen stehen und ebensowenig zum eigentlichen charakteristischen Markgewebe gehören, wie die Lympheinlagerungen in irgendeinem anderen Organe. Pathologisch können sich besonders bei den atrophischen oder aplastischen Zuständen des Markes (Aleukie, Schwund des granulocytären Systems) diese Zellen, untermischt mit großen Haufen von Plasmazellen, geradezu komplementär vermehren, ganz sicher aber teilweise durch Einwanderung (entzündlicher Typus des Markes). Das Extrem ist die lymphatische Leukämie, bei der die Durchsetzung der Knochenmarkzellen mit Lymphocyten sehr hohe Grade erreicht, stellenweise sogar das Parenchym regelrecht durch die dichtwuchernden Lymphhaufen erdrückt wird, wodurch als Folge Leukopenie und Anämie entsteht.

Von großer Bedeutung für die schwierige Frage der Spezifität der Lymphocyten scheint die Carellkultur zu sein.

Die erste Züchtung lymphatischer Elemente gelang bei einer lymphatischen Leukämie (TIMOFEJEWSKI u. BENEVOLENSKAJA[5] 1918). Viele weitere Angaben beziehen sich mehr auf die Monocyten (s. dort S. 850). Sie bestätigten die von MAXIMOW[6], ASKANAZY[7] u. a. gegenüber EHRLICH ausgesprochene Ansicht von den amöboiden Fähigkeiten auch der kleinen und mittleren Lymphocyten, die wohl nicht mehr bezweifelt wird und sich leicht im Schnitt bei Lymphocytenemigrationen erweisen läßt. Sie konnten auch schon die Umwandlung lymphatischer Zellen, die vielfach geleugnet wurde, in polyblastische Makrophagen und endlich ihren Ausgang in Fibroblasten beobachten. Diese Umwandlung in Polyblasten entspricht also den MAXIMOWschen Beobachtungen bei der Entzündung, den BERGELschen Exsudatbeobachtungen u. a. MAXIMOW[8, 9] setzte diese Studien fort an Leukocyten des Kaninchenblutes und sah Absterben der meisten Granulocyten und eines Teiles der Lymphocyten (vielleicht der jüngsten), aber auch die bald einsetzende Umformung zu breitleibigen Phagocyten, die schließlich von den histiocytaren Makrophagen morphologisch nicht mehr unterscheidbar waren (ähnlich M. LEWIS und W. LEWIS[10]). Bei Infektion mit Tuberkelbacillen entstehen epi-

---

[1] ASKANAZY: Virchows Arch. f. pathol. Anat. u. Physiol. Bd. 220. 1915 u. NAGAYO: Zitiert im Abschnitt Knochenmark in Lubarsch-Henkes Handbuch Bd. I, Teil 2. 1927.

[2] MIYAUCHI: Inaug.-Diss. Bonn 1916.

[3] v. FISCHER: Frankfurter Zeitschr. f. Pathol. Bd. 20. 1917.

[4] MAYER u. FURUTA: Virchows Arch. f. pathol. Anat. u. Physiol. Bd. 53. 1924.

[5] TIMOFEJEWSKI u. BENEVOLENSKAJA: Zitiert in Arbeit Ziff. 8, S. 834.

[6] MAXIMOW: Beitr. z. pathol. Anat. u. z. allg. Pathol. Supplementbd. 5. 1902.

[7] ASKANAZY: Zentralbl. f. allg. Pathol. u. pathol. Anat. Bd. 16. 1905.

[8] MAXIMOW: Arch. f. mikrosk. Anat. Bd. 96. 1922; Bd. 97. 1923. — MAXIMOW: Klin. Wochenschr. 1926.

[9] MAXIMOW: Arch. f. mikrosk. Anat. Bd. 97. 1923.

[10] LEWIS, M.: Americ. journ. of pathol. Bd. 1. 1925. — M. u. W. LEWIS: Contribut. of embryol. Bd. 18. 1926. — M. u. W. LEWIS: Journ. of the Americ. med. assoc. Bd. 84. 1925.

theloide Zellhaufen (MAXIMOW[1], TIMOFEJEWSKI und BENEVOLENSKAJA[2]). BLOOM[3] bestätigt diese Befunde an Lymphocyten aus dem Ductus Thoracicus, der nach seiner Ansicht fast nur echte lymphatische Elemente enthalten soll. Das interessanteste Ergebnis ist aber die endliche Umwandlung auch dieser Zellen in vollkommen fibroblastenähnliche Elemente, wie dies CARREL und EBELING[4], A. FISCHER[5] für den Monocyten schon zeigen konnten. Besonders wertvoll ist der MAXIMOWsche[6] Erfolg, durch Zusatz von Knochenmarkextrakten in Drüsengewebe die Bildung von kleinen Herden von augenscheinlich echten Myeloblasten und Myelocyten zu erzielen, wie ich dies an seinen Originalpräparaten bestätigen konnte; die Stammzellen sind jedoch nur große Lymphocyten MAXIMOWscher Nomenklatur und liegen ausgesprochen im retikulären Zwischengewebe, nicht in den eigentlichen Lymphzellhaufen. Der von MAXIMOW[6] (l. c. S. 315) wieder ganz entschieden erhobene Anspruch, die volle Identität der Lymphoblasten und Myeloblasten damit erwiesen zu haben („Die großen Lymphocyten des lymphoiden und myeloiden Gewebes sind überall eine ganz gleichwertige, identische Zellart. Wenn sie im lymphoiden Gewebe unter normalen Verhältnissen nur Lymphocyten, im myeloiden hingegen verschiedene myeloide Elemente hervorbringen, so beruht dies nach der unitarischen Lehre auf ganz verschiedenen äußeren Existenzbedingungen an der einen und an der anderen Stelle."), ist durchaus nicht bestätigt. SHIOMI[7] lehnte in der MAXIMOWschen Versuchsanordnung die Bildung der Polyblasten aus den Lymphocyten ab, sondern ließ sie aus den Reticulumzellen hervorgehen. Ein Übergang in Granulocyten wird abgelehnt. TIMOFEJEWSKI und BENEVOLENSKAJA[8], die MAXIMOWS Polyblastenbildung auch für Myeloblasten anerkennen, halten die Bildung kleiner Lymphocyten aus ihnen für möglich, die Bildung von Granulocyten aus Myeloblasten für leicht, aus Lymphocyten für bisher unbewiesen. Ebenso wie ihnen gelang auch HIRSCHFELD[9] die Züchtung bis zu fibroblastenähnlichen Stufen. Nach BURROWS[10] hängt die Entwicklung der Lymphocyten von dem Mangel des A-Vitamins ab, während bei Anwesenheit Mesenchymzellen gebildet werden.

Nach diesen Untersuchungen der letzten Zeit kann man nur feststellen, daß alle bindegewebigen Elemente (wahrscheinlich auch die Endothelien, sicher die Exsudatzellen [MAXIMOW-WJERESZINSKI[11], HIRSCHFELD[12]], nach Ansicht mancher Autoren auch die Fibroblasten [A. FISCHER u. a.], alle freien Blutzellen) in „Polyblasten" und weiterhin in „fibroblastenähnliche Formen" übergehen können[13]; damit wird also nur ihre nahe Verwandtschaft, nicht aber ihre

[1] MAXIMOW: Journ. of infect. dis. Bd. 37. 1925.

[2] TIMOFEJEWSKI u. BENEVOLENSKAJA: Virchows Arch. f. pathol. Anat. u. Physiol. Bd. 264. 1927.

[3] BLOOM: Proc. of the soc. f. exp. biol. a. med. Bd. 24. 1927. — BLOOM: Zentralbl. f. allg. Pathol. u. pathol. Anat. Bd. 39. 1927.

[4] CARREL u. EBELING: Journ. of exp. med. Bd. 36. 1922.

[5] FISCHER, A.: Cpt. rend. des séances de la soc. de biol. Bd. 92. 1925.

[6] MAXIMOW: s. Ziff. 8, S. 833.

[7] SHIOMI: Virchows Arch. f. pathol. Anat. u. Physiol. Bd. 257. 1925.

[8] TIMOFEJEWSKI u. BENEVOLENSKAJA: Virchows Arch. f. pathol. Anat. u. Physiol. Bd. 263. 1927. [9] HIRSCHFELD: Fol. haem. Bd. 34. 1927.

[10] BURROWS: Proc. of the soc. f. exp. biol. a. med. Bd. 24. 1927. — FISCHER, A.: Arch. f. exp. Zellforsch. Bd. 3. 1927.

[11] WJERESZINSKI: Haematologica Bd. 5. 1924.

[12] HIRSCHFELD: Arch. f. exp. Zellforsch. Bd. 4. 1927.

[13] Bei leukämischem Blute ist allerdings immer die Möglichkeit, daß sich rechte Gewebszellen mit dem gelockerten Gewebe in die Blutbahn entwickeln (Fibroblasten, Endothelien, Clasmatocyten). Soeben berichtet HIRSCHFELD u. KLEE-RADOWICZ, daß die fibroblastenähnlichen Zellen aus seinen Blutzellen (normales menschliches Blut und lymphatische Leukämie) nur aus Monocyten entstehen; die Autoren konnten den direkten Zusammenhang durch die Oxydasereaktion nachweisen (Zeitschr. f. Krebsforsch. Bd. 27. 1928).

Identität bewiesen; es sind Grundeigenschaften ihrer mesenchymatösen Herkunft, die sie gemeinsam unter pathologischen Bedingungen betätigen, während ihre Unterscheidung auf den verlorengehenden, aber lange noch erkennbaren spezifischen Eigenschaften beruht.

3. Physiologische Reize und Funktionen der Lymphocytopoese.

Nach den in den vorstehenden Abschnitten gegebenen anatomischen Grundlagen entwickeln sich die echten Lymphocyten von den lymphatischen Vorstufen der Stammherde des lymphatischen Gewebes.

Es wäre, wie schon erwähnt, sehr wertvoll, das Auftreten solcher jüngeren Formen im Blute mit der Genauigkeit, wie bei den Neutrophilen oder Erythrocyten, zu erkennen; doch ist dies im allgemeinen nicht möglich. Infolgedessen werden im allgemeinen noch einfache *quantitative Vermehrungen* der Lymphzellen als Maßstab der vermehrten Lymphzellbildung herangezogen (siehe Schlußabsatz S. 887).

Solche konstanten Vermehrungen finden sich physiologisch sehr häufig, zunächst bei Kindern (s. oben), weiter aber auch bei so vielen Erwachsenen, daß es sehr schwierig ist, eine *normale Lymphocytenprozent- und -gesamtzahl* anzugeben. Viele dieser individuellen Lymphocytosen spielen in das Pathologische oder doch wenigstens Anormale über; die betreffenden Individuen sind konstitutionell oft minderwertig (MOEWES[1], BAUER[2]), ,,endokrin“ oder ,,vegetativnervös“ eingestellt (Verfasser[3] u. a.). Diese Lymphocytose findet sich daher auch bei vielen echten endokrinen Erkrankungen, wie Basedow (KOCHER[4] u. a.) usw.

Als *normale Grenzwerte* werden seit den Untersuchungen von GALAMBOS[5] (bis 50%, Durchschnitt 34,5%), TORDAY[6] (30—40%) u. a. daher größere Breiten, wie früher angegeben, etwa 21—30—35%, wovon etwa 2% jüngere und größere Formen, die übrigen mittlere bis kleine darstellen (Verfasser[3]). NAEGELI[7] hält jedoch an dem Grundwert von 20—25%, absolut etwa 1500—2000, fest (EHRLICHsche Werte).

Es muß aber sehr davor gewarnt werden, jede relative Lymphocytose sogleich als lymphytische Reaktion anzusprechen, da gerade hierbei sehr oft nur absolute Neutropenien eine Vermehrung der Lymphocyten *vortäuschen*. Dieser Art sind die meisten Lymphocytosen der kurzen leukopenischen Zustände, die ja sehr häufig auch physiologisch durch ,,Verteilungsleukocytose“ (Ansammlung der Neutrophilen zu funktionellen Zwecken im Innern der Organe) eintreten, z. B. bei der WIDALschen Leukocytensenkung nach Mahlzeiten auf nüchternen Magen bei empfindlichen Personen (Allergikern); es handelt sich dann um ,,Verteilungslymphocytosen“ scheinbarer Art (fehlende Mitabwanderung der Lymphocyten).

Der sog. ,,*Status thymico-lymphaticus*“ als konstitutioneller und schon an das Pathologische grenzender Dauerzustand der lymphatischen Hypertrophie ist heute für die Mehrzahl der berichteten Fälle sehr zweifelhaft geworden, nachdem eine Anzahl von Untersuchern festgestellt haben, daß die beschriebenen Zustände der Lymphdrüsen und Thymus *eigentlich die normale kräftige Ent-*

[1] MOEWES: Dtsch. Arch. f. klin. Med. Bd. 120. 1916. — MOEWES: Berlin. klin. Wochenschr. 1917.

[2] BAUER: Konstitution. Diposition. Wien 1917.

[3] SCHILLING, V.: Blutbild. Jena: Fischer.

[4] KOCHER: Arch. f. klin. Chir. Bd. 87. 1908. Bd. 99. 1912.

[5] GALAMBOS: Folia haematol. Bd. 13. 1912.

[6] TORDAY: Virchows Arch. f. pathol. Anat. u. Physiol. Bd. 213. 1913.

[7] NAEGELI: Lehrbuch. 4. Aufl. 1913.

wicklung bedeuten, die den Pathologen bei ihrem durch Krankheit geschädigten Materiale selten vor Augen kam, sich aber um so häufiger bei Selbstmördern, Unfalltoten, gefallenen Soldaten usw. fand (GROLL[1]. HELLMANN[2], RICHTER[3], LÖWENTHAL[4], JAFFE und WIESBADER[5]).

Man findet in solchen Fällen sehr schöne helle Follikel mit scharfer Grenze gegen den Lymphocytenwall, die den Eindruck lebhafter Tätigkeit erwecken (viele Mitosen).

Von einschneidender Bedeutung ist die *Auffassung der Follikel als „Keimzentren“* im Sinne von FLEMMING[6] oder als *„Reaktions- oder Abwehrherde“* nach HELLMANN[6], HEIBERG[6], WETZEL[6] u. a.

WETZEL[6] teilt in *drei Grade der Abwehr* ein: normaler Zustand (Ruhezustand); gleichartige Zellen in gleichmäßiger Verteilung im Follikel.

1. Grad: Auftauchen einzelner, großer, heller Zellen; große Verschiedenartigkeit der Zellen.

2. Grad: Durchsetzung mit gleichmäßig verteilten, stark vergrößerten Zellen.

3. Grad: Eigentliche Keimzentren; helle, große Zellhaufen mit scharfer Abgrenzung.

ASCHOFF[7] hat sich jedoch gestützt auf die Untersuchungen von UCHINO[8], WÄTJEN[9] u. a. gegen diese Deutungen ausgesprochen; er erkennt die besondere Verletzlichkeit des Keimzentrumgewebes und das Auftreten von Phagocytosen (FLEMMINGS tingible Körperchen) an, aber hält an der Bildung von Lymphocyten aus ihnen in sehr gesteigerter Menge fest. MAXIMOW[10] schließt sich absolut der FLEMMINGschen Auffassung an, die von BENDA[11], DOWNEY und WEIDENREICH[12] eingehend untersucht und bestätigt sei. Er unterscheidet eine *aktive Phase*, die dem hellen abgesetzten Sekundärknötchen ganz entspricht; hier bilden sich mittlere Lymphocyten aus großen basophileren Vorstufen (große Lymphocyten, heute von ihm mit den Hämocytoblasten Ferrata identifiziert). Die großen Lymphocyten der Blutbahn sind dagegen in der Regel nur große mittlere Lymphocyten nahe der Mitose (junge, helle und deutliche Konstruktur, große Nucleolen, basophileres Protoplasma, Größe bis zum Neutrophilen). Die Makrophagen bezieht MAXIMOW auf retikuläre Bildungen. Die kleinen Lymphocyten wandern amöboid aus und bilden den Zellwall. *Die Mitosen gehören hauptsächlich den mittleren Lymphocyten an* (s. Anmerkung). In der Ruhephase liegen die kleinen Lymphocyten bis an die zentrale Arteriole heran, die nur von einem Kranze retikulärer Zellen eng umgeben ist. MAXIMOW leitet die Bildung der großen Lymphocyten von den mesenchymatösen Reticulumzellen direkt ab und läßt diese auffallend großen Zellen in ganze Haufen von kleineren Lymphocyten übergehen, manchmal erst außerhalb der Follikel in den Sinus.

Richtig an den neueren Auffassungen ist aber zweifellos, daß auch lymphatische Herde ohne Keimzentren sehr wohl reichlich Lymphocyten bilden können, wie z. B. auch das Fehlen der Zentren bei lymphatischer Leukämie

[1] GROLL: Münch. med. Wochenschr. 1919.
[2] HELLMANN: Zeitschr. f. Konstitutionslehre 1922, S. 191.
[3] RICHTER: Zitiert bei HART: Monographie 1923.
[4] LÖWENTHAL: Zeitschr. f. Kinderheilk. Bd. 23. 1920.
[5] JAFFE u. WIESBADER: Klin. Wochenschr. 1925, H. 11.
[6] FLEMMING, HELLMANN, HEIBERG, WETZEL: Zitiert auf S. 827.
[7] ASCHOFF: Beih. z. Med. Klin. 1926, H. 1 (Literatur).
[8] UCHINO: Beitr. z. pathol. Anat. u. z. allg. Pathol. Bd. 74. 1925.
[9] WÄTJEN: Zentralbl. f. allg. Pathol. u. pathol. Anat. Bd. 36, Erg.-H. 1925.
[10] MAXIMOW: Handb. d. mikrosk. Anat. v. MOELLENDORF Bd. 2. 1927.
[11] BENDA: Arch. f. Anat. u. Phys. Phys. Abt. 1896.
[12] DOWNEY u. WEIDENREICH: Arch. f. mikroskop. Anat. Bd. 80. 1912.

und bei jungen Säuglingen (GUNDOBIN[1], THOMÉ[2], BUNTING[3], WETZEL u. a.) sowie im Fetus (GULLAND[4]) zeigt. WETZEL fand sie erst mit $3^1/_2$ Monaten beim Kinde.

Eine vermittelnde Auffassung würde sein, daß die gleichen Reize, die im Übermaß vernichtend auf die besonders empfindlichen Zellen wirken (Röntgenwirkung nach HEINECKE[5], Benzolwirkung nach SELLING[6], Arsenwirkung nach WÄTJEN[7]) *und daher Degenerationsbilder, Phagocytosen und Quellungen hervorrufen, den Anstoß zu lebhafter, gleichzeitig einsetzender Neubildung geben.*

Für diese Auffassung spricht der deutliche *Zusammenhang der Keimzentrenbildung mit Ernährungsänderungen und Überernährungen,* die nach der RÖSSLEschen[8] Auffassung des Entzündungsproblems sich als Übergänge zu pathologisch entzündlichen Befunden bezeichnen lassen, da Entzündung nur ein erhöhter Assimilationsvorgang in mancher Beziehung ist. Schon SAUER (zitiert bei PAPPENHEIM) machte auf die Analogie der Lymphherdbildung beim Embryo mit der Entzündung beim Erwachsenen aufmerksam! *Die lymphatische Reaktion gegenüber bestimmten Nahrungsbestandteilen führt wahrscheinlich zur Verarbeitung und Assimilierung fremder Baustoffe für den Körper.* In erster Linie wird von den Autoren immer an eine Rolle bei der Fettassimilation gedacht, doch wird in der Regel nicht scharf zwischen lymphatischen und lymphoiden histiocytären Elementen unterschieden (STHEEMAN[9], BERGEL[10]). Die starke Füllung der Chylusgefäße während des Verdauungsaktes ist eine uralte Tatsache, die schon den Griechen Eristratos und Herophilus bekannt war, aber erst im Mittelalter wiederentdeckt wurde (ASELLIUS 1617, zitiert nach historischem Überblick bei BARTELS[11]). HOFMEISTER[12] wies mit zuerst auf die lymphatische Infiltration der Darmwand während der Verdauung hin. CIACCIO und PIZZINI[13] konstatierten Vergrößerung der Follikel während der Verdauung im ganzen lymphatischen System. Aus neuerer Zeit liegen Versuche exakter Untersuchung vor. So hat KUCZINSKY[14] versucht, durch bestimmte einseitige Ernährungen bei Mäusen den Einfluß der Nahrungsstoffe auf den Lymphapparat zu ergründen. Er bekam sehr große Keimzentren bei Käse-Brot-Fütterung, schwächer bei Zucker- und Brotdarreichung. Seine Versuche sind von HEIBERG[15] in gewisser Weise bestätigt worden, insofern die Vermehrung der Follikel anerkannt wurde, aber nach HEIBERG bewirkt überhaupt die *gute vielseitige* Ernährung an sich mit Brot als Zukost die Hypertrophie, während Käse allein oder mit wenig Brot Inanition und Verkleinerung erzeugt. Nach LEFHOLZ[16] wirkt calorienreiche fette Nahrung besonders stark. JOLLY[17] hatte den Schwund der lymphatischen Zentren unter dem Einfluß des Hungers bereits konstatiert.

---

[1] GUNDOBIN: Jahrb. f. Kinderheilk. Bd. 64. 1906.
[2] THOMÉ: Zeitschr. f. Naturwiss. Bd. 37. 1902.
[3] BUNTING: Journ. of anat. a. physiol. Bd. 37. 1905.
[4] GULLAND: Zitiert bei Wetzel.
[5] HEINECKE: Mitt. a. d. Grenzgeb. d. Med. u. Chir. Bd. 14. 1904.
[6] SELLING: Beitr. z. pathol. Anat. u. z. allg. Pathol. Bd. 51. 1911. — SELLING: Zeitschr. f. Chir. Bd. 78. 1905.
[7] WÄTJEN: Verhandl. d. dtsch. pathol. Ges. 1925.
[8] RÖSSLE: Verhandl. d. dtsch. pathol. Ges. 1923. — RÖSSLE: Schweiz. med. Wochenschr. Bd. 53. 1923.
[9] STHEEMAN: Beitr. z. pathol. Anat. u. z. allg. Pathol. Bd. 48. 1910.
[10] BERGEL: Monographie. Berlin: Julius Springer 1921.
[11] BARTELS: Monographie. Jena 1909.
[12] HOFMEISTER: Arch. f. exp. Pathol. u. Pharmakol. Bd. 22. 1887.
[13] CIACCIO-PIZZINI: Arch. de méd. exp. Bd. 17. 1905.
[14] KUCZINSKY: Virchows Arch. f. pathol. Anat. u. Physiol. Bd. 234. 1921; Bd. 239. 1922.
[15] HEIBERG: Zentralbl. f. allg. Pathol. u. pathol. Anat. Bd. 36. 1925.
[16] LEFHOLZ: Americ. journ. of anat. Bd. 32. 1923.
[17] JOLLY: Cpt. rend. des séances de la soc. de biol. Bd. 66. 1914.

Ein Experiment im großen war der Krieg mit der Umstellung zur Kohlehydratnahrung, die allerdings mit zahlreichen anderen Sonderbedingungen, Grippeepidemien, Impfungen, latenten Infektionen, Aufregungen, endokrinen Störungen, besonders der Frauen, Hand in Hand ging. Kohlehydrate waren als lymphocytenbildend bekannt (KEUTHE[1], LERENSKY[2] ERDELY[3]). Nach HUNTINGTON[4] haben die Carnivoren wenig Follikel, die Herbivoren viel. Hier wies KLIENEBERGER[5], bestätigt von LÄMPE und SAUPE[6] u. a., auf die *auffällige Änderung der „physiologischen" Lymphocytenzahl* mit der *„Kriegslymphocytosenumstellung"* im Blute scheinbar Gesunder hin, die sich in der Tat bis lange nach dem Kriege hielt (30—40% Lymphocyten bei absolut hohen Zahlen). Der Abbau dieser Verhältnisse ließ sich langsam verfolgen (LÄMPE und SAUPE[7], SPIETHOFF[8]). Verfasser[9] hatte bereits 1913 auf die regelmäßig hohen Ly-Zahlen der Tropenreisenden und auf latente Infektionen und Akklimatisationserscheinungen als wahrscheinlichste Ursache hingewiesen. Auch die Sonnenbestrahlung ist ein Lymphocytosegrund (TAYLOR[10]). In Rußland haben sich in den nachrevolutionären Zeiten die hohen Lymphocytenwerte ebenfalls bestätigt (JEGOROFF[11] u. a.). Heute finden wir zwar höhere Werte, als EHRLICH-NAEGELI angeben, aber doch seltener ausgesprochene Lymphocytosen bei nichtkonstitutionell abweichenden Individuen.

Die Ursache der ungeheuer häufigen Reizungen des lymphatischen Systems kann nur in einer ständigen Stoffwechsel- und Abwehrfunktion vermutet werden. Hierfür spricht die eingehend geschilderte Lage der Follikel um zentrale Arterien, der ständige enge Zusammenhang mit den gesamten Schleimhäuten des Verdauungstractus, die der Resorption dienen, die auffällige kleinzellig-lymphatische Infiltration chronischer, noch nicht ganz ausgeheilter Entzündungsherde, in denen noch Resorptionen und pathologische (giftige) Eiweißumsetzungen vorhanden sind, die große Bedeutung des lymphatischen Apparates im Kindesalter und die auffällige Entwicklung bald nach der Geburt, sobald Schädigungen einsetzen. Über die Abschwächung der Virulenz eindringender Erreger durch die Lymphocyten besteht ein riesiges Material (MARCHAND[12] u. a.). MURPHY[13] und seine Schule sehen in den Lymphocyten die Antagonisten gegen Krebs und Tuberkulose. ASHER[14] nimmt Entgiftung körpereigener Gifte durch die Lymphocyten an, wozu die gewaltige Rolle der Lymphocyten bei endokrinen und allerlei konstitutionellen Stoffwechselanomalien stimmt. Funktionell erscheint die Anordnung der Lymphapparate in Drüsen, Milz und lymphoidem Gewebe durchaus der Aufgabe angemessen, da sich die *filterartige Einschaltung* der Drüsen in den Lymphstrom, der Milz in den Blutstrom (HELLY), die *Gruppierung um die*

---

[1] KEUTHE: Dtsch. med. Wochenschr. 1907.
[2] LERENSKY: Fol. haem. Bd. 9.
[3] ERDELY: Zeitschr. f. Biol. Bd. 46.
[4] HUNTINGTON: Zitiert bei SATAKE, s. S. 842, Ziff. 1.
[5] KLIENEBERGER: Münch. med. Wochenschr. 1917, H. 23.
[6] LÄMPE u. SAUPE: Münch. med. Wochenschr. 1919, H. 14.
[7] LÄMPE u. SAUPE: Münch. med. Wochenschr. Bd. 67. 1920.
[8] SPIETHOFF: Münch. med. Wochenschr. Bd. 69. 1922.
[9] SCHILLING, S.: Angewandte Blutlehre f. d. Tropenkrankheiten. Monographie 1914, und in Meusers Handbuch d. Tropenkrankheiten 2. Aufl., Bd. 2. 1914.
[10] TAYLOR: Journ. of exp. med. Bd. 29. 1919.
[11] JEGOROFF: Zeitschr. f. klin. Med. Bd. 100 u. 103. 1925.
[12] MARCHAND: Verhandl. d. dtsch. pathol. Ges. 1913.
[13] MURPHY u. ELLIS: Journ. of exp. med. Bd. 20. 1914. — MURPHY u. STURM: Ebenda Bd. 29. 1919. — MURPHY u. NAKAKARA: Ebenda Bd. 31. 1920. — MURPHY, NAKAKARA u. STURM: Ebenda Bd. 33. 1921.
[14] ASHER: 15. Internationaler Kongreß f. inn. Med., zitiert bei NAEGELI.

Eingangspforten des Körpers (WALDEYERscher Rachenring, periportale Lymphknoten nach FAHR u. a., Gekröselymphapparat, Mediastinaldrüsenkompex) gar nicht übersehen läßt, aber es sind mehr Vermutungen wie Beweise dessen, was hier eigentlich bezüglich der echten Lymphocyten vorgeht, *die keine Phagocytose treiben* (METHSCHNIKOFF, ASCHOFF und seine japanischen Schüler): *man sieht, daß die Zentren der Lymphocytenbildung scheidenartig die Blutgefäße dieser Organe umkleiden, bei mannigfachen Prozessen augenscheinlich durch die dialysierenden Fremdstoffe in Wucherung und sogar Untergang geraten, mit Regeneration reagieren und ihre vermehrten Zellen eng den abströmenden Lymphmengen* (Drüsen), *den Sekreten* (Verdauung, Urogenitalsystem) *oder dem Blute* (Milz, Hämolymphdrüsen) *beimischen. Dies alles deutet auf humorale, sekretorische Einwirkung der Lymphzellen auf die Flüssigkeiten, während die gröberen Bestandteile im anliegenden lymphoiden Apparate* (Reticulum, Histiocyten) *verarbeitet werden.*

Unter den Theorien über diese *fermentative Aufgabe der Lymphocyten* als Ursache ihrer Vermehrungen nimmt räumlich die BERGELsche *Lipase-Hypothese* einen großen Platz ein.

BERGELS[1] Hypothese mißt den Lymphocyten die Produktion eines fettspaltenden Fermentes, einer Lipase, zu, behauptet die Entstehung lymphatischer Exsudate durch Fettinjektionen, Erzeugung von Lymphocytosen seitens des Körpers zur Beseitigung oder Bekämpfung von Erregern, die durch Lipoidhüllen geschützt sind (Tuberkelbacillen, Treponemen, Leprabacillen usw.), fundamentale Bedeutung der Lymphocyten bei der Wassermannreaktion usw., kurz, faßt alle lymphocytären Reizerscheinungen der heterogensten Zustände *unter dem gemeinsamen Gesichtspunkte der Fettverdauung* zusammen. Lymphatische Zellansammlungen erzeugen auf Wachsplatten bei 52° Dellenbildungen und spalten Fettsäuren in Ölen (flüssigen Neutralfetten) und Lecithin. Die optimale Wirkung des Fermentes soll nach RESCH[2] bei der Wasserstoffionenkonzentration des Blutes liegen. Bei dem zeitlichen Studium der Exsudate verfolgt BERGEL die Bildung von Makrophagen aus den ausgetretenen Lymphocyten, unterscheidet aber anfangs ausdrücklich nicht zwischen histiocytären und hämatogenen Elementen. Auch Erythrocyten wirken als Fettkörper; Lipasen und Hämolysine haben engste Beziehungen. *Die gebildeten Lipasen gegen lipoide Antigene sollen spezifisch sein.* Tuberkelbacillen werden zu MUCHschen Granula abgebaut. Die Epitheloidzellen des Tuberkels sind vielmehr umgewandelte Lymphocyten, die die Lipoidhülle der Bakterien zu lösen suchen. Im syphilitischen Serum ist ein aus den Lymphzellen stammendes Proferment, ein spezifischer lipolytischer Amboceptor, vorhanden, der durch das Komplement aktiviert wird, hervorgerufen durch den lipoiden Erreger. Die meisten chronischen Erkrankungen werden als durch lipoide Erreger erzeugt angesehen, weil sie Lymphocytose erzeugen, aber auch die „Kriegslymphocytose“ ist Abbau des körpereigenen Fettes im Hungerzustande. Obgleich einige Bestätigungen bezüglich der Einwirkung der Lymphocyten auf Tuberkelbacillen vorliegen (NYFELDT[3], PAWLOW[4]), wurde im allgemeinen die Bezeichnung der Zellen im Exsudat als Lymphocyten abgelehnt (Diskussion[5] Verfasser, WOLFF-EISNER, MOSSE, ASCHOFF u. KAMIYA[6]); ebenso wurde die Spezifität der Lipoide als Ursachen der lymphocytären Zellansammlungen abgelehnt, da auch andere indifferentere Stoffe wie Kohlehydrate, Lipoide und Eiweißstoffe keine Verschiedenheiten ergeben [KAMIYA]), Caseosan (OKUNEFF[7]). Der Parallelismus zwischen Lymphocyten und Lipase wurde ebenfalls bestritten (KOLLERT u.

---

[1] BERGEL: Lymphocytose, Monographie. Berlin: Julius Springer 1921. — BERGEL: Münch. med. Wochenschr. 1912. — BERGEL: Berlin. klin. Wochenschr. 1919. — BERGEL: Zeitschr. f. exp. Pathol. u. Ther. Bd. 21. 1920. — BERGEL: Biochem. Zeitschr. Bd. 130. 1922. — BERGEL: Dermatol. Zeitschr. 1922. — BERGEL: Dtsch. med. Wochenschr. 1923, H. 2 (Antwort auf ASCHOFF-KAMIYA). — BERGEL: Beitr. z. pathol. Anat. u. z. allg. Pathol. Bd. 73. 1925. — BERGEL: Zeitschr. f. d. ges. exp. Med. Bd. 45. 1925. — BERGEL: Klin. Wochenschr. 1925, H. 4 (zu MAXIMOW); 1925, H. 35 (Entzündung). — BERGEL: Arch. f. exp. Zellforsch. Bd. 3. 1926.

[2] RESCH: Zeitschr. f. klin. Med. Bd. 92. 1921.

[3] NYFELDT: Bibl. for Laeger Bd. 112. 1920; ref. Kongreß-Zentralbl. Bd. 16, S. 138.

[4] PAWLOW: Zeitschr. f. Immunitätsforsch. u. exp. Therapie Bd. 38. 1923.

[5] Diskussion zu Vortrag BERGEL: Berlin. klin. Wochenschr. 1919, H. 39. WOLFF-EISNER, MOSSE, V. SCHILLING.

[6] ASCHOFF u. KAMIYA: Dtsch. med. Wochenschr. 1922, H. 24; 1923, H. 2.

[7] OKUNEFF: Zeitschr. f. exp. Med. Bd. 43, 45, 47. 1924/25.

FRISCH[1], RESCH, DE MARTINI[2], FALKENHEIM u. GOTTLIEB[3], F. u. GYÖRGY[4]). Die behauptete Schwächung der Tuberkelbacillen wird bestritten (DOSKOCIL[5]). Fettinjektionen in die Blutbahn erzeugen keine Lymphocytose (OKUNEFF).

BERGEL stützt sich den Einwänden gegenüber auf die MAXIMOWsche Nomenklatur, der ja ebenfalls früher alle einkernigen körnchenfreien Zellen als Lymphocyten bezeichnete, auf seine Lehre von der Entstehung der „Polyblasten" aus den kleinen Lymphocyten, die heute den Makrophagen gleichgesetzt werden, mißt aber den histiocytären oder Adventitiazellen geringe Bedeutung z. B. bei der Lues zu, weil die Spirochäten sich direkt in ihnen vermehren und erst mit dem Auftreten der kleinzelligen Lymphocyteninfiltration verschwinden. BERGEL mißt nunmehr in seinen neueren Mitteilungen der histiocytären Reaktion eine nebensächliche Rolle (Aufräumung, Phagocytose), den Lymphocyten aber die Hauptfermenttätigkeit, die eigentliche Heilfunktion, zu. Die Zellen gehen dabei eine morphologische Umgestaltung ein, um ihre neue, durch die *Eigenart des Erregers* bedingte Funktion auszuüben. Der akute Charakter einer Erkrankung wird hervorgerufen durch eiweißartige Erreger (Staphylokokken usw.), der chronische durch die langsam wirkenden fettartigen Erreger und die ebenfalls langsam reagierenden Lymphocyten.

Im wesentlichen wendet sich also die BERGELsche Auffassung gegen die *Vorstellung einer prinzipiell gleichartigen Abwehr* aller exogenen Gewebsschädigungen auf die gleiche Weise, die mehr durch die Intensität des Reizes, wie durch seine chemische Besonderheit modifiziert wird. Wir werden im Schlußkapitel zeigen, daß wir eher auf dem Boden der älteren Auffassung stehen, da auch die „lipoiden" Erreger, wenn sie nur intensiv genug einwirken, myeloische Reaktion erregen, und da die eiweißartigen Erreger, wenn sie mitigiert sind, lymphatische Reaktionen unterhalten. Die Art der Zellreaktion hängt wahrscheinlich von der lokalen und allgemeinen Schädigung der Gewebe und des Organismus weit mehr ab, wie von der chemischen Natur des Erregers selbst, mehr von der Virulenz, Toxizität, Vermehrungstendenz einerseits, der natürlichen oder erworbenen, schnell oder langsam eintretenden Immunität, d. h. der „Reaktionslage" des Organismus andrerseits. Hierfür spricht das vollkommene Mißverhältnis zwischen einer winzigen Fettmasse eines Tuberkelbacillus und einer massiven lymphatischen Infiltration, der die lipolytische Zerlegung in vivo nicht gelingt.

Ein deutlicher Einfluß auf die Lymphocytenbildung kommt dem *vegetativen Nervensystem* zu (HARVEY u. a.).

Eine gewisse Bedeutung erlangte die FREYsche[6] *Adrenalinprobe* als angeblicher Beweis einer lymphocytenbildenden Tätigkeit der Milz und als klinisches Untersuchungsmittel zur Milzfunktion. FREY und seine Mitarbeiter beobachteten wenige Minuten nach Adrenalininjektion bei Gesunden und Kranken eine ausgesprochene Leukocytenvermehrung durch lymphatische Elemente (HATIEGAN[7], OEHME[8]), aber der gleiche Befund ergibt sich auch bei fehlender Milz (KREUTER[9], OEHME, O. HESS[10], SCHENK[11] u. a.). Nach FREY fehlt die Lymphocytenvermehrung bei Morbus Banti (Fibrosis der Milzpulpa). FREY[12] hält jedoch auch heute seine Meinung aufrecht (mit TONIETTI[12]), nur daß er die Ausschüttung der Zellen auf *das gesamte Lymphsystem* bezieht. Nach FALTA, BERTELLI und SCHWEEGER[13]

[1] KOLLERT u. FRISCH: Beitr. z. Klin. d. Tuberkul. Bd. 43, 47.
[2] DE MARTINI: Rif. med. 1922.
[3] FALKENHEIM u. GOTTLIEB: Münch. med. Wochenschr. 1922.
[4] FALKENHEIM u. GYÖRGY: Beitr. z. Klin. d. Tuberkul. Bd. 53 u. 55.
[5] DOSKOCIL: ref. Fol. haem. Bd. 22.
[6] FREY: Zeitschr. f. exp. Med. Bd. 2. 1913.
[7] HATIEGAN: Wien. klin. Wochenschr. 1917.
[8] OEHME: Dtsch. Arch. f. klin. Med. Bd. 122. 1917.
[9] KREUTER: Zeitschr. f. d. ges. exp. Med. Bd. 11. 1915.
[10] HESS, O.: Dtsch. Arch. f. klin. Med. Bd. 141. 1922.
[11] SCHENK: Med. Klinik 1920. — SCHENK: Dtsch. med. Wochenschr. 1920.
[12] FREY u. TONIETTI: Zeitschr. f. d. ges. exp. Med. Bd. 44. 1925.
[13] FALTA, BERTELLI u. SCHWEEGER: Zeitschr. f. klin. Med. Bd. 71. 1911.

sind die Vagusfasern lymphocytoseerregend. Nach BERESOW[1] verlaufen auch im Hilus der Lymphdrüsen, wie in der Milzpulpa, feine Nervengeflechte, die eine Ausschüttung der vorhandenen Zellreserven durch Kontraktion erwirken können (Sympathicus und Parasympathicus); maßgebend ist der Gesamttonus des Nervensystems durch die polyglanduläre Sekretion. Durch Atropin kommt es zu erheblichem Abfall der Lymphocyten, durch Pilocarpin zur erheblichen Steigerung. Nach Splenektomie fiel bei den gleichen Versuchspersonen unter ständig zunehmender Lymphocytose der Pilocarpineinfluß fast auf Null, worin der Autor einen Beweis für die Entstehung der Lymphocytose durch den gesteigerten Tonus des vegetativen Systems erblickt. NAEGELI nimmt an, daß die Ausschwemmung der Lymphocyten aus den Drüsen durch Adrenalin auf Steigerung der Blutdurchströmung zurückzuführen ist. Wie auch bei der Granulocytogenese ist dem Zusammenspiel zwischen vegetativem Nervensystem und humoraler Regulierung durch den endokrinen Drüsenapparat eine große, in den Einzelheiten aber noch dunkle Bedeutung für die Aufrechterhaltung der physiologischen Lymphocytenzahl und der pathologischen Lymphocytose zuzumessen (Verfasser[2], HOFF[3] u. a.).

Über die Größe der quantitativen *Leistung des lymphatischen Systems* liegen nur wenige Berichte vor. v. SCHUMACHER[4] hatte eine Beurteilung der Lymphocytenbildung aus der relativen Zellzahl der von den Drüsen ausführenden Gefäße versucht.

Ein relativer Maßstab, der allerdings alle die direkt in die Blutbahn einwandernden Zellen nicht trifft, ist der Zellgehalt der Lymphe des Ductus thoracicus, die überwiegend Lymphocyten enthält (etwa 1% andere Zellen). BIEDL und DECASTELLO[5] sahen durch Fistel und in einem Versuche durch Abbindung des D. thor. Absinken der Lymphocytenzahl bis um 79% des früheren Wertes. BANTI[6] berichtete über Versuche CRESCENCIS mit Fistel des D. thoracicus und Splenektomie, die einen allerdings nur 4 Tage dauernden Absturz der Lymphocyten um $^1/_2$—$^{10}/_{11}$ erzielten. (Alle diese Versuche sind wegen der entstehenden Infektionen zweifelhaft, da jede Wunde oder Infektion die Lymphocyten abstürzen läßt.) ROUS[7] berechnete den Strom der Zellen in der Lymphe auf 2 bis 1300 im Kubikmillimeter und täglich etwa 3300 Millionen beim Hunde. LEE erzielte Absinken der Lymphocyten um 56, maximal 64% bei Katzen durch Unterbindung der D. thorac.; seine gleich operierten Kontrollen hatten Anstieg der Lymphocyten. BUNTING und HUSTON[8] errechneten nach Unterbindung des D. thoracicus und des r. Lymphstranges bei einem Kaninchen eine Verringerung des Durchganges von Zellen um 443000000 Lymphocyten weniger in 6 Stunden. Nach DAVIS und CARLSON[9] passieren sogar in 24 Stunden mehr Lymphocyten den Ductus, wie jemals in der Blutbahn gleichzeitig vorhanden sind. Deswegen versuchten BUNTING und HOUSTON[8] den Nachweis der Auswanderung von Lymphocyten durch Untersuchung von austretenden Lymphocyten am Darmtractus zu erbringen. Sie fanden im oberen Duodenum etwa 100 Lymphocyten pro Kubikmillimeter im Durchschnitt der Darmschleimhaut, im Ileum 480, im Appendix etwa 700. Hieraus folgenderten sie, daß die Hauptfunktion

[1] BERESOW: Mitt. a. d. Grenzgeb. d. Med. u. Chir. Bd. 38. 1924.
[2] SCHILLING, V.: Ergebn. d. ges. Med. Bd. 3.
[3] HOFF: Krankheitsforschung Bd. IV. 1927.
[4] v. SCHUMACHER: Arch. f. mikrosk. Anat. Bd. 54. 1899.
[5] BIEDL u. DECASTELLO: Arch. f. Phys. Bd. 84. 1901.
[6] BANTI-CRESZENZI: Zitiert bei LEE.
[7] ROUS: Zitiert bei LEE. — LEE: Journ. of exp. med. Bd. 36.
[8] BUNTING u. HOUSTON: Journ. of exp. med. Bd. 33. 1921.
[9] DAVIS u. CARLSON: Zitiert bei BUNTING u. HUSTON.

der Lymphocyten im Darmkanal liegen müsse. SATAKE[1] fand in ähnlicher Weise umgekehrt beim Meerschweinchen im Duodenum etwa 25—40000000 Lymphocyten durchwandernd, im Coecum 1—6 Millionen, im Dickdarm 4—6 Millionen; relativ auf den Quadratzentimeter 220—300000 im Duodenum, 310—630000 im Coecum und 50—76000 im Dickdarm. Kurvenmäßig nimmt die Auswanderung vom Duodenum bis Jejunum zu, sinkt bis zum unteren Ileum und steigt im Coecum wieder, um analwärts dann sehr stark abzusinken. Nach SATAKE[1] sprechen diese Zahlen für die Rolle bei der Fettresorption, nehmen auch stark zu bei reichlicher Fett- und Kohlehydratnahrung gegenüber Eiweißnahrung.

Einen Begriff von der *Ausdehnung des Darmlymphapparates* geben auch die Zahlen HELLMANNS[2], der einen Flächeninhalt von 129 qcm Follikelgewebe ausrechnete (Mensch). Nach PERSON sind 6—15000 Solitärfollikel, nach HELLMANN allein im Dünndarm 15000, im Dickdarm ohne Rectum 7—21000 vorhanden. Die Zahl der Plaques beläuft sich nach PERSON auf 0—41, nach HELLMANN auf 107—246.

Die Zahl der Lymphknoten im Mesenterium beträgt nach WULLENWEBER[3] 220—442, der axillaren und infraclavicularen nach GROSSMANN[3] 50—60—70, wobei beide Autoren eine abnehmende Zahl bei den älteren Individuen, die Höchstzahl im mittleren Kindesalter, fanden.

Alle diese Zahlen haben natürlich nur einen ganz approximativen Wert und sollen hier nur die meist ganz unterschätzte Rolle des lymphatischen Systems andeuten.

Wie bei den anderen hämatopoetischen Systemen ist auch eine *aplastische Hemmung des Lymphocytenapparates* bekannt, obgleich sie exakt schwer zu erfassen ist. Die Beobachtungen der Pathologen an der Leiche sprechen für eine fast regelmäßige Schädigung des lymphatischen Apparates durch die infektiösen Prozesse der Agone, die zu einer Verkleinerung der Lymphapparate und der Follikel bis zum Verschwinden führen. Bei chronischeren Infektionen wirken die Inanitionszustände stark mit. Alle akuten Infektionen fast zeigen im Blutbilde die relative oder absolute Lymphopenie, der ebensohäufig die „postinfektiöse Lymphocytose" folgt, die typische Begleiterin der Rekonvalenszenz. Leukopenisch-lymphocytäre Infektionen wie Typhus, Grippe, Protozoenkrankheiten, Pappataci haben oft ein ganz kurzes granulocytäres Vermehrungsstadium und kommen nur sehr rasch in den Bereich der lymphatischen Reaktion des Organismus, entweder, weil sie so rasch ablaufen, daß die Granulocyten keine Zeit zur Vermehrung hatten (Pappataci, leichte akute Infektionen wie Erkältungen) oder weil wirklich ein hemmender Einfluß auf das Knochenmark eine relative Lymphocytose erzeugt (Grippe, Typhus), oder weil sie sehr schleichend entstehen und in die chronisch-lymphatische Reaktionslage des Organismus hinüberleiten (Typhus, Tuberkulose, Lues, Malaria usw.). Während der Höhe der Affektionen pflegen die Lymphocytosen dabei nur relative zu sein, gehen aber sehr rasch in absolute Lymphocytosen über, wenn die Besserung einsetzt. Sehr heftige Infektionen (Sepsis, Peritonitis usw.) können die Lymphocyten während der Acme fast zum Verschwinden bringen. Echter Schwund tritt ein bei der bösartigen „Aleukie", wo die Verminderung der Lymphocyten ein Teilsymptom der allgemeinen Schädigung der hämatopietischen Organe ist (Blutbefund z. B. 800 Zellen mit 2% Granulocyten, 1% Monocyten); die hohe relative Lymphocytose zeigt hier eine spätere oder weniger vollständige Mitbeteiligung

[1] SATAKE: Japan. journ. of med. sc. pathol. Bd. 1. 1926.
[2] HELLMANN: Zeitschr. f. Konstitutionslehre Bd. 8. 1922.
[3] WULLENWEBER-GROSSMANN: Zitiert bei WETZEL, S. 827, Ziff. 10.

des lymphatischen Apparates an, die sich auch histologisch unschwer nachweisen läßt.

Umgekehrt gibt es auch anscheinend primäre lymphatische Reizungen, die sog. „Sepsisfälle mit lymphatischer Reaktion“ nach TÜRK[1], MARCHAND[2], SPRUNT und FRANK[3], JAGIE und SCHIFFNER[4], DEUSSING[5], BLOEDORN and HOUGHTON[6] und die meistens nur Lymphocyten zeigende „Monocytenangina“ (W. SCHULZ[7]). Diese Zellreaktionen erwecken den Eindruck einer ganz besonderen individuellen Einstellung des Organismus (Allergie? SCHILLING und LOEWE) auf wiederholte Infektionen und gehen mit allgemeiner Reizung des lymphatischen Gewebes einher; andere Autoren denken an spezifische Krankheitserreger (NAEGELI, W. SCHULTZ).

Das Extrem der pathologischen Hypertrophie ist die lymphatische Leukämie, die zu einer gewaltigen Ausbreitung der Lymphocytenbildung in allen Geweben führen kann und vor allem die Pulpa der Drüsen und Milz, weiter aber auch das Knochenmark lymphatisch erfüllt.

Alle diese Reaktionen des lymphatischen Apparates sind anscheinend ganz für sich auslösbar und nicht notwendig mit Granulocytopenie oder Monocytose verknüpft, wie man in der älteren Literatur oft findet, aber sie gehen in der Tat oft mit Leukopenie und Monocytenschwankungen einher. Wir führen diese pathologischen Zustände hier an, weil sie die selbständige Stellung des lymphatischen Zellapparates unterstreichen.

Nach den vorstehenden Abschnitten fassen wir die Bedeutung der Lymphocytopoese zusammen:

Die im Blute vorhandenen lymphatischen Zellen (ohne Monocyten) bilden zwar nur etwa ein Viertel der kreisenden Blutzellen, aber sie stellen wieder nur einen kleinen Teil der gesamten produzierten Lymphzellen des Körpers vor, da ein großer Teil von ihnen dauernd direkt aus dem Gewebe in die Schleimhäute, Organe usw. einwandert und durch Auswanderung in den Darmkanal und das Urogenitalsystem den Körper extrahämatisch verläßt. Der größte Teil der Blutlymphocyten entstammt der Milz und den Drüsen, die teils direkt, teils durch den Lymphstrom ihre Lymphocyten der Blutzirkulation übermitteln. Die eigentliche Bedeutung der Lymphocyten ist noch nicht bekannt und damit auch die eigentliche Funktion des lymphocytopoetischen Apparates noch unklar. Die beobachteten Schwankungen physiologischer und pathologischer Art deuten auf eine lebhafte Beteiligung an Resorptions- und Assimilationsvorgängen des Gesamtorganismus, wie an den Stellen lokaler Zellansammlungen. Der Bau der Lymphapparate deutet auf eine enge Verknüpfung der Funktion mit dem Gefäßsystem, dem die lymphocytopoetischen Herde an-, um- oder eingelagert sind. Der Fettumsatz wird möglicherweise u. a. mit Hilfe der Lymphocyten vollzogen, doch dürfte damit erst ein kleiner Teil der Aufgaben des lymphocytopoetischen Systems erschöpft sein; ein weiterer Anteil ist die Betätigung bei der Abwehr chronischer Infektionszustände und bei der Entgiftung pathologischer endogener Produkte oder exogener Schädlichkeiten. Die sichtbare lymphocytopoetische Reaktion bildet bis jetzt die Hauptstütze für obige Annahmen. An der selbständigen Bedeutung der echten lymphatischen Zellen muß nach der Entwicklung und Funktion der lymphocytopoetischen Zellherde, besonders der Follikel, festgehalten werden.

---

[1] TÜRK: Wien. med. Wochenschr. 1907, S. 399.
[2] MARCHAND: Dtsch. Arch. f. klin. Med. Bd. 110. 1913.
[3] SPRUNT u. FRANK: Bull. of the Johns Hopkins hosp. Bd. 31. 1920.
[4] JAGIE u. SCHIFFNER: Wien. med. Wochenschr. Bd. 70. 1920.
[5] DEUSSING: Dtsch. med. Wochenschr. 1918, H. 20.
[6] BLOEDORN u. HOUGHTON: Arch. of int. med. Bd. 27. 1921.
[7] SCHULZ, W.: Monographie. Berlin: Julius Springer 1925.

D. Das monocytäre System.

Der Begriff „Monocyt“ wurde von PAPPENHEIM als indifferente Benennung einer strittigen Gruppe eingeführt, deren Einordnung noch Schwierigkeiten machte. Diese Schwierigkeiten bestehen noch heute, wenn auch der *besondere* Charakter dieser Zellart ziemlich allgemein anerkannt wird. Das Wesentliche der heutigen Auffassung ist die *„Selbständigkeit“ dieser Zellart gegenüber den anderen Blutzellen* (Verfasser), d. h. daß die als echte Monocyten des Normalblutes bezeichneten Zellen nach dieser Anschauung nicht Zwischen- oder Endformen des myeloischen, noch des lymphatischen Zellzweiges sind, sondern ihre eigenen Entstehungsorte, ihre eigene selbständige Entwicklungsreihe haben. Verfasser hat diese neue Lehre als *„Trialismus“* dem „Unitarismus“, der alle Leukocyten in ihren lymphoiden Vorstufen wesensgleich sein läßt, und dem „Dualismus“, der den Monocyten *entweder* lymphatisch *oder* myeloisch einordnen will, gegenübergestellt, da die besonderen Reaktionen dieses Zellsystems, die charakteristische Färbung und Gestaltung des Monocyten, seine Betätigung bei den Krankheitsprozessen zu einer Abtrennung von den anderen leukocytären Stämmen zwang. Erst nachträglich ist die Frage seiner engeren Abstammung vom Bindegewebe aufgetreten, die heute noch als der strittigste Teil bezeichnet werden muß. Es ist aber unrichtig, wenn von unitarischer Seite (MAXIMOW und seinen Schülern) diese Streitfragen dem „Trialismus“ zur Last gelegt werden, da auch nach der unitarischen Auffassung eigentlich heute die Sonderheit der Monocyten anerkannt werden wird und jede der strittigen Ableitungen (Endothel, Clasmatocyten, Hämocytoblasten) dem hämatologisch und physiologisch bzw. klinisch wichtigen Begriffe der „Selbständigkeit“ gegenüber den anderen Zellsystemen voll entsprechen würde.

1. Abstammung des Monocyten.

Unter *„Gr. Mononucleären“* bezeichnete EHRLICH[1] in seiner „Anämie“ eine streng von den Lymphocyten zu trennende Gruppe der Leukocyten von zwei- bis dreifacher Größe des Erythrocyten, mit meist exzentrischem, schwach färbbaren Kerne und relativ mächtigem, schwach basophilem Protoplasma, im allgemeinen *ohne* Granulation. Zu den Lymphocyten bestehen keine Übergänge; die Herkunft ist in der Milz, wahrscheinlicher noch im Knochenmark zu suchen. Daneben stellte er die *„Übergangsformen“*: „Es sind Gebilde vom Habitus der vorhergehenden, durch große Einbuchtungen des Kernes unterschieden, die ihm häufig die Form eines Zwerchsackes verleihen, ferner durch die etwas größere Affinität des Kernes zu den Kernfarbstoffen, sowie durch das Auftreten spärlicher neutrophiler Granulationen im Plasma.“ *Ehrlich sah sie anfangs tatsächlich als Übergänge zu den Neutrophilen an.*

PAPPENHEIM[2] erkannte die völlige Zusammengehörigkeit dieser beiden Zellgruppen und trennte sie aus färberischen und funktionellen Gründen von den Neutrophilen ganz ab, sie der *Lymphocytenreihe als Altersformen* anhängend. Sie sollten in die Rieder-Lymphocyten, breitleibige, gelapptkernige, pathologische echte Lymphocyten übergehen.

Dieser Zusammenfassung schlossen sich TÜRK[3] und NAEGELI[4] insofern an, als sie Gr. Mononucleäre und Übergangsformen für zusammengehörig erklärten,

[1] EHRLICH-LAZARUS: Anämie in Nothnagels spez. Pathol. u. Therapie Bd. 8. 1898.
[2] PAPPENHEIM: Virchows Arch. f. pathol. Anat. u. Physiol. Bd. 159 und 160. 1900.
[3] TÜRK: Vorlesungen, 1. Teil. Wien 1904.
[4] NAEGELI: Lehrbuch, 1. Aufl. 1907.

aber sie trennten sie von den Lymphocyten und erkannten ihnen die neutrophilen Granulationen zu, weswegen sie sie als *ein „rudimentäres" oder „aberrierendes" myeloisches System* betrachteten.

Außer PAPPENHEIM hielten alle Autoren an dem neutrophilen Charakter der Körnungen bis dahin fest, was für die systematische Einteilung wesentlich war. Der Übergang der mehr rundlichen Kernform der Gr. Mononucleären in die stark gelappten Kernformen der „Übergangsformen" wurde von sämtlichen genannten Autoren angegeben; ebenso stand fest, daß die Kerne nur kleine, schwer darstellbare Nucleolen haben, dagegen die Lymphocyten große deutliche Nucleolen.

Als besonderes Kennzeichen der strittigen Zellen hatte KURLOFF unter EHRLICH[1] beim Meerschweinchen das Vorhandensein von lichtbrechenden Vakuolen angegeben, die nach ihm den Namen *Kurloffkörperchen* erhielten und Sekretmassen darstellen sollten. FERRATA[2] identifizierte sie zu Unrecht mit den azurophilen Plasmosomen (dagegen WEIDENREICH[3], PAPPENHEIM[4], der aber später diese Meinung annahm). Ihre höchst eigenartige Innenstruktur ist von CESARIS DEMEL[5] u. a., am eingehendsten vom Verfasser[6] studiert worden; nach meiner Ansicht handelt es sich um cyclische Ausbildungen mitochondrienartiger cellulärer Struktur [kolloide Grundmasse mit feinen Körnchen und azurophilen „Spiremosomen" (Fadenkörper)] in ihnen, die nur durch Azurvitalfärbung richtig darstellbar sind und die bei der Ausarbeitung der Sekretmassen eine Rolle zu spielen scheinen. Das sehr deutliche Mikrozentrum wird an die Seite gedrängt (WEIDENREICH), ebenso der Golgiapparat (Verfasser[7]). Die Bedeutung der Kurloffkörper ist noch immer ungeklärt. Sie finden sich auch bei den nahe verwandten Tierarten, z. B. bei den Agutis, und haben augenscheinlich zu den Russelkörpern Verwandtschaft (Schollenleukocyten von WEILL[8]).

WEIDENREICH[3] *leugnete die Abtrennbarkeit* der Gr. Mononucleären + Übergangsformen *von den Lymphocyten,* da er sie auch in den Zellen der Lymphe wiederfand und VIRCHOW bereits die großen und kleineren Lymphzellen unter diesem Namen zusammengefaßt habe.

Mit der Milz brachten zuerst EINHORN und EHRLICH[9] die Übergangsformen in Beziehung, indem sie die Entstehung der in der Milz zahlreichen Zellen von den lymphatischen Follikeln ablehnten und eher an Bildung von myeloischen Elementen in der Pulpa oder Einwanderung aus dem Marke dachten. TÜRK gab ihnen daher den Namen „*Splenocyten*", während NAEGELI ihre Bildung dort ablehnt.

Mit bindegewebigen Elementen wurden zuerst die Zellen der Exsudate (Exsudatmonocyten) in Beziehung gebracht, und hier wurde die selbständige Entstehung und Vermehrung dieser Zellart durch Mitosen beschrieben (Verfasser[10], WEIDENREICH-SCHOTT[11]).

Um die mittlerweile allgemein anerkannte Einheitlichkeit der Gr. Mononucleären und Übergangsformen zu unterstreichen, schlugen PAPPENHEIM und PAPPENHEIM-FERRATA[12] den nichts präjudizierenden Namen „*Monocyten*" für die Gr. Mononucleären + Übergangsformen vor.

---

1 KURLOFF: Zitiert bei EHRLICH: l. c. Nr. 1.
2 FERRATA: Arch. per le scienze med. Bd. 30. 1906. — Virchows Arch. f. pathol. Anat. u. Physiol. Bd. 187. 1907.
3 WEIDENREICH: Arch. f. mikrosk. Anat. Bd. 73. 1909.
4 PAPPENHEIM: Bemerkungen zu FERRATA: l. c. Ziff. 2.
5 CESARIS DEMEL: Arch. per le scienze med. Bd. 29. 1905.
6 SCHILLING, V.: Zentralbl. f. Bakteriol. Bd. 69. 1913.
7 Hämatologische Technik in Kraus-Uhlenhut, Handbuch der mikrobiolog. Untersuchungsmethoden Bd. III.
8 WEILL: Arch. f. mikrosk. Anat. Bd. 93. 1920.
9 EINHORN: Inaug.-Diss. Berlin 1884 (unter EHRLICH).
10 SCHILLING, V.: Folia haematol.
11 WEIDENREICH-SCHOTT: Arch. f. mikrosk. Anat. Bd. 74. 1909.
12 PAPPENHEIM-FERRATA: Folia haematol. Bd. 10. 1910. Monographie 1912.

Die *myeloblastische Entstehung* der Monocyten wurde besonders verfochten von ZIEGLER[1], KLEIN[2], STERNBERG[3], in letzter Zeit besonders von NAEGELI[4] und ALDER[5], die sogar die bei den Leukämien auftretenden „monocytoiden Promyelocyten" Verfassers[6] (PAPPENHEIMS[7] myeloische Leukoblasten, die alten *myeloischen* Übergangsformen SPILLINGS) völlig mit den blutreifen Monocyten identifizieren und daher die großzellig entdifferenzierten Promyelocytenleukämien ganz zu Unrecht und damit die Nomenklatur verwirrend als „Monocytenleukämien" (s. unten) bezeichnen wollten (s. Abb. S. 788).

Die *lymphatische Entstehung der Monocyten* fand ihre Verteidiger in WEIDENREICH, MAXIMOW[8] (Identifizierung mit den „Polyblasten"), PAPPENHEIM[9], FRUMKIN[10], PAREMUSOFF[10], (zeitweise Trennung in pathologische, myeloische Monocyten und lymphatische Normalmonocyten), BERGEL[11], ARNETH[12] u. a.

Eine neue Schwierigkeit war mittlerweile in der „*Azurgranulation*" MICHAELIS und WOLFF[13] erwachsen, zumal die Autoren die gänzliche Verschiedenheit der azurophilen Strukturen in den Promyelocyten (myeloische grobe Progranulation), in den Lymphocyten (unregelmäßige „Plasmosomen") und in den Monocyten (feinste Körnung) nicht erkannten. So wurde dieser Befund für die Unitarier ein Bindeglied zwischen den ungekörnten und gekörnten Zellen, für die Dualisten ein neuer Beweis der myeloischen Natur („Monocytengranulation NAEGELI" nach ALDER[4] und NAEGELI[5]).

PAPPENHEIM focht die Besonderheit der azurophilen Monocytengranulation als *nicht* neutrophil und *nicht* echte Granulation (azurophile Bestäubung) gegenüber NAEGELI durch und erreichte erst 1912 (2. Aufl. des Lehrbuches) von NAEGELI das Zugeständnis, daß es sich nicht um neutrophile Granula, sondern um rein azurophile handele. PAPPENHEIM verknüpfte hier aber, ständig schwankend, in gewisser Weise mit den anderen azurophilen Pseudogranulierungen.

Andere Autoren begründeten aber gerade mit der eigenartigen feinen azurophilen Körnung die Selbständigkeit der Zellart gegenüber den anderen Zellen, sowohl den Lymphocyten im Sinne PAPPENHEIMS wie den Myeloblasten im Sinne NAEGELIS, am ausgesprochensten wohl RIEUX[14] und Verfasser[15], *die die konstante, durch das Protoplasma verteilte feine Azurgranulation einwandfrei beschrieben.*

Blutbild 1. Aufl. 1912: „Protoplasma relativ breit, schmutzig hellblau bis blaßviolett, bei guter Färbung deutlich sehr fein rosa gestäubt, besonders intermediär; häufig kleine Vakuolen, Einschlüsse oder Plasmosomen", gegenüber NAEGELI „stets Fehlen der Stäubchen mit Triacid". S. 47 und Anm. S. 47, Tafel II zeigt die Zellreihe *von einer endotheloiden Zelle aus mit allen Arten der Bestäubung.* Der Anspruch NAEGELIS auf die Entdeckung der Zellgranulation muß also abgelehnt werden (WOLLENBERG[16]), ebenso wie derjenige auf die Be-

[1] ZIEGLER: Folia haematol. Bd. 6. 1908.
[2] KLEIN, H.: Myelogonie. Berlin 1914.
[3] STERNBERG: in KREHL-MARCHAND Bd. 2.
[4] NAEGELI: Lehrbuch 3. Aufl. 1919.
[5] ALDER: Folia haematol. Bd. 28. 1922; Bd. 29. 1923.
[6] SCHILLING, V.: Verhandl. d. Kongr. f. inn. Med. 1925.
[7] PAPPENHEIM: Atlas d. menschl. Blutzellen.
[8] MAXIMOW: Folia haematol. 1909.
[9] PAPPENHEIM: Folia haematol. Bd. 12. 1912.
[10] FRUMKIN, PAREMUSOFF: Folia haematol. Bd. 12, 1912.
[11] BERGEL: Monographie. Berlin: Julius Springer 1921.
[12] ARNETH: Qualitative Blutlehre Bd. 1—4.
[13] MICHAELIS, H. u. WOLFF: Virchows Arch. f. pathol. Anat. u. Physiol. Bd. 167. 1902.
[14] RIEUX: Folia haematol. Bd. 10. 1911.
[15] SCHILLING, V.: Blutbild, 1. Aufl. Jena 1912.
[16] WOLLENBERG: Historische Entwicklung der Monocytenfrage. (Kritische Studien der Literatur!)

gründung ihrer „Selbständigkeit" (Lehrbuch 3. Auflage), die in der Tat nur der Abgrenzung gegenüber den Neutrophilen gilt, sie aber sonst ganz dem myeloischen Systeme einordnet (WOLLENBERG[1], Verfasser[2]).

Eine ähnliche Bedeutung bekam die *Oxydasereaktion*, die in den Monocyten verschieden, bald negativ, bald schwach positiv ausfällt. Während NAEGELI mit ihr die myeloische Abstammung begründete, indem er sie *ebenso stark* fand wie in den Neutrophilen, fanden Verfasser und RESCHAD[3] sowie SCHLENNER[4] sie „*im Prinzip negativ*".

Dieser Ausdruck ist vielfach falsch verstanden worden; er sollte besagen, daß die jüngeren Formen zunächst negativ wären und daß die zugegebene und von den Autoren beschriebene ganz feine gelegentliche Reaktion *prinzipiell* von der stabilen starken Reaktion der myeloischen Elemente zu scheiden wäre. Ähnlich haben ASCHOFF und KIYONO[5], WOLLENBERG[6], PAPPENHEIM und FUKUSHI[7], PAPPENHEIM und NAKANO[8], ROSENTHAL[9] u. a. die Reaktion beschrieben, auch scheinbare Gegner unserer Auffassung, wie BAADER[10], der doch die ganz verschiedene Stärke der Reaktion zugeben muß.

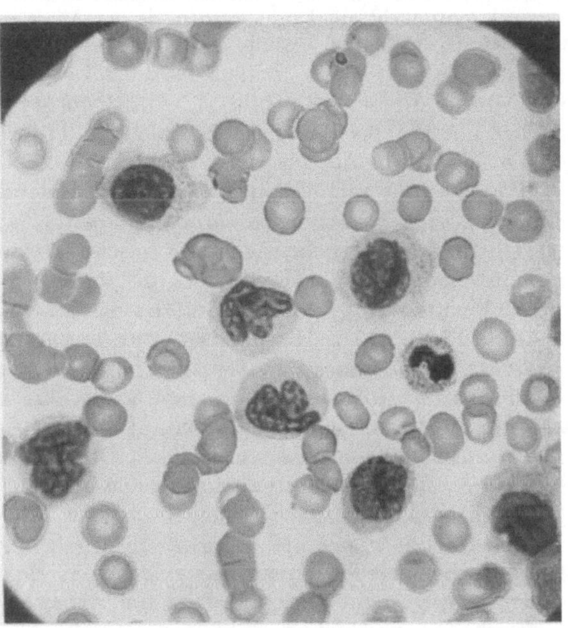

Abb. 113. Monocytenleukämie nach RESCHAD-SCHILLING (Originalmikrofot). Oxydase-negative Monoblasten in Monocyten.

In einer eingehenden Studie haben BANSI und Verfasser[11] die Frage erneut aufgerollt und das Freisein der Stammformen der Monocyten (wie SCHLENNER[4]) bestätigt, aber in den sonst höchstens ganz schwach positiven Exsudatmonocyten sehr deutliche Anzeichen einer klumpigen Oxydasespeicherung aus zerfallenden neutrophilen Leukocyten gesehen (auch FIESSINGER und MATTHIEU[12]). Auch KATSUNUMA[13] bestätigt den völligen Unterschied der Stärke der Oxydasereaktion und die Freiheit der jüngeren Formen. Selbstverständlich war nur so lange die Oxydasereaktion als ein Beweis Für oder Wider zu verwerten, als man nur ein positives myeloisches und ein negatives lymphatisches System kannte (RESCHAD und SCHILLING); mit der Existenz eines dritten Systems wäre

[1] WOLLENBERG: Zitiert auf S. 846, Ziff. 16.
[2] SCHILLING, V.: (Zusammenfassung des Trialismus.) Med. Klinik 1926, H. 15/16.
[3] SCHILLING, V. u. RESCHAD: Münch. med. Wochenschr. 1913, H. 36.
[4] SCHLENNER: Inaug.-Diss. Berlin 1920.
[5] ASCHOFF u. KIYONO: Folia haematol. Bd. 15. 1913.
[6] WOLLENBERG: Zeitschr. f. klin. Med. Bd. 95. 1922.
[7] PAPPENHEIM u. FUKUSHI: Folia haematol. Bd. 17. 1913.
[8] PAPPENHEIM u. NAKANO: Folia haematol. Bd. 14. 1912.
[9] ROSENTHAL: Zeitschr. f. Immunitätsforsch. u. exp. Therapie, Orig. Bd. 31. 1921.
[10] BAADER: Dtsch. Arch. f. klin. Med. Bd. 140.
[11] SCHILLING, V. u. BANSI: Zeitschr. f. klin. Med. Bd. 99. 1923.
[12] FIESSINGER u. MATTHIEU: Journ. de physiol. et de pathol. gén. Bd. 20. 1922.
[13] KATSUNUMA: Monographie. Jena 1924.

zunächst die Frage einfach zu klären, wie es sich verhält, und BANSI und Verfasser betonen, daß in der Tat der Monocyt in allen morphologischen Kriterien (Kernform, Protoplasma, Funktion, Blutbefunde) *eine Art Mittelstellung zwischen den beiden Systemen hat*, weswegen er auch lange als „Übergangsform" angesehen werden konnte.

Der eigentliche Trialismus, die völlige Abtrennung des Monocytensystems von den beiden anderen Blutsystemen, wurde durch alle diese Befunde vorbereitet.

Als Vorläufer können bezeichnet werden: die Arbeit RIEUX'[1], der sich aber nur auf blutmorphologische Kriterien stützt, die Abgrenzung TÜRKS als „Splenocyt", nur daß der Autor die Zellen dem myeloischen Systeme zugeteilt, die ähnliche Abgrenzung BENJAMINS[2], nur daß der Autor den Monocyten den Lymphocyten zuteilt (ähnlich HYNEK[3]). PATELLAS[4] Anspruch kann nicht anerkannt werden, da der Autor eine Abschilferung toter Endothelien und einen Übergang im Lymphocyten behauptete (WOLLENBERG, Verfasser, l. c. S. 847).

Die *Existenz eines dritten monocytären Blutleukocytensystems* wurde erst 1912 vom Verfasser (Blutbild, 1. Aufl.) ausgesprochen und 1913 mit dem besonders klinisch geeigneten Materiale der Tropenmedizin weiter belegt[5]. Eine genaue Definition des Systems enthielt die Arbeit RESCHAD-SCHILLING[6] über einen Fall echter monocytärer Leukämie (Splenocyten- oder Übergangsformenleukämie), *bei der auch zuerst stärker basophile Jugendformen* beobachtet wurden. Die selbständige Vermehrung ganz typischer Normalmonocyten bis zu 56 000 Zellen mit zeitweise 74% Monocyten (davon 14,4 rundkernigen, teils sehr jungen Formen) wurde von NAEGELI und PAPPENHEIM an den Präparaten zugegeben (s. Abb. 113, S. 847). Histologisch wurde *unverändertes Knochenmark und lymphatisches Gewebe, dagegen ubiquitäre, auf die Blutbahn und ihre Umgebung begrenzte Bildung monocytärer Elemente festgestellt.* Der fast isoliert gebliebene Fall (weitere nicht so sichere Fälle von FLEISCHMANN[7], BINGEL[8] u. a.) wurde *als dritte Systemleukämie* neben myeloischer und lymphatischer aufgestellt und sogleich auf das Bestehen ebenso selbständiger *hoher*, *reiner Monocytosen* bei Tuberkulose, Malaria usw. hingewiesen.

Die Genese wurde als *ubiquitär* angegeben, weil isolierte Stammorte nicht mit Sicherheit zu erkennen waren, obwohl sie in der Umgebung der Gefäße (Adventitia) gesucht wurden. Erst die Arbeiten von ASCHOFF-KIYONO[9, 10], die in dieser Zeit erschienen, füllten die Lücke aus: die Autoren konnten durch die *Carminspeicherung im Reticuloendothel und in freiwerdenden Blutmonocyten* auf den wahrscheinlichen Ursprung der Monocyten in diesem Gewebe hinweisen und damit die Zellen als „*histiocytär*" bezeichnen. KIYONO[10] und später auch *Aschoff*[11] wandten sich aber von der anfänglichen Meinung, damit den Ursprung aller Blutmojocyten entdeckt zu haben, selbst wieder ab und schrieben später nur den Clasmatocyten (Makrophagen) des Blutes, die im normalen Blute extrem selten sind, diese Genese zu, während sie sich bezüglich der Hauptklasse der Monocyten der NAEGELIschen myeloischen Entstehung anschlossen. Ein

---

1 RIEUX: Folia haematol. Bd. 10. 1910.
2 BENJAMIN: Folia haematol. Bd. 7. 1909.
3 HYNEK: Folia haematol. Bd. 13. 1912.
4 PATELLA: Monographie. Jena 1910, 1911.
5 SCHILLING, V.: Angewandte Blutlehre. Handb. d. Tropenkrankheiten, 2. Aufl., Bd. 2. 1913/14.
6 RESCHAD u. SCHILLING: Zitiert auf S. 847, Ziff. 3.
7 FLEISCHMANN: Folia haematol. Bd. 20. 1915.
8 BINGEL: Dtsch. med. Wochenschr. H. 49. 1916.
9 ASCHOFF u. KIYONO: Zitiert auf S. 847, Ziff. 5.
10 KIYONO: Folia haematol. Bd. 18. 1913. – KIYONO: Monographie. Jena 1914.
11 ASCHOFF: Ergebn. d. inn. Med. u. Kinderheilk. Bd. 26. 1924.

Grund war vor allem die von PAPPENHEIM[1] und GOLDMANN[2] (Pyrrolblauversuche) erhobene Einwendung, daß die Blutmonocyten nicht speicherten, eine im allgemeinen richtige Beobachtung, die aber in der Folge durch die Beobachtungen von EVANS und SCHULEMANN (Anschoppung der stark proliferierten reticulären Speicherzellen in den Ohrgefäßen des Kaninchens), SIMPSON[3] (1921), DOMAGK[4], SCHITTENHELM und EHRHARDT[5], PASCHKIS[6], BÜNGELER[7], MASUGI[8] u. a. überholt wurden: bei geeigneter starker Speicherung, evtl. mit verschiedenen Farben (SCHITTENHELM und EHRHARDT) gelingt die Anschwemmung der vitalgefärbten Monocyten in die Blutbahn; parallele Monocytosen entstehen entsprechend der Reizung der reticulo-endothelialen Zentren [SCHITTENHELM und EHRHARDT, PASCHKIS[6] (durch Splenektomie angeregt), MASUGI[8], KOMYIA[9] (artfremdes Blut, Collargol und andere Stoffe)]. BÜNGELER konnte noch besonders durch mehrere Wochen später nach der Speicherung erfolgende Eiweißinjektionen die Mobilisierung der Zellen erzielen und die parallele Eiweißreaktion im reticulo-endothelialen Apparate erkennen. Auch MASUGI[8] (unter ASCHOFF) widerruft heute die myeloische Einteilung der Monocyten und wendet sich der einheitlichen Entstehung der Blutmonocyten in meinem Sinne zu, die KIOYONOsche Form[10] des „Trialismus innerhalb der mononucleären Blutzellen" ablehnend.

Verfasser[11] hatte inzwischen den alten morphologischen und klinischen Beweisen des Trialismus den *Nachweis basophiler Jugendformen* bei starken Reizmonocytosen (jugendliche Verschiebung im monocytären Systeme) *bei Variola* und vor allem die enge *Verknüpfung der Blutmonocyten mit absolut endotheloiden oder besser „mesenchymatösen" Formen* bei der Endocarditis lenta hinzugefügt (Verfasser[12]). Hier gibt es Fälle mit ganz ausgesprochener Makrophagocytose im peripheren Blute, die alle Übergänge der Makrophagen (Polyblasten) zu Monocyten zeigen und bezüglich Kernstruktur, feiner azurophiler Bestäubung, schwacher oder negativer Oxydase sich absolut gleich in der ganzen Zellreihe verhalten. *In den inneren Organen ließ sich hier ohne weiteres die Abschilferung der Reticuloendothelien von Milz und Leber zeigen, dagegen nicht am gewöhnlichen Endothel. Verfasser folgerte, daß der Blutmakrophage eine Funktionsform, von den gleichen Stammzellen, wie die Monocyten, ausgehend, seien und daß sich Monocyten in Makrophagen umwandeln könnten, dann aber in der Regel sonst in den inneren Organen zurückgehalten würden.* Für das Auftreten bei Endokarditis, das übrigens keineswegs die Regel (JOSEPH[13]) darstellt, wurden besondere Stauungszustände verantwortlich gemacht. Hiermit war das fehlende Bindeglied zwischen den häufigen einfachen Monocytosen der Tuberkulose, Malaria, Sepsis usw. zu den makrophagischen Monocytosen, zu denen die Speicherzellen gehören, hämatologisch gefunden. Verfasser stellte noch einmal in aller Präzision das gesamte monocytäre System mit seinen Stammquellen und Funktionen hin (s. Schluß).

---

[1] PAPPENHEIM: Verhandl. d. dtsch. pathol. Ges. Bd. 16. 1913.
[2] GOLDMANN: Bruns' Beitr. z. klin. Chir. Bd. 64. 1909; Bd. 72. 1911; Bd. 78. 1912.
[3] SIMPSON: Univ. of California publ. in anat. Bd. 1. 1921. — SIMPSON: Indian journ. of med. research Bd. 43. 1922.
[4] DOMAGK: Virchows Arch. f. pathol. Anat. u. Physiol. Bd. 249. 1924.
[5] SCHITTENHELM u. EHRHARDT: Zeitschr. f. d. ges. exp. Med. Bd. 46. 1925.
[6] PASCHKIS: Virchows Arch. f. pathol. Anat. u. Physiol. Bd. 259. 1926.
[7] BÜNGELER: Zentralbl. f. pathol. Anat. Bd. 37. 1926.
[8] MASUGI: Beitr. z. pathol. Anat. Bd. 76. 1927.
[9] KOMYIA: Folia haematol. Bd. 35. 1927.
[10] KIOYONO: Folia haematol. Bd. 18, S. 194. — KIOYONO u. NAKANOIN: Acta scholae med., Kioto Bd. 3. 1919.
[11] SCHILLING, V.: Münch. med. Wochenschr. Jg. 5. 1916.
[12] SCHILLING, V.: Zeitschr. f. klin. Med. Bd. 88. 1919.
[13] JOSEPH: Dtsch. med. Wochenschr. 1925, S. 863.

Eine wertvolle Ergänzung bilden dann die Untersuchungen von SIMPSON[1], SABIN, DOAN und CUNNINGHAM[2] über die *Vitalfärbbarkeit der Blutzellen mit Janusgrün und Neutralrot*, die gerade in den Monocyten eine besondere Struktur, eine periphere grüne Mitochondrienzeichnung und eine perizentrale Neutralrotrosette aus lachsfarbenen Körnchen ergeben. Die Autoren kamen damit ebenfalls zur Auffassung eines einheitlichen und selbständigen Ursprunges der Blutmonocyten, bis hinan an die primitiven Stammzellen, getrennt von den anderen Blutzellarten. MAXIMOW hält diese Struktur nicht für ganz spezifisch und sieht sie sich ebenfalls in „polyblastischen" Lymphocyten entwickeln.

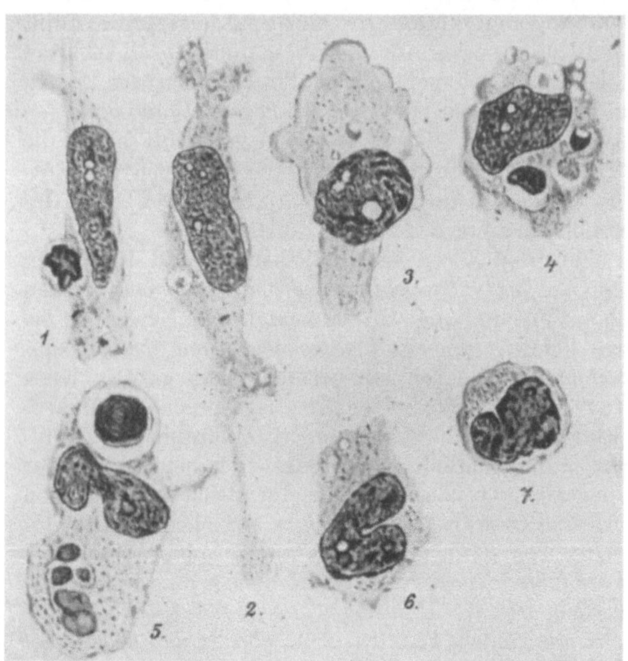

Abb. 114. Übergänge vom Reticulum und Makrophagen bis zum Blutmonocyten bei Endocarditis lenta. (Monomakrophagocytosis.) Nach V. SCHILLING, Aquarell, Zeitschr. f. klin. Med. Bd. 88. 1919.

Das *Verhalten der Monocyten in Kulturen nach* CARELL kann ebenfalls als ziemlich spezifisch angesehen werden (CARELL und EBELING[3], A. FISCHER[4] u. a.). Diese Zellart erweist sich als am leichtesten kultivierbar und bildet am schnellsten fibroblastenähnliche Zellen aus; außerdem verharren die Zellen amöboid in einer intermediären Zone der Kultur, während die Granulocyten weit und schnell auswandern und absterben, die Lymphocyten im Gewebe oder Coagulum größtenteils stecken bleiben. Immerhin sind die bei den Lymphocyten erwähnten ähnlichen Zellen aus Myeloblasten und Lymphocyten einschränkend für die Beweiskraft, doch kommt HIRSCHFELD[5] auf die besondere Bedeutung der Monocyten auf Grund von Oxydasereaktionen wieder zurück, die mindestens von den Lymphocyten MAXIMOWS unterscheiden würde.

Die vom Verfasser mit RESCHAD[6] zuerst anläßlich der dritten Leukämieform konstatierte *eigene histopathologische Reaktion des gesamten monocytären Systems* ist weiter von verschiedenen Autoren ausgebaut worden. So beschrieben GOLDSCHMIDT und ISAAC[7], weiter SCHULZ, WERMBTER und PFUHL[8] retikuläre Systemreaktionen, die AKIBA[9] als atypische Lymphogranulomatosen erklärt,

[1] SIMPSON: Zitiert auf S. 849, Ziff. 3.
[2] SABIN, DOAN u. CUNNINGHAM: Prov. of the soc. f. exp. biol. a. med. Bd. 21. 1924.
[3] CORRELL u. EBELING: Journ. of exp. med. Bd. 36. 1922.
[4] FISCHER, A.: Cpt. des séances de la soc. de biol. Bd. 92. 1924.
[5] HIRSCHFELDT u. KLEE-RADOWICZ: Zeitschr. f. Krebsforsch. Bd. 27. 1928.
[6] SCHILLING, V. u. RESCHAD: Münch. med. Wochenschr. 1913.
[7] GOLDSCHMIDT u. ISAAC: Dtsch. Arch. f. klin. Med. Bd. 138. 1922.
[8] SCHULZ, WERMBTER u. PFUHL: Virchows Arch. f. pathol. Anat. u. Physiol. Bd. 252. 1924.
[9] AKIBA: Virchows Arch. f. pathol. Anat. u. Physiol. Bd. 260. 1926.

LETTERER[1], AKIBA[2], TSCHISTOWITSCH und BYKOWA[3] beschrieben aleukämische Reticulosen, von denen allerdings nur der Fall von TSCHISTOWITSCH und BYKOWA nicht eventuell als Sepsis gedeutet werden kann, eine Deutung, die KRAHN[4] an der Hand eines eigenen Falles auch gegen den Originalfall RESCHAD-SCHILLING[5] geltend macht. Der Begriff der akuten Leukämie ist ja überhaupt strittig, und so kann gegen eine Ablehnung der Bezeichnung als Leukämie gewiß nichts Besonderes eingewendet werden; der gebräuchlichen Nomenklatur nach aber war der Fall RESCHAD-SCHILLING eine „akute Leukämie“.

EPSTEIN[6] stellt schon eine eigene Gruppe von *Histiocytomatosen* auf, die sich gliedern in die I. Lipoidzellenhypertrophien bei Diabetes, GAUCHERscher Krankheit, NIEMANN-PICKscher Krankheit, II. Granulocytomatose wie Lymphogranulom, Mycosis fungoides, III. Hyperpl. Histiocytomatosen wie Endothelhyperplasie Goldschmidt-Isaac und aleukämische Reticulose, IV. Dysplastische Histiocytomatosen wie Leukosarkomatosis, Endotheliosarkomatosen, Monocytenleukämien.

SILBERBERG[7] führt als beweisend die *Widerstandsfähigkeit* gerade des monocytären Systems *gegen Benzolvergiftung* an und kommt zu einem absolut gleichen Schema der Blutzellen auf Grund der Beobachtungen am Benzoltier.

Dies entspricht der *Unberührtheit der Monocyten bei den „malignen Neutropenien“* (Verfasser[5] in Anlehnung an TÜRK) oder den *„Agranulocytosen“* von W. SCHULTZ[8]. Bei diesen völligen Vernichtungen des granulocytären Systems bleiben die Monocyten oft in hohem Maße erhalten, und SCHULTZ und CEELEN fanden lebhafte reticulo-endotheliale Reaktion in Leber, Milz und Mark. Noch deutlicher sind die „Monocytenanginen (W. SCHULTZ[9]), wenn es sich um echte Monocytose handelt.

Für die Selbständigkeit spricht auch die Entwicklung von monocytischen *Hämocytoblasten in der malarischen Milz* (FERRATA und NEGREIROS-RINALDI[10]).

Einen eigenen *Bac. monocytogenes* fanden MURRAY, WEBB und SWANN[11] bei Kaninchen; man kann mit ihm hohe Monocytosen experimentell hervorrufen.

LINDSTRÖM[12] hebt hervor, daß sich die Monocyten ganz selbständig gegenüber seinen Myelotoxinen verhielten.

Es bleibt die spezielle Frage übrig, welche Elemente des Gewebes nun die *Stammorte der Monocyten* darstellen. Verfasser[13] selbst hat bei seiner *ubiquitären* Genese 1912 und 1914 nur an das Reticuloendothel im Sinne ASCHOFF-LANDAUS[14], also an das besondere Endothel der hämatopoetischen Organe und an die Sternzellen der Leber gedacht. Von anderer Seite (BITTORF[15], HESS[16], WOLLENBERG[17]) ist die Behauptung der allgemeinen Entstehung aus dem Endothel hinzugefügt worden, die Verfasser nie anerkannt hat, weil man eigentlich niemals eine ent-

---

[1] LETTERER: Zeitschr. f. Pathol. Bd. 30. 1924.
[2] AKIBA: Zitiert auf S. 850.
[3] TSCHISTOWITSCH u. BYKOWA: Virchows Arch. f. pathol. Anat. u. Physiol. Bd. 267. 1928.
[4] KRAHN: Dtsch. Arch. f. klin. Med. Bd. 152. 1926.
[5] SCHILLING, V.: Med. Klinik 1926.
[6] EPSTEIN: Med. Klinik 1925.
[7] SILBERBERG: Virchows Arch. f. pathol. Anat. u. Physiol. Bd. 267. 1928.
[8] SCHULTZ, W.: Monographie. Berlin: Julius Springer 1925.
[9] SCHULTZ, W.: Dtsch. med. Wochenschr. Bd. 48. 1922.
[10] FERRATA u. NEGREIROS-RINALDI: Haematologica Bd. I. 1920.
[11] MURRAY, WEBB u. SWANN: Journ. of pathol. a. bacteriol. Bd. 29. 1926.
[12] LINDSTRÖM: Acta med. scandinav. Bd. 22, Suppl.
[13] SCHILLING, V.: Blutbild 1912. Angewandte Blutl. 1914, zitiert S. 848, Ziff. 5.
[14] ASCHOFF-LANDAN: MCNEA, Beitr. z. allg. Pathol. Bd. 58. 1914.
[15] BITTERT: Dtsch. Arch. f. klin. Med. Bd. 133. 1920.
[16] HESS: Münch. med. Wochenschr. 1925.
[17] WOLLENBERG: Zeitschr. f. klin. Med. Bd. 95. 1922.

sprechende Reaktion am einfachen Gefäßendothel sieht. Die als Beweis angeführte Ohrblutmonocytose (LUCEY[1], WOLLENBERG[2]) (s. Abb. S. 878), die angebliche Anreicherung durch Reiben (BITTORF) habe ich als *Anschoppungen* in den weiten kühlen Ohrgefäßen erklärt (Zellen stammen nach ihrem phagocytären Inhalt aus den inneren Organen) und außerdem gerade nach Reiben meistens Verminderung beobachtet (auch JOSEPH, WOLLENBERG u. a.). MAXIMOW[3] lehnt die rein endotheliale Entstehung ganz ab (gegen MC JUNKIN[4], FOOT[5] u. a.) und hat durch LANG[6] die histiocytäre bzw. „lymphocytäre" Entstehung der Formen (übrigens auch für die alten MALLORYschen „Endothelial-Leukocytes") betont.

MAXIMOW[7] selbst erklärt die Monocyten für „physiologische Blutpolyblasten", d. h. für besonders entwickelte „Lymphocyten", die den histiocytären Wanderzellen (Clasmatocyten) ähnlich geworden sind. Er meint, daß nur in der roten Pulpa eigentlich die Entstehung von Monocyten erwiesen ist und denkt, daß sich in gewissen Gefäßgebieten diese Umwandlungen im Blutsinus vollziehen könnten, daher auch die Ausschaltung keines Organes einen Ausfall bewirkt, selbst die der Milz nicht.

Daß im Knochenmark keine Monocytenentwicklung zu sehen ist, wurde schon von HYNEK[8], Verfasser[9], YAMAMOTO[10] betont und indirekt von NAEGELI[11] zugegeben, der die Monoblasten nur sehr spärlich dort finden kann; mit Oxydasereaktion fehlen sie ganz im *normalen* Mark (alle Zellen dieser Art stark positiv!). Als Unitarier kann MAXIMOW die Bildung der Monocyten aus Myeloblasten nicht ganz ablehnen, gibt aber zu, daß sie normalerweise wohl keine Rolle spielt. MAXIMOW leugnet auch die Möglichkeit der direkten Entstehung der Monocyten aus *histiocytären* Polyblasten nicht, aber er stößt sich an der fehlenden Speicherungsfähigkeit der Blutmonocyten. Mir scheint dies kein Hindernis, weil auch normal die Reticuloendothelien nicht speichern, sondern erst bei Inanspruchnahme und dann stets nur ein Teil von ihnen (Verfasser[12]) und die kreisenden Monocyten haben sowohl die leicht nachweisbare Fähigkeit der Entwicklung zu Speicherzellen, wie sie andererseits mit dem Augenblick der Funktion in den inneren Organen (Lunge, Leber, Milz) verschwinden (klebrige Oberfläche durch Permeabilitätsänderung?). Er erkennt ihnen eine besondere Funktion zu (Abwehrfunktion) und leitet sie also im wesentlichen von „Hämocytoblasten" ab bzw. von *seinen* Lymphocyten, die nicht ohne weiteres identisch sind mit den Lymphocyten der Hämatologen; *die hämatopoetische Fähigkeit dieser Monocytoblasten wäre aber in den Monocyten weitgehend eingeschränkt.*

Faßt man diese komplizierte Definition[13] zusammen, so ergibt sich: MAXIMOW räumt den Monocyten ihre besondere Stellung bezüglich Funktion und Entstehung ein, die sie deutlich von Myeloblasten und echten Lymphzellen unterscheidet (mindestens also örtliche Determinierung). Er leitet die Monocyten direkt ab von Hämocytoblasten unter Einschränkung von deren polyblastischer Fähigkeit. Er gibt zu, daß sie regelmäßig Kriterien tragen wie die Histiocyten, die die Lymphocyten erst bei polyblastischer Umwandlung erhalten (Neutralrotrosette). Auf die Azurgranulation und die Oxydase geht MAXIMOW nicht selbst ein.

---

[1] LUCEY: Proc. roy. soc.; sect. trop. med. Bd. 14. 1921.
[2] WOLLENBERG: Zitiert auf S. 851, Ziff. 17.
[3] MAXIMOW: v. Möllendorfs Handbuch Bd. 2. 1927.
[4] MC JUNKIN: Journ. of laborat. a. clin. med. Bd. 12. 1926.
[5] FOOT: Journ. of exp. med. Bd. 34—37. 1921—1923.
[6] LANG: Arch. f. exp. Zellforsch. Bd. 2. 1926. — LANG: Arch. of pathol. a. lab. med. Bd. 1. 1926.
[7] MAXIMOW: l. c. Ziff. 3, S. 462.
[8] HYNEK: Folia haematol. Bd. 13. 1912.
[9] SCHILLING, V.: (Knochenmark.) Dtsch. med. Wochenschr. 1925.
[10] YAMAMOTO: Virchows Arch. f. pathol. Anat. u. Physiol. Bd. 258. 1925.
[11] NAEGELI: Lehrbuch 1923.
[12] SCHILLING, V.: (Sternzellen.) Virchows Arch. f. pathol. Anat. u. Physiol. Bd. 196. 1909.
[13] Ganz willkürlich ist die Behauptung MAXIMOWS[3], daß die geschwänzten Zellen SCHILLINGS u. a. nur im Trockenausstrich geschädigte Elemente gewesen seien (bei MAXIMOW, S. 538). Die Monocyten nehmen im Ausstrich nie diese Form an (s. auch Abb. 114, S. 850).

Man kann danach wohl sagen, daß Maximow soweit geht, *wie er als Unitarier überhaupt gehen kann,* in der Anerkennung der Selbständigkeit, mithin bis auf die andere Grundauffassung Trialist ist oder nichts irgendwie Gegensätzliches zu den trialistischen Zellreihen sagt, denn die gleiche Selbständigkeit räumt er selbst den Myeloblasten und Lymphoblasten auch nur ein. Man kann auch nicht zugeben, daß die kritische Bewertung der Angaben der Autoren, die die Bildung der Monocyten von den Reticulumzellen ableiten und beschrieben haben, durch eine bessere Darstellung der ganz hypothetischen Umbildung von „Lymphocyten" innerhalb der Blutbahn sehr gestützt würde; diese erscheinen viel eher als einfache Annahme ohne histologische Unterlagen, die für die trialistische Auffassung leicht nachzuweisen sind. *Da Clasmatocyten und speichernde Reticulumzellen nach der damaligen Definition des Reticuloendothels identisch waren,* übrigens auch von Maximow als histocytär anerkannt werden, so kann ich in den etwas kritisch und oppositionell gehaltenen Ausführungen zur Monocytenfrage im Grunde keine andere Genese entdecken, als wir sie im wesentlichen von jeher angenommen und aufgezeigt haben, denn die wirkliche Teilentstehung aus regelrechten Blutlymphocyten bedürfte erst des Beweises.

Daß die verwickelte Nomenklatur der Histologen (Übersicht bei Maximow) dazu zwang, immer eine ganze Reihe von Zellnamen für die im Prinzip gleichen Vorstufen heranzuziehen (Clasmatocyten Ranviers, Makrophage Metschnikoffs, endothelialer Leukocyt Mallorys, Adventitiazellen Marchands, ruhende Wanderzellen Saxer-Maximows, Lymphoidocyt Pappenheims, große Lymphocyten Weidenreichs und Maximows, Mesenchymzelle Dantschakoff-Maximows, Pyrrolzellen Goldmanns, Histiocyt Aschoff-Kiyonos, Gefäßwandzelle Herzogs, Polyblasten Maximows, Hämocytoblast Ferratas, primitive Blutzelle Doan, Sabin und Cunninghams) war wohl nicht Schuld der Hämatologen, denn alle diese Begriffe stecken im „Histiocyten" im weiteren Sinne oder im Reticulo-Endothel und kommen direkt oder indirekt als Vorformen der Monocyten in Frage.

Die Entstehung aus *Fibrocyten* (v. Moellendorf[1], Benninghoff[2]) steht und fällt mit der Ablehnung der ganzen Theorie einer mesenchymatösen polyblastischen Beschaffenheit dieses differenzierten Gewebes, die Aschoff[3], Gerlach[4], Maximow[5] u. a. ablehnen.

Die Entstehung aus *reinem Endothel* lehnen wir[6] mit Maximow gegen McJunkin[7], Foot[8], Oeller[9], Töppich[10], Hess[11], Wollenberg[12] u. a. ab.

Die Entstehung aus *echten Lymphocyten* ist nicht bewiesen, obgleich Kiyono[13], Kiyono und Nakanoin[13] für einen Teil, Bergel[14], Mosczytz[15] mit Maximow daran denken; die Anähnlichung der lymphatischen Polyblasten bedeutet keine Identität, da allerlei Zellen polyblastisch-makrophagisch sich umbilden können (s. Züchtungen bei den verschiedenen Kapiteln). Das reine lymphatische Gewebe enthält normalerweise keine Monocyten (Follikelgewebe), nur das lymphoide Gewebe der Pulpen in Drüsen und Milz. Im Ductus thoracicus sollen normalerweise kaum Monocyten zu finden sein (Lejeune[16], Evans und Thorne[17], Bloom[18]).

---

[1] v. Moellendorf: Münch. med. Wochenschr. 1926. — v. Moellendorf: Zeitschr. f. wiss. Biol., Abt. B: Zeitschr. f. Zellforsch. u. mikroskop. Anat. 1926.

[2] Benninghoff: Arch. f. mikrosk. Anat. 1923.

[3] Aschoff: Anat. Anz. Erg.-H. 61. 1926; Diskuss. zu Moellendorf.

[4] Gerlach: Münch. med. Wochenschr. 1927, S. 1452.

[5] Maximow: Handbuch v. Moellendorf Bd. 2. 1927.

[6] Schilling, V.: Zitiert S. 847, Ziff. 2, u. S. 852, Ziff. 9.

[7] McJunkin: S. 852, Ziff. 4.

[8] Foot: S. 852, Ziff. 5.

[9] Oeller: Krankheitsforschung Bd. 1. 1926.

[10] Töppich: Krankheitsforschung Bd. 2. 1926.

[11] Hess: Zitiert auf S. 851, Ziff. 16.

[12] Wollenberg: Zitiert auf S. 851, Ziff. 17.

[13] Kiyono, Kiyono u. Nakanoin: Zitiert auf S. 849, Ziff. 10.

[14] Bergel: Monographie. Berlin: Julius Springer 1921.

[15] Mosczytz: Zeitschr. f. klin. Med. Bd. 106. 1927.

[16] Lejeune: Folia haematol. Bd. 19. 1915.

[17] Evans u. Thorne: Zitiert bei Maximow.

[18] Bloom: Proc. of the soc. f. exp. biol. a. med. Bd. 24. 1927.

Die Entstehung aus *Myeloblasten* (NAEGELI[1], ALDER[2], HITTMAYR[3] u. a.) lehnen wir ganz entschieden ab; sie ist ganz unbeweisbar und beruht nur auf Verwechslung der Promyelocyten.

Wir werden daher den Histologen die weitere Klärung der Begriffe überlassen müssen und feststellen, daß gerade die letzte MAXIMOWsche Arbeit durch die Präzision und Beherrschung der Darstellung dazu viel beiträgt, obwohl man noch den Eindruck einer ständigen Wiederholung im Grunde gleicher Dinge behält, die nur durch die Nomenklatur getrennt werden, doch darf man auch nicht zu weit gehen und damit sehr erhebliche örtliche und funktionelle Differenzen der verwandten Zellen damit wegleugnen wollen, wie ASCHOFF u. a. mit Recht betonen. Darum den zusammenfassenden Begriff des reticulo-endothelialen Apparates einfach fallen zu lassen (LUBARSCH u. a.), dürfte der Sache noch nicht dienen, da sich der berechtigte gemeinsame mesenchymatöse und funktionelle Gesichtswinkel wieder verliert.

Für die hämatologische Betrachtung, die hier nur die Monocytopoese ins Auge zu fassen hat, bleibt also der Begriff einer histiocytären Selbständigkeit der Zellart unangetastet.

Ob man noch eigene *Monoblasten* unterscheiden soll, ist mehr eine didaktische Frage. Zweifellos gibt es junge, tiefbasophile, rundkernige Jugendformen, die den Myeloblasten und Lymphoblasten ähnlich sehen, aber sie sind nicht so sehr der Anfang der Zellreihe. Dieser ist in dem histiocytären Zellelemente zu sehen, das sich abrundet, seine Ausläufer einzieht, sich aus dem retikulären Verbande löst, wahrscheinlich meistens im Anschluß oder Verbindung mit einer Mitose basophiler wird. Diese Formen entsprechen schon einer weiteren Differenzierung, denn sie können direkt in die Funktionsform übergehen und haben keine längere Entwicklungsreihe nötig. MAXIMOW betont, daß eine einfache Ablösung unwahrscheinlich wäre und eher eine Massenbildung kleiner Monocyten aus den großen Reticulumzellen vorliegen würde; dies ist wahrscheinlich.

Ebenso ist es dahingestellt, ob die Unterscheidung weiterer Unterklassen des histiocytären Monocyten zweckmäßig ist. Neigung liegt vor, den *endothelialen Monocyten*, den Clasmatocyten DOANS[4], SABINS, DOANS und CUNNINGHAMS[5], LEWIS u. a. abzutrennen; er soll in geringen Prozentsätzen sich unter den Monocyten befinden (KIYONOS[6] eigentlicher Histiocyt), MAXIMOW rechnet ihm die Hämohistioblasten FERRATAS[7] mit Recht zu. Diese sollen dem *retikulären Monocyten* gegenüberstehen.

Diese Unterscheidungen erfolgen in der Regel an der Hand der Neutralrot-Janusgrün-Vitalfärbung, doch betonen MASUGI[8] und MAXIMOW, daß die bekannte Neutralrotrosette kein sicheres Trennungszeichen ist, weil sie sich auch in den Histiocyten oder Clasmatocyten findet. Ursprünglich haben SABIN und LEWIS auch diese Zellen für identisch erklärt. *Wir stehen auf dem Standpunkte, daß mit Monocyten seit* EHRLICH, PAPPENHEIM *überhaupt nur die normale* (*retikuläre*) *Form gemeint wird* und daß die anderen endotheloiden Zellen stets als atypische, pathologische oder höchstens gelegentliche Beimischungen des Blutes angesprochen wurden. Diesen Einwand haben wir auch gegen die „monocytoiden“ Formen der Leukämien erhoben (Verfasser[9]). Genau so wie sich unter den lymphocytoiden Zellen Myeloblasten, kleine Histiocyten (Teilprodukte

---

[1] NAEGELI: Lehrbuch, 4. Aufl. 1923.
[2] ALDER: Folia haematol. Bd. 28. 1922.
[3] HITTMAYR: Dtsch. Arch. f. klin. Med. Bd. 140. 1922.
[4] DOAN: Journ. of exp. med. Bd. 43. 1926. — SALIN u. DOANS: Ebenda Bd. 46. 1927.
[5] SALIN, DOANS u. CUNNINGHAM: Exsudatzellen. Proc. of the soc. f. exp. biol. a. med. Bd. 21. 1924.
[6] KIYONO: Siehe Ziff. 12, S. 853.
[7] FERRATA: Zitiert auf S. 851, Ziff. 10.
[8] MASUGI: Beitr. z. pathol. Anat. u. z. allg. Pathol. Bd. 76. 1926.
[9] SCHILLING, V.: Kongr. f. inn. Med. 1925.

der entzündlichen Polyblasten), Plasmazellen usw. befinden, die in pathologischen Reaktionen schwer abzutrennen sind, so haben wir auch unter den atypischen, pathologischen monocytoiden Typen allerlei Zellen gemischter Herkunft und Bedeutung im Blute. Ebenso wahrscheinlich ist es, daß manche kleinen Monocyten, besonders bei pathologischen Genesen, mit Lymphocyten verwechselt werden können.

Wir schließen also mit der Feststellung der einheitlichen Genese des normalen Blutmonocyten, den wir als retikulärer Herkunft und Funktion ansehen.

2. Das Reticuloendothel in Milz, Leber und Drüsen als monocytopoetisches Gewebe.

a) Das Reticuloendothel.

Die Geschichte des reticulo-endothelialen Systems geht auf METSCHNIKOFF[1] zurück, der zuerst eine durch den ganzen Körper verbreitete Zellart als „*Makrophagen*“ der Gewebe und des Blutes den Mikrophagen (Granulocyten) gegenüberstellte. Neben dieser grundlegenden funktionellen Abgrenzung lief eine andere Fassung, die histologisch und funktionell begründet war, die RANVIERsche[2] Lehre von den „*Clasmatocyten*“, unter denen der Autor lymphatische Wanderzellen verstand, die durch Teilauflösung ihres Leibes ernährende Funktionen im Gewebe erfüllten; in gewisser Weise verwandt sind RENAUTS[3] „ragiokrine“ Zellen, die ein System von drüsenartig sezernierenden Bindegewebselementen bilden sollten. Eine dritte Version waren die von RIBBERT[4] zuerst zusammenfassend erkannten „*Carminophagen*“, die Gefäßwandzellen in Leber, Milz, Mark und Drüsen, die besonders stark Carmin bei intravitaler Färbung aufnehmen.

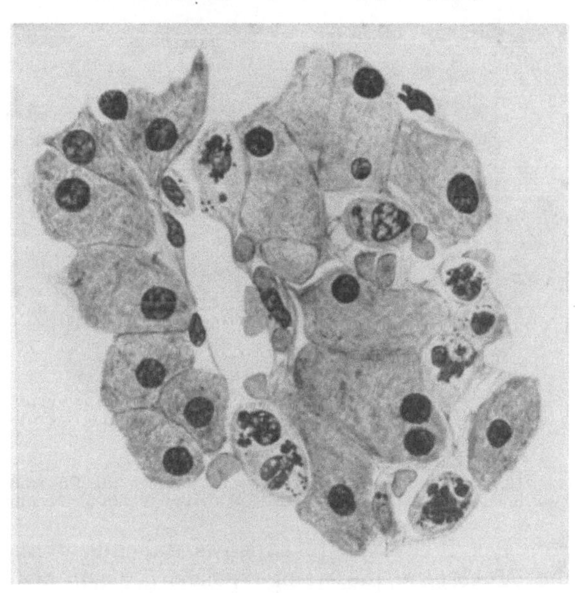

Abb. 115. Proliferation des Reticuloendothels, d. h. der Streuzellen der Leber bei Malaria; die Zellen sind durch Parasitophagie kenntlich (Zeichnung). Nach V. SCHILLING, Med. Klinik 1926. (Aquarell nach SCHNITT.)

Erst durch die GOLDMANNschen *Pyrrolblauversuche*[5] gelang es, die Makrophagen und Clasmatocyten zu vereinen. ASCHOFF-LANDAU-McNEE[6] und ASCHOFF-KIYONO[7] faßten dann in neuen großen Versuchsreihen die verschieden-

[1] METSCHNIKOFF: Vorlesungen Paris 1892; Immunität Paris 1901, Cambridge 1905.
[2] RANVIER: Cpt. rend. hebdom. des séances de l'acad. des sciences Bd. 110. 1890.
[3] RENAUT: Arch. d'anat. microscop. Bd. 9. 1907.
[4] RIBBERT: Zentralbl. f. allg. Phys. Bd. 4. 1904.
[5] GOLDMANN: Bruns' Beitr. z. klin. Chir. Bd. 64. 1909; Bd. 72. 1911; Bd. 78. 1912.
[6] LANDAU-McNEE: Beitr. z. pathol. Anat. u. z. allg. Pathol. Bd. 58. 1914.
[7] ASCHOFF-KIYONO: Folia haematol. Bd. 15. 1913; Verhandl. Pathol. Gesellsch. 1913. — KIYONO: Monographie. G. Fischer 1914.

artigen Zellen unter den Begriff des „*reticulo-endothelialen Stoffwechselapparates*“ zusammen.

Das Verbindende ist die Fähigkeit der Speicherung kolloidaler Farblösungen zu sichtbaren Körnchen (Pyrrolblau, Carmin, Trypanblau), die sich meistens mit einer großen Fähigkeit der Makrophagocytose, der Aufnahme grober corpusculärer Teile deckt.

Diese Eigenschaft grenzt scharf ab gegen myeloische und lymphatische Zellen gegen die Fibroblasten und verbindet allerdings etwas heterogene oder doch verschiedenartig histologisch eingeordnete Elemente (Wanderzellen; fixes Reticulum; endothelartige Symptome).

Gering zeigen die gleiche Eigenschaft die echten Endothelien.

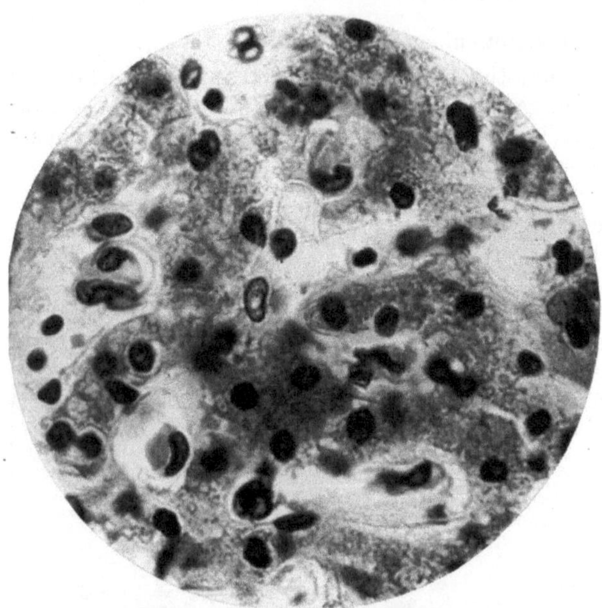

Abb. 116. Proliferation des Reticulums der Leber bei Endocarditis lenta. Nach V. SCHILLING, Med. Klinik 1926. (Originalmikrophotogramm.)

Zum *Reticuloendothel im engeren Sinne* rechnet ASCHOFF[1] heute die *Reticulumzellen* von Milz, Drüsen (d. h. Zellen, die Pulparäume endothelartig umgrenzen) und das *Reticuloendothel* in den Lymphsinus, den Milzblutsinus, den sinusoiden Capillaren der Leber, des Knochenmarks, der Nebennieren, der Hypophyse usw. Dieses Endothel zeigt gegenüber den gewöhnlichen hochdifferenzierten Endothel mehr mesenchymatösen Charakter. Die Zellen zeigen starke Eigenschaft der Speicherung. Zu diesen Elementen fügt er das *Reticulumendothel im weiteren Sinne,* die *Clasmatocyten* RANVIERS (MAXIMOWS ruhende Wanderzellen) und die *Splenocyten* und *Monocyten,* die wenig speichern, sich aber von den vorstehenden Reticulumzellen herleiten.

Am einfachsten ist dieses Zellsystem in der Leber als *Sternzellenapparat von* KUPFFERS. Anfänglich als Bindegewebe von besonderer Funktion beschrieben, erkannte der Autor selbst noch seine endotheliale Lage. Er beschrieb die Sternzellen als in regelmäßigen Intervallen zwischen die übrigen Endothelien eingestreut. Verfasser[2] (neuerdings PFUHL[3]) erkannten die funktionelle Bedeutung dieser Zellen, die cyclisch sich aus dem gewöhnlichen Endothel als makrophagische Stadien entwickeln. Allerdings zeigt sich eben in der Fähigkeit der Umwandlung und anderen Eigenschaften die Besonderheit dieser Endothelbezirke, die sich dann gleichartig in den anderen hämatopoetischen Organen auch fanden.

[1] ASCHOFF: Ergebn. d. inn. Med. Bd. 26. 1924; Handb. v. Schittenhelm Bd. 2. 1925.
[2] SCHILLING, V.: S. 852, Ziff. 12.
[3] PFUHL: Zeitschr. f. d. ges. Anat., Abt. 1: Zeitschr. f. Anat. u. Entwicklungsgesch. Bd. 81. 1926.

In der Leber ist es ohne weiteres in pathologischen Fällen starker Monocytose erweisbar, daß sich die Reticuloendothelien auch als runde Zellen ablösen (ASCHOFF-KIYONO im Carminversuch; Verfasser[1] bei Endocarditis lenta, Tuberkulose und Malaria, KUCZYNSKI u. a. bei Fleckfieber, MARCHAND u. LEDINGHAM bei KALAAZAR). Wir beschränken uns daher auf die Abbildungen 115 u. 116, die die Prozesse einwandfrei zeigen (aus Verfasser Med. Klinik 1926).

Sehr schwer erkennbar sind die gleichen Prozesse im Knochenmark, da die dichten Zellmassen stören, doch kann man gelegentlich an freieren Stellen eines zellarm gewordenen Markes sie unzweifelhaft erkennen; besonders deutlich sind die erythrophagischen Bilder bei Anämia perniziosa und bei Injektionen von Blutkörperchen.

Ebenso schwierig sind die Bilder in der Drüsenpulpa, doch sieht man einschlägige Bilder bei vielen pathologischen Prozessen, die das Reticulum betreffen, besonders bei den S. 851 genannten Histiocytomatosen.

Für den Trialismus im Sinne des Verfassers sind eingetreten in letzter Zeit WEILL[2], WEIKSEL[3], KOHN[4], HESS[5], WOLLENBERG[6], HOLLER[7], JOSEPH[8], SCHITTENHELM und EHRHARDT[9], SHIOMI[10], PASCHKIS[11], ASCHOFF 1926[12], SIEGMUND[13], MASUGI[14], BÜNGELER[15], HOFF[16], MERKLEN und WOLF[17], SILBERBERG[18] u. a. Der Auffassung nach identisch sind die Einteilungen der Monocyten bei M. LEWIS und W. LEWIS 1915[19], SABIN[20], CUNNINGHAM, SABIN und DOAN[21].

Gegen die trialistische Einteilung haben sich ausgesprochen ARNETH[22], ALEXEJIEFF[23], die den Monocyten von den Lymphocyten nicht trennen wollen; besonders scharf hat sich wiederholt NAEGELI[24] gegen die selbständige histiocytäre Abstammung ausgesprochen mit der Begründung, daß er Histiomonocytosen überhaupt nie gesehen habe und von der Ansicht myeloischer Abstammung und Reaktion der Monocyten nicht mehr abgehen würde.

Von allergrößter Bedeutung ist dieser Vorgang in der Milz, die wahrscheinlich das normale Organ der Monocytenbildung ist (auch TÜRK, MAXIMOW), denn in der Milz sind nicht nur jederzeit viele Monocyten an sich anzutreffen, *sondern sie befinden sich auch im normalen Körper dort in ihrer makrophagischen Hauptfunktion, der Zerstörung corpusculärer Gebilde des Blutes.* Die Physiologie

---

[1] SCHILLING, V.: Zeitschr. f. klin. Med. Bd. 88. 1919.
[2] WEILL: Fol. haem. Bd. 26. 1921.
[3] WEIKSEL: Med. Klinik 1920.
[4] KOHN: Wien. Arch. f. klin. Med. 1922.
[5] HESS: Münch. med. Wochenschr. 1925; Dtsch. Arch. f. klin. Med. Bd. 138. 1922.
[6] WOLLENBERG: Zeitschr. f. klin. Med. 1922; Ergebn. d. inn. Med. Bd. 28. 1925.
[7] HOLLER: Fol. haem. Bd. 29. 1923.
[8] JOSEPH: Dtsch. med. Wochenschr. 1925.
[9] SCHITTENHELM u. EHRHARDT: Zeitschr. f. d. ges. exp. Med. Bd. 46. 1925; Handbuch v. SCHITTENHELM Bd. 2. 1926.
[10] SHIOMI: Virchows Arch. f. pathol. Anat. u. Physiol. Bd. 257. 1925.
[11] PASCHKIS: Virchows Arch. f. pathol. Anat. u. Physiol. Bd. 259. 1926.
[12] ASCHOFF u. SCHITTENHELM: Handbuch Bd. 2. 1926.
[13] SIEGMUND: Buch z. Med. Klinik 1926.
[14] MASUGI: Beitr. z. pathol. Anat. u. z. allg. Pathol. Bd. 76. 1926.
[15] BÜNGELER: Beitr. z. pathol. Anat. u. z. allg. Pathol. Bd. 76. 1926.
[16] HOFF: Krankheitsforschung Bd. 4. 1927.
[17] MERKLEN u. WOLF: Presse méd. Bd. 35. 1927.
[18] SILBERBERG: Virchows Arch. f. pathol. Anat. u. Physiol. Bd. 267. 1928.
[19] LEWIS, M. u. W.: Journ. of the Americ. med. assoc. Bd. 17. 1915; daselbst Bd. 84. 1925.
[20] SABIN: Johns Hopkins hosp. reports Bd. 368. 1921. Sept. 1923.
[21] CUNNINGHAM, SABIN u. DOAN: Contribut. of embryol. Bd. 16. 1925.
[22] ARNETH: Qualitative Blutlehre Bd. 3—5. 1925—1927.
[23] ALEXEJEFF: Zentralbl. f. Bakteriol. Bd. 101. 1926.
[24] NAEGELI: Lehrbuch 1923; Schittenhelms Handbuch Bd. 2. 1926.

der Milz wird in hohem Maße beherrscht von der Tätigkeit und Funktion dieses monocytären oder retikulären Systems, denn sie besitzt außer den unspezifischen *lymphatischen* Follikeln kein anderes Parenchym, als diese ebenfalls an sich *unspezifische Zellart, die in der Milz am reinsten und charakteristischsten ihre Aufgaben erfüllen kann.*

Wir halten deshalb bei der allgemeinen geringen Kenntnis des Milzbaues für das physiologische Verständnis eine genaue Analyse ihrer Konstruktion für die sicherste Grundlage zum Verständnis ihrer schwierigen hämatopoetischen Funktion, von denen uns allerdings hier dann nur die hämatopoetischen Fähigkeiten besonders beschäftigen werden.

b) Milzstruktur.

Das physiologische Verständnis der Milz ist abhängig, wie fast alle Autoren erkannt haben, von der genauen Kenntnis der Gefäßverteilung in diesem Organe, das so sehr mit der Blutbahn funktionell verknüpft ist. Auch die hämatopoetische Funktion der Milz kann in ihren Grundelementen erst richtig beschrieben werden, wenn der Anteil der einzelnen Systeme am Milzbau und ihre Lage zur Gefäßbahn geschildert sind.

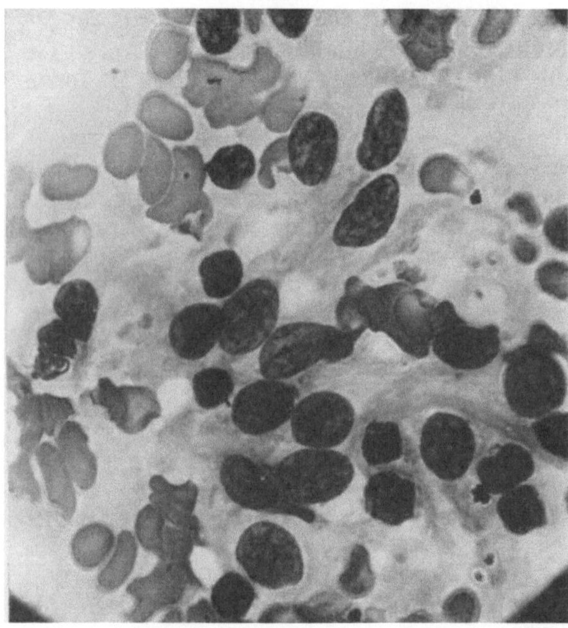

Abb. 117. Milztupfpräparat von monocytärer Reaktion bei Endocarditis lenta; Vermehrung der „Splenocyten" bzw. proliferierendes Reticulum. (Nach V. SCHILLING, Med. Klinik 1926. Originalmikrophotogramm.)

Schon die anatomische Anordnung der großen Gefäße der Milz wirft ein Licht auf ihre Funktionen. Der Hauptstamm der Arterie entspringt von der abdominalen Aorta und teilt sich dicht am Hilus in einige feinere Äste (Rami lienales der A. lienalis), die vom Hilusspalt aus in das Organ eintreten und als Endarterien bestimmte, äußerlich an der menschlichen Milz wenig begrenzte Stromgebiete versorgen. Sie folgen dem Verlaufe der „Trabekel", bindegewebiger Fortsetzungen der Kapsel und der Adventitia der Gefäße, begleitet von Zweigen der Milzvene (V. lienalis). Die feinsten Verteilungen entsprechen nach der Ansicht mancher Autoren einer lobulären Unterteilung der Milz (MALL[1] u. a.), was besonders pathologisch für das Verständnis von lokaler Verteilung und Verschiedenheit der Prozesse wichtig erscheint.

Sobald die Arterie ein Lumen von etwa 0,2 mm erreicht hat, verläßt sie die Vene und tritt aus dem Balken in die Pupla; sie hat hier zunächst noch ihre drei

[1] MALL: Zeitschr. f. Morphol. u. Anthropol. 1900; Americ. journ. of anat. Bd. 2. 1902; Monographie. Baltimore 1903.

gewöhnlichen Wandschichten, doch lagern sich sogleich in die äußeren Schichten (Media und Adventitia) zahlreiche lymphatische Elemente ein. Diese „Lymphscheiden“ (WEIDENREICH[1]) entwickeln sich besonders an den Teilungsstellen zu kugeligen oder länglichen, mit bloßem Auge eben sichtbaren Körperchen, die bereits MALPIGHI 1686 beschrieb, den *Malpighischen Körperchen* oder *Milzknötchen* (STÖHR[2]). Diese lymphatischen Gewebe bilden zusammen die hämatopoetisch besonders wichtige „*weiße Pulpa*“.

Die „*Zentralarterien*“ genannten durchbohrenden Arterienäste geben seitlich eine Anzahl kleiner „*Scheidencapillaren*“ oder „*Knötchencapillaren*“ (WEIDENREICH) ab, die zunächst das lymphatische Gewebe durchsetzen, darin mehrfach anastomosieren und sich vor allem bogenförmig in der „*Knötchenrandzone*“ verbreiten; sie sind in der Scheide spärlich, im Follikel ziemlich zahlreich. Einige von ihnen durchbrechen die Randzone und enden direkt in der Pulpa, wobei sie oft wieder rückwärts zur Randzone umbiegen (GOLZ[3], THOMA[4] u. a.).

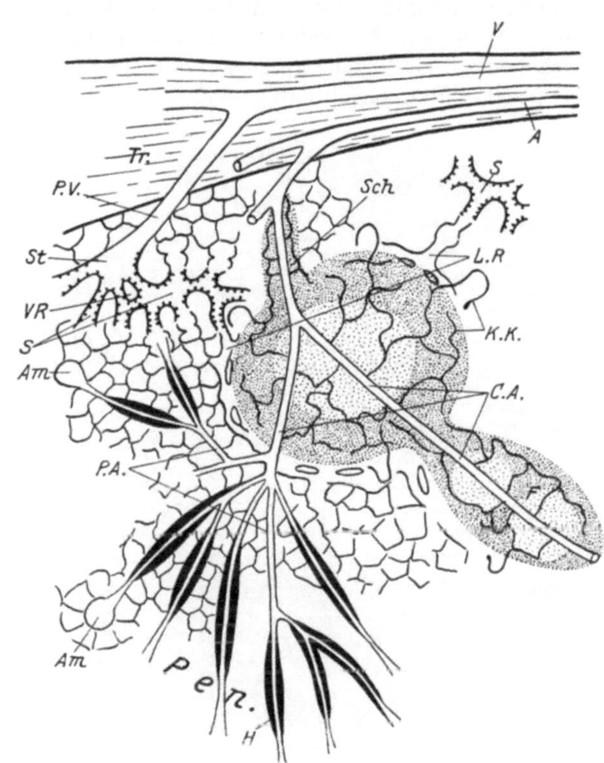

Abb. 118. Schema der Milzstruktur (Verfasser). Der capillare Teil ist relativ stark vergrößert gezeichnet gegenüber dem Trabekel und den Follikeln.

Tr. Trabekel, *V* Vena lienalis trabecul., *St* Stigma Malpighiis (Sinusmündung), *A* Arteria lienalis trabecul., *Sch* Lymphscheide, *P.V.* Pulpa-Vene, *F* Follikel, „punktiert“ Lymphgewebe mit Keimzentren (weiße Pulpa), *S* Sinus, *VR* Verbindungsrohr, *K.K.* Knötchencapillare, *H.* Hülsenarterien, *L.R.* Lymphröhrchen, *Pen.* Penicillus. *P.A.* Pulpa-Arterie, *C.A.* Central-Arterie.

Das hellere Zentrum der Follikel, das sog. *Keimzentrum*, besteht *aus protoplasmareicheren, bläschenkernigen Zellen mit deutlichen Nucleolen und häufigen Mitosen*; an sie schließen sich mehr oder weniger deutlich abgegrenzt kleinere dunkelkernigere und protoplasmaärmere Lymphocyten. Die Zellen werden durch ein sich aus der Adventitia entwickelndes sehr feines Fibrillennetz zusammengehalten, das sich nach OPPEL[5] in eine feinere innere und eine dichtere äußere umhüllende Faserschicht trennen läßt. Die Fasern gehen kontinuierlich über in das Pulpafasernetz; neben einigen elastischen und silberfärbbaren „Gitterfasern“ (OPPEL, BÖHM[6]) sind hauptsächlich bindegewebige kollagene Fasern vorhanden.

---

[1] WEIDENREICH: Arch. f. mikrosk. Anat. Bd. 58. 1901.
[2] STÖHR: Tafel d. Histologie.
[3] GOLZ: Inaug.-Diss. Dorpat 1893.
[4] THOMA: Verhandl. d. Anat. Ges. Basel 1905; Arch. f. Anat. 1895.
[5] OPPEL: Anat. Anz. Bd. 5 u. 6. 1890/91.
[6] BÖHM: Zitiert bei WEIDENREICH.

Die *Knötchenrandzone* ist, wie wir sehen werden, von besonderem histologischen und physiologischen Interesse, da ihre Beziehungen zum Gefäßsystem auf wichtige Funktionen hindeuten. Von vielen Autoren, die mit Injektionen arbeiteten, ist immer wieder das regelmäßige Auftreten von Extravasaten an dieser Stelle geschildert worden (SCHWEIGGER-SEIDEL[1], STIEDA[2], BASLER[3], MÜLLER[4] u. a.): entweder sind die austretenden Capillaren hier besonders verletzlich oder sie endigen „offen“ im Gewebe. THOMA und seine Schüler, vor allem SOKOLOFF[5] und GOLZ[6], beschreiben hier in der Hundemilz einen Kranz von kleinen Blindsäcken am Ende der Capillaren, die „THOMAschen Ampullen“, die aber auch sonst in der Pulpa gleichmäßig verteilt zu sehen sind. Sie werden neuerdings als einfache, durch das Injektionsverfahren THOMAS' mit körnigen Emulsionen hervorgehobene Pulparäume angesehen (NEUBERT[7], ROBINSON[8] u. a.).

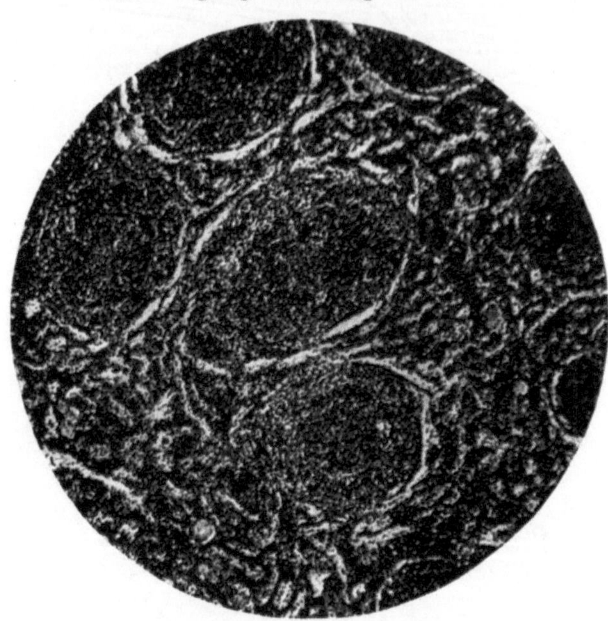

Abb. 119. Milzfollikel in der Kaninchenmilz. (Originalmikrofoto.)

An dieser Stelle beschreibt WEIDENREICH seine „*Lymphröhrchen*“, kurze, in der Peripherie der Knötchen beginnende *Spalträume* oder *Gänge, die, mit Lymphocyten gefüllt, sich direkt bis zu einem venösen Sinus fortsetzen sollen*; auch SOKOLOFF sah hier direkt angrenzende, weite Sinusse, die sich gegen die Follikelzone öffneten und weiße Blutkörperchen aufnahmen. Von älteren Autoren wurden sie nach WEIDENREICH als „Verbindungsstücke“ beschrieben. Bei manchen Tieren sind sie viel deutlicher wie beim Menschen (Spitzmaus [BANNWARTH[9]], Pferd [KYBER[10], WEDL[11]], Hund [MALL[12]]). Den Lymphocyten sind gewöhnlich einige rote Blutkörperchen beigemischt.

---

[1] SCHWEIGGER-SEIDEL: Virchows Arch. f. pathol. Anat. u. Physiol. Bd. 23. 1862.
[2] STIEDA: Virchows Arch. f. pathol. Anat. u. Physiol. Bd. 24. 1862.
[3] BASLER: Würzburger Abh. a. d. Gesamtgeb. d. prakt. Med. Bd. 4. 1863.
[4] MÜLLER: Zitiert bei THOMA. Leipzig 1865.
[5] SOKOLOFF: Arch. f. pathol. Anat. u. z. allg. Pathol. Bd. 112. 1888; mit WICKLEIN: Virchows Arch. f. pathol. Anat. u. Physiol. Bd. 124. 1891.
[6] GOLZ: Inaug.-Diss. Dorpat 1893.
[7] NEUBERT: Zeitschr. f. Anat. u. Entwicklungsgesch. Bd. 56. 1922.
[8] ROBINSON: Americ. journ. of pathol. Bd. 2. 1926.
[9] BANNWARTH: Zitiert bei WEIDENREICH.
[10] KYBER: Arch. f. mikrosk. Anat. Bd. 6 u. 8. 1870/72; Virchows Arch. f. pathol. Anat. u. Physiol. Bd. 81. 1880.
[11] WEDL: Zitiert bei WEIDENREICH.
[12] MALL: Zitiert auf S. 858.

Der Hauptast der Zentralarterie setzt indessen seinen Weg durch den Follikel fort und tritt als *Pulpaarterie* heraus in die sog. „*rote Pulpa*". Diese Pulpaarterien sind fein, etwa 15 μ weit und zartwandig, lassen aber noch Intima, Media und Adventitia erkennen. Nach kurzem Verlaufe teilt sich die Pulpaarterie in eine Anzahl spitzwinkliger Endäste, den bekannten *Pinsel* = *Penicillus* (RUYSCH 1721). Vor ihrer Verzweigung sind sie oft recht deutlich geschlängelt und erweitert (KEY[1] 1861, WEIDENREICH). Dann aber wird ihr Lumen sehr gleichmäßig dünn, etwa 6 bis 8 μ, gradlinig und durch eine viel dichtere Wand begrenzt, die sich nach BANNWARTH und WEIDENREICH aus der HENLEschen „inneren Faserhaut" anderer Arterien entwickeln soll. Es bilden sich so längliche Ellipsoide, *die* SCHWEIGGER-SEIDEL*schen* „*Capillarhülsen*", die jeden einzelnen Endzweig (HOYER[2] u. a.) umgrenzen. Ihre Länge wird mit 26 bis 30 μ bei Wandstärke 8 bis 12 μ angegeben. Die Hülse besteht aus einem dichten Geflecht von kollagenen Fasern mit konzentrischen Kernen ohne deutliche Zellgrenzen. EPPINGER[3] findet mit Golgimethode marklose Nervenfasern darin, was an die alte Auffassung von MÜLLER[4] 1865 erinnert, der in ihnen Nervenendapparate vermutete. THOMA[5] hält die BANNWARTHsche Auffassung der Zellen als Keimgewebe für das Pulpareticulum nicht für ausgeschlossen, weil sich die Dicke und Ausprägung der Hülsen mit dem zunehmenden Alter mehr und mehr vermindert. SCHWEIGGER-SEIDEL sahen „Filterapparate" in ihnen, was neuerdings ROBINSON bestätigt. Die wahrscheinlichste Deutung ist jedoch, *daß es sich um funktionelle Wandverdickungen der Pulpaarterien handelt*, die nach neuerer Auffassung vom umgebenden Reticulum verdichtet werden (CARLIER[6], NEUBERT[7], ROBINSON, OBERNIEDERMAYR[8]), d. h. sie bestehen aus dichter gestellten retikulären Zellen, wie wir sie bei der „roten Pulpa" später genauer beschreiben werden. *Als ein höchst charakteristisches Gefäßsystem ist es zweifellos von großer funktioneller und damit physiologischer Bedeutung*; als einfachste Erklärung mag zunächst die HOYER- und CARLIERsche Erklärung als Schutzhüllen gegen den inneren Blutdruck gegenüber der nachgiebigen, weichen Pulpa erwähnt werden.

WEIDENREICH wendet sich allerdings gegen eine solche Auffassung, da auch die vorherliegenden Gefäßstrecken unter gleichen Bedingungen ständen. Er hebt das Aussehen eines „langen, sehr engen, ziemlich starren, wenig ausdehnungsfähigen Rohres" für eine etwas modifizierte Deutung hervor: „So wird die Hülse also einem plötzlichen größeren Andrang der roten Blutkörperchen standhalten und sie zwingen, nur langsam und eines hinter dem anderen durchzupassieren; dadurch verhindert sie eine allzu rasche Überschwemmung der Sinusse und des Milzparenchyms und schafft für diese Gewebe einen stetigen und gleichmäßigen Blutzufluß."

Durch die Hülse hindurch setzt sich aber, wie erst gute Injektionen zeigten, das Gefäß fort und kommt als feinwandiges endotheliales, von wenigen Hülsenfasern begleitetes Capillargefäßchen nach etwa 60 bis 90 μ langem Verlaufe und mit einem Kaliber von etwa 10 μ zur Endigung.

Eine sehr zutreffende Schilderung gibt schon W. MÜLLER 1865 (zit. nach WEIDENREICH):

---

[1] KEY: Zitiert bei WEIDENREICH.

[2] HOYER: Zitiert bei WEIDENREICH.

[3] EPPINGER: Hepatolienale Erkrankungen, Encyklopädie d. klin. Med. Berlin: Julius Springer 1920.

[4] MÜLLER: Zitiert auf S. 860, Ziff. 4.

[5] THOMA: Verhandl. d. Anat. Ges. 1905.

[6] CARLIER: Zitiert bei WEIDENREICH.

[7] NEUBERT: Zeitschr. f. d. ges. Anat. Bd. 56. 1922.

[8] OBERNIEDERMAYR: Krankheitsforschung Bd. 2. 1927.

„Sämtliche Arteriencapillaren gehen bei den Säugetieren und dem Menschen in die intermediäre Blutbahn der Pulpa über. Die Art des Überganges ist bei allen Capillaren dieselbe. Die Wand der Gefäße wird äußerst zart, verliert den doppelten glänzenden Kontur und wird fein granuliert; die vorher langen elliptischen Kerne werden breiter, dichter und mit rundlichen Formen untermischt; häufig zeigt das Gefäß an dieser Stelle eine leichte Verbreiterung. Die bis dahin zusammenhängende Wand des Gefäßes spaltet sich nun in eine Anzahl zarter, kurzer, sich verschmälernder Fortsätze, welche je einem Kern anliegen und in das zarte Fasernetz der Milzpulpa kontinuierlich übergehen. In der Wand treten dadurch eine Anzahl rundlicher und spaltförmiger Lücken auf, durch welche das Lumen kontinuierlich mit den von den Zellen und Fasernetzen der Pulpa begrenzten Hohlräumen zusammenhängt. Aus den Blutbahnen der Pulpa entwickeln sich die Venen mit gitterförmig durchbrochenen Anfängen, deren Begrenzung von dem anliegenden Pulpagewebe nicht wesentlich verschieden ist.“ Die späteren Autoren haben dem kaum noch etwas hinzuzufügen (LEGROS unb ROBIN[1], FREY, KEY, BANNWARTH, HOYER, KULTSCHITZKY[2] u. a. Vgl. die beigegebenen Abbildungen aus der neuen Arbeit von NEUBERT).

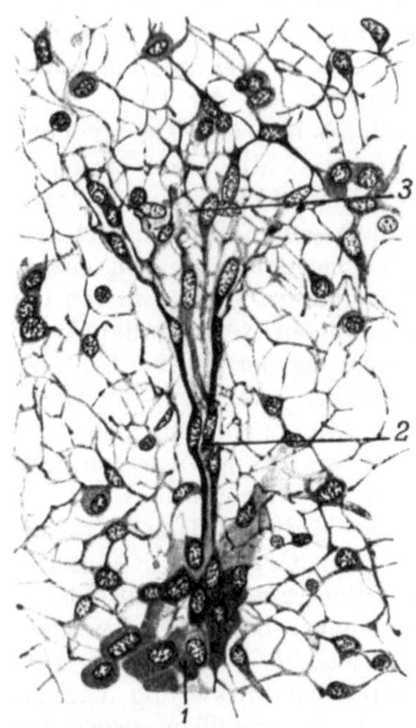

Abb. 120. Milz, Katze, Susa. Hämatoxylin-Thiazinrot. Vergr.: 450fach. Ende der arteriellen Bahn. 1. Capillarhülse, 2. trichterförmige Arteriencapillare, 3. deren Mündung (nach KURT NEUBERT).

Der Übergang von der Hülse zur Endcapillare wird von WEIDENREICH eingehend und klar beschrieben: „Die arterielle Capillare geht aus der Hülsenarterie hervor und stellt ein dünnwandiges, leicht dehnbares Rohr vor von wechselnder Weite: ihre Wand besteht aus einer äußersten Schicht, welche aus stark in die Länge gezogenen Hülsenzellen und anscheinend auch wirklich durch eine Fortsetzung der Hülse selbst gebildet wird, und einer inneren Endothellage mit spärlichen Kernen.“ Aber anders als MÜLLER fährt WEIDENREICH fort: „Diese Capillaren münden *entweder* unter spitzem Winkel direkt in einen Milzsinus ein *oder* sie lösen sich durch Auffaserung ihrer Wand im Reticulum des Milzparenchyms auf, aus dem dann die Sinus mit 10 μ breiten Rohren wieder beginnen (s. Abb. 120).

Diese Stelle ist der Angelpunkt der zahlreichen Differenzen über die Milzstruktur und daher von besonderer physiologischer Wichtigkeit, weil die meisten Autoren mit dem Begriff einer hier „offenen“ Blutbahn, d. h. einer Unterbrechung der regulären Gefäßbahn sehr wichtige funktionelle Begriffe verknüpfen.

Es gibt Vertreter aller denkbaren Kombinationen. Die ältere Lehre ist die „Offene Bahn“, der W. MÜLLER 1865, H. FREY 1874, HOYER, BANNWARTH 1891, KULTSCHITZKY 1895 zuneigten, während BILLROTH[3] zuerst, dann BASLER 1863, SCHWEIGGER-SEIDEL[4], SOKOLOFF, THOMA 1899, von EBNER[5] für geschlossene Blutbahn Beweise zu erbringen suchten. Zwischen HELLY[6], dem Verfechter der absolut geschlossenen Blutbahn, und WEIDENREICH, der eigentlich ein Vermittler beider Ansichten war, spitzte sich der Streit besonders scharf zu. Völlig entschieden ist auch heute nicht trotz der ebenfalls vermittelnden Ansichten von GRAY[7] 1854, KOELLIKER[8], LEGROS und ROBIN, BOEHM, MALL, WEIDENREICH,

[1] LEGROS u. ROBIN: Zitiert bei WEIDENREICH.
[2] KULTSCHITZKY: Arch. f. mikrosk. Anat. Bd. 46. 1895.
[3] BILLROTH: Zitiert bei WEIDENREICH.
[4] SCHWEIGGER-SEIDEL: S. 860, Ziff. 1.
[5] EBNER: Zitiert bei WEIDENREICH.
[6] HELLY: Zentralbl. f. allg. Pathol. u. pathol. Anat. Bd. 31. 1921. (Erg.-Bd.)
[7] GRAY: Monographie. London 1854.
[8] KOELLIKER: Gewebelehre.

Eppinger u. a., *obgleich sich in den letzten Arbeiten* Molliers[1], Neuberts, Hueck-Oberniedermayrs *die Waage zugunsten der als „offen" bezeichneten Blutbahn neigt.*

Mit diesen Capillaren der Arterie befinden wir uns im Gebiete der roten Pulpa, die den Zwischenraum zwischen den Septen, Gefäßen, Lymphapparaten umfaßt und zu der man die arteriellen und venösen Capillaren mit hinzurechnet. *Sie bildet wahrscheinlich den physiologisch wichtigsten Teil der Milz.* Die Grenze zum Follikel ist beim Menschen nicht sehr scharf, bei vielen Tieren aber sehr deutlich durch ein gröberes Maschenwerk der Pulpa abgesetzt (s. Abbildung Kaninchenmilz). Dies bildet das eigentliche Parenchym der Milz, obgleich man darüber verschiedener Ansicht sein kann, da mindestens der Pulpainhalt wenig Charakteristisches für die Milz hat und sehr veränderlich aus anderen Ursprüngen hier zusammengeschwemmt wird. Zum Parenchym gehörte der Lymphapparat als wesentlich für die Funktion mit hinzu. Andererseits haben neuere Untersuchungen die große Wichtigkeit des Grundgewebes der roten Pulpa, *eines retikulären, schwammartigen, mesenchymatösen Syncytiums,* mehr und mehr in den Vordergrund gestellt, so daß sich das pathologische und klinische Interesse hauptsächlich um diesen intermediären Teil dreht. Die neueren Beschreibungen, mit denen wir uns aber erst beim folgenden Teil des Abschnittes, anläßlich der einheitlichen Besprechung des Reticuloendothelapparates als hämatopoetisches Gewebe befassen werden, stimmen darin überein, daß es sich um ein fibrilläres, grobmaschiges Netz von Faserzügen handelt, die mit endotheloiden Zellen überkleidet sind und ein Porenwerk bilden, durch das das Blut von Kammer zu Kammer langsam seinen Weg finden kann (Billroths kavernöse Milzvenen, Johannes Müllers Vergleich mit den Corpora cavernosa penis).

Die große Frage lautet nun: gehen die arteriellen Capillaren, wie sonst im Körperkreislauf, direkt über in die venösen Capillaren oder gibt es an dieser Stelle eine offene Unterbrechung der Blutbahn, eine physiologische Extravasation in das Bindegewebe mit den funktionellen Folgen einer solchen Einrichtung?

Die Untersuchungen stützen sich im wesentlichen auf zwei Verfahren, das genaue Studium des Schnittes und das Injektionsverfahren, wobei ersteres die Möglichkeit des Irrtums durch die besondere Undurchsichtigkeit des zellreichen Milzgewebes, letzteres die Gefahr unnatürlicher Bahnungen und anormale Extravasation enthält. Eine von den alten Autoren viel angewendete weitere Technik der Auspinselung erlaubte selten, unzerstörte Teile zu sehen. Hierzu trat eine neue Technik, *die* Woronin*sche*[2] *Durchspülung des Organes, die alle mobilen Elemente entfernt und das Grundgewebe klar hervortreten läßt.* Mit diesem von Mollier, Neubert und Hueck[3]-Oberniedermayr geübten Verfahren haben sich die Ansichten wesentlich geklärt.

Zunächst kann es durch die Untersuchungen Weidenreich*s besonders als gesichert bezeichnet werden, daß seine Scheiden- und Knötchencapillaren teilweise die Pulpa direkt erreichen und am Rande der Follikel in der Knötchenrandzone oder über sie hinaus in die Pulpa übergehen.*

Strittig ist besonders der Verlauf der Endcapillaren der Hülsenarterien, von denen die Vermittelnden (s. oben) behaupten, daß wenigstens ein Teil spitzwinklig *direkt in venöse Gefäße* überginge, während allerdings der größere sich erst mittels der Pulpamaschen mit dem venösen Abflusse in Verbindung setze (Weidenreich, Eppinger u. a.). Die scharfen Vertreter der geschlossenen Bahn, wie zuerst Basler, später Thoma und seine Schüler Sokoloff und Golz, endlich

[1] Mollier: Arch. f. mikrosk. Anat. Bd. 76. 1911.
[2] Woronin: Zitiert bei Oberniedermayr.
[3] Hueck: Krankheitsforschung Bd. 3. 1926.

HELLY, konnten sich den Austritt von Blutkörpern nur durch eine Art Diapedese durch die dünne Wandung denken, von der allerdings THOMA zugibt, daß sie ganz auffällig leicht und häufig eintrete. VON EBNER beschrieb eine durchsichtige, den endothelialen Zellen außen aufliegende Membran, die tatsächlich die Blutbahn schließen würde. WEIDENREICH erkannte sie an, ließ aber, wie schon ältere Autoren das Vorhandensein von Maschen zu. *Die modernen Autoren sind ganz von der Vorstellung einer geschlossenen Wand abgegangen und lassen sowohl arterielle wie venöse Capillaren weitgehendst durch Poren mit den Maschen der Pulpa kommunizieren.*

Man sollte glauben, daß der Beweis durch Injektionen nicht allzu schwierig sein könnte, aber die zu erhaltenden Bilder erlauben selbst bei bester Technik viele Auslegungen. THOMA[1] ist kurz vor seinem Tode auf die Frage in einer interessanten Übersicht seiner und seiner Schüler Versuche zurückgekommen und neigt der Auffassung zu, daß die Befunde auch der auseinanderstrebendsten Autoren sehr viel Ähnlichkeit haben, so daß man zur Lösung nur das Gemeinsame, statt des Gegensätzlichen zu betonen habe.

Zuerst injizierte SOKOLOFF nach einem THOMAschen vorsichtigen Injektionsverfahren und in Fortsetzung alter BASLERscher Untersuchungen Hundemilzen und fand damit, wie weitere Arbeiten von GOLZ, WICKLEIN[2], v. KAMENIEWICZ[3] bestätigten, eine *direkte* Verbindung zwischen arteriellen Capillaren und den venösen Sinus. THOMA bildet solche Ausgüsse sehr charakteristisch ab, wobei der arterielle Teil dunkel, *der venöse auffallend viel heller gefärbt* ist. Sehr viele Arteriolen endeten aber mit kleinen „Ampullen" scheinbar blind, besonders in der Umgebung der Follikel.

Auf die direkten Übergänge hatte BILLROTH 1862 auf Grund von Doppelinjektionen hingewiesen, ähnlich mit anderen Verfahren KEY 1861, SCHWEIGGER-SEIDEL 1863, KYBER, dessen Arbeiten THOMA ganz besonders hervorhebt, 1870, LEGROS und ROBIN (zit. bei WEIDENREICH) 1874, dagegen hatten STIEDA 1862, MÜLLER 1865, ROBERTSON[4] 1885, HOYER 1894 u. a. leicht offene Pulparäume erhalten. In der Umgebung der Randzonen gaben zahlreiche Untersucher offene Austritte oder Extravasate, je nach ihrer Grundanschauung an (KEY, STIEDA, BASLER, MÜLLER, FENENKO[5], HENLE[6], FREY, KRAH[7], ROBERTSON, HOYER, BANNWARTH, SOKOLOFF, GOLZ, THOMA, MALL usw.).

Nun gibt THOMA die Erklärung, daß alle Untersucher, *die mit flüssigen Farben injizierten, zur Auffassung offener Gefäße* hätten kommen müssen, da die Wand überaus leicht durchdringlich sei für Plasma und andere Flüssigkeiten. Dagegen mußten die Autoren *mit Tuschen in körniger Lösung* die Ansammlung der Farben in der Gefäßbahn sehen, also *auf geschlossene Bahn* kommen. „Die Injektionen mit gelöstem Farbstoff beweisen mir nur eine große Durchlässigkeit der Wandungen der kleinen Milzgefäße."

Von der venösen Seite gelang wiederum die Injektion der Pulpa meist sehr leicht, wenn man etwas stärkeren Druck anwendete und die Injektion länger wirken ließ. BILLROTH fand, daß nach venöser Vorinjektion der Sinus und der Pulpa von der Arterie aus leichter eine direkte Verbindung zu erreichen sei. *Die meisten Autoren geben mehr oder weniger bestimmt an, daß eine Injektion der Arterien von der Venenseite nicht gelänge* (STIEDA, BASLER, MÜLLER) oder wenigstens sehr selten sei (BILLROTH, KYBER, ROBERTSON, MALL). Man versuchte dies durch die spitzwinklige Einmündung der Arterien in die Venen zu erklären. Diese Aufzählung auch nur eines Teiles der Ansichten (größtenteils nach WEIDENREICHS Übersicht) zeigt die Schwierigkeit des Problems für die physiologische Nutzanwendung. Besondere Rätsel stellt in dieser Hinsicht noch die vielfach bestätigte Angabe SOKOLEFFS, daß bei Stauung von der Venenseite *kein* leichter Übertritt der roten Blutkörper in die Pulpa erfolgt, sondern daß nur ein starkes „*Milzödem*" auftritt, daß man im Gegenteil eine gewisse Zeit warten müsse, *beim Hunde etwa 15 bis 20 Minuten, beim Kaninchen eine halbe Stunde, ehe sich die Pulparäume mit Erythrocyten füllten.* Hierfür gibt WEIDENREICH die Erklärung, daß zunächst die Poren durch allerlei Zellen verlegt seien, dagegen das Plasma sich leichter einen Weg bahnen könne; daher das „Ödem". Die elastischen weiten Venensinusse könnten zunächst viel Blut aufnehmen. Erst wenn durch Druckausgleich die Bedingungen im Gewebe gleich wären, dränge das Gesamtblut erweiternd in die Pulpa. Auch von der arteriellen Seite bahne sich das Blut zunächst lieber

---

[1] THOMA: Virchows Arch. f. pathol. Anat. u. Physiol. Bd. 249. 1924.
[2] WICKLEIN: Zitiert bei SOKOLEFF S. 860, Ziff. 4.
[3] v. KAMENIEWICZ: Zitiert bei THOMA.
[4] ROBERTSON: Zitiert bei WEIDENREICH.
[5] FENENKO: Zitiert bei WEIDENREICH.
[6] HENLE: Zitiert bei WEIDENREICH.
[7] KRAH: Zitiert bei WEIDENREICH.

den direkten Weg; so erklärten sich auch die BILLROTHschen Befunde einer scheinbaren direkten Verbindung bei Gegeninjektion von der Venenseite.

Bei dem Lesen dieser vielen sorgfältigen Untersuchungen gewinnt man den Eindruck, *daß hier tatsächlich komplizierende Faktoren vorliegen*, die die Klarheit der Befunde stören und von den histologisch arbeitenden Autoren zu wenig beachtet sind. Zweifellos spielt z. B. bei Hühnerblutinjektionsversuchen von WEIDENREICH und HELLY *ein biologisches Moment in der Art der Reaktion der Pulpazellen* gegenüber dem Injektionsmittel sehr wesentlich mit; auch dürften *bei den Stauungsversuchen die nervösen Einflüsse viel zu wenig beachtet sein*. Die Abhängigkeit des Milzvolums vom Nervenreiz war eine bekannte Tatsache, ebenso wie der reaktive, mit Zellen überfüllte infektiöse oder toxische Milztumor; die neuen BARCROFTschen[1] Ansichten setzen eine leichte und freie Kommunikation und einen zeitweiligen Abschluß der Pulpa bei verschiedenen physiologischen Bedingungen unbedingt voraus (s. S. 883).

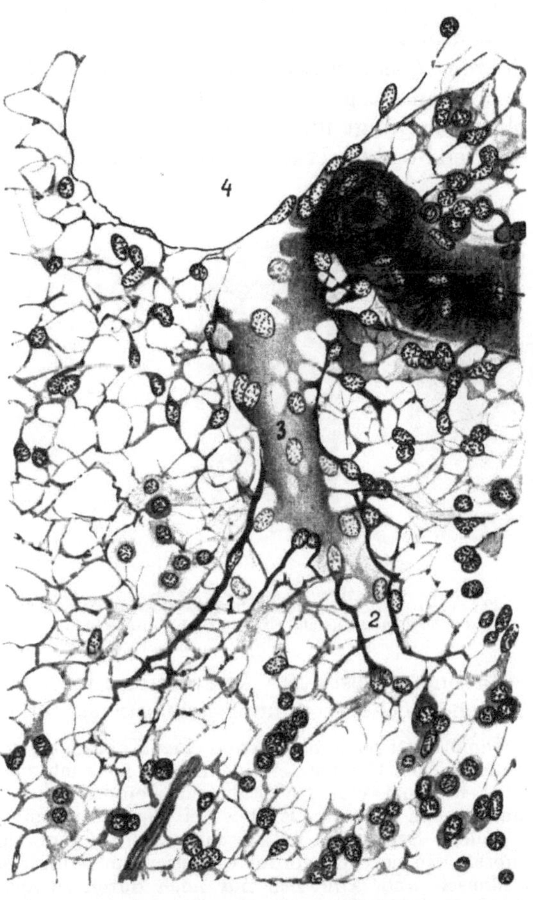

Abb. 121. Milz, Katze Susa, Hämatoxylin-Thiazinrot. Vergr.: 450fach. Anfang der venösen Bahn. 1. u. 2. Venenwurzeln (Ansatzröhrchen), 3. Venensinus, 4. Pulpavene, 5. Arterie. (Nach KURT NEUBERT.)

Diese neuere Vorstellung kann sich nun auf eine höchst eigenartige Konstruktion der Wände der venösen Capillaren, der weiten sinuösen Räume, die einen plexusartigen Anfang des venösen Strombettes darstellen, stützen, die mit der erwähnten WORONINschen Durchströmungstechnik (längere Durchspülung der Milz von der Arterie aus mit physiologischen Lösungen) aufgedeckt wurde.

MOLLIER beschreibt diese Struktur mit zahlreichen künstlerischen Abbildungen, die von den Nachuntersuchern (EPPINGER, NEUBERT, HUECK, OBERNIEDERMAYR) trotz der fast ausgeklügelt anmutenden Formen bestätigt wurde und sich in der Tat wenigstens bruchstückweise auch gelegentlich in einfacheren Techniken wiederfinden läßt.

Die Wand der Sinus besteht aus einem Gitter längsgestellter „Milzfasern“ der alten Autoren, die von WEIDENREICH als „*Stabzellen*“ bezeichnet werden. Diese Stabzellen sind etwa 60 μ (v. EBNER) bis 120 μ (HENLE) lang bei einer Breite von nur 3 bis 10 μ. Man hielt sie zunächst für *Muskelzellen* (KOELLIKER 1867,

[1] BARCROFT: Naturwissenschaften Bd. 13. 1925; Bd. 14. 1926; Ergebn. d. Physiol. Bd. 25. 1926.

HENLE 1873, WITING 1897), obgleich ihnen die Anisotropie fehlt (EPPINGER). WEIDENREICH mißt ihnen starke Contractilität zu, die beim Menschen die fehlenden Balkenmuskeln ersetzen soll. *Dieses Gitter wird faßreifenartig zusammengehalten durch umspinnende Faserbündel,* so daß etwa 30 bis 70 μ weite Gänge und Buchten entstehen. MOLLIER erkannte, daß es sich dabei nicht um Faserringe, sondern um quere Maschen eines „*Netzfasernmantels*" um die Gefäße handelte, die im wesentlichen von den retikulären Gitterfasern der Pulpa abstammen und den kollagenen Fasern nahestehen, d. h. kaum elastische Fibrillen enthalten. *Demnach scheinen sie mehr eine Stützfunktion auszuüben.* Wie WORONIN zuerst erkannte, gehört zu jeder Stabzelle ein Kern, der in das Lumen oft erheblich vorspringt und nach WEIDENREICH eine charakteristische feine Faltung der zarten Struktur erkennen läßt. Diese Zellen liegen einer scheinbaren Membran innen auf, die von v. EBNER zuerst genauer beschrieben wurde, bestätigt von SCHUMACHER[1]. Die Wand gab aber bereits WEIDENREICH, wie schon ältere Autoren (s. oben MÜLLER) *als durchbrochen zu,* weil er Hühnererythrocyten durch sie hindurch in die Pulpa passieren sah, wenn er bei Kaninchen von der Vene aus injizierte (HELLY nahm auch hierfür Diapedese an). MOLLIER beschrieb sie nun als *ein ausgebreitetes „geordnetes" Reticulum,* d. h. nur als eine besonders gestaltete Aussparung in der roten retikulären Pulpa, die durch zahlreiche Löcher kommunizierte, *ein syncytiales Endothelnetz.*

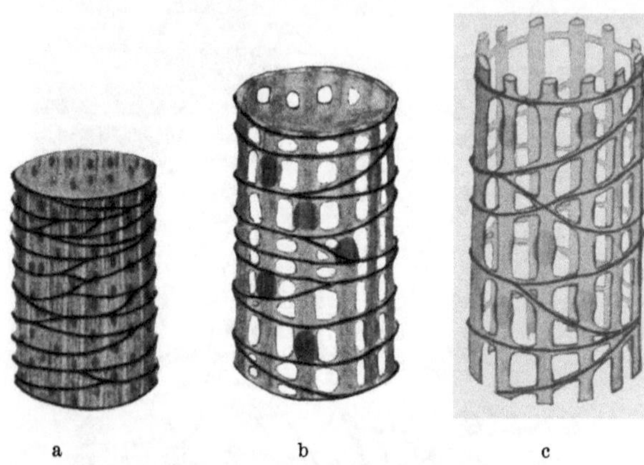

Abb. 122. Schema der Sinuswand. a) fast geschlossen, b) etwas gedehnt, c) maximal gedehnt. (Nach OBERNIEDERMAYR.)

Die Milz ist nach ihm ein von einer Kapsel abgegrenzter Schwamm von gleichkalibrigen, durchbrochenen Gängen, ein dehnbares mesenchymatöses Organ. Die Maschen des Sinus werden begrenzt von den Stäbchenzellen und den Querfasern und haben ohne stärkere Dehnung etwa 3 bis 5 μ Weite. Bei Tieren erkennt man besser, wie sie ursprünglich ein regelrechtes Syncytium bilden mit reichlicherem Protoplasma, mehr eine durchlöcherte Membran, ein noch ungeordnetes Reticulum (Hund, stärker noch Schaf, Rind), während sie bei Mensch und Affe sich nur noch durch flügelartige Verbreiterungen der Stabzellen verbinden. Diese Vorstellung paßt sich ausgezeichnet den Grundlehren von der Entstehung und Umformung mesenchymatöser Gewebe an, wie sie von HUECK gegeben werden (s. folgender Abschnitt).

Diese Auffassung wurde im wesentlichen bestätigt von NEUBERT, HUECK *und* OBERNIEDERMAYR; *sie gestattet eine zwanglose Erklärung des Zusammenhanges der Sinus mit der roten Pulpa* (Abb. 120—122).

Die Kontinuitätsfrage wurde mit dieser neuen Vorstellung von NEUBERT neu geprüft und radikal abgelehnt.

Nach seinen schönen Untersuchungen hat man zwei Typen zu unterscheiden: breites Reticulum mit trichterförmigen durchlöcherten Mündungen der arteriellen Capillaren (siehe Abb. 120) bei Katze, Schwein, Rind, Schaf, Pferd und kurze besondere „*Venenwurzeln*" (Abb. 121), Ansatzröhrchen mit einem netzförmigen Endothel, die spärlich anastomosieren und in die weniger stark durchlöcherten Sinusse überleiten; oder einen zweiten Typus *mit stark reduzierter Pulpa und mächtigem Venennetz bei Mensch,* Affe, Hund, Nagetieren; hier

[1] SCHUMACHER: Zitiert bei WEIDENREICH.

zeigen die Endarteriolen die keulenförmigen THOMAschen Ampullen, die aber erweiterte Pulparäume bedeuten; eigentliche Venenwurzeln fehlen und sind ersetzt durch die gitterartige Durchlöcherung der Sinuswand.

HUECK und OBERNIEDERMAYR vereinfachten diese Vorstellung in gewisser Weise; sie stellten auch schon die Pulpa selbst als ein System von durchlöcherten „Flutkammern", Maschen des Reticulums (Abb. 123), dar, in dem sich durch den Prozeß der „Bahnung", d. h. die funktionelle Hintereinanderschaltung mehrerer dieser Kammern, röhrenartige Gebilde entwickeln, die zu den Sinus hinleiten bzw. zu Sinus werden, indem sich die Reticulumzellen zu einem in der Ruhe geschlossenen Endothelbelag zusammenlegen, bei Überdruck aber auseinanderweichen. *Bei arterieller Injektion sahen sie zuerst sich die perifollikulären Räume füllen, bei venöser die perisinuösen,* ein Unterschied, der pathologisch und physiologisch bedeutsam werden kann. *Die direkten Verbindungen der Autoren sind „gebahnte" Pulpakammern zwischen Arterien und Venen,* die spärlich vorkommen (die THOMAsche Abbildung kann in der Tat ebensogut ein Ausgußstück hintereinanderliegender Pulpamaschen, wie ein venöses Gefäß vorstellen [s. oben]). Die Pulpa wird daher *fakultativ* in den Blutstrom mit hineinbezogen, je mehr Blutdruck und Gegendruck und vor allem der Zustand des protoplasmatischen Endothelsyncytiums dies erfordern bzw. zulassen. Man muß zugeben, daß damit eine sehr klare und funktionell plausible Struktur beschrieben ist, die auch den Anforderungen der neuen Vorstellungen BARCROFTS hinreichend gerecht wird (s. S. 883).

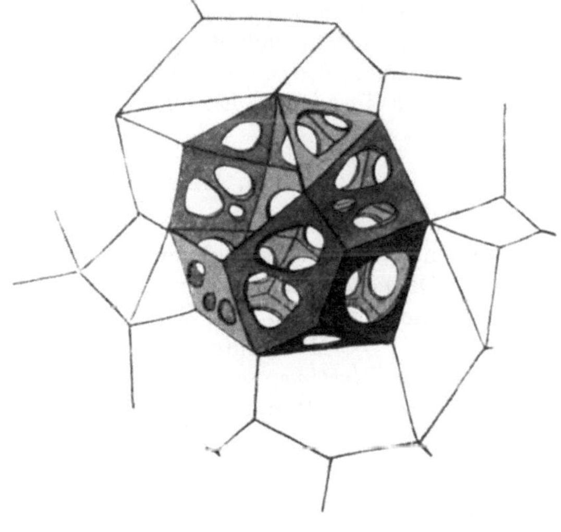

Abb. 123. Schematische Zeichnung einer „Flutkammer" der Milzpulpa. (Nach OBERNIEDERMAYR.)

Die Sinus treten dann weiter durch die schon MALPIGHI bekannten *„Stigmata"* der Pulpavenen, größere Venenwandöffnungen, mit dem venösen Kreislauf in Verbindung. Die Pulpavenen sind auch in den Balken noch sehr weite Gefäße mit fast nur einer Endothellage als Wand, die wie Hohlräume im Bindegewebe ausgespart sind; sie *scheinen bei Kontraktion des Balkens weit offengehalten zu werden und daher den Abfluß zu erleichtern.* Sinus und Venen sind mit einem sehr leukocytenreichen Blute erfüllt und bei Stauung in der Lage, ein recht großes Blutvolum aufzunehmen. *Die Venen münden dann als Vv. lienales in die Pfortadervene, der sie ihr gesamtes Blut zuführen, eine physiologisch höchst bemerkenswerte Tatsache.*

Am dunkelsten ist immer noch die Bedeutung der SCHWEIGGER-SEIDEL*schen Hülsen,* die von manchen Autoren als *„Capillarventil"* (HEIDENHAIN[1], NEUBERT), und zwar als *Rückstromventil* (OBERNIEDERMAYR) angesehen werden, wofür ihre Nichtinjizierbarkeit von der Venenseite und ihr stets enges Lumen angesprochen werden kann. NEUBERT nimmt sogar völligen Schluß durch Gegendruck von der Pulpa (elastisches Zusammenziehen bei Aufhebung des arteriellen Innendruckes),

[1] HEIDENHAIN: Zitiert bei NEUBERT.

OBERNIEDERMAYR eine Schließung durch Längsdehnung bei Milzschwellung an. Ältere Autoren weisen auf die spitzwinklige Stellung zum Pulpavenensystem mit gleicher Bedeutung hin (POEHLMANN 1848 u. a.).

Die Frage, ob *offene oder geschlossene* Blutbahn, hat an Schärfe verloren, denn heute betrachten wir auch ein Reticuloendothel, wie die Sternzellen der Leber, nicht als wirklich „offene“ Bahn: die retikulären Zellen überziehen mit ihrem endothelialen Protoplasma die Fibrillen und Maschen; *immerhin bedeuten sie ein funktionell besonderes Endothel.*

Übersieht man *die ganze Anlage,* wie sie jetzt bekannt ist, *so kann man sich dem Gedanken kaum entziehen, daß Hülsen und Sinus zu einem gemeinsamen Apparat gehören,* daß die Hülsen die Antagonisten bzw. auch Synergisten der Sinusgitter sind, wie Schleusentore, die zwischen sich ein Bassin zu besonderen Aufgaben regeln. Die Hülsen regulieren im WEIDENREICHschen Sinne den gleichmäßigen Zufluß und verhüten die Überflutung, sorgen andererseits aber durch ihren beschränkten, aber gesicherten Durchlaß für die weitere Füllung des Bassins, auch wenn der Gegendruck steigt und die Kapsel gespannt wird; die Sinus öffnen und schließen sich, wie es die Aufgaben in der Milz benötigen, sind also die Hauptursache der Füllung und Entleerung.

3. Hämatopoese in der Milz.

Für unsere Betrachtung des *hämatopoetischen Anteiles der Milz* sind diese verschiedenen Teile Milzstruktur von allerverschiedenster Wertigkeit und Bedeutung. Deswegen mußten wir bereits bei der Myelopoese und bei der Erythropoese auf sie hindeuten und wir teilen ihr die Hauptaufgabe bei der Monocytopoese zu. Die Milz nimmt in der verschiedensten Art Teil an der Hämatopoese *aller vier Systeme,* wozu sie ihre eigenartige zusammengesetzte Struktur, ihre pathologische Wandelbarkeit und die Verschiedenheit ihrer Funktionen befähigt.

Fassen wir vom Standpunkte der Hämatopoese die Struktur der Milz noch einmal zusammen, *so ergibt sich ihre hämatopoetische, und zwar lymphatische Bedeutung direkt aus der Anordnung der Follikel.* Die WEIDENREICHschen Scheiden- und Knötchencapillaren erscheinen als ernährende Gefäße für dieses stark proliferierende Gewebe. Merkwürdigerweise wird weder von WEIDENREICH, noch anderen Autoren auf diese notwendige Hauptfunktion hingewiesen, die schon aus dem reichlich anastomosierenden Netze innerhalb des Follikels entnommen werden kann. Dagegen ist es wenig wahrscheinlich, daß diese zarten Nebenäste die große funktionelle Bedeutung haben, die ihnen *als zweiter, direkter Weg* beigelegt wird. Nach der auf den WEIDENREICHschen Strukturdarstellungen aufgebauten Theorie EPPINGERS, die über ihn hinausgeht, sollen alle Erythrocyten, die über das lymphatische Gewebe geleitet werden, damit dem Untergang geweiht sein.

Für die Lymphocytopoese erscheinen die WEIDENREICH*schen Lymphröhrchen,* wenn sie beim Menschen auch wenig ausgeprägt sind, *als Beweis einer Lymphocytenproduktion wichtig.* Ein Teil der Zellen wandert also direkt in den Blutstrom, bei der Größe der Milz gewiß keine kleine Zahl, auf die wir zurückkommen müssen. Der größte Teil geht aber auf dem Wege der offenen Maschen der Randzone einfach in die Pulpa, wo die leicht erkennbaren mittleren und kleinen Lymphocyten sich eng mit den anderen Zellen innerhalb der Pulpa vermischen.

Für die hypothetische Annahme einer gegenseitigen Einwirkung der Lymphocyten und anderen Blutkörperchen bzw. *für die besondere Funktion der Follikel als Ganzes* spricht die eigentümliche Randverteilung der Arterienendigungen: es scheint, als ob das zuströmende Blut zunächst mit der Randzone, der Zone der eben reifen Zellen in statu nascendi in Kontakt gebracht werden sollte oder als ob diese dem Blutstrom schnell beigemischt werden sollen. Wenigstens bietet diese Beziehung *die Möglichkeit eines gemeinhin raschen Abflusses der neuen Zellen.* Andererseits haben die Lymphdrüsen auch sonst die Funktion der Fesselung in der Blutbahn kreisender Erreger und Giftstoffe, so daß sich auch *Hinweise auf die entgiftende Rolle der Milz als Blutlymphdrüse aus dem primären Kontakt des einströmenden Blutes mit den Follikeln ergeben.*

Der zweite Teil der hämatopoetischen Aufgabe der Milz, die *Bildung monocytärer Zellen, hebt sich auch histologisch so völlig getrennt vom lymphatischen ab, daß man auch hierin nur wieder einen Anhaltspunkt für die gesonderte Funktion und Bedeutung dieses Systems daraus entnehmen kann* (s. Abschnitt 1).

Tatsächlich scheint dieser Bezirk erst in pathologischer Inanspruchnahme (spodogener Milztumor, Stauung) seine wichtigsten Funktionen zu erfüllen, während er für gewöhnlich etwas aus der Blutzirkulation gerückt scheint, wenn wir auch nur die „Bahnung" durch die Pulpa zwischen Arteriole und Venüle zulassen. Erst bei stärkerer Durchblutung, bei Rückstauung oder bei erhöhter chemischer Affinität der kreisenden Substanzen (Reizung und Chemotaxis der Reticuloendothelien) kann dieser wichtige Teil filtrierend und reinigend, zerstörend und monocytopoetisch in Aktion treten. Hieraus entwickelt sich dann unter pathologischen Umständen *die dritte Art der Milzhämatopoese*, die Abgabe von *„extramedullär"* dort entstandenen Granulocyten, Erythrocyten und Blutplättchen (s. dort). Diese *„Brutstätten"* sind für ihre Aufgaben eben durch die entrückte Lage des Pulpagebietes so geeignet und ihre Beziehungen zur Zirkulation erlauben ebenso rasch, sie zu füllen, wenn die Schleusen der Sinuswände sich öffnen und das venöse Blut eintreten lassen, wie sie zu entleeren, wenn die Kontraktion der Kapsel, der Septen und Trabekel, vielleicht auch der Stabzellen der Sinus den Schwamm der Pulpa auspressen.

Nach dieser Darlegung der Anatomie der Milz ist völlig zu trennen:

1. die lymphatische Blutbildung in der weißen Pulpa und
2. die retikuläre Blutbildung der roten Pulpa.

Ad 1. Hierüber ist alles Wesentliche bereits in dem Abschnitt über Lymphocytopoese gesagt. Der einzige Unterschied gegenüber der Lymphocytopoese der Drüsen ist die direkte Beimischung zum Blutstrom, die aber sonst im Körper ihre vielfachen Parallelen hat. Die Lymphocyten dringen, worin Maximow absolut recht gegeben werden muß, leicht und mit großer Regelmäßigkeit durch die Wandungen der Gefäße und mischen sich dem Blutstrome bei oder treten in das Gewebe, auch massenhaft direkt in das Lumen des Verdauungskanals usw.

Die Entwicklungsgeschichte und die direkte Beobachtung lehren (Helly), daß auch für die Drüsensinus schon ein ursprünglicher direkter Zusammenhang mit der venösen Blutbahn bestand (embryonale Entwicklung, Hämolymphdrüsen Weidenreichs). *Insofern bedeutet die Beimischung der Lymphocyten zur Blutströmung an der Grenze von weißer und roter Pulpa nur eine Steigerung oder eine Erhaltung eines auch sonst häufigen Vorganges.* Immerhin wird man doch eine besondere Bedeutung der engen Umlagerung aller in die Milzpulpa eintretenden Gefäßchen mit lymphatischem Gewebe im Auge behalten müssen als funktionell bedeutsam, vielleicht zur Produktion von Fermenten usw., die bei der Pulpatätigkeit besonders miterfordert werden (s. oben anatomischer Anhaltspunkt; Rand der Follikelkonstruktion).

Hämatopoetisch ist der Erfolg, daß die Kammern der roten Pulpa, soweit sie überhaupt Zellen enthalten, was normalerweise durchaus nicht durchgehends der Fall ist, gefüllt werden mit einem Gemisch, das größtenteils aus *echten lymphatischen Zellen* besteht.

Diese Zellen sind im ganzen reifer, fertig ausgebildet und gehen nur einer Weiterbildung bis zum Untergange, der zunächst nicht in der Milz erfolgt, entgegen. MAXIMOW nimmt an, daß ein Teil von ihnen sich in Monocyten (Polyblasten) umwandelt und damit als ein besonderes Ausbildungsprodukt sich abzweigt. Für die Annahme fehlen uns die Beweise. Zweifellos ist ein Teil der lymphatischen Pulpazellen auch noch mitotisch teilungsfähig, durch breiteres blaues Protoplasma und gute Nucleolen, im Ausstrich deutlicherer Kernstruktur ausgezeichnet. Die größte Mehrzahl aber sind schmalleibige kleine und mittlere Zellen.

Pathologischerweise pflegen sich die Pulpalymphocyten in großer Zahl in Plasmazellen vom MARSCHALKOschen Typus umzuwandeln, doch sind auch manche Autoren der Ansicht, daß die Plasmazellen histogenetischer Herkunft wären.

Der WEIDENREICHschen Theorie einer besonderen Vorbereitung der durch die Capillaren eintretenden Erythrocyten vermag ich nicht beizutreten; *diese Follikelcapillaren entsprechen eher der notwendigen starken und direkten Blutversorgung der Lymphocytopoese, die dadurch mit sauerstoffreichem, zirkulierendem Blute, nicht mit dem venösen und stark verunreinigten Pulpablute erfolgt.* Daß bei diesem starken Blutzustrome pathologische Prozesse besonders in den Keimzentren eintreten (HEIBERG, HELLMANN, WETZEL[1]) ist verständlich und kann im Sinne ASCHOFFS, WÄTJENS[1] u. a. als direkte Schädigung eines besonders empfindlichen jungen Gewebes bezeichnet werden, ohne die lymphatische Natur und die Stammzellenbedeutung deshalb anzweifeln zu müssen.

Augenscheinlich schiebt sich der dichte Strom der neugebildeten Lymphocyten kontinuierlich, nach den verschiedenen Stadien der Follikel aber in rhythmischen Verstärkungen und Abschwächungen gegen die Pulpa vor, zunächst keine weitere Funktion, als ab und an noch weitere mitotische Teilungen der großen Mittellymphocyten ausübend, wie wir auch im Knochenmark überall die Weiterteilungen der reiferen Elemente bis zum reiferen Myelocyten noch beobachten können (homoioplastische Zellbildungen der Autoren, obgleich nach unserer Ansicht auch keine wirkliche Heterogonie beim Übergang der scheinbar indifferenten Elemente in die differenziert erkennbaren Zellen vorliegt. Wir halten, im Gegensatz zu MAXIMOW, WEIDENREICH u. a., alle Zellen bis zur hämocytoblastischen Vorstufe (Großlymphocyt) für determiniert).

Ad 2. Monocytopoese im Reticulum.

Normalerweise findet man immer ausgebildete *reife Monocyten in den Pulparäumen der Flutkammern,* soweit sie überhaupt Zellen enthalten. Diese entsprechen vollkommen den kreisenden Blutmonocyten. Ihre Loslösung von der Wand der Kammern oder der Sinus ist im allgemeinen nicht zu sehen, ebensowenig, wie man diesen Vorgang etwa im Knochenmarke für Myeloblasten zu sehen bekommt. Entweder verschwindet er in der Fülle der Zellen, oder wahrscheinlicher sind die wenigen neuen Monoblasten wegen ihres lymphoiden Aussehens nicht erkennbar. Verfasser[2] hat versucht, die Genese der Kurloffkörper als Führung zu gebrauchen, ist aber nur bis zur Beobachtung kleinerer lymphoider Elemente vorgedrungen, nicht bis zu wirklichen Wandzellen. Diese Zellen ähneln den histiocytären „Lymphocyten“ der entzündlichen Infiltrationen.

Pathologischerweise aber ist die Beobachtung zahlreicher Ablösungen aus der Wand sehr leicht zu erlangen (Verfasser[3] 1919). Die Wände der Milzsinus erscheinen vielfach verdickt, mit ganzen Klumpen von proliferierenden Reticulumzellen bedeckt, die schon teilweise selbst in Phagocytose stehen, teils sich unmittelbar nach dem Freiwerden mit den zu vernichtenden Teilen beladen (Carmin RIBBERT, KIYONO; Pyrrolblau GOLDMANN) oder mit Malaria-

[1] WETZEL: Zitiert auf S. 827, Ziff. 10.
[2] SCHILLING, V.: (Kurloffkörper.) Zentralbl. f. Bakteriol. Bd. 69. 1913.
[3] SCHILLING, V.: Zeitschr. f. klin. Med. Bd. 88. 1919.

parasiten und Pigment, mit Erythrocytentrümmern (Erythrophagen) usw. Selbst in ganz normalen Milzen findet man stets eine Anzahl von phagocytisch tätigen Zellen, obgleich ihr Inhalt meistens nicht erheblich ist (Hämosiderin, Blutplättchen, Blutpigmente, Kernteile u. a.). Tupfpräparate (s. S. 807) lassen eine Unzahl großer monocytoider, aber noch syncytialer Elemente erkennen, daneben freie Formen aller Art. An den Sternzellen der Leber kann man die Erscheinung noch klarer, wenn auch nicht so intensiv beobachten (Abb. 116). Auffallend ist, daß auch die noch fixen Zellen schon einen hohen Reifegrad (polymorphe Kernform, *azurophilgekörntes Protoplasma*) zeigen können, *so daß die sich ablösenden Zellen als vollkommen ausgebildet erscheinen.* Dieser Vorgang der Reticulumablösung kann augenscheinlich sehr rasch sich ausbilden, am allerschnellsten beim hochallergisierten Tiere, wie dies vor allem OELLER[1] gezeigt hat, indem er Serienuntersuchungen am überempfindlichen Hühnerblutmeerschweinchen in großen Serien ausführte und so die ersten Umbildungen auf Sekunden berechnen konnte. Augenscheinlich wird ein sehr großer Teil der Zellen an Ort und Stelle verbraucht und gelangt nie in die Strombahn, denn im Augenblick der funktionellen Betätigung der Zellen werden sie schon klebrig, verklumpen, quellen stark, so daß sie dann den festliegenden Zellinhalt der Pulpa bilden.

Es ist selbstverständlich, daß diese Umänderung des Inhalts der Flutkammern eine sehr erhebliche Bedeutung für die Funktion der ganzen Milz haben muß. Die Milz, die so mit funktionierendem Reticuloendothel und freien Makrophagen erfüllt ist, hat eine ganz andere physiologische Fähigkeit wie die wenig durchblutete, torpid-monopoetische Normalmilz. Möglicherweise ist auch die Ansammlung von leukocytären Zerfallsprodukten aus gefressenen Granulocyten nun der Boden, aus dem sich die myeloische extramedulläre Blutbildung z. B. entwickeln kann; man denke an die erfolgreichen Züchtungsversuche von myeloischem Gewebe durch MAXIMOW[2] *in Drüsen unter Zusatz von Knochenmarksaft.*

Der übrige Zellinhalt der Milz ist von geringerer Bedeutung. Pathologisch können sehr große Mengen von Plasmazellen vorkommen, die von KUCZYNSKI[3] u. a. mit bestimmten Verdauungsvorgängen in Verbindung gebracht werden. Aus ihnen können sich ab und an die Schollenleukocyten WEILLS[4], die RUSSELschen Körperchen, entwickeln, große vakuolig tropfige Zelleinschlüsse, die an Kurloffkörper erinnern. Ihre Bedeutung ist unklar. Die größeren basophilen Zelltypen tragen den Charakter der Reizformen TÜRKS, großer tiefblauer Zellen mit grobfleckigen Kernen, erkennbaren Nucleolen und einem spongioplasmareichen Zelleib. Teils sind sie Histiocyten, teils Monoblasten, Hämocytoblasten usw., sämtlich aktive Stadien dieser Zellarten kurz vor oder nach einer Zellteilung, wie auch ihr funktionell untätiger Zustand andeutet. Alle diese Zellen sind oxydasenegativ für stabile Oxydase.

Mit der Oxydasereaktion erkennt man aber ab und an isolierte myeloische Elemente, die fast immer hochsegmentierte Kerne tragen, also der Zirkulation angehören. Ab und an, bei Tiermilzen häufiger als beim Menschen, finden sich aber auch vereinzelte stark positive und kernige Zellen, *Myelocyten und Vorstufen,* die aber normalerweise so singulär liegen, ohne jede Anlehnung an sich vorbereitende myeloische Reifungen, daß man sie für *eingeschwemmte Elemente* halten muß, die ihre Reifung oder Untergang hier durchmachen, oder die wegen ihrer Unreife als blutpathologisch festgehalten wurden. Nur bei Zuständen

[1] OELLER: Dtsch. med. Wochenschr. 1923; Krankheitsforschung Bd. 1. 1925.
[2] MAXIMOW: Arch. f. mikrosk. Anat. Bd. 97. 1923.
[3] KUCZYNSKI: Virchows Arch. f. pathol. Anat. u. Physiol. Bd. 234. 1921.
[4] WEILL: Arch. f. mikrosk. Anat. Bd. 93. 1920.

myeloischer Metaplasien entwickeln sich zusammenhängende Flecken und Streifen von myeloischen Zellen, tief oxydasepositiv hervorleuchtend im negativen Gewebe. An solchen Stellen kann man dann auch Promyelocyten und noch jüngere Vorstufen beobachten (*extramedulläre Myelopoese*). Nicht selten haben diese Herde Riesenzellen und Erythroblasten, so daß also ein vollkommenes myeloisches Gewebe auftritt, doch sind die Komponenten je nach dem auslösenden Prozesse verschieden (Erythropoesen bei Anämien, Eosinophilien bei allergischen Prozessen, Granulacytosen bei septischen Reizungen, Riesenzellenhaufen bei besonderen Ernährungen (KLASCHEN[1] bei der Maus nach Caseinnahrung) und bei der Polycythämie, meistens mit den anderen Zellen reichlich untermischt, so daß man eine gewisse Variation nach der Ätiologie erkennen kann. Die stärksten Grade myeloischer Metaplasie der Milz, die immer nur die Pulparäume zuerst erfüllt, finden sich bei den myeloischen Leukämien, wobei die Zellen den pathologischen Charakter des betreffenden Falles (Promyelocyten, Mikromyeloblasten bei akuten Leukämien, annähernd normale Zellen bei chronischer Leukämie) tragen. Weiter trifft man mächtige Myelopoese bei den Knochenmarkverdrängungsprozessen wie generalisierte Tumoren, Osteofibrosen, Elfenbeinkrankheit u. a., wo das Milzgewebe vikarierend in Knochenmark verwandelt wird, ohne selbst bei den stärksten Graden der Umbildung eine normale Blutbildung ersetzen zu können.

Zusammenfassend können wir also die *hämatopoetische Bedeutung der Milz* dahin erklären:

1. Die *Struktur der Milz* läßt klar ihre Zugehörigkeit *zu zwei ganz verschiedenen, ganz getrennten Gewebssystemen* erkennen, das in den Follikeln und Lymphscheiden der Arteriolen konzentrierte lymphatische Gewebe, das Blutlymphocyten, liefert, und das lymphoide, in Wahrheit ganz retikuläre Pulpagewebe, das unter normalen Verhältnissen nur Monocytopoese und histiocytäre Makrophagen liefert.

2. Das *Sinusendothel* der großen venösen Milzsinus steht diesen Zellen sehr nahe, obgleich es nach den neueren Untersuchungen stärker funktionell differenziert ist und vielleicht erst stärkerer Entdifferenzierungsreize bedarf, um sich polyblastisch bei der Bildung von Monocyten zu beteiligen, die dann clasmatocytären und endotheloiden Charakter (Hämohistioblasten) tragen.

3. *Myeloisches Gewebe* hat in dem normalen Milzparenchym keinen Platz. Wo es bei niederen Tieren physiologisch auftritt, hat es den Charakter von Überbleibseln früherer embryonaler Blutbildung, doch kommt bei allen Säugetieren durch pathologische Reize leicht eine in der roten Pulpa beginnende extramedulläre Myelopoese zustande, die dann den Charakter des auslösenden Prozesses, ebenso wie das Knochenmark, dem es prinzipiell ähnelt, widerspiegelt. Die vereinzelten oxydasepositiven segmentierten Zellen der normalen menschlichen Milz gehören der Blutbahn an und sind eingeschwemmte, meist zum Untergange bestimmte Elemente.

4. Die normale Milz läßt in geringem Grade *Abbauvorgänge phagocytärer Natur* erkennen, die sich pathologisch bis zu starkem Vorherrschen der funktionell tätigen Makrophagen entwickeln können.

5. Die *Funktion der Milz* wechselt mit ihrer Zusammensetzung. Normalerweise überwiegt wohl die lymphatische Funktion; die monocytäre Funktion ist stets angedeutet vorhanden, wird aber leicht sehr verstärkt und ist der Hauptträger der besonderen Eigenschaften der Milz. Die myeloische Funktion ist beim Menschen durchaus pathologisch und erscheint selbst in extremen Fällen rudimentär.

---

[1] KLASCHEN: Virchows Arch. f. pathol. Anat. u. Physiol. Bd. 237. 1922.

4. Physiologie der Monocytopoese.

Bei der erst geringen Kenntnis von dem wirklichen Vorgange der Monocytenbildung besteht das Hauptmaterial zu der Frage der Physiologie in der *Auswertung der peripheren Monocytosen*, die allerdings interessante Gesichtspunkte geliefert haben, hier aber nur kurz gestreift werden können.

Bezüglich der weiteren Physiologie des Monocyten muß man sich an die *allgemeine Physiologie des Reticulums* halten, von dem der Monocyt nach obigen Darlegungen ein direkter Abkömmling ist. Die Reaktionen des Reticuloendothels sind zwar prinzipiell auch diejenigen des Monocytensystems, doch ist jetzt durch das ungeheure Material zur Lehre vom Reticuloendothel (siehe die erschöpfenden Referate ASCHOFFS[1], SCHITTENHELMS[2], BOERNER-PATZELT-GÖDEL-STANDENATHS[3], SIEGMUNDS[4], MAXIMOWS[5] u. a.) längst klargestellt, daß die Reaktionen in den verschiedenen Körpergebieten wegen der weitgehenden Verschiedenheit des Reticuloendothels selbst nicht einheitlich beurteilt werden können. Die Varianten innerhalb dieses Systems sind viel erheblicher, wie sie innerhalb des myeloischen oder lymphatischen Systems bestehen, die Systemreaktion daher viel seltener und meist auf bestimmte Gruppen beschränkt. Kennen wir schon bei den anderen Systemen mächtige Reaktionen, die nicht in der Peripherie in Erscheinung treten (Aleukämien, latente Regenerationsprozesse im Knochenmark ohne periphere Kernverschiebung usw.), so ist dies bei der engeren histiocytären Gebundenheit der monocytischen Stammzellen noch in weit höherem Maße der Fall, und so laufen die histologischen Reticulosen durchaus nicht oft parallel mit einer peripheren Monocytose (LETTERERS[6] aleukämische Reticulose, die Gaucher- und Niemann-Pick-Prozesse usw.), während sie bei geeigneter Reizwirkung zur Proliferation auch recht gut zusammen passen können (Malaria, Endocarditis lenta nach Verfasser[7]). *Man muß hier unterscheiden zwischen dem hämatopoetischen und dem allgemeinen funktionellen Reize* (Makrophagocytose, Speicherung), die sich auch theoretisch schon gar nicht zu decken brauchen. Wie auch in den vorigen Abschnitten gesagt wurde, ist die eigentliche physiologische Funktion eines hämatopoetischen Organs erst mit den Eigenschaften seiner Zellen erschöpft, während wir im allgemeinen nur an die Zellbildung selbst denken; für das Monocytensystem aber liegt die Sache wesentlich anders, *insofern bereits die Stammzellen funktionelle Reife haben* und die Hämatopoese nur eine Teilrolle ist, die anscheinend zur Mobilisierung von viel reiferen Zellen dient, wie bei den anderen hämatopoetischen Systemen.

Sicher fällt ein gewaltiger Anteil der physiologischen Bedeutung des monocytären Systems mit unter die rein *histologischen* Vorgänge, weil eben diese Zellen „Blut*histiocyten*“ sind. Sie sind im wesentlichen mit genau den gleichen Eigenschaften ausgestattet, die ihre Gewebsverwandten haben (ruhende Wanderzellen, Reticulumzellen, Reticuloendothelien) und betätigen sich daher in der gleichen Weise wie diese, wenn sie aus dem Blute auswandern (Polyblasten). Damit fällt ihre physiologische Aufgabe mehr unter die histopathologische

---

[1] ASCHOFF: Ergebn. d. inn. Med. Berlin: Julius Springer 1924; Handbuch v. SCHITTENHELM Bd. 2. 1925.
[2] SCHITTENHELM: Handbuch Bd. 2. 1925.
[3] BOERNER-PATZELT, GÖDEL u. STANDENATH: Leipzig: Georg Thieme 1925.
[4] SIEGMUND: Med. Klinik. Beiheft 1. 1927.
[5] MAXIMOW: v. MÖLLENDORFS Handbuch Bd. 2. 1927.
[6] LETTERER: Frankf. Zeitschr. f. Pathol. Bd. 30. 1924.
[7] SCHILLING, V.: Zeitschr. f. klin. Med. Bd. 88. 1919; Med. Klinik 1926.

Entzündungslehre. Dieses ungeheure weitere Gebiet kann hier ebenfalls nur gestreift werden; es sei auf die umfangreichen Zusammenfassungen von Lubarsch[1], Marchand[2], Maximow[3], Aschoff[4], Rössle[5], G. Herzog[6] u. a. hingewiesen, die gegenüber der engeren Cohnheimschen Lehre von der Emigration als Quelle aller Entzündungszellen den histiocytären Anteil von der Adventitia (Marchand), Gefäßwandzelle (G. Herzog), den Wanderzellen (Maximow), den Makrophagen des Gewebes wieder gesichert haben. Da die auswandernden Monocyten kein prinzipiell neues Element in die Gewebe einführen, sondern nur die Zahl der am Orte vorhandenen gleichsinnig vermehren, nehmen die Monocyten ganz augenscheinlich eine völlig andere physiologische Rolle ein, wie die für das Gewebe viel fremdartigeren, viel mehr abweichend spezifizierten Granulocyten und die allerdings schon indifferenteren Lymphocyten.

Endlich genügt es, uns an *einem* Organe, der *Milz*, der Hauptvertreterin des monocytären Systems der Blutbahn, die Haupttätigkeit des monocytären Systems vor Augen zu führen, um die vielseitige und erst in den Anfängen erschlossene Physiologie dieser dritten Blutleukocytenart einigermaßen zu übersehen.

a) Monocytose und Monopenie als physiologischer Maßstab.

Die schwankenden Vermehrungen und Verminderungen der Monocyten bereiteten der Erklärung der Hämatologen ganz besondere Schwierigkeiten. Während Naegeli[7], Türk[8], Jagic[9] u. a. die myeloparallele Bewegung der Monocyten hervorheben, besonders bei eitrigen und anderen akuteren Prozessen (Entzündungen, Pneumonie, Scharlach), betonen die Anhänger der lymphatischen Abstammung (Pappenheim[10], Bergel[11], Arneth[12]) die Ununterscheidbarkeit der größeren Lymphocyten von den jüngeren Monocyten und ihre parallele Reaktion mit den Lymphocyten bei Malaria und vielen anderen Krankheiten.

Naegeli[13] findet den Kern von myeloischer Struktur, beobachtet im Beginne akuter myeloischer Leukämien „Monocytenleukämien“ (trotzdem diese Zellen meistens absolut stark oxydasepositiv sind und eine azurophile myeloische Progranulation haben, außerdem ganz atypisch gestaltet sind); er findet sie abnehmend bei Prozessen, die das Granulocytensystem schädigten (lymphatische Leukämie, Schwund des Granulocytensystems), findet hohe Werte bei Schädigung des lymphatischen Apparates (Lymphogranulom, Lymphosarkome, maligne Tumoren im lymphatischen Apparat). Er deutet die unleugbaren gleichzeitigen Vermehrungen der Monocyten bei Malaria, postinfektiöser Lymphocytose, Masern, Keuchhusten, Syphilis u. a., auf die sich die Lymphocytenanhänger stützen, hinweg, indem er auf die in der Regel nur vorübergehende Dauer der Monocytose hinweist. Sein Schlußsatz lautet:

„Aus all diesen Ergebnissen, die ich mit einem gewaltigen Zahlenmaterial belegen könnte, ergibt sich die Selbständigkeit der Monocyten und die Not-

---

[1] Lubarsch: Verhandl. d. dtsch. pathol. Ges. 1921.
[2] Marchand: Verhandl. d. dtsch. pathol. Ges. 1902 u. 1903; Entzündung in Krehl-Marchand Bd. 4. 1924.
[3] Maximow: Verhandl. d. 16. int. Kongr. Budapest 1909; Klin. Wochenschr. Bd. 4, 1486. 1925.
[4] Aschoff: Münch. med. Wochenschr. 1922; Naturwissenschaften 1923.
[5] Rössle: Verhandl. d. dtsch. pathol. Ges. 1914 u. 1923.
[6] Herzog, G.: Klin. Wochenschr. Bd. 2, 684. 1923.
[7] Naegeli: Lehrbuch, 4. Aufl. 1923.
[8] Türk: Klin. Vorlesungen. Wien 1904—1912.
[9] Jagic: Wien. klin. Wochenschr. 1917.
[10] Pappenheim: Fol. haem. Bd. 16. 1913 (zu Aschoff).
[11] Bergel: Monographie. Berlin: Julius Springer 1921.
[12] Arneth: Qualitative Blutlehre Bd. 3 u. 5. Münster 1925, 1928.

wendigkeit, diese Zellen als Abkömmlinge des myeloischen, nicht des lymphatischen Systems, zu betrachten." (Lehrbuch, letzte [4.] Auflage 1923, S. 145.) Hieraus ergibt sich ohne weiteres, daß NAEGELI die *Selbständigkeit der Monocyten nur innerhalb des myeloischen Systems* gelten läßt (er sieht in ihnen eine weitere Granulocytenart) und daß er ihre Reaktionen eben als myeloische auffaßt. Ähnlich sind bis auf Nuancen auch die Auffassungen und Beispiele der anderen Vertreter der myeloischen Genese.

Die Anhänger der lymphatischen Ableitung führen dagegen den Monocyten in der Regel nur als „Altersform" (PAPPENHEIM[1], PAPPENHEIM-FERRATA[1]) oder als eine Funktionsform (BERGEL, auch MAXIMOW für seine Polyblasten teilweise aus Lymphocyten) an, die sich natürlich parallel den Reizungen oder den Vermehrungen des lymphatischen Systems vorfinden sollte. Hiergegen ist besonders die eigentümlich zeitliche Entwicklung der Monocytosen *vor* der Lymphocytose und der unmittelbare Anschluß der entzündlichen Exsudatmonocytose an die erste Neutrophilie anzuführen (Verfasser[2, 3, 4] u. a.).

Diesen Auffassungen gegenüber steht die trialistische Ansicht, die die Monocytose für *wirklich selbständig* erklärt und die Vermehrungen und Verminderungen überhaupt nicht abhängig sein läßt von den beiden anderen Systemen (Verfasser[5] und die S. 857 genannten Autoren). Bei den septischen Prozessen und Entzündungen findet keineswegs eine parallele Vermehrung statt, sondern diese verläuft zeitlich später für die Monocyten, erreicht ihre Höhe erst nach der neutrophilen Reaktion und bleibt gerade bei den schwersten Neutrophilien ganz aus (tiefe Monopenie), tritt aber bei Infektionen der verschiedensten Art mit großer Regelmäßigkeit ein, wenn diese milder verlaufen, zur Krisis oder Heilung übergehen, Neigung zu Rezidiven zeigen (Krisis der Pneumonien, remittierende Fieber bei Sepsis, Tuberkulose, Endokarditis, bei luischen Leberreizungen, bei Protozoenkrankheiten, wie Malaria, Kalaazar, bei Recurrens). Dabei sind sie, wie NAEGELI ja besonders betont, nicht parallel Lymphocytosen, sondern nur temporär teilweise *auf kurze Spanne* mit ihnen verknüpft. Ganz besonders bezeichnend ist das Bestehen mächtiger Monocytosen (auch in absoluten Werten) bei den malignen Neutropenien (TÜRK[6], Verfasser[5] u. a.) oder den „Agranulocytosen" bzw. bei der „Monocytenangina" (W. SCHULZ[7], BAADER[8], LEON[9] u. a.) oder die Widerstandsfähigkeit gegenüber Thorium X oder Benzol (LIPPMANN und PLESCH[10], LIPPMANN und BRÜCKNER[11], SILBERBERG[12]), die das Granulocytensystem vernichten. Bei lymphatischen Leukämien fehlen Monocyten völlig, aber auch bei den myeloischen; nie zeigen die monocytoiden Promyelocyten der akuteren myeloischen Leukämien funktionelle Reaktionen, wie die echten Mono-

[1] PAPPENHEIM-FERRATA: Fol. haem. Bd. 10. 1910.

[2] SCHILLING, V.: (Biol. Kurven.) Zeitschr. f. klin. Med. Bd. 99. 1923.

[3] SCHILLING, V.: (Exsudatmonocytose.) Fol. haem. Bd. 7. 1909.

[4] Die Schwäche des NAEGELIschen Standpunktes zeigt sich in der absoluten Unterdrückung der trialistischen Auffassung in dem ganzen Abschnitt, der nicht einmal unter der Literatur die Arbeiten RESCHAD-SCHILLING über Monocytenleukämie, Verfassers über die jugendliche Verschiebung der Monocyten bei Variola und die Monomakrophagocytose bei Endokarditis, die Arbeiten KIYONOS enthält. (Lehrbuch, 4. Aufl., S. 148.)

[5] SCHILLING, V.: Med. Klinik 1926, H. 15/16 (Zusammenfassung).

[6] TÜRK: Wien. klin. Wochenschr. 1907; Mitt. d. Ges. f. inn. Med. u. Kinderheilk., Wien Bd. 89. 1909.

[7] SCHULZ, W.: Dtsch. med. Wochenschr. 1922, S. 1495; Monographie. Berlin: Julius Springer 1925.

[8] BAADER: Dtsch. Arch. f. klin. Med. Bd. 140. 1922.

[9] LEON: Dtsch. Arch. f. klin. Med. Bd. 143. 1923.

[10] LIPPMANN u. PLESCH: Dtsch. Arch. f. klin. Med. Bd. 118. 1915.

[11] LIPPMANN u. BRÜCKNER: Zeitschr. f. exp. Pathol. u. Therapie Bd. 19.

[12] SILBERBERG: Virchows Arch. f. pathol. Anat. u. Physiol. Bd. 267. 1928.

cyten (Erythrophagie, Pigmentophagie usw.) im peripheren Blute, Monocytose und Monopenie verläuft also ganz unabhängig von den anderen Blutsystemen für sich (Verfasser[1], RESCHAD u. V. SCHILLING[2], JOSEPH[3], WOLLENBERG[4], SCHITTENHELM[5], HOFF[6] u. a.).

Gibt es nun eine Krankheit, die die Monocyten in so bevorzugter Weise reizt, wie wir dies für die anderen Blutsysteme behaupten können?

Von den schwierigen Monocytenleukämien (RESCHAD-SCHILLING[2], BINGEL[7], EWALD[8], REITANO[9] u. a.) sei abgesehen, weil sie jedenfalls pathologische Reaktionen sind.

Von MURRAY-WEBB-SWANN[10], WITTS u. WEBB[11] ist eine eigenartige Infektion beschrieben worden, die beim Kaninchen die Monocyten besonders vermehren soll (Bac. monocytogenes).

Verfasser[12], BITTORF[13], MORAWITZ, MATTHES, HESS[14], I. SEYDERHELM[15], SAMPSON-KERR-SIMPSON[16], JOSEPH[17], DENECKE[18], KARTASCHOWA[19], OTTANDER[20], TSCHISTOWITSCH u. BYKOWA[21] u. a. haben die bereits von LEEDE[22] als „Phlogocyten" erwähnten Monomakrophagen bei Endocarditis lenta mit den Monocyten genetisch und funktionell verbunden. Verfasser bezeichnete dabei ausdrücklich diese makrophagisch tätigen Elemente als „Funktionsformen" der retikulären Monocyten, deren parallele massenhafte Bildung vom Milz- und Leberreticuloendothel er histologisch im Schnitt nachweisen und im Präparat in allen Übergängen belegen konnte (Abb. 114, 116, 117).

Viel häufiger sind aber die Monocytosen im Verlaufe der allermeisten Infektionen, so daß Verfasser[23] ihnen eine besondere Beziehung zur Krise und kritischen Verlaufsform von Infektionen nachweisen konnte, die von SCHITTENHELM[24], HOFF[25] u. a. voll bestätigt wird. Diese eigentümliche klinische Anordnung der Monocytosen einmal bei den milderen rezidivierenden Infektionen dauernd bis zu periodisch ziemlicher Höhe, die besondere Art des Auftretens bei einer so ausgesprochen mit mesenchymatösem Reize einhergehenden, rezidivierenden

[1] SCHILLING, V.: Begriff des *selbständigen* Systems. Blutbild 1912; Angew. Blutl. f. d. Tropenkrankh. 2. Aufl., Bd. 1. 1914; Zeitschr. f. klin. Med. Bd. 88. 1919; Med. Klinik 1926, H. 15/16.
[2] RESCHAD u. V. SCHILLING: Monocytenleukämie.
[3] JOSEPH: Dtsch. med. Wochenschr. 1925, S. 863.
[4] WOLLENBERG: Zeitschr. f. klin. Med. Bd. 95. 1922.
[5] SCHITTENHELM: Handbuch Bd. 2. 1927.
[6] HOFF: Krankheitsforschung Bd. 4. 1927.
[7] BINGEL: Dtsch. med. Wochenschr. 1916, H. 49.
[8] EWALD: Dtsch. Arch. f. klin. Med. Bd. 142. 1923.
[9] REITANO: Hämatologica Bd. 3. 1923.
[10] MURRAY, WEBB u. SWANN: Journ. of pathol. a. bacteriol. Bd. 29. 1926.
[11] WITTS u. WEBB: Journ. of pathol. a. bacteriol. Bd. 30. 1927.
[12] SCHILLING, V.: Zeitschr. f. klin. Med. Bd. 88. 1919.
[13] BITTORF: Dtsch. Arch. f. klin. Med. Bd. 133. 1920.
[14] HESS: Dtsch. Arch. f. klin. Med. Bd. 138. 1920.
[15] SEYDERHELM, I.: Virchows Arch. f. pathol. Anat. u. Physiol. Bd. 243. 1923.
[16] SAMPSON, KERR u. SIMPSON: Arch. of internal. med. Bd. 31. 1923.
[17] JOSEPH: s. o. Ziff. 3.
[18] DENEKE: Med. Klinik 1921.
[19] KARTASCHOWA: Dtsch. Arch. f. klin. Med. Bd. 146. 1925.
[20] OTTANDER: Acta chir. scandinav. Bd. 63. 1926.
[21] TSCHISTOWITSCH u. BYKOWA: Virchows Archiv f. pathol. Anat. u. Physiol. Bd. 267. 1928.
[22] LEEDE: Mitt. a. d. Hamb. Staatskrankenh. Bd. 12. 1911.
[23] SCHILLING, V.: Zitiert auf S. 875, Ziff. 2.
[24] SCHITTENHELM: Zitiert auf S. 857, Ziff. 9.
[25] HOFF: Zitiert auf S. 810, Ziff. 7; weiter Virchows Archiv f. pathol. Anat. u. Physiol. Bd. 261. 1926.

Prozesse, wie Endokarditis, Tuberkulose (u. a. CUNNINGHAM u. TOMPKINS), ebenso bei Malaria und anderen im Reticulum bekämpften oder parasitierenden Protozoeninfektionen zeigt das Besondere der monocytären Reaktion, wie ihre engeren Beziehungen zum Abbau der gröberen Zellpartikel (Makrophagocytose METSCHNIKOFFS), endlich ihre Verknüpfung mit dem Zeitpunkte biologischer Reaktion des Reticuloendothels als Hauptproduzent der Immunstoffe: alle diese Einzelmomente weisen der Monocytose die *physiologische Aufgabe der ersten Aufräumung* nach dem abgelaufenen Infektionskampfe, eine Überwindungsphase zu, in der ihre eigentliche Betätigung liegt. *Ebenso verläuft in den Exsudaten die erste Phase mit der Granulocytenansammlung, die zweite mit der Makrophagocytose der der Vernichtung anheimfallenden Granulocyten und Fremdkörper*, die dritte mit Lymphocytose und Eosinophilie. Ähnlich reagieren die Gewebe auf den akuten Reiz mit Eiter, auf den abklingenden oder milderen Prozeß mit Polyblastenansammlung, auf den chronischen oder ausheilenden Reiz mit Lymphocytose und bei Allergie mit Eosinophilie.

In der *biologischen Ablaufskette* der Erscheinungen steht die Monocytose *intermediär*, grade wie die Gestalt des Monocyten intermediäre Züge von beiden Systemen trägt (lymphoide Form, Neigung zur Polymorphie, negative bis ganz schwache Oxydase).

b) Allgemeine Reaktion des Reticuloendothels als Stammgewebe der Monocyten.

Von den zahlreich vorliegenden Erfahrungen über das Reticuloendothel sticht immer wieder die *Fähigkeit der Makrophagocytose* als besonders kennzeichnend heraus (METSCHNIKOFF[1]) und geht augenscheinlich parallel mit der Fähigkeit der Verdichtung von kolloidalen Lösungen (Goldchlorid v. KUPFFER, Verfasser u. a.; Carmin RIBBERT, ASCHOFF-KIYONO; Pyrrolblau GOLDMANN usw.); man hat dies als kolloidale Phagocytose parallel gestellt. Das Reticuloendothel und die Monocyten verdauen die aufgenommenen Bestandteile, soweit sie verdaulich sind, durch Fermente (Makrocytase).

Infolgedessen ist dieses System auch pathologisch überall da erkennbar sehr stark beteiligt, wo die unter a) genannten Krankheitsprozesse vorliegen; besonders mächtig sind die Reaktionen bei der Tuberkulose, Malaria, Fleckfieber (KUCZYNSKI[2]; im Blute TUSCHINSKY[3] u. a.).

Eine hämatologisch wichtige Besonderheit ist die gegen Erythrocyten gerichtete *Erythrophagocytose* (Verfasser[4] bei leichter Tuberkulose, DOMAGK[5], HIRSCHFELD u. SUOMI[6], WEILL[7] u. SEMPFIS bei Ratten nach Splenektomie (Bartonellainfektionen, wo sie sehr ausgeprägt ist).

Dies korrespondiert mit der wichtigen Bedeutung des Reticuloendothels für die Vernichtung pathologischer Erythrocyten, wahrscheinlich eine Vergröberung der normalen, humoralen Beeinflussung der absterbenden Erythrocyten beim physiologischen Blutabbau in Milz und Leber, einhergehend mit der Produktion von Hämolysinen, wie dies besonders schön die OELLERschen[8] Meerschweinchenversuche zeigen.

---

[1] METSCHNIKOFF: Vorlesungen. Paris 1892; Monogr. Immunität. Paris 1901, Cambridge 1905.
[2] KUCZYNSKI: Beitr. z. pathol. Anat. u. z. allg. Pathol. Bd. 65. 1919.
[3] TUSCHINSKY: Fol. haem. Bd. 30. 1924.
[4] SCHILLING, V.: Zitiert auf S. 876, Ziff. 12.
[5] DOMAGK: Virchows Arch. f. pathol. Anat. u. Physiol. Bd. 249. 1924.
[6] HIRSCHFELD u. SUOMI: Klin. Wochenschr. 1924, H. 30.
[7] WEILL: Fol. haem. Bd. 26.
[8] OELLER: Zitiert auf S. 739, Ziff. 11.

Nach BERGEL zeigen die Monocyten und das Reticuloendothel besondere Beziehungen zum *Lipoidstoffwechsel* als Träger von Lipasen; dies stimmt mit der tatsächlichen Aufnahme von Fetttropfen im Experiment und ihrem Abbau überein. Der lipämische Diabetes und die NIEMANN-PICKsche Krankheit illustrieren diese Beziehungen durch pathologische Lipoidhäufungen im Reticuloendothel. Im peripheren Blute finden sich häufig kleine Fetttröpfchen in typischen Übergangsformen, die die Sudan- oder Osmiumreaktionen geben; solche Befunde steigern sich bei makrophagischen Reaktionen. Die Versuche von ANITSCHKOW, CHALATOW u. a. über die Cholesterinspeicherung sind bekannt. Besonders schön werden bei der GAUCHERschen Krankheit die retikulären Elemente durch ihre *Proteid-Lipoid-Einlagerungen* unter den myeloischen Elementen hervorgehoben und ihre geradezu gegensätzliche Lage zum myeloischen Parenchym erwiesen.

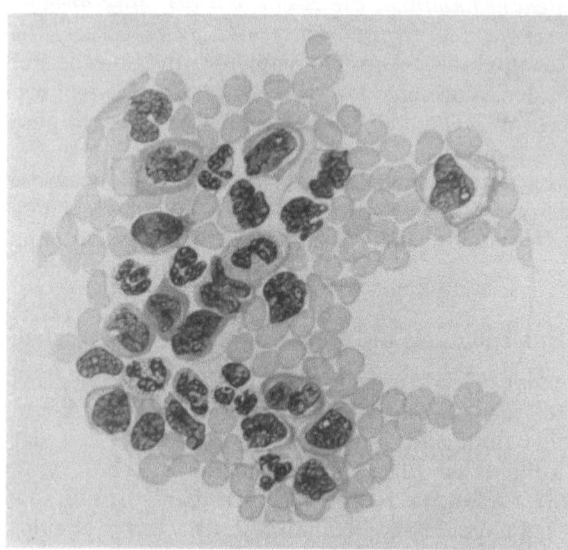

Abb. 124. Ohrblutmonocytose beim anscheinend Gesunden (Zeichnung).

Eine ähnlich anscheinend physiologische Rolle spielt das *Kurloffkörperchen* besonders beim trächtigen Meerschweinchen, das in der Milz große Lager von Kurloffkörperzellen aller Stadien, im Knochenmark nur spärliche einzelne Elemente anzeigt, die größtenteils noch eingeschwemmt erscheinen (entgegen NAEGELIS Behauptung des Vorhandenseins der monocytären Stammzellen im Mark und nicht in der Milz!). (Zitiert bei Verfasser[1].)

Physiologische Beziehungen des Reticuloendothels bestehen auch zu den einfachen *Resorptionsprozessen der Nahrungsaufnahme* (GOLDMANN-KUCZYNSKI[2]), wobei die verdauende und assimilierende Tätigkeit des Reticuloendothels die Hauptrolle spielen dürfte; periphere Monocytosen sind noch nicht sicher nachgewiesen.

Eine Mitbeteiligung an der *Gallenbildung* ist insofern sicher, als ausgelaugte Abbauprodukte des Hämoglobins diffundieren und weitergegeben werden; ob dabei eine *regelmäßige* Umwandlung zu Bilirubin stattfindet, ist noch sehr strittig, aber an sich möglich, da extravasierte Erythrocyten im Gewebe bis zum Bilirubin abgebaut werden können. Gallenpigmente lassen sich sowohl in den Sternzellen der Leber (Verfasser[3]) wie auch im peripheren Blute in Makrophagen wiederfinden (Verfasser[4]).

Auf die anerkannte Rolle des Reticuloendothels bei der *Antikörperbildung* sei nur hingewiesen; sie deckt sich mit der für die Monocytose in Anspruch ge-

---

[1] SCHILLING, V.: Kurloffkörper. Zitiert auf S. 870, Ziff. 2.
[2] GOLDMANN-KUCZYNSKI: Virchows Arch. f. pathol. Anat. u. Physiol. Bd. 239. 1922.
[3] SCHILLING, V.: Sternzellen. Virchows Arch. f. pathol. Anat. u. Physiol. Bd. 196. 1909.
[4] l. c. Ziff. 7, S. 873.

nommene Beziehung zu den immunisatorischen Prozessen. Besonders starke Reaktionen werden durch die unspezifische Reizkörpertherapie ausgelöst, die das ganze Reticuloendothel in eine gespannte Reaktionslage (DIETRICH[1]) setzen kann.

Am einleuchtendsten sind die *parallelen Vermehrungen von Monocyten*, Speicherzellen im peripheren Blute bei hochgetriebenen Speicherungen des Reticuloendothels im Tierversuche, wie sie zuerst von SCHITTENHELM und EHRHARDT[2], MASUGI[3], PASCHKIS[4], BÜNGELER[5] u. a. beschrieben wurden. Sie waren wichtig gegenüber dem alten Einwurfe PAPPENHEIMS und GOLDMANNS, daß die Carminzellen bei den ASCHOFF-KIYONOschen Versuchen nicht im Blute zu finden seien, was aber schon SIMPSON[6] u. a. eigentlich widerlegt hatten. Diese Untersuchungen sind nach obigem Hinweis des Verfassers auf die Monomakrophagocytosen der Endokarditis die beweisendsten Befunde für den direkten Zusammenhang zwischen Reticulum und Monocyten.

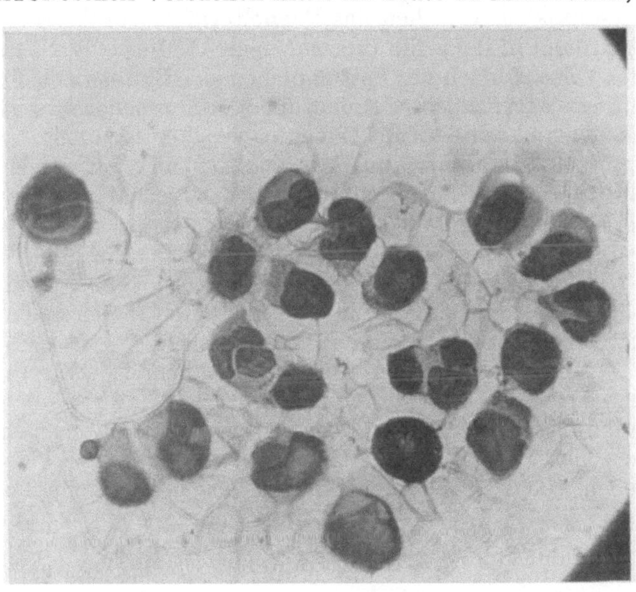

Abb. 125. Ohrblutmonocytose bei Endokarditis mit Oxydasereaktion (Schnellmethode mit Azurgegenfärbung nach Verfasser); Monocyten negativ. Ein Neutrophiler positiv.

Ein Sonderfall scheinen die von Verfasser bei Endokarditis (l. c.), von LUCEY[7] bei Malarikern, von WOLLENBERG[8] bei Gesunden oder Leichtkranken beschriebenen „*Ohrblutmonocytosen*“ zu sein, gewaltige, sehr schwankende Ansammlungen von Monocyten, zum Teil histologisch gereizter Form in den Ohrcapillaren. BITTORF glaubte sie gut durch Reiben des Ohres nachweisen zu können, weil er sie für endothelialer Abkunft ansah, aber meine eigenen genauen Nachprüfungen in 10 Fällen zeigten, ebenso wie LUCEYS und WOLLENBERGS, daß im Gegenteil der erste Tropfen am ungeriebenen Ohre die sichersten und höchsten Befunde ergibt. Verfasser hielt daher die Befunde nicht für Endotheliosen (etwa im Sinne PATELLAS[9]), sondern für ähnliche Anschoppungen, wie sie die Monocyten im Funktionsstadium stets in den inneren Organen erleiden, weswegen sie in der Regel Milz, Leber und Lunge nicht passieren, sondern dort lagern, bis sie ihre Einschlüsse ver-

[1] DIETRICH: Verhandl. d. Kongr. f. inn. Med. Wiesbaden 1925.
[2] SCHITTENHELM u. EHRHARDT: Zeitschr. f. die ges. exp. Med. Bd. 45. 1925.
[3] MASUGI: Beitr. z. pathol. Anat. u. z. allg. Pathol. Bd. 76. 1927.
[4] PASCHKIS: Virch. Arch. Bd. 259. 1926.
[5] BÜNGELER: Zeitschr. f. allgem. Pathol. Bd. 40. 1927.
[6] SIMPSON: Journ. of med. research. Bd. 43. 1923.
[7] LUCEY: Proc. of the roy. soc.; Trop. dis. Bd. 14. 1921.
[8] WOLLENBERG: Zeitschr. f. klin. Med. Bd. 95. 1922.
[9] PATELLA: Fol. haem. Bd. 7. 1909.

daut oder in die Lymphe, die Galle (Verfasser[1]), das Sputum (SIEGMUND[2]), evtl. auch diapedetisch in den Darmkanal abgegeben haben (PETROFF[3]).

Da die Befunde der Monocytose sehr flüchtig, oft nur auf Stunden verteilt sind (bei Impfmalaria SCHILLING, HOFMANN, RUBITSCHUNG und VAN DER SPEK[4], SAGEL[5] bei Recurrens), so ist die klinische Überwachung der retikulären Reaktion im Blute nur selten möglich, wenn vorhanden aber wichtig. Man hat daher versucht, aus der Speicherungsfähigkeit der Zellen *klinische Methoden für die Funktion* zu erhalten, meistens, indem man das Verschwinden von Farbstoffen aus der Zirkulation zeitlich und prozentual überwacht. ADLER und SINGER[6], SINGER und REIMANN[7] gebrauchten nicht sehr ergebnisreich Kongorot, SCHELLONG[8], PASCHKIS[9] u. a. ziehen das Phenoltetrachlorphthalein vor und kontrollieren das Auftreten in der Galle (normal nach 15 Minuten), SAXEL und DONATH[10] wollten das Verschwinden der Fetttröpfchen des Blutes nach Fettmahlzeiten im gleichen Sinne werten, doch scheinen alle Verfahren noch zu unsicher und von Komplikationen, leichten Infektionen usw., zu abhängig.

Auf die *Lehre von der Blockade* der Zellen des Reticuloendothels durch Speicherung sei hier nur hingewiesen. Sie hat mit der Monocytopoese nur insofern Verbindung, als überstarke Blockaden die Ablösung von Monocyten zu verhindern scheinen, was für die Ansicht spricht, *daß die funktionell tätigen Stammzellen keine Monocyten mehr bilden können* und daß die Blutmonocyten eine Art Bereitschaftsform noch nicht funktionierender Reifeformen für das Blut darstellen („physiologische Blutpolyblasten" MAXIMOWS).

Die Gesamttätigkeit des Reticuloendothels zusammenfassend kann Verfasser[11] von seiner alten Ansicht (Sternzellen 1909) nicht zurücktreten, trotzdem ASCHOFFS Stoffwechselauffassung entschieden weitergeht, das für die Monocyten und das Reticuloendothel *Wesentliche in einer Schutz- und Abwehrfunktion* zu sehen. Beide dienen der Eliminierung und Unschädlichmachung körperfremder Bestandteile mehr, als der Assimilierung und Stoffumsetzung, obgleich sie bei diesen Funktionen dank ihrer wahllosen Resorbierfähigkeit wertvolle Dienste als Zubringer leisten. Das normale Reticuloendothel und die normalen Monocyten sind aber in der Regel nicht sichtlich funktionell, und Makrophagocytose und Speicherung schließen sich den Entzündungsvorgängen an, was nach RÖSSLE allerdings keinen Gegensatz zum Stoffwechsel mehr bedeutet, sondern die gleiche, gesteigerte Funktion.

c) Monocytopoese und Entzündung.

Es soll hier nur der Vollständigkeit halber erwähnt werden, daß die Blutmonocyten ganz sicher in hohem Maße sich an der Emigration beteiligen und daß ein großer Teil der MAXIMOWschen Blutpolyblasten, die sich in Exsudaten und Infiltrationen ansammeln, aus den Blutmonocyten hervorgehen. Das gleiche ergeben auch sehr schön die OELLERschen Serienversuche am Hühnerblut-

[1] SCHILLING, V.: Zitiert auf S. 870, Ziff. 3.
[2] SIEGMUND: Zeitschr. f. d. ges. exp. Med. Bd. 50. 1926.
[3] PETROFF: Zeitschr. f. d. ges. exp. Med. Bd. 42. 1924.
[4] SCHILLING, V., HOFMANN, RUBITSCHUNG u. VAN DER SPEK: Zeitschr. f. klin. Med. Bd. 100. 1924.
[5] SAGEL: Zeitschr. f. klin. Med. Bd. 101. 1925.
[6] ADLER u. SINGER: Med. Klinik 1925.
[7] SINGER u. REIMANN: Zeitschr. f. d. ges. exp. Med. Bd. 47. 1925.
[8] SCHELLONG: Med. Klinik 1926.
[9] PASCHKIS: Zeitschr. f. d. ges. exp. Med. Bd. 54. 1927.
[10] SAXEL u. DONATH: Wien. klin. Wochenschr. 1924, S. 638; Verhandl. d. Kongr. f. inn. Med. Wiesbaden 1925; Klin. Wochenschr. 1925, S. 1397.
[11] Verfasser: Zitiert auf S. 875, Ziff. 5.

Meerschwein, die große Teile der monocytären Zellansammlungen intravasal und ausgesprochen hämatogen erkennen lassen. Die Allergisierung treibt die Reaktionsfähigkeit der kreisenden Zellen und der Stammbezirk in Milz, Leber und Mark sehr in die Höhe, so daß die Loslösung und Abschuppung in kürzester Zeit erfolgt. OELLER[1] leugnet dabei, ähnlich wie v. MOELLENDORF[2], die hämatogene Beteiligung, die meines Erachtens außer aller Frage steht. Abweisung auch bei MAXIMOW[3], GERLACH[4] u. a.

Da kein prinzipieller Unterschied zwischen Blutmonocyten und Gewebszellen besteht, so kann jeder örtlich clasmatocytär wirkende Reiz auch als chemotaktisch auf Blutmonocyten angesehen werden und es lassen sich die Bilder des Durchtritts ohne weiteres rasch erweisen.

d) Milzfunktion als Repräsentant der Monocytenfunktion.

In der Milz liegt der einzige geschlossene Repräsentant des monocytären Systems vor. Die Lymphocytentätigkeit ist dabei nicht sehr störend zu veranschlagen; die meisten Eigenschaften der Milz beruhen auf ihrem Reticulum und seinen Zellen.

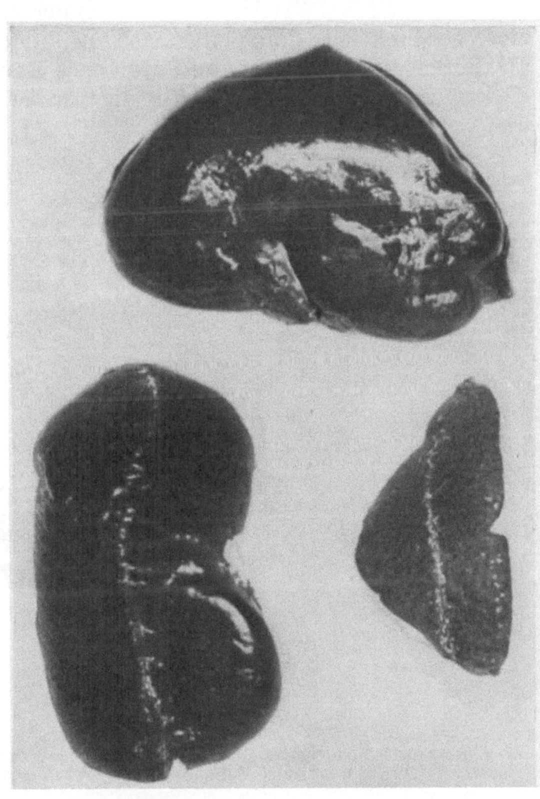

Abb. 126. Atrophie der Milz bei pluriglandulärer Insuffizienz als Anzeichen endokriner Tätigkeit der Milz. Oben: normale Milz mit Sektionsschnitt, links Niere zum Vergleich.

Zu den physiologischen Aufgaben der Milz gehört der makrophagische und fermentative *Blutabbau*, der sich auf Leukocyten und Erythrocyten erstreckt. Normalerweise scheint der Abbau mehr humoral zu erfolgen, wie z. B. auch bei dem allergisierten Hühnerblut-Meerschweinchen leicht zu erkennen ist (Auslaugung der frei schwimmenden Erythrocyten in den Sinus, zerfallende freie Leukocyten und Blutplättchen). Unreife, geschädigte Zellen, Parasiten usw., werden aber intracellulär makrophagisch abgebaut.

Besonders deutlich zeigt sich die abbauende Funktion der Milz beim *hämolytischen Ikterus*, bei dem die Milz selbst durch die Schlacken und die Hypertrophie der Pulpa zu einem großen Tumor wird. Auch bei der *Purpura Werlhof* ist der direkte und indirekte Einfluß der Milz auf die Blutplättchen ersichtlich. *Beide Krank-*

---

[1] OELLER: Zitiert auf S. 871, Ziff. 1.
[2] v. MOELLENDORF: Zeitschr. f. Zellforsch. u. mikrosk. Anat. Bd. 3. 1926.
[3] MAXIMOW: Zitiert auf S. 853, Ziff. 5.
[4] GERLACH: Münch. med. Wochenschr. 1927; Verhandl. d. dtsch. pathol. Ges. Bd. 21. 1926.

heiten können praktisch durch die Splenektomie aufgehoben werden, obgleich in beiden Fällen die Anlage verbleibt, entweder weil die primäre Störung in den Erythrocyten und den Plättchen liegt, oder wahrscheinlicher, weil die anderen Teile des Reticuloendothels in den anderen Organen genügen, um die pathologische Funktion in unschädlichem Maße fortzusetzen.

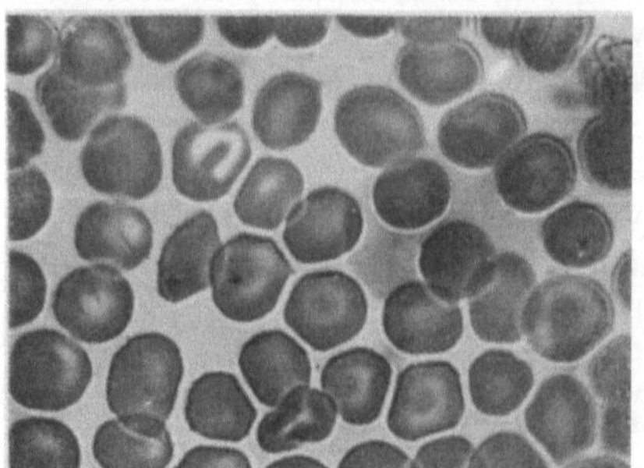

Abb. 127a. Kernkugeln im peripheren Blut (Ausstrich).

Die Rolle der Milz für die hämorrhagischen Diathesen erstreckt sich auch auf eine *Schädigung der Capillaren*, die nach Splenektomie sofort aufhört; der Mechanismus ist noch unbekannt.

Die *Splenektomie* verursacht Hyperleukocytose, mit der Zeit oft Polycythämie mäßigen Grades. HIRSCHFELD, WEINERT[1] u. a. haben hier an eine fortfallende Hemmung geglaubt, doch kann man ebensogut eine Dysfunktion durch das sich neubildende „Milzgewebe in der Leber" (M. B. SCHMIDT[2], LANDAU und MCNEE[3], LEPEHNE[4] u. a.) annehmen Ganz gesichert ist die Dysfunktion für die Entkernung der Erythrocyten, die durch das dauernde Auftreten pathologischer Kerntrümmerteilchen nach Splenektomie gekennzeichnet wird (Jollykörper; HIRSCHFELD und WEINERT) (Abb. 127a). Verfasser[5] wies darauf hin, daß die gleiche Zunahme der Jollykörper bei manchen tierischen Milzkrankheiten die Regel ist (Küstenfieber, Babesiosen) und daß man auch bei Icterus haemolyticus bei schon eingetretener Überlastung der Milzfunktion die Jollykörper und die Randkörnchen vermehrt finden kann. Ebenso wirkt auch gute Unterbindung der Milzgefäße (funktionelle Milzausschaltung). Der klarste Beweis war die Diagnose einer Milzatrophie als Teilerscheinung einer endokrinen Sklerose (Tetanie, Kachexie, Amenorrhoe usw.); bei der Sektion befand sich tatsächlich nur ein Lappen an Stelle der Milz (Abb. 126). Zur Darstellung und Überwachung der Jollykörper eignet sich am besten die dicke Tropfenmethode (Abb. 127b).

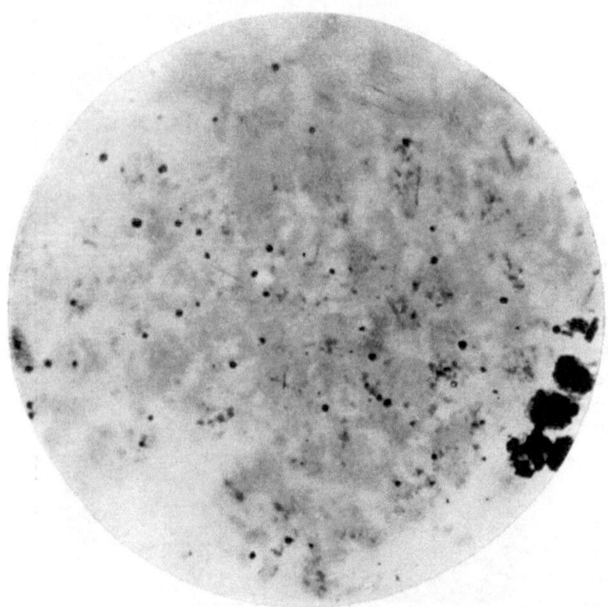

Abb. 127b. Kernkugeln im peripheren Blut (Dicker Tropfen); als Zeichen hormonaler Beeinflussung der Entkernung der Erythrocyten.

[1] HIRSCHFELD u. WEINERT: Dtsch. med. Wochenschr. 1914, S. 1026.
[2] SCHMIDT, M. B.: Sitzungsber. d. phys. med. Ges. Nürnberg 1916, S. 72.
[3] LANDAU u. MCNEE: Beitr. z. pathol. Anat. u. z. allg. Pathol. Bd. 58. 1914.
[4] LEPEHNE: Dtsch. med. Wochenschr. 1914, S. 1361; Beitr. z. pathol. Anat. u. z. allg. Pathol. Bd. 64. 1917.
[5] SCHILLING, V.: Klin. Wochenschr. 1924, H. 43.

Die *nach der Splenektomie auftretenden Monocytosen* (PASCHKIS[1], SCHITTENHELM und EHRHARDT[2] u. a.) kann man zwanglos auf die reaktive Mehrbildung von Reticuloendothel in der Leber zurückleiten, die sich leicht an den Sternzellen nachweisen läßt.

Mit dem *Erythrocytenabbau* hängt die wichtige Funktion der Milz als *Bilirubinlieferant* (EPPINGER[3], H. VAN DEN BERGH[4] u. a.) zusammen; die Milz baut das freiwerdende Hb zu Bilirubin ab (hämatogenes Bilirubin mit nur indirekter Reaktion nach H. VAN DEN BERGH). Nach ASHER[5] und seinen Schülern steht die Milz im Mittelpunkte des Eisenstoffwechsels, was teilweise bestätigt, aber anscheinend verschieden ausgeprägt ist.

Die Rolle der Milz bei der *Verdauung und beim Fettstoffwechsel* wurde viel behauptet, ist aber nicht ganz gesichert. Immerhin ist eine rhythmische Tätigkeit der Milz während des Verdauungsganges (Hyperämien) nicht abzulehnen.

Wie wichtig die Milz für die *Infektionsüberwindung* ist, zeigen die bekannten Milztumoren bei so vielen Infektionen. Noch eindeutiger sind die *Exacerbationen chronischer* Infektionen, wie sie bei der Rattenanämie LAUDA[6] für die Bartonella muris nachgewiesen werden konnte (MAYER, BORCHARDT und KIKUTH[7], Verfasser und SAN MARTIN[8]), desgleichen für einen neuen Erreger der Maus, das Eperythrozoon coccoides (Verfasser[9]); die chronischen Symbionten werden bis zur tödlichen Infektion bei der Bartonella gesteigert, wenn die Milz entfernt wird.

Die Wichtigkeit der Milz für die *Antikörperbildung* steht außer allem Zweifel.

Von größerem hämatologischen Interesse ist die *Wechselbeziehung zwischen Milz und Knochenmark*, die sich nicht nur auf die Jollykörperproduktion erstreckt. Wie FRANK[10] zeigte, sind die meisten Milztumoren mit einer Leukopenie verbunden, die auf einer Art Hemmung der Granulocytenbildung hinzuweisen scheint (Typhus, Kala-Azar, Malaria usw.). Milzextrakte bewirken bald Reizungen, bald Herabsetzungen der Zellzahl im Knochenmark. Hier ist allerdings die Wirksamkeit der weißen lymphatischen Pulpa nicht abzulehnen.

Aus dieser nicht einmal vollständigen Aufzählung ergibt sich die vielfache Bedeutung der Milz, die ihre *Rolle als Blutbehälter* (BARCROFT[11], HUECK[12] und OBERNIEDERMEYER[13] u. a.) sicher sehr wesentlich übertrifft. Die von der Milz gelieferten Blutkörperchen bei der Kontraktion sind auch nach BARCROFTS Ansicht nur angesammelte Vorräte, keine Neubildungen.

Die vielseitigen Funktionen der Milz sind die gleichen, wie die der einzelnen Reticulumzelle, die ebenfalls ein Organ des Abbaus, der Speicherung, der antiparasitären Abwehr ist. Wir dürfen daher die meisten Eigenschaften der Milz als Auswirkung ihres reticuloendothelialen Anteiles betrachten.

Die hämatopoetische Rolle der Milz erstreckt sich sicher nur auf die Lieferung von Lymphocyten und Monocyten (Splenocyten).

---

[1] PASCHKIS: Zitiert auf S. 879, Ziff. 4.
[2] SCHITTENHELM u. EHRHARDT: Zitiert auf S. 879, Ziff. 2.
[3] EPPINGER: Hepato-lienale Erkrankungen. Berlin: Julius Springer 1920.
[4] H. VAN DEN BERGH u. SNAPPER: Monographie.
[5] ASHER: Klin. Wochenschr. 1926, H. 4.
[6] LAUDA: Virchows Arch. f. pathol. Anat. u. Physiol. Bd. 258. 1925.
[7] MAYER, BORCHARDT u. KIKUTH: Klin. Wochenschr.
[8] SCHILLING, V. u. SAN MARTIN: Klin. Wochenschr. 1928.
[9] SCHILLING, V.: Klin. Wochenschr. 1928 (im Druck).
[10] FRANK: Berlin. klin. Wochenschr. 1915 u. 1916 (Aleukie; splenogene Myelotoxikose).
[11] BARCROFT: Naturwissenschaften 1927.
[12] HUECK: Zitiert auf S. 863, Ziff. 3.
[13] OBERNIEDERMEYER: Zitiert auf S. 861, Ziff. 8.

Zusammenfassung für Monocyten.

Auf Grund dieser gedrängten Übersicht ergibt sich ohne weiteres die Berechtigung, den Monocyten im trialistischen Sinne von den anderen Blutzellen abzutrennen und seine besonderen Eigenschaften als Repräsentanten eines physiologisch hochwichtigen Reticuloendothels in der Blutbahn einer eigenen getrennten Kontrolle und klinischen Deutung zu unterwerfen. Die Eigenschaften seines Stammgewebes kennzeichnen dabei den Monocyten als Träger wichtiger Abbaufunktionen, die er als Makrophage ausübt und als Immunisierungszelle, die einen wichtigen Abschnitt im Entzündungsprozeß beherrscht, die kritische Überwindung der Infektion und die Aufräumung der Kampfstätte. Vermehrungen des Monocyten müssen auf retikuläre Reaktion, Verminderungen auf fehlende Reaktion oder funktionelle Überlastung bezogen werden; funktionelle Abänderungen sind peripheres Signal gleicher, innerer Vorgänge im Reticuloendothel, doch ist der Zusammenhang der Monocytose mit den Reticuloendothelzuständen weniger eindeutig, wie bei den anderen Blutsystemen, weil die enger verknüpfte, histiocytäre Stellung des Monocyten weniger seine jugendlichen Vorformen, mehr nur Reifestadien, in das Blut treten läßt. Ich setze an den Schluß die 1919 zusammengefaßte Definition des trialistischen Monocytensystems[1].

Die Monocyten verhalten sich also in allen Punkten wie ein eigenes Zellsystem mit isolierter Reaktion auf Reize. Sie besitzen ihre eigenen reifen und Altersformen im normalen Blute, die Gr. Mononucleären und Übergangsformen. Sie verursachen eigene Leukocytose, die Monocytosen. Sie machen bei den stärkeren Graden eine Verjüngung des Zellbildes mit Auftreten basischeren Protoplasmas und jugendlicherer nucleolenhaltiger Kerne durch. Sie treten bei den extremen Vermehrungen mit eigenen Stammformen in das Blut, den endotheloiden Typen. Sie besitzen ein eigenes Stammgewebe, das reticulo-endotheliale System, welches gänzlich von den eigentlichen Stammherden der Lymphocyten und Myelocyten zu sondern ist. Sie besitzen eine eigene Protoplasmakörnung, die feine azurophile Bestäubung, eine besondere Funktion, die Makrophagocytose, die sie (wie z. B. die Neutrophilen die Bakterienphagocytose) auf Anforderung ausüben. Schließlich vermögen sie isolierte hyperplastisch zu entarten und eine eigene infiltrierende Leukämie zu erzeugen, die Monocytenleukämie."

Schluß: Das Zusammenspiel der hämatopoetischen Organe im Blutbilde.

Ein weiter Weg hat durch die hämatopoetischen Organe in alle Einzelheiten hindurchgeführt und hat das Trennende zwischen ihnen in den Vordergrund gestellt. Dennoch fließen ihre Produkte als wesentlicher Bestandteil des *einen* Blutes zusammen durch den Organismus.

Sind diese peripheren Verhältnisse der Blutzellen, die wir durch eine lange klinische Erfahrung seit EHRLICH als zahlenmäßig gut geordnet kennen, nun Spiel eines blinden Zufalles oder sind sie einer inneren Regelung unterworfen?

Hierüber gehen die Meinungen stark auseinander.

NAEGELI betrachtet die Zahlenverhältnisse im Blute im ganzen als den Ausdruck der Knochenmarktätigkeit. „Wir halten also die Leukocytose und Leukopenie als den morphologischen Ausdruck hochgradiger biologischer Änderungen in der Knochenmarktätigkeit." (Lehrbuch, 4. Aufl. 1923, S. 216.) Diese Definition sollte einen Zusatz erhalten: „Soweit sie nicht durch die Tätigkeit der anderen hämatopoetischen Organe bedingt wird und keine störenden Verhältnisse in der Peripherie den Einfluß der hämatopoetischen Organe überlagern."

[1] Zeitschr. f. klin. Med. Bd. 88, S. 19.

Die Grundlage der NAEGELIschen Auffassung der Hämatologie ist die Lehre *von der Gegensätzlichkeit der beiden großen Zellsysteme Myelocyten und Lymphocyten.* Gegenseitiger Einfluß wird nicht zugegeben, infolgedessen werden die absoluten Zahlen vorwiegend empfohlen, um die wirklichen Leukocytenbewegungen klinisch richtig zu erfassen. Dennoch braucht NAEGELI in seinem Buche die Bezeichnungen der Blutbilder nach relativen Verhältnissen, ohne im Einzelfall die Berechtigung einer Benennung als Monocytose oder Lymphocytose an den absoluten Werten wirklich nachzuweisen. Beherrschend ist der Standpunkt der älteren Hämatologie, charakteristische Blutbilder für jede Krankheit aufzustellen. *Hierbei kennt der Körper nach* NAEGELI *keine Prozente.* Die neueren Auflagen zeigen eine starke Neigung, den endokrinen Einflüssen auf das Blut eine größere Bedeutung zuzumessen, d. h. doch allgemeine Regulierungen zuzulassen, die auf einer Art Tonisierung der hämatopoetischen Organe beruhen. Manche endokrinen Organe gelten als hämatopoetisch fördernd, andere als hemmend, wie wir dies verschiedentlich erwähnten.

ARNETH[1, 2], der sich allerdings in seinen fünf Bänden der qualitativen Blutlehre dauernd in seinen Anschauungen verändert hat, sucht ein einheitliches Prinzip in der qualitativen Untersuchung der Blutzellen zu gewinnen und bemüht sich, alle Rätsel der Blutzusammensetzung mit einer minutiösen Technik im peripheren Blute zu lösen, wobei er zunächst von den hämatopoetischen Organen ganz absah.

Sein Leitprinzip ist die *Einteilung der Blutzellen nach Altersklassen,* die er in der fortschreitenden Kernumformung bestimmen zu können glaubt. So entstehen für jede Blutzelle eigene Blutbilder (Neutrophiles, eosinophiles, lymphoides Blutbild usw.), die nach ARNETH[2] ganz unabhängige Verhältnisse für jede Zellart, ja für Untertypen, wie die azurophilen Lymphocyten ergeben haben. Während anfänglich ARNETH aus diesen Zellbildern nur die Verbrauchsanzeichen herauslas, sogar ungefähr angeben zu können glaubte, *wieviel Zellen etwa mehr verbraucht wären,* sicher aber auch jeden latenten Verbrauch und Ersatz erkennen wollte, der sich in den EHRLICHschen Differentialwerten und in der errechneten absoluten Zahl nicht widerspiegelte, ist ARNETH neuerdings den Standpunkten der anderen Hämatologen nähergekommen, insofern er auch ohne seine Zellbilder Literaturfälle in großer Zahl heranzog, um lymphatische, neutrophile, erythrocytäre Reaktionen an den histologischen Befunden zu erweisen und die oft sehr unzureichenden Angaben doch für seine neue Lehre zu gebrauchen. Diese neue Lehre spricht nur noch von „Reaktionen" der einzelnen Zellklassen, die in positive, negative und gemischt-positiv-negative aufgeteilt werden. Unter positiver Reaktion wird eine Vermehrung der Blutzellen der betreffenden Unterart mit gleichzeitiger regenerativer Verjüngung verstanden, unter negativer Reaktion eine verminderte Zahl mit fehlender oder nach rechts verschobener (gealterter) Kernbildung (aplastisch-aregenerativ). Die gemischt positiv-negative bzw. regenerativ-positive Reaktion wird charakterisiert als eine plastisch-aplastische (regenerativ-aregenerative) Reaktion mit wenig verminderten bis normalen Zellwerten und Linksverschiebung. Diese Verhältnisse werden so bezeichnet, daß die Zahlverhältnisse mit Normo-, Hyper- und Hypocytosen angegeben werden, die qualitativen Kern- und Protoplasmaverhältnisse als Normo-, Hypo- (nach links) und Hyper- (nach rechts) verschobenes Bild bezeichnet werden. So ergeben sich Einzelbezeichnungen wie Normonormocytose = normales Bild, Hyperhypocytose = erhöhte Zahl mit Linksverschiebung, die aber nun für jede Zellart einzeln anzugeben sind, z. B. Hypohypercytose für die Neutrophilen, Hypohypocytose für die Lymphocyten usw. Dies würde eine negativpositive Reaktion bei den Neutrophilen, eine negative Reaktion bei den Lymphocyten usw. bedeuten, doch sind dabei ein neutrophiles, eosinophiles, basophiles, klein-mittel-großzelliges Lymphocytenbild, ein Monocytenbild, ein azurgranuliertes Lymphoidzellenblutbild, ein erythrocytäres und demnächst noch ein Blutplättchenbild zu unterscheiden. Die bisherigen Krankheitsbezeichnungen werden ersetzt durch die verschiedenen Reaktionen, was man für lymphatische Reaktion noch begreift, aber als perniziös-anämische Reaktion schon nicht mehr recht versteht, weil hier gar kein einheitlicher Begriff mehr vorliegt, und als hämolytische Reaktion (Ict. haemolyticus) direkt ablehnen muß. Wir geben hier das normale Blutbild nach ARNETH[2] (S. IX):

[1] ARNETH: Qualitative Blutlehre Bd. I—IV.
[2] ARNETH: Spezielle Blutkrankh. Bd. I. Münster 1928.

	Quantitatives Leukocytenblutbild, %, nach EHRLICH*					
	Ges.-Zahl[1]	Neu	Eo	Ma	Mo	L
Normal	5000 bis 6000	70 bis 72	2 bis 4	ca. 0,5	22 bis 25	2 bis 4

*) Nüchtern, nach ARNETH.

Normales qualitatives Blutbild der Neutrophilen, Eosinophilen und Mastzellen %	Klasse I					II			III				IV					V u. m…	
	M	W a	W b	T a	T b	2 K	2 S	1K 1S	3 K	3 S	2K 1S	2S 1K	4 K	4 S	3K 1S	3S 1K	2K 2S	5 K	3K 2S
	5					35			41				17					2	
Neutrophile					5		23	12	2	6	17	16	4		6	2	6	1	1
Eosinophile	11					69			19				1					—	
Mastzellen	10					67			21				2					—	

Normales qualitatives Blutbild der Lymphoidzellen und azurgranuliertes Blutbild (100 Zellen)

Datum	Ges.-Zahl	*Lymphocytenblutbild* Klein Ges.-Zahl	Klein R a	Klein R b	Klein W a	Klein W b	Klein T	Klein P	Mittel Ges.-Zahl	Mittel R a	Mittel R b	Mittel W a	Mittel W b	Mittel T	Mittel P	Groß Ges.-Zahl	Groß R a	Groß R b	Groß W a	Groß W b	Groß T	Groß P	*Monocytenblutbild* Ges.-Zahl	Mo	Übergangszellen W	T a	T b	2 K	2 S	1K 1S
Lymphoidzellen	82,9	52	30,8	9,2	6,5	5,1	0,3	0,1	28,7	5,2	13,6	1,3	7,9	0,3	0,4	2,2	0,3	0,4	0,7	0,8	—	—	17,1	1,3	2,1	4,6	4,5	—	3,4	1,2
			40,0		11,6					18,8		9,2					0,7		1,5							9,1				
Azurgranulierte	14,7	3,1	0,8		2,3		—	—	11,0	2,3		7,6		0,1	0,1	0,6	0,4		0,2				3,1	0,2	1,3	0,4	0,5		0,7	
																										0,9				

Erläuterung. 1. *Ausführliches Blutbild* (s. Tabelle): M = **M**yelocyten (mit rundem bis ovalem Kerne). — W = Zellen mit wenig eingebuchtetem Kerne, bestehend aus Wa-Zellen (Kerneinbuchtung bis zur Mitte des rundgedachten Kernes) + Wb-Zellen (Zellen mit etwas tieferer Kerneinbuchtung bei plumper Wurstform). — T = Zellen mit tiefer eingebuchtetem Kerne (= Kernschlingen = S), bestehend aus Ta-Zellen mit einfacherer Schlinge und Tb-Zellen mit bizarrer Gestaltung der Kernschlinge. — 2K = Zellen mit zwei runde bis ovalen **K**ernteilen. — 2S = Zellen mit 2 Kernschlingen (deren Form selbst wieder einfacher und komplizierter sein kann) usw.

2. *Abgekürztes Blutbild* (meist ausreichend):

M | W | T ‖ P

Die Bezeichnung P (= **P**olynucleäre) für S = Segmentkernige (wie von anderer Seite vorgeschlagen wurde) wurde vom Verf. gewählt, weil die Bezeichnung S von Anfang an für Kernschlingenteil von ihm vergeben worden ist.

3. *Kürzeste Form* (für bes. eilige Untersuchungen in der Praxis):

I—II

I = M + W + T; II = Polynucleäre.

Erläuterung. *Klein* = von etwa Erythrocytengröße. — *Mittel* = von ungefährer Neutrophilengröße (9—11 μ). — *Groß* = darüber. — Da immer Erythrocyten und Neutrophile aufzufinden sind, ist die Trennung unter dem Mikroskop durch Vergleich (also ohne Messung) nicht schwer zu erlernen. — R = rundkernige Zellen. — W = Zellen mit wenig eingebuchteten Kernen (bis zu $^1/_4$ des rundgedachten Kernes). — Ra = Zellen mit rundem Kerne und schmalem Protoplasmasaume. — Rb = Zellen gleichen Charakters, aber mit breiterem Protoplasma. Die Grenze zwischen Ra- und Rb-Zellen, also zwischen solchen mit schmalerem und breiterem Protoplasma, ist da gelegen, wo bei exzentrischer Lage des Kernes ein breiterer Protoplasmastreifen etwa von $^1/_5$—$^1/_4$ Zelleibdurchmesser entsteht, oder wo beiderseits vom zentralgelagerten Kerne der Protoplasmasaum überall gut erkennbar ist. — T und P = Zellen mit denselben Kriterien wie oben bei den Granulocyten. — Mo = große mononucleäre Leukocyten EHRLICHS. Sonst wie oben. — Das Blutbild der TÜRKschen Zellen (unter pathologischen Verhältnissen) ist nach den gleichen Gesichtspunkten und dem gleichen Schema

[1] Neu(trophile), Eo(sinophile), Ma(stzellen), L(ymphocyten), Mo(nocyten).

wie das Blutbild der Lymphocyten zu entwerfen, also ähnlich wie das azurgranulierte Blutbild (s. oben).

Abgekürztes Blutbild a) beim *Lymphocyten*blutbild: Registrierung *aller* Ra- + Wa- und *aller* Rb- + Wb-Zellen in jeder der 3 Abteilungen, oder *gemeinsame* Registrierung aller Ra- und Wa- und aller Rb- sowie aller Wb-Zellen aus allen 3 Abteilungen; b) beim *Monocytenblutbild:* Einteilung I (= Mo + W + T) und II (= Polynucleäre).

Diese Andeutungen zeigen ungefähr, was man für Schwierigkeiten nur beim Lesen der Bücher zu erwarten hat; es ist meines Erachtens ganz unmöglich, auch nur zwei Blutbilder wirklich zu behalten und sie mit Erfolg praktisch durchdenken zu können.

Dem Sinne nach will ARNETH mit dieser Übertechnik erweisen, *daß jede Zellart für sich reagiert*, was zunächst richtig sein kann, obgleich es für den Arzt wesentlicher ist, die *charakteristische* Reaktion für die betreffende Krankheit zu erkennen, statt sich in einem Meer unübersehbarer Einzelheiten völlig zu verlieren.

Mit größtem Bedenken[1] *muß man aber die Einteilungsprinzipien betrachten.* Für die Granulocytenreihe vom Myelocyten bis zum Segmentierten stimmt die Einteilung leidlich, wenn wir auch das absolute Altersgesetz nicht anerkennen. Ganz falsch wird die Anwendung des Prinzips aber nach links werden, da zwischen Myeloblasten und Myelocyten reichliche polymorphe Kernformen vorkommen, die Promyelocyten, die nach diesem Prinzip sich in Klasse I rechts oder gar in Klasse II einzuordnen hätten. Hier müßte also das Protoplasma mit seinen Jugendzeichen (Basophilie, Progranulation) hinzukommen, aber diese Bemerkung zeigt schon, wie wenig allgemeingültig das Kernprinzip allein ist. Nun wendet ARNETH aber das gleiche Kerneinteilungsprinzip etwas modifiziert, d. h. nur nach links gerückt, auf die Lympho- und Monocyten an. Jeder Kenner weiß, daß die Kerne der Lymphocyten viel zu uncharakteristisch sind, um als Einteilungsprinzip verwendet zu werden. Eine Einbuchtung, eine Lappung hat nicht den geringsten Einteilungswert als Alterszeichen: ganz junge Zellen haben manchmal polymorphe Kerne wie die überreifen Untergangsformen. ARNETH zieht das Protoplasma in der Weise heran, daß er zunächst für jede Größe eine Zellreihe aufstellt. Dies setzt voraus, daß jede Zelle in der ersten Größenordnung altert, was eine reine Phantasie darstellt; die Zellen können funktionell breitleibig werden und ebenso durch Reifung sich verkleinern, abgesehen davon, daß die Dicke des Blutausstriches eine sehr unangenehme Einwirkung auf die Lymphocyten hat, wie man an den Randstellen einer lymphatischen Leukämie erkennen kann. Die Abgrenzung der großen Lymphocyten ist nach den angegebenen Kriterien gegen Große Mononucleäre schwer, nach Ansicht des Autors auch durch fließende Übergänge zwischen Monocyten und Lymphocyten erschwert. Verfolgt man Fälle in dem Buche, so sieht man sehr bald, daß augenscheinlich junge Monocyten in die Gruppe großer Lymphocyten geraten sind, denn es kommen starke Monocytosen mit gleichzeitiger Großlymphocytose vor, während die Lymphocyten sich indifferent verhalten. Die Abgrenzung eines „azurophilen" Blutbildes als Untergruppe muß befremden, da die Azurgranulation der Lymphocyten völlig anders aussieht wie die der Monocyten.

Endlich ist es praktisch ganz unausführbar, derartige Bilder aufzustellen; sie haben in dieser Form einen höchst zweifelhaften wissenschaftlichen Wert in der Hand eines Geübten, aber wohl keinen absoluten Wert als vollendete Festlegungen leukocytärer Bilder.

Die erst spärlichen Ergebnisse mit diesem Verfahren sind in der Beziehung überraschend, als sie bei den bekannten postinfektiösen Lymphocytosen und den kritischen Monocytosen erweisen sollen, daß die Zellen nicht am Infektionsprozeß aktiv teilnehmen. Dies widerspricht den sonstigen Beobachtungen und Ansichten, die absolut sicher eine Vermehrung ergeben.

Erfährt man aber, daß die monocytäre Reaktion[2] unbekannter Genese 9340 Monocyten (Vermehrung auf das 55- bis 77fache) zeigt, ohne jede Linksverschiebung, so wird man die oben geäußerten Zweifel berechtigt finden. Augenscheinlich sind die Prinzipien bei der Einteilung der Monocyten ganz unrichtig. Die Unstimmigkeit liegt wohl daran, daß das gereizte Monocytensystem (s. oben) reife Zellen proliferiert und nicht wie das Granulocytensystem bei gleichen Verhältnissen ganz sicher unreife. Das Prinzip gestattet also keinen richtigen Einblick in die Verhältnisse, *die ohne die Kerndifferenzierung aus dem Augenschein viel richtiger erschlossen werden.* Dieselben Bedenken muß man bei den beschriebenen lymphatischen Reaktionen (Bd. 3) haben, zumal sich ganz sicher erweisen läßt, daß sogar Verwechslungen zwischen Myeloblasten und Lymphocyten vorgekommen sind.

[1] Vgl. S. 809 Anmerkung. [2] ARNETH: Zitiert (Ziff. 2, S. 885) Seite 174.

Wir waren genötigt, diese Methodik trotz ihrer sehr bedingten Verwendbarkeit hier genauer zu erwähnen, *weil sie bisher den einzigen systematischen Versuch darstellt*, in die Einzelheiten der Blutbilder so weit einzudringen und evtl. Schlüsse zu ziehen auf den Zustand der hämatopoetischen Organe, die sich bei den Neutrophilen nicht schlecht bewährt haben.

Wie ARNETHS Beispiele zeigen, und er stimmt hier einer Polemik zwischen Verfasser und MOSCHKOWSKI[1], ganz der Auffassung des letzteren zu, *reagieren die Zellstämme ohne jeden Zusammenhang und bei den gleichen Krankheitsbildern oft geradezu gegensätzlich*. Klinisch ist dies völlig belanglos, da z. B. eine Sepsis gleichzeitig mit Anämie einhergehen kann, oder nicht gleichzeitig, je nach ihrem biologischen Stande, Lymphocytose oder Monocytose, Eosinopenie oder gar allergische Eosinophilie zeigen kann, ohne daß man mit allen diesen Einzelreaktionen bei der unübersichtlichen Ausführung viel anfangen kann. Wirklich notwendig ist aber die neutrophile Kernverschiebung als symptomatischer Anzeiger der hier einzig wesentlichen Reaktion der Neutrophilen. Was sonst zu schließen notwendig ist, erlaubt in der Regel die Tatsache der Feststellung von Polychromasie oder vermehrten Eosinophilen usw.

Verfasser[2] vertritt eine einheitliche Vorstellung der Blutbildgestaltung durch Regeneration und Degeneration an und für sich für alle Zellarten gleich.

Hämogramm.

Fall	Zahl der Leukocyten	Basophile	Eosinophile	Neutrophile				Lymphocyten kl./gr.	Monocyten	Bemerkungen Dicker Tropfen
				Myelocyten	Jugendliche	Stabkernige	Segmentkernige			
Normal	6000	1	2	—	—	4	63	21/2	6	keine Verschiebung P (+) P. B. —
						67				
Grenzwerte	5—8000	0—1	2—4	—	0—1	3—5	51—67	21—35	4—8	keine Verschiebung
Regenerative Verschiebung, z. B. Sepsis	15000	—	1	1	15	25	40	10/4	4	Hyperleukocytosen; Verschiebung bis zum Myelocyten. Neutrophilie; Hypeosinophilie
						81				
Stabkernige Verschiebung, z. B. Typhus	4500	—	—	—	—	30	25	33/7	5	Leukopenie; nur Stabkernige bei hoher Verschiebung. Lymphocytose u. Aneosinophilie
						55				
Pappataci 2. Tag	Leukopenie	—	—	—	—	38	15	32/2	13	,, Monocytose
						53				

In dem Hämogrammschema ist die einfachste Form der Festlegung des Notwendigen angestrebt. Zu der differentiellen Angabe des EHRLICHschen Blutbildes kommt nur eine äußerst vereinfachte, aber histologisch verbesserte und völlig ausreichende Angabe der neutrophilen Kernverschiebung hinzu. Die lymphatischen Reizungen werden nach dem Auftreten wirklich jugendlicher Großlymphocyten (junge mittlere Lymphocyten der Histologen) erkannt, ebenso in seltenen Fällen die jungen Monocyten. Für die meisten Fälle genügt es, die Art der Reaktion einfach durch Übung bei der Musterung des Ausstriches zu erkennen und die besonderen Zellen (auffallende Jugendformen, abnorme Granulierungen) nebenher zu registrieren; so auch NAEGELI, der hierfür einige Unterschemata einfacher Art gibt (jung- und altkernige, abnorme Granula usw.). Die Erythrocyten werden nach den Polychromen im dicken Tropfen bewertet.

---

[1] MOSCHKOWSKI: Dtsch. med. Wochenschr. 1926.

[2] SCHILLING, V.: Blutbild 1. bis 6. Aufl. Jena: G. Fischer 1912—1926.

Die *Regeneration* bewirkt das Auftreten der jüngeren Formen; sie werden auch histologisch regenerative Formen genannt, wenn sie etwa durch Herausdrängung in die Blutbahn gelangen, denn sie sind an sich Jugendformen. Die *Degeneration* bewirkt die geschilderten histologischen Abänderungen im Protoplasma, an der Körnung, in der Zellform, z. B. Anisocytose usw. Für die Bezeichnung des Blutbildes kommt immer nur der wesentliche Befund in Frage, wie z. B. Neutrophilie mit starker Linksverschiebung und Anämie, Monocytose. Besonderheiten werden wie bei NAEGELI angegeben, z. B. vakuolisierte atypische Monocyten, viele azurgranulierte Zellen, was völlig genügt.

Während aber NAEGELI charakteristische Blutbilder für bestimmte Krankheiten, ARNETH überhaupt nur zerfallende Einzelreaktion anerkennt, hat Verfasser[1] eine *gemeinsame biologische Blutbildbewertung* eingeführt.

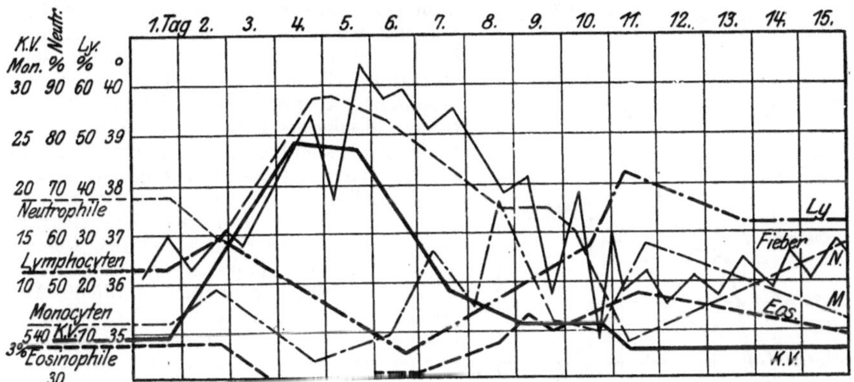

Abb. 128. Kurve der Leukocytenbewegungen bei einer akuten Infektion in relativen Zahlen. Die verschiedenen Linien zeigen die Veränderung der Prozentzahlen bei täglicher Festlegung im Blutbilde (Einzelbezeichnung in der Kurve) und ihr Verhältnis zur Fieberkurve als Ausdruck der Infektion. Die starke Linie bezeichnet die relative Gesamtzahl pathologischer Kernformen bei den Neutrophilen und entspricht der Knochenmarksreaktion, die also im wesentlichen in den 1. bis 6. Tag als „neutrophile Kampfphase" fällt. Am 7. Tage setzt ablösend die Monocytose (Krisis), am 9. die Lymphocytose (Rekonvaleszenz) ein. Gutartige Entzündung.

Die große Übersicht über alle infektiösen Blutbildänderungen zeigt, daß sie im wesentlichen in der Reihenfolge Neutrophilie, Monocytose, Lymphocytose reagieren. Abweichungen von diesem Typus bedürfen besonderer biologischer Begründung, die sich in einer eigenartigen Lokalisation, wie z. B. beim Typhus mit seiner Knochenmarkshemmung, ergeben. Der Übergang von der Neutrophilie zur Monocytose bedeutet eine Übertragung des Abwehrkampfes vom granulocytär-neutrophilen System auf das retikuläre Monocytensystem, bedeutet also einen gänzlichen Umschwung des Körpers mit veränderter Reaktionslage zur Infektion. Das gleiche vollzieht sich mit dem Übergang zur Lymphocytose. Diese drei Phasen werden daher neutrophile Kampfphase, monocytäre Überwindungsphase und lymphocytäre (eosinophile) Heilphase genannt; sie zeigen an, daß der Körper in regelrechter biologischer Verknüpfung seine Infektion überwunden hat (Abb. 128, *Biologische Leukocytenkurven nach Verf*).

Verläuft die Infektion atypisch, z. B. bösartig, bleibt das neutrophile Bild vorherrschend (Abb. 129); verläuft es verzögert, aber relativ günstig, so bleibt der monocytäre Einschlag erhalten, chronisch, so herrschen lymphatische Zustände dauernd vor. Diese Einteilung findet in der Zellmorphologie der Entzündungsprozesse seine Parallele, die ebenfalls akut neutrophil eitrig, verzögert retikulär-polyblastisch und chronisch kleinlymphocytär sich abwickeln.

---

[1] SCHILLING, V.: Biologische Kurven. Zeitschr. f. klin. Med. Bd. 94. 1924; Dtsch. med. Wochenschr. 1924. Blutbild 3. bis 6. Aufl.

Vor allem ergeben sich also symptomatische Werte aus dem Fluß der Erscheinungen, da man den Stand der Abwehr, Besserungen und Verschlimmerungen, Indikationen zu Eingriffen und Erfolg von Therapien überblicken kann in einer Technik, die tatsächlich praktisch ausführbar ist.

Aus dieser Zeitfolge hat sich die Vorstellung einer gewissen innerlichen Bedingtheit der einzelnen Blutbilder, einer kausalen Verknüpfung des Zustandes der hämatopoetischen Organe, ergeben (Verfasser[1]).

Hierfür sind folgende Vorstellungen erörtert:

a) *Regelung durch das pathologische Milieu.* Die Organe werden allgemein vegetativ-nervös oder evtl. unter Mitwirkung der endokrinen Sekretionen bekannter und unbekannter Art reguliert. Bestimmend wirkt dann der Zustand der Blutbildung, der aus der Regulierung hervorgeht. Die *geordnete* Funktion der Zellen erfolgt, weil der Körper nur *zweckmäßige* Reaktionen ererbt hat. Man kann dies auch humoral so ausdrücken, daß der ganze Organismus unter dem Einfluß einer Infektion kolloidal in eine neue Lage kommt (Acidose, neutrale Reaktion, Alkalose) und daß diese Zustände der besonderen Ansprechbarkeit der einzelnen, funktionell besonders eingestellten Zellen (Chemotaxis) am besten liegen, immer die *entsprechende* Zellart also mobilisiert und gereizt wird. Dies ist die Vorstellung von SCHADE, HOFF[2] u. a. etwa.

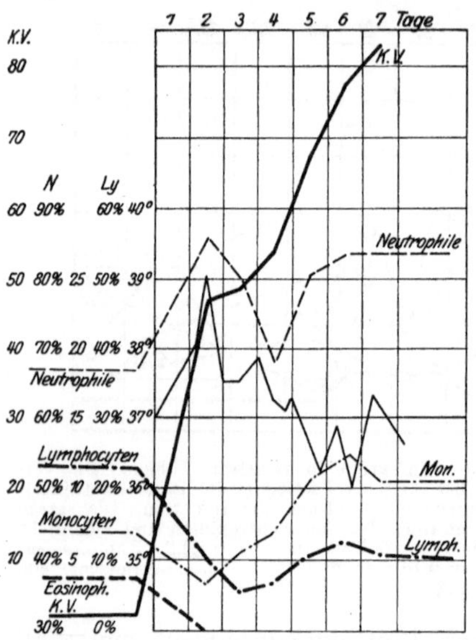

Abb. 129. Dauernd steigende „neutrophile Kampfphase". Bösartiger Verlauf bei tödlicher Bauchfellentzündung. Hier versagte die Temperaturkurve völlig.

b) *Histiogene Regelung.* Die Reaktionen ergeben sich zwangsläufig aus dem Ablauf des *örtlichen* Krankheitsprozesses. Jede *Gewebsschädigung* bringt prinzipiell ähnliche Abbauprodukte in die Blutbahn, und so erfolgt ihre Unschädlichmachung in gesetzmäßiger Weise, solange der Prozeß normal verläuft, wird aber modifiziert, wenn sich eine Schädigung hinzieht (Virulenz) usw. Unterstützend wirken die von der Lokalisation ausgehenden vegetativen Gefäßreize auf Durchblutung der hämatopoetischen Organe, Stase der Gefäße und Emigration der Leukocyten. Der Prozeß hält so lange an, wie überhaupt eine Schädigung vorliegt, und geht bezüglich des Blutes schließlich oft in Latenz über, indem sich die hämatopoetischen Organe der vermehrten Aufgabe innerlich so anpassen, daß sie den neuen Bedarf ohne merkliche Störung liefern.

c) *Hämatische Korrelationen. In den Blut- und Gewebszellen selbst* liegen die enzymatischen Gründe der Reaktion der hämatopoetischen Organe. Zerfall der normalen Zellen erzeugt humorale Reize zur Vermehrung und Ergänzung; Verluste wirken durch Ausfall der normalen gegenseitigen Wirkungen der Zellen (Ergänzungsreiz). Beispiel für diese Art Wirkungen sind bei der Erythropoese gegeben (Arbeiten von MASAO). Auch gegenseitig wirken Organextrakte auf die verschiedenen Systeme untereinander. Milzhormone auf das Knochenmark u. a., wobei es dahingestellt bleiben mag, ob die Milz als Parenchym oder gerade der Zellzerfall in ihren Kammern die hormonalen Wirkungen erzeugt, was sehr wohl denkbar ist.

Verfasser[1] hat einen *ganz komplexen Vorgang angenommen,* in dem alle Faktoren zusammen wirken. Die Grundlage ist die Zelle selbst mit ihrer Reaktionsfähigkeit, die einfach den Anforderungen funktioneller Art entsprechend reagiert, d. h. sich als junge Zelle vermehrt, als reife Zelle funktioniert und zerfällt, wobei sie selbst die neuen Reizstoffe für ihre Stammzellen liefert. Die Reaktionslage, die durch die örtliche Zelltätigkeit in Verbindung mit dem ganzen Organismus und allen seinen Entzündungswerkzeugen entsteht, bremst oder befördert die Nachbildung, wobei die histologischen Aplasien oder die verjüngenden Regene-

---

[1] SCHILLING, V.: In BRUGSCH: Ergebn. d. ges. Med. Bd. 3. 1923.

[2] HOFF: Krankheitsforschung Bd. 4. 1927; Habilitationsschrift 1927.

rationen sich entwickeln. Die Tätigkeit der Neutrophilen wird regulär z. B. abgeschlossen sein, ehe die Monocyten voll eingesetzt werden. Die augenblickliche Zellansammlung entspricht immer dem Zustande des Abwehrkampfes zwangsläufig, ist also in keiner Weise willkürlich, sondern schicksalsverbunden mit dem ganzen Organismus, der in Wirklichkeit das einzige regulierende Prinzip bleibt, sei es durch kolloidale Plasmaeinstellungen, sei es mehr durch vegetativ-nervöse Gefäßregulierung, die sich Hand in Hand arbeiten müssen. Die Betätigung der Zellen am Orte steht unter denselben chemotaktischen Einwirkungen, die in

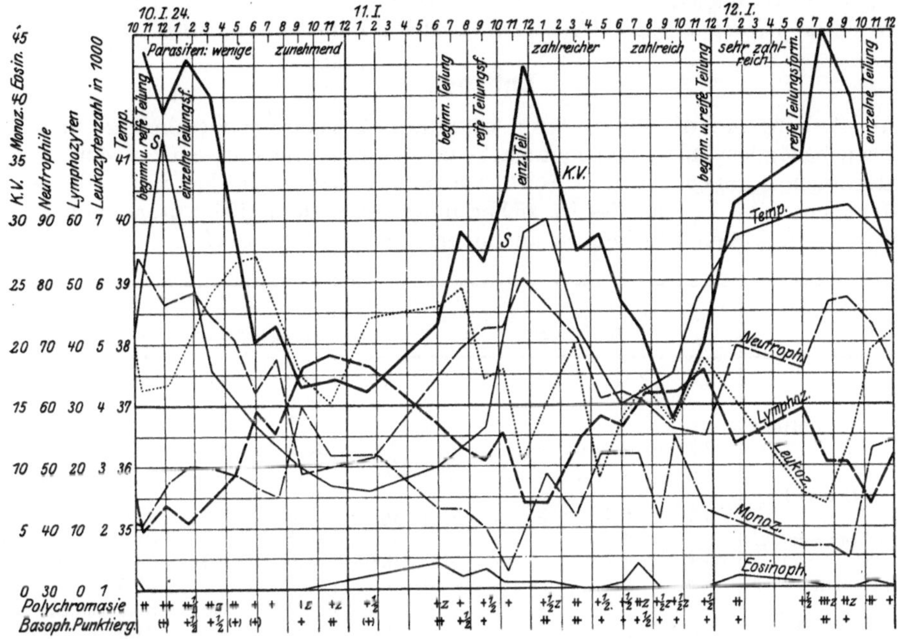

Abb. 130. Wiederholte Kurve bei täglichen Malariaanfällen. Zwei bis dreistündliche Festlegung (Verf. mit RUBITSCHUNG). Die Kurve zeigt die jedesmalige Wiederholung des Vorganges der Kurve Abb. 128 bei jedem Schüttelfroste, doch bleibt die „neutrophile Kampfphase" trotz Überlagerung durch Mono- und Lymphocyten auch im Intervall als übernormale Kernverschiebung erhalten (starke Linien). Das Intervallbild entspricht einer chronischen Infektion.

großer Verdünnung auf die hämatopoetischen Organe wirken. Alle Bewegungen der Leukocyten, soweit sie nicht durch die störenden Verteilungsleukocytosen verwischt oder entstellt werden, erfolgen rhythmisch in bestimmtem Wechsel, der von neutrophil über Monocytose nach Lymphocytose (oder umgekehrt, HOFF[1]) führt. Treten neue Exacerbationen und Komplikationen auf, so erfolgt der neue Infektionsreiz auf der Basis der eben bestehenden Einstellung, so daß z. B. nach der SAGELschen[2] Kurve die große Grundwelle während jedes Recurrensanfalles der einzelne Fiebertag als daraufgesetzte Spitze erkennbar ist. Ebenso verliefen die Malariainfektionen nach Verfasser und RUBITSCHUNG[3] (s. Abb. 130).

Die eigentliche Physiologie der blutbildenden Organe kann erst aufgestellt werden, wenn die Sonderaufgaben der einzelnen spezifischen Zellen erkennbar werden, so daß man aus Neutrophilie auf eine bestimmte Reaktionslage, einen bestimmten Bedarf, eine vorherrschende Funktion schließen darf, wie etwa jetzt

[1] HOFF: Zitiert auf S. 890. [2] SAGEL: Zitiert auf S. 880, Ziff. 5.
[3] SCHILLING, V. u. RUBITSCHUNG: Zitiert auf S. 888, Ziff. 4.

aus einem Hämoglobinmangel auf verminderten Sauerstoffumsatz, aus einer Erythrocytose auf erhöhten Sauerstoffbedarf.

Wegen dieser innerlichen Bedingheit der Blutbildgestaltungen, einerlei ob sie durch gegenseitige Beeinflussung der hämatopoetischen Organe unter sich oder unter allgemeiner Regulierung sich entwickeln, ist das differentielle Zellbild von höherer Bedeutung, weil es den Querschnitt durch die Bluteinheit bildet, die gegenseitigen funktionellen Einstellungen also erkennen läßt, während das absolute Bild unter den Verteilungen, individuellen Besonderheiten, augenblicklichen Ausbildungen eines prinzipiell gleichbleibenden Zustandes uncharakteristisch schwanken wird.

Anhang.

Als Anhang sei die einzige mir bekannte Auszählung ziemlich gesunder Menschen bezüglich Milz-, Knochenmark- und Blutbefund mit den notwendigen Erläuterungen gegeben (nach V. SCHILLING und BENZLER), bisher nur teilweise veröffentlicht; vgl. S. 795. Es ist sicher notwendig, derartige Untersuchungen bei charakteristischen Blutbildern an höheren Tieren fortzusetzen.

Nr.	Organ Blutb. L.-Zahl	Milz									
		B.	E.	M.	J.	St.	Segm.	jg. Ly.	Ly.	Pl.	Mon.
1	Milz	0,4	1,1	0	0	0,2	9,6	3,6	77,1	**0,7**	**3,1**
	Blutbild . . . L.-Z. normal	—	2	—	—	2,5	56,5		29		**10**
2	Milz	0,2	0,9	—	—	1	**13,1**	4,2	77,8	**1**	1,7
	Blut (geringe Hyperl.)	—	1	—	—	3,5	**7,2**		17		7,5
3	Milz	0,1	0,1	—	—	0,2	5,5	2,7	**88,9**	—	2
	Bl. hochnormal	—	1,5	—	—	1,5	30,5		**61**		5,5
4	Milz	0,2	1,1	—	—	0,3	6,9	**0,2**	87,4	**3**	1,7
	Bl. normal . .	—	2,5	—	—	4	68		21,5		4
5	Milz	0,4	0,6	—	—	0,2	6,4	2,5	87,8	0,4	1,6
	Bl. normal . .	1	2,5	—	—	2	45		**41,5**		8
6	Milz	0,1	1,8	—	**0,3**	**0,9**	6,2	3,5	**85,8**	0,1	1,2
	Blutb.	0,5	1,5	—	0,25	**9,75**	48		**31,25**		8,75
7	Milz	0,4	0,5	—	—	0,5	6,4	2,4	**88,6**	—	1,2
	Blutb.	0,5	**6**	—	—	3	36		**49,5**		5
8	Milz	—	0,7	—	—	0,1	5,7	4,3	**87,6**	—	1,6
	Bl. normal . .	0,5	3	—	—	5,5	44,5	—	**39**	—	7,5
9	Milz	0,5	0,3	—	—	0,3	3,5	5,2	**89,4**	—	0,8
	Bl. normal . .	0,5	**3,25**	—	—	3	47,5		**36,75**		9
10	Milz	0,6	1,3	—	—	0,8	5,1	5,5	82,5	0,6	**2,9**
	Bl. hochnormal	0,5	3	—	—	2	48,5		36		**10**
	Durchschn.	0,29	0,84	—	0,03	0,44	6,84	3,41	85,29	0,58	1,78

Erläuterungen zur Tabelle von 10 Blutbild-, Milz- und Knochenmarksbefunden bei 10 anscheinend gesunden Menschen.

Die Blutbefunde wurden kurz vor dem durch Erschießen erfolgten Tode festgestellt; die Milz- und Knochenmarkbefunde wurden bei einer bald nach dem Tode erfolgten Teilsektion der Milz- und Rippenresektion erhoben.

Im ganzen ist die Übereinstimmung der Knochenmarkbefunde der unter den gleichen ungünstigen Kriegsbedingungen stehenden Personen auffällig. Als *ganz normal* kann das Hämogramm aller Fälle nicht angesehen werden. Fall 1 hat Monocytose und wie Fall 4 hohen Plasmazellwert. Lymphocytosen ohne Kernverschiebung und Eosinophilie zeigen 5, 8, 9 und 10. 2 hat hohe Neutrophilie und Hypeosinophilie ohne Verschiebung, 3 hohe Lymphocytose und Hypeosinophilie, 6 ausgesprochene Kernverschiebung und 7 Eosinophilie mit Lymphocytose (Rekonvaleszenzbild).

Trotz dieser Varianten liegt der Wert der Myelocyten und Normoblasten nicht allzu weit auseinander, was wohl mit einer im ganzen gesunden Zellbildung im Marke zusammenhängt. Zellvermehrungen werden sich bei annähernd physiologischer Blutbildung mehr durch die leider nicht ausführbar gewesene Schnittfärbung verraten, da sie mehr auf cellulärer Zunahme des Knochenmarkes und Ausbreitung seiner Herde beruhen werden wie auf einer relativen prozentualen Verschiedenheit der cellulären Zusammensetzung. Infolgedessen kann man auch an sich nicht erwarten, bei solchen Grenzfällen eine strikte Übereinstimmung zwischen Blut- und Organbefund zu finden. Der Verbrauch und die Verteilung der einzelnen Zellarten braucht sich in den hämatopoetischen Organen überhaupt nicht zu zeigen, solange er nicht von Ersatz oder Schädigung begleitet wird.

Am wenigsten schwankt der neutrophile, leicht erkennbare Anteil des Knochenmarkes, der sich zwischen 36,6 und 43,4 bewegt.

Den höchsten Wert zeigt der normalste Fall 4; das Knochenmark machte einen ganz ungereizten Eindruck.

Reizformen und Plasmazellen wurden bei Fall 1—4 im Blute gefunden; sie sind bei diesen Fällen in der Milz auch vorhanden. Fall 1 mit der höchsten Zahl von 1% Reizformen peripher zeigt in der Milz den Höchstwert von 4,2% Reizformen. Fall 5 und 6 zeigen sehr geringe Milzwerte von 0,1 und peripher keine entsprechenden Zellen; im Falle 2 sind bei gleicher Milzzahl wenigstens 0,5 nachgewiesen. Im Falle 3 ist der Blutwert höher, im Falle 4 der Milzwert besonders an Plasmazellen (3%) auffallend hoch bei nur 0,5 peripherer Reizformen. Im ganzen ist also eine Übereinstimmung vorhanden, ohne genau zu entsprechen.

Für die Eosinophilen ergibt sich, daß die Höchstwerte des Blutes mit 6 (Fall 7) und 3,25 (Fall 9) auch bei weitem die höchsten Knochenmarkswerte haben (4,6 bzw. 4,6%). Dagegen fallen unstimmig die niedrigsten Blutwerte 1 und 1,5 im Falle 2 und 6 mit aus-

Rzf.	Knochenmark							
	N. Mycl.	J. N.	Stabk. N.	Segm. N.	Eos.	Neutroph. zusammen	Normobl.	Nicht bestimmt
4,2 **1**	34,8	56,2	—	9,0	1,1	40,8	31,6	24,8
0,1 **0,5**	44,0	34,0	—	**22,0**	3,5	39,8	33,6	22,5
0,5 **2**	46,0	40,0	—	**20,0**	1,6	41,0	37,6	19,8
1 **0,5**	44,0	43,8	0,4	11,8	3,6	43,4	35,7	17,3
0,1 —	41,4	45,0	—	13,6	2,5	42,6	38,6	16,3
0,1	**46,4**	**48,6**	—	5,0	3,3	39,4	38,8	18,5
—	37,8	49,8	0,2	12,2	**4,5**	39,4	33,1	23
—	43,0	48,6	0,2	8,2	2,5	42,0	43,7	11,8
—	42,0	48,4	1,0	8,6	**4,6**	40,3	39,9	15,2
0,7	47,4	44,7	0,9	7,0	1,9	36,6	42,1	19,4
0,67	42,08	45,91	0,27	11,74	2,91	41,33	37,47	18,96

gesprochenen, über dem Durchschnitt von 2,91 liegenden Werten zusammen. (Verteilungseosinopenie?)

Bei den Lymphocyten fallen zunächst hohe Lymphocytenwerte im Blute mit hohen Werten in der Milz zusammen. Bei sämtlichen Lymphocytosen im Blute liegen in der Milz die Werte über normal hoch (Fall 3, 5, 7, 8, 9). Dem höchsten Blutwerte von 61% entspricht der zweithöchste Milzwert von 88,9%, dem zweithöchsten Blutwerte von 49,5% der dritthöchste Milzwert von 88,6. Die niedrigsten Milzwerte von 77,1 und 77,8% treffen auf den niedrigsten und drittniedrigsten Blutwert 29 bzw. 17% (Fall 1 und 2). Nicht gut korrespondieren Fall 9 (höchster Milzwert, mittlerer Blutwert) und Fall 4 (niederer Blutwert, ziemlich hoher Milzwert).

Bei den Monocyten treffen wieder die höchsten Blutwerte in Fall 1 und 10 auf die höchsten Milzwerte mit 3,1 und 2,9 Monocyten. Schlecht stimmt der niedrigste Milzwert von 0,8% mit dem zweithöchsten Blutwerte von 9%.

Am schwersten sind die neutrophilen Werte zu übersehen. Der einzige Fall mit nennenswerter Verschiebung (Fall 6) zeigt den niedrigsten Wert der gereiften Formen bei höchstem

Werte von Myelocyten und fast auch Jugendlichen. Fall 2 als Hyperleukocytose hat auch höchsten Wert der reifen Neutrophilen im Mark (Blutbeimischung?). Bei Fall 6 ist auch der Milzwert der Jugendlichen, der hier allein gefunden wurde, und der Stabkernigen am höchsten. Bei Fall 2 kommt wieder der höchste Blutwert der Neutrophilen mit dem bei weitem höchsten Werte der Neutrophilen in der Milz zusammen (Anreicherung?).

Wir stellen noch einmal zusammen:

Fall 1: Höchstwerte von Monocyten in Milz und Blut, desgleichen von Reizformen bzw. Plasmazellen in Milz und Blut.

Fall 2: Höchstwerte von Neutrophilie mit geringer Hyperleukocytose; korrespondierende Höchstwerte von Neutrophilen in Milz und Knochenmark.

Fall 3: Stärkste Lymphocytose im Blute; zweithöchster Wert von Lymphocyten in der Milz; merkwürdigerweise zweithöchster Wert der reifen Neutrophilen im Marke (verzögerte Ausschwemmung?).

Fall 4: Reizformen und Plasmazellen übereinstimmend hoch in Milz und Blut.

Fall 5: Lymphocytose in Milz und Blut; sonst gute Mittelwerte in allen Klassen.

Fall 6: Höchste neutrophile Hyperleukocytose mit Kernverschiebung; Höchstwerte für Jugendliche und Stabkernige in der Milz; Höchstwert der Myelocyten im Marke.

Fall 7: Hohe Lymphocytose im Milz und Blut; höchste Eosinophilen im Blut, fast höchste im Mark.

Fall 8: Hohe Lymphocytose im Blute und in der Milz.

Fall 9: Zweithöchste Eosinophilie des Blutes; höchster Eosinophilenwert im Mark.

Fall 10: Monocytose im Blute und in der Milz.

Obgleich genügend Ausnahmen erwähnt sind, so zeigen doch diese Befunde wohl hinreichend, daß man selbst bei physiologischen, leichten Schwankungen schon Übereinstimmungen feststellen kann, die bei stärkeren pathologischen Fällen kräftig ins Auge fallen.

Blutkrankheiten.

Von

Erich Meyer †

Göttingen.

Zusammenfassende Darstellungen.

Ehrlich, Lazarus u. Pinkus: In Nothnagels spez. Pathol. u. Therapie Bd. VIII. Wien: Alfred Hölder 1901. — Eppinger u. Ranzi: Die hepato-lienalen Erkrankungen. Enzykl. d. inn. Med. Berlin: Julius Springer 1910. — Grawitz: Klinische Pathologie des Blutes. Berlin: Otto Enslin 1902. — Gilbert u. Weinberg: Traité du sang. Paris: Baillière et fils 1913. — Helly: Die hämatopoetischen Organe. Nothnagels spez. Pathol. u. Therap. Bd. VIII. Wien: Alfred Hölder 1901. — Hirschfeld: Die Erkrankungen der Milz. Enzykl. d. inn. Med. Berlin: Julius Springer 1920. — Klieneberger: Blut-Morphologie der Laboratoriumstiere. Leipzig: J. A. Barth 1912. — Limbeck: Grundriß der klinischen Pathologie des Blutes. Jena: H. Fischer 1896. — Mac Callum: Textbooks of Pathol., Kap. Blut, 2. Aufl. Philadelphia u. London: Saunders Comp. 1922. — Naegeli: Blutkrankheiten und Blutdiagnostik, 4. Aufl. Berlin: Julius Springer 1923. — Meyer, Erich, u. Rieder: Atlas des Blutes. Leipzig: F. C. W. Vogel 1907. — Morawitz: Blut und Blutkrankheiten, im Handb. d. inn. Med. von Mohr-Staehelin, Bd. IV/1, 2. Aufl. Berlin: Julius Springer 1926. — Pappenheim: Morphol. Hämatologie. Leipzig: W. Klinkhardt. Siehe auch Kap. Blutkrankheiten in Kraus-Brugschs spez. Pathol. u. Therap. inn. Krankh. Urban & Schwarzenberg 1920. — Schittenhelm u. a.: Handb. d. Krankh. d. Blutes u. d. blutbild. Organe, Enzykl. d. inn. Med. Berlin: Julius Springer 1925. — Sternberg: Kap. Blutkrankheiten im Handb. d. spez. pathol. Anat. u. Histol. von Henke-Lubarsch. Berlin: Julius Springer 1926. — Türk: Vorlesungen über klinische Hämatologie. Wien u. Leipzig: W. Braumüller 1904.

Krankheiten des Blutes entsprechen keinem einheitlichen und scharf abgrenzbaren Begriff, da es sich bei den mit dieser Bezeichnung belegten Zuständen um allgemeine Regulationsstörungen handelt, deren Auswirkung nur besonders deutlich die Beschaffenheit des zirkulierenden Blutes beeinflußt. Da dieses sowohl in seinen humoralen wie cellulären Bestandteilen das Produkt *aller* Organe ist, wird sich jede Organstörung mehr oder weniger stark in einer Veränderung des Blutes bemerkbar machen. Darauf beruht die große diagnostische Bedeutung chemischer und mikroskopischer Blutuntersuchung. Die Abtrennung gewisser Störungen als spezifische „*Blutkrankheiten*" ist nur historisch daraus zu verstehen, daß die Auswirkung im Blut zu einer Zeit beobachtet wurde, in der die Beziehung zum Gesamtorganismus oder zu einzelnen Organen völlig unbekannt war. Historisch sind auch die in der Klinik gebräuchlichen Bezeichnungen, wie *Anämie, Leukämie, primäre* oder *sekundäre Anämie* u. a. aufzufassen. Den anämischen Zuständen liegt oft kein Blutmangel im Sinne einer Verminderung der Gesamtblutmenge zugrunde und als Leukämie werden vielfach nur Zustandsbilder bezeichnet, die mehr das Symptom der „*Weißblütigkeit*", d. h. der Vermehrung der Leukocyten zeigen, als ein einheitliches Krankheitsbild umgrenzen. Man würde besser von anämischen, leukämischen, pseudo-leukämischen u. a. Zuständen sprechen. Immerhin weiß der Arzt, was unter diesen Bezeichnungen verstanden wird, und diese sind auch da beizubehalten, wo man die Beziehung zu den blutbildenden Organen mehr oder weniger gut kennt. Im speziellen versteht man unter diesen letzteren wiederum in erster Linie die Bildungsstätten lediglich der cellulären Blutelemente, während man von besonderen Organen, in denen die Blutflüssigkeit oder auch der Blutfarbstoff gebildet werden, nicht spricht. Und doch ist das nicht berechtigt; gibt es doch Krankheitszustände, wie bespielsweise die Bleichsucht (Chlorose), deren Hauptcharakteristicum in mangelnder Hämoglobinbildung besteht.

Die Abgrenzung einer bestimmten Krankheitsform als Blutkrankheit wird so immer etwas Willkürliches, von der augenblicklich herrschenden Zeitströmung Abhängiges an sich tragen; es ist begreiflich, daß im Zeitalter der Humoral-Pathologie manches als Blutkrankheit angesehen wurde, was heute weit von den so bezeichneten Zuständen entfernt zu sein scheint. Es ist jedoch oft außerordentlich schwer, die Beziehung derartiger „*Dyskrasien*" zu anderen pathologischen Vorkommnissen zu erkennen oder abzulehnen. Man denke an Anämien bei kleinen, symptomlos verlaufenden Carcinomen, an leukämieartige Krankheitsbilder bei Tumoren, an die Beziehung hyperplastischer Organwucherungen zu Reizzuständen blutbildender Organe u. a. m. Für die Physiologie ist die Kenntnis dieser durch eine unübersehbare Zeit klinischer und pathologisch-anatomischer Einzelbeobachtungen gewonnener Erfahrung nur insofern bedeutungsvoll, als das Studium dieser Vorgänge und die Aufdeckung krankhafter Reaktionstypen mit ihren vom normalen Geschehen abweichenden cellulären Formveränderungen zum Verständnis normalen Werdens und Wachsens der Blutelemente so beigetragen hat, wie etwa die Forschung über den abwägigen diabetischen Kohlehydratstoffwechsel zum Verständnis des normalen. Es waren vor allem die bei den sog. Blutkrankheiten zirkulierenden abnormen Zellformen, die zum Studium der Bildungsstätten mit ihrem Zell- und Formreichtum führten und Klinik und Experiment auf die besondere Reaktionsform dieser Organe hinwiesen. Je weiter man sich dabei von einer rein deskriptiven Betrachtung entfernte, um so deutlicher trat die Zusammengehörigkeit ganzer Organsysteme hervor, die bei krankhaft gesteigerter oder geminderter Funktion enge gegenseitige Einwirkungen aufdeckten. Während man anfangs beispielsweise die Leukämie als eine Erkrankung des Blutes oder gewisse Formen als eine solche der Lymphdrüsen resp. der Milz ansah, glaubt man heute, daß dieser Komplex von Erscheinungen der Besonderheit der Reaktion eines zusammengehörigen Organsystems, das aus dem gesamten Knochenmark und den lymphatischen Apparaten besteht, seine Entstehung verdankt und sogar vorhanden sein kann, wenn das namengebende Symptom der Leukämie, d. h. die Zellvermehrung im Blute, gar nicht vorhanden ist. (Pseudoleukämie.) Man zwängt die verschiedenen Formen der Anämie nicht mehr in das enge Schema primärer oder sekundärer Anämien, da man weiß, daß jede Anämie der Ausdruck gewisser funktioneller Mißverhältnisse zusammengehöriger Organgruppen oder auch der Ausdruck von Störungen im Auf- und Abbau der Blutelemente ist, und daß ihre Erscheinungsform je nach der auslösenden Ursache oder dem jeweiligen Reaktionsvermögen wechselt. Wenn man entsprechend einer heute gerade im Vordergrund des klinischen Interesses stehenden Anschauung bei den Blutkrankheiten *konstitutionelle Momente*, wie z. B. bei der perniziösen Anämie, eine besondere Beachtung schenkt, so mag das gegenüber der früher einseitig betonten, organspezifischen Betrachtungsweise eine gewisse Berechtigung haben, es bedeutet aber nicht mehr als der selbstverständliche Satz, daß jedes Individuum in seiner von anderen qualitativ und quantitativ abweichenden Weise auf Schädlichkeiten reagiert, und daß dieses individuelle Moment sowohl für das Tier, wie für den Menschen gilt. Die ätiologische Forschung erfährt dadurch keine wesentliche Förderung; es muß sich vielmehr darum handeln, die gemeinsamen Faktoren aufzusuchen, mögen sie exogener oder endogener Natur sein.

Da bei den Blutkrankheiten äußere und mehr oder weniger wechselnde Symptome, wie Leukocyten- und Erythrocytenzahl, Hämoglobingehalt und ihr Verhältnis zueinander für die zum Verständnis notwendige Klassifizierung bestimmend sind, diese Werte aber selbst bei nicht allzu weit auseinanderliegenden Tierspezies sich wesentlich unterscheiden, so stößt eine vergleichende Pathologie und damit auch die Übertragung experimenteller Resultate vom Versuchstier auf den Menschen auf nicht unerhebliche Schwierigkeiten. Wenn die Klinik sich trotzdem auf den Ausfall des Tierexperimentes stützen wollte, so konnte sie das nur nach recht mühseligen Vorarbeiten über die bei den verschiedenen Tieren vorkommenden Zellformen und Reaktionstypen. Nichtberücksichtigung der dabei vorkommenden Besonderheiten war oft der Anlaß schwerwiegender Täuschungen (vgl. hierzu das Kapitel Leukocytenformen bei verschiedenen Tieren).

Wenn im Laufe dieser Besprechung von besonderen blutbildenden Organen die Rede sein wird, so darf nicht unbeachtet bleiben, daß diese im Verlaufe phylogenetischer und ontogenetischer Entwicklung wechseln, und daß bei Krankheitszuständen auf frühere Entwicklungsstadien zurückgegriffen werden kann, sowie daß vielfach dieselben Organe, die der Bildung von Blutelementen dienen, auch den Blutabbau bewerkstelligen, daß der Zustand des Blutes von der Beziehung Abbau zu Aufbau abhängig sein muß. Es lassen sich deshalb die Fragestellungen, die beispielsweise den Aufbau, die Verwertung und den Abbau des Hämoglobins und seiner einzelnen Komponenten, aber ebenso den der Blutzellen betreffen, nicht auf die spezifisch blutbildenden Organe beschränken; so wird die Leber als ein im postembryonalen Leben normalerweise nicht mehr blutbildendes, d. h. blut*zellen*bildendes Organ, beim Abbau des Hämoglobins und der aus den Zellkernen entstehenden Purinkörper nicht aus dem Bereich der Betrachtung ausgeschlossen bleiben können; die bei vielen Krankheiten vergrößerte Milz wird nicht nur als *Zellgrab*, sondern auch als Produktionsstätte von Zellen anzusehen und in ihrer wechselnden Funktion bei den verschiedenen Blutkrankheiten zu bewerten sein.

Die Ätiologie der Blutkrankheiten ist oft vollkommen unbekannt, und das wenige, was wir wissen, in seiner Bedeutung vielfach umstritten; nur für wenige kann eine vererbbare Eigenschaft der Zellen selbst angenommen werden.

I. Die Anämien.

Nur in seltenen Fällen ist die Erscheinung, die in der Klinik als Anämie zusammengefaßt wird, mit Verminderung der gesamten Blutmenge verbunden, wie der Name ursprünglich angibt. Bei der schwersten Form, der sog. *Biermerschen perniziösen Anämie*, kann das der Fall sein. Bei vielen anderen jedoch nicht. Als Kriterium der Anämie gilt vielmehr die Veränderung des Hämoglobingehaltes in 1 ccm Blut, wobei man sich bewußt bleibt, daß dieser Wert mit dem Wassergehalt der Blutflüssigkeit steigt und fällt, desgleichen die Zahl der Erythrocyten. Zustände, die mit Wasseransatz oder Wasserverarmung einhergehen, ebenso wie solche mit gewaltigen Wasserverschiebungen zwischen Blut und Gewebe, ändern Hämoglobin- und Erythrocytenwerte, ohne daß Anämien oder deren Gegenteil, d. h. Polyämien, vorliegen. (Besonders auffällig bei in kurzer Zeitfolge steigenden und fallenden großen Flüssigkeitsansammlungen im Peritoneum.)

Das blasse Aussehen der Haut täuscht oft, da dieses auch durch abnorme Constriction der Vasomotoren bedingt sein kann; weniger täuschend ist das Verhalten der sichtbaren Schleimhäute, namentlich der Conjunctiven, des Zahnfleisches, der Nasenschleimhaut, da hier vasomotorische Einflüsse sich nicht so direkt bemerkbar machen. Nichtberücksichtigung dieser Divergenz ist oft

Ursache fälschlich angenommener Anämie. So ist das *blasse Aussehen jugendlicher Schulkinder, die Schulanämie*, meist nicht auf Hämoglobinmangel zurückzuführen, ebenso wie das blasse Gesicht jugendlicher Sexual*psychopathen*, das der *Nachtarbeiter* und das der der strahlenden Hitze ausgesetzte Gesicht der *Bäcker*. Der Einfluß schlechter Luft und mangelnden Lichtes ist früher vielfach bezüglich ihrer anämisierenden Wirkung überschätzt worden. Man weiß heute, daß Arbeiten unter der Erde an sich nicht zu Anämie führt. Man faßt alle diese Erscheinungen, bei denen die Verminderung des prozentualen Hämoglobingehaltes im Blut fehlt, als *Pseudoanämie* zusammen. Bei der großen Bedeutung, die der Bestimmung des Hämoglobinwertes für die Klinik zukommt, mußte untersucht werden, *ob unter pathologischen Bedingungen das Hämoglobin mit dem des normalen identisch sei*, wie sich Sauerstoffkapazität und Eisengehalt auch unter pathologischen Verhältnissen verhält; mit anderen Worten, es waren bestimmte gegen die HÜFNERsche Lehre von der konstanten Zusammensetzung des Hämoglobins erhobene Einwände zu entkräften. Dies ist durch Untersuchungen von BUTTERFIELD[1], MASING[2] u. a. am anämischen und polycythämischen Blut geschehen. Man ist also berechtigt, nach dem Hämoglobingehalt des Blutes unter der oben erwähnten Berücksichtigung des Wassergehaltes den Grad der Anämie zu bewerten, und das ist für Diagnose, Prognose und Therapie von gleich großer Bedeutung. Zu dem relativen Hämoglobingehalt steht die Zahl der Erythrocyten in 1 cmm Blut in engster Beziehung. Bei Zunahme und Abnahme des Hämoglobingehaltes kann die Zahl der Erythrocyten gleichsinnig und gleichmäßig steigen und fallen. Voraussetzung dafür ist das Gleichbleiben des Hämoglobinwertes im *einzelnen* Blutkörperchen. Tatsächlich ist das der Fall, wenn man beispielsweise sehr bald nach einer äußeren *Blutung* diese Größen bestimmt; nach der Blutung strömt sofort Gewebswasser in die Blutbahn ein, das das verlorene Blutvolumen ersetzt. Erythrocyten und Hämoglobinwert in 1 cmm Blut nehmen gleichmäßig ab; allmählich aber gehen in der Erholungsphase nach der Blutung diese Werte auseinander, indem die Erythrocytenzahl rascher steigt als der Hämoglobinwert. Die einzelne Blutzelle ist farbstoffärmer, wie die direkte Betrachtung im gefärbten und ungefärbten Präparat ergibt. Dieses Verhalten ist für die Blutungsanämie so charakteristisch, daß ein anderes Verhalten der beiden Werte bei nachweisbarer Blutung mit Bestimmtheit auf eine Besonderheit der Blutbildung hinweist, die zu einem anderen Typus der Regeneration geführt hat und eine ganz bestimmte klinische Fragestellung nach der Ursache der Blutung gestattet.

Im Gegensatz zu diesem typischen Verhalten des Hämoglobin- und Erythrocytenwertes ist bei gewissen Anämien toxischer Art, als deren wichtigster Vertreter die *perniziöse Anämie* anzusehen ist, das Verhältnis von Hämoglobin und Erythrocyten gerade umgekehrt. Der *Färbeindex* der einzelnen Zelle ist, den Normalzustand als 1 angenommen, größer als 1. Die Berücksichtigung dieses Verhältniswertes ist von größerer klinischer Bedeutung als die Untersuchung des Blutes nach den verschiedensten Färbemethoden. Bei gleichzeitig bestehender Blutung beweist ein hoher Färbeindex z. B., daß die Blutung nicht Ursache, sondern Folge der Anämie ist. In ähnlichem Sinne sprechen die Leukocytenzahlen des Blutes resp. das Verhalten der einzelnen Zellformen. Auch hier ist der Typus der Regeneration verschieden je nach der auslösenden Ursache der Anämie.

Das *morphologische Bild*, das die Blutzellen bei Anämien darbieten, wird einerseits durch *schädigende*, andererseits durch *reparatorische* Vorgänge bestimmt,

[1] BUTTERFIELD: Hoppe-Seylers Zeitschr. f. physiol. Chem. Bd. 62, S. 173. 1909.
[2] MASING: Dtsch. Arch. f. klin. Med. Bd. 98, S. 122. 1909.

wobei die letzteren nach dem oben Besprochenen im weiten Maße den Zustand der blutbildenden Organe widerspiegeln. Vielgestaltigkeit (*Poikilocytose*) der roten Blutzellen kommt bei zahlreichen Anämieformen vor und ist keineswegs für eine besondere Krankheit charakteristisch, Hämoglobinarmut und dadurch bedingte geringe Färbbarkeit der Zellen findet sich bei Blutungsanämie, bei Kachexie, bei Chlorose und zahlreichen anderen Schädigungen, relativer Hämoglobinreichtum der einzelnen Zelle bei perniziöser Anämie. Bedeutungsvoll ist auch die Abweichung der normalen Zellengröße. Bei perniziöser Anämie sind zahlreiche rote Blutkörperchen größer als normal (*Makrocyten*). Bei einer besonderen *Anämieform*, der *familiär-hämolytischen*, zeigen sie einen kleineren Durchmesser, sind jedoch kugelförmig und besitzen dadurch eine größere Oberfläche. Bei der *Sichelzellenanämie* („sicle-cellanemia“) (Lit. bei SYDENSTRICKER, MULHERIN and HONSEAL[1]) der Neger sind die Erythrocyten länglich oval. In diesen Fällen liegt ein besonderer, von der Norm abweichender Typus der Zellbildung vor, der bei perniziöser Anämie durch Gifteinwirkung auf das Knochenmark erworben, bei der hämolytischen und Sichelzellenanämie angeboren und vererbbar ist. Im übrigen ist das Blutbild bei den Anämien beherrscht von dem Grade der Zellproduktion in den blutbildenden Organen und der Geschwindigkeit, mit der die oft noch unfertigen Blutzellen aus den offenen Räumen des Markes in die Zirkulation geworfen werden. Hierbei können namentlich bei den toxisch bedingten Anämien die Zellformen sehr vielgestaltig sein. Es gelangen größere und kleinere Erythrocyten, Zellen mit Kernresten, mit Punktierungen des Protoplasmas, mit leicht nachweisbarer, vital färbbarer Substantia granulo-filamentosa, solche mit polychromatophil färbbarem Protoplasma, ja auch Zellen mit Kernteilung in die Blutbahn. Die Jugendlichkeit der Zellen, die an dem Kern, der Polychromatophilie oder der Substantia granulo-filamentosa erkennbar ist, kann auch durch *die gesteigerte Sauerstoffzehrung* nachgewiesen werden (HÜRTER, BARCROFT, MORAWITZ, ROESSINGH u. a.[2]). Während normales Blut, im Reagenzglas untersucht, nur sehr wenig Sauerstoff verbraucht, was hauptsächlich auf die geringe Zahl der Leukocyten zu beziehen ist, kann die Sauerstoffzehrung bei Anämien bis auf das 60fache steigen. In einer gewissen Beziehung zum Alter der Blutzellen steht ihre *Widerstandsfähigkeit*, so daß die gesamte *Resistenz* der Zellen je nach dem Regenerationsgrad und der Geschwindigkeit der Regeneration verändert sein kann. Es ist jedoch bemerkenswert, daß die weitgehendsten Veränderungen dieser Art, wie sie sich gelegentlich bei Anämien finden, durch ganz andersartige Momente entstehen. So haben MORAWITZ und PRATT[3] gezeigt, daß bei experimentellen Blutgiftanämien, besonders bei Phenylhydrazinvergiftung, die Erythrocyten größere Resistenz gegen hypotonische Salzlösungen haben. Es scheint, daß diese Eigenschaft auf eine Vermehrung der Stromabestandteile zurückzuführen ist und durch direkte Einwirkung des Giftes auf die Zellen entsteht, da sie auch im Reagenzglas erzeugt werden kann (ROSENTHAL[4]). Ähnlich ist vielleicht die bei manchen Ikterusformen auftretende *erhöhte Resistenz der Erythrocyten* zu deuten; im Gegensatz dazu gibt es eine mit Ikterus einhergehende Anämie, die oben erwähnte *familiär-hämolytische*, bei der die osmotische *Resistenz der Blutzellen* oft stark *vermindert* ist. Hierbei, aber auch bei gewissen anderen Anämieformen,

[1] Zit. bei SYDENSTRICKER, MULHERIN u. HONSEAL: Americ. journ. of dis. of childr. Bd. 26, S. 132.

[2] Literatur bei ROESSINGH: Dtsch. Arch. f. klin. Med. Bd. 138, S. 367 u. Bd. 139, S. 310. 1922.

[3] MORAWITZ u. PRATT: Münch. med. Wochenschr. 1908, Nr. 35. — MORAWITZ u. ITALIN: Dtsch. Arch. f. klin. Med. Bd. 100.

[4] ROSENTHAL: Folia haematol. Bd. 10, S. 253. 1914.

ist der Blutzerfall besonders in Milz und Leber wesentlich gesteigert, wodurch infolge der vermehrten Vorstufen die Gallenfarbstoffbildung erhöht und die Menge des im Darm entstehenden, reduzierten Farbstoffes, des Hydrobilirubins, gesteigert wird. In der Menge dieses Stoffes, sowie des im Harn ausgeschiedenen Urobilinogens und Urobilins, kann man einen allerdings nur schätzungsweisen Überblick über die Größe des Blutumsatzes gewinnen (Eppinger[1], Adler[2]). So ist bei perniziöser und hämolytischer Anämie die Ausscheidung dieser Stoffe stets, jedoch in stark wechselnder Menge, vermehrt. Auf das gleiche Moment ist die Veränderung der Serum- resp. Plasmafarbe zu beziehen, die bei gesteigertem Blutzerfall durch die Anwesenheit von Gallenfarbstoffen stärker gelblich erscheint. Die bei diesen Zuständen stets gesteigerte Ablagerung des eisenhaltigen Komplexes aus dem Hämoglobin (*Hämosiderose*, Quincke) in Milz, Leber und Knochenmark, in geringeren Graden auch in anderen Organen, ist nur autoptisch festzustellen. Daß Hämosiderose nicht immer und nicht *nur* als Zeichen eines gesteigerten Blutzerfalles bewertet werden darf, zeigen die jüngsten Versuche von Seyderhelm und Tammann[3] über die *Gallenfistelanämien.* Es ist schon seit einiger Zeit bekannt, daß Ableitung der Galle nach außen zu Anämie führen kann. Den genannten Autoren gelang es, bei Hunden durch Verbindung der Gallenblase mit der Harnblase bei gleichzeitiger Unterbindung des Ductus choledochus langdauernde Anämie zu erzeugen, die ohne Steigerung des Blutzerfalles zu hochgradiger Hämosiderose in gewissen Organen führt. Diese Anämie kann durch Zufuhr von Galle aufgehalten, resp. gebessert werden. Durch Entfernung der Milz schreitet sie fort. Es muß daraus geschlossen werden, daß normalerweise ein in der Galle enthaltenes Abbauprodukt des Hämoglobins im Darm rückresorbiert und wiederum zum Aufbau des Blutfarbstoffes verwendet wird. Dieses geht bei Ableitung der Galle nach außen dem Körper verloren. Das in den Organen aus dem normalen Abbau des Hämoglobins deponierte Hämosiderin bleibt liegen, und das Eisen entgeht so der Wiederverwendung im Hämoglobinmolekül. Diese normalerweise sich immer abspielende Funktion muß in bisher noch ungeklärter Weise an die Tätigkeit der Milz gebunden sein.

Nach dem Gesagten wird man *Anämien mit* und *ohne* gesteigertem *Blutzerfall zu* unterscheiden haben; zu den letzteren gehören die mannigfachen Formen der Blutungsanämie, sowie die Chlorose und die experimentelle Gallenfistel anämie, ferner eine Form, die infolge Versagens oder Zerstörung der Blutbildungsstätten (*myelophthisische Anämie*) entsteht. Zu den ersteren ist die perniziöse Anämie und die spezifisch *hämolytische* zu rechnen. Es ist bemerkenswert, daß bei den hämolytischen Anämien der Blutzerfall niemals im Blute selbst, vielmehr stets in den Organen des Blutabbaus, in erster Linie in der Milz und Leber, und zwar im gesamten reticulo-endothelialen System stattfindet; dementsprechend ist das Blut stets frei von gelöstem Hämoglobin, es kommt niemals zur Hämoglobinurie. Auch die Gifte, die, experimentell angewendet, den menschlichen Anämien vergleichbare Krankheitsbilder erzeugen, wie Pyrodin, *Phenylhydrazin*, *Pyrogallol* u. a., bewirken *in vitro niemals Hämolyse*; auch sie haben ihren Angriffspunkt in Milz, Leber resp. Knochenmark.

So verschiedenartig die Genese der verschiedenen Anämieformen ist, gewisse Ausgleichsbestrebungen des Körpers gegen die durch die Anämie selbst hervorgerufenen Veränderungen sind immer nachweisbar. Bei jeder nur einigermaßen hochgradigen Blutarmut nimmt die Pulsfrequenz und die Schnelligkeit des

---

[1] Eppinger: Die hepatolienalen Erkrankungen. Berlin 1920.
[2] Adler: Dtsch. Arch. f. klin. Med. Bd. 138, S. 309.
[3] Seyderhelm u. Tammann: Klin. Wochenschr. 1927, S. 1177.

Blutumlaufes zu. Außerdem soll nach BÜRGER[1] die Strombahn dadurch verkleinert werden, daß beim ruhenden Anämischen mehr Capillaren verschlossen sind, und außerdem in den offenen Capillaren die Blutkörperchen rascher hindurchjagen. Es ist auch nach Untersuchungen von FINKLER[2], MOHR[3], MORAWITZ und RÖHMER[4] möglich, daß der Sauerstoff in den Geweben Anämischer besser ausgenützt wird als bei Normalen.

Die Frage, ob die Gesamtoxydation bei Anämien herabgesetzt ist, die nach älteren Versuchen von BAUER[5] bejaht wurde, muß heute dahin eingeschränkt werden, daß für einfache Blutungsanämien eine Reduktion sicher nicht besteht, bei toxischen Anämien die Versuchsresultate vieldeutig sind, und infolge der verschiedenartigen Gewebsschädigung nicht auf den anämischen Zustand als solchen bezogen werden dürfen. Dagegen sind die bei manchen Anämien auftretenden negativen Stickstoffbilanzen höchst beachtenswert und nicht immer leicht zu deuten. Es fällt immer wieder auf, daß bei infolge schwerer Magen-Darmblutung auf Nahrungskarenz gesetzten Kranken die im Harn ausgeschiedenen N-Werte auffallend hoch sind, höher als sie sich aus der Resorption von Blut berechnen lassen. Dementsprechend findet man auch im Tierexperiment bei schädigenden Blutentziehungen gelegentlich hohe Werte (BAUER[5]), während Aderlässe in therapeutischen Mengen wirkungslos bleiben. Daß bei toxischen Anämien negative Stickstoffbilanzen mit Stickstoffgleichgewicht und Retention in der Rekonvaleszenz abwechseln, spricht für Eiweißzerfall infolge Gewebsschädigung.

1. Die Blutungsanämie.

Durch die sofort nach dem Blutverlust aus dem Gewebe einströmende Flüssigkeit wird das Gefäßsystem meist vollständig wieder aufgefüllt. Das Herz paßt sich den dadurch gegebenen, veränderten Kreislaufbedingungen an und erscheint nur in seltenen, mit gleichzeitiger Unterernährung einhergehenden chronischen Anämiefällen verkleinert (ERICH MEYER[6]). Entsprechend der in der Rekonvaleszenz einsetzenden Wasserretention nimmt es an Größe wieder zu. Die Gesamtblutmenge erreicht in den meisten Fällen den vor der Blutung bestandenen Wert (SEYDERHELM und LAMPE[7]). Charakteristisch ist, daß der Wiederersatz von Hämoglobin und Erythrocyten nicht in gleicher Weise erfolgt, was sich in einer rascher ansteigenden Erythrocytenzahl und einem langsameren Anwachsen des Hämoglobinwertes bemerkbar macht. Die Regeneration der Blutzellen im Knochenmark, die durch die Blutentziehung angefacht wird, erfolgt rascher als die Synthese des Hämoglobins, so daß das einzelne rote Blutkörperchen weniger Hämoglobin enthält als der Norm entspricht, der Färbeindex wird kleiner als 1. Beim jungen Tier ist die Regenerationsfähigkeit nach Blutungen größer als beim alten. Die Geschwindigkeit des Wiederersatzes ist von dem Eisengehalt der Nahrung abhängig, und es gelingt, die Blutungsanämie über lange Zeit zu erhalten, wenn die Nahrung nur aus Milch besteht; durch Zufuhr von Eisenpräparaten wird die Blutarmut dieser Fälle ausgeglichen. Das Eisen tritt hierbei direkt als Bildungsstoff in den Organismus ein, wirkt nicht als Reizkörper auf das Knochenmark und kann daher auch nicht durch andere Stoffe, etwa Arsenpräpa-

---

[1] BÜRGER: Handb. d. Krankh. d. Blutes aus Enzykl. Bd. II, S. 18. 1925.
[2] FINKLER: Pflügers Arch. f. d. ges. Physiol. Bd. 10, S. 638.
[3] MOHR: Zeitschr. f. exp. Pathol. u. Therap. Bd. 2, S. 435.
[4] MORAWITZ u. RÖHMER: Münch. med. Wochenschr. 1908, Nr. 31, S. 1762.
[5] BAUER, JOS.: Zeitschr. f. Biol. Bd. 8, S. 585.
[6] MEYER, ERICH: Dtsch. med. Wochenschr. Bd. 46, S. 789. 1920 u. Klin. Wochenschr. Jg. 1, S. 1.
[7] SEYDERHELM u. LAMPE: Ergebn. d. inn. Med. u. Kinderheilk. Bd. 27. S. 245. 1925.

rate, ersetzt werden. Gleichzeitig mit der Zunahme der Erythrocyten nimmt auch die Menge der weißen Blutkörperchen, namentlich der polymorphkernigen, neutrophilen Zellen zu.

Zu den Blutungsanämien sind die durch *unmerkliche kleine Blutverluste* entstandenen zu rechnen, die besonders bei *Magen- und Darmulcerationen* von großer klinischer Bedeutung sind. Hierbei entwickelt sich oft eine hochgradige Anämie, deren Ursache nur durch die Untersuchung der Faeces auf kleine Blutmengen (bei fleischfreier Kost) aufgedeckt werden kann. Es unterliegt keinem Zweifel, daß viele in der älteren Literatur als primäre Anämien oder Chlorose gedeutete Fälle von Blutarmut, besonders bei jungen Mädchen, auf Vernachlässigung dieser Untersuchungstechnik zurückzuführen waren; doch ist der Schluß[1], daß deshalb die Chlorose durch Blutung aus dem Darmtractus zu erklären sei, keineswegs berechtigt.

Besonders große klinische Bedeutung haben die sekundären Anämien, die sich gelegentlich bei älteren Leuten infolge von Blutung aus arteriosklerotischen Gefäßen (Nasenblutungen, Genital- und Darmblutungen) einstellen, weil deren Behandlung nur durch Herz- und Gefäßmittel wirksam durchzuführen ist, ferner die seltenen, bei jüngeren Menschen auftretenden, die auf *Regulationsstörungen hormonaler Drüsen* beruhen (Myxödem u. a.).

Zu den Blutungsanämien gehören in der Hauptsache auch die durch *blutsaugende Darmparasiten* bedingten, deren Beziehung zu den toxischen Anämien nicht immer scharf abgegrenzt werden kann. Hier ist besonders die bei Ziegelei-, Berg- und Tunnelarbeitern vorkommende *Ankylostomenanämie* zu nennen, deren Verlauf außerordentlich chronisch, und deren Prognose recht ungünstig sein kann.

2. Durch unzweckmäßige Ernährung hervorgerufene Anämien.

Die Bedeutung der Ernährung für die Entstehung einer Anämie beim Erwachsenen wurde in früheren Jahren wesentlich überschätzt. Daß Luxuskonsumption andererseits zu echter Plethora mit Vermehrung von Erythrocyten und Hämoglobin führen kann, scheint erwiesen, wenn auch das Zustandekommen dieses Zustandes keineswegs genügend geklärt ist. *Unterernährung an sich führt nicht zu Anämie*, das haben die zahlreichen, in den Mittelstaaten genau beobachteten Fälle während des Weltkrieges zur Genüge gezeigt. Dagegen führt *einseitige Ernährung*, wie es vom *Skorbut* schon lange bekannt und wie es neuerdings auch für die BARLOWsche Krankheit erwiesen ist, zu capillären Schädigungen und Blutungen, so daß die daraus folgende Anämie den Charakter der Blutungsanämie trägt. Beim kleinen Kinde kommt gelegentlich eine Anämie vor, die durch zu lange fortgeführte einseitige Milchernährung bedingt ist. Sie wird in Anlehnung an die klassischen Untersuchungen BUNGES[2] über den Eisengehalt der Milch und die dem Jungen von der Mutter im intrauterinen Leben mitgegebenen Eisendepots auf Verarmung resp. ungenügende Verwertung dieser zurückgeführt. Erwiesen ist auch, daß lange Zeit, gelegentlich durch Jahre fortgeführte, einseitige Milchnahrung auch im späteren Alter zu Anämie führen kann (GOETT[3]). Nach den Untersuchungen von ABDERHALDEN[4] ist anzunehmen, daß bei einseitiger Milchnahrung nicht nur das Eisen, sondern auch andere zum Aufbau des Hämoglobinmoleküls notwendige Komplexe, die in den grünen Pflanzen enthalten sind, fehlen, und daß ihr Mangel die Entstehung der Anämie mit begünstigt. Wieweit die als Anämia splenica bezeichnete (v. JAKSCH), mit Milztumor einhergehende Anämie hierher zu rechnen ist, ist zweifelhaft.

Von den Kinderärzten ist in den letzten Jahren eine Form von Anämie beschrieben worden, die auf den Genuß von Ziegenmilch zurückgeführt wird (SCHWENKE, STOELTZNER[5], BLÜHDORN u. a.). Diese Anämie tritt beim Kleinkind

[1] v. HÖSSLIN, zit. nach NAEGELI: Blutkrankheiten s. o.
[2] BUNGE: Lehrb. d. physiol. u. pathol. Chemie, 4. Aufl. Leipzig: F. C. W. Vogel 1898.
[3] GOETT: Zeitschr. f. Kinderheilk. Bd. 9. S. 457—469. 1913.
[4] ABDERHALDEN: Zeitschr. f. Biol. Bd. 39 u. Lehrb. d. physiol. Chemie.
[5] STOELTZNER: Münch. med. Wochenschr. Bd. 69, Nr. 1, S. 4 (Lit.).

wie bei jungen Hunden nicht nur auf, wenn sie bloß mit Ziegenmilch ernährt werden, sondern auch, wenn sie *Kuhmagermilch* erhalten, *der Ziegenmilchsahne zugesetzt ist.* Dies spricht dafür, daß im Fett der Ziegenmilch ein schädigender Faktor enthalten sein muß; jedenfalls scheint Vitaminmangel allein dabei nicht maßgebend zu sein.

3. Toxisch bedingte Anämien.

Das Beispiel der Ziegenmilchanämie hat bereits auf die Bedeutung toxischer Momente für die Entstehung von Anämien hingewiesen, zugleich aber gezeigt, daß ein Nebeneinander mehrerer in gleicher Richtung wirkender Faktoren die scharfe Abgrenzung der verschiedenen ursächlichen Momente erschwert. Dies gilt in weit höherem Maße von den zahlreichen, im Gefolge der verschiedensten Krankheitszustände sich einstellenden Anämien.

Viele Infektionskrankheiten, vor allem *Sepsis*, chronische *Lues* und *Malaria*, *Tuberkulose* und viele andere sind hier zu nennen. Am verständlichsten ist die durch Infektion mit *hämolytischen Streptokokken* hervorgerufene Sepsisanämie, sowie die oft über Monate, ja selbst Jahre sich hinziehende, schließlich letal verlaufende *Sepsis lenta*, die durch den Streptococcus viridans erzeugt wird (LENHARTZ, SCHOTTMÜLLER u. a.). Auch bei der Malaria, bei der der Blutzerfall aus dem Blutbild und der vermehrten Ausscheidung von Urobilin und Urobilinogen ohne weiteres sichtbar wird, ist die Entstehung der Anämie faßbar. Viel komplizierter und zum Teil schwer durchschaubar liegen die Verhältnisse bei den zahlreichen chronischen Krankheiten, bei denen ein gesteigerter Blutzerfall nicht mit Sicherheit nachzuweisen ist, und bei denen gleichzeitig eine Schädigung der blutbildenden Organe zum mangelhaften Blutersatz führt. Ähnlich ist es bei der im Gefolge von Tumoren sich einstellenden *kachektischen Anämie*, von der man annimmt, daß sie im wesentlichen toxisch bedingt sei. Hierbei und besonders auch bei chronischer Tuberkulose, sowie bei zahlreichen Darmkrankheiten, steht der Blutbefund, soweit er nach dem Hämoglobingehalt und der Erythrocytenzahl beurteilt werden kann, vielfach in auffallendem Gegensatz zu dem blassen Aussehen der Kranken. Dies ist durch den in den verschiedenen Stadien der Krankheit sehr stark wechselnden Wassergehalt des Blutes bedingt. Eindickung des Blutes kann eine tatsächlich bestehende Anämie verdecken, Verwässerung, wie sie in den letzten Stadien vorkommt, erhöhten Anämiegrad vortäuschen. Es gehört daher in solchen Fällen als notwendige Ergänzung des Blutstatus die Untersuchung des Plasmas resp. Serums auf den Wassergehalt (klinisch hauptsächlich aus dem Refraktometerwert in Verbindung mit der Körpergewichtsschwankung zu erkennen). Auch die bei Leber- und Nierenkrankheiten sich oft einstellende Anämie ist nicht immer leicht zu erklären. Bei den Leberkrankheiten mag oft eine Störung im Aufbau und in der Verwertung des Hämoglobins vorliegen, bei den Nierenkrankheiten ist sie vorläufig unverständlich. Sicher ist nur, nach Untersuchungen von SEYDERHELM und LAMPE[1], daß bei der chronischen Nephritis dem verminderten Hämoglobingehalt eine Verminderung des gesamten Hämoglobins entspricht, und daß die oft niederen Refraktometerwerte des Serums durch echte Hypalbuminose bedingt sind.

Auffallend ist ferner, daß Carcinome des Magen-Darmtraktus, auch wenn sie nicht mit okkulten Blutungen einhergehen, besonders häufig eine schwere Anämie bewirken, ja daß sie geradezu, wenn auch sehr selten, zum Befund der perniziösen Anämie führen. Wieweit hierbei eine abnorme Ansammlung von Darmbakterien bedeutungsvoll ist, ist vorläufig nicht mit Sicherheit zu sagen. Doch ist es bemerkenswert, daß gerade beim Carcinom des Magens fast ausnahmsweise Colibacillen im Magen gefunden werden (MAYERINGH[2], WICHELS[3]) (vgl. hierzu das unten über die perniziöse Anämie Angeführte). Auf die bei der Sprue oft vorkommende schwere Anämie soll später eingegangen werden.

Der am besten untersuchte Typus der toxisch bedingten Anämie ist die von BIERMER als *progrediente, perniziöse Anämie* von anderen abgegrenzte. In ihrer Erscheinungsform und Histogenese ist sie mit einer durch einen Bandwurm, den *Bothriocephalus latus* hervorgerufenen gleichzustellen; nur ist bei dieser die Giftquelle bekannt, bei der BIERMERschen Anämie bisher nicht mit voller Sicherheit erwiesen. Von den mit dem platten Bandwurm, der besonders in den skandi-

---

[1] SEYDERHELM u. LAMPE: Zeitschr. f. d. ges. exp. Med. Bd. 41, S. 1. 1924.
[2] MAYERINGH: Mitt. a. d. Grenzgeb. d. Med. u. Chir. Bd. 38, S. 149. 1925.
[3] WICHELS: Zeitschr. f. klin. Med. Bd. 100, S. 535. 1924.

navischen Ländern, in West- und Ostpreußen vorkommt, behafteten Menschen erkranken viele, wenn auch nicht alle unter dem Bilde einer schweren Anämie, die zum Tode führen kann, wenn der Parasit nicht abgetrieben wird, die in seltenen Fällen aber auch weiterschreiten kann, trotzdem er entfernt worden ist. Diese auffallende Tatsache wird nach Schaumann[1] und Tallquist[2], Faust und Tallquist[3] dadurch erklärt, daß der Wurm durch den Zerfall seiner eigenen Körpersubstanz ein Gift liefert, das vom Darm des Trägers resorbiert wird und dann erst seine zerstörende Wirkung entfaltet. Aus dem Bandwurm hergestellte Extrakte können bei empfänglichen Tieren, *parenteral* verabfolgt, schwere Anämien erzeugen. Daß nicht alle Bandwurmträger, sondern etwa nur 2 bis 3 von 1000 erkranken, weist auf individuelle Verschiedenheit der Giftempfindlichkeit, auf verschieden starke Auslösung von Gegenstoffen, oder auf verschiedenes Verhalten der resorbierenden oder das Gift absperrenden inneren Darmfläche hin. Das in Betracht kommende Gift wirkt *in vitro nicht hämolytisch.* Es erzeugt im Tierkörper keine Hämolyse in der Blutbahn, sondern ruft lediglich in den blutabbauenden Organen, besonders in Milz und Leber, einen gesteigerten Blutzerfall hervor (Hämosiderose). Seyderhelm[4] konnte dieses Gift, das Bothriocephalin, entgegen der ursprünglichen Annahme von Faust und Tallquist[5], aus dem Bandwurmextrakt mit Alkohol fällen und von der Lipoidfraktion trennen. Diese Versuche sind von Gösta Becker, Hellander und Simola[6] bestätigt worden. Andere Bandwürmer erzeugen nur äußerst selten Anämie, doch ist dies gelegentlich bei Taenia saginata und Anguilula intestinalis beobachtet worden. Das Wesentliche bei der Entstehung dieser Erkrankung ist also, *daß der toxische Stoff den Darm passiert* und dann, *sei es in den blutzerstörenden Organen gesteigerten Zerfall, sei es in den blutbildenden Organen, besonders im Knochenmark, eine Vergiftung bewirkt,* die zur Produktion minderwertiger Erythrocyten führt. Die Frage ist noch offen, warum bei manchen Menschen eine Entgiftung stattfindet, bei anderen nicht, und ob diese im Darm oder jenseits des Darmes erfolgt.

Die perniziöse Anämie, soweit sie nicht durch den Bothriocephalus latus hervorgerufen wird, wurde früher vielfach als eine primäre Erkrankung des Knochenmarks, ja sogar als eine Tumorbildung dieses Organs betrachtet (Engel[7]), da die pathologische Anatomie lehrt, daß bei ihr in weitaus der Mehrzahl der Fälle über die normalerweise funktionierenden Knochenmarksteile hinaus bis weit in die Diaphysen hinein rotes Mark gebildet wird. Nachdem Ehrlich als Hauptkriterium dieser Anämieform besonders große, kernhaltige rote Blutkörperchen (*Megaloblasten*) angesehen hatte und diese auch im Knochenmark gefunden worden waren, sah man in einer „megaloblastischen Degeneration" des Knochenmarks das Wesentliche dieser Krankheit. Der gesteigerte Blutzerfall ist durch vermehrte Urobilin- und Urobilinogenmengen im Urin, durch Hämosiderose der Milz und Leber (Quincke), nachweisbar. Die Zahlen für die Erythrocyten können sogar unter eine Million pro Kubikmillimeter, der Hämoglobingehalt bis nahe an 10% der Norm sinken. Sehr häufig kommen ohne erkennbare Gründe kürzer oder länger dauernde *Remissionen* vor, die sich, wie von Noorden[8] zuerst gezeigt hat, durch massenhaftes Auftreten kernhaltiger roter Blutkörperchen in der Blutbahn (*Blutkrise*) ankündigen. Es ist jedoch bemerkenswert, daß solche Blutkrisen auch auftreten können, ohne daß die fortschreitende Erkrankung aufgehalten wird (eigene Beobachtung).

Das, was die perniziöse Anämie von den meisten anderen Anämien in ihrem hämatologischen Verhalten unterscheidet, ist die bereits obenerwähnte eigenartige Beziehung von Hämoglobin zum Erythrocytenwert. Der Hämoglobingehalt

[1] Schaumann: Dtsch. med. Wochenschr. 1910, Nr. 26.
[2] Tallquist: Zeitschr. f. klin. Med. Bd. 61. 1907 (Literatur).
[3] Faust u. Tallquist: Arch. f. exp. Path. u. Pharmakol. Bd. 57, S. 370. 1907.
[4] Seyderhelm: Dtsch. Arch. f. klin. Med. Bd. 125, S. 95. 1918.
[5] Faust u. Tallquist: Zitiert auf S. 10.
[6] Becker, Gösta, Hellander u. Simola: Zeitschr. f. d. ges. Med. Bd. 48, S. 204. 1926.
[7] Engel: Zeitschr. f. klin. Med. Bd. 65.
[8] v. Noorden: Charité-Annalen Bd. 16, 1891; Bd. 17 u. Bd. 19. 1894.

ist in der Regel weniger herabgesetzt, als der Zahl der roten Blutkörperchen entspricht, was einen Färbeindex des einzelnen Erythrocyten von 1 resp. mehr als 1 entspricht. Dieses Verhalten, zusammen mit einer Verminderung der Gesamtleukocyten im Blute, die mit einer Verminderung der polymorphkernigen Leukocyten gegenüber den Lymphocyten einhergeht, ist außerordentlich charakteristisch. Ebenso bedeutsam für die Diagnose ist, daß die Erythrocyten sehr verschiedene Größe besitzen, daß besonders große, ja riesenhafte Zellen (*Megalocyten*) neben kleinen und normal großen vorkommen. Das Verständnis dieser rätselhaften Krankheit ist durch histologische und experimentelle Arbeiten wesentlich gefördert worden.

Aus der Summe dieser geht gervor, daß es sich um eine *toxisch* erzeugte Anämie handelt, die zu gesteigertem Blutzerfall in den Organen und gleichzeitig zu gesteigerter Blutzellenneubildung an allen den Stellen führt, an denen überhaupt eine solche Bildung möglich ist. Zu diesen Organen gehört in erster Linie das Knochenmark, dann aber auch Milz, Leber (ERICH MEYER und HEINECKE[1]), vielfach auch die Lymphdrüsen, und überall kommt es zu dem gleichen, für diese Form der Anämie charakteristischen Typus der Blutzellenbildung. Während auf Blutungen und auf Blutschädigungen anderer Art das Knochenmark mit der Mehrproduktion der normalerweise beim erwachsenen Menschen gebildeten Normoblasten (normal großer, roter Blutkörperchen) reagiert, treten hier neben diesen die erwähnten Megaloblasten auf, vermehren sich (Kernteilungsfiguren) und produzieren zahlreiche Megalocyten. Man hat hierin (NAEGELI[2], ENGEL[3] u. a.) einen Rückschlag in den embryonalen Blutbildungstypus erblickt. Dieser ist auch an Stellen nachweisbar, wo normalerweise kein Knochenmark gebildet wird (ERICH MEYER und HEINECKE sahen z. B. denselben Blutbildungstypus in dem verknöcherten Kehlkopfknorpel von Perniziösanämischen). Hiermit stimmt überein, daß in denjenigen Organen, in denen im Embryonalleben Blutzellen gebildet werden (Leber, Milz) sich derartige Blutherde nachweisen lassen, worin man den Ausdruck einer *gesteigerten* Zellregeneration erblicken muß. Es ist für das Auf und Ab der Krankheit, für den sehr wechselvollen Blutbefund, charakteristisch, daß Zeichen von Schädigung und gesteigerter Produktion stets nebeneinander nachweisbar sind. Die Erklärung des erhöhten Färbeindex stößt noch auf Schwierigkeiten; diese Erscheinung ist nicht etwa so zu deuten, daß die ursprünglich normalen oder hämoglobinarmen Erythrocyten sich mit gelöstem Blutfarbstoff beladen (freier Blutfarbstoff findet sich niemals im Blute, auch nicht in den Bluträumen der blutbildenden Organe); die Erythrocyten bei *echten Hämoglobinämien* besitzen nicht etwa vermehrten Hämoglobingehalt. Es werden vielmehr bei der perniziösen Anämie in den blutbildenden Organen bereits hämoglobinreichere neben ärmeren Zellen produziert. ERICH MEYER und HEINECKE[4] konnten zeigen, daß im Blute von kurze Zeit lebenden *Embryonen* der Farbstoffgehalt der Erythrocyten ebenfalls *erhöht* ist, und zwar zu einer Zeit, wo neben Erythroblasten noch Megaloblasten gebildet werden, und aus diesen Megalocyten entstehen. Der embryonale Typus der Blutbildung bei perniziöser Anämie gibt sich in analoger Weise zu erkennen.

Während alle neueren Untersucher darin übereinstimmen, daß die Anämie auf toxischem Wege entsteht, gehen die Anschauungen darin auseinander, daß manche Autoren in der Schädigung des Knochenmarks durch das Gift und in der Produktion embryonaler Zellen das Primäre, in dem Blutzerfall das Sekundäre,

---

[1] MEYER, ERICH, u. HEINECKE: Dtsch. Arch. f. klin. Med. Bd. 88, S. 435. 1907.
[2] NAEGELI: Blutkrankheiten.
[3] ENGEL: Berlin. klin. Wochenschr. 1898, Nr. 49; 1899, Nr. 26; 1907, Nr. 40.
[4] MEYER, ERICH, u. HEINECKE: Münch. med. Wochenschr. 1906, Nr. 17.

andere in dem Blutzerfall die erste Erscheinung und in der Reaktion der blutbildenden Organe das Sekundäre erblicken. Diese histogenetische Frage tritt aber gegenüber der nach der *Ätiologie, d. h. nach der Herkunft des Giftes*, vollkommen in den Hintergrund. Richtunggebend für die Forschung waren die bei der Bothrocephalusanämie gemachten Erfahrungen, die gezeigt hatten, daß die Anwesenheit des aus der Leibessubstanz des Bandwurmes stammenden Giftes zwar Voraussetzung, jedoch nicht alleinige Ursache des Krankheitszustandes sein kann. Hier wie dort ist maßgebend die Durchlässigkeit der Darmwand für das Gift und die Reaktion des Körpers auf dieses. Bei der BIERMERschen Anämie weisen die bereits frühzeitig vorhandenen Magen-Darmstörungen auf die überragende Bedeutung dieser Organe hin. KNUD FABER[1] u. a. fanden als konstantes Symptom das Versagen der Salzsäure- und Pepsinsekretion des Magens sowie eine Atrophie der Magendrüsen; es lag nahe, diese Funktionsstörung in Beziehung zur Anämie zu setzen. Dazu kommt, daß in allen Fällen, je nach dem wechselvollen Stadium der Krankheit in verschiedenem Grade stets eine *abnorme Eiweißfäulnis des Darminhaltes* nachweisbar ist, die sich klinisch in vermehrter *Indikanurie* zu erkennen gibt. Einen weiteren Hinweis geben einzelne Fälle hochgradigster Dünndarmstenose (KNUD FABER[2], MEULENGRACHT[3] SEYDERHELM[4]), in denen sich das voll entwickelte Bild der perniziösen Anämie entwickelt hatte, und das in einem von SEYDERHELM[5] beobachteten Fall beseitigt werden konnte, wenn auf operativem Wege die Stenose behoben wurde. Das Verständnis dieser Vorgänge ergibt sich aus Versuchen von SEYDERHELM[6] in denen gezeigt wurde, daß nicht nur aus der Leibessubstanz des Bothriocephalus latus, sondern auch aus anderen Darmparasiten, ja aus den normalen Bakterien des Dickdarms, den *Colibacillen, ein Giftstoff gewonnen* werden kann, der *parenteral* verabfolgt, bei Versuchstieren echte perniziöse Anämie erzeugt. Es lag nahe, anzunehmen, daß die geschädigte Darmwand des Perniziös-Anämischen diese auch beim Normalen gebildeten Stoffe passieren lasse, während der Gesunde sie zurückhält. In der Tat ist dann auch derselbe anämieerzeugende Stoff von SEYDERHELM und ELISABETH WOLFF[7] aus den regionären mesenterialen Lymphdrüsen von Menschen, die an perniziöser Anämie gestorben waren, gewonnen worden, während er in anderen auch pathologisch-veränderten Darmlymphdrüsen bei anderen Krankheiten *nicht* nachweisbar war. Schließlich konnte gezeigt werden, daß sich im Magen und Dünndarm des Perniziösanämischen massenhaft Colibacillen finden, während normalerweise diese Abschnitte keimarm sind (SEYDERHELM[8], WICHELS[9]). Schaltet man bei perniziöser Anämie den Dickdarm durch Anlegung eines Anus praeternaturalis im untersten Dünndarmabschnitt aus, so entleeren sich stark stinkende Massen, der Dünndarm reinigt sich in einzelnen Fällen, und bei diesem geht die Anämie rasch zurück. Wird die Darmfistel geschlossen, so tritt die Anämie wieder auf. Diese Versuche SEYDERHELMS[10] sind im großen Maßstab in Amerika und der Klinik von MAYO VON DIXON[11], BURNS und GIFFIN nachgeprüft und vollständig bestätigt worden. Wie im Experiment, steht der Grad des Blutzerfalles in engster Beziehung zum Grad der Fäulnis im Dünndarm. Schließlich

[1] FABER, KNUD: Berlin. klin. Wochenschr. 1913, Nr. 21; Med. Klinik 1909, Nr. 35.
[2] FABER, KNUD: l. c.
[3] MEULENGRACHT: Arch. f. Verdauungskrankh. Bd. 28, S. 216. 1921; Acta med. scandin. Bd. 56, S. 432.
[4] SEYDERHELM: Krankheitsforschung Bd. 4, H. 4. [5] SEYDERHELM: l. c.
[6] SEYDERHELM: Dtsch. Arch. f. klin. Med. Bd. 126.
[7] WOLFF, ELIS.: Dissert. Göttingen 1923.
[8] SEYDERHELM: Klin. Wochenschr. 1924, Jg. 3, S. 568. [9] WICHELS: l. c.
[10] SEYDERHELM: l. c.
[11] BURNS, DIXON u. GIFFIN: Journ. of the Americ. med. assoc. Bd. 85, S. 17. 1926.

konnte von SEYDERHELM, LEHMANN und WICHELS[1] beim Hund das ausgesprochene Bild der perniziösen Anämie durch Anlegung einer Darmstenose im untersten Ileum erzeugt werden. Auch hierbei zeigten sich beim Hund individuelle Unterschiede. Bemerkenswerterweise blieben diejenigen Hunde gesund, bei denen sich trotz Stenose keine Colibacilleninvasion im Dünndarm entwickelte. Warum es bei der perniziösen Anämie des Menschen zum Überwandern der Dickdarmbakterien in den Dünndarm kommt, bzw. warum sie dort nicht zerstört werden, ist bisher ungeklärt.

In manchen Punkten erinnert an die perniziöse Anämie des Europäers die in den Tropen, besonders in Indien vorkommende Anämie bei SPRUE. Hier handelt es sich um eine Darmkrankheit, die nach DOLD[2] u. a. durch die Anwesenheit von *Blastomyceten* und *Oidium* bedingt sein soll, und bei der durch einseitige Kohlehydratnahrung für das Wachstum dieser Darmparasiten besonders günstige Bedingungen geschaffen werden. Die Krankheit läßt im Darm gebildete Gifte durch die stets atrophisch-gefundene Darmschleimhaut passieren, und es gelingt, sie zu heilen, wenn durch Zufuhr eiweißreicher Nahrung die Darmflora umgestimmt wird. Bemerkenswert ist, daß an der Krankheit nur eingewanderte Europäer erkranken, während die Eingeborenen gefeit zu sein scheinen. Wie V. SCHILLING[3] gezeigt hat, ist das Blutbild dem der perniziösen Anämie gleich. Die Analogie der pernizösen Anämie zu dieser Krankheit ist danach naheliegend, doch sind es im Gegensatz zur Sprue bei der perniziösen Anämie die auf eiweißreichem Nährboden entstehenden Colibacillengifte, die die Anämie erzeugen. Die diätetische Therapie muß demgemäß der der Sprue entgegengesetzt sein.

Als toxisch bedingt sind eine Reihe von Erscheinungen aufzufassen, die das klinische Bild der perniziösen Anämie charakterisieren, so das oft als Frühsymptom auftretende, sehr lästige Zungenbrennen, das von MÖLLER[4] und HUNTER[5] als *Glossitis* beschrieben worden ist; ferner die in den langen Nervenbahnen des Rückenmarks bisweilen auftretende Degeneration (funiculäre *Hinter- und Seitenstrangdegeneration*), deren Grad übrigens keineswegs dem Grade der Anämie parallel geht.

Zur Charakteristik der perniziösen Anämie gehört das Nebeneinanderbestehen hämolytischer und regeneratorischer Vorgänge, die sich im Blut durch das Auftreten kernhaltiger Erythrocyten sowie jugendlicher Zellen, in den blutbildenden Organen durch Vermehrung des Normo- und Megaloblastenapparates ausdrückt. Fehlen diese Reparationsbestrebungen, so schreitet die Anämie rascher fort. EHRLICH hat diese Zustände, deren Blutbild einförmiger als das der typischen perniziösen Anämie ist, als *aplastische Anämie* bezeichnet, und durch mangelnde Knochenmarksfunktion erklärt. Der gleiche Effekt kann durch Ausfall des Knochenmarkes, beispielsweise bei Schwund der Markräume infolge *osteosklerotischer Vorgänge* oder infolge ausgedehnter *Tumorentwicklung*, die zur Zerstörung des funktionierenden Knochenmarkes geführt hat, erzeugt werden. Eine Reihe von Fällen aplastischer Anämie sind von PAPPENHEIM als echte BIERMERsche Anämie mit *Myelophthise* aufgefaßt worden, da bei ihnen alle Zeichen des für die perniziöse charakteristischen Blutzerfalles vorhanden waren. Dieser gibt sich unter anderem in der Hämosiderose der Organe zu erkennen. Man hat diese Zustände auch als „aregeneratorische" Anämien bezeichnet. Im Gegensatz hierzu stehen diejenigen Fälle, bei denen die Anämie nicht durch gesteigerten Blutzerfall, sondern *lediglich* durch Versagen der Blutbildung im Knochenmark

---

[1] SEYDERHELM, LEHMANN u. WICHELS: Krankheitsforschung Bd. 4, H. 4.

[2] DOLD: Arch. f. Schiffs- u. Tropenhyg. Bd. 21, 1917 u. Bd. 23. 1919; siehe auch WOOD, EDWARD JENNER: Americ. journ. of med. sciences Bd. 169, Nr. 1.

[3] SCHILLING, V., zit. nach MEUSE: Handb. d. Tropenkrankh. Bd. II, S. 114.

[4] MÖLLER: Göschens Dtsch. Klinik Bd. 3, S. 273. 1851.

[5] HUNTER: Arch. f. Dermatol. u. Syphilis Bd. 147, S. 201. 1924.

bedingt ist; für sie will *Eppinger* den Begriff der aplastischen Anämie reserviert wissen, da der Blutumsatz bei ihnen verringert, der Farbstoffgehalt von Galle und Stuhl, sowie der Urobilin- und Urobilinogengehalt des Urins herabgesetzt ist. Eine Erschöpfung des Markes, die zu Anämie ohne Regenerationszeichen im Blut führt, kann jedoch auch nach Infektionen, nach Sprue (SCHILLING[1]), sowie experimentell durch Gifte (Benzol, SELLING[2], Arsen, BETTMANN[3]) erzeugt werden. Viel wichtiger ist die durch Röntgenstrahlen (HEINECKE[4]) gesetzte irreparable Störung der funktionierenden Erythroblasten- und Leukoblastenstätten. Diese ist auch gelegentlich infolge falsch dosierter Bestrahlung bei Fällen menschlicher Leukämie beobachtet worden und hat unter den schwersten Erscheinungen zum Tode geführt.

Zu den Elementen des Knochenmarks, die in nächster Beziehung zu dem Leukoblasten- und Erythroblastenapparat stehen, gehören die Knochenmarksriesenzellen. Man nimmt an, daß durch Abschnürung von diesen die Blutplättchen, Thrombocyten entstehen, deren Anwesenheit im Blut eine der Vorbedingungen für den Blutgerinnungsprozeß bilden. Bei Zerstörungen des Markes, aber auch durch eine in ihrem Mechanismus noch nicht klar übersehbare Beeinflussung des Knochenmarks durch die Milz, kann es zum Schwund der Thrombocyten unter gleichzeitiger Abnahme der Leukocyten oder unabhängig von diesen kommen. Die dadurch hervorgerufenen Krankheitsbilder gehen mit Haut- und Schleimhautblutungen einher; sie decken sich zum Teil mit dem alten Begriff des Morbus maculosus Werlhofi. E. FRANK will diese Form der Purpura, die zu schwerster Anämie führt, als essentielle Thrombopenie von einer allgemeinen Aleukie abgrenzen, da bei letzterer auch die Leukocytenstätten insuffizient geworden seien. In einigen Fällen ist durch Exstirpation der Milz, bisweilen auch durch Bestrahlung Heilung des Zustandes erzielt worden.

Da das äußere Bild dieser schwersten Purpuraform Ähnlichkeit mit der Hämophilie haben kann, ist sie auch als Pseudohämophilie bezeichnet worden. Sie unterscheidet sich von der echten Hämophilie sowohl durch die Art der Vererbung, die Krankheit kommt im Gegensatz zur Hämophilie auch beim weiblichen Geschlecht vor, als auch durch die stark herabgesetzte Gerinnungsfähigkeit des Blutes infolge des Plättchenmangels.

Es ist zur Zeit noch schwer zu entscheiden, ob die Thrombopenie nicht doch vielleicht nur ein Symptom einer aus anderen Ursachen entstandenen Krankheit ist, da die gleiche Erscheinung auch bei Störungen der Knochenmarksfunktion infolge Wucherung von Tumoren oder bei Infekten (HERZOG und ROSCHER), als auch bei Vergiftungen vorkommen kann (SEYDERHELM hat bei Chinin-Idiosynkrasie schwerste hämorrhagische Diathese mit Schwinden der Blutplättchen beobachtet und nach Heilung die Plättchen wieder in normaler Zahl gefunden).

Die Klinik trennt von der perniziösen Anämie eine Reihe von Krankheitszuständen, die das Symptom des gesteigerten Blutzerfalls zwar mit dieser gemeinsam haben, deren morphologischer Ausdruck im Blut und deren Ätiologie jedoch andersartig ist. Nach Blutungen, bei Tumoren, bei Sepsis und anderen Zuständen findet sich gelegentlich eine mit *Ikterus* und *Milzvergrößerung einhergehende Anämie.* Ihre Entstehung ist nicht ganz geklärt, doch deuten Verlauf und Anatomie auf ein besonderes Verhalten des *reticulo-endothelialen Systems* hin. Von diesen Zuständen abzutrennen ist die bereits erwähnte *familiäre Form hämolyti-*

---

[1] SCHILLING: Folia haematol. Bd. 13, S. 492.
[2] SELLING: Beitr. z. pathol. Anat. u. z. allg. Pathol. Bd. 51, S. 576.
[3] BETTMANN: Beitr. z. pathol. Anat. u. z. allg. Pathol. Bd. 23, S. 377.
[4] HEINEKE: Mitt. a. d. Grenzgeb. d. Med. u. Chir. Bd. 14, S. 21.

scher Anämie, die durch abnorm kleine, kugelförmige Erythrocyten und eine abnorm geringe osmotische Resistenz dieser Zellen charakterisiert ist.

Wie NAEGELI und MEULENGRACHT[1] gezeigt haben, scheint es sich dabei um eine genotypisch, nur durch kranke Individuen, Männer wie Frauen, *vererbbare Mutation* der Erythrocyten zu handeln. Hierfür spricht, daß diese Eigenschaft der Zellen bestehenbleibt, auch wenn die Anämie ausheilt. Bei der Entstehung der Anämie muß die Milz eine besondere Rolle spielen, denn nach ihrer Entfernung kommt in den meisten Fällen die Krankheit zur Ausheilung. Darin unterscheidet sie sich, wie übrigens auch nach dem Blutbild, prinzipiell von der perniziösen Anämie. Bemerkenswerterweise ist die Größe der Milz außerordentlich wechselnd, so daß in gewissen Stadien der durch sie bedingte Tumor das Krankheitsbild beherrschen kann. Die Galle ist entsprechend dem gesteigerten Blutzerfall außerordentlich pigmentreich. Im Blutserum findet sich viel Bilirubin, im Urin immer große Mengen von Urobilinogen und Urobilin. Das Blutbild zeigt neben der veränderten Form und Größe der Erythrocyten alle Erscheinungen, die auf lebhafte Regeneration im Knochenmark hinweisen: es finden sich häufig polychromatophile Erythrocyten und solche, die besonders reich an vitalfärbbarer Substantia granulo-filamentosa sind, ein Zeichen für die Jugendlichkeit der Zellformen. Trotz dieser Regenerationsbestrebungen schreitet die Anämie oft unaufhaltsam fort, indem der Blutzerfall attackenweise einsetzt und zu heftigen kolikartigen Schmerzen in der Lebergegend führt, wenn die Milz nicht entfernt wird. Diese Krankheit war es, die besonders zum Studium der hämolytischen Funktionen der Milz angeregt hat.

II. Die Chlorose.

Unter den Anämien nimmt die Bleichsucht (Chlorose) eine besondere Stellung ein. Diese Krankheit galt noch gegen Ende des vorigen Jahrhunderts als nicht selten. Nach übereinstimmenden Berichten aus allen Ländern hat sie an Häufigkeit derart abgenommen, daß sie der jüngeren Generation von Ärzten kaum noch bekannt ist. Es sei erwähnt, daß beispielsweise in der Göttinger medizinischen Klinik von 1908 bis 1925 nur 2 Fälle von echter Chlorose gegenüber 197 Fällen perniziöser Anämie zur Beobachtung gekommen sind (OESTREICH[2]), und daß sie auch in der ambulanten und Konsiliartätigkeit äußerst selten gesehen wird. Diese auffallende Tatsache ist nur zum kleinsten Teil darauf zurückzuführen, daß in früheren Jahren vielleicht manche ungeklärte, sekundäre, etwa durch okkulte Darmblutungen und Tuberkulose bedingte Anämie für Chlorose gehalten sein mag, die heute infolge der verfeinerten Untersuchungstechnik auf bekannte Ursachen zurückgeführt wird. Es sind zahlreiche Hypothesen aufgestellt worden, um den auffälligen Rückgang dieser, nur beim weiblichen Geschlecht vorkommenden und sich stets in der Pubertät entwickelnden Krankheit zu erklären. Von mancher Seite wird angenommen, daß die gegen frühere Jahrzehnte vollkommen veränderte körperliche und psychische Lebenshaltung junger Mädchen, die leichtere Bekleidung, die intensivere körperliche Betätigung im Freien, die Ungebundenheit des Lebens dabei eine Rolle spiele. Diese Anschauung erscheint nicht unwahrscheinlich, wenn man berücksichtigt, daß es sich um eine Krankheit handelt, der zweifellos innersekretorische Störungen zugrunde liegen (NAEGELI[3]), und bei der die Anämie nur *ein*, vielleicht nicht einmal immer das wichtigste Symptom ist.

---

[1] MEULENGRACHT: Vererbung des chron. heredit. Ikterus. Leipzig 1922; siehe auch NAEGELI: Blutkrankheiten.

[2] OESTREICH: Krankheitsforschung Bd. 2, S. 3. 1926. [3] NAEGELI: Zitiert auf S. 905.

Neuerdings wird von NAEGELI[1] angenommen, daß äußere Momente bei der Entstehung der Chlorose keinerlei Bedeutung haben, daß vielmehr auch bei dieser Anämieform, analog der besprochenen hämolytischen Anämie, eine „*Mutation des Menschengeschlechts*" das Wesentliche sei. Es handele sich um eine langsamere Entwicklung und darum funktionelle Insuffizienz der Keimdrüsen in der Pubertät, beruhend auf einer besonderen Anlage dieses Organs, die vererbt und vererbbar, also konstitutionell sei. Aus der Unterentwicklung der Keimdrüsen entstehe durch Beeinflussung anderer inkretorischer Organe eine Disharmonie dieser und aus der Gleichgewichtsstörung die Blutarmut infolge veränderter Knochenmarksfunktion. Gestützt wird diese Theorie durch die Tatsache, daß die Erkrankung nur beim weiblichen Geschlecht vorkommt, daß sie sich in der Zeit der Pubertät auswirkt, im späteren Leben jedoch zu häufigen Rückfällen der Blutarmut führt, ferner dadurch, daß auch andere inkretorische Störungen, wie Myxödem, Osteomalacie, ADDISONsche Krankheit u. a. m. zu Anämie führen können. NAEGELI meint auch, daß die auffällig geringe Pigmentierung der Haut bei chlorotischen auf eine veränderte Funktion des Adrenalinsystems hinweise, daß der Knochenbau der Sklerotischen „kräftiger. daher als viril" zu bezeichnen sei, sowie daß das Längenwachstum der Knochen größer sei als aus gleicher Ehe stammender, nichtchlorotischer Schwestern. Auch andere Erscheinungen, wie der oft vermehrte Fettansatz der Chlorotischen, sei im Sinne inkretorischer Störungen zu deuten. Die Theorie lehnt sich an die ältere, besonders von v. NOORDEN[2] ausgesprochene an, die den Ovarien die Hauptbedeutung für die Pathogenese der Chlorose zuschreibt. Sie wäre prüfbar, wenn die anatomischen Unterlagen leichter zu beschaffen wären, was aber bei der Seltenheit der Sektionen reiner Chlorosen nicht der Fall ist, oder wenn durch gleichzeitige genaue gynäkologische und hämatologische Untersuchung der Zusammenhang an einem großen Material aufgezeigt würde. NAEGELI gibt aber selbst an, nur kleine Abweichungen und leichte Hypoplasien am Genitalapparat, „nie aber schwere Zustände" gefunden zu haben; andererseits konnte er „bei schwersten Hypoplasien des weiblichen Genitaltraktus keine Spur von Chlorose" entdecken. Bemerkenswert ist jedenfalls, daß die Konzeptionsfähigkeit bei Chlorose nicht herabgesetzt ist. Trotzdem unterliegt es keinem Zweifel, daß innersekretorische Störungen eine Bedeutung bei der Entstehung der Krankheit haben, und daß ihnen gegenüber andere, früher als ätiologisch wichtige angesehene äußere Schädlichkeiten zurücktreten. Für eine mangelhafte Ausnützung des Nahrungseisens oder für Darmstörungen, Nervenkrankheiten und Infektionen haben sich genügend Anhaltspunkte ergeben.

Wenn man nun auch nach dem oben Ausgeführten den Blutbefund nur die Rolle eines Symptomes zuschreibt, so scheint es doch gewagt, ohne Nachweis einer Anämie lediglich aus den Klagen und dem körperlichen Befund (MORAWITZ[3]) die Diagnose der Krankheit stellen zu wollen und damit den Begriff so zu erweitern, daß eine sichere Abgrenzung von anderen Störungen kaum mehr möglich erscheint. Blutarmut gehört eben zum Krankheitsbild der Chlorose und ist schon an dem eigenartig grün-blassem Cholorit der Haut und dem blassen Aussehen der Schleimhäute erkennbar, hat aber in ihrem hämatologischen Ausdruck wenig Charakteristisches und unterscheidet sich nicht von den sekundären Anämien. Im Gegensatz zu dem meist normalen Gehalt an Erythrocyten ist der Hämoglobinwert immer

[1] NAEGELI: Literatur im Kap. „Chlorose" der „Blutkrankheiten u. Blutdiagnostik", zitiert auf S. 905, u. Münch. med. Wochenschr. 1918, S. 609; Dtsch. med. Wochenschr. 1918, Nr. 31.

[2] v. NOORDEN: Die Chlorose. Nothnagels Samml. klin. Vorträge 1912 u. Med. Klinik 1910, Nr. 1.

[3] MORAWITZ: Münch. med. Wochenschr. 1910, Nr. 27 u. Kongreß f. inn. Med. 1911. Siehe auch „Blutkrankheiten" im Handb. d. inn. Medizin.

stark herabgesetzt, so daß der Farbstoffgehalt der einzelnen Zellen vermindert ist. Die in ihrer Form nicht veränderten Erythrocyten erscheinen daher bei der mikroskopischen Betrachtung an der Stelle der Eindellung besonders farbstoffarm, was sie auf den ersten Blick von den farbstoffreichen Erythrocyten der perniziösen Anämie unterscheidet. Leukocyten und Blutplättchen sind meist in normaler Zahl vorhanden, pathologische Zellformen finden sich nur in den Phasen rascher Regeneration. Häufig ist der Wassergehalt des Serums vermehrt. In schweren Fällen kann es zu Ödemen und zu Thrombosen, gelegentlich sogar zu Hirnödem und Sinusthrombose kommen.

Die Kranken haben ein großes Ruhebedürfnis, der allgemeine Ernährungszustand leidet nicht, es kann sogar zu krankhafter Fettsucht kommen. Während man in früheren Jahren an eine mangelhafte Eisenaufnahme aus dem Darm und an Erschöpfung der Eisendepots glaubte, weiß man heute, daß die Ausnützung des Nahrungseisens in keiner Weise gestört ist. Sicher liegt ein vermehrter Zellzerfall oder Hämoglobinabbau nicht vor, da alle Zeichen für einen solchen, wie vermehrte Urobilinurie u. dgl. mehr, fehlen.

Das Auffallendste ist der geradezu *spezifische Erfolg der Eisentherapie*, durch die in typischen Fällen fast alle Symptome für längere Zeit beseitigt, die Hämoglobinverarmung behoben werden kann. Hieraus darf jedoch nicht auf den *Ersatz* fehlenden Eisens durch das zugeführte geschlossen werden, wie das bei eisenarmer Nahrung oder bei der durch Blutverlust entstandenen Anämie der Fall ist. Es spielt vielmehr, wie besonders von v. NOORDEN[1] und NAEGELI[2] gezeigt haben, das Eisen die Rolle eines Reizstoffes, der zur Erythrocytenvermehrung, und besonders zum Hämoglobinaufbau nach Art eines Aktivators den Anstoß gibt. Der angenommene Reiz kann aber keineswegs bloß das Knochenmark treffen, sondern muß auch auf diejenigen Orte wirken, in denen die Hämoglobinsynthese und die Beladung der neugebildeten Zelle mit Hämoglobin erfolgt. Es liegt nahe, anzunehmen, daß auch hier wieder vor allem das reticulo-endotheliale System der Leber an dem Vorgang beteiligt ist. Da das Wesen der Chlorose unerkannt ist, kann auch für die Wirkung der Eisentherapie eine befriedigende Erklärung bisher nicht gegeben werden.

III. Leukämien und verwandte Zustände.

Im Gegensatz zu den Anämien gehen eine Reihe anderer Blutkrankheiten mit einer Vermehrung von Zellen, gelegentlich auch von Hämoglobin im zirkulierenden Blut einher. An sich ist dies nicht für eine Blutkrankheit charakteristisch, denn diese Werte werden von der Beziehung des Aufbaus zum Abbau und von dem Funktionszustand der blutzellenbindenden Organe bestimmt. Vermehrung von Leukocyten im Blut kommt bei zahlreichen Krankheitszuständen vor, ist für diese charakteristisch und deshalb diagnostisch verwertbar. Das Bedürfnis, bestimmte Formen derartiger Reaktionen als besondere Krankheitstypen herauszugreifen, ergibt sich aus der ärztlichen Erfahrung, die aus der Besonderheit der Einzelfälle Anhaltspunkte für Prognose und Therapie zu gewinnen trachtet. Es ist bezeichnend, daß es der pathologisch-anatomischen Forschung vorbehalten war, aus Blut- und Organbefund heraus die Anregung zum Studium der Genese der verschiedenen Zellformen gegeben zu haben. So mußte VIRCHOW, als er im Jahre 1848 zum ersten Male eine mit Drüsenschwellung und Milzvergrößerung einhergehende Krankheit beschrieb und ihr wegen des außerordentlichen Reichtums an weißen Zellen im Blute den Namen *Leukämie* gab, sich bemühen, eine

[1] v. NOORDEN: Med. Klinik 1910, Nr. 1.
[2] NAEGELI: Zitiert auf S. 905.

Abgrenzung gegen den damaligen Begriff Pyämie (Eiterung im Blut) zu finden. Die weitere Entwicklung ging über die von EHRLICH geschaffene verfeinerte Untersuchung der Zellen nach ihrem, den verschiedenen Farbstoffen gegenüber charakterisierten Verhalten und führt zu einer Abgrenzung der Formen, die die Beziehung zu den blutzellenbildenden Organen aufdeckte. Für die Leukämien ist es charakteristisch, daß das Blut zum Spiegel der in diesen Organen sich abspielenden Vorgänge wird, was in den Bezeichnungen „myeloid oder lymphoid“ zum Ausdruck kommt. So spricht die Klinik von „myeloider Leukämie“, wenn das Blut dem des Knochenmarkes bezüglich der Zellformen ähnlich wird, ohne daß der Ausgangspunkt der Erkrankung immer im Knochenmark liegen muß. Die Bezeichnung „myelogen“ ist deshalb als zu einseitig und uncharakteristisch aufgegeben. Bei allen Leukämieformen kommt es aus bisher nicht übersehbarer Veranlassung an all den Körperstellen zu schrankenloser Wucherung von Blutzellen, an denen diese überhaupt gebildet werden können. Warum es in einem Fall mehr die Knochenmarkselemente, in einem anderen die lymphocytären oder monocytären Formen sind, die sich vermehren, ist bisher vollkommen unbekannt. Immer aber wird das gesamte funktionell zusammengehörige Organsystem befallen, weshalb die Klinik von Systemerkrankung (NAEGELI, PAPPENHEIM, SCHRIDDE, ERICH MEYER, H. HIRSCHFELD[1]) spricht. So beteiligen sich bei der lymphoiden Leukämie die sämtlichen lymphatischen Apparate des Verdauungstraktus, und zwar von denen des Rachens und der Tonsillen an bis in die untersten Darmabschnitte, aber auch alle Drüsen sowie die Milz, kurz, alle Stellen, wo Lymphocyten gebildet werden können (Leber, Niere, Haut usw.), an der Wucherung. Bei der myeloiden Leukämie kann der Prozeß allein das Knochenmark, in seltenen Fällen jedoch auch beispielsweise nur die Milz ergreifen. Es ist dabei von untergeordneter Bedeutung, ob die Zellen in größerer Menge in die Blutbahn gelangen, oder ob sie diese nicht erreichen: Leukämie und Pseudoleukämie sind nicht prinzipiell verschiedene Reaktionsformen. Dies soll in der Klinik durch die Bezeichnung „leukämische und aleukämische Myelose“ oder „Lymphadenose“ zum Ausdruck kommen. Der hämatologische Ausdruck der Zellwucherung in den blutbildenden Organen ist bei den Leukämien eine Vermehrung der farblosen Zellen im Blut, bei den Pseudoleukämien ohne Zunahme der Gesamtzahl der Leukocyten ein relatives Überwiegen derjenigen Elemente, die in den blutbildenden Organen überwuchern. Bei den Leukämien kann die Vermehrung der weißen Zellen im Blut so hochgradig sein, daß die Betrachtung des ungefärbten oder gefärbten Blutbildes ein Überwiegen der Gesamtleukocyten über die Erythrocyten vortäuscht; doch deckt die Zählung diesen Schätzungsirrtum auf. Leukocytenzahlen von mehreren Hunderttausend in 1 cmm Blut sind keine Seltenheiten, und es ist verständlich, daß bei gleichzeitiger Verminderung der Erythrocyten die erwähnte Täuschung entstehen kann.

Der schrankenlosen Zellvermehrung entspricht ein gesteigerter Zerfall von Nucleoproteiden, der in *vermehrter Harnsäureausscheidung* im Urin zum Ausdruck kommt. Die Leukämien sind diejenigen Zustände, bei denen der endogene Harnsäurewert am höchsten ist. Purinfreie Kost vermag die Neubildung von Kernsubstanzen nicht herabzudrücken, was für die Synthese der Nucleoproteide spricht.

Die klinischen Erscheinungen der Leukämie äußern sich in allgemeiner Ermüdbarkeit und in lokalen Beschwerden, die je nach der Lokalisation der Wucherungsprozesse bei den verschiedenen Formen wechseln. Bei myeloider Leukämie ist der Milztumor meist besonders groß, weshalb die Krankheit vor EHRLICH viel-

[1] Literatur bei HIRSCHFELD: Handb. d. Krankh. d. Blutes, Enzykl., Bd. I, S. 220. Berlin: Julius Springer 1925.

fach als lienale Leukämie bezeichnet worden ist, bei lymphoider Leukämie ist die Milz zwar auch vergrößert, aber gewöhnlich kleiner als bei myeloider, dagegen sind die Lymphdrüsen stark vergrößert, doch im Gegensatz zu tumorartigen Wucherungen gut voneinander abgrenzbar. Besonders charakteristisch und gegenüber anderen Drüsenwucherungen differential-diagnostisch wichtig ist die Schwellung des lymphatischen Apparates im Rachen, insbesondere die der Tonsillen. Bemerkenswert, wenn auch wenig beachtet, ist der Umstand, daß die Anämie bei lymphatischer Leukämie früher einsetzt als bei myeloider und daß sie höhere Grade erreicht, ja daß eine Anämie bei letzterer Form lange Zeit fehlen kann, wenn die Leukämie, wie das vor Einführung der Röntgentherapie häufig der Fall war, unbehandelt blieb. Dieses verschiedene Verhalten der beiden wichtigsten Leukämieformen erklärt sich aus der gegensätzlichen Histogenese, wie sie von Erich Meyer und Heineke[1] sowie von K. Ziegler[2] beschrieben worden ist. Die Vermehrung der myelocytären Elemente geht in der Milz und den Lymphdrüsen von indifferenten Zellen der Pulpa aus, indem diese sich differenzierend vermehren und den lymphatischen Anteil durch Druck zum Schwund bringen. Überall aber, wo es zur Entwicklung der myelocytären Elemente kommt, können auch die Vorstufen der roten Blutzellen gebildet werden (vgl. weiter unten die Beziehungen von Leukämien zu Polycythämie). Bei lymphatischen Leukämien geht im Gegensatz hierzu die Wucherung von den Follikeln und Marksträngen aus, verdrängt die Pulpaelemente und wandelt die gesamte drüsige Struktur in einheitliche Lymphocytenlager um. Im Knochenmark, dem myeloiden Gewebe kat'exochen, ergreift die Hyperplasie das gesamte „nomotope“ Gewebe, die Vorstufen der Leukocyten und Erythrocyten, während die vorhandenen geringen Reste lymphocytären Gewebes zugrunde gehen; bei lymphoider Leukämie ist das Knochenmark in ein einheitliches lymphatisches Gewebe umgewandelt, in dem die Bildung der Erythroblasten frühzeitig vermindert ist. Ob man aus diesem gegensätzlichen Verhalten auf eine gegensätzliche funktionelle Beeinflussung der beiden Organsysteme, wie Kurt Ziegler annimmt, schließen darf, dürfte schwer zu entscheiden sein.

Die Ursache der Leukämie ist unbekannt. *Versuche, die Krankheit* beim Warmblüter *zu übertragen*, haben bisher zu positiven Resultaten nicht geführt, dagegen ist es Ellermann und Bang[3] gelungen, eine bei Hühnern vorkommende, der Leukämie des Menschen analog erscheinende Krankheit auf gesunde Hühner zu übertragen und bei diesen alle Typen der Leukämien (lymphoide und myeloide) einschließlich der charakteristischen Organveränderungen zu erzeugen. Wesentlich ist, daß die Übertragung auch durch Filtrate gelang, so daß eine Überpflanzung von Zellen nicht angenommen werden kann. Diese Versuche sind im wesentlichen von Hirschfeld und Jacoby[4] bestätigt, von Schridde jedoch als nicht identisch mit menschlicher Leukämie angesehen worden. Es konnten jedoch sowohl leukämische wie aleukämische, also der menschlichen Leukämie und Pseudoleukämie entsprechenden Zustände, sowie Mischformen der verschiedenen Leukämien erzielt werden. Diese Versuche erinnern an gewisse, von Seyderhelm[5] beim Studium der perniziösen Anämie gewonnene, in denen es je nach der verwendeten Giftmenge in den Organen teils mehr zu anämischen, teils mehr zu leukämieartigen Veränderungen kam. Nimmt man hinzu, daß auch beim Menschen

[1] Meyer, Erich, u. Heineke: Dtsch. Arch. f. klin. Med. Bd. 88, S. 435.

[2] Ziegler, K.: Zeitschr. f. klin. Med. Bd. 72. 1910.

[3] Ellermann u. Bang: Die übertragbare Hühnerleukose. Von Dr. Vilhelm Ellermann. Berlin: Julius Springer 1918, sowie Zentralbl. f. Bakteriol., Parasitenk. u. Infektionskrankh. Bd. 46. 1908 u. Zeitschr. f. Hyg. u. Infektionskrankh. Bd. 63.

[4] Hirschfeld u. Jacoby: Zeitschr. f. klin. Med. Bd. 75. 1912.

[5] Seyderhelm: Zitiert auf S. 906.

dieselbe Schädlichkeit bald mehr das eine, bald mehr das andere Krankheitsbild erzeugen kann (Leukanämie), so liegt es nahe, auch in den Leukämien nur den Ausdruck einer bestimmten, jedoch ins pathologische gesteigerten Reaktion auf eine noch unbekannte Schädlichkeit zu erblicken. Die Versuche von ELLERMANN und BANG[1] deuten auf ein filtrierbares Virus.

Die Bezeichnung *Pseudoleukämie*[2] wurde in früheren Jahren für zahlreiche, ihrem Wesen und ihrer Genese nach heute als ganz verschiedenartig erkannte Krankheitszustände gebraucht, die nach dem äußeren Aussehen, insbesondere dem Vorkommen mehr oder weniger zahlreicher Lymphdrüsenschwellungen gewisse Ähnlichkeiten aufweisen. Vielfach wurden diese Zustände auch nach dem Namen des ersten Beschreibers als *Hodgkinsche Krankheit*, vielfach auch als *maligne Lymphome* bezeichnet. Während jedoch HODGKIN auch metastatisch erkrankte z. B. carcinomatöse Drüsen, tuberkulose Lymphome und manches andere von dem, was heute als Pseudoleukämie bezeichnet wird, nicht unterscheiden konnte, hat die genauere Untersuchung nach histogenetischen Gesichtspunkten zu einer weitgehenden Differenzierung geführt. Man lernte zuerst die durch echte Tumormetastasie sowie durch ätiologisch bekannte Infekte bedingten Drüsenwucherungen abtrennen und kam so zu einer Einengung des Begriffes Pseudoleukämie, der zunächst noch granulomartige und leukämieartige Wucherungen umfaßte. Nach dem, was oben über die anatomische Zusammengehörigkeit leukämischer und pseudoleukämischer Prozesse gesagt worden ist, bedarf es nur einer Erklärung des Begriffes Granulom, um die Unterscheidung von den pseudoleukämischen Zuständen verständlich zu machen. Granulomatöse Drüsenwucherungen sind, wie der Name schon sagt, solche, die nach dem Typus des Granulationsgewebes aufgebaut, jedoch gewisse Eigenschaften der Tumoren besitzen. Wenn man luetische und tuberkulöse Drüsenwucherungen hinzurechnet, so ist der Vergleich mit einer echten Geschwulst nur ein rein äußerlicher, bei einer dritten Art granulomatöser Wucherungen jedoch tritt der Tumorcharakter nach dem klinischen und anatomischen Verhalten deutlich hervor. Es ist deshalb berechtigt, eine nach dem Typus der Granulationsgeschwulst gebaute tumorartig in die Umgebung wuchernde Lymphdrüsenschwellung als *Lymphogranulomatose* im engeren Sinne abzugrenzen. Nach dem Vorschlag von CHIARI hat man für diese die alte Bezeichnung *Hodgkinsche Krankheit* gewählt. Die Manifestationen dieser, das ganze lymphatische Gewebe befallenden Wucherung sind sehr mannigfaltiger Art. Die Krankheit kann je nach der hauptsächlichen Lokalisation zunächst als Mediastinalgeschwulst, als Darmkrankheit oder als Milztumor unbekannter Art erscheinen oder durch ihr ungehemmtes Wachstum gegen Knochen- und Nervenbahnen Knochengeschwülste oder Neuritiden vortäuschen. Bei hauptsächlich abdomineller Lokalisation können dem Typhus, ja der Appendicitis ähnliche Krankheitsbilder mit hohen und wechselnden Fiebertemperaturen entstehen. W. EBSTEIN hat solche als *chronisches Rückfallfieber* beschrieben.

Der Name Lymphogranulomatose, speziell die der Bezeichnung angehängte Endigung „ose", soll den generellen Charakter der Wucherung zum Ausdruck bringen und die Beziehung zu anderen tumorartigen vom lymphatischen Apparat ausgehenden Lymphomen herstellen, die sich nicht metastasierend ausbreiten, sondern ebenso wie die Lymphogranulomatose zusammengehörige Organsysteme befallen (*Lymphosarkomatosen*, *Leukosarkomatosen* u. a. m. s. u.). Damit ist die Beziehung zu den leukämischen und zugleich pseudoleukämischen Organveränderungen gegeben, da ja auch diese bei vollständig anderer Histogenese das

[1] ELLERMANN u. BANG: l. c.

[2] Literatur und Aussprache über Pseudoleukämie siehe Referate von E. FRÄNKEL u. C. STERNBERG: Verhandl. d. dtsch. pathol. Ges. 1912, sowie STERNBERG: Zitiert auf S. 895.

gleiche Organsystem in seiner Gesamtheit befallen. Es mag der morphologischen Systematik vorbehalten bleiben, schärfere Grenzen zwischen den echten und unechten tumorartigen Wucherungen aufzustellen; da ihre Ätiologie bisher unbekannt ist, kommt man über mehr oder weniger vage Spekulationen nicht hinaus. Für die Lymphogranulomatose nimmt man auf Grund der morphologischen Ähnlichkeit mit Lues und Tuberkulose bestimmte Krankheitserreger an, ja es wird von einigen Autoren die Krankheit geradezu als eine Abart tuberkulöser allgemeiner Lymphdrüsenerkrankungen angesehen. Es ist jedoch wahrscheinlich, daß ihr eine besondere Erregung zugrunde liegt.

Als *echte Pseudoleukämie* bezeichnet man heute folgerichtig Lymphdrüsenwucherungen, die den anatomischen Bau der lymphoiden Leukämie zeigen, ohne daß es zum Symptom des leukämischen Blutbildes kommt, doch gibt sich die Natur der Wucherung im Spiegel des Blutbildes an dem Überwiegen der lymphocytären Zellen zu erkennen. Da es nach dem bei der myeloiden Leukämie Ausgeführten an den verschiedensten Stellen der blutbildenden Organe, d. h. nicht nur im Knochenmark, sondern vor allen Dingen auch in der Milz zu myeloider Umwandlung kommen kann, ohne daß die in großer Zahl gebildeten, myeloischen Elemente in die Blutbahn geworfen werden, müssen gelegentlich auch Krankheitsbilder entstehen, die sich zur myeloiden Leukämie so verhalten, wie die Pseudoleukämien lymphatischer Natur zur lymphoiden Leukämie. Es sind das Zustände, bei denen in vivo mächtige Milztumoren das Krankheitsbild beherrschen, bei denen post mortem eine heterotope Wucherung knochenmarksartiger Zellen nachgewiesen wird, von denen jedoch nur eine geringe Zahl in die Blutbahn gelangen (*Aleukämische Myelose*).

Für alle leukämischen Zustände (leukämische und aleukämische Myelosen und Lymphadenose, Leukämie und Pseudoleukämie) ist eine *hyperplastische* Wucherung des hämatopoetischen Apparates charakteristisch, doch findet sich gelegentlich ein Übergreifen des Prozesses auf die Umgebung, beispielsweise in die Kapsel der Lymphdrüsen, wie es in ausgedehnterem Maße bei tumorartigen Wucherungen der Fall ist. Es ist daher verständlich, daß die Abgrenzung derartiger Zustände von echten Tumoren schwierig, ja unmöglich sein kann, wenn auch bei letzteren meistens das Wachstum ungehemmter in die Umgebung übergreift und damit die Malignität des Prozesses zu erkennen gibt. Hierher gehören besonders 2 von KUNDRAT[1], PALTAUF[2] und STERNBERG[3] beschriebene, multipel auftretende Wucherungen, die sowohl vom Knochenmarksgewebe wie vom lymphatischen Apparat ihren Ausgang nehmen: die *Lymphosarkomatose* und die *Leukosarkomatose*, zu der von manchen Autoren noch die *Myelosarkomatose* hinzugerechnet wird. Diese Zustände sind sowohl nach dem Charakter der die Neubildung zusammensetzenden Zellen, als auch nach ihrem klinisch-hämatologischen Verhalten zu unterscheiden, indem es beispielsweise bei der Leukosarkomatose zu einem Einbruch leukocytenartiger Sarkomzellen in die Blutbahn kommt, bei Lymphosarkomatose dagegen nicht. Hieraus ist es verständlich, daß die klinische Abgrenzung gegenüber Leukämie unter Umständen schwer, ja unmöglich sein wird, wenn auch die Prozesse sich nach ihrer Histogenese prinzipiell unterscheiden. Bedenkt man ferner, daß von allen die blutbildenden Organe zusammensetzenden Stellen aus außer allgemeinen auch umschriebene Neubildungen ausgehen können, die infolge ihrer Lokalisation in einem besonders reaktionsfähigem Gewebe Reizwirkungen entfalten und dadurch zur Ausschwemmung

[1] KUNDRAT: Wien. klin. Wochenschr. 1893, S. 211 u. 234.
[2] PALTAUF: Ergebn. d. Pathol. (LUBARSCH-OSTERTAG) Bd. 3. 1896 u. Wien. klin. Wochenschr. 1912, S. 46 u. 163.
[3] STERNBERG: Kap. „Blutkrankheiten" im Handb. d. spez. pathol. Anatomie.

unreifer Blutzellen führen, so ist es verständlich, daß auch dadurch die äußeren Erscheinungen einer Blutkrankheit erzeugt werden können. Hierher gehören die *Myelome* und *Lymphocytome* sowie die vom Erythroblastenapparat ausgehenden seltenen *Erythroblastome* (echte, aus kernhaltigen roten Blutkörperchen zusammengesetzte Tumoren, Ribbert[1]). Die zahlreichen, ihrer Histogenese, ihrem Standort und ihrer Auswirkung nach so verschiedenartigen produktiven Prozesse der blutbildenden Organe werden heute nach Orth[2] als *Hämoblastosen* zusammengefaßt.

Wenn im vorausgehenden hauptsächlich von leukocytären und lymphocytären Elementen gesprochen worden ist und nach einer derartigen Zweiteilung der gesamten weißen Blutelemente auch die Krankheitsformen gruppiert wurden, so muß erwähnt werden, daß nach der Auffassung mancher Autoren (besonders Schilling[3]) von einer dritten Zellform (trialistische Lehre der Leukocytenabstammung), den sog. *Monocyten* analoge krankhafte Wucherungsprozesse ausgehen können. Diese Zellen, über die im Kapitel Leukocyten in ihrer Stellung zum System ausführlicher gesprochen ist, haben bisher eine einheitliche Beurteilung nicht erfahren und die ihnen entsprechenden Wucherungsformen daher auch eine scharfe Abgrenzung gegenüber andersartigen Zuständen nur schwer ermöglicht. Es sind jedoch einzelne Fälle beschrieben worden, in denen eine der Leukämie analoge Blut- und Organveränderung vorlag (Schilling[4], Fleischmann[5], Hirschfeld[6], Bingel[7]) und die deshalb als *Monocytenleukämie* abgegrenzt worden ist. Diese Zustände stehen heute im Mittelpunkte des Interesses durch die Beziehung. die man den Monocyten zum sog. *reticulo-endothelialen System* zuschreibt. Obwohl diese Fragen durchaus noch nicht zu einheitlichen Auffassungen geführt haben, sind sie doch deshalb bedeutungsvoll, weil man weiß, daß es ganz bestimmte Reize sind, die die endothelialen Elemente der blutbildenden und der blutabbauenden Organe beeinflussen, in ihrer Funktion als phagocytäre und antikörperbildende Elemente verändern und gleichzeitig zu vermehrter Zellproduktion führen. Die Berechtigung, die Monocytenleukämien von anderen Leukämien abzutrennen, wird von Naegeli sowie auch von Sternberg bestritten, von ersterem, indem er die Monocytenleukämie, den aus den Vorstufen der Myelocyten (Myeloblasten) zusammengesetzten Leukämien zuzählt, von letzterem, da er eine Systemerkrankung des reticulo-endothelialen Apparates als noch nicht genügend gestützt ansieht. Sicher ist nur, daß ähnliche Reaktionen wie bei den Leukämien auch im Gefolge von Infektionen vorkommen und mit schwerer Anämie einhergehen können. Zeigen derartige Kranke gleichzeitig das Symptom vermehrten Leukocyteneinbruches in die Blutbahn sowie eine Neigung zu Schleimhautbildungen, so wird ihr Zustand dem ähnlich, den man bei *akuten Leukämien* findet.

Als solche werden schwerste, meist zum Tode führende Krankheitszustände bezeichnet, die unter rapidem Kräftezerfall, hochgradigster Anämie, schwerster Schleimhautblutungen, besonders des Zahnfleisches, verlaufen und im Blut durch zahlreiche große, wenig differenzierte weiße Blutkörperchen charakterisiert sind, die nach ihrem färberischem Verhalten früher allgemein für große Lymphocyten gehalten worden sind. Das Krankheitsbild ist zuerst von W. Ebstein[8] beschrieben, später von allen Klinikern beobachtet und als wesensverschieden von den übrigen Leukämien abgegrenzt worden. Die das Blutbild beherrschenden großen Zellen

---

[1] Ribbert: Zentralbl. f. allg. Pathol. Bd. 15, S. 337.
[2] Orth: Berlin. klin. Wochenschr. 1918, S. 724.
[3] Schilling: Dtsch. med. Wochenschr. 1925, S. 261.
[4] Schilling: Zitiert auf S. 908. [5] Fleischmann: Folia haematol. Bd. 20, S. 17.
[6] Hirschfeld: Zitiert auf S. 895. [7] Bingel: Dtsch. med. Wochenschr. 1916, Nr. 49.
[8] Ebstein: Dtsch. Arch. f. klin. Med. Bd. 44. 1889 u. Monographie. Stuttgart: Enke 1909.

zerfallen besonders leicht und erscheinen im Ausstrichpräparat zum Teil als chromatinreiche Leukocytentrümmer. Die Zellen werden von manchen Autoren, besonders von NAEGELI, als lymphocytäre und myelocytäre Jugendformen der beiden, von ihm unterschiedenen Zellreihen aufgefaßt und dementsprechend als *Myeloblasten* und *Lymphoblasten*, besonders nach ihrer Kernstruktur und der Zahl der Kernkörperchen unterschieden. Es ist jedoch sehr wohl möglich, daß es sich um *undifferenzierte* Formen handelt, die bald die Entwicklung zur Lymphocyten-, bald mehr zur Granulocytenreihe zeigen (BUTTERFIELD[1]). Die anatomische Untersuchung der Organe braucht nur geringfügige leukämische Wucherungen zu zeigen, das Knochenmark kann sogar frei von ihnen sein, während in anderen Fällen der Befund dem der chronischen Leukämien entspricht. Je nachdem, ob die Autoren mehr Wert auf die leukämieähnlichen Organbefunde oder auf den andersartigen Verlauf legen, werden diese Formen akuter Leukämie als wesensverschieden oder wesensgleich mit den chronischen Formen angesehen. STERNBERG legt besonderen Wert auf die häufig bei akuter Leukämie nachgewiesene Streptokokken- oder Staphylokokkeninfektion, und sieht in dem Organ- und Blutbefund nur den Ausdruck einer besonderen, durch die Allgemeininfektion ausgelösten Reaktion. Demgegenüber ist zu bemerken, daß bei Allgemeininfektionen zwar gelegentlich zusammen mit der Leukocytose des Blutes einzelne unreife Formen von Blutzellen in die Blutbahn gelangen können, daß aber leukämische Blutbilder dabei gewöhnlich nicht vorkommen, daß vor allem aber in frischen, nicht durch schwere Mundinfektion komplizierten Fällen der Nachweis der Infektion auch bei häufiger Untersuchung intra vitam nicht gelingt und sogar post mortem nicht gefunden zu werden braucht. Hierzu kommt noch, daß in allerdings sehr seltenen Fällen akute Leukämien in chronische und andererseits chronische Leukämien und Pseudoleukämien in akute Formen übergehen können. Diese außerordentlich komplizierte Frage wird dadurch noch schwieriger, daß bei nachgewiesener bakterieller Infektion, besonders bei bestimmten Rachen- und Tonsillenerkrankungen, Blutbilder beobachtet werden können, die ohne Berücksichtigung des klinischen Befundes dem der akuten lymphoiden Leukämie gleichen, jedoch zur Ausheilung kommen. Nimmt man hinzu, daß bei septischen Infektionen die neutrophilen Leukocyten vollkommen schwinden und fast nur große Lymphocytenformen vorkommen können (TÜRK[2] u. a., *Agronulocytose*, WERNER SCHULTZ[3], *Angina agrunalocytica*, FRIEDEMANN[4]), so könnte, wie STERNBERG annimmt, vieles dafür sprechen, daß alle die genannten Zustände nur „verschiedener Reaktionen des hämatopoetischen Apparates unter dem Einfluß schwerer Infektionen verschiedener Art“ darstellen, „wobei für die Art der Reaktion eine besondere Beschaffenheit der blutbildenden Gewebe maßgebend sein könnte“. Diese Auffassung wäre sehr wohl mit der oben gegebenen vereinbart, nach der auch die chronischen Leukämien lediglich als Ausdruck einer bestimmten, ins Übermaß gesteigerten Reaktion auf bisher ungekannte Schädlichkeiten (filtrierbares Virus?) aufgefaßt werden können. Ob diese Beziehung, wie NAEGELI in Anlehnung an die von K. ZIEGLER behauptete Korrelation zwischen lymphatischem und myeloischem Gewebe annimmt, vom inkretorischen Apparat normalerweise gesteuert wird, ist heute in keiner Weise zu beweisen oder zu widerlegen. Die Unsicherheit in der Bewertung der verschiedenen Ausdrucksformen bei den geschilderten Krankheiten ergibt sich in letzter Linie aus der Unvollkommenheit unserer Kenntnis der Ursachen, die ja für alle produktiven Prozesse besteht, soweit sie nicht als

[1] BUTTERFIELD: Dtsch. Arch. f. klin. Med. Bd. 92, 1908.
[2] TÜRK: Wien. klin. Wochenschr. 1907, S. 157.
[3] SCHULTZ, WERNER: Dtsch. med. Wochenschr. 1922, S. 1495.
[4] FRIEDEMANN: Med. Klinik 1923, S. 1385.

Reaktion auf das Eindringen bekannter Krankheitserreger aufgefaßt werden können.

Da zu dem System der blutbildenden Organe außer dem Knochenmark und den Lymphdrüsen auch die Milz gehört, gewinnen, abgesehen von den bereits erwähnten, mit Milzvergrößerung einhergehenden Krankheiten auch andere *Splenomegalien* Beziehung zu den Blutkrankheiten. Dahin gehört die sog. *Bantische*[1] *Krankheit*, die mit schwerer Anämie, Leber- und Milzvergrößerung, sowie Ascites einhergeht und die bei frühzeitiger Erkennung durch Entfernung der Milz zur Ausheilung gebracht werden kann. Ob es möglich ist, sie von anderen Erkrankungen entzündlicher Art im Pfortadergebiet abzutrennen, ist sehr fraglich. Nach der Ansicht der meisten Autoren scheint ihr eine Selbständigkeit kaum zuzukommen. Die Krankheit hat jedoch deshalb eine gewisse Bedeutung, weil durch sie zuerst *der Einfluß der Milz auf den Ablauf von Anämien nachgewiesen worden ist.*

Als *Morbus Gaucher*[2] oder *großzellige, familiär Spleno-Megalie*, wird eine mit Milz- und Lebervergrößerung, mit Pigmentierung der Haut und Anämie einhergehende Krankheit beschrieben, bei der die Zellen des lymphatischen Apparates durch eigenartige große Zellen verdrängt werden. Diese selbst werden von einigen Autoren, namentlich von L. PICK[3], von den Retikulumzellen (*retikulären Histiocyten*) abgeleitet, während andere sie für endotheliale Elemente halten. Sicher ist nur, daß sie im gesamten hämatopoetischen Apparat in gleicher Weise knötchenförmig wuchern und deshalb als Systemerkrankung dieses angesehen werden. Die Zellen enthalten eine Substanz eingelagert, deren Herkunft und chemische Natur zur Zeit noch nicht völlig aufgeklärt ist, von manchen als Lipoid, von anderen als Eiweißabkömmling angesehen wird. Es ist wahrscheinlich, daß es sich um eine *primäre Stoffwechselstörung* handelt, bei der die reticulo-endothelialen Elemente Abbauprodukte speichern und dadurch die Funktion des hämatopoetischen Apparates in seiner Gesamtheit schädigen. Auch bei dieser Krankheit kann es zu Thrombopenie und hämorrhagischer Diathese kommen, wodurch die Beziehung zu den Anämien gegeben ist.

IV. Erythrämien (Polycythämien, Polyglobulien).

Im Gegensatz zu den Anämien hat man relativ spät Zustände kennengelernt, deren klinischer Ausdruck durch die Vermehrung der roten Blutkörperchen gegeben ist. In der medizinischen Literatur früherer Zeiten spielt die *Plethora vera*, die Vermehrung der gesamten Blutmenge, eine große Rolle. Sie ist trotz der Anerkennung dieses Begriffes durch die Sektionsbefunde von BOLLINGER[4] und RECKLINGHAUSEN[5] lange Zeit geleugnet worden, weil man im Experiment, nach Anfüllung des Gefäßsystems mit isotonischen Flüssigkeiten oder mit Blut eine bleibende Zunahme der Blutmenge erzielen kann. Erst durch Einsicht in die Austauschvorgänge zwischen Blut und Gewebe und durch die Bestimmung der gesamten zirkulierenden Blutmenge mittels kolloidaler Farbstoffe ist es gelungen, in die außerordentlich komplizierten Vorgänge einen Einblick zu gewinnen.

---

[1] BANTI: Beitr. z. pathol. Anat. u. z. allg. Pathol. Bd. 24. 1898; Folia haematol. Bd. 10, S. 33. 1910 (hier Literatur).

[2] Literatur über GAUCHERsche Krankheit siehe SCHITTENHELM: Krankh. d. Blutes Bd. II.

[3] PICK, L.: Med. Klinik 1924, S. 1403, 1441 u. 1540; Virchows Arch. f. pathol. Anat. u. Pathol. Bd. 254, S. 782.

[4] BOLLINGER: Festschr. f. PETTENKOFER. München 1893.

[5] v. RECKLINGHAUSEN: Die Störungen des Kreislaufs. (Deutsche Chirurgie.). S. 176ff. Stuttgart: Enke 1883.

Lange Zeit, bevor die Klinik sich diesen Fragen zuwandte, war die *Vermehrung der Blutkörperchen im Hochgebirge*[1] und bei *Ballonfahrten* bekannt.

Ihre Erklärung mußte, wie bereits in anderem Zusammenhang auseinandergesetzt worden ist, die Veränderungen im Wassergehalt des Plasma berücksichtigen. Es bedurfte eingehender Untersuchungen, um zu beweisen, daß aus einer Eindickung die Zunahme der Erythrocyten beim plötzlichen Übergang in große Höhen in der Hauptsache nicht erklärt werden kann. In neuester Zeit hat BARCROFT[2] mit vollkommener Methodik diese Versuche wieder aufgenommen und gezeigt, daß Blutkörperchen aus Vorratskammern rasch in die Zirkulation geworfen werden können, und zwar aus Stellen, in denen sie normalerweise sich gleichsam außerhalb des Kreislaufes befinden. Zu diesen Organen gehört in erster Linie die *Milz, die durch Sauerstoffmangel der Einatmungsluft zur Kontraktion gebracht werden kann und damit „viele der in der Pulpa befindliche Blutkörperchen in die Zirkulation auspreßt"*. BARCROFT hält es für möglich, daß es noch andere, bisher unentdeckte Stellen im Capillarsystem des Körpers gibt, aus den Blutzellen ausgepreßt und dadurch die Zahl der zirkulierenden Zellen vermehrt werden. Diese Form der Polycythämie muß also notwendige Anpassung an verminderte Sauerstoffspannung des Blutes angesehen werden; sie entsteht auch in der Glaskammer bei Herabsetzung des Sauerstoffgehaltes der Luft und wird durch Sauerstoffzufuhr wieder aufgehoben. An diesen rasch erfolgenden Anstieg der Zellen schließt sich die endgültige Tätigkeit des Knochenmarks, die zur Produktion und Ausschwemmung neuer Zellen führt. So kommt es, daß die Bewohner großer Höhen (BARCROFT hat die in den Anden in Peru lebenden untersucht) oder Tiefländer, die dort hingelangen, Werte bis zu 7 Millionen rote Blutkörperchen und eine entsprechende Zunahme des prozentualen und des Gesamthämoglobins aufweisen, eine echte Polycythämie zeigen. Diese Zustände können, wie die Untersuchung an Fliegern ergeben hat (ERICH MEYER und SEYDERHELM[3]), auch nach der Rückkehr in normale Verhältnisse längere Zeit bestehen. Auch hierbei fehlt eine Eindickung des Blutes, während die Anwesenheit, wenn auch vereinzelter, kernhaltiger roter Blutkörperchen, die vermehrte Produktion und die Ausfuhr unfertiger Zellen aus dem Knochenmark anzeigt.

Ein dem Verhalten normaler Menschen in großen Höhen ähnlicher Zustand wird bei gewissen Kranken beobachtet, die man seit VAQUEZ[4] als *Polycythämiker* bezeichnet. Für sie ist, wie für die Bewohner großer Höhen, eine auffallend starke Blutfüllung der Haut charakteristisch, die meist eine Rosafärbung, seltener eine bläuliche zeigt. Die Blutfüllung ist auch an den Capillaren der Haut und Schleimhäute, besonders am Rachen und Zahnfleisch, sowie an den Gefäßen des Augenhintergrundes bemerkbar. Die Blutuntersuchung kann Erythrocytenwerte von 6,7, ja 10 Millionen in 1 cmm aufweisen, während der Hämoglobingehalt meist etwas weniger vermehrt ist, als der Zahl der Blutkörperchen entspricht. Oft ist auch die Zahl der Leukocyten, bisweilen die der Knochenmarkriesenzellen und Blutplättchen vermehrt. Gelegentlich finden sich Normoblasten im Blut. Sprechen schon diese Befunde für eine *echte Neubildung von Zellen im Knochenmark*, so wird diese Annahme durch die Sektion noch wahrscheinlicher gemacht, da das Knochenmark in außerordentlich starker Funktion und das Fettmark an vielen Stellen in rotes umgewandelt, gefunden wird. Die Krankheit geht in ihren typischen Fällen mit *Milz-* und *Leberschwellung*, oft wechselnden Grades, häufig mit Albuminurie, und gelegentlich mit Nierenblutungen (eigene

[1] Literatur siehe GAISBÖCK: Ergebn. d. inn. Med. u. Kinderheilk. Bd. 21, S. 204. 1922.
[2] BARCROFT: Die Atmungsfunktion des Blutes. Berlin: Julius Springer 1927 (Literatur).
[3] MEYER, ERICH, u. SEYDERHELM: Dtsch. med. Wochenschr. 1916, Nr. 41.
[4] VAQUEZ: Sem. méd. 1892, S. 192.

Beobachtungen) einher. Relativ oft stellen sich Gehirnblutungen ein, an denen die Kranken zugrunde gehen. Wie TÜRK[1] zuerst nachgewiesen hat, liegt diesen Fällen eine echte Mehrbildung von Erythrocyten im Knochenmark zugrunde. Es kann aber auch gleichzeitig mit der Zunahme des Erythrocytenapparates, wenn auch selten, zu der Ausschwemmung myeloider Elemente, ja zu Myeloblastenleukämie kommen, was wiederum für die Zusammengehörigkeit der Leukocyten- und Erythrocytenbrutstätten spricht, wie sie bei der myeloiden Leukämie bereits erwähnt worden ist. Die genauere Untersuchung der Blutmenge der Plasma- und Erythrocytenmasse ergibt nach SEYDERHELM und LAMPE[2], sowie HARTWICH und MAY[3] bei der VAQUEZschen Form der Polycythämie eine Vermehrung der roten Blutkörperchen, während die Plasmamenge normal, ja sogar vermindert sein kann. Die *Zunahme der Gesamtblutmenge beruht also nur auf der der Erythrocytenmasse.* Das Blut erscheint dadurch dickflüssig und fließt unter Umständen beim Aderlaß schwer aus den Venen ab. Hiermit hängt es zusammen, daß man durch häufige Aderlässe und dadurch bedingtes Einströmen von Gewebswasser, besonders aber durch gleichzeitige intravenöse Zufuhr isotonischer Salzlösungen unter Beifügung von kolloidalen Stoffen (BELTZ und KAUFMANN[4]), am besten unter Hinzufügung artgleichen Serums (eigene Beobachtung) die Beschwerden der Kranken für lange Zeit bessern kann. Von manchen Autoren wird auch die Röntgenstrahlung der Röhrenknochen empfohlen. Die Bedeutung des Milztumors ist bisher nicht genügend geklärt; ein gesteigerter Zerfall von Erythrocyten liegt nach EPPINGER nicht vor. Andererseits ist auch ein verringerter Abbau der Erythrocyten, den man früher annahm, nicht wahrscheinlich. Von manchen Autoren werden Störungen in der Beziehung zwischen Milz- und Knochenmarksfunktion angenommen (GAISBÖCK). Gelegentlich ist familiäres Vorkommen der Krankheit bei gleichzeitiger innersekretorischer Störung beobachtet worden (ENGELKING[5], DOLL und ROTSCHILD[6]).

Von dieser Form der Polycythämie mit Milztumor ist eine andere, mit *Blutdrucksteigerung* und Herzvergrößerung einhergehende abzutrennen, die von GAISBÖCK[7] als *Polycythaemia hypertonica* bezeichnet worden ist. Bei ihr handelt es sich nach SEYDERHELM und LAMPE um eine *echte Polyämie*, bei der nicht nur die Blutzellenmasse, sondern *auch die Plasmamenge* vermehrt ist. In geringeren Graden kommt dieser Zustand bei allgemeiner arterieller Hypertension und bei Artherosklerose, oft infolge von Luxuskonsumtion vor; er deckt sich mit dem alten Begriff der Plethora vera, die in früheren Zeiten die Hauptindikation des Aderlasses bildete; er entspricht der oben erwähnten, von BOLLINGER und RECKLINGHAUSEN aus den Sektionsbefunden bereits erschlossenen Blutvermehrung.

Die bei *chronischer Stauung* infolge mangelhafter Sauerstoffzufuhr seit langem bekannte Vermehrung der roten Blutkörperchen, die sich namentlich bei *angeborenen Herzfehlern* findet, dürfte in dem Mechanismus ihrer Entstehung dem von BARCROFT bei der Höhenpolycythämie gefundenen entsprechen. In einem mit schwerster schwieliger Mediastinitis und infolge von Tuberkulose eingeengter respiratorischer Lungenfläche einhergehenden Fall hochgradiger Polycythämie wurde das Knochenmark nicht nur gestaut, sondern auch im Zustande echter Hyperplasie des Erythroblastenapparates gefunden (eigene Beobachtungen). Die Analogie zu den BARCROFTschen Beobachtungen ergibt sich auch aus der

[1] TÜRK: Wien. klin. Wochenschr. 1902, S. 163 u. 372; 1904, Nr. 6 u. 7.
[2] SEYDERHELM u. LAMPE: Zeitschr. f. d. ges. exp. Med. Bd. 41.
[3] HARTWICH u. MAY: Zeitschr. f. d. ges. exp. Med. Bd. 51, S. 497.
[4] BELTZ u. KAUFMANN: Klin. Wochenschr. 1924, S. 1855.
[5] ENGELKING: Dtsch. med. Wochenschr. 1920, S. 1068 u. 1140.
[6] DOLL u. ROTSCHILD: Klin. Wochenschr. 1922, S. 2580.
[7] GAISBÖCK: Dtsch. Arch. f. klin. Med. Bd. 83.

Tatsache, daß die Bewohner großer Höhen, wie es für die Fälle chronischer Stauung mit Störung der Atmung lange bekannt ist, häufig eine Veränderung der Endphalangen der Finger aufweisen, die als „Trommelschlägelfinger" bezeichnet werden.

Die Betrachtung der Blutkrankheiten nach den gegebenen Gesichtspunkten läßt sie als Ausdruck allgemeiner Regulationsstörungen erscheinen, deren letzte Ursache weder im Blut noch in den blutbildenden Organen gesucht werden darf und deren Abgrenzung von andersartigen Störungen deshalb eine mehr oder weniger willkürliche, von dem augenblicklichen Stand unseres Wissens abhängige bleiben wird.

Lymphsystem.

Das Lymphsystem[1].

Von

Curt Oehme

Heidelberg.

Mit 1 Abbildung.

I. Anatomische Vorbemerkungen.

Zusammenfassende Darstellungen.

Bartels: Das Lymphgefäßsystem. Handb. d. Anat. d. Menschen. Jena: Fischer 1909 (Literatur). — Ebner-Kölliker: Handb. d. Gewebelehre. Bd. III, S. 8. 1902. — Schaffer, J.: Lehrbuch der Histologie. II. Aufl. Leipzig: Engelmann 1922. — Klemensiewicz, R.: Pathologie der Lymphströmung. In Krehl-Marchand: Handb. d. allg. Pathol. Bd. II, S. 1. 1912.

I. Anatomie

Historisches. Die Lymphgefäße bilden bei den höheren Wirbeltieren ein überall von Endothelzellen ausgekleidetes Röhrensystem, dessen capillare, teils kolbenförmig blinde oder zu Netzen verflochtene schlingenartige Enden eine Drainage der meisten Körpergewebe besorgen. Alle die vielfach verzweigten, miteinander anastomosierenden Gänge münden nach Passage mindestens einer, meist aber mehrerer Lymphdrüsen und nach Sammlung in größeren Gängen, beim Menschen in zwei Hauptstämmen, dem Ductus thoracicus und Truncus lymphaticus dexter, in das Venensystem am Zusammenfluß der V. subclavia und V. jugularis. Die Entdeckung dieses neben dem Blutkreislauf selbständigen Kanalsystems ist wohl Claus Rudbeck (1630—1702) zuzuschreiben; einzelne Teile, Hauptgänge, wie der Duct. thoracicus durch Pecquet (1622—1647), die Chylusgefäße durch Asellius (1581—1626), waren schon früher bekannt, und manche Beobachtung läßt sich bis in die Antike zurück verfolgen (s. bei Bartels).

Struktur der Lymphwege. Die Wandung der Lymphgefäße, der Venenstruktur sehr ähnlich, besteht aus drei nicht immer scharf zu sondernden Schichten: der Intima (Endothel mit zarter, zum Teil elastischer Faserunterlage), Media (von elastischen und bindegewebigen Elementen durchsetzte, vorwiegend zirkuläre Muskelschicht) und Adventitia. Der letzteren elastische Züge, zum Teil radiär verlaufend, verbinden häufig das Lymphröhrchen viel enger, als bei Blutgefäßen der Fall, mit dem umgebenden Gewebe, halten das Lumen wie ein Sperrapparat geöffnet und können bei Verschiebungen der Teile durch Muskelbewegung eine Saugwirkung auf den Flüssigkeitseinstrom begünstigen[2].

---

[1] In das bereits März 1925 beendete Manuskript wurde Anfang 1928 die Literatur bis einschließlich 1927, soweit möglich, nachgetragen.

[2] Gaskell: Arb. aus d. Phys. Instit. zu Leipzig 1877, S. 143. — Beck: Arch. f. Dermatol. u. Syphilis Bd. 38, S. 401. 1897. — Rieder: Zentralbl. f. allg. Pathol. u. pathol. Anat. Bd. 9. 1898.

Die Lymph*gänge* (außer den Capillaren) unterscheiden sich morphologisch von den Blutgefäßen, welche die größeren von ihnen vielfach umflechtend begleiten, durch die stärkere Schlängelung, den häufigen und unvermittelten Kaliberwechsel, die Zartheit der Wand und den Reichtum an Klappen, welche in der Tierreihe erst da aufzutreten scheinen, nämlich bei den höheren Säugern, wo in reichlicherem Maße die Lymphdrüsen entwickelt werden. Diese Klappen verhindern den rückläufigen Eintritt von Blut, auch bei venöser Stauung, und meist, wenn auch nicht immer, eine Darstellung der Gänge durch zentrifugale Injektion. Die Verteilung von Kohle und anderen Pigmenten, besonders aber die Ausbreitung metastasierender Geschwülste lehrt jedoch, daß rückläufige Strömung, retrograder Transport in einzelnen Bezirken offenbar nicht selten vorkommt (s. unter Abschn. Lymphbewegung). Die zartwandigen Lymph*capillaren* zeichnen sich vor denen des Blutkreislaufs ebenfalls durch starke und unvermittelte Schwankungen der Lumenweite, sinuöse Ausbuchtungen und eckigen Wandverlauf aus; nicht die Weite, sondern allein das Fehlen von Klappen unterscheidet die Lymphcapillaren von Lymphgefäßen.

Mikroskopisch sind die mittels der Versilberungsmethode darstellbaren sehr unregelmäßigen, oft geschlängelten, gezähnelten Grenzen der großen Endothelien für die Lymphgefäße charakteristisch. Reichliche Nervenfasern umspinnen die kleineren und großen Gänge und dringen bis unter das Endothel vor; vom Splanchnicus oder Brustsympathicus aus sind elektrische Reize erfolgreich[1]. Die, wie bei den Venen, sehr zahlreichen Anastomosierungen übergreifen die Medianlinie, Wege für Metastasierung krankhafter Prozesse auf die gegenüberliegende Körperseite bildend.

Verteilung der Lymphwege. Im allgemeinen kann der Satz gelten: Wo Blutgefäße, da auch Lymphgefäße. Auch in Organen, wo sie zuerst vermißt wurden, wie Knochen, Gelenken, Sehnen, Zahnpulpa, sind sie jetzt nachgewiesen, noch nicht aber bisher im Zentralnervensystem sichergestellt; sie fehlen der Placenta und, wie die Blutgefäße, dem soliden Epithel, dem Knorpel, der Cornea. Innerhalb des Organparenchyms übertreffen Lymphhaargefäße und Lymphgefäßchen an Weite meist die entsprechenden blutführenden Gebilde. Außerhalb derselben verkehrt sich dieses Verhältnis. Das oberflächlichste Lymphcapillarnetz liegt in der Regel tiefer unter der Organoberfläche als das zugehörige Geflecht von Blutcapillaren, eine Regel, von der das Zahnfleisch eine bisher unverstandene Ausnahme bildet. Mit Endothel ausgekleidete Lymphräume, welche um Blutgefäße scheidenförmig angeordnet sind, spielen bei Amphibien und Reptilien eine bedeutende Rolle, beim Menschen kommen sie nur in geringem Umfange, so in den Knochen, vor. Endothellose Lymphscheiden in weiterem Sinne sind wichtig für den Flüssigkeitsverkehr des Gehirns. Sie umgeben hier die Blutgefäße (intramurale Spalten VIRCHOW-ROBINS in der lockeren Adventitia oder diejenigen zwischen Adventitia und gliöser Grenzmembran von HIS[2]) und stehen mit den arachnoidealen Räumen in offener Verbindung. Im anatomisch genauen Sinne dem Lymphsystem ebenfalls nicht zugehörig, sondern nur angegliedert, sind die Räume der serösen Höhlen, welche durch Öffnungen im Endothel oberflächlicher Lymphcapillaren der Serosa mit den Lymphwegen

---

[1] CAMUS u. GLEY: Arch. de physiol. (5) Bd. 6, S. 454. 1894; Cpt. rend. hebdom. des séances de l'acad. des sciences Paris Bd. 120, S. 747. 1895; Arch. de physiol. (5) Bd. 7, S. 301. 1895.

[2] Siehe auch HELD: Monatsschr. f. Psychiatrie u. Neurol. Bd. 26, S. 411 und MAX BIELSCHOWSKY in LEWANDOWSKYS Handb. d. ges. Neurol. Bd. I, S. 35. 1910.

in Verbindung stehen („Stomata")[1], ferner die schon durch die sehr abweichende Liquorbeschaffenheit unterschiedenen Hohlräume des Zentralnervensystems, des Auges und des Ohres. Nicht zum Lymphsystem, auch nicht als Adnexe, gehören die Gelenkhöhlen, Sehnenscheiden und Schleimbeutel, die durch Funktion und Entstehungsweise deutlich unterschieden sind. Die Synovialmembran hat auch keine „Stomata"[2].

Angegliederte Lymphräume. Hingegen sind die in ihrer Bedeutung teils als besondere Anpassung an den Wasserhaushalt, teils als Gleitmittel[3] für die Muskulatur aufgefaßten Lymphsäcke der Amphibien und Reptilien durch große Gänge in das Lymphgefäßsystem vollkommen *ein*geschaltet, ebenso wie die Lymphherzen, von denen am Schluß zu reden sein wird.

Ein geschlossenes mit dem Blutkreislauf nur an einer oder wenigen Einmündungsstellen verbundenes Lymphsystem wird in der Tierreihe erst bei den höheren Wirbeltieren erworben. Bei manchen Fischen zirkuliert Lymphe noch mit Blut vermischt in Venen. Den Amphibien und Reptilien fehlt der Klappenapparat noch völlig. Mit dessen Ausbau und der gleichzeitigen Entwicklung von Lymphdrüsen, die, noch wenig zahlreich bei den Vögeln, bei den Säugern sich ständig mehren, gehen die besonderen motorischen Vorrichtungen für die Lymphströmungen jener niederen Tierklassen, wie sie in den Lymphherzen und perivasculären Lymphscheiden gegeben sind, wieder verloren. Man könnte vermuten, daß die Vervollkommnung anderer Trieb- und Stromrichtungskräfte pulsierende Organe erübrigt, und diese Kräfte im Quellgebiet der Lymphe suchen.

Anatomischer Ursprung der Lymphe. Wir berühren damit die Frage nach der Herkunft der Lymphcapillarflüssigkeit zunächst von ihrer anatomischen Seite[4]. Lange Zeit hat man der Vorstellung in verschiedenen Modifikationen gehuldigt, daß der den Blutcapillaren entstammende Flüssigkeitsstrom bis zum Eintritt in die Lymphcapillaren die Gewebe auf festen, präformierten Bahnen durchziehe. Die ursprüngliche Annahme, es bewege sich die intracellulär gebildete Flüssigkeit in den miteinander anastomosierenden feinen Fortsetzungen von Bindegewebszellen (Virchow), mußte später der Lehre von den intercellulären und interfibrillären „Saftlücken" und Spalträumen weichen, welche besonders v. Recklinghausen allenthalben im Bindegewebe, auch in parenchymatösen Organen darstellen konnte. Namentlich in der Histologie der Cornea haben diese Gebilde — Bowmans corneal tubes — eine vielumstrittene Bedeutung gehabt. Bezüglich der älteren Anschauungen und der Historie dieses umkämpften Gebietes, welche sich eng mit der Entwicklung der Zellenlehre und der Erforschung der Bindesubstanzen verquickt, muß auf frühere anatomische Darstellungen hier verwiesen werden. Die mit der Versilberungsmethode sichtbar zu machenden Lücken gelten heute nicht mehr als präformierte Hohlräume, sondern sind Negativbilder der Bindegewebs- und Parenchymzellen infolge der

---

[1] v. Recklinghausen: Lymphgefäße und ihre Beziehungen zum Bindegewebe. Berlin 1862. — v. Recklinghausen: Lymphgefäße in Strickers Handb. der Gewebelehre. 1871, S. 214. — Ludwig u. Schweigger-Seidel: Arbeiten aus d. Phys. Inst. Leipzig. 1866, S. 174. — Schweigger-Seidel u. Dogiel: Stomata beim Frosch. Ebenda S. 68. — Dybkowsky: Ebenda 1866. — Bizzozero u. Salvioli: Arch. per les science med. Bd. 1 u. 2. 1876. — Nicht gefunden: Kolossow: Arch. f. mikr. Anat. Bd. 42, S. 318. 1893. — MacCallum: Arch. f. Anat. (u. Physiol.) 1903. Bull. of the Johns Hopkins hosp. Bd. 14, S. 1. 1903. — Muscatello: Virchows Arch. f. pathol. Anat. u. Physiol. Bd. 142, S. 327. 1895.

[2] Magnus, G.: Dtsch. Zeitschr. f. Chir. Bd. 182, S. 330. 1923.

[3] Gaupp: in Ecker-Wiedersheim-Gaupp: Anat. d. Frosches. 3. Aufl., S. 450. Braunschweig 1896.

[4] Hierzu s. auch Marchand: im Handb. d. allg. Pathol. von Marchand-Krehl Bd. IV 1, S. 201. 1924.

künstlich ins Gewebe hineingepreßten Flüssigkeit[1]. Daß sie, mindestens von der Mehrzahl der Forscher, als Kunstprodukte angesehen werden, daß ein präformiertes *endothelloses* Kanälchensystem, wenn überhaupt existierend, vom anatomisch strengen Standpunkte aus definitionsgemäß nicht dem Lymphsystem zuzuzählen ist, läßt aber die Frage nach einem derartigen Wurzelgebiet der in die Lymphcapillaren eintretenden Flüssigkeit noch unerledigt. Wenn sich mit irgendeiner Methode in einer teilweise fibrillär, maschen- oder netzartig differenzierten Grundsubstanz, wie sie das Zwischengewebe der Organe vielfach darstellt, Spalten zur Darstellung bringen lassen, so brauchen diese keineswegs auch im Leben als flüssigkeitserfüllte Räume *dauernd* zu bestehen[2]. Bei dem Sol-Gelzustand der Gewebe ist vielmehr Lösungsmittel, Wasser bzw. physiologische Salzlösung als überall gegenwärtig anzunehmen und seine gelegentliche Ansammlung zwischen Gewebsstrukturen in vakuolärer oder kanälchenartiger Form lediglich eine funktionelle Möglichkeit, die je nach den besonderen Umständen im einzelnen wechseln kann. Die mikroskopischen, trotz ihrer eventuellen Feinheit immerhin noch ziemlich groben Strukturen bezeichnen aber sicherlich nicht die letzten, primären Orte der Flüssigkeits- (Gewebssaft-) Verteilung im Parenchym, die das Quellgebiet, die „Wurzeln“ des Lymphstromes darstellen. Von einem Verständnis des Baues der Gewebe als kolloider Systeme sind wir heute noch entfernt, und es genüge deshalb der Hinweis, daß, wenn die anatomische Morphologie methodisch zu einer kolloidchemischen wird, vergleichsweise vielleicht zur ersten Veranschaulichung die Struktur etwas einfacherer unorganischer Gebilde herangezogen werden darf, wie das durch BUETSCHLI u. a. für die Zelle schon vor längerem angebahnt ist. Auch in anorganischen Gelen haben ZSIGMONDY und BACHMANN[3] u. a. Kanalsysteme von außerordentlicher Feinheit, mit Gas füllbare Räume, aufgezeigt. Mit Recht vermutet BARTELS, daß Injektionsversuche in anatomisch geübter Weise auch an gekochtem Eiereiweiß Flüssigkeitsbahnen würden erkennen lassen.

G. MAGNUS und A. STUEBEL[4] haben neuerdings durch Aufträufelung oder Einspritzung von H_2O_2, aus dem sich an allen katalasehaltigen Stellen, so auch in lymphehaltigen Bahnen, Sauerstoff entwickelt, Gebilde in verschiedensten Geweben dargestellt, die sie als präformierte Lymphbahnen als das Wurzelgebiet der Lymphe bezeichnen und zum Teil mit den Saftlücken der älteren Histologen identifizieren. Bei der außerordentlich großen Verbreitung der Katalase und der leichten Diffundierbarkeit des H_2O_2 wäre aber zu erwarten, daß keineswegs nur lymphhaltige Stellen auf diese Weise sichtbar gemacht werden; vielmehr können wohl überall da, wo der Gasdruck die Gewebespannung wesentlich überwiegt, mehr weniger grobe Verunstaltungen eintreten. Auch sind die dargestellten Strukturen von viel zu erheblicher Dimension, um etwa als Primärstrukturen der Gewebekolloide angesehen zu werden. Gerade aber von einer künftigen ultra-mikroskopischen Auflösung und Ordnung der Strukturen wird man die Erkenntnis jener feinsten, zum Teil funktionell variablen Diskontinuitäten zu erhoffen haben, welche die wahren Lymphwurzeln darstellen. Unter Lymphwurzeln sind dabei die Quellen der Lymphflüssigkeit zu verstehen, also die Orte, an denen sich das im Stoffwechsel der Zellen gebildete und das bei

[1] v. RECKLINGHAUSEN: Siehe S. 3, Anm. 1, auch SCHWEIGGER-SEIDEL, ebenda S. 150 (Ursprung der Lymphgefäße in Silberpräparaten).

[2] HUECK: Beitr. z. pathol. Anat. u. z. allg. Pathol. Bd. 66. 1920.

[3] ZSIGMONDY u. BACHMANN: Zeitschr. f. anorg. Chemie Bd. 71, S. 356. 1911; Bd. 73, S. 163. 1911.

[4] MAGNUS, G. u. A. STUEBEL: Dtsch. Zeitschr. f. Chir. Bd. 175, S. 147. 1922; Virchows Arch. f. pathol. Anat. u. Physiol. Bd. 244, S. 287. 1923; v. Graefes Arch. f. Ophth. Bd. 110, S. 109. 1922. — Dagegen SEIDEL: v. Graefes Arch. f. Ophth. Bd. 111.

Zustandsänderungen der Zellkolloide etwa entbundene Wasser sowie der Teil des Transsudationsstroms aus den Blutcapillaren ansammelt, welcher vom Zellstoffwechsel nicht verwertet oder in der Zelle zurückgehalten wird.

Verhältnisse in der Leber. Von diesen Gesichtspunkten erscheint es nicht mehr als eine rein anatomische Aufgabe, nach den Lymphwurzeln zu suchen. Neben der Richtung, welche die Entwicklung dieses Problems damit genommen hat, treten vereinzelt immer wieder auftauchende Angaben zurück, welche die allgemein angenommene, in neuerer Zeit besonders von MACCALLUM[1] u. a. sorgfältig nachgewiesene Geschlossenheit des Lymphgefäßsystems in Zweifel ziehen (BAUM[2] u. a.). Bemerkenswert sind hier die Verhältnisse in der Leber, die auch für die physiologische Betrachtung der Lymphbildung eine Sonderstellung einnimmt. Nach BAUM lassen sich Portalästchen und Capillaren von einem abgehobenen, watteunterpolsterten Leberserosateil auf dem Lymphweg mit Injektionsmasse füllen, während ältere Angaben von MALL[3], ARNOLD u. a. über die umgekehrte Gangbarkeit dieses Weges, von den Blut- zu den Lymphbahnen, mit Recht kritisiert worden sind (s. KLEMENSIEWICZ S. 351). Denn im allgemeinen wandern Stoffe von den endothellosen Gallencapillaren zu den ebenfalls endothellosen, von den BIELSCHOWSKYschen Gitterfasern durchzogenen, schmalen „Lymphräumen", die teilweise zwischen Capillarwand und Leberzellbalken angenommen werden, und von da in die interlobulären Lymphgefäße[4] leichter als von den Portacapillaren in die Lymphbahnen der Leber. Das folgt nicht nur aus dem glatteren Übertritt von Milch und Farbstoff aus dem Duct. choledochus in die Lymphwege und -drüsen[5], sondern auch daraus, daß nach Unterbindung des Choledochus viel eher Gallenfarbstoff in der Lymphe des Duct. thorac. als im Blut nachzuweisen ist[6]. Dieses übrigens nicht allseitig bestätigte[7] Verhalten nach Choledochusverschluß ist um so auffallender, als die weiten (9 bis 12 μ) Lebercapillaren kein geschlossenes Endothel und im Silberpräparat keine Endothelgrenzen aufweisen (SCHAFFER); die intralobulären Capillarwände sind mehr ein Plasmodium, aus dem bei Pigmentspeicherung die Bilder der bekannten KUPFFERschen Sternzellen — keine eigentlichen Zellen — hervorgehen (BRAUS). Für die natürliche Existenz der erwähnten capillären „Lymph"-räume zwischen dieser Blutcapillarwand und den Leberzellbalken, Spalten, die zuerst MACGILLAVRY[8] von den Lymphgefäßen aus injiziert hat, trifft übrigens nach HUECK im besonderen zu, was oben von dem funktionellen Entstehen und Vergehen solcher Gebilde gesagt worden ist. F. LEE[9] konnte intralobuläre Lymphcapillaren neuerdings nicht durch Injektion sichtbar machen.

[1] MACCALLUM: Arch. f. Anat. (u. Physiol.) 1903; Bull. of the Johns Hopkins hosp. Bd. 14, S. 185. 1903.

[2] BAUM: Anat. Anz. Bd. 55, Erg.-H. S. 97. 1922; Verhandl. d. anat. Ges., 31. Vers. Erlangen 1922 (ebenda Diskussion).

[3] MALL: Franklin Proc. of the assoc. of americ. anat. 1900, S. 185 (zitiert nach KLEMENSIEWICZ).

[4] BRAUS: Anat. d. Menschen, Bd. II, S. 561. Berlin: Julius Springer 1924. — MACGILLAVRY: Sitzungsber. d. Akad. d. Wiss., Wien. Mathem.-naturw. Kl. Bd. 50, II. Abt. S. 207. 1864.

[5] WERTHEIMER u. DUBOIS: Cpt. rend. des séances de la soc. de biol. Bd. 89, S. 654. 1923. — BÜRKER: Pflügers Arch. f. d. ges. Physiol. Bd. 83, S. 241. 1901. — MENDEL u. UNDERHILL: Americ. journ. of physiol. Bd. 14, S. 252. 1905.

[6] FLEISCHL: Arb. a. d. Phys. Inst. Leipzig 1875, S. 24. — KUNKEL: Ebenda 1876, S. 116. — HARLEY: Brit. med. journ. Bd. 192, S. 397. — BÜRKER: Siehe auch Anm. 5, S. 5.

[7] WERTHEIMER u. LEPAGE: Arch. de phys. norm. et pathol. 1897, S. 364; 1898, S. 334; 1899, S. 259.

[8] Sitzungsber. d. Akad. d. Wiss., Wien. Mathem.-naturw. Kl. Bd. 50, II. Abt., S. 207. 1864.

[9] LEE, F.: Contribut. of embryol. Bd. 15, S. 63. 1923.

II. Menge und Beschaffenheit der Lymphe.

Zusammenfassende Darstellungen.

ASHER: Methoden der Erforschung der Lymphe. Abderhaldens Handb. d. biol. Arbeitsmeth., Abt. IV, T. 4, H. 3, Lieferung 192. 1927. — BOTTAZZI, P.: Physiol. Chemie. Deutsch von BORUTTAU. Bd. II, S. 106ff. Leipzig u. Wien: Deuticke 1902. — DOMARUS, A.: Die mikroskopische Untersuchung der Lymphe. Abderhaldens Handb. d. biol. Arbeitsmeth. Abt. IV, T. 4, H. 3, Lieferung 192. 1927. — GERHARTZ: Chemie der Lymphe in Oppenheimers Handb. d. Biochemie 2. Aufl., Bd. IV, S. 166ff. 1923. — HAMMARSTEN, O.: Lehrb. d. physiol. Chemie. 9. Aufl., S. 271. Wiesbaden 1922. — MEYER-BISCH: Physiologie der Lymphbildung. In ASHER-SPIRO: Ergebn. d. Physiol. Bd. XXV. 1926.

Menge. Die dem Duct. thorac. entfließende *Lymphmenge* wird für den Menschen auf 1 bis 2 Liter im Tage geschätzt[1]. KRAUSE[2] berechnet aus 2 bis 6 je 15 Minuten langen Beobachtungsperioden am Hund in Opiumnarkose auf Kopfgewicht und Tag 406, 583, 246, 348, 392, 638 g; HEIDENHAIN[3] findet im Mittel 64 ccm je Kilogramm und Tag bei tiefer Morphium- und Chloroformnarkose. Aus LESSERS[4] und ZAWILSKYS[5] Zahlen gewinnt er Werte von 49 resp. 60 ccm. Nach NOEL PATONS[6] Beobachtung an einem Kranken (60 kg) mit Duct.-thorac.-Fistel fließt in der Minute[7] etwa 1 ccm ab, nach MUNK und ROSENSTEIN 50 bis 70 bis 120 ccm in der Stunde je nach Verdauungszustand. Nach 40stündigem Fasten ist der Lymphfluß kleiner, wie folgende Tabelle 1 zeigt (nach VINCI[8]).

Tabelle 1. (Nach VINCI.)

Mittelwerte	Körpergewicht	Lymphmenge			
		cm in 1 Stunde	In 1 Stunde pro kg	In 24 Stunden	In 24 Stunden aufs Körpergewicht berechnet
I	18,805 20 Tiere	19,150	1,018	459,6	$\frac{1}{40,91}$
II	8,720 10 Tiere	9	1,032	216	$\frac{1}{40,37}$

Mittelwerte des Lymphflusses in den ersten 2 Stunden nach Anlage der D.-thoracicus-Fistel am Hunde.

Morphinisierte Lymphfistelhunde lebten in VINCIS Untersuchungen 24 bis 36 Stunden; der Lymphfluß nahm dauernd, oft sprunghaft ab, wie in sehr vielen Versuchen mit geöffnetem Duct. thorac. überhaupt (ADAMI[9], COHNSTEIN, HEIDENHAIN[10]).

Zellgehalt. Über den *Gehalt der Lymphe an Zellen* werden von verschiedenen Forschern etwas wechselnde Angaben gemacht, beim Hund sind die individuellen Schwankungen groß, zwischen 990 und 30000 Zellen im Kubikzentimeter.

[1] BRAUS: Anat. d. Menschen. Bd. II, S. 561 Berlin: Julius Springer 1924.
[2] HENLE u. PFEUFFER: Zeitschr. f. rat. Med. N. F., Bd. 7, S. 148. 1855.
[3] HEIDENHAIN: Pflügers Arch. f. d. ges. Physiol. Bd. 49, S. 215. 1891.
[4] LESSER: Arb. a. d. Phys. Inst. Leipzig 1871, S. 11.
[5] ZAWILSKY: Arb. a. d. Phys. Inst. Leipzig 1876, S. 147.
[6] PATON, NOEL: Hofphysiol. Bd. 11.
[7] MUNK u. ROSENSTEIN: Virchows Arch. f. pathol. Anat. u. Physiol. Bd. 123, S. 230 u. 484. 1891.
[8] VINCI: Arch. di fisiol. Bd. 6, S. 41. 1909.
[9] ADAMI: Journ. of physiol. Bd. 6, S. 404.
[10] COHNSTEIN u. HEIDENHAIN: Siehe S. 6, Anm. 7.

Die Zahl ist oft wesentlich höher oder niedriger als die gleichzeitige der Blutleukocyten. Bauchmassage erhöht sie stark, in einem Versuche von CARLSON und DAVIS[7] auf 65000. Dasselbe bewirkt Muskelmassage an der Extremitätenlymphe, in welcher durchschnittlich etwas weniger Zellen als in der Ductuslymphe enthalten sind. ROUS[6] findet in einer sorgfältigen Studie praktisch konstante Werte über mehrere Stunden hin[8], gegen die sich Reaktionen: absolute und prozentische Steigerung bis aufs Vierfache durch Muskelarbeit, Zunahme mit dem Lymphfluß nach Zuckerinfusion bei starker Verminderung in der Raumeinheit, Ausschwemmung bei Kontraktionen glattmuskeliger Bauchorgane durch Pilocarpin[9] usw., scharf abheben.

Tabelle 2.

Zahl und ccm	Tierart	Beobachter
2000—7000	Hund	WINTERNITZ[1]
7500	„	RANVIER[2]
11300	Katze	RANVIER[2]
2000—20000	Mensch	HÄDICKE[3]
3000— 7000	Hund	BIEDL u. DECASTELLO[4]
4400—17000	„	VINCI[5]
990—11160	„	ROUS[6]
1000—30000	„	CARLSON u. DAVIS[7]

95 bis 100% dieser Zellen[10] sind Lymphocyten, einige Prozent, im Mittel 5,2, Mononucleäre[11], sehr spärlich Eosinophile, die aber, immer nur ganz vereinzelt in der Extremitätenlymphe, in dem Chylus zuweilen, ohne Verunreinigung durch Blut, zahlreicher vorkommen können. Gemäß der Anreicherung von Eosinophilen in der Darmschleimhaut nach fleischreichem Futter[12] ist die Zahl in der Lymphe abhängig von der Zeit, die seit der letzten Fleischmahlzeit verflossen ist; eine Beziehung zu Darmparasiten (Würmern) wurde vermißt[13]. Polynucleäre neutrophile Leukocyten finden sich nur, wenn Blut beigemischt ist; Mastzellen fehlen. Erythrocyten erscheinen beim Hund um so weniger, je einwandfreier die Technik der Lymphgewinnung ist. Sie sind deshalb beim Menschen und beim Hunde, bei denen Blutlymphdrüsen nicht wie bei manchen anderen Säugern (Wiederkäuer[14]) eine größere Rolle spielen, wohl als pathologische bzw. artifizielle Beimischung anzusehen sind.

Die **chemische Zusammensetzung**[15] der reinen Lymphe, d. h. der Hungerlympe des Duct. thorac. und der Extremitäten, ist natürlich abzugrenzen von der Beschaffenheit, welche sie durch Chylusbeimischung während oder nach der Verdauung erhält. Die wichtigsten Werte für die Hungerlymphe können aus beifolgender Zusammenstellung entnommen werden.

---

[1] WINTERNITZ: Arch. f. exp. Pathol. u. Pharmakol. Bd. 36, S. 213. 1895.
[2] RANVIER: Traité technique d'histologie 1875—1882, S. 169, zitiert nach CARLSON u. DAVIS, s. Anm. 7.
[3] HÄDICKE: Folia haematol. Bd. 3, S. 527. 1906.
[4] BIEDL u. DECASTELLO: Pflügers Arch. f. d. ges. Physiol. Bd. 86, S. 259. 1901.
[5] VINCI: Siehe Anm. 8, S. 930.
[6] ROUS: Journ. of exp. med. Bd. 10, S. 238. 1908.
[7] CARLSON u. DAVIS: Americ. journ. of physiol. Bd. 25, S. 174. 1909/10.
[8] Während bei CHISTONI (Arch. di fisiol. Bd. 6, S. 74. 1909) sie erheblich schwanken.
[9] ROUS: Journ. of exp. med. Bd. 10, S. 329. 1908.
[10] WEIDENREICH: Anat. Anz. Bd. 30, S. 51. 1907. — BIEDL u. DECASTELLO: Anm. 4. — ROUS: Journ. of exp. med. Bd. 10, S. 536. 1908. — CHISTONI: Arch. di fisiol. Bd. 9, S. 498. 1911 und Anm. 8.
[11] Fehlen nach ZIBORDI: Folia med. Bd. 8, S. 121. 1922; nach Ber. f. d. ges. Physiol. Bd. 13, S. 320.
[12] HEIDENHAIN: Pflügers Arch. f. d. ges. Physiol. Bd. 43. 1888 (Suppl.-Heft).
[13] ROUS: s. Anm. 2.
[14] FORGEOT: Journ. de physiol. et de pathol. génér. Bd. 9, S. 65. 1907.
[15] Näheres s. bei GERHARTZ, in Oppenheims Handb. d. Biochem. 2. Aufl., Bd. IV, S. 166ff.

Tabelle 3. (pro mille.)

Die Lymphe entstammt einer Fistel am	Oberschenkel[1] (Mensch)		Samenstrang[2]	Hals[3] (Pferd)	Oberschenkel[4] (Mensch)
	1	2	3	4	5
Wasser	939,9	934,8	957,6	955,4	943,8—965,3
Feste Stoffe	60,1	65,2	42,4	44,6	36,6— 56,2
Fibrin	0,5	0,6	0,4	2,2	35,2— 35,4 (Fibrin + Albumin)
Albumin	42,7	42,8	34,7		
Fett, Cholesterin, Lecithin	3,8	9,2	—	35,2 (Albumin + Fett, Cholesterin, Lecithin + Extraktivstoffe)	0,6
Extraktivstoffe	5,7	4,4	—	—	—
Salze	7,3	8,2	7,2	7,5	8,7

Spezifisches Gewicht des Lymphserums: 1016 bis 1023. Fibringehalt 0,04 bis 0,2%. Gerinnung ohne Plättchen. Eiweiß findet sich in der Leberlymphe, besonders reichlich[5], so daß der Trockenrückstand in ihr auf 7 bis 8% steigen kann. Der Harnstoffgehalt beträgt 0,01 bis 0,06%[6], der Reststickstoff ist gleich $^1/_8$ bis $^1/_{10}$ des Gesamtstickstoffs; bei 0,53% Eiweißstickstoff im Mittel ergibt sich demnach, daß ein beträchtlicher Teil des RN nicht auf den Harnstoff entfällt. Nachweis von Aminosäuren s. bei HOWELL[7] und HENDRIX und SWEET[8].

Tabelle 4. Eiweißfraktionen der Lymphe (Duct. thorac. Hund)[9].

mg E in ccm	Albumin %	Pseudoglobulin I und II	Euglobulin	Fibrin
39,9	79,75	19	0	1,25
31,7	60	35,9	1,0	3,0
39,9	77,8	16,5	1,0	4,7
Blutplasma[1] (Hund)	52,6	Globulin 37,5	Fibrinogen 9,9	

Das Eiweiß verteilt sich auf die Fraktionen Globulin und Albumin wie 1:2,4 bis 4. Die Lymphe enthält also relativ mehr Globulin als das Blut (vgl. Tab. 4).

Bei verschiedenen Eingriffen, namentlich unter der Einwirkung lymphtreibender Stoffe (Lymphagoga) wechselt dieses Verhältnis nicht unwesentlich[10].

ABDERHALDEN und LONDON[11] haben den Übergang von Aminosäuren in die Lymphe nach Verfütterung von l-Tyrosin, dl-Leucin und dl-Valin verfolgt. Die racemischen Formen ließen sich in der Lymphe nicht auffinden, wohl aber ihre in der Natur nicht vorkommenden Komponenten. L-Tyrosin-Fütterung ändert den Rest- und Aminostickstoff der Lymphe nicht. Nach Eingabe der entsprechenden Aminosäuren oder während der Eiweißverdauung konnten in den ersten 4 Stunden aus der Lymphe Glykokoll, Alanin, Leucin isoliert werden, in einer Ausbeute von nicht über 0,25 nach 5 g Zufuhr.

[1] GUBLER u. QUEVENNE: Gaz. méd. de Paris 1854, zitiert nach HAMMARSTEN: Lehrb. d. physiol. Chemie. 7. Aufl., S. 325.
[2] v. SCHERER: Gaz. méd. de Paris 1854.
[3] SCHMIDT, G.: Gaz. méd. de Paris 1854 (Bull. de St. Petersbourg Bd. 3, S. 355. 1861.
[4] MUNK u. ROSENSTEIN: Virchows Arch. f. pathol. Anat. u. Physiol. Bd. 123, S. 230 u. 484. 1891.
[5] STARLING: Journ. of physiol. Bd. 16, S. 230. 1894.
[6] S. auch NICLOUX u. WELTER: Cpt. rend. des séances de la soc. de biol. Bd. 87, S. 584. 1922.
[7] HOWELL: Americ. journ. of physiol. Bd. 17, S. 273. 1906.
[8] HENDRIX u. SWEET: Journ. of biol. chem. Bd. 32, S. 299. 1917.
[9] PETERSON, LEVINSON, JAFFÉ u. HUGHES: Journ. of immunol. Bd. 8, S. 323, 349, 361, 367, 377 u. 387. 1923.
[10] LEWINSKY: Pflügers Arch. f. d. ges. Physiol. Bd. 100.
[11] ABDERHALDEN u. LONDON: Pflügers Arch. f. d. ges. Physiol. Bd. 212, S. 735. 1926.

Zucker bezüglich reduzierende Substanz enthält die Hungerlymphe in derselben Menge wie das Blutserum[1]. Glykogen kommt lediglich in ihren Zellen vor[2]. In den neueren Untersuchungen von PETERSEN[3] und Mitarbeitern an nichtnarkotisierten Hunden schwankt der Gehalt der Lymphe an reduzierender Substanz zu Beginn der Experimente zwischen 60 und 208 mg%.

Die Gase der Hundelymphe bestehen neben sehr wenig O_2 und 1,6% N zu 37,4 bis 53,1 Vol.-% der Flüssigkeit aus CO_2[4]. Mit diesem Kohlensäuregehalt steht die Lymphe zwischen arteriellem und venösem Blut[5]. Über die Reservealkalikapazität s. S. 962.

Mineralstoffe sind in 0,8 bis 0,9 g% vorhanden und verteilen sich auf die einzelnen Ionen in folgender Weise (Tab. 5).

Tabelle 5[6].

	g	Millimole im Liter
Na . . .	3,229	140,4
K . . .	0,126	3,22
Ca . . .	0,0108	2,71
Mg . .	0,0035	0,1
Cl . . .	3,54	99,7
P . . .	0,0108	3,5

In einer Analyse von C. SCHMIDT war auch 0,09‰ SO_4 vorhanden. Nach MEYER-BISCH bewegen sich die Werte für Natrium zwischen 283 und 360 mg%, für Kalium zwischen 16 und 27 mg-%, für Calcium zwischen 9,6 und 13,11 mg% bei gleichseitigen Blutserumwerten von 12 bis 16,0 mg%. Diese Blutwerte liegen auffallend hoch, es scheint aber in der Lymphe Calcium, weniger deutlich Kalium, in geringerer Menge vorzukommen.

Etwas anders sind die Zahlen für die Lymphe aus einem Lymphangiom des Pferdes[7], in der aber auch Glucose, Harnstoff u. a. sonst regelmäßige Stoffe der Lymphe nicht nachgewiesen werden konnten.

In der Lymphe finden sich neben einem lipolytischen[8] dasselbe diastatische Ferment wie im Blutserum, welches nicht, wie Speichelptyalin und Pankreasamylase, Stärke hauptsächlich in Maltose und Dextrin, sondern in Dextrose verwandelt[9].

Besondere Stoffwechselprodukte oder -schlacken sind chemisch bisher aus der Lymphe nicht isoliert worden, ihre Gegenwart aber unter gewissen Bedingungen wird durch einige biologische (toxische) Reaktionen, welche Lymphe, besonders der Chylus, einem zweiten Tiere eingespritzt, auslösen kann, wahrscheinlich[10].

Physiko-chemische Daten. Auf die physiko-chemischen Verhältnisse, welche bei verfeinerter Meßmethodik in den einzelnen Lymphportionen nicht unerheblichem Wechsel unterworfen sind, wird im Laufe des nächsten Abschnittes einzugehen sein. Zahlreiche Messungen der Gefrierpunktserniedrigung, Δ, der Leitfähigkeit, λ, der Viscosität, η, finden sich namentlich bei HAMBURGER[11]

---

[1] v. MERING: Arch. f. (Anat. u.) Physiol. 1877, S. 379. — OSATO u. TOHOKU: Journ. of exp. med. Bd. 2, S. 494. 1921. — HENDRIX u. SWEET: Journ. of biol. chem. Bd. 32, S. 299. 1917 finden nach 18stündigem Fasten die Gründe höherer Zuckerwerte in L. als im Blut, aber mit der nicht einwandfreien Methode von LEWIS und BENEDICT; auch die Blutzuckerwerte sind auffallend hoch, zudem nicht aus Plasma oder Serum gewonnen.

[2] DASTRE, Cpt. rend. des séances de la soc. de biol. Bd. 47; Arch. de physiol. (5) Bd. 7.

[3] PETERSON, JAFFE, LEWINSON u. HUGHES: Journ. of immunol. Bd. 8. 1923.

[4] HAMMARSTEN: Arb. a. d. Phys. Inst. Leipzig 1871.

[5] STRASSBURG: Pflügers Arch. f. d. ges. Physiol. Bd. 6, S. 65. 1872.

[6] Nach MUNK u. ROSENSTEIN: Zitiert auf S. 935.

[7] ZARIBNICKY: Hoppe-Seylers Zeitschr. f. physiol. Chem. Bd. 78, S. 327. 1912.

[8] HAMILL: Observation on human chyle. Journ. of physiol. Bd. 35, S. 151. 1906/07.

[9] GROHÉ: Greifswalder Med. Beitr. Bd. 3, S. 1. — BIAL u. RÖHMANN: Pflügers Arch. f. d. ges. Physiol. Bd. 52, S. 137. 1892; Bd. 55, S. 469. 1894.

[10] ASHER u. BARBÈRA: Zeitschr. f. Biol. Bd. 36, S. 154. 1898. — JAPPELLI: Zeitschr. f. Biol. Bd. 53, S. 320. 1910.

[11] HAMBURGER: Osmotischer Druck, Ionenlehre und med. Wiss. Bd. II. München: Bergmann 1901.

und in der italienischen Literatur, auf welche im einzelnen verwiesen werden muß[1]. Nur einige Angaben zur allgemeinen Orientierung sollen hier folgen.

Der osmotische Druck des Lymphserums, gemessen an der Gefrierpunktserniedrigung, ist fast regelmäßig ein wenig höher als der des Blutserums, wie aus folgender Übersicht und den Tabellen 6 und 7 erhellt:

Tabelle 6.

Lymphe vom Hund . . .	—0,625	FANO u. BOTTAZZI[1]
„ „ „ . . .	—0,595—0,62	D'ERRICO u. JAPPELLI[1]
Chylus „ „	—0,64	D'ERRICO u. JAPPELLI[1]
„ „ Mensch . .	—0,51—0,56	STRAUSS[2]

Die Viscosität (η) bestimmte im Chylus BOTTAZZI[3] in einem Ostwaldviscosimeter mit beigegebenen Wasserwerten zu (Tab. 7).

Tabelle 7.

Lymphe	t°	H_2O
28′ 31,3″	15	18′ 41,3″
16′ 29,2″	39	11′ 43,4″

η der Lymphe ist stets kleiner als des Blutserums, auch nach Gelatineinjektion, welche etwas lymphtreibend wirkt (D'ERRICO[1]). Werte für die elektrolytische Leitfähigkeit λ ($\varkappa$) sind aus Tabelle 8 und 9 zu entnehmen, welche wohl die besten in der Literatur vorhandenen Messungen wiedergeben[3] (Tab. 8 u. 9).

Tabelle 8. Hunde, 18 Stunden Hunger, Morphinnarkose, erste 2 Stunden Portion nach Anlage der Thoracicusfistel. (Nach MARFORI und CHISTONI.)

	Leitfähigkeit $\varkappa_{37}$	Δ Gefrierpunktserniedrigung	Viscosität η 39°	Oberflächenspannung b 20°
I.	153	0,600	1,300	7,150
II.	151	0,58	1,241	7,248
III.	126	0,59	1,405	7,37
IV.	158	0,61	1,406	6,928
V.	152	0,545	1,172	7,248
VI.	152	0,595	1,437	6,478

Häufig nimmt λ ab, wenn Δ und η der Lymphe ansteigt. Das stimmt damit überein, daß bei der p_H der Körperflüssigkeiten λ mit zunehmendem Eiweißgehalt in Eiweißlösungen sinkt[4].

Die Oberflächenspannung bestimmte BUGLIA[5] nach J. TRAUBES[6] Formel:

$$\sigma = 7{,}3 \cdot S \frac{Z w}{Z} \text{ mg/mm}.$$

(S = spez. Gew., ZW = Tropfenzahl des Wassers, Z = Tropfenzahl der Lymphe im Stalagmometer)

zu 5,5 bis 6,8 mg/mm (15°).

[1] BOTTAZZI u. FANO: Arch. ital. de biol. Bd. 26, S. 45. 1896. — D'ERRICO: Zeitschr. f. Biol. Bd. 49, S. 283. 1907. Ferner BOTTAZZI, ASHER u. SPIRO: Ergebn. d. Physiol. Bd. 7, S. 309. 1908. — JAPPELLI u. D'ERRICO: Arch. di fisiol. Bd. 4, S. 315. 1907. — CHISTONI: Arch. di fisiol. Bd. 6, S. 74. 1909; Bd. 9, S. 498. 1911. — BUGLIA: Biochem. Zeitschr. Bd. 36, S. 471. 1911 (Oberflächenspannung). — ROSSI: Arch. di fisiol. Bd. 12, S. 415. 1915. — VINCI: Arch. di fisiol. Bd. 6, S. 41. 1909; Arch. internat. de phys. Bd. 9, S. 263. 1916. — BURTON, OPITZ u. NEMSER: Americ. journ. of physiol. Bd. 45, S. 25. 1917 (Viscosität).

[2] STRAUSS: Dtsch. med. Wochenschr. 1902, S. 37—38.

[3] BOTTAZZI: s. Anm. 1; s. auch LUCKHARDT: Americ. journ. of physiol. Bd. 25, S. 345. 1909/10. Ferner BOTTAZZI: Arch. ital. de biol. Bd. 40, S. 44. 1898.

[4] PALMER, ATCHLEY u. R. LOEB: Journ. of gen. physiol. Bd. 3, S. 801. 1920/21; Bd. 4, S. 585 u. 591. 1921/22.

[5] BUGLIA: s. Anm. 1.

[6] TRAUBE, J.: Pflügers Arch. f. d. ges. Physiol. Bd. 123, S. 425. 1908.

Die Zahlen geben aber nur ungefähr die Größenordnung, wechseln von Tier zu Tier etwas in den verschiedenen Arbeiten; so geben MARFORI und CHISTONI bei acht nüchternen Hunden Werte nach derselben Methode zwischen 6,48 und 7,23 (20°)[1] (s. Tab. 8). Nach fettreicher Nahrung, nach Zufuhr gallensaurer Salze und anderer oberflächenaktiver Stoffe kann die Abnahme der Oberflächenspannung als empfindliches Reagenz geringer in der Lymphe auftretender Mengen dienen.

Tabelle 9. Hunde 40 Stunden Hunger, Morphinnarkose. 2stündliche Portionen bis zum Tode. λ ($\varkappa_{25}$) kontinuierlich, Δ mit Schwankungen abnehmend. (Nach VINCI.)

	Leitfähigkeit $\varkappa_{25}$	Δ Gefrierpunktserniedrigung
I.	$118-110 \cdot 10^{-4}$	0,630—0,67
II.	111—106	0,615—0,645
III.	120—116	0,62 —0,64
IV.	125—118	0,62 —0,64

Tabelle 10. (Nach MUNK und ROSENSTEIN) s. bei GERHARTZ l. c.

	In der Darmlymphe waren pro Stunde vorhanden nach Zufuhr von		
	103 g Eiweiß % Eiweiß	150 g Stärke + 150 g Zucker g red. Subst. = %	41 g Lipanin g Ätherextrakt = %
Nüchtern	3,113	0,082 = 0,095	0,284 = 0,216
in der 1. u. 2. Std.	3,488	0,09 = 0,126	0,199 = 0,237
„ „ 3. „ 4. „	3,066	0,10 = 0,161	2,780 = 2,515
„ „ 5. „ 6. „	3,133	0,117 = 0,164	5,337 = 3,863
in der 7., 8. u. 9. Std.	7. u. 8. Std. 2,758	0,11 = 0,205	2,070 = 2,180

Während der Verdauung nimmt namentlich der Fettgehalt im Chylus zu, wie MUNK und ROSENSTEIN in einem fast einzigartigen Falle quantitativ verfolgen konnten (s. Tab. 10), indem es möglich war, aus einer Fistel am Oberschenkel die Hunger- wie die gesamte Verdauungslymphe des Darmes aufzufangen. Übrigens erscheint nicht alles Fett in der Lymphe. Auch Zucker[2], Harnstoff[3] und Aminosäuren[4] steigen während der Darmresorption in der Lymphe an, und zwar über den Blutwert, gar nicht das Lympheiweiß. Der Übertritt anderer zu experimentellen Zwecken einverleibter Substanzen in die Lymphe wird gemeinsam mit ihrer Bildung abgehandelt.

Die Brustganzlymphe von Kaninchen und Hund enthält thermostabile bactericide Stoffe[5] gegen Paratyphus A und B, Typhus, Kruse-Shiga, Flexner, Coli, aber nicht gegen pathogene Kokken, während vergleichsweise im Blutserum, wenigstens beim Kaninchen, nur thermolabile Bacteriocidine vorhanden sind[5]. Die thermostabilen Substanzen der Lymphe vertragen halbstündiges Erwärmen auf 60 bis 65°, sie sind nicht mit Äther extrahierbar.

III. Die Bildung der Lymphe.

Zusammenfassende Darstellungen.

ASHER: Biochem. Zentralbl. Bd. 4, S. 1 u. 2. 1905. — COHNSTEIN, in LUBARSCH u. OSTERTAG: Ergebn. d. allg. Pathol. u. pathol. Anat. Bd. 3, S. 1. 1896. — COLIN, G.: Physiologie comparée des animaux Bd. II, S. 211ff, 2. Aufl. Paris 1873. — ELLINGER, ASHER u. SPIRO:

[1] MARFORI u. CHISTONI: Arch. internat. de physiol. Bd. 13, S. 383. 1913.

[2] GINSBERG: Pflügers Arch. f. d. ges. Physiol. Bd. 44, S. 306. 1889. — HENDRIX u. SWEET: Zitiert auf S. 933, Anm. 1.

[3] GRÉHAUT u. QUINQUAUD: Journ. de l'anat. et de la physiol. Bd. 20, S. 317; Cpt. rend. des séances de la soc. de biol. Bd. 98, S. 1312.

[4] HENDRIX u. SWEET: Journ. of biol. chem. Bd. 32, S. 299.

[5] IKEGAMI: Zeitschr. f. Immunitätsforsch. u. exp. Therapie Bd. 45, S. 124. 1925.

Ergebn. d. Physiol. Bd. I, 1, S. 355. 1902. — HAMBURGER: Osmot. Druck u. Ionenlehre. Bd. II, S. 30. 1904. — HOEBER in KORÁNYI-RICHTER: Physik. Chem. u. Med. Bd. I, S. 345. Leipzig: Thieme 1907. — HOEBER: Physik. Chemie d. Zelle u. d. Gewebe. 19. Aufl. — KLEMENSIEWICZ, in KREHL-MARCHAND: Handb. d. allg. Pathol. Bd. II, S. 1 u. 341. Leipzig: Hirzel 1912. — MAGNUS: Oppenheimers Handb. d. Biochem. I. Aufl., Bd. II 2, S. 99. — MEYER-BISCH, ASHER u. SPIRO: Ergebn. d. Physiol. Bd. 25. 1926. — OVERTON, in Nagels Handb. d. Physiol. Bd. II, 1. Abt., S. 744. 1906. — SCHULZ, F. N.: Oppenheimers Handb. d. Biochem. II. Aufl., Bd. IV, S. 143. 1923. — STARLING: Schäfers Textbook of physiology, Bd. I, S. 285. — STARLING: The fluids of the Body. Chicago: Keener u. Co. 1909. — v. WITTICH, in Hermanns Handb. d. Physiol. Bd. V 2, S. 257. 1881.

Allgemeines. Man unterscheidet am besten Capillartranssudate[1], Gewebsflüssigkeit und in dem Lymphgefäßsystem fließende Lymphe im engeren Sinne. Capillartranssudat und Gewebsflüssigkeit werden vielfach als Gewebslymphe oder Gewebssaft zusammengefaßt, während LUDWIG das reine Transsudat primäre Lymphe, HEIDENHAIN Blutlymphe nannte. Die drei Flüssigkeiten entstehen der Reihe nach aus einander, indem die Gewebsflüssigkeit das durch den Stoffwechsel der Gewebe mehr oder weniger veränderte Capillartranssudat ist; beide lassen sich nur begrifflich, stofflich aber wohl niemals rein von einander sondern.

Die Vorgänge bei der Lymphbildung vollziehen sich zwischen drei Räumen mit mindestens zwei Trennungsflächen. Was an jeder der letzteren geschieht. wäre eigentlich für sich zu analysieren; da es aber nur im Falle parenteraler Zufuhr, die hinwiederum ganz unphysiologische Verhältnisse setzt, einigermaßen geschehen könnte, muß im folgenden das Gesamtergebnis der Austauschvorgänge, gewonnen bald durch den Vergleich arteriellen und venösen Blutes, bald durch Beobachtung der abgeflossenen Lymphmenge, zusammengefaßt werden. Wie schon LUDWIG[2] betont hat, sollten streng genommen bei jeder theoretischen Erörterung darüber, wie Blutflüssigkeit in Lymphe umgewandelt wird, beide nur in einem bestimmt abgegrenzten Stromgebiet zueinander in Beziehung gesetzt werden. Dieser Forderung haben naturgemäß nur die wenigsten Untersuchungen bisher entsprechen können.

Wenn als Ziel angesehen wird, die biologischen Vorgänge in unorganische aufzulösen und aus ihnen synthetisch begrifflich wieder aufzubauen, so fragt es sich, *welche biologischen Elementarvorgänge kommen für die Lymphbildung* in Betracht und in welchem Maße hat ein jeder daran Anteil. Nach dieser Zerlegung in eine Reihe von Faktoren wird jeder einzelne wieder in das Ganze eingegliedert werden müssen. Da das Capillartranssudat den Geweben alle Ernährungsstoffe zu-, der Rückstrom und die abfließende Lymphe alle unverwerteten Stoffwechselendprodukte abführt, so kann die Aufgabe nur im Zusammenhang mit den Vorstellungen richtig erfaßt werden, welche uns andere Gebiete der Physiologie, z. B. die Kreislaufs- und Ernährungslehre, an die Hand geben. Ob z. B., wie man früher geneigt war anzunehmen, den Organzellen ein während oder nach der Resorption resynthetisiertes Eiweiß oder entsprechend unserem heutigen Wissen nur dessen Bausteine zur Verfügung gestellt werden, das wird sehr von Einfluß nicht nur darauf sein, was für Stoffe, sondern auch durch welche Mechanismen diese ins Gewebe transportiert werden. Ebenso muß von grundlegender Bedeutung für jeden Versuch einer Theorie der Lymphbildung werden, welche dynamische Funktion im Kreislauf wir den Blutcapillaren als

[1] Die gelegentlich in der Literatur auftauchende Meinung, der Ausdruck Transsudat schließe die Annahme einer bestimmten Entstehungsweise, nämlich durch Filtration, ein, ist philologisch wie historisch irrig. Hier sei diese Bezeichnung noch ausdrücklich als indifferent hinsichtlich der Lymphgenese definiert.

[2] Bei TOMSA: Sitzungsber. d. Akad. d. Wiss., Wien. Mathem.-naturw. Kl. 46, II. Abt. 1863.

den Austauschorten zuschreiben; die Wiederentdeckung der motorischen Fähigkeiten ihrer Wandzellen in den letzten Jahren[1] berührt deshalb unser Thema auf das engste. Noch in mannigfach anderer Weise wird das Teilsystem, der Ausschnitt aus dem Lebewesen, dem unsere Betrachtung sich widmet, durch die Beziehung zum ganzen Organismus orientiert sein; dadurch und mithin auch durch die Grundeinstellung, die zu dem biologischen Gesamtproblem eingenommen wird, muß sich vielfach auch unsere Auffassung im einzelnen bestimmen. Als Teilvorgang des ganzen Stoff- und Wasserwechsels werden die *örtlich wirksamen Faktoren* der Lymphbildung oft durch experimentelle Bedingungen analysiert, die von den im Leben gegebenen weit abweichen. Zwar wird der funktionelle Zusammenhang des Ganzen im Kapitel Wasserhaushalt dieses Werkes ausführlich besprochen, aber auch für die Bewertung der einzelnen Komponenten und Deutung einzelner Daten wird es nützlich, ja notwendig sein, sich der Einheit des Organismus und der *geordneten Wechselwirkung der Teile zu einer Gesamtleistung* zu erinnern. Gerade die Geschichte der Lymphbildungstheorie ist ein gutes Beispiel dafür, wie der Wechsel in den Anschauungen nicht sowohl von Methodik und Realwissen, als auch von der allgemeinen biologischen Denkweise abhängt.

1. Der haemodynamische Faktor.

a) Das mechanische Modell.

Hämodynamisch ist die älteste der modernen Lymphbildungstheorien, die Filtrationstheorie von CARL LUDWIG[2]. Sie nimmt an, daß das Capillartranssudat, durch den in den Capillaren herrschenden Blutdruck aus diesem abfiltriert, wobei die Strömungsgeschwindigkeit zunächst vernachlässigt wird. Die ihr zugrunde liegenden mechanischen Vorstellungen sind am klarsten an dem Transsudationsmodell von KOERNER[3] und KLEMENSIEWICZ ausgearbeitet worden (Abb. 131).

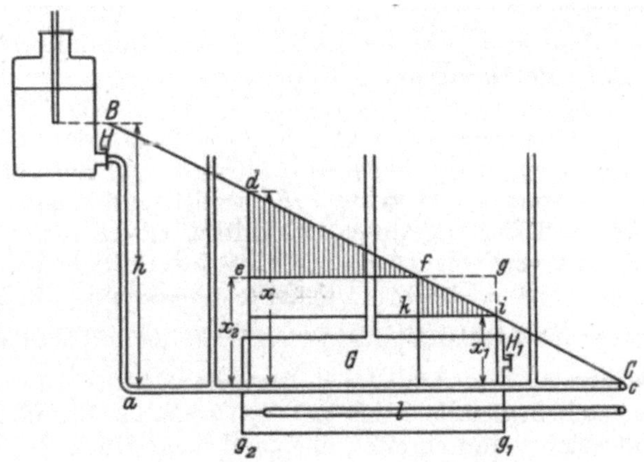

Abb. 131. Transsudationsschema nach KOERNER-KLEMENSIEWICZ.

Das im übrigen starre Rohr $a - c$ sei auf der Strecke $g_2 - g_1$ für Flüssigkeit permeabel (z. B. eingebundenes Darmstück oder Collodiumrohr, -capillare) und von einem zweiten, viel weiteren Rohr G (= Gewebe) umgeben. Das aus der MARIOTTEschen Flasche A unter konstantem Druck abfließende Wasser habe ein Druck-

[1] EBBECKE: Zentralbl. f. Physiol. 1914, S. 126; Pflügers Arch. f. Physiol. Bd. 169, S. 1. 1917. — KROGH-EBBECKE: Anatomie u. Physiologie der Capillaren. Berlin: Julius Springer 1924.

[2] Zuerst Med. Jahrb. der Ärzte Wiens 1863, 4. H. Zahlreiche Veröffentlichungen in den Arbeiten aus d. physiol. Inst. Leipzig 1869—1874. — Lehrbuch der Physiologie des Menschen. Bd. II, S. 128ff. Leipzig u. Heidelberg 1861.

[3] Wiener allg. med. Zeitg. 1873 mehrere Artikel, gesammelt „Die Transfusion im Gebiet der Capillaren“. Wien 1874; zitiert nach KLEMENSIEWICZ' Neudruck: KOERNER, M.: Transfusion. Leipzig 1913.

gefälle entsprechend der Strecke $B - C_1$, und es gehe also auch die Filtration aus dem permeablen Rohrteil nach G entlang $g_2 - g_1$ mit abnehmendem Drucke $(x - x_1)$ vor sich. Sobald der Druck in G den im distalen Rohrende bei g_1 vorhandenen Druck x_1 überschreitet, muß bei g_1 eine Rücktranssudation aus G in das Rohr $a - o$ hinein eintreten. Sie erfolgt bei Beginn des Versuchs (nach Öffnung des Hahnes H) aber zunächst in quantitativ geringerem Umfang als die Filtration nach G, wie z. B. beim Drucke x_2 in G der Vergleich des Dreiecks edf (Filtrationsstrecke × Druck) mit dem Dreieck fki (Strecke des Rückstroms × Druck Differenz $x_{11} - x_1$) lehrt. Gleichgewicht zwischen Filtration und Rückstrom würde sich erst einstellen können, wenn im Fortgang des Versuchs bei weiterer Filtration der mittlere Druck im Rohr $g_2 g_1$ $\frac{x + x_1}{2}$ in G erreicht ist. Bei Verwendung eines nachgiebigen Darmstückes $g - g_1$ und mäßiger Spannung desselben wird aber zuvor der Überdruck in G eine Kompression auf den distalen Abschnitt, zunehmend nach g_1 hin, ausüben. Das Rohr wird hier deformiert, verengert, und der Widerstand im Rohrstück $g_2 - g_1$ erhöht, so daß das Druckgefälle sich entlang dieser Strecke immer steiler gestaltet, immer mehr die Filtration den Rückstrom überwiegt, und schließlich das Rohr bei g_1 völlig verschlossen wird, worauf der Druck in G natürlich bis zu der Höhe h ansteigt. Voraussetzung für einen dauernden Strom in ac bei nachgiebigem Rohrstück $g_2 - g_1$ wäre also ein weiterer Abfluß aus G, wie er im Gewebe in der Tat mittels der Drainage durch das Lymphgefäßsystem vorhanden ist. Im Modell kann dies durch einen Hahnausfluß H_1 aus G oder aber, dem biologischen Objekt ähnlicher, dadurch erzielt werden, daß ein zweites, blind geschlossenes, permeables Rohr l (= Lymphrohr) in G ausgespannt wird, das sich nach außen öffnet.

Bleiben wir zunächst bei dem Ablauf mittels Hahn (ohne l). Nach der durch die Abflußweite H_1 bestimmten Drucksenkung in G wird es sich nun richten, ob die Stromsperre bei g_1 sich wieder öffnet und damit wieder Rückfiltration einsetzt. Ist der Abstrom bei H_1 hinreichend, so stellt sich ein neues Gleichgewicht ein, indem die filtrierte und die auf beiden Wegen (Rücktranssudation und „Lymphweg" H_1) abfließende Menge einander gleich sein müssen. Welcher Teil davon durch Rückfiltration sich entfernt, wird unter sonst gleichen Bedingungen von dem Verhältnis des Druckes in G zu dem Gefälle $x - x_1$ im Innenrohre abhängen. Der Druck in G wird jetzt infolge des Druckverlustes durch den Abfluß H_1 kleiner sein als der mittlere Filtrationsdruck $\frac{x + x_1}{2}$. Die Bedeutung des Gefälles für die Quote des Rückstroms geht daraus hervor, daß bei steilem Gefälle längs $g_2 - g_1$, wenn im Beginn des Strömungsversuches die Filtration voranschreitet, eher und mehr Rückstrom sich einstellen muß als bei geringem. Halten wir x konstant, erhöhen aber x_1, etwa durch Einführen eines Stromwiderstandes distal von g_1 sowie entsprechender Verkleinerung von h und vermindern wir damit das Gefälle $g_2 - g_1$, so wird sich die Filtration vermehren, da ja der mittlere Filtrationsdruck der Strecke $g_2 - g_1$ $\frac{x + x_1}{2}$ sich vergrößert hat, die Rückfiltration aber wird abnehmen. Es wird also der Abfluß durch H_1 sowohl wegen steigender Filtration als wegen des Sinkens der Rückfiltration ansteigen. Wir können diesen Zustand etwa einer venösen Stauung vergleichen.

Halten wir aber x_1 konstant, steigern jedoch x, etwa indem wir die MARIOTTEsche Flasche höher stellen und einen entsprechenden Widerstand (capillare Strecke) zwischen g_2 und g_1 anbringen, so wird nicht allein der Druck in G wiederum wachsen, sondern das Gefälle $x - x_1$ ebenfalls. Damit wird also neben der Filtration auch die Rücktranssudation zunehmen, und der auf H_1 im Gleichgewicht entfallende Teil des Abflusses wird sich weniger als im ersten Falle vermehren. Diese zweite Anordnung können wir etwa dem Zustande bei einer arteriellen Hyperämie vergleichen.

Weitere Komplikationen der schematischen Betrachtung, die sich aus der vom Drucke in G und von der Wandspannung abhängigen Kompression des distalen Rohrstücks bei g_1 ergeben, übergehen wir hier, zumal sie im Organismus kein Analogon haben.

Es ließe sich also nach dem Ausfall dieses Modellversuches erwarten, daß der Venendruck eine größere Einwirkung auf den Abfluß durch das Lymphsystem ausübte als der arterielle. In den weiterhin zu besprechenden experimentellen Beobachtungen am Tier werden wir hierfür eine gewisse Bestätigung finden.

Denken wir uns nun statt des Hahnes H_1 als Abfluß für das Geweberohr G das blind geschlossene permeable Stück l, so wird auch in ihm, wie in ac, der Druck von seinem blinden Ende bis c abfallen. Mit wachsendem Druck in G muß das Rohr l, zuerst bei g_1 verengt und schließlich ganz komprimiert werden. Begünstigt wird deshalb Ceteris paribus der Abfluß in der Richtung bc innerhalb gewisser Grenzen, wenn Widerstände auf der Strecke g_1c im Rohr l den Druckabfall längs bg_1 und damit das Stromhindernis durch den Außendruck in G verkleinern. Klemensiewicz weist darauf hin, daß gerade ein solches Verhältnis im Lymphsystem verwirklicht sei. Denn es ist infolge viel geringerer Weite seiner größeren Stämme und durch Zwischenschaltung zahlreicher Lymphdrüsen mit erheblich größeren Widerständen als das Venensystem ausgestattet.

Es ist beinahe überflüssig, hinzuzufügen, daß die Ergebnisse des Modellversuchs, insoweit überhaupt ein rein mechanisches Filtrationsmoment im Körper bei der Lymphbildung in Frage kommt, nur mit wesentlichen Modifikationen auf die capillaren Verhältnisse der Gewebe, auf die hier gegebenen Druck-, Zug- und Spannungsbedingungen übertragen werden können. Die Klarheit und Anschaulichkeit des Schemas gibt aber allen weiteren Betrachtungen eine förderliche Grundlage.

b) Physiologisches.

Die *vasculäre Abhängigkeit der Gewebssaftbildung und -abfuhr* tritt am auffälligsten in der alten ärztlichen Erfahrung des Gliederödems bei Venenthrombose zutage, welche wohl zuerst Lower[1] (1680) richtig gedeutet und experimentell verfolgt hat. Bouillaud[2] betonte im Anfang des 19. Jahrhunderts besonders diesen Zusammenhang, und die Beachtung geläufiger klinischer Vorkommnisse hätte Ranvier[3], anschließend Hehn[4], davor bewahren können, gleichzeitige Nervläsion (Ischiadicusdurchschneidung) für ein Erfordernis des Ödemeintritts zu erklären; man muß nur sicher alle kollateralen Venen, z. B. mittels Gipsbreiinjektion, verschließen[5]. Nur wenn einzelne Venenzweige offengeblieben sind, welche für den Abstrom des Capillartranssudats zwar in der Ruhe, nicht aber bei gesteigertem Flüssigkeitsaustausch genügen, erzeugt oder verstärkt der infolge Gefäßlähmung nach Nervdurchschneidung erhöhte Zufluß das Ödem.

[1] Lower: Tractat. de corde item motu et colore sanguinis. London 1680.

[2] Bouillaud: Arch. gén. de méd. Bd. 2, S. 188. 1823.

[3] Ranvier: Cpt. rend. hebdom. des séances de l'acad. des sciences Paris Bd. 69, S. 1326. 1871, 1869.

[4] Hehn: Zentralbl. d. med. Wiss. 1873, Nr. 40.

[5] Sotnitschewsky: Virchows Arch. f. pathol. Anat. u. Physiol. Bd. 77, S. 85. 1879. — Rott: Berl. klin. Wochenschr. 1874, S. 100, Nr. 9.

Weiteres über die Frage der Ödementstehung, für welche die Lymphzirkulation ja von viel geringerer Bedeutung als die Flüssigkeitsabfuhr auf dem Blutwege ist, an anderer Stelle dieses Werkes; hier sei nur bemerkt, daß beispielsweise auch zur Entstehung des so häufigen Ödems an den Unterextremitäten der Schwangeren der erhöhte Venendruck beiträgt[1].

Daß auch der Lymphfluß aus den Lymphgefäßen bei **venöser Stauung** sich vermehrt, wurde am Hoden, an Vorder- und Hinterpfote des Hundes durch LUDWIGS Schüler gezeigt[2]. Sie bestätigten dabei, wie später ROGOWICZ, PEKELHARING und MENSONIDES u. a.[3], den wichtigen Befund von GENERSICH[4] und LESSER, daß nur bei aktiver oder passiver Muskelbewegung bzw. Massage aus den Lymphstämmen der Glieder überhaupt Lymphe zu gewinnen ist, und immer nur in recht kleinen Portionen. Die in regelmäßigen Zeitabständen ausdrückbaren Lymphmengen sind aber auch in Ruhe bei Venenabklemmung, wenigstens in der ersten Zeit der Stauung, erhöht. Wenn LAZARUS BARLOW[5] zu anderem Ergebnis kommt, so kann die von ihm angewandte Massenligatur, welche bei Verminderung der arteriellen Zufuhr einen teilweisen Abstrom durch tiefliegende Venen keineswegs sicher ausschließt, sowie das Aufsammeln der Lymphe in längeren (einstündigen) Fristen dafür verantwortlich gemacht werden.

Die Lymphvermehrung nach Venenstauung, deren erste Phase, den vermehrten Flüssigkeitsaustritt aus den Capillaren, COHNHEIM[6] zuerst mikroskopisch an Netz, Zunge, Schwimmhaut des Frosches beobachtet hat, findet sich auch in anderen Lymphgebieten, in größerem Ausmaße in jenen, welche gegenüber den Extremitäten sich durch einen spontanen kontinuierlichen Lymphfluß auszeichnen: am Bauch, am Kopf. Unterbindung oder Verstopfung der Vena cava oberhalb des Eintritts der Lebervenen oder Verschluß der Pfortader steigert sehr stark den Lymphstrom aus dem Duct. thoracicus[7], in mäßigem Grade auch Abbindung beider Nierenvenen[8], worauf im einzelnen noch zurückzukommen sein wird. In HAMBURGERS[9] Versuchen floß aus dem Hauptlymphgang am Pferdehals in Ruhe 17, während der Kompression der V. jugularis 42 ccm in der Stunde ab, auch die Lymphvermehrung beim Fressen wurde durch venöse Stauung von 63 auf 75,5 ccm erhöht. Das negative oder geringe Ergebnis von MOUSSU[10] am *selben* Objekt kommt daneben bei seinen viel kleineren aufgefangenen Lymphmengen gar nicht in Betracht, da diese geringen Quanten den Verdacht auf das Vorhandensein offener Lymphkollateralen erwecken. Auch im Bereiche der Glandula submaxillaris steigert Venenabklemmung den Lymphfluß[11].

---

[1] Zum Beispiel RUNGE: Arch. f. Gynäkol. Bd. 122, S. 142. 1924.

[2] TOMSA: Zitiert auf S. 936, Anm. 2. — PASCHUTIN: Ber. d. sächs. Ges. d. Wiss. math.-physik. Kl. Bd. 95. 1873. — EMMINGHAUS: Ber. d. sächs. Ges. d. Wiss. math.-physikal. Kl. S. 396; Arb. a. d. Phys. Inst. Leipzig 1872 u. 1874.

[3] ROGOWICZ: Pflügers Arch. f. d. ges. Physiol. Bd. 36, S. 252. 1885. — PEKELHARING u. MENSONIDES: Arch. néerland. des scienc. exactes et naturelles Bd. 21, S. 69. 1887. — PUGLIESE: Pflügers Arch. f. d. ges. Physiol. Bd. 72, S. 603. 1898; Linfa e funzione vasomotoria in Festschrift für PIETRO ALBERTONI. Bologna 1901.

[4] GENERSICH: Arb. a. d. Phys. Inst. Leipzig 1870, S. 53; Sitzungsber. d. sächs. Ges. d. Wiss., math.-physikal. Kl. 1870, S. 142. — LESSER: Anpassung der Gefäße an große Blutmengen; Ber. d. sächs. Ges. d. Wiss., math.-physikal. Kl. 1874, S. 153.

[5] Philosoph Transact. of the roy. soc. of London B. 185, Bd. 2, S. 779. 1894.

[6] COHNHEIM: Virchows Arch. f. pathol. Anat. u. Physiol. Bd. 41, S. 220. 1867.

[7] HEIDENHAIN: Pflügers Arch. f. d. ges. Physiol. Bd. 49, S. 209. 1891.

[8] STARLING: Journ. of physiol. Bd. 16, S. 246. 1894.

[9] HAMBURGER: Zeitschr. f. Biol. Bd. 30, S. 143. 1894.

[10] MOUSSU: Thése de Paris 1901; Recherches sur l'origine de la lymphe; Cpt. rend. des séances de la soc. de biol. Bd. 52, S. 235. 1900; Journ. de l'anat. et physiol. Bd. 37, S. 4. 1901.

[11] BAINBRIDGE: Journ. of physiol. Bd. 26, S. 87. 1900/01.

Viel umstritten ist der Einfluß **arterieller Druckänderung.** Die sehr kleinen Lymphmengen des Hodens schwanken nach TOMSA bei vorübergehender Kreislaufschädigung (Aufblasen eines Ballons im rechten Vorhof) ungefähr mit dem arteriellen Blutstrom. In den anderen Versuchen der LUDWIGschen Schule wie ihren Nachfolgern wird die arterielle Hyperämie meist durch Nervtrennung und Gefäßlähmung hergestellt. An den Extremitäten vermehrt sich dann in der Regel, aber nur für kurze Zeit, das erzielbare Lymphquantum, wofür PASCHUTINS eigene Zahlen, entgegen seiner Angabe, besser noch EMMINGHAUS, ROGOWICZ, PEKELHARING und MENSONIDES Belege geben. Auch hier finden LAZARUS BARLOW und MOUSSU das Gegenteil. Aber ob nicht der Ausfall der Innervation noch weitere Folgen mit sich bringt als Anstieg des arteriellen Druckes und der Durchströmungsgeschwindigkeit, ist in diesem Falle ebensowenig klar, wie bei Reizung des peripheren Ischiadicusstumpfes. Bei Vasoconstriction vermindert sich der Lymphfluß, während Gefäßerweiterung durch Reizung des Ischiadicus oder des zentralen Vagusendes mit dem konstanten Strom durch Asphyxie oder Nicotinapplikation ihn vermehrt[1]; die lymphtreibende Wirkung des in diesen Experimenten verwendeten Curare kann ausgeschlossen werden. An der Hundezunge steigert Reizung der im Lingualis ziehenden Dilatatoren oder Ausschaltung der im Hypoglossus laufenden Constrictoren die Lymphmenge dieses Gebietes, Hypoglossusreizung mindert sie; bei maximaler Dilatatorenwirkung vermehrt Hypoglossusdurchschneidung sie nicht weiter[2]. Schon vorher war Gefäßerweiterung im Gesicht mit gesteigerter Lymphbildung[3] und Zungenödem nach Lingualisreizung bekannt[4]; gleichzeitig in die V. saphena injiziertes Indigcarmin färbt die durch Lingualisreizung dilatierte Zungenhälfte viel intensiver blau als die benachbarte, ein Experiment, welches auch am Ohr des Albinokaninchens (Gefäßerweiterung nach Durchschneidung des N. auricularis magnus) sich anstellen läßt; die Lymphe der Hundeextremität hat unter analogen Bedingungen (Ischiadicusdurchschneidung) eine bläuliche Farbe[5]. Was hierbei die Gefäßpermeabilität betrifft, ist später zu besprechen; für ein rein vasomotorisches Moment scheint zu sprechen, daß die stärkere Färbung der gelähmten Seite wesentlich schneller als die schwächere der normal durchbluteten wieder verschwindet.

Soweit die Lymphbildung vom arteriellen Druck abhängt, ist hier noch folgendes zu ergänzen: Bei Drucksteigerung durch Splanchnicusreizung ist teils Vermehrung[6] der Lymphe nach anfänglicher, kurzer Verminderung[7], teils keine Änderung der Blutzusammensetzung, die auf erhöhten Flüssigkeitsübertritt in die Gewebe schließen ließe[8], gesehen worden; auch bei Reizung des Gefäßzentrums der Medulla oblongata[9] oder bei Blutdrucksteigerung unter Asphyxie blieb der

[1] ROGOWICZ: Zitiert auf S. 940. — OSTROUMOFF: Pflügers Arch. f. d. ges. Physiol. Bd. 12, S. 252. — DOURDOUFFI: Arch. slaves de biol. Bd. 3, S. 346 u. 1578. 1887 (zitiert nach COHNSTEIN und ELLINGER).

[2] LEWASCHEW: Cpt. rend. hebdom. des séances de l'acad. de sciences Paris Bd. 103, S. 75. 1886.

[3] DASTRE u. MORAT: Arch. de physiol. Bd. 11 (II. Sér. 6), S. 409. 1879; Bd. 14 (II. Sér. 9), S. 177. 1882 u. (II. Sér. 10), S. 326. — MORAT, J.: Arch. de physiol. Bd. 1 (V. Sér. $^1/_2$), S. 196. — Nach STARLING: Journ. of physiol. Bd. 16, S. 265. 1894. Ödem von nur sehr mäßigem Umfang.

[4] COHNHEIM: Vorlesungen über allgemeine Pathol. Bd. I, II. Aufl., S. 135. Berlin 1882; s. auch HEIDENHAIN: Pseudomotorische Nervenwirkungen. Arch. f. Anat. (u. Physiol.) Suppl.-Bd. 1883, S. 174. — MARCACCI: Lo sperimentale. Bd. II, S. 270. 1883.

[5] ROGOWICZ: Zitiert auf S. 940. [6] STARLING: Zitiert auf S. 940, Anm. 8.

[7] v. BASCH: Arb. a. d. Phys. Inst. Leipzig 1873.

[8] BÖHM: Biochem. Zeitschr. Bd. 16, S. 313. 1909.

[9] ASHER: Biochem. Zeitschr. Bd. 14, S. 83ff. 1908.

Wassergehalt des Blutes derselbe, womit allerdings ein gesteigerter Flüssigkeitsübertritt in die Gewebe bei arterieller Druckerhöhung nur dann ausgeschlossen werden könnte, wenn ein gleichzeitiger und ebenso großer Zuwachs des Rückstroms ins Blut an anderen Kreislaufstellen sicher zu verneinen wäre.

Besonders wichtig ist folgendes: Wird die Aorta dicht oberhalb des Zwerchfells verschlossen, so fließt aus dem Duct. thoracicus Lymphe noch längere Zeit, meist zwar etwas vermindert, gelegentlich aber auch vermehrt, obwohl der Blutdruck in den Baucharterien auf Null gesunken ist[1]; andererseits braucht der starke Blutdruckanstieg in der oberen Körperhälfte bei Aortenkompression die Blutkonzentration beim Vergleich der Arteria femoralis oder carotis mit der Vena jugularis oder submaxillaris nicht zu erhöhen.[2, 3]

Capillardruckerhöhung Lymphagoga II. Reihe. Der erste Teil dieses scheinbar bündigen Beweises für die Druckunabhängigkeit des Lymphflusses, der HEIDENHAINsche Aortenversuch, hat nun aber durch STARLINGS grundlegende Kritik eine ungeahnte Wendung erfahren. Davon ausgehend, daß lediglich der Druck in den Capillaren als den Orten des Flüssigkeitsaustausches überhaupt in Frage kommen könne, stellten BAYLISS und STARLING[4] zunächst fest, daß für den intracapillären Druck der Venendruck bedeutungsvoller ist als der arterielle. Sie stellten ferner fest, daß der Capillardruck, namentlich in dem größten und wichtigsten Lymphbildungsgebiet, dem abdominellen, keineswegs in einfacher, vielmehr für Leber und Darm in ganz verschiedener Weise vom arteriellen oder venösen Druck abhängt, und STARLING konnte zeigen, daß, entsprechend diesem Unterschiede, sich auch die Beschaffenheit und die Strömung der Lymphe des Duct. thorac. aus diesen seinen zwei vornehmlichen Quellbezirken verschieden verhält. Bei Verschluß der Aorta dicht oberhalb des Zwerchfells sinkt der Druck sehr stark nur in den Darmcapillaren, weniger, noch nicht einmal um die Hälfte, in der V. portae, gar nicht in der V. femoralis bezüglich Cava inferior: Der Lebervenen- und damit der Lebercapillardruck bleibt also noch längere Zeit, 1 bis 2 Stunden, in vollem Betrag erhalten oder steigt vielleicht sogar noch etwas an. Die alsdann in kaum veränderter Menge abgesonderte Ductuslymphe zeichnet sich durch ihren Eiweißreichtum[5] aus. Eine ebenso eiweißreiche Lymphe nur in 10- bis 20fach gesteigerter Menge wird ausgeschieden nach Verschluß der Cava inferior einschließlich oder oberhalb der Lebervenen, wodurch unter ungeheurer Vergrößerung des Organs der Lebercapillardruck enorm ansteigt. Da dieser Lymphfluß nach Abbindung der Leberlymphgefäße sofort versiegt und bei Verschluß der Cava tief unterhalb der Lebervenenmündung nicht zustande kommt (HEIDENHAIN), so kann die Leber mit Sicherheit als seine Quelle und Lymphe solcher Beschaffenheit als charakteristisch für die Leber angesprochen werden. Denn die Lymphe, welche in etwa 4- bis 5fach gesteigerter Menge nach Abbindung der *Vena portae* abgesondert wird, zeigt sich im Gegensatz hierzu wesentlich verdünnt hinsichtlich des Eiweißgehaltes ihres Serums, aber reicher an roten Blutkörperchen. Sie entstammt in der Hauptsache dem Darm, der bei schwerster venöser Stauung unter diesen Umständen alle Anzeichen des aufs höchste gesteigerten Capillardruckes darbietet.

Allgemein, besonders aber in den Abdominalorganen, wächst der Capillardruck auch bei Überfüllung des ganzen Gefäßsystems. Nach Einspritzung großer

---

[1] STARLING: Zitiert auf S. 940, Anm. 8.
[2] ASHER-BOEHM: Biochem. Zeitschr. Bd. 16, S. 313. 1909.
[3] TANI: Biochem. Zeitschr. Bd. 145, S. 189. 1924.
[4] BAYLISS u. STARLING: Journ. of physiol. Bd. 16, S. 159 u. 224. 1894.
[5] HEIDENHAIN: Zitiert auf S. 940, Anm. 7.

Mengen defibinierten Blutes[1] oder einwandfreier, nach Transfusion unveränderten Blutes von Tier zu Tier, also im Zustande einer wahren Plethora, erhöht sich die Lymphmenge des Duct. thorac. und ebenso nach Infusion größerer Mengen isotonischer Salzlösungen[2]. Obwohl, zumal im letzteren Fall, schnell ein großer Teile der eingelaufenen Flüssigkeit ins Gewebe austritt[3], überdauert doch ein erheblicher Anstieg des Porta- und Cavadrucks (bis 100%) längere Zeit, bis zu etwa $^3/_4$ Stunden[4], bei Bluttransfusion wahrscheinlich auch noch länger, die Infusionen, während der anfänglich etwas angestiegene arterielle Druck rasch zur Norm wieder abfällt. Es steigt also besonders der Darm- und Lebercapillardruck, und dementsprechend schwillt die Leber stark an[5]. Bei Überschwemmung des Gefäßsystems mit physiologischer Salzlösung von einer peripheren Vene aus zeigen zahlreiche Flüssigkeitsvakuolen die große Wasseraufnahme der Leberzellen an[6]. Die eiweißreiche Lymphe bei Bluttransfusionen kann sogar dem Serum isoviskös werden[7].

Auf denselben Vorgängen im Grunde beruht es wohl, wenn auch nach Autotransfusion (Wicklung der Extremitäten nach ESMARCH) das arterielle Blut und sein Plasma, nach den spezifischen Gewichten zu urteilen, sich eindickt[8], und in ähnlicher Weise verstärkt sich der Lymphstrom nach Einspritzung hypertonischer Zucker- oder Salzlösungen ins Blut. Diese Lösungen sind die *Lymphagoga*[9] *II. Reihe* HEIDENHAINS, des Entdeckers dieses Vorgangs. Der osmotische Wassereinstrom aus den Geweben ist es hier (nach HEIDENHAIN und STARLING), welcher den Capillardruck, wiederum in besonders starkem Maße in den Bauchorganen, beträchtlich und die arterielle Druckerhebung überdauernd in die Höhe treibt[10]. Weil die Lymphflußvergrößerung ausbleibt, wenn ein dem zu erwartenden Gewebswassereinstrom etwa gleich großer Aderlaß den Anstieg des Darm- und Lebercapillardrucks verhindert, hält STARLING für bewiesen, daß der Druck in den Haargefäßen und nicht die entstehende Hydrämie oder andere Faktoren für die Lymphbildung hier den Ausschlag geben. Eine nur zuweilen beobachtete *anfängliche* Abnahme des Lymphstroms, unmittelbar nach der intravenösen Einspritzung der hypertonischen Lösung, läßt sich, wie DUBOIS[11] gezeigt hat, ebenfalls durch die Capillardruckverhältnisse erklären, da sie sich nur bei

---

[1] LESSER: Zitiert auf S. 940, Anm. 4. — WORM-MÜLLER: Ber. d. sächs. Ges. f. Wiss., math.-physik. Kl. 1873, S. 573 (auch in den Arb. d. Phys. Inst. Leipzig 1873. S. 159). — WORM-MÜLLER: Transfusion und Plethora. Christiania 1875. — JOHANNSON u. TIGERSTEDT: Skandinav. Arch. f. Physiol. Bd. 1, S. 396. 1889. — BOTTAZZI u. JAPPELLI: Biochem. Zeitschr. Bd. 11, S. 338. 1908.

[2] COHNHEIM u. LICHTHEIM: Virchows Arch. f. pathol. Anat. u. Physiol. Bd. 69, S. 106. 1877.

[3] LESSER: Zitiert auf S. 940, Anm. 4. — v. REGEZY: Pflügers Arch. f. d. ges. Physiol. Bd. 37, S. 73. 1885. — DASTRE u. LOYE: Le lavage du sang. Arch. de physiol. norm. et pathol. Bd. 2, S. 93. 1888 u. 1889, S. 253. — MAGNUS: Arch. f. exp. Pathol. u. Pharmakol. Bd. 42, S. 250. 1899 (Literatur); Bd. 44, S. 68. 1900.

[4] JOHANNSON u. TIGERSTEDT: s. Anm. 1. — In einem neuen Versuche MEYER-BISCHS kam die Lymphvermehrung durch Infusion von Kochsalzlösung aber auch am Eckfisteltier zustande, also trotz wesentlicher Abänderung des Leberkreislaufs (ASHER u. SPIRO: Ergebn. d. Physiol. Bd. 25, S. 608. 1926).

[5] BAYLISS u. STARLING: Zitiert auf S. 942, Anm. 4.

[6] RAUM: Arch. f. exp. Pathol. u. Pharmakol. Bd. 29, S. 353. 1892.

[7] BOTTAZZI u. JAPPELLI: s. Anm. 1.

[8] LAZARUS BARLOW: Zitiert auf S. 940, Anm. 5. — Cpt. rend. des séances de la soc. de biol. Bd. 50, S. 566; Bd. 51, S. 220. 1906.

[9] HEIDENHAIN: Zitiert auf S. 940, Anm. 6.

[10] HEIDENHAIN u. STARLING: Zitiert auf S. 940, Anm. 7.

[11] DUBOIS: Cpt. rend. des séances de la soc. de biol. Bd. 58, I S. 566 u. II S. 200. 1906; Journ. de physiol. et de pathol. génér. Bd. 9, S. 24. 1907; vgl. auch DEULING: Bijdrage tot de Kenntnis VAN WEEFSELVLOEISTOF en beginlymphe. Dissert. Utrecht 1916.

sehr niedrigem Capillardruck im Beginn, so ganz regelmäßig nach vorausgegangener hoher Rückenmarksdurchschneidung, oder in tiefer Chloralnarkose findet, wobei es natürlich länger währt, bis der Capillardruck durch den Wassereinstrom auf die für die Steigerung der Transsudation notwendige Höhe gebracht worden ist. Nach Jappelli[1] pflanzt sich in der Tat die Druckerhöhung nach Infusion hypertonischer Lösungen bis ins Lymphgefäßsystem fort, so daß im Duct. thorac. bei 20 bis 30 kg schweren Hunden der 52 bis 82 mm Hg betragende Druck ohne Narkose aufs Doppelte wächst; er verdoppelt sich bei diesen Infusionen auch, wenn er nach hoher Rückenmarksdurchschneidung auf nur 5 mm abgesunken ist, während isotonische Lösungen ihn nur sehr viel weniger erheben, hypotonische aber sogar auf Null herabdrücken. Übrigens ist die Wirkung der Lymphagoga II. Klasse nicht aufs Abdomen beschränkt. Auch die Kopf- (Hals-) Lymphe des Pferdes steigt nach intravenöser, massiver Infusion von Salzlösung[2].

Adrenalin. Im ganzen ist aber eine *Sonderstellung des abdominellen Lymphsystems* ersichtlich, die zunächst in den Druckverhältnissen des Portalsystems, abgesehen von seiner physiologischen Aufnahmefunktion gegenüber den ausschließlich abführenden Lymphgefäßen des übrigen Körpers, begründet ist. Die Frage, ob und wie die Lymphbildung vom Capillardruck abhängt, kann also nicht generell für den ganzen Körper, sondern muß regionär gestellt und beantwortet werden. In den Besonderheiten des Leberkreislaufs ist wohl zum Teil auch die Wirkung des Adrenalins auf die Flüssigkeitsverteilung im Körper begründet. Die Bluteindickung (Hyperglobulie), welche den hohen Anstieg des arteriellen Drucks nach Adrenalininjektion begleitet, schien zuerst die Auffassung sehr zu stützen, daß bei Druckerhöhung im Gefäßsystem eine vermehrte Menge Flüssigkeit aus den Capillaren abgepreßt wird[3]. Aber schon die gleichzeitig verminderte Durchblutung mancher Organe (z. B. der Speicheldrüse[4]) und der Umstand, daß die Hyperglobulie mit einer Verzögerung von mehreren (3 bis 4 Minuten), nicht selten erst bei wieder fallendem Blutdruck nachzuweisen ist[5], deuten auf Zwischenschaltung anderer Mechanismen. Asher[6] wies auf die allerdings keineswegs regelmäßige Anregung mannigfacher Sekretionen (Tränen, Speichel) durch Adrenalin am Tier hin; Donath[7] machte eine Änderung der Capillarpermeabilität wahrscheinlich, wie sie ja später Embden für die quergestreifte Muskelfaser bewiesen hat. Über die Vorgänge in der Leber nach Adrenalingabe besteht trotz zahlreicher Forschungen am ganzen Tier wie überlebenden Organ noch keine vollkommene Klarheit. Durch Adrenalininjektion wird der Druck in der V. portae[8] erhöht, wie nach Splanchnicusreizung, bei unverändertem Cavadruck und gleichzeitig steigt der Lymphfluß[9]. Diese Wirkung kann viel länger als die Erhöhung des arteriellen Druckes anhalten, es greift Adrenalin also intrahepatisch[10] an, und zwar nach Durchspülungsversuchen der

---

[1] Jappelli: Arch. di scienze biol. Bd. 1, S. 193. 1920.

[2] Moussu: Cpt. rend. des séances de la soc. de biol. Bd. 52, S. 236. 1900.

[3] Hess, O.: Dtsch. Arch. f. klin. Med. Bd. 79, S. 128. 1904. — Erb, W.: Dtsch. Arch. f. klin. Med. Bd. 88, S. 36. 1907.

[4] Asher: Zitiert auf S. 941, Anm. 9. [5] Böhm: Zitiert auf S. 941, Anm. 8.

[6] Asher: Zitiert auf S. 941, Anm. 9.

[7] Donath: Arch. f. exp. Pathol. u. Pharmakol. Bd. 77, S. 1. 1914.

[8] Schmid: Pflügers Arch. f. d. ges. Physiol. Bd. 136, S. 173. 1909. — Opitz, Burton: Quart. journ. of exp. med. Bd. 5, S. 312 u. 329. 1912. — Bainbridge u. Trevan: Journ. of physiol. Bd. 51, S. 460. 1917.

[9] Camus, M. L.: Cpt. rend. des séances de la soc. de biol. Bd. 56, S. 552. 1904. — Yanagawa: Journ. of pharmacol. a. exp. therapeut. Bd. 9, S. 75. 1917. — Bainbridge u. Trevan: s. Anm. 8. — Chistoni: Arch. di fisiol. Bd. 19, S. 101. 1921: die Lymphe wird verdünnt.

[10] Mautner u. Pick: Biochem. Zeitschr. Bd. 127, S. 72. 1922. — Pick: Wien. med. Wochenschr. 1924, Nr. 7.

isolierten Leber an den präcapillaren Pfortaderverzweigungen[1]. Das Lebervolumen nimmt dementsprechend ab, doch finden BAINBRIDGE und TREVAN[2] sowie andere eine Vergrößerung beim Experimente in situ, die aber nach MAUTNER[3] erst sekundär einer Verkleinerung folgt. Nach völliger oder teilweiser Ausschaltung der Leber, am Ecktier, nach Abklemmung der Leberarterien kommt die Hyperglobulie im Gefolge von Adrenalininjektion in eine periphere Vene nicht mehr zustande[4]. Die große Bedeutung der Leber für diesen Vorgang erscheint mithin sicher, wie die Vasomotion daran Teil hat, jedoch zweifelhaft. Die Angabe von LAMSON, Adrenalin wirke in dieser Weise nur bei denjenigen Tierarten (Hund, Affe, Mensch), welche den von E. PICK und MAUTNER[5] entdeckten Lebervenensperrapparat aus glatter Muskulatur besitzen, nicht aber bei Herbivoren, denen er fehlt, wird durch seine eigenen Protokolle nicht durchweg gestützt; auch öffnet nach PICK und MAUTNER Adrenalin diese Sperrvorrichtung, was mit einer Verkleinerung des Organs in Einklang steht.

Arterielle Blutdrucksteigerung durch Strophantin, unter dessen Einfluß ein Teil des Blutes aus den Bauchorganen in den übrigen Körper verschoben und der Portaldruck meist etwas gesenkt wird, erhöht nicht die Ductuslymphe[6]; der Druckanstieg unter $BaCl_2$, von nur geringfügiger Portaldruckerhöhung begleitet[7], konzentriert nicht das Blut, während *ohne* arterielle Hypertension multiple Ölembolien in beiden Lungen dies bewirken[8], vielleicht infolge rückläufiger Drucksteigerung in den Lebervenen bei stark erhöhtem Druck in der Arteria pulmonalis. Pituitrin, das den Pfortaderdruck erst senkt, dann etwas ansteigen läßt[2], vermindert den Lymphfluß bei intravenöser Injektion[9]. Ob bei diesen arteriellen Druckerhebungen auch der ausschlaggebende Capillardruck steigt, bleibt fraglich. Doch ist das wohl mit Recht anzunehmen in den obenerwähnten Versuchen ASHERS an der Speicheldrüse, in denen durch Aortenkompression dicht unter dem Zwerchfell die Geschwindigkeit des Submaxillarvenenblutes sich erhöhte. Aber trotzdem verließ in der Drüse nicht mehr Flüssigkeit das Blut, und es ergab sich dasselbe, als ein größeres Gebiet, die ganze Kopfregion, in Beobachtung genommen wurde. Auf den bedeutungsvollen Gegensatz zu anderen Capillardrucksteigerungen, etwa nach intravenösen Infusionen größerer Mengen Blut oder physiologischer Salzlösung, werden wir am Schluß des Kapitels noch zurückkommen. Örtliche Unterschiede reichen zur Erklärung jedenfalls nicht aus, denn bei großen Infusionen fangen auch die Speicheldrüsen an, abzusondern und ihre Lymphe zu vermehren[10].

Drucksenkung. Bisher war in der Hauptsache nur vom Anstieg des Capillardrucks und Flüssigkeitsübertritt ins Gewebe resp. in die Lymphgefäße die Rede. Auch das Gegenteil, Flüssigkeitseintritt ins Blut bezüglich Verminderung des Lymphflusses und sinkender Capillardruck ist häufig verwirklicht. So wird

[1] LAMPE: Arch. f. exp. Pathol. u. Pharmakol. Bd. 119, S. 66. 1926.
[2] BAINBRIDGE u. TREVAN: Zitiert auf S. 944, Anm. 8.
[3] MAUTNER: Wien. Arch. f. klin. Med. Bd. 7, S. 264. 1923.
[4] LAMSON u. ROCA: Journ. of pharmacol. a. exp. therapeut. Bd. 9, S. 135. 1916/17; Bd. 16, S. 125; Bd. 17, S. 481. 1921. — ANDERS-SCOTT: Americ. journ. of physiol. Bd. 44, S. 298. 1917.
[5] MAUTNER u. PICK: Münch. med. Wochenschr. 1915, Nr. 34, S. 1141. — MAUTNER u. PICK: Anm. 10 vorige Seite. — AREY u. SIMONDS: Anat. record Bd. 18, S. 219. 1920.
[6] YANAGAWA: Zitiert auf S. 944, Anm. 9.
[7] BAINBRIDGE u. TREVAN: Zitiert auf S. 944, Anm. 8.
[8] LAMSON: Journ. of pharmacol. a. exp. therapeut. Bd. 9, s. Anm. 4.
[9] MEYER, ERICH u. MEYER-BISCH: Dtsch. Arch. f. klin. Med. Bd. 137, S. 225. Etwas anderes Ergebnis bei MOMOSE: Japan. journ. of med. science Bd. 4; Pharmacology Bd. 1, S. 31. 1926; zitiert nach Kongr.-Zentralbl. f. inn. Med. Bd. 44, S. 212.
[10] COHNHEIM u. LICHTHEIM: Zitiert auf S. 943, Anm. 2.

schon während eines Blutverlustes innerhalb weniger Sekunden (20″ bei Lesser[1], 29″ bei Boehm) Blut und Plasma merklich verdünnt, und eiweißarme Gewebsflüssigkeit strömt auch nach Unterbindung des Duct. thorac. bei Aderlaß ein, also direkt aus dem Gewebe in die Blutcapillaren[2]. Sogar noch am eviszerierten Tier hat sich das gezeigt[3]. Ein auch von Gegnern der Filtrationstheorie zugestandener Zusammenhang[4] besteht ferner zwischen der Blutdrucksenkung im allgemeinen und der Blutverdünnung während langdauernder Tierversuche, doch ist er viel weniger regelmäßig[5]. Hier, wie bei der Angabe, daß trotz der Blutdrucksenkung durch Chloralhydrat der Lymphfluß des Duct. thorac. währenddessen ansteigt[6], fehlen Venendruckmessungen, den Capillardruck zu beurteilen. Gerade aber durch diese und besonders wieder durch Messungen des Darm- und Lebercapillardrucks ist der Wirkungsmechanismus einer Reihe capillarerweiternder Stoffe verständlicher geworden, welche Lymphagoga sind, obwohl sie den Blutdruck senken und zum Teil das Herz schädigen, so daß sie zunächst den Filtrationsgedanken völlig zu widerlegen scheinen.

Lymphagoga I. Reihe und Lebercapillardruck. Diese Substanzen Pepton, Histamin, Anaphylaxie auslösende Agentien, heute vielfach Shockgifte[7] genannt, sind teils identisch (wie Pepton), teils hier wegen Wirkungsähnlichkeit zusammenfaßbar mit Heidenhains *Lymphagogis I. Reihe*, zu denen noch Krebs-, Muskel-, Muschel- oder Blutegelextrakt, Hühnereiweiß u. a. zählen, Gemische, die zum Teil Histamin[8] oder ähnliche biogene Amine enthalten dürften. Weist schon der Eiweißreichtum der Ductuslymphe, welche nach Injektion dieser Stoffe in die Vene abgesondert wird (Heidenhain), auf ihre vornehmliche Herkunft aus der Leber, nach Starlings Erfahrungen über die Beschaffenheit der Leberlymphe, im allgemeinen hin, so hat dieser Forscher noch im besonderen festgestellt, daß mindestens der größte Teil der Lymphflußzunahme auch hier nach Abbindung der Leberlymphgefäße ausfällt[9]. Wir wissen jetzt durch E. Pick und Mautner[10], daß diese Stoffe die erwähnte Venensperre bei Carnivoren, Affe, Mensch in der Leber zu Kontraktion und damit den Lebercapillardruck zu starkem Anstieg bringen. Im Pepton-, Histamin- oder anaphylaktischen Shock ist besonders beim Hunde die Leber von dunklem, venösem Blute gewaltig geschwollen und hart[11]. Vielfach tritt eine große Menge Wasser aus dem Plasma aus, das arterielle Blut ist stark eingedickt. Wo diese Sperre fehlt, bei Herbivoren[12]: Kaninchen, Meerschweinchen, fehlt auch die Leberschwellung und der

[1] Lesser: Zitiert auf S. 940, Anm. 4. — Böhm: Zitiert auf S. 941, Anm. 8. Einstrom von 40 bis 50 ccm in 20 Sek. nach Aderlaß beim Kaninchen s. Boycott u. Douglas: Journ. of pathol. a. bacteriol. Bd. 19, S. 536. 1914. — Schmidt, C.: Zur Charakteristik der epidemischen Cholera. Leipzig u. Mitau 1850. — v. Limbeck: Klinische Pathologie des Blutes, S. 47. Jena 1892.

[2] Lesser: Zitiert auf S. 940, Anm. 4. — Nasse: Abhandlungen über Lymphbildung, S. 19. Marburg a. L. 1874. — Tscherewkow: Pflügers Arch. f. d. ges. Physiol. Bd. 62, S. 310. 1902. — v. Hoesslin: Hofmeisters Beitr. z. chem. Physiol. u. Pathol. Bd. 8, S. 431. 1906. — Scott: Journ. of physiol. Bd. 50, S. 157. 1915/16.

[3] Starling: Journ. of physiol. Bd. 19, S. 314. 1896.

[4] Asher: Zitiert auf S. 941, Anm. 9. [5] Böhm: s. o. — Erb: Zitiert auf S. 944, Anm. 3.

[6] Tschirwinsky: Arch. f. exp. Pathol. u. Pharmakol. Bd. 33, S. 155. 1894.

[7] Mautner u. Pick: Zitiert auf S. 944, Anm. 10.

[8] Abel u. Geiling: Journ. of pharmacol. a. exp. therap. Bd. 23, S. 1. 1924.

[9] Starling: Journ. of physiol. Bd. 17, S. 38. 1895.

[10] Mautner u. Pick: Zitiert auf S. 944, Anm. 10. — Simonds: The fundamental physiologic reaction in anaphylactic and pepton shok. Journ. of the Americ. med. assoc. Bd. 73, S. 1437. 1919.

[11] Hashimoto u. Pick: Arch. f. exp. Pathol. u. Pharmakol. Bd. 76, S. 89. 1914.

[12] Dale u. Laidlaw: Journ. of physiol. Bd. 43, S. 182. 1911/12; Bd. 52, S. 355. 1918/19. — Manwaring, W. S., Clark u. Rusell Chilcote: Journ. of immunol. Bd. 8, S. 191. 1923. — Manwaring, French u. Brill: Journ. of immunol. Bd. 8, S. 211. — Manwaring, Monaco u. Marino: Journ. of immunol. Bd. 8, S. 217. — Manwaring, Hisepian u. Beattie: Journ. of immunol. Bd. 8, S. 229. 1923.

Abfall des arteriellen Druckes (statt dessen Anstieg). Auch schon STARLING[1] hatte vor 30 Jahren, bald darauf TSCHIRWINSKY und POPOFF, durch Injektion dieser Lymphagoga den Portadruck bei unverändertem Druck der Cava um 40 bis 60 mm $MgSO_4$-Lösung erhöht gesehen, aber gerade dieser so erfolgreiche, klassische Ausarbeiter der LUDWIGschen Filtrationshypothese ist, wie HEIDENHAIN, obwohl aus anderen Gründen, nicht der Meinung, daß diese Zunahme des Capillardrucks das Wesentliche für ihre Wirkung sei, weil erstens die nur selten mehr als 20 bis 40 Minuten währende Drucksteigerung von der Vermehrung des Lymphflusses im allgemeinen wesentlich überdauert wird, und ferner, weil die Lymphe in diesem Fall trotz viel kleineren Capillardruckanstiegs mindestens ebenso reichlich strömt wie bei dem doppelt bis vier- und mehrfach größeren nach mechanischem Verschluß der Vena cava inferior durch einen Obturator. Neuerlich ist festgestellt worden, daß im Peptonshock des Hundes der Portaldruck um 6 bis 9 mm Hg für 3 bis 4 Minuten ansteigt, dann in 8 bis 12 Minuten zum Ausgang zurückkehrt, daß es aber nicht genügt, um diesen Betrag den Portaldruck durch Lebervenenumschnürung künstlich ansteigen zu lassen und dementsprechend den Abfluß aus der Leber zu hemmen, um das Bild des cyanotisch geschwollenen Organs zu erzeugen, welches für den anaphylaktischen und Peptonshock typisch ist[2].

Ebenso stellt ABE[3] (ASHER) fest, daß der Portaldruck nach Lymphagogis I. Reihe in wechselnder Weise schwankt, zum Teil in Zusammenhang mit den Atembewegungen. Die Druckschwankungen dauern viel kürzer an als der Lymphfluß. Am isolierten Organ spricht der venöse Sperrmechanismus bei Durchspülung auf Lymphagoga nicht an. Organ- und Stromvolum nehmen bei Durchspülung der Kaninchenleber mit Peptonlösung ebenso ab wie an der Hunde- oder Katzenleber, obwohl erstere auf Lymphagoga I. Reihe nicht mit Lymphsteigerung reagiert.

Nun beschränkt sich aber die vielgestaltige Wirkung der Lymphagoga I. Reihe und verwandter Stoffe keineswegs auf die Leber und abdominellen Organe. HEIDENHAIN ist überhaupt erst durch die ärztliche Erfahrung, daß nach Krebsgenuß Nesselquaddeln und flüchtige Ödeme sich einstellen können, zur Entdeckung der lymphagogen Wirkung jener Stoffgruppe geführt worden. Auch Histamin und Pepton, subcutan injiziert, erzeugen urticarielle Flüssigkeitsansammlungen in der Haut[4], ebenso wie sie bei den klinischen Beobachtungen anaphylaktischer Zustände häufig sind. Weder kann also ihr Angriffspunkt allein in den Lebervenen oder überhaupt in den Bauchorganen liegen, noch vermag der daselbst stattfindende Vorgang immer die Bluteindickung und ihre Folgen zu erklären. Denn der Lymphfluß aus dem Duct. thorac. schwillt nach Histamin am Hund im Verhältnis zu dem gewaltigen Plasmaverlust, welcher zumeist den Histaminshock und dessen Capillarerweiterung paradoxerweise (s. unten) begleitet, nur ziemlich unbedeutend an[5]; Shock wie Bluteindickung können auch nach Ausschaltung der Leber bei Hunden oder an eviscerierten Katzen durch Histamin[6] oder Pepton[7] noch erzeugt werden. Auch die Capillaren der Extremitäten werden durch Histamin erweitert, allerdings in, je nach Umständen, Intaktheit der Innervation und Dosierung, recht wechselndem Grade[8].

[1] STARLING: Zitiert auf S. 946, Anm. 9, S. 40. — TSCHIRWINSKY: Zitiert nach HAMBURGER: Osmotischer Druck und Ionenlehre, Bd. II, S. 46. 1904.

[2] MANWARING, BRILL u. BOYD: Journ. of immunol. Bd. 8, S. 121 u. 131. 1923. — MANWARING, FRENCH u. BRILL: Journ. of immunol. Bd. 8, S. 211.

[3] ABE: Biochem. Zeitschr. Bd. 165, H. 4—6. 1925.

[4] EPPINGER: Wien. med. Wochenschr. Jg. 63, S. 1413. 1913.

[5] DALE u. LAIDLAW: Journ. of physiol. Bd. 43, S. 190. 1911.

[6] DALE u. LAIDLAW: Journ. of physiol. Bd. 52, S. 376. 1918/19.

[7] MANWARING, CLARK u. CHILCOTE: Journ. of immunol. Bd. 8, S. 191. 1923.

[8] DALE u. RICHARDS: Journ. of physiol. Bd. 52, S. 110. — MANWARING, MONACO u. MARINO: Zitiert auf S. 946, Anm. 12.

Bayliss hat bereits vor vielen Jahren im Prinzip festgestellt, daß unter Einwirkung von Muschelextrakt das Volumen der Glieder unabhängig vom arteriellen Blutdruck zunimmt[1]; Pepton erweitert nicht nur im Splanchnicus, sondern auch in anderen Gebieten die Gefäße[2], und Krebsmuskelextrakt beschleunigt keineswegs nur den Lymphfluß des Duct. thorac., sondern auch den der Extremitäten[3], wie denn auch die lymphtreibende Wirkung des wahrscheinlich zu dieser Gruppe von Lymphagogis gehörigen Curare an eben diesen Körperteilen entdeckt und bestätigt worden ist[4]. Die Wirkung der Lymphagoga I. Reihe greift also über die abdominelle Vasomotorik weit hinaus, mag auch quantitativ der Anteil der Leber für den Gesamtorganismus, namentlich bei Carnivoren, sehr hoch einzuschätzen sein. Man könnte mit Mautner[5], der die Schwellung und Starre der mit denselben Giften durchspülten Kaninchen- oder Katzenlungen gleichfalls als Folge einer Kontraktion kleiner Venen auffaßt[6], die Anwesenheit ähnlicher Venensperren auch in anderen Organen, so der Haut, vermuten, zumal Fröhlich und Zak[7] an der Froschzunge durch solche kleinen venösen Muskelwülste lokale Stauung und Leukocytenansammlung nach verschiedenen anderen Reizen haben entstehen sehen. Doch selbst dies zugegeben, entgegen Kroghs[8] Meinung, der eine plastische Kontraktion subcutaner Venen für ziemlich unwahrscheinlich hält, begründet der Venenspasmus nur unzulänglich den Flüssigkeitsaustritt, weil, abgesehen von später zu besprechenden Gründen, nach Parrisius[9] und Hagen Venenspasmen gerade der Haut bei Vasoneurosen auch ohne Urticaria und Transsudation vorkommen, lediglich örtliche Cyanose erzeugend. Was aber hauptsächlich eine ausschließlich mechanisch-vasomotorische Auffassung unmöglich erscheinen läßt, sind die zahlreichen Tatsachen, die auf eine *häufige, vielleicht gesetzmäßige Verbindung von Capillarströmung und -durchlässigkeit* hinweisen, wovon später mehr. Hier ist zunächst folgendes zu betonen: Der Versuch, die Wirkung der Lymphagoga I. Reihe und verwandter Stoffe auf die Lymphbildung rein durch Capillardruckerhöhung infolge Venensperre zurückzuführen, beseitigt nicht die genannten Einwände Starlings, welche ihn veranlaßten, eine gleichzeitige Steigerung der Gefäßwanddurchlässigkeit anzunehmen.

Der erste dieser Einwände: die großen zeitlichen Verschiebungen zwischen der Dauer der Capillardrucksteigerung und der Lymphflußvermehrung gilt nicht allein im Quellgebiet des Duct. thorac. (s. oben); auch an den Extremitäten überdauerte in einer Beobachtung Puglieses[10] eine Verdopplung der Lymphmenge durch Krebsmuskelextrakt um $1^1/_2$ Stunde die kurze anfängliche Erhöhung des Venen- und Capillardrucks. Solche Differenzen finden sich freilich gleichfalls bei den Lymphagogis II. Reihe, deren Wirkungsmechanismus nach Starling völlig und auch nach Heidenhain zum größten Teil durch den Gang des Capillardrucks bestimmt sein soll. In Lazarus Barlows Infusionsversuchen

---

[1] Bayliss, bei Starling: Journ. of physiol. Bd. 17, S. 40. 1895.

[2] Thompson: Journ. of physiol. Bd. 20, S. 410. 1896; aber an isolierter Leber zitiert Abe auf S. 947, Anm. 3.

[3] Pugliese: Pflügers Arch. f. d. ges. Physiol. Bd. 72, S. 603. 1890.

[4] Paschutin: Zitiert auf S. 940, Anm. 2. — Lesser: Zitiert auf S. 940, Anm. 4. — Rogowicz: Zitiert auf S. 940, Anm. 3. — Tarchanoff: Arch. de phys. norm. et path. (2) Bd. 2, S. 73. 1875.

[5] Mautner: Wien. Arch. f. inn. Med. Bd. 7, S. 251. 1923.

[6] Auch Manwaring u. Boyd: Journ. of immunol. Bd. 8, S. 131. 1923. Extrahepatic mechanical reactions in peptonshoc.

[7] Fröhlich u. Zak: Klin. Wochenschr. 1923, S. 426.

[8] Siehe Krogh-Ebbecke: Zitiert auf S. 937, Anm. 1.

[9] Parrisius: Dtsch. Zeitschr. f. Nervenheilk. Bd. 72, S. 310. — Hagen: Zeitschr. f. d. ges. exp. Med. Bd. 14, S. 364; Virchows Arch. f. pathol. Anat. u. Physiol. Bd. 239, S. 504.

[10] Pugliese: Zitiert auf S. 940, Anm. 3.

mit hypo- und hypertonischen Salz-, Zucker- und Harnstofflösungen, zum Teil auch in STARLINGS analogen Experimenten, sank der Druck in der Cava inferior und der Porta zumeist wesentlich früher wieder ab zur Norm als der Lymphfluß (bei BARLOW bereits 10 Minuten nach beendeter Infusion). So war letzterer in einem Versuche STARLINGS, als der Cavadruck den Ausgangswert wieder erreichte, noch vierfach erhöht und 25 Minuten später immer noch um das Doppelte. Nun sind zwar die absoluten Venendruckwerte bei diesen Anfüllungen des Gefäßsystems um ein Mehrfaches größer als bei Einspritzung der anderen Lymphagoga (I. Reihe) in bereits wirksamen Dosen, aber wollte man mit STARLING im einen Fall einen größeren zeitlichen Unterschied zwischen Capillardruck und Lymphfluß als Einwand gegen einen Filtrationsvorgang zulassen, so wäre nicht einzusehen, warum im Prinzip nicht auch in den anderen. Denn im allgemeinen beträgt die Geschwindigkeit des Übertritts zahlreicher Stoffe (NaJ, Ferrocyankali, viele Farbstoffe) vom Blut bis in den Duct. thorac. nur wenige Minuten (3 bis 7)[1] (s. unten S. 974/975).

Kritik der Filtrationshypothese. Wir müssen also die Betrachtung zu einer *grundsätzlichen Kritik der Filtrationshypothese* überhaupt erweitern, die nach manchen Ablehnungen, auch über die bedeutenden Entdeckungen HEIDENHAINS hinweg, welche sie zunächst stark zu erschüttern schienen, wieder breiteren Boden gewonnen hat. Sie enthält in erster Linie, in klarer Formulierung, nur eine Annahme über den Flüssigkeitsaustausch zwischen Blutcapillaren und Gewebe (Intercellularräume des Zwischen- oder Stützgewebes). Der Capillardruck leistet danach die Arbeit, den Wandwiderstand zu überwinden, das weitere Schicksal der einmal ausgetretenen Flüssigkeit aber, der „primären" Lymphe, unterliegt auch nach CARL LUDWIGS ursprünglicher Vorstellung durchaus noch anderen, von den Geweben ausgehenden Einflüssen. In das gesamte Gefälle von dem Innern der Blutcapillaren bis zur Einmündung der großen Lymphstämme ins Venensystem sind die Gewebe wie ein großes Reservoir eingeschaltet. Die diesem Vergleich zugrunde liegende Annahme, daß das Volumen sämtlicher Capillaren nur einen Bruchteil des Gewebsvolumens beträgt, trifft auch für so capillarreiche Organe, wie den quergestreiften Muskel kleinerer Säugetiere, zu. Beläuft sich doch hier das Capillarvolumen während starker Durchblutung beim Hunde nach KROGHS Berechnung auf 10%, beim Pferd auf etwa 3,3% des Muskelvolumens[2].

Nicht ohne weiteres zu trifft aber für die Gewebe der manchmal herangezogene Vergleich, daß Änderungen des Gefälles im Zulauf eines großen Reservoirs, etwa im Oberlauf eines von Seen unterbrochenen Flusses, in seinem Ablauf sich nicht oder doch nicht unmittelbar auswirken. Die Dinge liegen im Gewebe auch nicht ganz so wie in einem großen zur Wasserreinigung benutzten Sandfilter mit Membranen am Zu- und Abflußrohr[3]. Der Unterschied liegt in der *Elastizität der Gewebe*. Von ihr und von der *Dehnungskurve des Gewebes* bei Belastung wird es abhängen, mit welchem Druck die Gewebespannung im Beginn und Verlauf des Flüssigkeitsübertritts aus dem Blut deren Weiterbeförderung besorgt. Insofern bedarf Filtrationstheorie und Modell (s. oben) einer prinzipiellen Ergänzung[4], indem nur die Druckdifferenz: Capillardruck-Gewebespannung als transsudationsfördernde Kraft mechanisch angesetzt werden kann.

---

[1] COHNSTEIN: Pflügers Arch. f. d. ges. Physiol. Bd. 59, S. 508. 1895. — MENDEL: Journ. of physiol. Bd. 19, S. 232. 1895/96. — TSCHIRWINSKI: Zentralbl. f. Physiol. Bd. 9, S. 51. 1895 u. a.

[2] KROGH: Zitiert auf S. 953, Anm. 1.

[3] JAPPELLI, G.: Arch. di science biol. Bd. 1, S. 193. 1920.

[4] LANDERER: Die Gewebespannung. Leipzig 1884.

Gewebsspannung. Die Größe des Widerstandes, den das Gewebe, bestrebt, in seine Ausgangslage zurückzukehren, der Gestaltveränderung entgegensetzt, ist bei diesem heterotropen Gebilde äußerst schwer physikalisch exakt auflösbar und zu messen. Auf die physikalischen Grundlagen dafür ist hier nicht weiter einzugehen. Nach den außer an Muskeln und Gefäßen spärlichen Untersuchungen sind die Zugspannungen (Elastizitätskoeffizienten), d. h. die prozentischen Längenzunahmen mit der Belastung bei bestimmtem Querschnitt, nicht nur unter den Gewebsarten sehr verschieden, sondern vielfach, so in der Haut, haben wir ganze Systeme von Spannungen vor uns, deren Wirkungen sich im organischen anatomischen Aufbau die Wage halten. Physikalisch chemische und physiologische Zustände haben auf diese mechanischen Eigenschaften beträchtlichen Einfluß. Die Elastizität der Haut nimmt mit dem Alter dauernd zu, ihre Dehnbarkeit also ab, während der ihr eigene hohe Grad von elastischer Vollkommenheit, d. h. die vollkommene Rückkehr zur Ausgangslänge nach Aufhebung der verschiedensten Belastungen sich Hand in Hand mit dem Schwunde elastischer Fasern im Greisenalter etwas einengt[1]. Auch vorübergehende physiologische Vorgänge haben an der im Gewebe herrschenden Spannung Anteil, nicht nur, wie selbstverständlich, Muskelaktion und Vasomotion, auch der Wassergehalt des Gewebes, der Turgor der Zellen, der Quellungsgrad der Gerüstsubstanzen u. a., wie denn bei Ödem die Spannung der Haut mittels der Elastometrie[2] erhöht gefunden worden ist.

Nimmt nun in einem Gewebe unter Umständen im Anfang der Transsudation die Spannung nur sehr wenig zu, so könnte auch vom Standpunkt der Filtrationstheorie aus selbst ein hoher Capillardruck die Lymphmenge in den Lymphgefäßen nicht vermehren; andererseits wird die windkesselartige Wirkung eines bei fortschreitender Wasseraufnahme stärker gespannten Gewebes auch nach abgesunkenem Capillardruck den Lymphstrom rein mechanisch, neben einem etwaigen Rückstrom in die Blutcapillaren, noch längere Zeit zu unterhalten vermögen. Aber da nach BOENNIGER[3] auch bei derselben Gewebsart, wenigstens bei der Haut, die Spannung an den Körperteilen auch in der natürlichen Ruhestellung eine außerordentlich verschiedene sein kann, wird man nicht geneigt sein, diesem mechanischen Moment für die Lymphbildung im allgemeinen eine größere Bedeutung beizumessen, mag diese auch für Einzelheiten, z. B. die Ödem*verteilung*, vorhanden sein. Insbesondere hat sich in diesen Verhältnissen nicht der Grund für die zeitlichen Verschiebungen von Capillardruck- und Lymphflußänderung aufzeigen lassen. Trotzdem sind aber die Bedingungen hierfür in den Geweben zu suchen, aber rein physiologische Wirkungen durch sie rücken damit in den Vordergrund.

Funktioneller Zustand der Gewebe. Damit berühren wir den wichtigsten Punkt für alle Schlüsse, welche etwa aus dem Lymphfluß auf den Transsudationsvorgang gezogen werden, hier zunächst im Hinblick auf den zeitlichen Zusammenhang. *Der durch ihre unmittelbare Vorgeschichte jeweilig bestimmte Zustand der Gewebe* wird ihre Reaktion auf die chemischen und mechanischen Reize, welche der Zutritt des Transsudats mit sich bringen muß, und damit dessen Verwertung im Gewebe und seinen Verbleib stark beeinflussen. Dieser biologische Faktor macht es im Grunde vollkommen unmöglich,

[1] BÖNNIGER: Zeitschr. f. exp. Pathol. u. Therap. Bd. 1, S. 163. 1905.

[2] GILDEMEISTER: Zeitschr. f. Biol. Bd. 63, S. 175. 1914. — SPRINGER: Zeitschr. f. Biol. Bd. 63. 201. — SCHADE: Zeitschr. f. exp. Pathol. u. Therap. Bd. 11, S. 369. 1912; Bd. 14, S. 1. 1913. — SCHADE: Physikal. Chemie und innere Medizin, 3. Aufl., S. 400. Dresden: Steinkopff 1921.

[3] BÖNNIGER: s. Anm. 1.

zeitliche Verschiebungen zwischen Capillardruck und Lymphbewegung, sei es für, sei es gegen die Annahme einer Filtration des Transsudates aus den Capillaren, bestimmt in Rechnung zu stellen, und deshalb konnte auch von den Anhängern der reinen Filtrationstheorie bislang nie präzis formuliert werden, ob oder mit welchem Anteil der Capillardruck auch an der Weiterbeförderung der in den Geweben quantitativ wie qualitativ veränderten „primären" Lymphe, der Gewebslymphe, in die Lymphbahn hinein mitwirkt.

STARLINGs zweiter Einwand gegen die Annahme, es werde durch die Lymphagoga I. Reihe die Capillarfiltration lediglich durch vasomotorische Kräfte vermehrt, betrifft die Größenverhältnisse zwischen Capillardruck und Lymphmenge unter verschiedenen Umständen, und man wird diesen Gesichtspunkt zu der Frage erweitern müssen: Kommen bei den gewöhnlichen Flüssigkeitsbewegungen so große Änderungen des Capillardrucks vor wie in manchen als beweisend angeführten Experimenten? Was *sein kann* unter willkürlichen Bedingungen, ist das auch das Wirksame im normalen physiologischen Zustande oder wird es nicht durch andere Faktoren abgelöst, zum mindesten unterstützt? Wählt man den drucksenkenden Aderlaß nicht allzu groß, etwa 0,24 bis 0,37 der berechneten Blutmenge bei Hunden, so nimmt etwa in der Hälfte der Fälle einer größeren Versuchsreihe der Lymphfluß aus dem Duct. thorac. *nicht* ab, manchmal sogar zu, trotz nicht geringerer Drucksenkung im arteriellen, portalen und venösen System[1], und HEIDENHAIN wirft die Frage auf, ob ein unter extremen Bedingungen möglicher Filtrationsvorgang unter physiologischen etwa ohne scharfe Grenze in einen andersgearteten übergehe, der teilweise in einer sekretorischen Leistung der Capillarwandzellen bestehe. Mit noch weniger eingreifender experimenteller Anordnung ist HAMBURGER[2], indem er den Lymphstrom am Halse arbeitender Pferde bei ruhendem Kopfe bestimmte, zu Ergebnissen gelangt, welche seiner Ansicht nach die Filtrationshypothese widerlegen. In diesem Versuche steigt, wie MOUSSU[3] bestätigt, die Absonderung aus der Halslymphfistel um das Drei- und Mehrfache an, obwohl nach KAUFMANNS[4] Messungen der Blutdruck in der Carotis und nach ergänzenden Versuchen HAMBURGERS[5] selber auch in der V. jugularis dabei abfällt, also der Capillardruck sicherlich nicht ansteigt. Gegen den Einwand, die Lymphe entstamme auch den Halsmuskeln, welche hierbei keineswegs vollkommen ruhig gestellt seien, vielmehr zum mindesten wesentliche statische Arbeit[6] leisteten, konnte HAMBURGER seine Deutung durch den Nachweis stützen, daß genaue Betrachtung der anatomischen Verhältnisse sehr gegen einen solchen Ursprung der Lymphe aus den von ihm angelegten Fisteln spricht, und daß ferner, wenn ruhigstehende Pferde den Kopf mehr auf und nieder bewegen, als es in den Arbeitsversuchen der Fall gewesen sein konnte, trotzdem die Halslymphe nicht in vermehrter Menge abläuft. Wahrscheinlich sind hier noch durch Vermittlung lymphagoger Substanzen analog den HEIDENHAINschen andersartige physiologische Beziehungen im Spiel. Denn auch das Serum und defibrinierte Blut von Hunden, welche durch ausgedehnte Tetanisierung der Muskulatur schwer ermüdet sind, erhöht, ruhenden Tieren intravenös injiziert, den Fluß der Lymphe aus dem Duct. thorac., deren Gerinnbarkeit und Gefrierpunktserniedrigung dabei sinkt[7].

---

[1] LESSER: Zitiert auf S. 940, Anm. 4.
[2] HAMBURGER: Zeitschr. f. Biol. Bd. 30, S. 143. 1893.
[3] MOUSSU: Recherches sur l'origine de la Lymphe. Thèse de Paris 1901.
[4] KAUFMANN: Arch. de phys. norm. et path. 24 (5) Bd. 4, S. 293 u. 495. 1892.
[5] HAMBURGER: Arch. f. (Anat. u.) Physiol. 1895, S. 366 u. 1897, S. 135.
[6] MOUSSU, Cpt. rend. des séances de la soc. de biol. Bd. 52, S. 541. 1900.
[7] D'ERRICO: Arch. internat. de physiol. Bd. 3, S. 168. 1905/06.

Nicht so Serum oder defibriniertes Blut normaler Tiere, während das der ermüdeten in großen Mengen sogar toxisch, zuerst erregend, später narkotisch wirkt. Der Erklärungsversuch d'Erricos, daß bei so exzessiver Muskelarbeit Stoffwechselprodukte und Ermüdungsstoffe in den Kreislauf übertreten, welche auch in nicht beanspruchten Gebieten die Gefäße einschließlich der Capillaren erweitern, weist auf mannigfach beobachtete Zusammenhänge zwischen Muskelarbeit, Ermüdung und Änderung der Blutverteilung[1], ferner auf solche zwischen Ermüdung und Capillarerweiterung (z. B. sichtbar oft an den Ohrmuscheln) hin. Hier ist als wichtig hervorzuheben, daß mit der aktiven Capillarerweiterung eine wesentliche Ergänzung der Filtrationshypothese eingeführt wird: **die Änderung der Filtrationsfläche.** Gegenüber der Druckfunktion ist dieses Moment erst in neuester Zeit richtig gewürdigt worden, nachdem die älteren Beobachtungen über die Kontraktionsfähigkeit der Capillaren sichergestellt[2], sehr erweitert und insbesondere der Umfang erkannt worden ist, in dem die Durchblutung infolge aktiver Öffnung und Schließung der Capillaren variiert.

So berechnet Krogh, daß z. B. in den Muskeln die Capillaroberfläche während der Tätigkeit sich um ein Vielfaches, bei kleinen Warmblütern um ein Vielhundertfaches vergrößert, und auch in anderen Organen kann, nach den capillaroskopischen Beobachtungen, die Durchblutungsgröße infolge Capillaröffnung und -schließung in weiten Grenzen wechseln. Dieser enorme Spielraum der Oberflächenentwicklung muß, vorausgesetzt, daß überhaupt nur ein Gefälle von Capillaren zu Gewebe besteht, natürlich von unvergleichlich viel stärkerem Ausschlag für die Größe des Transsudationsstromes sein als die viel kleineren Änderungen des Capillardruckes, die überhaupt als möglich angenommen werden können. Infolge dieses außerordentlichen Mißverhältnisses erscheint es wenigstens für manche Organe sehr gut denkbar, daß sogar bei kleinerem Druck, wenn entsprechend mehr Capillaren durchflossen werden, die größere Menge Transsudat und Lymphe gebildet wird. Damit würde auch Starlings Beobachtung begreifbar, daß die starke Lymphtreibung durch Lymphagoga I. Reihe mit viel kleinerem Capillardruckanstieg in der Leber einhergeht als die künstliche bei Cavaschluß. Auch Tscherewkows[3] Ergebnisse sind nun, wenn auch im speziellen Falle noch unerklärt, im Grunde doch für die Filtrationsvorstellung kein so unübersteigliches Hindernis mehr, wie sie noch Heidenhain erscheinen mußten. Zu den Tatsachen, welche unter diesem Gesichtspunkt ebenfalls in neuem Licht erscheinen, gehört die erwähnte alte Erfahrung, daß aus den vorwiegend muskulösen Extremitäten in Ruhe niemals, wohl aber bei passiver Bewegung sowie bei Massage Lymphe zu erhalten ist. Denn auch nach Massage nimmt nach Krogh durch Capillaröffnung die durchblutete Oberfläche im Muskel gewaltig zu[4]. Daß bei aktiver Bewegung, bei Tetanisierung der Muskulatur eine kleinere Lymphmenge erzielt wird als bei passiver Bewegung[5], ist angesichts des in beiden Fällen so verschiedenen, im Gewebe herrschenden Druckes und Spannungszustandes einem mechanischen Verständnis nicht ganz unzugänglich. Durch diese Umformung kommen nun aber in die Filtrationstheorie der Lymphbildung, immer noch im Rahmen der Hämodynamik, gedankliche Elemente, welche sie von der Konzeption ihres an der Gestaltung der klassischen Kreislaufsphysiologie

[1] Weber, E. H., Arch. f. (Anat. u.) Physiol. 1914, S. 290; Med. Klinik 1915, Nr. 17, 22 u. 36.

[2] Ebbecke: Zentralbl. f. Physiol. 1914; Pflügers Arch. f. d. ges. Physiol. Bd. 169. 1917. — Krogh u. Mitarbeiter: Anat. u. Physiol. d. Capillaren. Übersetzt von Ebbecke. — O. Müller (mit O. Weiss, Niekau u. Parrisius): Die Capillaren der menschlichen Körperoberfläche in gesunden und kranken Tagen. Stuttgart 1922.

[3] Tscherewkow: Zitiert auf S. 940, Anm. 4.

[4] Krogh: Journ. of physiol. Bd. 52, S. 468. 1918/19.

[5] Jappelli u. d'Errico: Arch. di fisiol. Bd. 4, S. 315. 1907.

grundlegend beteiligten Schöpfers KARL LUDWIG erheblich entfernen. Denn, wie hier nicht näher zu begründen, sind es im allgemeinen nicht Druckschwankungen in der zuführenden Arterie, welche Capillarbezirke öffnen und schließen[1], sondern die wie auch immer gearteten Bewegungen ihrer Wandzellen[2]. Viel eher hat venöse Stauung Einfluß im Sinne einer Erweiterung[3], was mit den früher besprochenen Beobachtungen am Lymphfluß übereinstimmt. Die Capillartranssudation ist nach der in dieser Richtung neu zu gestaltenden mechanischen Theorie kein rein passiver Vorgang mehr, dessen Arbeit allein der Kreislaufsmotor leistet; die Capillarwand, das Endothel wirkt, zunächst rein motorisch betrachtet, aktiv dabei mit, und auf die schon dadurch gegebene Abhängigkeit von der Gewebsfunktion werden wir in anderer Verbindung noch zurückzukommen haben.

Aber auch nun bleiben noch eine ganze Reihe Tatsachen übrig, für deren Verständnis die gewonnene theoretische Grundlage ungenügend erscheint. Zunächst ist hier der Meinung derjenigen Raum zu geben, welche bestreiten, daß überhaupt ein für Flüssigkeitsaustritt hinreichendes Druckgefälle vom Innern der Capillare zum Gewebe bestehe. Darauf wird im zweiten Abschnitt noch eingegangen werden. Es finden sich aber noch weitere experimentelle Belege, die den Filtrationsgedanken mindestens stark einschränken; so Versuche an der Speicheldrüse. Daß aus der tätigen Drüse bei Chordareizung mit starker, bei Sympathicusreizung mit spärlicherer Speichelbildung der Lymphstrom aufs Doppelte bis Zehnfache sich erhöht, wäre durch Zunahme der Durchblutung, durch die mächtige Capillarerweiterung erklärbar, wobei die sympathischen Vasoconstrictoren nach BARCROFT[4] durch vasodilatierende Stoffwechselprodukte überwunden werden. Aber in der atropinvergifteten Drüse versiegt mit dem Ausfall der Drüsenfunktion der Lymphfluß trotz erhaltener starker vasomotorischer Wirkung[5]. Man könnte an eine gleichzeitige Permeabilitätsveränderung durch Atropin denken. Ursprünglich hatte GIANUZZI[6], indem er in roherer Weise die Drüsensekretion durch Injektion von 1 bis 2 ccm 4,9% Na_2CO_3- oder 0,5% HCl-Lösung in den Ausführungsgang auszuschalten gedachte, ein stärkeres Ödem der Submaxillaris bei Chordareiz als auf der nicht gereizten, gleichfalls injizierten anderen Seite gefunden. Dieses Ödem oder die Lymphflußzunahme, welche bei lokaler venöser Stauung[7] oder Infusion größerer Mengen isotonischer Salzlösung eintritt, läßt sich durch Atropin aber nicht aufheben. Man wird also schließen müssen, daß die Ausschaltung der Drüsentätigkeit, nicht allein eine Permeabilitätsveränderung der Capillaren für den Ausfall des Lymphflusses bei Atropinvergiftung entscheidend ist. Wenn D'ERRICO und RANALLI nach Fluornatriuminjektion[8] in den Ausführungsgang bei Chordareizung noch Lymph-

---

[1] ROY u. GRAHAM BRAUN: Journ. of physiol. Bd. 2, S. 323. 1880. — KROGH: Journ. of physiol. Bd. 52, S. 471; Bd. 53, S. 403; Proc. of the phys. soc. S. 47. Über die Drucke, denen Capillarfluß standhält, s. THOMAS LEWIS: Journ. of physiol. Bd. 58. 1923; Heart, Bd. 11, S. 109. 1924.

[2] EBBECKE: Klin. Wochenschr. 1923, S. 1341.

[3] KROGH-EBBECKE: Zitiert auf S. 937, Anm. 1, S. 152ff.

[4] BARCROFT: Journ. of physiol. Bd. 35 u. 36; Respiratory function of the blood. Cambridge 1914.

[5] HEIDENHAIN: Pflügers Arch. f. d. ges. Physiol. Bd. 9, S. 346. 1874. — COHNHEIM: Vorlesungen über allg. Pathol. Bd. I, S. 493. 1882. — ASHER u. BARBERA: Zeitschr. f. Biol. Bd. 36, S. 154. 1898.

[6] GIANUZZI: Ber. d. sächs. Ges. d. Wiss., math.-phys. Kl. 1865, S. 77.

[7] BAINBRIDGE: Journ. of physiol. Bd. 26, S. 87. 1900.

[8] D'ERRICO u. RANALLI: Giornal. internaz. delle scienze medich. Bd. 27. 1905; zitiert nach ASHER: Biochem. Zeitschr. Bd. 14, S. 1. 1908. — COHNHEIM, O.: Zeitschr. f. Biol. Bd. 37, S. 443. 1899. Schädigung der Peritonealserosa durch Fluornatrium.

vermehrung *ohne* Speichelbildung sahen, so dürfte mit ASHER eine durchlässigkeitserhöhende Capillarschädigung neben der Vernichtung der sekretorischen Funktion anzunehmen sein.

Weiterhin ist hier der schon seit BIDDER[1] und LESSER bekannte *postmortale Lymphfluß* zu nennen, der besonders aus dem Duct. thorac. noch einige Zeit lang nach dem Tode anhalten kann, nach intravenöser Injektion hypertonischer Zuckerlösung, vorausgesetzt, daß der Tod erst einige Minuten später eintritt, sogar bis zu 3 Stunden, wovon in der ersten gesteigert[2]. Wie nach Verschluß der Aorta, sinkt auch hier der Capillardruck der Leber, deren Lymphgefäße, nach Abbindungsversuchen zu urteilen, wiederum hauptsächlich den Lymphfluß speisen, nur sehr allmählich ab[3]. Aber auch nach Pepton, Erdbeerextrakt[4] ist die Erscheinung trotz *rasch* sinkenden Lebercapillardruckes nach dem Tode vorhanden, und sie findet sich auch, obschon viel geringer und von kürzerer Dauer, am Truncus cervicobrachialis[5]. Es scheint sicher, daß die Momente, welche als fördernd für die Lymphbewegung noch zu besprechen sein werden und die, wie die Darmperistaltik, noch längere Zeit postmortal anhalten können, den Vorgang begünstigen; so auch künstliche Atmung bis zu 24 Stunden lang[6]. Aber die zunehmende Veränderung der Lymphzusammensetzung: mäßige Zunahme des Trockenrückstandes und des osmotischen Drucks über den des Blutes hinaus bei Abnahme der Leitfähigkeit in der Ductus-thoracicus-Lymphe, jedoch Zunahme der Leitfähigkeit in der im übrigen gleichsinnig veränderten Armlymphe läßt die Lymphe als neu nach dem Tode entstanden erkennen. Wenn nun auch postmortale Vorgänge kaum auf die des Lebens übertragen werden können, so weisen sie doch hier auf die Wirksamkeit noch ganz anderer Faktoren als der hämodynamischen bei der Lymphbildung hin.

2. Der physikalisch-chemische Faktor.

a) Diffusion, Osmose.

Daß eine einfache Filtration durch eine völlig permeable indifferente Membran bei der Lymphbildung nicht stattfindet, geht aus der Zusammensetzung der Lymphe, die von dem Blutserum in mehrfacher Hinsicht abweicht und je nach ihrer Herkunft etwas wechselt, klar hervor.

Die Gesamt- wie Teilkonzentrationen der Krystalloide in beiden Flüssigkeiten unterscheiden sich indessen nicht sehr erheblich von einander. Und ändert man sie künstlich, so beobachten wir einen raschen Ausgleich, der durch *Hydrodiffusion und Osmose* weitgehend zu begreifen ist.

Bei Infusion hypertonischer Salz- oder Zuckerlösung[7] strömt so schnell

[1] Bei HEIDENHAIN: Zitiert auf S. 940, Anm. 7.
[2] ASHER u. GIES: Zeitschr. f. Biol. Bd. 3, S. 207. 1900.
[3] BAINBRIDGE: Journ. of physiol. Bd. 34, S. 275. 1906.
[4] MENDEL u. HOOKER: Americ. journ. of physiol. Bd. 7, S. 380. 1902.
[5] JAPPELLI u. D'ERRICO: Zeitschr. f. Biol. Bd. 50, 1907.
[6] FODERA: Arch. di farmacol. e therap. Bd. 13, S. 7. 1907. — OSATO: TOHOKU Journ. of exp. med. Bd. 3, S. 12. 1922.
[7] v. BRASOL: DU BOIS REYMONDS Arch. f. Anat. u. (Physiol.) 1884, S. 210. — KLIKOWICZ: Arch. f. Anat. (u. Physiol.). 1886, S. 518. — DASTRE u. LOYE: Arch. de physiol. norm. et pathol. et pathol. therap. Bd. 2, S. 73. 1888 u. 1889, S. 253. — HEIDENHAIN: Pflügers Arch. f. d. ges. Physiol. Bd. 49, S. 209. 1891. — LEATHES: Journ. of physiol. Bd. 19, S. 1. 1895. — MÜNZER: Arch. f. exp. Pathol. u. Pharmakol. Bd. 41, S. 74. 1898. — MAGNUS: Arch. f. exp. Pathol. u. Pharmakol. Bd. 44, S. 68. 1900. — ACHARD, GAILLARD u. PAISSEAU: Arch. de méd. expér. et d'anat. pathol. Bd. 17, S. 152 u. 669. 1905. — LIPSCHITZ, W.: Arch. de méd. expér. et d'anat. pathol. Bd. 85, S. 359. 1920. — BUGLIA: Biochem. Zeitschr. Bd. 36. 1911.

Wasser aus den Geweben ins Blut ein, daß sich schon unmittelbar danach die Gefrierpunktserniedrigungen der Lymphe und des Blutes kaum mehr voneinander unterscheiden als schon zuvor (0,01°). In einem Beispiel von LEATHES[1] nahm dabei nach Injektion von 100 ccm hypertonischer Zuckerlösung das Blut in 8 Minuten 800 ccm Wasser aus den Geweben auf. Bei Infusion hypotonischer Lösung fließt das Wasser in umgekehrter Richtung. Gleichzeitig mit der osmotischen Wasserbewegung, bald gleichsinnig, bald entgegengesetzt, diffundiert gelöster Stoff vom Orte der höheren zur niederen Konzentration. Bei isotonischen Lösungen bleibt allein die Differenz der Partialkonzentrationen neben der Steigerung des Capillardruckes zunächst als treibende Kraft übrig, aber die Diffusion, deren Richtung ja für jeden einzelnen Stoff zu beiden Seiten der Capillarwand verschieden sein kann, vermag wiederum ein osmotisches, die osmotische Wasserbewegung ein erneutes Diffusionsgefälle zu schaffen; beide sich unterstützend, kommen erst mit dem Ausgleich sämtlicher Teilkonzentrationen zu Ruhe[2]. Geht ein solcher Austausch sehr langsam schrittweise vor sich, so unterscheidet er sich in den meßbaren Größen zu beiden Seiten nur wenig oder gar nicht von einer Filtration[3]. In Tabelle 11 sind von HOEBER nach MAGNUS' Versuchen die wichtigsten Zahlenergebnisse zusammengestellt.

Tabelle 11. (HOEBER.)[2]

Versuchsnummer	1	2	3	4	5	6	7	8	9
	Injektionsflüssigkeit		Blut	Von der injizierten nicht durch die Nieren ausgeschiedene Wassermenge				% NaCl in der in die Gewebe übergetretenen Lösung	Von 100 g Serumeiweiß sind übergetreten g
	% NaCl	Injizierte Menge in % des Körpergewichts	Δ nach der Injektion / Δ vor der Injektion	ccm im Blut	ccm im Gewebe	% im Blut	% im Gewebe		
13	0,44	19	0,86	386	1536	13	87	0,382	—
7	0,582	20	0,90	530	1817	23	77	0,529	19
8	0,567	20	1,07	345	1702	17	83	0,499	12
9	0,6	22	0,88	336	1435	19	81	0,506	—
10	0,606	17	0,89	445	1600	22	78	0,566	—
4	0,92	12	0,99	383	739	34	66	—	4
5	0,92	24	1,02	612	1155	35	65	0,934	—
6	0,927	11	0,97	215	532	29	71	0,975	15
14	35,0	0,2 = 25 cm³	1,10	79	—	316	—	∞	14
15	35,0	0,23 = 25 cm³	1,19	225	—	860	—	∞	—

Daß es sich bei diesen von den Konzentrationsverhältnissen bestimmten Stoffbewegungen nur um Diffusionsvorgänge handelt, würde bewiesen sein, wenn sie dem BERTHOLLET-FICKschen[4] Diffusionsgesetz folgten, welches besagt, daß die Diffusionsgeschwindigkeit dem Konzentrationsgefälle proportional ist, oder wenn eine Beziehung zur Ionenwanderungsgeschwindigkeit sich finden ließe. In der Tat konnte auf Grund des Diffusionssatzes und einiger weiterer Hilfsannahmen eine Formel, der die Messungen befriedigend folgen, dafür aufgestellt werden, wie sich eine Anzahl in höheren Konzentrationen in die Blutbahn eingebrachter Substanzen (NaBr, $NaNO_3$, Na_2HPO_4, NaJ, Na_2SO_4) zwischen

[1] LEATHES: Zitiert auf S. 954 Anm. 7.

[2] HAMBURGER: Zeitschr. f. Biol. Bd. 27, S. 259. 1890; Bd. 30, S. 143. 1893. — HOEBER in KORANYI-RICHTER: Bd. I, S. 355. Leipzig: Thieme 1907.

[3] FREY, E.: Pflügers Arch. f. d. ges. Physiol. Bd. 177, S. 122. 1919.

[4] FICK, A.: Poggendorffs Ann. Bd. 94, S. 59. 1855 (FICKS ges. Abhandlg. Bd. 1, S. 208). — BERTHOLLET: Essai de statique chimique. I. T., 4. Kap. Paris 1803.

Blut und Gewebe nach längerer Zeit verteilen[1]. Entsprechend der kleineren Diffusionskonstante ist die Hydrämie und Lymphzunahme nach intravenöser Infusion hypertonischer (55,38%) Glucoselösung stärker als nach äquimolarer (18,46%) des Harnstoffs[2]; aus hypertonischer $NaNO_3$-Lösung geht mehr Salz und Wasser bei Froschdurchspülung ins Gewebe über als aus isosmotischer des Na_2SO_4[3], und vielleicht hat die wesentlich stärkere Wasseranziehung aus dem Gewebe durch äquimolare Lösungen des Rohr- und Milch- als des Traubenzuckers zum Teil ebenfalls diesen Grund[4]. Werden isotonische Lösungen der Natriumsalze verschiedener Säuren intravenös injiziert, so verzögert sich etwas die Rückkehr des Ausgangsblutvolumens bei Tartrat, Sulfat, Citrat gegenüber Acetat, Nitrat, Bromid, Chlorid, die unter sich kaum ins Gewicht fallende, kleine Unterschiede in der genannten Reihenfolge aufweisen[5]. Aber auch die schwerer diffusible Glucose verläßt so schnell die Blutbahn, daß $^1/_4$ Stunde nach Infusion von 500 ccm 7proz. Lösung der Blutzucker ohne nennenswerten Verlust durch den Harn wieder zur Norm abgesunken ist[6]. Ausgedehntere Untersuchungen, in denen die Austrittsgeschwindigkeit der Elektrolyte aus dem Blut mit der Ionenbeweglichkeit, bei organischen Verbindungen mit dem der Diffusionsgeschwindigkeit meist umgekehrt proportionalen Molekularvolumen verglichen wäre, liegen wohl wegen mannigfacher methodischer Schwierigkeiten: Dissoziationsgrad im Blut, große Geschwindigkeit des Vorgangs usw. nicht vor. Auch läßt das kolloide Milieu, zumal eine Membrandiffusion, mit der wir es zu tun haben, Änderungen der aus wässerigen Lösungen bekannten Diffusionsgeschwindigkeit erwarten (s. unten). Wenn überhaupt ein so langsamer Vorgang wie Hydrodiffusion zu einem so raschen Stoffaustausch führt, so geschieht es infolge der enormen Oberflächenentwicklung im Capillarsystem, zumal im tätigen Organ. Berechnet doch KROGH[7] für die Muskeln des Menschen (50 kg) bei 2000 Capillarröhrchen in 1 qmm eine Gesamtoberfläche von 6300 qm.

Wesentlich dieselben Stoffbewegungen lassen sich auch vom Gewebe aus durch subcutane oder subkonjunktivale[8] Injektion verschieden konzentrierter Salzlösungen einleiten; der örtlich begrenzte Ausgleich beendet sie hier naturgemäß erst in längerer Zeit und bei Anwendung unphysiologischer Lösungen nicht ohne Modifikationen, welche die gesetzte Gewebsschädigung mit sich bringt. Jodnatrium[9] oder physiologische NaCl-Lösung[10] wird aus dem Unterhautzell- oder Muskelzwischengewebe resorbiert, auch wenn die betreffende Extremität nur noch durch Arterie und Vene mit dem Körper verbunden ist. Der quantitativ viel bedeutendere Anteil der Blut- als der Lymphgefäße an der Aufsaugung ist in den serösen Höhlen klarer feststellbar; manche in diese Räume eingebrachten Farbstoffe erscheinen früher und reichlicher[11] im Harn als in der Lymphe — manche

[1] FREY, E.: Andere Auffassung bei KAYUMI: Journ. of laborat. a. clin. med. Bd. 11, S. 1117. 1926 (zitiert nach Kongr.-Zentralbl. f. inn. Med. Bd. 46, S. 51).
[2] BARLOW, LAZARUS: Journ. of physiol. Bd. 19, S. 418. 1895/96.
[3] ELLINGER u. HEYMANN: Arch. f. exp. Pathol. u. Pharmakol. Bd. 90, S. 375. 1921.
[4] HÉDON u. ARRONS: Cpt. rend. des séances de la soc. de biol. Bd. 51, S. 894. 1899.
[5] SMITH u. MENDEL: Americ. journ. of physiol. Bd. 53, S. 323. 1920. Anders SOLLMANN: Arch. f. exp. Pathol. u. Pharmakol. Bd. 46, S. 14. — MAGNUS: Arch. f. exp. Pathol. u. Pharmakol. Bd. 44, S. 417, die zwischen Cl und SO_4 keinen deutlichen Unterschied fanden.
[6] THANNHAUSER u. PFISTER: Münch. med. Wochenschr. 1913, S. 2157. — BANG, J.: Blutzucker, S. 73. Wiesbaden: Bergmann 1913.
[7] KROGH-EBBECKE: Zitiert auf S. 937, Anm. 1.
[8] WESSELY: Arch. f. exp. Pathol. u. Pharmakol. Bd. 49, S. 417. 1903.
[9] ASHER: Zeitschr. f. Biol. Bd. 29, S. 247. 1893. — MAGENDIE: Vorlesungen über organ. Physik Bd. 5, S. 16. 1836.
[10] STARLING: Journ. of physiol. Bd. 19, S. 312. 1896.
[11] DUBAR u. RÉMY: Journ. de l'anat. et physiol. Bd. 18. 1882. — BECK: Wien. klin. Wochenschr. 1893, Nr. 46. — STARLING u. TUBBY: Journ. of physiol. Bd. 16, S. 140. 1894. —

sogar ausschließlich im Blute; die Lymphzunahme aus dem Duc. thorac. fehlt oder ist nur klein im Vergleich zur resorbierten Menge[1]. In diesen größeren Räumen ist, bei geringerer Verteilungsgeschwindigkeit als aus den Capillaren, nicht nur das schon erwähnte Wechselspiel von osmotischer Wasserbewegung und Ausgleich der Partiarkonzentrationen durch Diffusion besonders gut meßbar, sondern auch dieser Austausch an der durch Verbrühung oder Säure schwer

Tabelle 12. Peritonale Resorption. (Nach CLARK.)[4]

	Nach 1 Stunde		Diff. Konstante für ungefähr $^m/_{10}$-Lösungen
	absorb. % des Salzes	absorb. % des Wassers	
$NaNO_3$	77,4	33,5	0,83
NaJ	76,5	31,0	0,80
Na-Acetat.	67,3	24,0	0,67
Na-Phosphat (neutral) . .	58,3	13,5	—
Na_2SO_4	44,3	13,5	0,49
Traubenzucker.	52,7	1,0	0,25

geschädigten Membran, selbst am toten Tier, noch nachzuweisen[2]. Sowohl vom Peritoneum wie vom subconjunctivalen Bindegewebe aus werden isotonische Lösungen von Harnstoff, NaCl, Trauben- und Rohrzucker, in dieser Reihenfolge mit abnehmender Geschwindigkeit resorbiert[3], was ihrem Diffusionsverhalten symbat ist, und besonders schön läßt sich diese Beziehung aus den in Tabelle 12 wiedergegebenen Aufsaugeschnelligkeiten der Na-Salze verschiedener Säuren erkennen[4]. Bei den subconjunctivalen Injektionen zeigt sich die Schädigung durch höher konzentrierte, unphysiologische Lösungen sehr deutlich in der Verlängerung der Resorptionszeit nach dem Eintritt der Isotonie und im stärkeren Eiweißgehalt[5].

Die *Capillarwand* ist also für *körpereigene Salze, Zucker, Aminosäuren,* wie bereits aus der Tatsache der Nährstoffverteilung selbstverständlich, vollkommen durchlässig, und zwar in beiden Richtungen; auch körperfremde Salze wie Jodide, Ferrocyannatrium, ins Blut gebracht, erscheinen rasch, manche Farbstoffe in etwa derselben Konzentration im Blut wie in der Lymphe[6], andere Farbstoffe, wie das hochkolloide Alkaliblau[7], in viel kleinerer. Bei subcutaner

DUTREY: Cpt. rend. des séances de la soc. de biol. Bd. 84, S. 172. 1921. — Zur Resorption auf dem Lymphwege allein s. v. RECKLINGHAUSEN: Virchows Arch. f. pathol. Anat. u. Physiol. Bd. 22, S. 163. 1852. — DYBKOWSKI: Arb. a. d. physiol. Anst. zu Leipzig 1866, S. 191. — LUDWIG u. SCHWEIGGER-SEIDELL: Ber. d. Kgl. sächs. Ges. d. Wiss., math.-phys. Kl. 1866.

[1] HAMBURGER u. DU BOIS REYMONDS: Arch. f. Anat. (u. Physiol.) 1895, S. 281; Zentralbl. f. Physiol. Bd. 9, Nr. 16. 1895. Osmot. Druck u. Ionenlehre, Bd. II, S. 95ff. Wiesbaden 1904. — ORLOW: Pflügers Arch. f. d. ges. Physiol. Bd. 59, S. 170. 1895. — COHNSTEIN: Zentralbl. f. Physiol. Bd. 7, Nr. 13. 1895. — HEIDENHAIN: Pflügers Arch. f. d. ges. Physiol. Bd. 62, S. 320. 1895. — ADLER u. MELTZER: Journ. of exp. Med. Bd. 1, S. 493. 1896.

[2] ROTH, W.: Engelmanns Arch. f. (Anat. u.) Physiol. 1899, S. 416. — LEATHES u. STARLING: Journ. of physiol. Bd. 18, S. 106. 1895. — COHNHEIM, O.: Zeitschr. f. Biol. Bd. 37, S. 443. 1899; Habilitationsschr. München 1898. — HAMBURGER u. DU BOIS REYMONDS: Arch. f. (Anat. u.) Physiol. 1896, S. 36 u. 302.

[3] ROTH: s. Anm. 2. — WESSELY: Zitiert auf S. 956, Anm. 8.

[4] CLARK: Journ. of pharmacol. a. exp. therap. Bd. 16, S. 415. 1921. Andere Auffassung (sekretorisch) bei KAYUMI: Journ. of labor. a. clin. med. Bd. 11, S. 1117. 1926.

[5] EPPINGER: Zur Pathol. u. Therap. des menschl. Ödems, S. 120. Berlin: Julius Springer 1917.

[6] COHNSTEIN: Pflügers Arch. f. d. ges. Physiol. Bd. 59, S. 508. 1894. — MENDEL: Journ. of physiol. Bd. 19, S. 227. 1895/96. — OSATA: u. TOHOKU: Journ. of exp. med. Bd. 43, S. 761. 1924.

[7] KURIYAMA: Journ. of biol. chem. Bd. 27, S. 377. 1916.

Applikation verbreiten sich Farbstoffe verschiedenen Dispersitätsgrades im Mäusekörper auf dem Blutwege mit ähnlichem Geschwindigkeitsverhältnis wie sie im Gelatinegel diffundieren[1]. Fluoresceinnatrium (Uranin) in 1 proz. Lösung subcutan an einem Unterarm injiziert, ist bereits nach 1 bis 3 Minuten im Venenblute des anderen Armes nachweisbar[2]. Nach neuen Untersuchungen[3] verweilen sauere Farbstoffe im Blute durchschnittlich viel länger als basische; die Geschwindigkeit des Übertritts geht bei ersteren ihrem Dispersitätsgrade parallel. Im übrigen sei auf die Darstellung der Vitalfärbung an anderem Orte dieses Werkes verwiesen.

Demnach läßt *Kolloide* die normale Capillarwand offenbar nur viel langsamer oder in beschränktem Maße hindurchtreten; das scheint ja schon aus dem viel geringeren Eiweißgehalte der Lymphe selber sowie aus dem oft viel geringeren der Intercellularflüssigkeit oder ihrer pathologischen Vermehrungen[4], ferner aus der starken Resorptionsverzögerung eiweiß- oder kolloidhaltiger Lösungen, sowohl subcutan wie in den serösen Höhlen[5], hervorzugehen. Hält die Capillarwand die Plasmakolloide in der Norm vielleicht überhaupt ganz zurück?

Wenn intravenös infundierte hypo- oder isotonische Salzlösung das Blut verlassen hat, ist oft eine nicht unerhebliche Plasmaeiweißmenge mit ausgetreten[6] (s. Tab. 11, Spalte 9). Bei Wassertrinkversuchen[7] geht im Anfang häufig und auch manchmal später bei Mensch und Tier Eiweiß aus den Geweben ins Blut über; dasselbe ist nach Schweißverlusten im Hochgebirge[8], bei verschiedenen Arten von Wasserverlusten, so durch kochsalzreiche Trockenkost, durch Theophyllin[9] und anscheinend auch nach intravenöser Infusion hypertonischer Lösungen[10] der Fall. Der Mechanismus dieser übrigens der Größe nach recht unregelmäßigen Eiweißbewegungen ist noch wenig geklärt. Ein Teil des bei Blutverdünnung neu im Plasma auftauchenden Eiweißes scheint den Blutzellen selbst zu entstammen[11]. Aber auf welchem Wege größere Mengen zuweilen hin und wieder wandern, ob überall durch die normale Capillarwand, ob nur in einzelnen Organen, ob der Eiweißeintritt etwa lediglich auf dem Lymphwege durch den Duct. thorac. geschieht, das ist die Frage. Grundsätzlich kann an der Möglichkeit eines Übertritts durch alle Capillaren im Hinblick auf die pathologischen Exsudationen nicht gezweifelt werden; aber ob in dem Maße, in welchem es unter *normalen* Verhältnissen, ohne entzündliche Veränderungen, geschieht, der Vorgang ebenfalls auf Diffusion zurückzuführen ist oder durch eine Funktion der Capillarwandzellen geregelt wird, steht noch dahin.

---

[1] SCHULEMANN: Biochem. Zeitschr. Bd. 80. 1917.

[2] DONATH u. TANNE: Arch. f. exp. Pathol. u. Pharmakol. Bd. 119, S. 221. 1926.

[3] WITTGENSTEIN u. KREBS: Pflügers Arch. f. d. ges. Physiol. Bd. 212, S. 268. 1926.

[4] Z. B. bei FODOR u. FISCHER: Zeitschr. f. d. ges. exp. Med. Bd. 29, S. 488. 1922.

[5] ROTH: Zitiert auf S. 957, Anm. 2. — SCHNITZLER u. EWALD: Dtsch. Zeitschr. f. Chir. Bd. 41, S. 357. 1895.

[6] LUDWIG u. KLIKOWICZ: Zitiert auf S. 954, Anm. 7. — MAGNUS: Arch. f. exp. Pathol. u. Pharmakol. Bd. 44, S. 96. 1900.

[7] OEHME: Arch. f. exp. Pathol. u. Pharmakol. Bd. 89, S. 301. 1921. — VAN CREVELD: Een Experimenteel kritisch Onderzoek over de Oedeemtheorie. Inaug.-Dissert. Groningen 1922. — GOLLWITZER-MEIER u. RABL: Zeitschr. f. d. ges. exp. Med. Bd. 53, S. 525. 1926.

[8] GROSS u. KESTNER: Zeitschr. f. Biol. Bd. 70, S. 187. 1919. — COHN: Zeitschr. f. Biol. S. 366. — ECKERT: Zeitschr. f. Biol. Bd. 71, S. 137. 1920. Umgekehrt: Aus Blut ins Gewebe bei Schwitzbad in der Ebene in Ruhe, s. E. WILBRAND: Biochem. Zeitschr. Bd. 118, S. 61. 1921.

[9] NONNENBRUCH: Arch. f. exp. Pathol. u. Pharmakol. Bd. 91, S. 333. 1921; Zeitschr. f. d. ges. exp. Med. Bd. 29, S. 547. 1922. — BOGENDÖRFER: Arch. f. exp. Pathol. u. Pharmakol. Bd. 89, S. 252. 1921.

[10] LUDWIG u. KLIKOWICZ: Zitiert auf S. 954, Anm. 7.

[11] SCOTT: Journ. of physiol. Bd. 50, S. 128. 1915/16.

Blutfremde hydrophile Kolloide: Gelatine, Gummi arabicum usw., in konzentrierter Lösung ins Blut eingespritzt, verweilen daselbst lange[1] und verursachen einen Wassereinstrom aus den Geweben, eine Verdünnung und Volumzunahme des Blutes. Da diese Vermehrung der kreisenden Flüssigkeit viel länger anhält als nach Infusion hypertonischer Krystalloidlösungen, ist sie ja oft therapeutisch bei Blutverlusten benutzt worden[2]. Der Lymphfluß verringert sich unter diesen Umständen[3], während *große Mengen verdünnter* Kolloidlösungen (z. B. 1,5%) ihn ebenso wie Krystalloide aufs Zehnfache vergrößern können. Zusatz von Gummi zur Spülflüssigkeit wurde bei Organdurchströmungen schon von den alten Physiologen gebraucht, um die Filtration zu verhindern[4]. Hochkonzentrierte Lösungen von Gummi, Gelatine, Eiweiß, eingedicktes Serum bewirken, intravenös injiziert, einen schließlich tödlichen Wasserverlust der Organe bei tagelang währender Blutverdünnung. Auch geringere Konzentrationen beeinflussen die Wasseraufnahme und -abgabe durchspülter Froschpräparate oder Kaninchenohren[5]; durch eine Beimischung solcher Kolloide zur Durchströmungsflüssigkeit wird die Resorption subcutan injizierter isotonischer Salzlösung erschwert, die Ödembildung aber wird erleichtert, wenn Kolloide ins *Gewebe* injiziert worden sind[6].

Angesichts dieser Tatsachen werden von vielen Forschern[7] die erwähnten, unter verschiedenen Umständen sich zeigenden Änderungen im Eiweißgehalte des Blutplasmas nicht auf eine allgemeine Durchlässigkeit der Capillaren für Plasmaeiweiß als vielmehr auf eine entweder nur vorübergehend funktionell vorhandene oder regionär beschränkte zurückgeführt. Hierbei wird zumeist der Leber, wohl wegen des hohen Eiweißgehaltes ihrer Lymphe, eine besondere Stellung zugesprochen. Freilich konnte in einigen Durchspülungsversuchen dieses Organs bisher eine Zunahme der anfänglichen geringen Eiweißabgabe mit der Zeit oder nach Zusatz eines in vivo das Plasmaeiweiß vermehrenden Purinderivates (Coffein) nicht erzielt werden[8]. Auch an den Extremitäten des Frosches gelingt das nicht. Daraus läßt sich aber nur erkennen, wie fest die Zellen selber ihren Eiweißbestand halten. Bei Schädigung durch Arsenvergiftung oder bei

---

[1] Anders bei NONNENBRUCH: Arch. f. exp. Pathol. u. Pharmakol. Bd. 91, S. 218. 1921. — Dagegen RYUKI UEKI: Arch. f. exp. Pathol. u. Pharmakol. Bd. 104, S. 239.

[2] CZERNY: Arch. f. exp. Pathol. u. Pharmakol. Bd. 34, S. 268. 1894. — HOGAN, J. u. M. H. FISCHER: Kolloidchem. Beih. Bd. 3, S. 385. 1912. — FISCHER, M. H.: Journ. of the Americ. med. assoc. Bd. 60, S. 345. 1913. — ROGER u. GARNIER: Arch. de méd. expér. et d'anat. path. Paris Bd. 25, S. 273. 1913. — BAYLISS: Journ. of pharmacol. a. exp. therap. Bd. 15, S. 29. 1920. — KESTNER: Münch. med. Wochenschr. 1919, S. 1086. — WHITE u. ERLANGER: Americ. journ. of physiol. Bd. 54, S. 1. 1920.

[3] LAZARUS BARLOW: Journ. of physiol. Bd. 19, S. 428. 1895/96. — COHNSTEIN u. MEISSNER, LUBARSCH-OSTERTAG: Ergebn. d. allg. Pathol. u. pathol. Anat. Bd. III, 1, S. 590. 1896. — SPIRO: Arch. f. exp. Pathol. u. Pharmakol. Bd. 41, S. 148. 1898. — PUGLIESE: Zeitschr. f. Biol. Bd. 54. 1910.

[4] Zum Beispiel BETZ (unter LUDWIG): Sitzungsber. d. Akad. d. Wiss., Wien. Math.-phys. Kl. Bd. 2, S. 241. 1863.

[5] GAYDA: Arch. per le scienze med. Bd. 39, S. 389. 1916; Arch. ital. de biol. Bd. 65, S. 145. 1916. — ELLINGER u. HEYMANN: Zitiert auf S. 956, Anm. 3.

[6] EPPINGER: Zitiert auf S. 957, Anm. 5. — ELLINGER u. HEYMANN: Zitiert auf S. 956, Anm. 3. — Siehe auch MOLITA u. E. P. PICK: Klin. Wochenschr. 1922, Nr. 16.

[7] Zum Beispiel BAYLISS: s. Anm. 2. — FREUND, H.: Arch. f. exp. Pathol. u. Pharmakol. Bd. 95, S. 206. 1922. — MARCHAND, im Handb. d. allg. Pathol. von MARCHAND-KREHL, Bd. IV, S. 1 u. 201. 1924; hingegen dringen nach SHIPLEY und CUNNINGHAM (Americ. journ. of physiol. Bd. 40, S. 75. 1916) viele Kolloide, auch feine Tusche, in die Blutcapillaren des Omentum ein (bei intraperiton. Einspritzung).

[8] ELLINGER u. HEYMANN: Zitiert auf S. 956, Anm. 3. — NONNENBRUCH: Zeitschr. f. d. ges. exp. Med. Bd. 29, S. 577. 1922. — NONNENBRUCH u. GOTTSCHALK: Arch. f. exp. Pathol. u. Pharmakol. Bd. 96, S. 115. 1923.

Durchströmung mit hypertonischen Lösungen werden jedoch die Capillaren isolierter Froschglieder eiweißdurchlässig. Auch nach Entleberung ersetzt sich ein Proteinverlust des Plasmas beim sonst intakten Frosch wieder; ob das Eiweiß alsdann nur durch die Capillarendothelien bestimmter Organe (Knochenmark?) in die Blutbahn eintritt und welcher, oder ob die Wandzellen selber es bilden und abgeben, ist unbekannt.

b) Kolloidosmotischer Druck der Plasmaeiweißkörper.

Daß die wasseranziehende Kraft, welche die Eiweißkörper des normalen Plasmas um so mehr ausüben, je weniger und langsamer sie die Capillarwand passieren, den lymphbildenden Faktoren entgegenwirkt, hat zuerst STARLING[1] klar erkannt; er setzte als Triebkraft der Filtration die Differenz: *Capillardruck minus osmotischer Druck der Eiweißkörper* an. Hiernach wäre also auch das besprochene Transsudationsschema von KOERNER und KLEMENSIEWICZ zu ergänzen, um die Vorgänge in den Capillaren zu verdeutlichen. Je mehr im Laufe der Strömung längs des Haargefäßes Salzlösung austritt, um so mehr konzentrieren sich die Blutkolloide, um so mehr wächst ihr wasseranziehendes Vermögen und damit die Rückfiltration[2]. Es erscheint damit also begründet, daß ein großer Teil der gebildeten Gewebsflüssigkeit wieder in die Blutcapillaren oder Anfänge der kleinen Venen zurückkehrt, und man versteht, wenn bei Resorptionsversuchen aus subcutanem Gewebe oder serösen Höhlen[3] meist nur der kleinere, oft nur ein Bruchteil auf dem Lymphwege abgeführt wird.

Nach STARLINGS[4] älteren Messungen an einer Gelatinemembran beträgt der osmotische Druck der Serumeiweißkörper (7 bis 8%) 25 bis 30 mm Hg. Ähnlich lauten die neuen Zahlen von SCHADE und CLAUSSEN[5] (Collodiummembran, 21,4 bis 27,6 mm Hg), von GOVAERTS[6] (Membran aus Cellophan 30 bis 40 mm H_2O je Gramm Eiweiß). KROGH[7] findet bei Berechnung auf 1 g-% Eiweißkonzentration des Serums verschiedene Werte je nach der Tierart aufsteigend von Frosch zu Mensch; für letzteren mißt er in einem Beispiel ca. 450 mm H_2O bei 7,5% Albumen[7], in einem anderen 380 bis 390 mm H_2O bei 8,2% Eiweiß[8]. Die wesentlich höheren Zahlen von ELLINGER und HEYMANN[9], die etwa 60 mal größer sind als die STARLINGS, können neben dieser ungefähren Übereinstimmung der verschiedenen Forscher ebensowenig bestehen wie die älteren Berechnungen von TAMMANN[10].

Für die Frage, ob die Druckdifferenz: Capillardruck minus kolloidosmotischer Druck der Eiweißkörper die Flüssigkeitsbewegung regele, ist es wichtig, daß der Capillardruck auch unabhängig vom arteriellen Blutdruck je nach den funktionellen Zuständen des Haargefäßes örtlich sehr wechselt. So gehen denn auch

---

[1] STARLING: Journ. of physiol. Bd. 19, S. 312. 1895/96.

[2] COHNSTEIN: Zitiert auf S. 959, Anm. 3, S. 595. — COHNSTEIN: Pflügers Arch. f. d. ges. Physiol. Bd. 63, S. 586. 1896. — BAYLISS: Zitiert auf S. 959, Anm. 2. — SCHADE u. CLAUSSEN: Zeitschr. f. klin. Med. Bd. 100, S. 1. 1924.

[3] S. Anm. 1, S. 957.

[4] HARLING: Journ. of physiol. Bd. 24, S. 320. 1899.

[5] SCHADE u. CLAUSSEN: Zeitschr. f. klin. Med. Bd. 100, S. 363. 1924.

[6] GOVAERTS: Cpt. rend. des séances de la soc. de biol. Bd. 90. 1924; Presse méd. Jg. 32, Nr. 96, S. 950. 1924.

[7] KROGH: Anat. u. Phys. d. Capillaren. S. 178. Übersetzt von EBBECKE. Berlin: Julius Springer 1924.

[8] KROGH, A. u. NAKAZAWA: Biochem. Zeitschr. Bd. 188, S. 250. 1927. — FARKAS: Zeitschr. f. d. ges. exp. Med. Bd. 53, S. 665. 1926.

[9] ELLINGER u. HEYMANN: Zitiert auf S. 956, Anm. 3.

[10] TAMMANN: Zeitschr. f. physikal. Chem. Bd. 20, S. 180. 1896. Hierzu s. Kritik schon bei HAMBURGER: Ionenlehre. Bd. II, S. 41.

die Angaben über den mittleren Capillardruck noch auseinander. Wir müssen von diesem Standpunkt aus hier nochmals auf die Möglichkeit einer Filtration aus den Capillaren überhaupt zurückkommen, die, wie erwähnt (s. oben S. 953), manche Forscher, so LEONARD HILL[1] und KROGH[2], für normale Bedingungen überhaupt in Abrede stellen. Nach der kritischen Übersicht TIGERSTEDTS[3] muß man L. HILL gewiß zustimmen, daß die älteren Angaben über die Höhe des Capillardrucks von etwa 25 bis 30 mm Hg im Mittel zu hoch sind und wohl den Druck in den kleinen Arterien wiedergeben. Nimmt man ihn mit TIGERSTEDT zu höchstens 15 mm Hg an, so wird allerdings die genannte Druckdifferenz bei der Mehrzahl der angegebenen Werte für den kolloidosmotischen Druck negativ, eine Filtration also nicht statthaben können, wenn wir die Capillarmembranen als ganz undurchlässig für Eiweiß ansehen. Vollends muß man aus den sehr niedrigen Werten für den Capillardruck, welche KROGH, je nach Hubhöhe der Hand, zu 4,3 bis 30,5 cm Blutsäule, angibt, diesen Schluß ziehen. In der Tatsache, daß Salzlösungen sehr rasch aus dem Bindegewebe oder den serösen Höhlen ins Blut resorbiert werden, andererseits beträchtliche Blutverdünnungen vertragen werden können, ehe ein Ödem entsteht, sieht KROGH einen Beweis für diese Auffassung. Es bleibt aber dann die umgekehrte Wasserbewegung zu erklären, die bei alimentärer oder intravenöser Zufuhr von Wasser bezüglich Salzlösung ja sehr schnell eintritt. Möglich, daß alsdann örtliche Capillarverhältnisse, etwa in der Leber, eine besondere Rolle spielen. Den Lebercapillaren wird ja eine größere Eiweißdurchlässigkeit zugeschrieben als denen der Haut, der Muskeln. Trotz mancher Unklarheiten braucht im allgemeinen wohl der Gedanke STARLINGS, daß ein geringes Übergewicht der einen oder anderen Druckgröße die Richtung der Wasserbewegung zwischen Blut und Gewebe bestimmt, noch nicht fallen gelassen zu werden. Auf notwendige Ergänzungen wird sogleich die Erörterung führen, wie sich die gelösten Stoffe verteilen.

Unzureichend ist der einfache physikalisch-chemische Ansatz zur Erklärung der Tatsache, daß auch Serum, ja wie jede Blutung ins Gewebe lehrt, selbst eigenes Plasma von den Geweben oder serösen Höhlen aus resorbiert werden kann[4]. Allerdings geht die Aufsaugung in diesem Falle wie beim künstlichen Kolloidzusatz viel langsamer vor sich. Die histologische celluläre Reaktion läßt sich dafür anführen, daß das eigene Plasmaeiweiß erst nach teilweisem Abbau aufgesaugt wird; ferner scheint die Abfuhr auf dem Lymphwege hier quantitativ die größere Rolle zu spielen, wenigstens lassen sich antitoxische Sera nach subcutaner Injektion wesentlich früher in der Lymphe als im Blut nachweisen[5]. Es sei beiläufig in diesem Zusammenhang bemerkt, daß Paraffin von niedrigem Schmelzpunkt und Mineralöl, chemisch vom Körper nicht angreifbare und die Capillaren nicht permeierende Stoffe, zwar der Schwere nach im Gewebe wandern, aber weder vom Bindegewebe noch vom Peritoneum praktisch aufgesaugt werden können[6]. Die STARLINGsche Formel bedarf einer weiteren Ergänzung insofern, als sie den Austausch nur von der Blutseite her betrachtet. Das annähernde Gleichgewicht oder das geringe, nur langsam sich ausgleichende Ungleichgewicht, das zwischen Blut und Gewebe im Zustand der physiologischen Ruhe anzunehmen ist, wird sicherlich nicht

---

[1] HILL, L.: Brit. med. journ. 1921, Nr. 3152, S. 767; Brit. journ. of exp. pathol. Bd. 2, S. 1. 1921. — HILL, L. u. MC QUEEN: Journ. of physiol. Bd. 54; Proc. phys. soc. Bd. 24. 1920.

[2] Siehe KROGH: Die Kapillaren (übersetzt v. EBBECKE): Zitiert auf S. 937.

[3] TIGERSTEDT: Physiol. d. Kreislaufs Bd. III, S. 272. 1922 (de Gruyter).

[4] ORLOW: Pflügers Arch. f. d. ges. Physiol. Bd. 59, S. 171. 1895. — WESSELY: Zitiert auf S. 956, Anm. 8.

[5] LEWIS: Journ. of the Americ. med. assoc. Bd. 76, S. 1342. 1921.

[6] JUCKUFF: Arch. f. exp. Pathol. u. Pharmakol. Bd. 32, S. 124. 1893. — WELLS u. MENDEL: Americ. journ. of physiol. Bd. 18, S. 157.

allein von der Seite des Kreislaufs, sondern mindestens ebenso häufig von den Geweben aus verschoben, worauf später zurückzukommen ist.

Zur *Verteilung gelöster Stoffe zwischen Blut und Lymphe* übergehend, können wir daran anknüpfen, daß die Größe des osmotischen Druckes hydrophiler Kolloide noch von anderen Umständen abhängt als der Teilchenzahl in der Raumeinheit. Wenn die Lösung eines kolloiden Elektrolyten von einer für die Micellen schwer oder nicht diffusiblen Wand umschlossen ist, die in das Lösungsmittel eintaucht, verteilen sich gleichzeitig anwesende Elektrolytionen nicht gleichmäßig zwischen innen und außen, sondern nach der von DONNAN[1] *aufgestellten Gesetzmäßigkeit* reichert sich *das* Ion, welches dem Kolloid gleichsinnig elektrisch geladen ist, in der Außenflüssigkeit an. Bei Ampholytoiden wie den Eiweißkörpern hängt dieses sich einstellende Membrangleichgewicht infolgedessen von dem isoelektrischen Punkte des Kolloids und der herrschenden Reaktion ab, in einer Weise, die hier nicht näher erörtert werden kann, und zwar erreicht der „kolloide osmotische Druck" nahe dem isoelektrischen Punkte ein Minimum.

Nun enthält Gewebs- wie Gefäßlymphe zu allermeist etwas mehr Elektrolyte, insbesondere mehr Cl als das Blutserum[2]. Dementsprechend ist die Gefrierpunktserniedrigung[3] und die Leitfähigkeit[4] der Lymphe ein wenig größer. In der Narkose kann sich infolge höheren Gehaltes des Blutes an Narkoticum dies Verhältnis der Gefrierpunkte umkehren, ohne eine merkliche Änderung der Lymphmenge, weshalb CARLSON[5] und Mitarbeiter dem osmotischen Druck für die Lymphentstehung keine Bedeutung beimessen. Auch sonst finden sich Ausnahmen von dem genannten Verhalten der Gefrierpunkte[6]. Unter gewöhnlichen Verhältnissen genügt der Überschuß an Cl im wesentlichen, die größere Gefrierpunktserniedrigung der Lymphe zu erklären: es erübrigt sich, eine besondere Häufung osmotisch wirksamer Stoffwechselprodukte in der Gefäßlymphe anzunehmen[7]. Die Alkalireserve der Lymphe ist zumeist auch deutlich höher als diejenige des Blutplasmas; nach MEYER-BISCH und WOHLENBERG[8] betrug sie bei 7 Hunden 30,5 bis 52 Vol.% CO_2, davon in 6 den Blutwert übersteigend, im Maximum um 4,8%. Andere Forscher[9] messen nur kleinere Abweichungen. Intravenös zugeführtes Bicarbonat verläßt das Blut schnell und ist nur vorübergehend in der Lymphe etwas reichlicher anwesend. In der Chyluslymphe ändert sich durch Hunger oder Nahrungszufuhr nur sehr wenig die osmotische Konzentration[10].

Nach intravenöser Infusion hypertonischer NaCl oder NaJ-Lösung enthält die Lymphe besonders reichlich Cl resp. J, und zwar über längere Zeit mehr als das Blutserum, in welchem die anfangs hohe Konzentration sehr rasch absinkt[11].

---

[1] DONNAN: Zeitschr. f. Elektrochemie Bd. 17, S. 572. 1911.

[2] HEIDENHAIN: Pflügers Arch. f. d. ges. Physiol. Bd. 49, S. 275. 1891. — HAMBURGER: Zeitschr. f. Biol. Bd. 30, S. 143. 1893; s. auch die Anfangswerte von Blut und Lymphe in den Arbeiten von HEIDENHAINS Gegner COHNSTEIN: Pflügers Arch. f. d. ges. Physiol. Bd. 60, S. 291 u. Bd. 63, S. 590. 1896.

[3] LEATHES: Zitiert auf S. 954, Anm. 7. — BOTTAZZI, in ASHER-SPIRO: Ergebn. d. Physiol. Bd. 7, S. 309. 1908. — BOTTAZZI u. JAPPELLI: Biol. Zeitschr. Bd. 11, S. 331. 1908.

[4] LUCKHARDT: Americ. journ. of physiol. Bd. 25, S. 356. 1910.

[5] CARLSON, GREER u. LUCKHARDT: Americ. journ. of physiol. Bd. 19, S. 360. 1907; Bd. 22, S. 91. 1908. — CARLSON u. LUCKHARDT: Americ. journ. of physiol. Bd. 21, S. 162. 1908.

[6] VINCI: Arch. internat. de physiol. Bd. 9, S. 263. 1910.

[7] CARLSON etc.: Americ. journ. of physiol. Bd. 22, s. o. — Anders STARLING: Journ. of physiol. Bd. 16, S. 266. 1894.

[8] MEYER-BISCH in ASHER SPIRO: Bd. 25, S. 582. 1926.

[9] COLLIP u. BACKUS: Americ. journ. of physiol. Bd. 51, S. 551. 1920. — REIMANN u. SAUTER: Journ. of biol. chem. Bd. 46, S. 499. 1911.

[10] STRAUSS: Dtsch. med. Wochenschr. 1902, Nr. 37/38.

[11] HEIDENHAIN: Pflügers Arch. f. d. ges. Physiol. Bd. 49, S. 209. 1891.

Diese viel umstrittene Tatsache war einst ein wichtiges Beweisstück für HEIDENHAINs Sekretionstheorie. Nun findet man allerdings eine ebenso hohe oder noch höhere Konzentration wie in der Lymphe im Blute immer, wenn man nur rasch genug nach beendeter Infusion entnimmt[1], wartet man nur eine Minute damit, so kann das Ergebnis bereits das entgegengesetzte sein. Mit dem Nachweis dieses so vergänglichen Gipfels der Konzentrationskurve im Blut ist aber die höhere Konzentration in der Lymphe im ganzen weiteren Verlauf nicht auf Diffusion in einfacher Weise zurückgeführt. Für den schnelleren Abfall im Blut ist die renale Ausscheidung sehr wichtig. Vielfach ist trotz HEIDENHAINs[2] Hinweis unbeachtet geblieben, daß der größte Teil der Konzentrationsdifferenz zwischen Blut und Lymphe nach Nierenabbindung verschwindet. Bei erhaltenen Nieren, unter natürlichen Verhältnissen wird der Verlust im Blute offenbar nicht durch rasche Rückdiffusion aus den Lymphgefäßen ausgeglichen. Zum mindesten also ist die eine Richtung der Diffusion bevorzugt.

Ist nun der höhere Elektrolytgehalt der Lymphe gegenüber dem eiweißreicheren Blutplasma auf das Bestehen eines Donnangleichgewichts zurückzuführen?[3] Da die Plasmaeiweißkörper bei der Reaktion des Blutes elektronegativ sind, so paßt der Theorie nach die höhere Cl-Konzentration in der Lymphe zu dieser Annahme.

Daß das Blutserum durch eine Peritonealmembran hindurch nicht mit physiologischer (0,92%) NaCl-Lösung im Diffusionsgleichgewichte steht, sondern mit einer um so konzentrierteren, je reicher es selbst an Protein ist, hat übrigens vor vielen Jahren bereits LAZARUS BARLOW[4] festgestellt, und noch viel älter ist die Erfahrung, daß das Filtrat eines Kolloid-Krystalloidgemisches krystalloidreicher als das Filtrans ist[5]. Eine quantitative Durchführung dieser Grundlagen im Sinne DONNANs fehlt für die Lymphe noch heute, abgesehen vom Kammerwasser[6]. OVERTON[7] weist darauf hin, daß bei gleichem osmotischen Druck die Flüssigkeit mit geringerem spezifischen Gewicht aus thermodynamischen Gründen die stärkere Dampfdruck- und Gefrierpunktserniedrigung aufweisen muß. Der hieraus für Lymphe sich ergebende Wert (Δ Lymphe ca. $-0{,}01°$ größer als δ Blut) wird allerdings zuweilen beträchtlich überschritten (bis $-0{,}07°$)[8] und nimmt in der postmortal gebildeten Lymphe noch weiter zu[9].

Ähnliches wie für die Gefäßlymphe gilt auch im allgemeinen für pathologisch vermehrte Gewebsflüssigkeit, an die wir uns mangels der normalen halten müssen, oder für Höhlenhydrops[10]. Hier ist auch häufig gezeigt worden, daß bei alimentärer

---

[1] COHNSTEIN: Pflügers Arch. f. d. ges. Physiol. Bd. 59, S. 508 u. Bd. 60, S. 291. 1894; Bd. 63, S. 586. 1896. — MENDEL: Journ. of physiol. Bd. 19, S. 227. 1895/96.

[2] HEIDENHAIN: Zitiert auf S. 940, Anm. 7. — OSATO: Tohoku journ. of exp. med. Bd. 2, S. 465. 1921.

[3] RONA u. GYÖRGY: Biochem. Zeitschr. Bd. 58, S. 416. 1913.

[4] LAZARUS BARLOW: Journ. of physiol. Bd. 19.

[5] LUDWIG: Lehrb. d. Phys. d. Menschen, Bd. II, S. 206. Leipzig u. Heidelberg: Winter 1861. — RUNEBERG: Dtsch. Arch. f. klin. Med. Bd. 35, S. 266. 1884. — COHNSTEIN: Pflügers Arch. f. d. ges. Physiol. Bd. 59, S. 374. — Literatur bei LÖWY: Hoppe-Seylers Zeitschr. f. physiol. Chem. Bd. 9. — Hingegen HERTZ: Hoppe-Seylers Zeitschr. f. physiol. Chem. Bd. 48, S. 346. 1906 findet es *nicht*.

[6] LEHMANN u. MEESMANN: Klin. Wochenschr. 1924, S. 1028; Pflügers Arch. f. d. ges. Physiol. Bd. 205, S. 210. 1924.

[7] OVERTON, in Nagels Handb. d. Phys. Bd. II, S. 775 (Anm.).

[8] Siehe BOTTAZZI: Zitiert auf S. 934, Anm. 1.

[9] D'ERRICO u. JAPPELLI: Zeitschr. f. Biol. Bd. 50.

[10] SCHMIDT, C.: Zur Charakteristik der epidem. Cholera. Leipzig u. Mitau 1850. — RUNEBERG: Dtsch. Arch. f. klin. Med. Bd. 35, S. 266. 1884. — STRAUSS: Die chron. Nierenentzündung. Berlin 1902. — HÜLSE: Virchows Arch. f. pathol. Anat. u. Physiol. Bd. 225, S. 234. 1918 (für Inanitionsödem).

Erhöhung der Cl-Konzentration im Blute der Vorsprung des Ergusses daran nicht nur gewahrt bleibt, sondern sogar sich vergrößert, so bei HEINEKE und MEYERSTEIN[1].

Kaninchen, Urannephritis	NaCl% Blut	NaCl% Ascites
ohne NaCl Zulage	0,385	0,398
mit NaCl Zulage	0,673	0,717
		0,719 (Hydrothorax)

Ganz im Einklang mit der Forderung der Theorie haben sich auch auf der Exsudatseite neben mehr Cl^- und HCO_3^- neuerdings weniger Kationen feststellen lassen als im Blutplasma[2]. Die Verteilungsquotienten zwischen Anasarka und Blutplasma bei 8 Fällen von Nephritis, Nephrose und Herzinsuffizienz waren folgende (nach GOLLWITZER-MEIER)[2]:

$$\frac{\text{Cl-Ödem}}{\text{Cl-Plasma}} = 1{,}01 - 1{,}15\,, \qquad \frac{HCO_3^-\text{-Ödem}}{HCO_3^-\text{-Plasma}} = 1{,}00 - 1{,}11\,,$$

$$\frac{\text{Na-Plasma}}{\text{Na-Ödem}} = 0{,}93 - 1{,}01\,, \qquad \frac{H^+\text{-Plasma}}{H^+\text{-Ödem}} = 1{,}02 - 1{,}15\,.$$

Calcium und Kalium verhalten sich durchaus unregelmäßig und auch Harnsäureionen verteilen sich auf Serum und Ödem recht verschieden[3].

Für die Richtigkeit der Annahme eines Donnangleichgewichtes würde sprechen, wenn sich im Gegensatz hierzu krystalloide *Nichtelektrolyte* mit gleicher Konzentration auf der Blut- und Gewebs- bezüglich Gefäßlymphe verteilten. Für den Harnstoff trifft das wohl nach alten[4] (WURTZ) wie neuen Analysen (GAD-ANDRÉSEN) zu. Auch das spricht dafür, daß der beim ernährten Tier oft in höherer Konzentration in der Chyluslymphe anwesende Traubenzucker nach mehrtägigem Hunger auf den Blutwert absinkt[5]. Nach KATSURA[6] wechselt der Verteilungsquotient des Traubenzuckers zwischen Lymph- und Blutserum in den verschiedenen Gefäßprovinzen. Während im nüchternen Zustande der Zucker der Thoracicuslymphe beim ruhenden, beim hyperglykämischen, beim hungernden, sogar beim durch Hunger und Strychnin glykogenfrei oder durch Insulin hypoglykämisch gemachten Kaninchen höher ist als der Serumzucker aus der Carotis, den peripheren Venen und der Porta, sich jedoch vom Zuckergehalte des Lebervenenserums kaum unterscheidet (1:1,04), enthält die Halslymphe im Hunger und nach Kohlehydratfütterung dieselbe Zuckerkonzentration wie das Carotisserum. Traubenzuckerzufuhr durch den Darm steigert den Thoracicuslymphzucker nie bis zur Höhe des Porta- oder Lebervenenzuckerspiegels. Die Verteilung geschieht anscheinend durch einen örtlich, zeitlich und je nach dem Wege der Zuckerzufuhr modifizierten Diffusionsvorgang.

Obwohl zuweilen nach Einbringung von Glucose in den Darm, was einen Anstieg des Zuckers im Portalplasma von 0,2 bis 0,3 auf 0,5 bis 0,6% zur Folge hat, der Zuckerspiegel in der Thoracicuslymphe noch etwas höher liegt, kann man nach

[1] HEINEKE u. MEYERSTEIN: Dtsch. Arch. f. klin. Med. Bd. 90, S. 101. 1907.

[2] LOEB, R. F., PALMER u. ATCHLEY: Journ. of gen. physiol. Bd. 4, S. 591. 1922. — GOLLWITZER-MEIER: Zeitschr. f. d. ges. exp. Med. Bd. 46, S. 15. 1925.

[3] BROGSITTER u. KRAUS: Dtsch. Arch. f. klin. Med. Bd. 143, S. 297. 1924. Eingehendere Darstellung bei OEHME: Ödempathogenese Ergebnisse der inn. Med. u. Kinderheilk. Bd. XXX, S. 1. 1926.

[4] SCHÖNDORFF: Pflügers Arch. f. d. ges. Physiol. Bd. 74, S. 307 u. 357. 1899. — GAD-ANDRÉSEN: Biochem. Zeitschr. Bd. 116, S. 266. 1921. — MARSHALL u. DAVIS: Journ. of biol. chem. Bd. 18. 1914. — BECHER: Dtsch. Arch. f. klin. Med. Bd. 135, S. 1. 1921.

[5] v. MERING: Du Bois-Reymonds Arch. f. Anat. u. Phys. 1877, S. 379.

[6] KATSURA: Tohoku journ. of exp. med. Bd. 7, S. 382. 1926.

ERIK GOTTLIEB[1] doch annehmen, daß innerhalb der Darmzotte die Dextroseverteilung zwischen Blut- und Lymphflüssigkeit dieselbe ist. Daß die Lymphe praktisch für die Kohlehydratresorption von ganz untergeordneter Bedeutung ist, begründet sich mit ihrem viel kleineren Minutenvolum. Nach intravenöser Infusion hypertonischer Glucoselösung verhält sich die Lymphzuckerkonzentration etwa so wie die entsprechende Größe nach Kochsalzeinlauf[2], nach MEYER-BISCH[3] erreicht sie hierbei Werte von der doppelten Höhe des Blutzuckers. Im normalen Gewebssaft wäre infolge ständigen Verbrauchs durch die Zellen eher eine niedrigere Konzentration und eine Abhängigkeit von der Funktion zu erwarten. Daß beispielsweise der Zuckergehalt des Liquor cerebrospinalis nur etwa 60% des Blutplasmazuckers beträgt, kann in so einfacher Weise aber kaum erklärt werden. Denn es ist aus allgemein biologischen Erwägungen nicht recht verständlich, warum der Nachschub dieses so wichtigen Nährstoffes an die Herstellung eines besonders großen Diffusionsgefälles durch den Verbrauch im Gewebe gebunden sein sollte[4]. Weiter kann das Verteilungsgleichgewicht dadurch zugunsten des Blutes sich gestalten, daß der betreffende Stoff in diesem teilweise gebunden oder adsorbiert ist. Für den Traubenzucker wird dies neuerdings wieder angenommen, da er sich in Ultrafiltraten in wesentlich geringerer Konzentration als in filtriertem Plasma findet[5], ebenso für Fluorescein, und die niedrigere Konzentration beider Stoffe im Kammerwasser scheint sich dieser Auffassung zu fügen[6]. Aber in Ödemflüssigkeiten ist der Traubenzucker sogar oft in höherer Konzentration als im Blutserum gefunden worden[7], und hier kann auch Chlorid sich recht wechselnd verhalten, zuweilen sogar niedriger sein als im Blutplasma[8], oder bei NaCl-Belastung ohne Veränderung der Cl- oder Proteinkonzentration des Plasmas ansteigen[9]. Daß in verschiedenen Ödemformen die jeweilige Entstehungsursache verschiedene Verteilungsverhältnisse schafft, ist hier nicht weiter zu verfolgen; ebenso selbstverständlich sind die Funktionen der Capillarwand auch normalerweise in einzelnen Organsystemen durch besondere Mechanismen spezialisiert, so z. B. ist im Liquor cerebrospinalis die Ionenkonzentration noch konstanter als im Blut; namentlich die Verteilung der Kationen zwischen Plasma und Liquor entspricht durchaus nicht der DONNANschen Betrachtungsweise[10]. Nicht zufällig finden sich die besten Übereinstim-

[1] GOTTLIEB, ERIK: Skandinav. Arch. f. Physiol. Bd. 46, S. 312. 1925.

[2] OSATO: Tohoku journ. of exp. med. Bd. 2, S. 489. 1921 (vgl. im Text S. 964 und HEIDENHAIN: Pflügers Arch. f. d. ges. Physiol. Bd. 49. — COHNSTEIN: ebenda Bd. 62, S. 58. — POPOFF: Zentralbl. f. Physiol. April 1895). Bei Adrenalinhyperglykämie oder nach Pepton folgt der Anstieg in der Lymphe dem des Blutes etwas nach, später sind die Werte identisch.

[3] MEYER-BISCH u. GÜNTHER: Pflügers Arch. f. d. ges. Physiol. Bd. 209, S. 92. 1925.

[4] DE HAAN u. VAN CREVELD: Biochem. Zeitschr. Bd. 123, S. 90. 1921. — WIECHMANN: Zeitschr. f. d. ges. exp. Med. Bd. 35, S. 328. 1925.

[5] RUSZNYAK: Biochem. Zeitschr. Bd. 113, S. 52. 1921. — VAN CREVELD: Nederlandsch tijdschr. v. geneesk. II. Hälfte, S. 783. 1921. — RICHTER, QUITTNER: Biochem. Zeitschr. Bd. 124, S. 111. 1921.

[6] DE HAAN u. VAN CREVELD: Biochem. Zeitschr. Bd. 124, S. 172.

[7] BECKMANN: Dtsch. Arch. f. klin. Med. Bd. 135, S. 47. 1921. Dasselbe in Exsudat bei Uran-, nicht bei Kantharidin- und Chromnephritis. — POLLAK: Wien. klin. Wochenschr. 1914, S. 98. — Anders DENIS u. MINOT: Arch. of internal. med. Bd. 20, S. 879. 1917. — LOEB, R. F., PALMER u. ATCHLEY: Zitiert auf S. 964, Anm. 2.

[8] MEYER, H.: Dtsch. Arch. f. klin. Med. Bd. 85, S. 101. 1905. — FODOR u. FISCHER: Zeitschr. f. d. ges. exp. Med. Bd. 29, S. 499.

[9] THANNHAUSER: Zeitschr. f. klin. Med. Bd. 89, S. 205. 1920.

[10] Zusammengefaßt bei WIECHMANN: Zeitschr. f. Krankheitsforsch. Bd. 5, S. 150. — BEHRENDT: Biochem. Zeitschr. Bd. 144, S. 74. 1924. — GÄRTNER: Die Blut-Liquorschranke. Zeitschr. f. Biol. Bd. 86, S. 115. 1927. — Für Bicarbonat s. COLLIP u. BACKUS: Zitiert auf S. 962, Anm. 9. Für Ca KUMMER u. MINKOFF: Cpt. rend. des séances de la soc. de biol. Bd. 85, S. 864. 1921 und LEICHER: Dtsch. Arch. f. klin. Med. Bd. 141, S. 198. 1923. — DE HAAN u. VAN CREVELD: Biochem. Zeitschr. Bd. 124, S. 172. Jodide in Liquor und Kammerwasser verschieden verteilt.

mungen mit DONNANS Theorie wenigstens für die quantitativ wichtigsten Elektrolyte (Na^+, Cl^-, HCO_4^-) in eiweißarmem Unterhautzellgewebsödem.

Aus allem folgt, daß die *Donnanregel* für die Verteilungsverhältnisse zwischen Blut und Lymphe *wohl ein wichtiges, keineswegs aber ein ausreichendes und undurchbrochenes Prinzip* darstellt.

c) Kolloidzustand, Quellung usw. Bedeutung der Oberflächenentwicklung. Adsorption.

Die Bedeutung der Kolloide in Blut und Lymphe, speziell der Eiweißkörper für den Flüssigkeitsverkehr im Körper ist aber, wie schon angedeutet, nicht nur vom Standpunkte der klassischen physikalischen Chemie, im Hinblick auf die Lehre vom osmotischen Druck, zu würdigen; die capillarchemischen Vorgänge, *Adsorption*, *Quellung*, *Peptisation* und *Koagulation*, *Dispersitätsgrad*, *Veränderungen des kolloiden Zustandes überhaupt*, sind zu berücksichtigen. Kommt für die Verteilung des gelösten Stoffes vorwiegend Adsorption in Betracht, so für das Lösungsmittel Hydratation bezüglich *Quellung*, Adsorption des Lösungsmittels[1]. Adsorptionen haben wir an den ungeheuren Oberflächen, welche Capillaren wie Zellen entfalten, in weitestem Maße zu erwarten; das hier einschlägige Physiologische ist aus dem Abschnitt über den Wasserhaushalt zu ersehen. Einflüsse des Quellungsdruckes entfalten sich mehr an den konzentrierteren Gewebekolloiden als an den Solen der Körperflüssigkeiten, wo der Zustand der Kolloide mehr jenem Teil der Quellungskurve entspricht, an dem große Veränderungen im Quellungsgrad nur kleinen Änderungen der Wasserdampfspannung zugeordnet sind[2]. Da indessen den stärksten Veränderungen im Gewebswasserbestande, den Ödemen, histologisch viel weniger solche Quellungsänderungen der Zell- und Gewebekolloide zugrunde liegen, als vielmehr Vermehrungen des Intercellularwassers[3], so ist der Gedanke M. H. FISCHERS[4], der in einer Quellung der Gewebegele unter verschiedener H^+- und OH^--Konzentration das Wesentliche der Ödembildung suchte, auf die Eiweißkörper des Blutes und der Gewebsflüssigkeit übertragen worden. Gerade auf dieses kolloide Verhalten führt ELLINGER[5] die erwähnten unverhältnismäßig hohen von ihm gemessenen Werte des osmotischen Druckes der Serumeiweißkörper zurück.

Die natürlichen Verhältnisse weit überschreitende Änderungen der H^+ und OH^- in Durchspülungsversuchen mit verdünnten Seren bringen in der Tat Änderungen im Flüssigkeitsaustausche des Gewebes mit sich, welche neben anderen Wirkungen dem Quellungszustand (Hydratationsgrad) der Serumeiweißkörper entsprechen. Auch daß Coffeinzusatz[6] die Flüssigkeitsbewegung aus den Capillaren verändert, und daß bei Ultrafiltration coffeinhaltigen Serums eine größere Filtratmenge erhalten wird, führt ELLINGER in erster Linie auf eine Beeinflussung des Quellungsgrades der Eiweißsole zurück. Jedoch kann hier eine

---

[1] Mit dieser Bezeichnung ist eine Definition des Quellungsbegriffes nicht hinreichend gegeben; s. FREUNDLICH: Capillarchemie, Bd. II, S. 923. 1922. — KATZ, J. R.: Ergebn. d. exakt. Naturwiss. Bd. III, S. 316. 1924.

[2] KATZ: Gesetze der Quellung. Kolloidchem. Beih. Bd. 11. 1917.

[3] MARSHAND: Zentralbl. f. allg. Pathol. Bd. 22, S. 625. 1911. — DIETRICH: Virchows Arch. f. pathol. Anat. u. Physiol. Bd. 251, S. 533. 1924. Anders HÜLSE: Klin. Wochenschr. 1923, S. 63; Virchows Arch. f. pathol. Anat. u. Physiol. Bd. 225. 1918.

[4] FISCHER, M. H.: Das Ödem. Dresden: Steinkopff 1910. — FISCHER, M. H.: Oedema and Nephritis. 2. Aufl. Neu York: Wiley u. Sons 1915.

[5] ELLINGER, HEYMANN u. KLEIN: Arch. f. exp. Pathol. u. Pharmakol. Bd. 91, S. 1. 1921.

[6] ELLINGER u. NEUSCHLOSS: Biochem. Zeitschr. Bd. 127, S. 241.

Veränderung der Capillar- bezüglich Ultrafiltermembran[1] keinesfalls damit ausgeschlossen werden, daß bei Verwendung von Gummi-Ringer- oder Zuckerlösung der Coffeineffekt ausbleibt, weil die für die Membranpassage wichtigen Oberflächenbeziehungen zwischen dem Lösungsmittel und der Wandschicht der Porenkanäle wahrscheinlich in beiden Fällen bei Verwendung so verschiedener Kolloide verschieden sind. Inwieweit überhaupt die Zustandsänderungen der Eiweißkörper, die sich in Änderung der inneren Reibung, der Fällbarkeit usw. verraten, in allen Fällen auf Hydratation zurückgehen, wird erst die Strukturchemie der Eiweißkörper, die Formlehre der Sole und die Erweiterung unserer Kenntnis über die lösungsbestimmenden elektrischen Kräfte der Lösungsmittel (Dielektrizitätskonstante[2]) besser übersehen lassen. Viele unserer jetzigen Anschauungen hierin stützen sich auf meßbare Eigenschaften, z. B. auf die Viscosität, die unter diesen Umständen von der Gestalt und Größe der Teilchen nicht unabhängig sind[3], und die neuesten Forschungen der Eiweißchemie zeigen auf der anderen Seite einen hohen Einfluß ganz geringer H-Konzentrationsänderungen auf die chemische Struktur mancher Eiweißspaltstücke[4].

Spricht man in Solen besser und allgemeiner gefaßt nur von *Zustandsänderungen der Eiweißkörper* an Stelle von Quellung und Quellungsdruck, so sind jedenfalls auch bei starken Flüssigkeitsbewegungen im Körper mit Hilfe des für kolloide Zustandsänderungen empfindlichen Verhältnisses Refraktion: Viscosität $\left(\frac{R}{\eta}\right)$ häufig keine anderen nachweisbar als solche, welche eine etwaige Konzentrationsänderung im Plasma mit sich bringt[5], und sie können wiederum vorhanden sein, ohne die intermediären Flüssigkeitsbewegungen meßbar zu beeinflussen, indem sich der kolloidchemische Aufbau des Blutplasmas von einer großen Anzahl anderer hier nicht näher zu besprechender Momente, wie z. B. den Immunisierungserscheinungen und dem Eiweißstoffwechsel, in erster Linie abhängig erweist[6]. Unter normalen Verhältnissen scheinen für den Flüssigkeitsaustausch zwischen Blut und Gewebe vorwiegend reversible, von der CO_2-Spannung beeinflußte Änderungen des Kolloidzustands der Plasmaeiweißkörper mit der Konzentration wichtig, in Zusammenhang mit denen des Hämoglobins bei der inneren Atmung und dessen rhythmischem Einfluß auf Wasser- und Ionenverteilung zwischen Plasma und Blutkörperchen je nach der CO_2-Spannung[7]. Daß aber unter krankhaften oder experimentellen Bedingungen der kolloide Zustand im Blutplasma auch in anderer Weise hierfür von Bedeutung sein kann, dafür sprechen ebenfalls eine Reihe von Beobachtungen.

Die Wasserretention im Blut und die Hemmung des Lymphflusses durch intravenöse Gelatineinjektion werden bei Einführung der gleichen Menge in *hypertonischer* Kochsalzlösung vollständig in die lymph- und harntreibende Wirkung der reinen NaCl-Injektion umgewandelt[8]. Die Zunahme des Fibrinogens im Blut, des Plasmaeiweißkörpers mit gröbster Dispersion, ist in gewissen

[1] BRINKMAN u. SZENT-GYÖRGY: Biochem. Zeitschr. Bd. 139, S. 270. 1923. — OEHME: Arch. f. exp. Pathol. u. Pharmakol. Bd. 102, S. 40. 1924.

[2] HAFFNER u. v. KÜRTHY: Arch. f. exp. Pathol. u. Pharmakol. Bd. 104, S. 148. 1924.

[3] FREUNDLICH: Capillarchemie, II. Aufl., S. 746. 1922.

[4] Zusammengefaßt BERGMANN: Naturwissenschaften Bd. 12, H. 50. 1924.

[5] SCHULTZ, O.: Zeitschr. f. d. ges. exp. Med. Bd. 31, S. 221. 1923. — OEHME u. SCHULTZ: 34. Kongr. f. inn. Med. S. 304. Wiesbaden 1922.

[6] BERGER: Zeitschr. f. d. ges. exp. Med. Bd. 28, S. 1. 1922.

[7] ZUNTZ: Centralbl. d. med. Wiss. S. 529, 1867; Inaug.-Dissert. Bonn 1868. — HAMBURGER: Zeitschr. f. Biol. Bd. 28, S. 405. 1892; Biochem. Zeitschr. Bd. 86, S. 309. 1918. — v. LIMBECK: Arch. f. exp. Pathol. u. Pharmakol. Bd. 35, S. 309. 1895.

[8] PUGLIESE: Zeitschr. f. Biol. Bd. 54.

Stadien der Phloridzinvergiftung[1] mit einer Wasserretention verbunden, ebenso ist das Blut und die Ödemflüssigkeit bei manchen nephrotischen Hydropsien[2] fibrinogenreich, während normalerweise unter den Lympheiweißkörpern die gröber dispersen Globuline prozentual geringer vertreten sind als im Blute[3].

d) Membran und Ionen.

Die anorganischen Ionen beeinflussen den kolloiden Zustand nicht nur in Blut und Lymphe, sondern wirksamer wohl für die intermediären Stoffwanderungen auch den der *Membranen*, der differenzierten Grundsubstanzen und Gewebszellen selbst. Vielfach ist im Reagensglas gemessen[4] worden, wie die *Quellung von Gewebsstückchen*, besonders des Bindegewebes, von der Konzentration verschiedener Ionen, namentlich der H^+, abhängt. Schade hat gefunden, daß das Quellungsmaximum und -minimum für verschiedene Bindegewebsarten (Nabelschnur, elastisches Gewebe, Sehne) sich unterscheidet und auch bei den geringen im Körper überhaupt möglichen Änderungen der H-Ionenkonzentration Wasser durch Quellung festgehalten oder durch Entquellung frei werden kann. Für Druck und Spannung im Gewebe (s. S. 950) ist das ebenfalls von Bedeutung und damit auch für die hämodynamische Ansicht von der Lymphentstehung, aber doch wohl in minderem Grade noch als der Turgor der Zellen selbst.

Ehe wir auf das cellularphysiologische Moment näher eingehen, soll der Stoffaustausch durch die *Capillarwand als Membran* betrachtet werden, wobei an den Vorgang der Diffusion anzuknüpfen ist.

Bei der *Membrandiffusion* wird neben den die Ionen- und Molekülwanderungen bedingenden Faktoren in der Flüssigkeit: Reibung, elektrostatische Einflüsse, auch die Porenweite die Diffusion bestimmen. Moritz Traube[5] hat zuerst Membranen verschiedener Porenweite hergestellt; im Verfolg seiner und Pfeffers[6] Anschauungen hat sich die Ferrocyankupfermembran neuerdings wieder als ein Molekülsieb gezeigt, durch welches organische Verbindungen einschließlich der Säuren mit einem Molekularvolumen (berechnet nach Kopp) kleiner als 80 bis 100 leicht, größere Molekel sich nicht bewegen können; für Mineralsäuren erweist sich die Größe des Anions als wichtig. Gegenüber der freien Diffusion bedingt die Membrandiffusion sehr viel größere Unterschiede in der Beweglichkeit; so verhält sich die Diffusionsgeschwindigkeit der Citronensäure:Ameisensäure im ersteren Falle wie 1:2, bei der Membrandiffusion wie 1:50[7]. Die Weite der Poren und ihre Passierbarkeit hängt sehr vom Zustand der Wandschichten ab, der sich durch Aufquellung und Lockerung oder durch Entquellung und Verdichtung, durch Adsorption von Ionen oder elektroneutraler oberflächenaktiver Stoffe ändern kann. Ferner wird der Diffusionsweg durch den Porenkanal für irgendeinen Stoff sich verbreitern oder verschmälern, je nachdem, ob dieser selbst von der Wandschicht positiv oder negativ adsorbiert wird[8]. In letzterem Falle

---

[1] Török: Pflügers Arch. f. d. ges. Physiol. Bd. 204, S. 127. 1924.

[2] Rusznyak, Barat u. Kürthy: Zeitschr. f. klin. Med. Bd. 98, S. 337. 1924. — Kollert: Zeitschr. f. klin. Med. Bd. 97. — Kollert u. Starlinger: Zeitschr. f. d. ges. exp. Med. Bd. 30. — Rusznyak: Zeitschr. f. d. ges. exp. Med. Bd. 41.

[3] Timofejewsky: Zeitschr. f. Biol. Bd. 38, S. 618. 1899.

[4] Siehe M. H. Fischer: Zitiert auf S. 965, Anm. 4. — Schade: Zeitschr. f. exp. Pathol. u. Therap. Bd. 14, S. 1. 1913. — Schade u. Menschel: Zeitschr. f. klin. Med. Bd. 96, S. 279. 1923; Kolloid-Zeitschr. Bd. 31, S. 171. 1922. — v. Gaza u. Wessel: Zeitschr. f. d. ges. exp. Med. Bd. 32, S. 1. 1923. — Schade: Quellungsphysiologie und Ödementstehung. Ergebn. d. inn. Med. u. Kinderheilk. Bd. 32. 1927.

[5] Traube, Moritz: Arch. f. (Anat. u.) Physiol. 1867, S. 87.

[6] Peffer: Osmotische Untersuchungen, II. Aufl. Leipzig 1921.

[7] Collander: Kolloidchem. Beih. Bd. 19, S. 72. 1924; Bd. 20, S. 273. 1925.

[8] Tinker: Proc. of the roy. soc. of London A Bd. 92, S. 357. 1916; Bd. 93, S. 268. 1917.

ist die effektive Weite des Kanälchens für den betreffenden Stoff natürlich verringert und es kann also der Durchmesser des nicht mehr permeierenden Moleküls oder Teilchens kleiner sein als der des Porenkanals. Nicht minder wichtig ist die Änderung der Oberflächenspannung. Capillaraktive Stoffe verschiedenster Art: Seifen, Na-Glykocholat, Digitonin, Pepton Witte, sehr viele biologisch wirksame Alkaloide (Atropin, Pilocarpin, Coffein, Strychnin, Chinin, Morphin) vermögen, indem sie die Oberflächenspannung herabsetzen, eine Collodiummembran für Hämoglobin in reversibler Weise durchgängig zu machen, ohne daß, nach der konstanten Filtrationsgeschwindigkeit des Wassers zu schließen, die Porenweite sich ändert[1].

An der Richtung und Geschwindigkeit des Durchtritts kann auch die Form, die sterische Konfiguration des Moleküls, so beim Durchtritt stereoisomerer Zucker, durch die Glomerulusmembran beteiligt sein[2]. Bei elektrisch geladenen Teilchen oder Flüssigkeitsfäden kommt weiterhin elektrostatischer Zug oder Abstoßung an den Ladungen der Wandschicht sehr in Betracht[3], also das Membranpotential, das von einer HELMHOLTZschen Doppelschicht oder das ζ-Potential, das von einer tiefer gegliederten Adsorptionsschicht nach FREUNDLICH herrührt. Daraus ergeben sich elektrokinetische Flüssigkeitsbewegungen, welche die osmotische Strömung beschleunigen oder hemmen, sie sogar umkehren können, so daß die Flüssigkeit anomalerweise von der konzentrierteren zur verdünnten Lösung sich verschiebt[4]. Auf die nähere Erklärung dieser z. B. an der Schweinsblase schon sehr lange bekannten *anomalen Osmose*, besonders durch JAQUES LOEBS Modellversuche, kann hier nur hingewiesen werden[5]. Ebenso ist an dieser Stelle nur anzudeuten, daß die elektrischen Ladungen des Porenkanals auch die Wanderungsgeschwindigkeit der Ionen verändern, derart, daß elektronegative Membranen die Beweglichkeit aller Anionen hemmen oder sie gar nicht passieren lassen, positiv umgeladene Eiweißhäute hingegen die Kationen verzögern[6].

Ferner können Quellungsvorgänge in der Membran für ihre Permeabilität von Bedeutung sein, wobei anscheinend weniger der Quellungsgrad bezüglich das schließlich erreichte Quellungsgleichgewicht als vielmehr die Quellungsgeschwindigkeit maßgebend ist. Trennen Kautschuk oder auch tierische Membranen, wie Schweinsblase, zwei Lösungsmittel oder Lösungen, in denen sie verschieden rasch quellen, so tritt Flüssigkeit von der Seite des schnelleren Quellungsmittels zu der des langsameren über, unter Umständen auch den osmotischen Kräften entgegen[7].

Noch andere Betrachtungsweisen haben ferner Platz zu greifen. Wir können die Membran oder wenigstens bestimmte Phasen dieses mehrphasigen struk-

[1] BRINKMANN u. SZENT GYÖRGY: Biochem. Zeitschr. Bd. 139, S. 161. 1923.

[2] HAMBURGER, H. J. u. BRINKMANN: Proc. of the roy. acad. Amsterdam Bd. 21, S. 548. 1918.

[3] BETHE u. TOROPOFF: Hoppe-Seylers Zeitschr. f. physiol. Chem. Bd. 88, S. 688. 1914; Bd. 89, S. 597. 1915. — B. u. H. BETHE u. TERADA: Hoppe-Seylers Zeitschr. f. physiol. Chem. Bd. 112, S. 250. 1924.

[4] DUTROCHET: Ann. de chim. et de phys. (2) Bd. 60, S. 337. 1835. — GRAHAM: Phil. Transact. Bd. 144, S. 177. 1854. — GIRARD: Cpt. rend. hebdom. des séances de l'acad. des sciences Bd. 146, S. 927. 1908; Bd. 148, S. 1047 u. 1186. 1900; Bd. 150, S. 1446. 1910; Bd. 153, S. 401. 1911. — HAMBURGER, T.: Hoppe-Seylers Zeitschr. f. physiol. Chem. Bd. 92, S. 385. 1917. — BARTELL: Journ. of the Americ. chem. soc. Bd. 36, S. 646. 1914; Proc. of the nat. acad. of sciences (U. S. A) Bd. 6, S. 308. 1920.

[5] BREDIG: Internat. Kongr. f. angew. Chem. 1904. — LOEB, J.: Journ. of general physiol. Bd. 1, S. 717. 1919; Bd. 2, S. 173, 255 u. 387. 1920.

[6] MICHAELIS, L.: Naturwissenschaften 1926, H. 3, S. 33 (Zusammenfassung). Einzelarbeiten in der Biochem. Zeitschr.

[7] FLUSIN: Ann. de chim. et de phys. (8) Bd. 13, S. 480. 1908.

turierten Gebildes als ein neues Lösungsmittel ansehen, dessen Permeabilität sich nach der Löslichkeit eines Stoffes in ihm oder auch nach der Adsorbierbarkeit in der Wand richtet. Verteilt sich ein Stoff nach dem Henryschen Satz zugunsten der Wand, oder wird er hier besonders gut adsorbiert, so wird er dem Blut entzogen und besonders leicht hindurchgehen. Dieser Gedanke kommt bekanntlich in der Meyer-Overtonschen Lipoid- und in J. Traubes Adsorptionstheorie zum Ausdruck, auf die aber hier nicht näher einzugehen ist, weil sich ihre Bedeutung bisher viel weniger in der Auffassung der Lymphentstehung als der Zellpermeabilität im allgemeinen ausgewirkt hat[1]. Es ist aber klar, daß verschiedene Stoffe und Teilchen auf verschiedene Weise, z. B. lipoidlösliche und -unlösliche an verschiedenen Stellen, die Struktur der Wand durchsetzen können. Auch an die Theorie von Clowes[2] sei hier erinnert, welcher zeigen konnte, daß kleine Elektrolytmengen, z. B. Ca-Ionen (0,005 bis 0,01%) eine Emulsion von Öl in Wasser in eine solche von Wasser in Öl, die Phasenverteilung umkehrend, verwandeln können. Die Ionen, welche die Permeabilität von Zellen und Membranen verändern, werden also wahrscheinlich nicht nur an der kolloiden Eiweißphase, woran wohl zumeist in erster Linie gedacht wird, sondern auch an den lipoiden Teilchen angreifen können, worauf die antagonistische Änderung der Oberflächenspannung von Lecithin-Cholesteringemischen durch K- und Ca-Ionen ein neues Licht wirft[3]. Neben allen diesen physikalisch-chemischen Faktoren müssen wir uns aber vor allem einer *physiologischen Permeabilität* erinnern, die von der Funktion der Capillarwandzellen abhängt. Gerade für die capillarelektrische Betrachtungsweise dürften die mit der Lebenstätigkeit veränderlichen Oberflächenpotentiale der Capillar- und Membranwandzellen ausschlaggebend sein.

Welche der skizzierten Möglichkeiten treten nun nach unseren heutigen Kenntnissen im Leben besonders hervor?

Die ältere Physiologie gründete ihre Auffassung vorwiegend auf das Verhalten verschiedenartiger tierischer Membranen in Modellversuchen vom Standpunkte der *Porentheorie* aus. Aber auch schon die Bedeutung der Quellungsvorgänge hatte namentlich Ludwig erkannt. Tigerstedt und Santesson[4] hoben dann den großen Unterschied je nach Art und Herkunft der Membran, ob lebend oder abgestorben, besonders an der in noch überlebendem Zustande völlig, auch für Wasser, undurchlässigen Froschlunge hervor. Die Tatsache, daß in der Lymphe mehr hochdisperse Eiweißkörper als im Blute vorhanden sind[5], also weniger Globuline, besonders weniger Eu- und Fibrinoglobulin, weiter, daß der Anteil letzterer steigt, wenn bei pathologischen Exsudationen die Gefäßwand durchlässiger wird, so daß Euglobulin sich nicht im Anasarka, wenig in der Hydrocelenflüssigkeit und im Hydrothorax, reichlicher dagegen in allen entzündlichen Ergüssen findet[6], ferner daß Globulin umgekehrt im Wundsekret mit fortschreitender Heilung abnimmt[7], weist vielleicht auf eine gewisse

[1] Lipoidlöslichkeit und Membranpermeabilität bei Hedin: Pflügers Arch. f. d. ges. Physiol. Bd. 78, S. 205. 1899.

[2] Clowes: Proc. of the soc. of exp. biol. a. med. Bd. 11, S. 1. 1913. — Clowes: Journ. of physiol. chem. Bd. 20, S. 407. 1920.

[3] Dresel: Klin. Wochenschr. Jg. 4, Nr. 17. 1925.

[4] Tigerstedt u. Santesson: Bitrang till Kongl. Svenska Veteriskap. Akadem. Handlinga Bd. 11. Stockholm 1887.

[5] Timofejewsky: Zitiert auf S. 968, Anm. 3.

[6] Ujihara: Biochem. Zeitschr. Bd. 61, S. 55. 1914; Berl. klin. Wochenschr. 1914, S. 1 u. 1112. — Matsumoto: Dtsch. Arch. f. klin. Med. Bd. 75, S. 398. 1903. — Joachim: Pflügers Arch. f. d. ges. Physiol. Bd. 93, S. 558. 1903 (Literatur).

[7] Lieblein: Habilitationsschr. Prag 1902. — Zitiert nach Hammarsten: Lehrb. d. physiol. Chem., 7. Aufl., S. 338. 1910.

Bedeutung der Porengröße als Membranfaktor hin, wenn auch die Eiweißkörper teilweise aus dem Gewebe, besonders aus der Leber stammen können. Der partielle Übergang wäre durch den polydispersen Zustand erklärlich. Bei Filtration durch tierische Membran geht Albumin reichlicher hindurch als Globulin[1]; nach Peptoninjektion kann aber der Globulingehalt des Blutes und der Lymphe *gleichzeitig* ansteigen, nach Krebsmuskelextrakt oder Toxinen steigt er an, ohne sich im Blute wesentlich zu ändern. Es ist also unwahrscheinlich, daß in allen Fällen das Blut allein die Quelle der Lympheiweißkörper ist[2]. Hämoglobin, intravenös injiziert, erscheint beim Hund in 5 bis 20 Minuten normalerweise in der Lymphe[3] und erreicht hier nur etwa die halbe Konzentration der höchsten im Blute. Man erinnere sich auch der Versuche mit Farbstoffen verschiedener Dispersion (s. oben S. 958). Mit dem Verhalten der Globuline steht wohl in gleicher Linie, daß homologe Antikörper (Hämolysine, Agglutinine, Opsonine) bei passiver wie aktiver Immunisierung im Blut meist in stärkerer Konzentration vorhanden sind als in der Lymphe[4]; heterologe Sera, artfremdes Eiweiß, Fermente wirken, intravenös injiziert, vielfach lymphagog und verteilen sich in der Regel auch anders. Vielleicht gehört hierher auch, daß Tetanustoxin sich in 6 bis 24 Stunden zwischen Blut und Lymphe in der Konzentration ausgleicht, während das Antitoxin, auch arteigenes, immer nur langsamer und in geringerer Menge übergeht[5].

Bei der Leichtigkeit, mit der auch größere Molekel, wie Zucker, Alkaloide, die Capillarwand passieren, ist es wahrscheinlich, daß die Unterschiede in der Austrittsgeschwindigkeit mancher Krystalloide aus dem Blut, z. B. die Verlangsamung von SO_4, Tartrat, Citrat in SMITHS und MENDELS Reihe[6] nicht in der Molekulargröße, sondern in ihrem Einfluß auf den Kolloidzustand der Wand beruhen, indem diese Salze, im Gegensatz zu den Alkalichloriden und -bromiden, Proteine zur Entquellung bringen und so vielleicht die Wand verdichten. Der Zusammenhang: erhöhte Quellung, erhöhte Permeabilität und umgekehrt ist ja in der Tat an vielen Zellen gefunden worden. Es erhellt zugleich aus diesem Beispiel, daß das Verhalten der Wand hier etwaige Zustandsänderungen der Plasmaeiweißkörper überwiegt; denn Entquellung der letzteren, also Entbindung von Wasser, müßte, so wäre zu erwarten, eher eine erhöhte Transsudation nach sich ziehen.

Die *Diuretica der Purinreihe,* welche den Lösungsstrom durch den Körper beschleunigen, erhöhen ebenfalls die Permeabilität der Capillarwände[7], beschleunigen und steigern die Quellung des Serumalbumins[8]. Dieser Effekt ist für diese Körperklasse viel spezifischer als ihre schon erwähnte Oberflächenaktivität, deren Folge für den Hämoglobindurchgang durch eine Collodiummembran sie mit sehr vielen anderen Stoffen teilen[9]. Nach Diuretin und Coffein

---

[1] GOTTWALT: Hoppe-Seylers Zeitschr. f. physiol. Chem. Bd. 4. 1880.

[2] TIMOFEJEWSKY: Zeitschr. f. Biol. Bd. 38, S. 618. 1899.

[3] ADAMI: Journ. of physiol. Bd. 6, S. 382. 1885. — PETERSON, LEVINSON u. HUGHES: Journ. of immunol. Bd. 8, S. 343. 1923.

[4] CARLSON u. BRANDE: Americ. journ. of physiol. Bd. 21, S. 221. 1908. — CARLSON u. HUGHES: Americ. journ. of physiol. S. 236. — GREER u. BECHT: Americ. journ. of physiol. Bd. 25, S. 292. 1919/20. — BECHT u. LUCKHARDT: Americ. journ. of physiol. Bd. 40, S. 316. 1916. — OSATO: Tohoku Journ. of exp. med. Bd. 2, S. 325. 1921; ebenda Literatur S. 470. Ausnahmen: Bactericidie für Typhus durch Hundeblut und -lymphe fast gleich. — MELTZER u. NORRIS: Journ. of exp. med. Bd. 2, S. 701. 1897.

[5] RANSOM: Hoppe-Seylers Zeitschr. f. physiol. Chem. Bd. 29, S. 343 u. 553. 1900.

[6] SMITH u. MENDEL: Zitiert auf S. 956, Anm. 5.

[7] WEBER, S.: Arch. f. exp. Pathol. u. Pharmakol. Bd. 65, S. 389. 1911.

[8] PAULI u. HANDOWSKY: Biochem. Zeitschr. Bd. 25, S. 510. — PAULI u. FALEK: Biochem. Zeitschr. Bd. 49, S. 269. 1912. Anders ELLINGER u. NEUSCHLOSZ: Zitiert auf S. 966, Anm. 6.

[9] BRINKMANN u. SZENT GYÖRGYI: Zitiert auf S. 967, Anm. 1.

geht der Lymphstrom der Diurese parallel, Coffein steigert auch dann die Lymphmenge, wenn die Diurese einmal ausbleibt, was durch Senkung des vasomotorischen Tonus, etwa mittels Paraldehyd, bekanntlich zu vermeiden ist[1]. Aus den Untersuchungen von MARFORI und CHISTONI seien in Übersicht die physikochemischen Änderungen wiedergegeben, welchen Lymphe und Harn dabei gleichzeitig unterliegen.

8—10 stündige Versuche, Abgrenzung von Lymphe und Harn; 2 stündlich.

	Menge		η (39°)		λ (37°)		Δ		σ	
	L	H	L	H	L	H	L	H	L	H
Ohne Eingriff . .	— ‖	—	+	—	—	— —	+ ‖	+	— ‖	—
Nach Diuretin . .	+	+	+	+ (meist)	+	++	+	++	—	—
— Coffein	++	+	—		—		—		—	
+ Paraldehyd . .	++	++	—++	—+	+	+ (meist)	+	+ (meist)	—	—

L = Lymphe η = Viskosität Δ = Gefrierpunktserniedrigung + = Zunahme
H = Harn λ = Leitfähigkeit σ = Oberflächenspannung – = Abnahme
‖ = parallele Änderung von Lymphe und Harn.

Die Permeabilitätsänderung der Capillarwände unter dem Einfluß mancher Diuretica geht besonders schön aus den Untersuchungen von DONATH und TANNE[2] sowie von FROEHLICH und ZAK[3] hervor. Erstere finden mit der erwähnten Fluoresceinnatriummethode, daß unter der Wirkung von Theophyllin, Salyrgan, Novasurol der subcutan injizierte Farbstoff schneller als normal im Venenblut der anderen Extremität erscheint. Letztere zeigen, wie nur bei gleichzeitiger Anwendung von Theophyllin sulfurierte Farbstoffe (Säurefuchsin, Phenolsulfophthalein, Tropäolin 00 usw.) im Zentralnervensystem des Frosches und Meerschweinchens eindringen und zu schweren Krampfgiften werden. Theophyllin verstärkt die Wirkung kleinster Morphin- und Magnesiumgaben, nicht jedoch die von Bromsalzen; es vermindert die Speicherung von Trypanblau und Indigcarmin in den Geweben, aber steigert die Aufnahme von Jod. Die Durchlässigkeit ändert sich also in komplizierter, elektiver Weise, und diese Unterschiede hängen auch vom Zentralnervensystem ab. Denn nur im intakten Tier tritt in die Gewebe unter der Theophyllinwirkung eine größere Menge Jod über, während die gleichzeitig verminderte Glucoseaufnahme am überlebenden durchspülten Präparat ebenso zustande kommt wie bei erhaltener Verbindung mit den nervösen Zentralorganen.

Die stärkere Wasseranziehung ins Blut durch hypertonische Zucker- als durch isosmotische Salzlösung, durch die Disaccharide noch mehr als durch Traubenzucker, das langsamere Verschwinden des Traubenzuckers als des NaCl aus hypertonischer Lösung in der Bauchhöhe[4] rührt vielleicht, vom Einfluß der Diffusionskonstante nicht klar zu sondern, von den entquellenden Eigenschaften der Zucker her[5]. Eine Parallele im Modell liegt wohl vor, wenn die Dialyse der Alkalihalogenide und -nitrate durch toten Rinderdarm im Vergleich zum Traubenzucker besonders begünstigt ist[6].

[1] SPIRO: Arch. f. exp. Pathol. u. Pharmakol. Bd. 41, S. 155. 1898. — MARFORI u. CHISTONI: Arch. internat. de physiol. Bd. 13, S. 379. 1913. Gegenteilige Angabe bei TSCHIRWINSKY: Arch. f. exp. Pathol. u. Pharmakol. Bd. 33, S. 160. 1894 (irrig).

[2] DONATH u. PANNE: Arch. f. exp. Pathol. u. Pharmakol. Bd. 119, S. 221. 1926.

[3] FROEHLICH u. ZAK: Wien. klin. Wochenschr. 1926, S. 493; Klin. Wochenschr. 1925, Nr. 48 u. 1927, S. 2288; Arch. f. exp. Pathol. u. Pharmakol. Bd. 121, S. 108. 1927.

[4] Zitiert auf S. 956, Anm. 4 u. ROTH: S. 957, Anm. 2.

[5] FISCHER, M. H. u. A. SYKES: Kolloid-Zeitschr. Bd. 14, S. 1 u. 223. 1914.

[6] HEDIN: Pflügers Arch. f. d. ges. Physiol. Bd. 78, S. 205. 1899.

Zu den Membraneffekten rechnet man ferner zum Teil die *Calciumwirkung*. Zuerst von WRIGHT[1] auf Grund ganz anderer theoretischer Anschauungen als antiurticarielles Mittel angesehen, hemmt bekanntlich Calcium die Exsudation bei der Senfölchemosis des Kaninchenauges[2]. Die Angabe, daß es die Trans- oder Exsudation in die serösen Höhlen bei allerhand entzündlichen Reizen (Diphtherietoxin, Terpentinöl usw.) hindere, ist nicht bestätigt worden[3]; auch der Einfluß auf Lungenödem bei Kampfgasvergiftung ist gering[4]. Beigemischt physiologischer NaCl-Lösung zur intravenösen Injektion, beschleunigt es eher deren Austritt aus dem Blut[5]; intradermal appliziert bildet es sogar Hautquaddeln[6]. Wie aber auch sonst, nach den Forschungen SIDNEY RINGERS und JAQUES LOEBS, seine Wirkung ganz abhängig vom Konzentrationsverhältnis zu anderen gleichzeitig anwesenden Ionen ist, z. B. auch seine permeabilitätsherabsetzende, oberflächenverdichtende auf einzelne Zellen[7], so ebenfalls sein Einfluß auf die Durchlässigkeit der Capillarwand, und das mag manche Differenz in der Literatur über diesen Gegenstand veranlaßt haben. Die Durchlässigkeit des Glomerulus der Froschniere für Glucose ist auf ein ganz bestimmtes Konzentrationsverhältnis Ca:K neben anderen Ionen eingestellt[8] und auf dieselben Ionenrelationen, welche schon durch die Ernährungsweise verschoben werden[9], kommt es in feiner Abstufung bei der Ödembildung am durchspülten Frosch an, wobei Gefäßdichtung und Verengerung oft parallel gehen[10]. Auf dem Ionenantagonismus J. LOEBS beruht es wohl auch, daß in Durchspülungsversuchen des Warmblüterabdomens LOCKEsche Lösung gerade umgekehrt wie physiologische NaCl in hypotonischer Mischung den Abfluß aus dem Duct. thorac. steigert, in hypertonischer vermindert, obwohl der Abfluß aus der Cava inferior durch hypotonische Locke- wie NaCl-Lösung verlangsamt, durch hypertonische beschleunigt wird. Die osmotische Wirkung, an den Blutgefäßen stets vorhanden, wird also durch Anwesenheit einzelner bestimmter Ionen an den Lymphgefäßen ins Gegenteil verkehrt[11].

Nur wenige Tatsachen bei der Lymphbildung sind bekannt, die auf eine Bedeutung der sonst in der Permeabilitätslehre der Zellen so wichtigen *Lipoide* hinweisen. Zwei Beobachtungen lassen sich aber hier vielleicht, wenigstens mit teilweiser Berechtigung, einreihen. Einmal ist das die stark lymphtreibende Wirkung, welche dem *Äthylalkohol* zukommt[12]. Sodann findet GAYDA[13], daß Ultrafiltrate von Seren im Durchspülungsversuch am Frosch ein geringeres Ödem erzeugen als eine gleichartige Lösung der Serumsalze, und daß Zusatz der Serumproteine nicht genügt, diesen Unterschied ganz auszugleichen, noch weniger

---

[1] WRIGHT: Lancet Bd. 1, S. 153. 1896.

[2] CHIARI u. JANUSCHKE: Arch. f. exp. Pathol. u. Pharmakol. Bd. 65, S. 120. 1911.

[3] FLEISHER, HOYT u. L. LOEB: Journ. of exp. med. Bd. 11, S. 291. 1909. — FLEISHER u. L. LOEB: Journ. of exp. med. Bd. 11, S. 627 u. 641. — LEVY, R.: Dtsch. med. Wochenschr. Jg. 40, S. 949. 1914.

[4] MAGNUS u. LAQUEUR: Zeitschr. f. d. ges. exp. Med. Bd. 13, S. 111. 1921.

[5] SMITH u. MENDEL: Zitiert auf S. 956, Anm. 5. — YANAGAWA: Journ. of pharmacol. a. exp. therap. Bd. 9, S. 75. 1916.

[6] SOLLMANN u. PILCHER: Journ. of pharmacol. a. exp. therap. Bd. 9, S. 309. 1917. — BOMMER: Klin. Wochenschr. 1924, S. 1758.

[7] An Pflanzen: OUSTERHOUT: Science Bd. 34, S. 187. 1911. An Blutkörperchen: Siehe WIECHMANN: Pflügers Arch. f. d. ges. Physiol. Bd. 189, S. 109. 1921.

[8] HAMBURGER, H. J. u. BRINKMANN: Biochem. Zeitschr. Bd. 88, S. 97. 1918.

[9] LUITHLEN: Arch. f. exp. Pathol. u. Pharmakol. Bd. 68 u. 69. — OEHME u. PAAL: Arch. f. exp. Pathol. u. Pharmakol. S. 104. — OEHME u. WASSERMEYER: Dtsch. Arch. f. klin. Med. Bd. 154, S. 107.

[10] HAMBURGER: Biochem. Zeitschr. Bd. 129, S. 153. 1922.

[11] DEMOOR: Bull. de l'acad. roy. de belgique (4) Bd. 1, S. 23. 1909.

[12] TIMOFEW: Arch. f. exp. Pathol. u. Pharmakol. Bd. 59, S. 444. 1908.

[13] GAYDA: Zitiert auf S. 959, Anm. 5.

Gelatine. Überlegungen HERLITZKAS folgend, denkt er zur Erklärung an die Gegenwart lipoidlösender Stoffe im Serum, welche den Elektrolyteintritt in die Zellen begünstigen und damit die Ansammlung von Intercellularwasser vermindern sollen.

Man könnte der Meinung sein, daß die Permeabilität der Capillarwandzellen denselben Gesetzen folge wie die Durchlässigkeit auch anderer Zellen und vorwiegend, wenn nicht ausschließlich, von den Potential- und Kolloidzustandsänderungen der Oberfläche bestimmt würde, die mit der Erregung verknüpft sind. Aber die Durchlässigkeit der Capillarmembranen bietet, in Anpassung an ihre Funktion, zu viele Besonderheiten dar, um sie ganz in das Problem der physiologischen Zellpermeabilität im allgemeinen aufgehen zu lassen. Zunächst sind sie gerade für *die* Stoffe in hohem Grade durchlässig, die im allgemeinen in pflanzliche und tierische Zellen nur wenig oder langsam bzw. nur in besonderen physiologischen Zuständen, unter Mitwirkung der Zelltätigkeit, eindringen: nämlich Salze, Zucker, Aminosäuren. Auch daß die der Capillarwand in gewissem Maße ähnlichen tierischen Häute, wie Mesenterium, Perikard, nicht nur einen geringeren elektrolytischen Widerstand als andere Membranen mit differenzierteren Epithelzellen (Blase, Coecum, Holothuriendarm), sondern auch eine viel kleinere Widerstandsabnahme mit dem Tode (durch $CHCl_3$) darbieten[1], weist darauf hin, hier rein physikalische Faktoren etwas mehr als bei dem physiologischen Zellpermeabilitätsproblem in den Vordergrund zu stellen. Wir haben es ferner bei den anderen tierischen Membranen vielfach mit einer *gerichteten* Durchlässigkeit zu tun, die auch noch im toten Zustand, wenn auch in viel geringerem Maße als im Leben, ihren Richtungssinn beibehält[2]. Während die Blutcapillaren aus physiologisch naheliegenden Gründen Ein- wie Austritt vielen Stoffen gleich gut gestatten, läßt sich die Annahme einer gerichteten Permeabilität der Lymphcapillarwand stützen. Einen solchen Unterschied zwischen zwei sich im Bau so ähnlichen, dünnen Membranen zu machen, ist allerdings bei dem bisherigen Unvermögen, sie getrennt zu untersuchen, rein hypothetisch. Doch kann man ohne diese Annahme kaum verstehen, daß Stoffe, nachdem sie aus dem Blut verschwunden sind, sich oft noch längere Zeit (z. B. Ferrocyannatrium $^1/_2$ Stunde lang) in der Lymphe nachweisen lassen, eine Rückdiffusion aus der Lymphe in Blutcapillaren also offenbar nicht statthat. Aber auch für die Blutcapillaren gilt Richtungslosigkeit sicher nicht uneingeschränkt. Tetanustoxin verläßt leicht, Antitoxin etwas langsamer die Blutbahn, subcutan ins Gewebe injiziert gelangen sie aber nur via Lymphe ins Blut[3] und mit dem Abtransport mancher Farbstoffe aus den Gewebsspalten verhält es sich ebenso, während andere allerdings viel mehr und schneller in die Blut- als Lymphwege aufgenommen werden[4]. Kongorot und -blau sowie Tuchrot gelangen vom Peritoneum aus in 10 bis 20 Minuten ins Blut, in 25 bis 47 Minuten in die Lymphe des Duct. thorac., wo sie sich aber später in der größeren Konzentration befinden[5]. Phenolsulfophthalein erscheint vom Peritonealraum aus nie im Duct. thorac., aber rasch im Harn[6]. Die schon früher von DANIELSEN[7]

[1] GALEOTTI: Hoppe-Seylers Zeitschr. f. physiol. Chem. Bd. 40, S. 481. 1902. Allerdings ist in diesen Messungen die verschiedene Membrandicke nicht ausreichend berücksichtigt.

[2] HAMBURGER: Biochem. Zeitschr. Bd. 11, S. 493. 1908. Gerichtete Permeabilität siehe WERTHEIMER: Pflügers Arch. f. d. ges. Physiol. Bd. 199, S. 383. 1923; Bd. 200, S. 82 u. 354; Bd. 201, S. 488. Hierzu kritisch BAUER: Pflügers Arch. f. d. ges. Physiol. cf. S. 962 unten.

[3] COHNSTEIN: Pflügers Arch. f. d. ges. Physiol. Bd. 63, S. 586.

[4] STARLING u. TUBBY: Journ. of physiol. Bd. 16, S. 140. 1894.

[5] BOLTON: Journ. of pathol. a. bacteriol. Bd. 24, S. 429. 1921 (Literatur).

[6] DUTREY: Cpt. rend. des séances de la soc. de biol. Bd. 84, S. 172. 1921.

[7] DANIELSEN: Beitr. z. klin. Chir. Bd. 54, S. 458. 1907.

bei dem Vergleich der peritonealen Resorption von Jodkali, kolloidem Silber und Colibacillen ausgesprochene Ansicht, daß Krystalloide auf dem Blutweg, Kolloide oder Korpuskeln durch die Lymphbahn die Bauchhöhle verlassen, ist neuerdings an Farbstoffen bestätigt worden. Im Gegensatz zu dem krystalloiden Phenolsulfophthalein und Indigcarmin wird Kongorot und Nigrosin, die beide hochkolloid und schwer diffusibel sind, reichlich in der Lymphbahn, aber erst sekundärer und spät im Blute, und hier zuerst an den Mündungen der Hauptlymphwege gefunden[1].

Gerade bei der Aufsaugung grobdisperser Substanzen tritt die Mitwirkung cellularer Faktoren, sowohl in der Tätigkeit der Phagocyten wie in dem Verhalten der Membran- resp. Endothelzellen stark hervor, und diese Momente leiten uns zu dem dritten für die Lymphbildung maßgebenden Faktorenkomplex, dem cellularphysiologischen, über.

3. Der cellularphysiologische Faktor.

Dieser Terminus soll hier nicht gebraucht werden im Sinne HEIDENHAINS, der den Endothelzellen sekretorische Funktionen nach Art der Drüsen zuzuschreiben geneigt war. Histologie, Beschaffenheit der Lymphe im Verhältnis zum Blut und im Vergleich zu wahren Drüsensekreten, die in den bisherigen Abschnitten behandelte mehr passive Komponente in der Rolle der Capillarwand entfernen den ganzen Vorgang hinreichend von den Leistungen echter Drüsen. Cellularphysiologisch ist für uns die Lymphbildung im doppelten Sinne: Insofern *für die Permeabilität der Capillarmembranen der Lebenszustand ihrer Zellen grundlegend* ist, und weiterhin durch den wichtigen Anteil, welchen die Zellorganfunktion selbst an der Lymphbildung hat.

Die veränderte Durchlässigkeit lebender und toter Membranen wie von Zellen überhaupt, der Wechsel der Durchlässigkeit bei biologischen Reaktionen und mit der Funktion der Capillare, für den uns ihr Kontraktionszustand ein Vergleichsmaß geben kann, beweisen die große Bedeutung rein physiologischer Elemente, die in physikalische und chemische aufzulösen wir noch außerstande sind.

Aus dem wechselnden Eiweißgehalte von Trans- und Exsudaten je nach Art und Charakter des Reizes bis zu Entzündung ist schon seit VIRCHOW und COHNHEIM auf Veränderung bzw. Steigerung der Capillarpermeabilität geschlossen worden. Nach neueren Beobachtungen ist sehr häufig Lumenerweiterung und Stromverlangsamung mit einer Erhöhung der Durchlässigkeit verbunden. Für die Teilchen gelöster Stärke, deren Durchmesser KROGH[2] im Mittel zu 5 $\mu\mu$ veranschlagt, ist die Capillarwand normalerweise nicht, wohl aber bei starker Erweiterung durchlässig (Froschzunge, Mesenterium); Brillantvitalrot und Chicagoblau 6 B diffundieren im letzten Falle ebenfalls viel schneller und reichlicher, während die etwa 200 $\mu\mu$ großen Korpuskeln chinesischer Tusche immer zurückgehalten werden. Nach KROGHS Auffassung erfolgt diese Änderung der Durchlässigkeit nicht etwa, weil Endothellücken entstehen, sondern die Diffusion vollzieht sich in der Hauptsache durch die Zellen hindurch. Sehr deutlich ist dieser Vorgang auch in neuerer Zeit an den serösen Häuten studiert worden. In den Bauchraum injizierte Farbstoffe, wie Carmin, gehen durch das Zwerchfell keineswegs nur oder vorzugsweise durch die Stomata[3] der älteren Autoren,

---

[1] KATSURA: Tohoku journ. of exp. med. Bd. 5, S. 294. 1924.

[2] KROGH: Journ. of physiol. Bd. 54; Proc. of the physiol. soc. S. 154; Anat. u. Phys. d. Capillaren, übersetzt von EBBECKE, S. 133. Berlin: Julius Springer 1924.

[3] BOLTON: Journ. of pathol. a. bacteriol. Bd. 24, S. 429. 1921.

ebensowenig intercellulär am reichlichsten hindurch, vielmehr tritt sehr oft der größte Teil, nach CUNNINGHAM alles, durch die Serosaendothelplatten[1], in gewissen Stadien mit charakteristischer Granulahäufung um den Kern[2]. Trypanrot und -blau, Bilirubin bei Ikterus gehen ebenfalls bei Urticaria in die Quaddelflüssigkeit der Haut über, die z. B. bei Brennesselurticaria einen hohen (3%) Eiweißgehalt hat[3]. In Entzündungsgebieten färben sich durch Injektion von Salzlösungen gesetzte, dermale Quaddeln besonders intensiv mit intravenös eingeführtem Kongorot. Die Farbstoffaufnahme richtet sich dabei nach der Natur der in der Quaddelflüssigkeit anwesenden Ionen[4]. Nach Wasserverlusten, aber auch bei Wassersüchtigen, bei Herz- und Nierenkranken, bei manchen Infektionskrankheiten (Pneumonie, Typhus) usw. verschwindet intradermal injizierte physiologische oder hypotonische (4%) Kochsalzlösung abnorm schnell[5]. Auf die Einzelheiten dieser Vorgänge, die übrigens auch örtliche Unterschiede zeigen[6], soll an dieser Stelle nicht eingegangen werden. Der hohe Eiweißgehalt der Leberlymphe, der bei vermehrter Bildung noch zunimmt, während er in diesem Falle in der eiweißärmeren Darmlymphe fällt, der sehr geringe Eiweißgehalt der Lymphe der Extremitäten, deren Lymphgefäße dem Austritt einer physiologischen Durchspülungsflüssigkeit auch einen viel größeren Widerstand entgegensetzen als die der Eingeweide[7], ebenso wie die speziellen Verhältnisse des Kammerwassers, der Cerebrospinalflüssigkeit u. a. m. geben Beispiele einer *regionär verschiedenen Capillardurchlässigkeit.* Eigenartig liegen die Dinge in der Leber[8]. Müssen nach dem Gesagten deren Capillaren als besonders leicht permeabel vom Blut aus angesehen werden, so tritt doch nach Abbindung des Duct. choledochus Gallenfarbstoff zuerst und am leichtesten in die Lymph-, nicht in die Blutwege über, wie sich umgekehrt auch die Lymphwege der Leber von den Gallengängen aus besonders leicht injizieren lassen[9], während andere Stoffe (Salze, Indigcarmin) von den Gallenwegen aus ebenso schnell wie andernorts ins Blut eindringen[10]. Diese Tatsachen beleuchten aber wohl mehr die besonderen histologischen Verhältnisse der Leber als das Problem einer gerichteten Capillarwandpermeabilität (s. oben) im allgemeinen.

Auch um die Wirkung der *Lymphagoga erster Reihe* zu erklären, rechnete man seit je mit einer *Permeabilitätsänderung*[11], besonders ehe der besprochene

---

[1] CUNNINGHAM: Americ. journ. of anat. Bd. 30, S. 399. 1922; Americ. journ. of physiol. Bd. 62, S. 248. 1922. — SHIPLEY u. CUNNINGHAM: Americ. journ. of physiol. Bd. 40, S. 73. 1916.

[2] Auch CLARK and CLARK: Anat. record Bd. 15, S. 231. 1918. — WISLOCKI: Americ. journ. of physiol. Bd. 42, S. 124. 1916. — CUNNINGHAM: Americ. journ. of anat. Bd. 30, S. 399. 1922. — ZIEGLER, K.: Zeitschr. f. d. ges. exp. Med. Bd. 24, S. 221. 1921.

[3] EBBECKE: Klin. Wochenschr. 1923, S. 1725. — TÖRÖK, LEHNER u. KENNEDY: Arch. f. Dermatol. u. Syphilis Bd. 139, S. 141. 1922.

[4] HOFF u. LEUWER: Zeitschr. f. d. ges. exp. Med. Bd. 51, S. 1. 1926.

[5] MC CLURE u. ALDRICH: Journ. of the Americ. med. assoc. Bd. 81, S. 293. 1923. — CHEVALLIER u. STOFFEL: Cpt. rend. des séance de la soc. de biol. Bd. 93, S. 1231. 1925.

[6] COHEN: Journ. of the Americ. med. assoc. Bd. 84, S. 1561. 1925. — STERN u. COHEN: Journ. of the Americ. med. assoc. Bd. 87, S. 1355. 1926.

[7] COHNHEIM u. LICHTHEIM: Virchows Arch. f. pathol. Anat. u. Physiol. Bd. 69, S. 106. 1877. — MAGNUS: Arch. f. exp. Pathol. u. Pharmakol. Bd. 42, S. 250. 1899 (Literatur).

[8] Hierzu s. oben S. 929 (Anatomie).

[9] FLEISCHL: Sitzungsber. d. sächs. Ges. d. Wiss. math.-physikal. Kl. Bd. 26, S. 42. 1874. — KUNKEL: Sitzungsber. d. sächs. Ges. d. Wiss. math.-physikal. Kl. Bd. 27, S. 236. 1875. — KUFFERATH: Arch. f. Anat. u. Physiol. 1880, S. 92. — HARLEY: Brit. med. journ. 1892, S. 397; 1893, S. 291. — BÜRKER: Pflügers Arch. f. d. ges. Physiol. Bd. 83, S. 241. 1901. Anders WERTHEIMER u. LEPAGE: Arch. de phys. norm. et pathol. 1897, S. 364; 1898, S. 334; 1899, S. 259.

[10] MENDEL, L. B. u. UNDERHILL: Americ. journ. of physiol. Bd. 14, S. 252. 1905. — WERTHEIMER u. DUBOIS: Cpt. rend. des séances de la soc. de biol. Bd. 89, S. 654. 1923.

[11] STARLING: Journ. of physiol. Bd. 17, S. 30. 1895.

Venensperrmechanismus und die capillarmotorische Änderung der Filtrationsfläche bekannt und hinreichend gewürdigt war. Denn die Capillardruckänderungen reichten ja hier zur Deutung in keiner Weise (s. oben). Auch nach Heranziehung der neueren Weiterungen kann ein Wechsel im Verhältnis der verschiedenen Eiweißfraktionen in der Lymphe nach Lymphagogis I. Reihe[1], das Auftreten oder die Vermehrung beigemengter Erythrocyten oder von Hämoglobin[2] keineswegs allein durch vasomotorische Vorgänge, etwa durch ein anderes Mischungsverhältnis der Darm- mit der eiweißreicheren Leberlymphe, verständlich werden. Diese Stoffe wirken vielmehr, wie zahlreiche höhermolekulare, blutfremde bei parenteraler Einbringung, endothelreizend und erhöhen damit stark die Permeabilität der Zellen. Übrigens wird nach älteren Filtrationsversuchen auch die Durchlässigkeit toter Membranen für Krystalloide bzw. ihr Verteilungsverhältnis zwischen Filtrat und Filtrans durch Krebsmuskelextrakt, Pepton usw. verändert[3], wobei Adsorption oberflächenaktiver Substanzen wohl eine Rolle spielen dürfte. Auch hier also eine Vorstufe biologischen Geschehens im Modell. Man erinnere sich auch der Beobachtung Manwarings (s. S. 946f.), daß, wenn der Lebercapillardruck mechanisch auf seine Höhe im Peptonshock gebracht wird, damit noch keineswegs jener enorme Plasmaaustritt, die capillare Stase durch Bluteindickung, die gewaltige Leberschwellung der typischen Shockgifte gegeben ist[4]. Eine Alteration der Endothelien, deren Wesen mit dem Begriff der Permeabilitätssteigerung nur unvollkommen und einseitig charakterisiert ist, steht also hierbei sicherlich ganz im Vordergrunde. Aber so hoch sie auch zu bewerten ist, besteht doch unseres Erachtens kein Grund, die Mitwirkung eines hämodynamischen Moments durchaus und für alle Fälle abzulehnen. Manwaring[5] glaubt, daß es allein der mechanische Druck der ins Zwischengewebe der Leber ausgetretenen Flüssigkeit auf Capillaren und kleine hepatische Venen ist, welcher den Druckanstieg im Portalsystem bewirkt, keine aktive Konstriktion der letzteren. Er stützt sich dabei vorwiegend auf histologische Präparate aus mit Blut durchspülten, peptonvergifteten Lebern, in denen er die intralobulären Capillaren zum Teil durch transsudierte Flüssigkeit von den Leberzellbalken abgehoben, im ganzen verengert, ja oft vollkommen kollabiert sah; ferner darauf, daß Bariumchlorid und Adrenalin die Lebervenen nicht zur Kontraktion bringen. Indessen findet er auch alle Lymphgefäße in der Leber dilatiert und mit Flüssigkeit strotzend gefüllt, so daß nicht recht einzusehen ist, warum, wenn rein mechanischer Druck in dem geschwollenen Organ das Kaliber der Blutcapillaren verkleinert, dies nicht ebenso die Lymphgefäße betreffen sollte. Adrenalin und Bariumchlorid können wegen des abweichenden vasculären Verhaltens der Leber hier kaum herabgezogen werden[6]. Aber dies beiseite, läßt sich jedenfalls diese Auffassung nicht von dem Peptonshock auf den naheverwandten Zustand beim Histamin übertragen. Die Verknüpfung von Capillarerweiterung, gesteigerter Durchlässigkeit und Plasmaverlust des Kreislaufs — eine paradoxe Reaktion, wenn man an den Flüssig-

[1] Peterson, Jaffé, Levinson u. Hughes: Journ. of immunol. Bd. 8, S. 377, 361 u. 349. 1923.

[2] Heidenhain: Pflügers Arch. f. d. ges. Physiol. Bd. 49. 1891 und viele andere.

[3] Cohnstein: Pflügers Arch. f. d. ges. Physiol. Bd. 59, S. 552. 1895. Auch Demoor: Zitiert auf S. 973, Anm. 11. — Underhill u. Epstein: Journ. of pharmacol. a. exp. therapeut. Bd. 22, S. 195. 1923. — Geiling u. Kolls: Journ. of pharmacol. a. exp. therapeut. Bd. 23, S. 29. 1924. — Abel u. Geiling: Journ. of pharmacol. a. exp. therapeut. Bd. 23, S. 1.

[4] Mautner u. Pick: Münch. med. Wochenschr. 1915, Nr. 34, S. 1141; Biochem. Zeitschr. Bd. 127, S. 72. 1922. — Dale u. Laidlaw: Journ. of physiol. Bd. 52, S. 355. 1919.

[5] Manwaring, French u. Brill: Journ. of immunol. Bd. 8, S. 211. 1923.

[6] Siehe Mautner u. Pick: Zitiert auf S. 944, Anm. 10. Auch Pick: Wien. med. Wochenschr. 1924, Nr. 7.

keitseinstrom aus den Geweben nach Aderlaß denkt — ist für den typischen Fall der Capillarvergiftung durch Histamin auch durch optische Beobachtung der Capillaren ganz sichergestellt[1] und keineswegs auf die Leber beschränkt[2]. Hier kann mithin der Anstieg des Portaldrucks nicht im Sinne MANWARINGS als rein mechanische Folge der Permeabilitätsänderung hingestellt werden. Ferner weisen ja schon die unter physiologischen Bedingungen angestellten Beobachtungen KROGHS, welche oben gestreift wurden, darauf hin, daß der von der motorischen Funktion der Endothelien weitgehend beeinflußte hydrodynamische Zustand in der Capillare mit der Durchlässigkeit ihrer Wand funktionell verbunden ist; in welcher Weise, entzieht sich heute der Beurteilung. Daß es aber, wenigstens unter Einbeziehung des Pathologischen, nicht eindeutig der Fall ist, lehren auch diejenigen Capillargifte, welche den eigentlichen Lymphagogis I. Reihe durch Angriffspunkt, Wirkungsweise und Vergiftungsbild fernerstehen als das Histamin, wie die arsenige Säure[3], die Goldsalze[4], das Sepsin[5], Colchicin[6] u. a. Auch hier ist in mehr oder minderem Grade maximale Capillarerweiterung mit gesteigerter, zum Teil profuser Transsudation, namentlich im Darm, vergesellschaftet, und von der arsenigen Säure ist auch bekannt, daß sie den Strom und den Gehalt der Ductuslymphe an festen Bestandteilen (Eiweiß, Zucker, Phosphor, Gallenfarbstoff) vermehrt[7]. Wenn die Capillarwand so durchlässig geworden ist, daß sie, wie in diesen Fällen, den Abstrom einer eiweißreichen Flüssigkeit, beim Histamin des reinen Plasmas, gestattet, so ist der hierfür vom Standpunkte der hämodynamischen Theorie aus erforderliche Druck natürlich sehr klein, indem die maßgebende Druckdifferenz: Capillardruck minus kolloidosmotischer Druck gleich dem Capillardruck wird.

Es fragt sich nun aber, ob die Wirkungsweise der klassischen Lymphagoga mit der Permeabilitätsänderung des Endothels erschöpft ist. Für das Histamin konnte eine reine Capillarwirkung, unkompliziert durch eine Schädigung der Gewebszellen, dadurch höchstwahrscheinlich gemacht werden, daß die Haut über einer Histaminquaddel ihren Widerstand für Gleichstrom nicht ändert[8]. Bei den anderen Capillargiften kann davon wegen ihrer mannigfachen pharmakologischen Wirkung auf Nerven, Kreislauf, Drüsen usw. nicht die Rede sein. Auch besteht im Vergleich zu den eigentlichen Lymphagogis ein Mißverhältnis zwischen Steigerung der Capillardurchlässigkeit und Lymphvermehrung insofern, als arsenige Säure trotz schwerster Capillarschädigung doch verhältnismäßig weniger auf den Lymphfluß wirkt[9]. Dafür könnten im einzelnen besondere Umstände vielleicht bestimmend sein, etwa das vorzugsweise befallene Organ. Aber die Lymphagoga im engeren Sinne Krebsmuskelextrakt, Pepton usw., treiben

[1] HOOKER: Americ. journ. of physiol. Bd. 54, S. 30. 1920. — DOI: Americ. journ. of physiol. 54, S. 30.

[2] DALE u. RICHARDS: Journ. of physiol. Bd. 52, S. 110. 1919.

[3] BOEHM u. UNTERBERGER: Arch. f. exp. Pathol. u. Pharmakol. Bd. 2, S. 89. 1874. — PISTORIUS: Arch. f. exp. Pathol. u. Pharmakol. Bd. 16, S. 188. — MAGNUS: Arch. f. exp. Pathol. u. Pharmakol. Bd. 42, S. 265. 1899. — SCHMIEDEBERG: Grundriß der Arzneimittellehre, 3. Aufl., S. 315. 1895.

[4] HEUBNER: Arch. f. exp. Pathol. u. Pharmakol. Bd. 56, S. 370. 1907.

[5] FORNET u. HEUBNER: Arch. f. exp. Pathol. u. Pharmakol. (Schmiedebergfestschr.) 1908, S. 176 u. Bd. 65, S. 428. 1911.

[6] FÜHNER u. REHBEIN: Arch. f. exp. Pathol. u. Pharmakol. Bd. 79, S. 1. 1916. — LOEWE: Ther. Halbmonatshefte 1920, S. 5. — RÜSSEMEYER: Inaug.-Dissert. Göttingen. 1919. — LIPPS: Arch. f. exp. Pathol. u. Pharmakol. Bd. 85, S. 235. 1920.

[7] ASHER u. GIERS: Zeitschr. f. Biol. Bd. 40, S. 180. 1900.

[8] EBBECKE: Pflügers Arch. f. d. ges. Physiol. Bd. 195, S. 321. 1922.

[9] PETERSEN u. HUGHES: Journ. of pharmacol a. exp. therapeut. Bd. 27, S. 411. 1926. FOWLERsche Lösung stimuliert das Endothel; nach größeren Dosen längere Zeit vermehrter Lymphfluß mit vermehrtem Gehalt an Eiweiß, Zucker, Phosphor, Gallenfarbstoff.

nach längerem Aortenverschluß überhaupt nicht mehr die Lymphe[1], obwohl gerade die asphyktischen Capillaren, z. B. für intravenöse infundierte Salzlösung, besonders durchlässig sind, und dies kann nicht mit Stase oder Capillarverstopfung durch die lange Kreislaufsstörung erklärt werden, da sich HEIDENHAIN ausdrücklich durch nachfolgende Farbstoffinjektion von der Freiheit der Bahn überzeugte, und ASHER noch im besonderen die gesteigerte Capillartranssudation aufzeigte, welche eine oft nur geringe Menge intravenös injizierter physiologischer NaCl-Lösung im Gefolge hat, nachdem die Aorta länger verschlossen war[2].

Alle diese Beobachtungen deuten darauf hin, daß neben der veränderten Funktion der Endothelien noch andere celluläre Faktoren wichtig sind, und führen uns so auf das zweite cellularphysiologische Moment bei der Lymphbildung: die *Beteiligung der Organzellen* selber. In erster Linie ist hier des Einflusses der Lymphagoga auf den Stoffwechsel zu gedenken, der namentlich an der Leber[3] zutage tritt und sich hier bis zur toxischen Wirkung steigern kann. Wenn auch die cholagoge Wirkung des Peptons oder ein Parallelismus von Galle-Lymphflußsteigerung durch diese Stoffe nicht regelmäßig gefunden wird[4], so bezeugt doch der Ikterus, der nach Darreichung größerer Peptonmengen (auch peroral) sehr oft sich einstellt[5], die Zunahme des Rest-N, des U^{+}-, Amino-N und der Restfraktion im Blut[6], sowie des nichtkoagulablen N in der Leber[7], ferner die schon erwähnte (s. S. 971 oben) Vermehrung der Globuline in Lymphe *und* Blut, seine starke Wirkung auf die Stoffwechselvorgänge in diesem Organ. Die isolierte, durchströmte Leber bildet unter dem Einfluß des Peptons usw. auch mehr Aceton aus Buttersäure[8]. Die Beeinflussung der Leukocyten und des Blutzuckers, die Immunität, welche das Blut gegen das Ungerinnbarwerden durch Pepton mit der ersten Injektion erwirbt[9] bei immer wiederholbarer Lymphsteigerung, zeigt den Eingriff in die verschiedenartigsten Zellprozesse an. Ganz ähnlich, auch im Anstieg des nichtkoagulablen N der Leber[10] und des Blutes[11], liegen die Verhältnisse im anaphylaktischen Shock, bei der parenteralen Zufuhr fremder Proteine und anderer Reizstoffe[12], und auch diese Stoffe: Hammel- und Pferdeserum, Immunsera, wirken lymphagog (s. oben).

Nach PETERSEN, JAFFÉ, LEVINSON und HUGHES[13] erscheint im Gefolge kleiner Peptondosen, welche den portalen Druck nicht ändern oder nur wenig senken, gleichzeitig in die Blutbahn injiziertes Hämoglobin auffallend schnell, bereits nach 5 Minuten, in der Lymphe, in der Fibrinogen, Zucker, Phosphate und die Leitfähigkeit steigen; größere Dosen sind neben dem bekannten Ungerinnbarwerden der Lymphe von mehreren abwechselnden Phasen verschiedener Lymph-

[1] HEIDENHAIN: Pflügers Arch. f. d. ges. Physiol. Bd. 49, S. 215. 1891.

[2] ASHER u. GIES: Zitiert auf S. 978, Anm. 7.

[3] ASHER u. GIES: s. Anm. 2; siehe auch NOLF: Arch. internat. de physiol. Bd. 3, S. 229. 1905.

[4] BAINBRIDGE: Journ. of physiol. Bd. 28, S. 204. 1902. — YANAGAWA: Zitiert auf S. 944, Anm. 9. Nach ELLINGER bewirken sie nur Gallenblasenentleerung. Beitr. z. chem. Physiol. u. Pathol. Bd. 2, S. 297. 1902.

[5] PLETNEW: Biochem. Zeitschr. Bd. 21, S. 355. 1909. Eigene Beobachtungen s. OEHME u. WIMMERS: Zeitschr. f. d. ges. exp. Med. Bd. 38, S. 7. 1923.

[6] HISANOBU: Americ. journ. of physiol. Bd. 50, S. 337. 1919.

[7] FREUND u. RUPP: Arch. f. exp. Pathol. u. Pharmakol. Bd. 99, S. 137. 1922. — WHIPPLE u. VAN SLYKE: Journ. of exp. Med. Bd. 28, S. 213. 1918 (Albumosen).

[8] ABE: Biochem. Zeitschr. Bd. 165, S. 312. 1925.

[9] SPIRO: Arch. f. exp. Pathol. u. Pharmakol. Bd. 38, S. 125. 1897.

[10] HASHIMOTO u. PICK: Arch. f. Pathol. u. Pharmakol. Bd. 76, S. 89. 1914.

[11] ZUNZ u. GYÖRGY: Zeitschr. f. Immunitätsforsch. u. exp. Therapie, Orig. Bd. 23, S. 402. 1915. — JOBLING u. PETERSON: Journ. of exp. Med. Bd. 22, S. 401. 1915.

[12] GOTTSCHALK: Arch. f. exp. Pathol. u. Pharmakol. Bd. 96, S. 260. 1923.

[13] PETERSON, JAFFÉ, LEVINSON u. HUGHES: Zitiert auf S. 977, Anm. 1.

zusammensetzung gefolgt, und später injiziertes Hämoglobin tritt dann nur verzögert in die Lymphbahn über. Bei mäßigem anaphylaktischen Shock des sensibilisierten Hundes vermehrt sich mit der Lymphmenge Fibrinogen, Pseudoglobulin I und Gesamteiweiß unter Abnahme des Albumins (erhöhte Permeabilität), bei Reinjektion größerer Antigendosen und ausgesprocheneren Shocksymptomen nimmt Albumin und Euglobulin zu, Fibrinogen fehlt, was mit der gleichzeitigen Ausschwemmung proteolytischer Enzyme und einer hydrolytischen Zerlegung der grobdispersen Eiweißphasen in Zusammenhang gebracht wird[1], und Gallenfarbstoff zeigt sich in der Lymphe. Die Bedeutung der endothelialen Zellfunktion in Verbindung mit dem Organstoffwechsel, besonders der Leber, bei diesen Phänomenen ergibt sich daraus, daß Ölembolien in den Lebercapillaren zwar auch zur Lymphsteigerung, aber mit abnehmendem Eiweißgehalte führen, während Zucker, Phosphate, CO_2-Spannung gleichbleiben, also ähnliche Verhältnisse wie bei Ausschaltung der Leberlymphe geschaffen werden, und daß auf der anderen Seite durch voraufgehende Speicherung von kolloidalem Eisen in den Kupfer- und anderen endothelialen Zellen (Endothelblockade) mit den Shockerscheinungen auch die Veränderungen der Lymphzusammensetzung bei der Reinjektion sich wesentlich modifizieren bzw. sich abschwächen lassen: die Lymphsteigerung und die Erythrocytenbeimischung kann ganz ausbleiben, die Lymphzuckerkurve ist viel gleichmäßiger. Wie andere Bakterienprodukte[2] steigert und verändert auch Tuberkulin bei gesunden Hunden wie bei solchen mit abgeheilter Tuberkulose die Lymphe, während bei noch aktiv[3] erkrankten je nach der Dose und dem Zustand des Tieres sehr wechselnde, in mehrere Phasen, ähnlich wie beim Pepton, sich gliedernde Reaktionen zustande kommen, in denen, nach der Dispersität der Lymphkolloide und der Geschwindigkeit der Passage in die Blutbahn eingebrachten Hämoglobins zu urteilen, die Endothelpermeabilität sich bald erhöht, bald vermindert[4].

Alle diese Tatsachen zeigen jedenfalls eine enge Verknüpfung der Lymphbildung nicht allein mit der Endotheldurchlässigkeit und mit Endothelreaktionen, sondern mit Stoffwechselprozessen in den Organen und bilden somit eine starke Stütze für die Auffassung, daß die Organtätigkeit, die „*Arbeit der Organe*", bestimmend für die Lymphbildung ist, ein Gedanke, den in zahlreichen Untersuchungen ASHER zuerst durchgeführt und bewiesen hat. Dieser Zusammenhang ist dargetan durch die Parallele von Eiweißverdauung, Stickstoffausscheidung und Lymphmenge, durch die Steigerung des Lymphflusses aus dem entsprechenden Körpergebiet bei vermehrter Schilddrüsenabsonderung[5], bei beschleunigter Gallenbildung durch Galle selbst[6] oder durch taurocholsaures Natron ohne wesentlichen Capillardruckanstieg in der Leber, bei Erregung der Pankreassekretion vom Magen aus[7]. Auch die durch Pilocarpin erhöhte Funktion der Bauchspeicheldrüse spiegelt sich in der bedeutenden Zunahme der Ductuslymphe an Pankreasamylase, Lipase und Trypsin wider[8]. Hingegen ist die Lymph-

---

[1] PFEIFFER, H.: Zeitschr. f. Immunitätsforsch. u. exp. Therapie, Orig. Bd. 23, S. 473 u. 515. 1915.

[2] HAMBURGER: Dubois Arch. 1895, S. 366; Beitr. z. pathol. Anat. u. z. allg. Pathol. Bd. 14, S. 443. 1893. — GÄRTNER u. RÖMER: Wien. med. Bl. 1891, S. 654 u. Wien. klin. Wochenschr. Bd. 22. 1892. — CHARRIN u. ATHANASIU: Cpt. rend. des séance de la soc. de biol. Bd. 48, S. 860. 1896.

[3] MOUSSU: Cpt. rend. des séances de la soc. de biol. Bd. 52, S. 363. 1900.

[4] PETERSON, JAFFÉ, LEVINSON u. HUGHES: Journ. of immunol. Bd. 8, S. 387. 1923.

[5] ASHER u. BARBÈRA: Zeitschr. f. Biol. Bd. 36, S. 154. 1898.

[6] ASHER: Zeitschr. f. Biol. Bd. 37, S. 261. 1899. — BAINBRIDGE: Journ. of physiol. Bd. 28, S. 205. 1902. — BOEHM: Biochem. Zeitschr. Bd. 16, S. 313. 1909.

[7] ASHER u. BUSCH: Biochem. Zeitschr. Bd. 40, S. 333. 1900.

[8] OSATO: Tohoku journ. of exp. med. Bd. 2, S. 514. 1921.

zunahme nach Sekretininjektion[1] wohl nicht auf die erregte Pankreasfunktion zurückführbar, weil nur mit einem durch Albumosen verunreinigten Präparate zu erzielen. Auch einige andere Beweisstücke der Theorie sind bereits von anderer Seite[2] bezweifelt worden: Die starke Lymphsteigerung nach langsamer Injektion (15 bis 45 Min.) 5 bis 25% Ammoncarbonat oder -tartratlösung[3] oder nach Infusion von 30 bis 50 g Glucose in 60 bis 100 ccm physiologischer NaCl-Lösung in $1^1/_4$ bis 2 Stunden in die Vena lienalis kann nicht allein als eine Folge gesteigerter Stoffwechseltätigkeit der Leber bezeichnet werden, zumal die Lymphe sich nicht durch erhöhten Eiweißgehalt als diesem Organe vornehmlich zugehörig erwies; denn osmotische und andere von der Zelltätigkeit nicht veranlaßte Wirkungen sind hierbei kaum ausgeblieben. Besonders schön aber ist der in Rede stehende Zusammenhang in den schon erwähnten Versuchen an der Speicheldrüse sichtbar, wo Speichelfluß durch Chordareizung und Lymphstrom ganz symbat gehend, durch Atropin gemeinsam vernichtet werden *trotz hohen Capillardrucks*[4]. Auch die Tatsache, daß Chininvergiftung, indem sie die Stoffwechselfermente der Leber lähmt, auch die Peptonlymphorrhöe aufhebt, kann in diesem Sinne gedeutet werden[5]. Wenn ebenfalls bei der Wirkung der Lymphagoga II. Reihe, bei intravenöser Injektion konzentrierter Salz- oder Zuckerlösung die Organarbeit einen wesentlicheren Anteil haben soll als die besprochenen physikalisch chemischen Faktoren, weil die hydrämische Plethora mit gesteigerter Drüsentätigkeit des Magen-Darmtractus verbunden ist[6] und diese vermehrten Sekretionen samt derjenigen der Lymphe nach Aderlaß ausbleiben[7], und weil ferner im letzteren Falle, nach Aderlaß, der Zucker wesentlich langsamer ins Gewebe hinüberwandert[8], so ist darauf hinzuweisen, daß nach Aderlaß auch die Plethora, d. h. die Capillardruckerhöhung und, was viel wichtiger erscheint, eine der vermehrten Blutmenge entsprechende Vergrößerung der Transsudationsfläche durch Capillaröffnung fehlt. Allerdings wäre dies noch durch genauere Untersuchungen über den Mechanismus der Aderlaßhydrämie eingehender unter Beweis zu stellen, wobei es auf die reflektorische Auslösung dieser Vorgänge in unserer Fragestellung nicht ankommt. Beim Harnstoff, der ebenfalls zu dieser Gruppe der lymphtreibenden Substanzen gezählt wird, liegen die Dinge etwas anders. Er permeiert sehr leicht in alle Zellen und verursacht deshalb kaum im Organismus osmotische Wasserströme; schon am Ende einer intravenösen Injektion von 10 g in 100 ccm 0,85proz. NaCl in 10 bis 20 Minuten hat er beim Menschen fast völlig die Blutbahn verlassen[9]. Der Mechanismus seiner Lymphwirkung ist deshalb noch recht unklar, wenn er auch diese Eigenschaft mit manchen anderen Abfallprodukten des Stoffwechsels gemeinsam hat. Da er sich recht gleichmäßig im Körper verteilt, ist vielleicht seine sog. Nierenschwelle der wesentlichste, bestimmende Faktor für die Flüssigkeitsbewegung, welche seine Zufuhr einleitet. Auf Mechanismen besonderer Art, die möglicherweise

---

[1] MENDEL u. THACHER: Americ. journ. of physiol. Bd. 9, S. 15. 1903. — BAINBRIDGE: Journ. of physiol. Bd. 32, S. 1. 1905. — FALLOISE: Bull. de l'acad. roy. de Belgique 1902, S. 945. — WERTHEIMER: Journ. de physiol. et pathol. gén. Bd. 8, S. 606. 1906.

[2] HOEBER, in KORANYI RICHTER, Bd. I, S. 372. 1907.

[3] ASHER u. BUSCH: Zitiert auf S. 980, Anm. 7.

[4] HEIDENHAIN: Pflügers Arch. f. d. ges. Physiol. Bd. 9, S. 346. 1874. — COHNHEIM: Vorl. über allg. Pathol. Bd. I, S. 493. 1882. — ASHER u. BARBÈRA: Zitiert auf S. 980, Anm. 5. — BAINBRIDGE: Journ. of physiol. Bd. 26, S. 79. 1900.

[5] ASHER u. GIES: Zitiert auf S. 978, Anm. 7.

[6] COHNHEIM u. LICHTHEIM: Zitiert auf S. 976, Anm. 7.

[7] ASHER u. BARBERA: Zitiert auf S. 980, Anm. 5.

[8] ASHER u. BUSCH: Zitiert auf S. 980, Anm. 7.

[9] NONNENBRUCH: Arch. f. exp. Pathol. u. Pharmakol. Bd. 89, S. 200. 1921.

ebenfalls von den Geweben ausgehen, weist auch die Senkung[1] des Lymphflusses hin, welche nach intravenöser Injektion kleiner Mengen hypertonischer NaCl- oder Zuckerlösungen sowie von Pepton eintritt, zumal in Anbetracht der geringen Konzentrationsverschiebungen, welche unter physiologischen Bedingungen den Anstoß zu Umwandlungen geben. Allerdings bleibt bei diesen Arbeiten methodisch zu bedenken, daß der Lymphfluß aus Thoracicusfisteln bei längerer Beobachtung vielfach, ja fast immer, auch ohne irgendwelchen Eingriff langsam, manchmal sprungweise, sich vermindert[2].

Eine Beziehung zwischen der Arbeitsleistung der Organe und der Lymphbildung liegt in den letztgenannten Fällen nicht ohne weiteres am Tage. Denn der klare Kern dieser Anschauung, wenn sie nicht auf allgemein biologischen Erwägungen ruhend, den Charakter eines Axioms haben soll, ist doch ursprünglich folgender[3]: Während des Zellebens wird durch oxydativ-reduktive Spaltung immer in den Organen die höhere Molekelkonzentration bestehen, in gesteigertem Maße bei jeder Stoffwechselbeschleunigung. So hat sich denn auch der osmotische Druck von Muskeln und Drüsen als etwas über dem des Blutes liegend erwiesen[4]. Wahrscheinlich werden auch dem wechselnden Erregungszustand zugrunde liegende, mehr oder weniger rhythmische Veränderungen der Zellkolloide Fixierung und Abstoßung von Lösungsmittel und Ionen in den Geweben dauernd veranlassen. Beides ist geeignet, den Säftestrom unter richtunggebender Mitwirkung der Druck-, Spannungs- und Membranverhältnisse vom Blute durchs Gewebe in die Lymphwege, die Diffusion von Stoffwechselprodukten aus dem Gewebe in Blut- und Lymphbahn zu unterhalten; erregte und tätige Muskeln und Drüsen ziehen Wasser an[5]. Namentlich das zweite genannte, kolloidchemische Moment dürfte nach unserer derzeitigen Einstellung als besonders wichtig angesehen werden. Der Wasserbedarf der einzelnen Organe ist während ihrer Funktion sicher recht verschieden, und darin liegt wohl ein weiterer Erklärungsgrund für die im Vergleich zur passiven Bewegung geringere Menge abfließender Lymphe aus einer rhythmisch tetanisierten Extremität (s. S. 952). Autolytische Prozesse von ähnlicher osmotischer Wirkung sowie die beginnende Kolloiddestruktion lassen auch eine postmortale Fortdauer des Lymphflusses begreiflich erscheinen (s. S. 954).

Der erwähnte Effekt schon so geringer Konzentrationsverschiebungen durch Zuführung kleiner Mengen unphysiologischer Lösungen kann als eine Auslösung von Erregungen und damit von Wasser- und Ionenbewegung betrachtet werden, deren Ort und möglicherweise erst auf Umwegen vermittelter Mechanismus noch unbekannt ist, die aber, wenn auch wahrscheinlich auf dasselbe Prinzip hinauslaufend, doch kaum unmittelbar der erörterten Abhängigkeit der Capillarwandpermeabilität vom Konzentrationsverhältnis der Ionen ganz allgemein im Körper gleichgestellt werden können. Die Wirkung so kleiner Mengen erinnert an hormonale Einflüsse, die ja ihrerseits wieder von dem Elektrolytgemisch be-

---

[1] Meyer-Bisch: Zeitschr. f. d. ges. exp. Med. Bd. 24, S. 381. 1921; einige Kubikzentimeter 10proz. Lösung; großer Hund. — Chistoni: Arch. di fisiol. Bd. 9, S. 498. 1911, hat nach etwas größeren *subcutanen* Injektionen NaJ, NaCl, NaBr (0,15 g pro kg) eine vorübergehende Lymphflußsteigerung mit Zellvermehrung gefunden.

[2] Adami: Journ. of physiol. Bd. 6, S. 404. — Heidenhain, Cohnstein, Marfori u. Chistoni, Vinci, Chistoni.

[3] v. Koranyi: Zeitschr. f. klin. Med. Bd. 33, S. 46. 1897.

[4] Siehe bei Bottazzi, Asher u. Spiro: Ergebn. d. Physiol. Bd. 7, S. 368. 1908. — Bottazzi: Lehrb. d. phys. Chem.

[5] Ranke: Tetanus. Leipzig 1865. — Buglia: Biochem. Zeitschr. Bd. 6, S. 158. 1907. — Schwarz, C.: Biochem. Zeitschr. Bd. 37, S. 34. 1911. — Bottazzi u. Enriquez: Arch. ital. de biol. Bd. 35, S. 169. 1901.

dingt werden, und im besonderen erinnert die Hemmung des Lymphstromes durch kleine Mengen hypertonischer Lösungen oder auch des Peptons an denselben Effekt des Hypophysins[1]. In nach Abschluß dieser Darstellung erschienenen Arbeiten weist MEYER-BISCH[2] nach, daß die lymphtreibende Wirkung aller Lymphagoga und ihr Einfluß auf Eiweiß- und Elektrolytgehalt der Lymphe von der Dosierung abhängt. Kleinste Peptonmengen (5 ccm 1proz. Lösung), kleine Dosen von Trauben-, Fruchtzucker (0,3 bis 1 g) oder Kochsalz (5 ccm 10proz.) vermindern den Lymphstrom und den Gehalt der Lymphe an Eiweiß, Zucker und Chlor. Bei dieser Dosierung kehrt sich also die lymphagoge Wirkung um, und es verschwindet der Unterschied in der Wirkungsweise der Lymphagoga I. und II. Ordnung, eine Teilung, welche HEIDENHAIN ja mit auf die verschiedene Beeinflussung des Trockenrückstandes der Lymphe durch beide Gruppen gegründet hatte. Nur die Chlorabnahme begleitet auch die Lymphvermehrung nach großen Dosen. Die Abnahme des Lympheiweißes nach großen und schnellen Infusionen (100 bis 200 ccm 10 bis 20proz.) hypertonischer Zucker- und Salzlösungen schlägt bereits bei Infusion mittlerer Mengen (10 bis 40 ccm 10 bis 20proz. Traubenzucker in hyperosmotischer Konzentration in eine Zunahme des Eiweißes um, obwohl unter diesen Umständen der Lymphfluß steigt. Soweit bisher geprüft, haben alle Lymphagoga (Zucker, Kochsalz, Natriumsulfat, Pepton) gemeinsam, daß, unabhängig von Menge und Konzentration der Lymphe, kleine Dosen den Calciumgehalt erhöhen, große ihn senken. Dafür, daß die Abhängigkeit der Lymphproduktion von der Organerregung und -tätigkeit sich in ihrer mineralischen Zusammensetzung widerspiegelt, wie das nach heutigen Anschauungen über die Bedeutung des Elektrolytgemisches für Erregungsabläufe erwartet werden kann, finden sich erst Ansätze, an die weitere Forschungen anzuknüpfen haben. Während 20 ccm 10proz. NaCl-Lösung intravenös den Lymphfluß vermehren, nimmt nach der gleichen Menge Jodid nur der Eiweißgehalt zu; tuberkulosekranke Tiere reagieren stärker[3]. Hingegen zeichnet sich die Wirkung mancher spezifischer *Hormone* auf den Lymphstrom parallel zu ihrem Einfluß auf den allgemeinen Wasser-Mineralwechsel bereits deutlicher ab.

Zuerst hat EPPINGER[4] den Einfluß des Thyreoideahormons auf den Wasserbestand des Körpers in einer Erhöhung und Beschleunigung des Lymphstroms als Begleiterscheinung gesteigerten Stoffwechsels gesucht. MEYER-BISCH und Mitarbeiter finden, daß die nach Adrenalin, wie lange bekannt, vermehrte Thoracicuslymphe reicher an Eiweiß und Kalium wird bei gleichbleibendem oder leicht vermindertem Calcium- und vermindertem Chlorgehalt, bei herabgesetzter Alkalireserve (auch PETERSEN). Insulin hingegen läßt den Lymphfluß abnehmen, Eiweiß und Kalium sinken, während Chlor und Calcium vermehrt auftreten, die Alkalireserve unbeeinflußt bleibt. Diese mineralischen Bewegungen gehen dem Abfall des Lymphzuckers voraus. Die Wirkung der Hypophysenextrakte auf die Elektrolyte der Lymphe ist nicht einheitlich aufgeklärt[5]. Nach Thyroxin sahen MEYER-BISCH und WOHLENBERG Eiweiß, Kalium und die

---

[1] MEYER, ERICH u. MEYER-BISCH: Dtsch. Arch. f. klin. Med. Bd. 137, S. 225. 1921. — MOMOSE: Japan. journ. of med. science IV, Pharmacol. Bd. 1, S. 31. 1926; zit. nach Kongr. Zentralbl. f. inn. Med. Bd. 44, S. 212.

[2] MEYER-BISCH, ASHER-SPIRO: Ergebn. d. Physiol. Bd. 25. 1926; Pflügers Arch. f. d. ges. Physiol. Bd. 209, 210 u. 211 (gemeinsam mit GÜNTHER u. BOCK); Ergebn. d. inn. Med. u. Kinderheilk. Bd. 32, S. 268. 1927.

[3] PETERSEN u. HUGHES: Journ. of pharmacol. a. exp. therapeut. Bd. 27, S. 411. 1926.

[4] EPPINGER, H.: Path. u. Therap. des menschlichen Ödems. Berlin: Julius Springer 1917.

[5] PETERSEN u. HUGHES: Mineralgehalt der Lymphe nach d- und l-Suprarenin, Pituitrin, Pilocarpin. Journ. of biol. chem. Bd. 66, S. 229. 1925.

Alkalireserve ab-, Calcium zunehmen. Im ganzen ergibt sich die mineralische Verschiebung in der Lymphe durch die wichtigsten Inkrete aus folgender Übersicht (nach MEYER-BISCH).

Nach Pankreasentfernung fehlt nach MEYER-BISCH die lymphagoge Wirkung des Kochsalzes, während diejenige des Natriumbicarbonats erhalten, ja sogar erhöht ist; derselbe Unterschied beider Natriumsalze zeigt sich auch darin, daß am Pankreashund eine voraufgehende Natriumbicarbonatinjektion, nicht aber eine solche von Kochsalz, die Adrenalinwirkung auf den Lymphstrom aufhebt und die Kalium-Calciumbewegung umkehrt. Adrenalin allein behält am pankreaslosen Tier seine gewöhnliche Wirkung auf die Lymphe.

Übersichtstabelle. Lymphfistelversuche am Hund (MEYER-BISCH).

	K	Ca	Na	Alkalireserve
Adrenalin	++	±	0	=
Insulin	—	+		0
Pituglandol	+	±	0	0
Thyroxin	++	—	0	—

0 = unverändert + = Zunahme — = Abnahme

Auch auf den Fettsäure- und Cholesteringehalt der Lymphe haben die Hormone Einfluß, in dem Sinn, daß Adrenalin ihn bis zu 50% vermindert, Insulin denselben bis zu 100% erhöht[1]. Auf den Transport besonderer Substanzen deutet die Beobachtung hin, daß bei Ableitung der Lymphe nach außen Krämpfe während der Insulinhypoglykämie schwerer eintreten, ja ausbleiben können, und daß nach Insulininjektionen die Thoracicuslymphe, einem zweiten Tier eingespritzt, Hyperglykämie erzeugt, obwohl sie unter normalen Umständen, weil sie dann Insulin enthält, den Blutzucker herabsetzt. Schon lange bekannt ist ja, daß Hunde mit Lymphfisteln oder unterbundenem Duct. thorac. zur Glykosurie neigen[2]. W. PETERSEN und E. F. MÜLLER[3] sehen in den Änderungen, welche die Insulinwirkung auf die Brustganglymphe durch Pepton erfährt, einen Ausdruck der Permeabilitätsschwankungen im Splanchnicusgebiet, welche, analog den bekannten vasomotorischen Verhältnissen, zu dem peripheren Capillargebiet (Haut) je nach dem Überwiegen sympathischer oder parasympathischer Impulse in einem funktionellen Gegensatz bzw. Gleichgewicht stehen sollen.

Sicherlich üben manche der spezifischen Hormone einen Einfluß auf die Bewegung der Lymphe und Gewebsflüssigkeit aus, der örtlich und je nach der Natur des gelösten Stoffes verschieden ist. So zeigen Basedowkranke bei der subcutanen oder peroralen Fluoresceinprobe eine ungewöhnlich langsame, Myxödematöse eine rasche Beförderung des Farbstoffes[4], gerade entgegengesetzt dem Verhalten von Wasser und Salz. Insulin, das, wie gesagt die Brustganglymphe vermindert, beschleunigt am Normalen die Farbstoffresorption aus der Haut, jedoch verändert es, nach POLLAK, die Geschwindigkeit der Aufsaugung verschiedener Zuckerarten aus der Bauchhöhle in keiner Weise[5]. Ebenso wie der Zusammenhang zwischen manchen Hormonen und dem Mineralstoffwechsel spiegelt sich auch derjenige zwischen Elektrolytbewegung und Lichtwirkung in der Lymphe wider. Nach ultravioletter Bestrahlung der Haut prägen sich nach PETERSEN und v. ÖTTINGEN[6] in der Lymphmenge und -beschaf-

[1] KATSURA u. KOZUKA: Tohoku journ. of exp. med. Bd. 8, S. 91. 1926.
[2] BIEDL: Zentralbl. f. Physiol. 1898, S. 624. — BIEDL u. OFFER: Wien. klin. Wochenschr. 1907, S. 1530.
[3] PETERSEN u. E. F. MÜLLER: Zeitschr. f. d. ges. exp. Med. Bd. 54, S. 413. 1927.
[4] DONATH u. TANNE: Arch. f. exp. Pathol. u. Pharmakol. Bd. 119, S. 221. 1926. — WELTMANN u. SCHIPPER: Wien. Arch. f. klin. Med. Bd. 6, S. 495. 1923.
[5] POLLAK: Arch. f. exp. Pathol. u. Pharmakol. Bd. 97, S. 352. 1923; Bd. 125, S. 102. 1927.
[6] PETERSEN u. v. OETTINGEN: Arch. f. exp. Pathol. u. Pharmakol. Bd. 123, S. 160. 1927.

fenheit wellenförmige Perioden aus, deren Parallele mit Tonusschwankungen in antagonistischen Gebieten des vegetativen Nervensystems mehr behauptet als bewiesen ist.

Die Mechanismen, durch die Organarbeit und Lymphbildung verknüpft sind, greifen also sicherlich über die gegebenen physikalisch-chemischen Überlegungen hinaus. Seitdem wir Grund haben, anzunehmen, daß Öffnung, Schließung und Durchlässigkeit der Capillaren mit einbezogen sind in die Lebenstätigkeit der Organe, von ihnen aus die Durchblutungsgröße und der Capillardruck durch Stoffwechselprodukte geregelt werden kann[1], schlägt sich eine Brücke zwischen den verschiedenen Theorien der Lymphbildung, die zuweilen unvereinbar schienen. Nur ist vom Standpunkte der biologisch regulierten Capillardynamik die Wand keine inerte Filtrationsfläche. Die besondere Wirksamkeit des Venendrucks auf den Flüssigkeitsaustritt ist nicht allein hämodynamisch, sondern vor allem auch in der für Capillaröffnung und -durchlässigkeit so bedeutungsvollen Ansammlung mangelhaft abtransportierter Stoffwechselprodukte und der Reaktionsänderung[2] begründet. Auch die mit vermehrtem Lymphfluß einhergehende Bluteindickung durch Adrenalin, dessen vielgestaltiger Einfluß auf den Stoffwechsel neben seinem schon gestreiften auf die Zellpermeabilität hier nicht weiter zu verfolgen ist, beruht sicherlich nicht nur auf dem Anstieg des Capillardrucks in der Leber.

Vom Standpunkt der ganzen Flüssigkeits- und Stoffbewegung aus betrachtet wird hinwiederum eine gewisse Passivität den Capillarmembranen nicht abzusprechen sein. Im breiten Spielraum des Körperzustands wird auf natürlichem Wege zugeführtes Wasser, Salz, Nährmaterial nach der Resorption vom Blute zum allergrößten Teil in die Gewebe abgegeben. Unter allen Umständen hat der Kreislauf die Funktion des Angebots, der Verteilung. Erst im Gewebe entscheidet sich vornehmlich, je nach deren Beschaffenheit und Bedürfnis, was weiter geschieht, wieviel zurückgehalten, wieviel auf Blut- oder Lymphweg wieder fortgeschafft wird[3]. In dem berühmten, viel zitierten Speicheldrüsenversuch, wo trotz hoher Capillardurchblutung nach Atropin mit dem Speichelfluß auch die Lymphe versiegt, fehlt jede Verschiebung des Gleichgewichts zwischen Blut und Gewebe, welche, wenn natürlich oder experimentell Stoffe in den Kreislauf gelangen, vom *Blute* aus, bei normaler Drüsenreizung aber vom *Organ* aus eingeleitet wird, als erste Stufe der Lymphbildung. So ist es ohne Zweifel auch am arbeitenden Muskel, während die lymphtreibende Fernwirkung der Muskelarbeit an ruhenden Körperteilen, wie sie in Hamburgers (s. S. 951) Versuchen am Pferdekopf sich zeigte, einmal durch Veränderungen der Blutbeschaffenheit verursacht, also hämatogen sein dürfte, sodann aber im Gefolge steht jener zentral vermittelten vasomotorischen Wirkungen, welche Muskelarbeit im ganzen Körper, auch in den ruhenden Teilen, begleiten (E. H. Weber[4]). Indessen, wenn hier zum Teil besondere chemische Wirkungen nach Art der Lymphagoga vorzuliegen scheinen, können diese bei der Zunahme der Lymph-

[1] Barcroft: Journ. of physiol. Bd. 35, S. 19. 1907; Bd. 36, S. 53. 1908 u. Respiratory function of the blood Cambridge 1914, S. 139. — Ebbecke: Pflügers Arch. f. d. ges. Physiol. Bd. 169, S. 1. 1917; Zentralbl. f. Physiol. 1914, S. 126.

[2] Fleisch: Pflügers Arch. f. d. ges. Physiol. Bd. 171, S. 3. 1918. — Adler, L.: Arch. f. exp. Pathol. u. Pharmakol. Bd. 91, S. 81. 1921. — Atzler u. Lehmann: Pflügers Arch. f. d. ges. Physiol. Bd. 190, S. 118. 1921.

[3] Haldane u. Priestley: Journ. of physiol. Bd. 50, S. 296. 1915/16. — Priestley: Journ. of physiol. S. 304. — Siebeck: Dtsch. Arch. f. klin. Med. Bd. 128, S. 173. 1919. — Oehme: 32. Kongr. f. inn. Med. 1920, S. 137; Arch. f. exp. Pathol. u. Pharmakol. Bd. 89, S. 301. 1921. — Samson: Biochem. Zeitschr. Bd. 118, S. 55. 1921.

[4] Weber, E. H.: Hierzu aber kritisch.

bildung, nachdem arteigenes, ja den eigenen Extremitäten entstammendes Blut transfundiert worden ist, wohl auch fehlen (s. S. 943). Wird auch dann der Umweg über Organarbeit eingeschlagen?

Offenbar trifft hier die Frage der Lymphbildung auf übergeordnete Probleme: *Die Regulation des Blutvolumens, der Blutverteilung und der Blutbeschaffenheit.* Je höher in der Tierreihe, um so feiner zeigt sich namentlich letztere eingestellt, und alle drei werden, soviel wir darüber wissen, nicht allein durch periphere, sondern unter Mitwirkung zentralnervöser und hormonaler Mechanismen, welche das geordnete Zusammenarbeiten der Teile bewirken, geregelt. Diese animalischen Einrichtungen fallen schon deshalb aus dem hier gegebenem Raume der Betrachtung, weil sie fast lediglich bisher an der gesamten Wasser- und Stoffbewegung oder allein am Kreislauf, aber nicht an dem Teilprozeß in der Lymphbahn, verfolgt worden sind. Ihre ziemlich späte Beachtung in der wissenschaftlichen Entwicklung von dem Standpunkte aus, der den Organismus als Ganzes sieht, mag unter anderem mit daher rühren, daß, wenn *experimentell* durch In- und Transfusionen grobe Veränderungen im Kreislauf gesetzt werden, derartige biologische Regulationsvorgänge augenscheinlich etwas zurücktreten hinter dem unmittelbaren Verhalten der Peripherie. Bei der *natürlichen* Stoffzufuhr ist der Anstoß, den das *ganze* System des Organismus empfängt, nicht nur ein allgemeinerer, indem das Bedürfnis des Organismus, letzten Endes oft psychische Dinge, ihn erst auslösen, sondern er wird auch in für diesen Zweck vorgebildeten Bahnen weitergeleitet. Reflektorisch wie chemisch wird die Arbeit fast aller Organe, ausgenommen vielleicht der quergestreiften Muskulatur, in Gang gesetzt. Unter diesem Gesichtspunkt erscheint es daher wohl nicht ganz bedeutungslos, daß dem bei der Verdauung und Stoffaufnahme stark beteiligten Lymphsystem selber bzw. der Chyluslymphe eine lymphagoge Wirkung zukommt[1], und daß Lymphdrüsenextrakte auch unabhängig vom Verdauungszustand einen deutlichen Einfluß auf das Endothel der Capillaren ausüben; denn nach ihrer Einspritzung wird wie nach Lymphagogis I. Reihe die Lymphe blutig.

Letzten Endes wird die Bildung der Lymphe nicht völlig zu verstehen, es werden die Mechanismen, welche dabei im Spiele sind, nicht klar und erschöpfend zu entwickeln sein ohne Einsicht in die *funktionelle Leistung des ganzen lymphatischen Systems* für den Gesamtorganismus, d. h. also in erster Stelle der *Lymphdrüsen* und derjenigen Zellen, welche die Capillarröhrchen und ihre allernächste Umgebung formieren. Die eingangs gegebene Auffassung eines Drainagesystems ist sicherlich auch für seine nicht chyliferen Teile ganz einseitig und unzulänglich. Im Hinblick auf den sich anschließenden Abschnitt über die lymphatischen Organe möge hier der Hinweis genügen, daß einerseits der lymphatische Apparat bei der natürlichen wie parenteralen Verdauung im weitesten Sinne, also einschließlich aller pathologischen Reaktionen auf körperfremdes Material, in Bewegung gesetzt wird, und daß anderseits unter den experimentell zufällig gefundenen lymphagogen Substanzen besonders markant und zahlreich Produkte einer unvollkommenen oder abgearteten Verdauung hervortreten. Seit HOFMEISTER[2] wissen wir, daß die lymphatischen Apparate des Darmes während der Verdauung verschiedener Nährstoffe charakteristische cytologische Wandlungen erfahren. Gleichzeitig

---

[1] ASHER u. BARBÈRA: Zitiert auf S. 980, Anm. 5. — CARLSON, GREEN u. BECHT: Americ. journ. of physiol. Bd. 22, S. 104. 1908. — JAPPELLI: Zeitschr. f. Biol. Bd. 53, S. 319. 1910. — CHISTONI: Arch. di fisiol. Bd. 19, S. 101. 1921. — MAS Y MAGRO: Arch. de cardiol. y hematol. Bd. 2, S. 289. 1921. Zitiert nach Ber. d. Physiol. Bd. 13, S. 399. 1922.

[2] HOFMEISTER: Arch. f. exp. Pathol. u. Pharmakol. Bd. 19. 1885; Bd. 20, S. 221. 1886; Bd. 22, S. 306. 1887. — ERDÉLY: Zeitschr. f. Biol. Bd. 46, S. 119. 1905. — HEIDENHAIN: Pflügers Arch. f. d. ges. Physiol. Bd. 43. 1888 (Suppl.).

treten zahlreiche Lymphocyten in das Darmlumen über[1], mehr als in die Lymphe abgegeben werden und wechselnd je nach Darmabschnitt, in größerer Menge nach Fett- und Kohlehydratfütterung als bei Eiweißnahrung usw. Berechnet auf ein 1 cm langes Darmstück, wandern im Dünndarm des Meerschweinchens etwa 220- bis 290000, im Blinddarm 310- bis 630000, im Dickdarm 50- bis 76000 Lymphocyten zum Darminhalt über, was auf die Zusammensetzung des weißen Blutbildes natürlich nicht ohne Rückwirkung bleibt. Das System dient einem inneren Kreislauf, dessen Sinn im normalen Stoffwechsel viel weniger geklärt ist als seine morphologische sichtbare Rolle beim Kranken. Nicht in dem Maße wie die Blutbahn ist es allein auf Transportaufgaben eingestellt, und doch hat man bis heute fast ausschließlich unter diesem Gesichtspunkte die Lehre von der Lymphogenese betrachtet. Die speziellen Funktionen der lymphatischen Organe werden künftig darein mehr eingehen müssen, denn gerade sie dürften den Umfang des quantitativ bescheidenen Anteils wesentlich bestimmen, der den Lymphbahnen an der ganzen Stoffbewegung im Organismus zufällt. Mit der Teilfunktion am allgemeinen Wasser- und Elektrolythaushalt sind wichtige Bewegungen und Umsätze organischer Grundstoffe im lymphatischen Apparat gekoppelt, auch außerhalb des Chylus. Denken wir an den funktionellen Zusammenschluß von vegetativem Nerv, Elektrolyt, Hormon und Wasserbewegung im Sinne von FRIEDRICH KRAUS[2], an die aussichtsreiche Möglichkeit, die reversible Erregbarkeit des Protoplasmas aus dem Wesen der Solvatation von Strukturelementen zu begreifen, so führt diese Doppelstellung des lymphatischen Systems zu dem Problem, in welcher besonderen Weise hier, wie überhaupt bei drüsigen Organen Erregungs- und Leistungsstoffwechsel, physikalisch-chemische Zustandsänderung und oxydativ-reduktive Dissimilations-Assimilationsprozesse, die Beantwortung funktioneller und nutritiver Reize miteinander verknüpft sind.

Macht sich nun bei diesen Austauschvorgängen noch ein anderer Einfluß des Nervensystems geltend als der vasomotorische? Diese Frage, welche schon mehrfach bei der Erwähnung von Versuchen beleuchtet wurde, die eine Abhängigkeit der Zell- und Capillarpermeabilität zu beweisen scheinen, kann in der gesteckten Grenze dieser Abhandlung nicht auf die allgemeine nervöse Steuerung des Gewebestoffwechsels oder die speziellere des Wasserelektrolythaushaltes abzielen, wenn schon nach dem Gesagten die Lymphe in beiden Fällen wesentlich mit betroffen wird. Betrachten wir in engerem Rahmen die Innervationsverhältnisse der Lymphcapillaren, so liegt es nahe, hier Ähnliches anzunehmen, wie an den Blutcapillaren nachgewiesen ist, da sie alle nicht weniger reichlich von Nervengeflechten umsponnen sind. An den großen Lymphwegen, auch der Cisterna chyli, steht die motorische Innervation durch den Sympathicus sicher[3]. Die Nerven, von welchen die Blut- und Lymphcapillaren mindestens zum Teil versorgt werden[4], haben sehr wahrscheinlich nicht nur auf die Motilität, sondern entsprechend der noch hypothetischen Kopplung von Kontraktionszustand und Permeabilität auch auf die Durchlässigkeit Einfluß. Konnte das schon bei dem auf S. 941 erwähnten Versuche von ROGOWICZ vermutet werden,

---

[1] NAGAYO: Scient. reports from the govern. inst. for infect. dis. Tokyo Bd. 1, S. 253. 1922. — SATAKE: Scient. reports from the govern. inst. for infect. dis. Tokyo Bd. 3, S. 121. 1924.

[2] KRAUS: Allg. u. spez. Pathol. d. Person. Besonderer Teil. Thieme 1926. — KRAUS: Insuff. d. Kreislaufapparates. Kraus-Brugschs Handb. d. spez. Pathol. u. Therapie, Bd. IV.

[3] CAMUS u. GLEY: Arch. de physiol. norm. et path. (5) T. 6, S. 454. 1894 u. Bd. 7, S. 301. 1895.

[4] KRINSKE: Die Nerven der Capillaren. Inaug.-Dissert. München 1884. — GLASER: Arch. f. Anat. (u. Physiol.) 1914; Dtsch. Zeitschr. f. Nervenheilk. Bd. 50. 1914. — BEALE: Phil. transact. roy. soc. London 1860, S. 611.

in dem die entnervte Zungenhälfte rascher, aber vergänglicher durch intravenös injizierten Farbstoff sich bläut, so noch bestimmter, wenn intraperitoneal injiziertes Fluorescein auf der Seite, wo das Ganglion cervicale supremum exstirpiert ist, trotz des Fortfalles der Vasoconstrictoren des Auges, später und in geringerer Konzentration im Kammerwasser erscheint, und dieses letztere ärmer an Eiweiß ist, wenn auf dieser Seite Senföl die Bindehaut des Auges in geringerem Grade zur Entzündung bringt und wenn ebenso die Hemmung der Senfölchemosis durch Ca-Ionen hier schwächer ausfällt[1]. Dem Sympathicus scheint darnach eine von der Vasomotion abgrenzbare Förderung der Durchlässigkeit der Ciliargefäße eigen zu sein. Allerdings hat BODDAERT[2] in einer älteren Untersuchung gerade das Gegenteil beobachtet, nämlich schnelleres Erscheinen, erhöhte Konzentration und längeres Verweilen des subcutan injizierten Fluoresceins nach der gleichen Sympathektomie am Kaninchen. Aber es ließe sich doch vielleicht, die Richtigkeit beider Angaben vorausgesetzt, der Widerspruch unter übergeordneten Gesichtspunkten lösen, wenn man bedenkt, wie mannigfaltige Umstände: Elektrolytgemisch (auch der Nahrung), Hormone, p_H usw. die Erregbarkeit und Wirkungsmöglichkeit des vegetativen Nervensystems beeinflussen. Auch aus der Bauchhöhle scheint Fluorescein nach Splanchnicusdurchschneidung und Spinalanästhesie langsamer resorbiert[3] zu werden, auch durch Adrenalin wird die Aufsaugung verzögert[4]. In diesen Betrachtungskreis gehört wohl ferner, daß die entzündliche Exsudation, nicht nur ihre vasomotorische Komponente, durch örtliche Anästhetica (Cocain, Alypin usw.) unterdrückt werden kann. Welche Beziehung zwischen dieser zunächst an sensiblen Elementen sich abspielenden Erscheinung und vegetativen, namentlich autonomen Nerven, besteht, denen man wohl am meisten geneigt sein möchte, Einfluß auf Permeabilität und Trophik zuzuschreiben, ist allerdings noch dunkel. Nachgewiesenermaßen verlieren die Lokalanästhetica nach Degeneration der sensiblen Fasern die entzündungshemmende Wirkung, behalten sie aber trotz Durchschneidung des Rückenmarks, der hinteren Wurzeln und des sensiblen Nerven, solange er nicht degeneriert ist[5]. Darauf gründet sich die Meinung, es handle sich um einen Axonreflex im Sinne LANGLEYS an den von BAYLISS entdeckten vasodilatierenden Fasern der hinteren Wurzeln[6]. Eine Lähmung der Vasodilatatoren ist wenig wahrscheinlich, denn Alypin, Yohimbin verringern die Gefäßweite nicht. Man dürfte aber kaum mit der Annahme einer Beeinflussung kleiner Arteriolen durch einen derartigen „Reflex" ausreichen, sondern wird eine Permeabilitätsänderung der Capillaren mit in Rechnung stellen müssen.

Abschließende Bemerkung. Aus der Darstellung geht hervor, daß es sich heute nicht mehr darum handeln kann, der einen oder anderen Lymphbildungstheorie die größere Wahrscheinlichkeit zuzusprechen. Nicht mit dem logisch-alternativen aut-aut, sondern mit dem koordinativen et-et ist auch begrifflich das Lebendige anscheinend besser zu erfassen. Auch die Geschichte *dieses* Wissenschaftsabschnittes scheint zu lehren, daß den großen grundlegenden Gedanken fast immer ein brauchbarer, ein nie wieder schwindender Kern eignet; nur Form und Betonung, die ihnen im Rahmen der ganzen Gestaltung zuteil

---

[1] KAJIKAWA: Biochem. Zeitschr. Bd. 133, S. 391. 1922.

[2] BODDAERT: Bull. de l'acad. roy. de méd. de Belgique (4) Bd. 17, S. 176. 1903.

[3] ASHER: Klin. Wochenschr. 1923, S. 324.

[4] EXNER: Arch. f. exp. Pathol. u. Pharmakol. Bd. 50, S. 313. 1903; Zeitschr. f. Heilkunde 1903, H. 12. Ferner J. DONATH: Zitiert auf S. 941, Anm. 7.

[5] SPIESS: Münch. med. Wochenschr. 1906, S. 345. — BRUCE: Arch. f. exp. Pathol. u. Pharmakol. Bd. 63, S. 424. 1908.

[6] Siehe BAYLISS: Principles of gen. Physiology 2. Aufl. Green: Longmans 1918 (S. 473 u. 692). — BAYLISS: Journ. of physiol. Bd. 26, S. 173. 1900/01.

werden, wechseln. Das eingangs aufgerichtete, ideale Ziel einer Resynthese nach analytischer Zerpflückung kann nicht erreicht werden, ohne die einzelne biologische Funktion in den Zusammenhang des ganzen Organismus, also in den Zusammenhang mit ihrem biologischen Zweck zu stellen. So wird der historische Gang verständlich, der zeigt, daß in der Frühzeit der Forschung grundlegende analytische Teilstücke ganz das Feld beherrschen und später, nach Erfassung der ganzen Aufgabe, auch das Verständnis und die Erklärung rein regulatorischer Funktionen doch wieder auf die Grundprobleme des Zellebens überhaupt zurückgeschoben werden müssen.

IV. Die Bewegung der Lymphe.

Die Geschwindigkeit der Lymphströmung ist zumeist gleichgesetzt worden der in der Zeiteinheit gebildeten Menge. Das kann nur richtig sein, solange der Gesamtquerschnitt des Lymphsystems und seine Kapazität sich nicht wesentlich ändern. Einen Anhalt für die Schnelligkeit der Fortbewegung gewinnt man daraus, daß indigschwefelsaures Natron, in ein Lymphgefäß des Fußes injiziert, in 10 Minuten im Duct. thorac. auftreten kann[1]. Pepton hat man in 20 Minuten diesen Weg zurücklegen sehen. Die sehr viel kürzere Zeit, 1 Minute, 20 Sekunden bis 3 Minuten, 20 Sekunden, in der nach TSCHIRWINSKY[2] salicylsaures Natron dieselbe Strecke durcheilt, halten erfahrene Forscher[3] für eine auf Irrtum beruhende Angabe. COHNSTEIN[4] beobachtete, daß in die Gewebe des Unterschenkels injiziertes Ferrocyannatrium in 75 bis 100 Minuten erst bis zur Nierenhöhe vorgedrungen war.

Außer den bildenden kommen für die Strömung noch eine Reihe akzessorischer Kräfte in Betracht[5]. Die Verhältnisse sind in den Lymphgefäßen sehr ähnlich denen in den Venen, nur ist der Widerstand in den Lymphgefäßen wesentlich größer. Die akzessorischen Einrichtungen liegen teils in den Lymphgefäßen selber, teils sind sie in dem Druckabfall nach dem Thorax zu, in der Atmung und anderen Muskelbewegungen gegeben. Zu den ersteren gehören vor allem die Klappen, mit denen alle Lymphgefäße außer den Capillaren noch reichlicher und regelmäßiger als die Venen ausgestattet sind. Sie vermindern in den abhängigen Körperteilen den hydrostatischen Druck. Wahrscheinlich wird mit ihrer Hilfe an den Extremitäten die Flüssigkeit durch einen ähnlichen Mechanismus vor- und aufwärts gedrückt, wie er in der sog. Venenpumpe[6] beschrieben ist: Durch willkürliche und unwillkürliche Muskelbewegungen wird ein Gefäßabschnitt proximalwärts wenigstens teilweise in den folgenden oberhalb der nächsten Klappe entleert. Druckherabsetzungen, welche durch diese Vorrichtung in den Venen beim stehenden Menschen bis etwa 40 cm H_2O betragen, beim gehenden den hydrostatischen Druck fast auf Null reduzieren können, dürften

---

[1] SHORE: Journ. of physiol. Bd. 11, S. 529. 1890.

[2] TSCHIRWINSKY: Zentralbl. f. Physiol. Bd. 9, S. 49. 1895.

[3] ASHER u. BARBÈRA: Zitiert auf S. 980, Anm. 5.

[4] COHNSTEIN: Pflügers Arch. f. d. ges. Physiol. Bd. 63, S. 587. 1896.

[5] CAMUS, L.: Recherches sur les causes de la circulation lymphatique. Thèse de Paris 1894. — LUDWIG u. NOLL: Zeitschr. f. rat. Med. Bd. 9, S. 52. 1849 (wo der Einfluß der Atmung [s. unter JAPPELLI] an der Cervicallymphe gering eingeschätzt wird). Einfluß der Darmbewegungen s. bei MERUNOWICZ.

[6] Siehe TIGERSTEDT: Physiol. d. Kreislaufs, Bd. III, S. 281. 1922. — HOOKER: Americ. journ. of physiol. Bd. 28, S. 235. 1911. — v. RECKLINGHAUSEN: Arch. f. exp. Pathol. u. Pharmakol. Bd. 55, S. 376. 1906. Dazu wie zum Einfluß künstlicher Atmung vgl. LESSER: Zitiert auf S. 940, Anm. 4, u. HEIDENHAIN: Pflügers Arch. f. d. ges. Physiol. Bd. 49, S. 231 (Anm.). 1891.

auf diese Weise auch im Lymphsystem zustande kommen. Natürlicherweise also geschieht, was die älteren Experimentatoren zur Lymphgewinnung an den Extremitäten immer taten: Ausdrückung des Gliedes distal-proximalwärts oder passive, pumpende Bewegungen.

Die große Bedeutung der Atmung erhellt daraus, daß der Lymphdruck im Duct. thorac. den intrathorakalen Druckschwankungen respiratorisch folgt. Er beträgt nach F. LEE[1] bei gewöhnlicher Atmung bis 11 mm Hg (in 30 Minuten), bei forcierter Atmung steigt er bis auf 26 mm Hg (in 17 Minuten). Wesentlich höhere Werte findet G. JAPPELLI[2] bei 20 bis 30 kg schweren Hunden ohne Narkose: Von einem bald nach Einsetzung der Manometerkanüle sich einstellenden Anfangswert von 10 bis 20 cm H_2O aus werden rhythmisch, mit jedem Atemzuge ansteigend, langsam 52 bis 82 mm Hg (!) erreicht und ähnliche Werte auch bei künstlicher Atmung während der Curarevergiftung. Nach hoher Rückenmarksdurchschneidung aber beläuft sich der Druck nur auf 5 mm Hg; auch ist er dann mittels Druckes auf den Bauch, nur solange dieser anhält, vorübergehend gering zu erhöhen. Der Fortfall der zentralen Innervation führt also, wohl infolge Tonusverlustes der Lymphgefäße, zu einer Insuffizienz der Klappen. Auch die nach Infusion hypertonischer Lösungen erzielten Druckhöhen (bei normaler Atmung ebenfalls ca. 82 mm Hg) vermindern sich nach Ausschaltung der Medulla oblongata (bei künstlicher Atmung) auf knapp ein Viertel, ohne entsprechende Herabsetzung der abfließenden Lymphmenge. Durch das Zusammenwirken von Atmung und Ventilmechanismus der Klappen kann demnach die Lymphbewegung bis zu Druckhöhen gefördert werden, welche die Hälfte des arteriellen Druckes mindestens erreichen. Da sich aber, nach JAPPELLI, die Lymphmenge bei durchschnittenem Halsmark unter dem Einfluß lymphagoger hypertonischer Lösung verzehnfachen kann, während der Druck sich nur verdoppelt, müssen unter der Einwirkung des Nervensystems bedeutende Kapazitätsänderungen vorkommen.

In der Peripherie, an kleinen Lymphgefäßen, sind auch aktive, langsame, rhythmische, zum Teil peristaltische Bewegungen beobachtet worden: so von HELLER[3], was v. WITTICH[4] bestätigt; etwa 10 Pulsionen in der Minute. Die Gefäße sprechen auch auf elektrischen Reiz an[5]. Für die Darmresorption spielen nach v. BRÜCKE[6] bekanntlich rhythmische Kontraktionen des zentralen Zottenlymphgefäßes, die sog. Zottenpumpe, eine gewisse Rolle.

Schon seit LUDWIG bekannt ist die Bedeutung der Zwerchfellbewegung für den Resorptionsstrom aus dem Peritonealraum. Führt man Atembewegungen künstlich an einem umgekehrt aufgehängten eviszerierten Kaninchen aus, in dessen Zwerchfellkuppel gefärbter Leim eingefüllt worden ist, so kommen die Lymphgefäße des Zwerchfells schön zur Darstellung[7] und der Farbstoff dringt schnell bis in die Mediastinallymphdrüsen vor. Aufgegossene Milch sah v. RECKLINGHAUSEN[8] direkt in die Stomata abfließen. In der Lehre von diesen Gebilden

[1] LEE, F.: Americ. journ. of physiol. Bd. 67, S. 498. 1924. Ältere Angaben bei LUDWIG u. NOLL: Zeitschr. f. rat. Med. (1) Bd. 9, S. 52ff.

[2] JAPPELLI, Y.: Arch. di scienze biol. Bd. 1, S. 193. 1920; hierzu vgl. LUDWIG u. NOLL: Zeitschr. f. rat. Med. Bd. 9, S. 52. Wesentlich geringere Bewertung der Atmung für den Lymphdruck s. CL. BECK: Bull. of Johns Hopkins Hospital Bd. 35, S. 206. 1924; zit. nach Ber. f. Physiol. Bd. 31, S. 96. 1925.

[3] HELLER: Zentralbl. d. med. Wiss. 1869, S. 545.

[4] v. WITTICH, in Hermanns Handb. d. Phys. 5, II, S. 324. 1881. Die ältere Literatur hierüber auch bei LUDWIG u. NOLL: Zeitschr. f. rat. Med. Bd. 9, S. 57. 1849.

[5] TARCHANOFF: Pflügers Arch. f. d. ges. Physiol. Bd. 9, S. 407. 1874.

[6] v. BRÜCKE: Sitzungsber. d. Akad. d. Wiss., Wien. Mathem-naturw. Kl. 1851.

[7] LUDWIG u. SCHWEIGGER-SEIDEL: Arb. a. d. Phys. Anst. Leipzig 1866.

[8] v. RECKLINGHAUSEN: Virchows Arch. f. pathol. Anat. u. Physiol. Bd. 26. 1862.

haben solche und ähnliche Versuche bis in die neueste Zeit eine Rolle gespielt und auch Anhalt geliefert, die Geschwindigkeit des Säftestromes zu beurteilen. Nach MUSCATELLO[1] sind Tuschekörnchen in 5 bis 7 Minuten, nach CUNNINGHAM[2] Hühnererythrocyten, Carmin und feiner Ruß bei jungen Katzen bereits in 3 Minuten vom Bauchraum aus bis in die vorderen Mediastinaldrüsen gelangt, und ihr Weg ist im Zwerchfell nachweisbar. Phagocyten, erst nach 5 bis 10 Minuten auftretend, besorgen diesen schnellen Transport natürlich nicht. Der Durchtritt durch die Zwerchfellserosa erfolgt anscheinend nicht oder nur zum Teil intercellulär; den Stomatis kommt keine Bedeutung dafür zu. Erhöhter intraabdomineller Druck beschleunigt, aufrechte Körperhaltung verlangsamt die Wanderung erheblich, noch nach $1^1/_2$ Stunde sind dann die mediastinalen Drüsen frei von Farbstoff oder Körnchen. Auch Bakterien passieren das Zwerchfell schnell[3]. Kolloides Silber färbt nach BOLTON[4] die vorderen mediastinalen Lymphdrüsen vom Bauchraum aus ebenfalls bereits in 5 Minuten, erst später die lumbalen. Die Zwerchfellymphgefäße füllen sich vor der Cisterna chyli und diese letztere überhaupt nur in Rückenlage des Tieres, nicht beim Umhergehen. Den Einfluß des Ganges auf die Geschwindigkeit der peritonealen Resorption von Serum und Salzlösungen hat auch ORLOW[5] bereits ermittelt. Da das Zwerchfell bezüglich seiner Serosa auch für so große Gebilde wie Stärke und Lycopodiumkörnchen nicht impermeabel ist, diese vielmehr, namentlich zwischen den Deckzellen, leicht hindurchgehen, andererseits verschiedene Farbstoffe, wie schon oben erwähnt (s. S. 957 u. und 974 u.), verschiedene, nicht von ihrer Dispersität allein bestimmte Wege der Resorption bevorzugen, ist der komplexe und in seinen zeitlichen Phasen von mannigfaltigen Kräften besorgte Vorgang dieser Durchdringung und Verteilung nicht in erster Linie von der Größe der Korpuskeln bestimmt. Die Beförderung durch die Atembewegung ergibt sich auch daraus, daß nach Erstickungstod die vorderen mediastinalen Drüsen, z. B. mit Lampenschwarz, das aufs Bauchfell gebracht wurde, ganz besonders intensiv gefärbt sind[4].

Aus der Beteiligung so verschiedener inkonstanter Hilfskräfte ist schon zu vermuten, daß die Lymphströmung nicht ganz kontinuierlich und gleichmäßig ist. Zeit- und stellenweise hat sie sicherlich vielmehr öfters einen pendelnden Charakter. Nehmen wir hinzu, daß der von Tonus und Nervensystem abhängige Klappenschluß versagen kann, so begreift sich, daß, wie im Venensystem, und wegen der ungeheuer zahlreichen Kommunikationen wohl noch viel häufiger retrograder Transport[6] vorkommt. Die Ausbreitung der Anthrakose, von Infekten und bösartigen Geschwülsten gibt dafür ja sehr zahlreiche, bedeutungsvolle Beweise.

---

[1] MUSCATELLO: Virchows Arch. f. pathol. Anat. u. Physiol. Bd. 142, S. 327. 1895. — BECK: Wien. klin. Wochenschr. Bd. 6, S. 324, Nr. 46. 1893. — AUSPITZ, in Strickers Mediz. Jahrb. 1871, H. 3, S. 284. — SCHNITZLER u. EWALD: Dtsch. Zeitschr. f. Chir. Bd. 41, S. 357. 1895. — MAFFURI: Giorn. internat. delle scienze med. Bd. 4. 1882. — ZIEGLER, K.: Zeitschr. f. d. ges. exp. Med. Bd. 24, S. 223 u. 242. 1921.

[2] CUNNINGHAM: Americ. journ. of physiol. Bd. 62, S. 248. 1922. Aber nur sehr langsamen Durchtritt des Carmins finden: DURHAM u. EMBLETON: Proc. of the roy. soc. of med. (path.) Bd. 7, S. 69. 1914 u. DANDY u. ROWNTREE: Beitr. z. klin. Chir. Bd. 87, S. 539. 1913.

[3] DURHAM: Journ. of pathol. a. bakteriol. Bd. 4, S. 338. 1897. — BUXTON u. TORRY: Journ. of med. research Bd. 15, S. 3. 1906.

[4] BOLTON: Journ. of pathol. a. bakteriol. Bd. 24, S. 429. 1921.

[5] ORLOW: Pflügers Arch. f. d. ges. Physiol. Bd. 59, S. 171. 1895.

[6] TENDELOO: Münch. med. Wochenschr. 1904, S. 1537. — BEITZKE: Verhandl. d. dtsch. pathol. Ges. Bd. 12. 1908. — SCHULTZE, W. H.: Münch. med. Wochenschr. 1906, S. 1702. — ZIEGLER, K.: Med. Klinik 1916, S. 41. — ZIEGLER, K.: s. Anm. 1.

V. Die Lymphherzen.

Zusammenfassende Darstellungen.

BARTELS: Lymphgefäßsystem, aus Handb. d. Anat. d. Menschen (BASCHLEBEN), S. 64. Jena 1909. — v. BRÜCKE, E. TH., in Wintersteins Handb. d. vergl. Phys. Bd. I, 1, S. 1104. — ECKER-WIEDERSHEIM u. GAUPP: Anatom. d. Frosches, 3. Aufl., S. 436ff. Braunschweig 1896.

Besondere Apparate für die Lymphbewegung besitzen Amphibien, Reptilien und einige Vögel (Schwan, Storch, Gans, Kasuar, Strauß) in dem von JOHANNES MÜLLER[1] und PANIZZA entdeckten Lymphherzen. Bei Amphibien unterscheidet man zwei vordere und zwei hintere, die ersteren beim Frosch auf der Dorsalfläche des Process. transvers. des 3. Wirbels ziemlich tief gelegen; die Pulsationen der hinteren, die sich lateral vom hinteren Ende des Os coccygis befinden, kann man durch die Haut von außen sehen. Das am meisten zur physiologischen Beobachtung benutzte hintere Lymphherz besteht nach HOYER[2] und JOSSIFOW aus 4 durch klappentragende Ostien miteinander verbundenen Abteilungen. Die Bewegungen rühren von quergestreifter Muskulatur der Wand her, in der sich nach WALDEYER[3] keine Ganglienzellen befinden, in die aber markhaltige und -lose Nervenfasern eintreten.

Die Eigenart einer rhythmischen Tätigkeit quergestreifter Muskulatur hat schon früh zur Erforschung der Entstehungsbedingungen angeregt, und zur Zeit der neuro- und myogenen Theorie der Blutherzfunktion sind auch die Lymphherzen wiederholt herangezogen worden. Die Schlagfrequenz beträgt nach älteren Autoren 20 bis 30[4], nach neueren 40 bis 80 in der Minute[5]. VOLKMANN[6] hat zuerst vor langer Zeit festgestellt, daß nach völliger Zerstörung des Rückenmarks (in Höhe des 3. Wirbels die vorderen, des 7. die hinteren) die Lymphherzen sofort stillstehen, selten erst in einigen Minuten. Die Zerstörung muß vollkommen sein. Möglicherweise beruht auf Unzulänglichkeit in dieser Hinsicht die bestimmte Angabe v. WITTICHS, daß bei Emys europaea auch nachher das Herz noch weiterschlage[7]. Stillstand beim Frosch tritt auch ein nach völliger Durchtrennung aller Verbindungen mit dem Rückenmark, also nachdem der N. coccygeus sup. und jene mit freiem Auge nicht sichtbaren nervösen Verbindungen mit der Medulla, die v. TSCHERMAK als Nn. coccygei inf. zusammenfaßt, vom 12. bis 16. Segment durchschnitten sind; nicht hingegen steht das Herz wenigstens in der Regel still, wenn nur eine dieser beiden Nervenverbindungen durchtrennt worden ist. Nach Durchschneidung des N. coccyg. sup. allein arbeitet manchmal nur noch der caudale Abschnitt des l. Herzens weiter. Während VOLKMANN, SCHIFF[8], B. HEIDENHAIN[9], ECKHARD[10], WALDEYER[11] eine einfache rhythmische

[1] MÜLLER, J.: Poggendorffs Ann. d. Physik 1832, S. 158. — Müllers Archiv 1834, S. 296. Übersetzung aus Philos. Transact. Roy. Soc. 1833, S. 1. — PANIZZA: Sistema linfatico dei rettili. Pavia 1833.

[2] HOYER, jun.: Anz. d. Akad. d. Wiss. Krakau 1904; erschienen 1905 (S. 228); Anat. Anz. Bd. 27 (Suppl.), S. 50. 1905. — JOSSIFOW: russisch. Mém. de l'acad. Sc. St. Petersbourg Bd. 15, S. 20. 1903; beide zit. nach BARTELS.

[3] WALDEYER: Zeitschr. f. rat. Med. 3. Reihe, Bd. 21, S. 105. 1864.

[4] Siehe v. WITTICH: Hermanns Handb. d. Phys. Bd. V, 2, S. 325. 1881.

[5] v. BRÜCKE, E. TH.: Pflügers Arch. f. d. ges. Physiol. Bd. 115, S. 334. 1906. — TSCHERMAK, A. v.: Pflügers Arch. f. d. ges. Physiol. Bd. 119, S. 165. 1907; Zentralbl. f. Physiol. Bd. 20, Nr. 17, S. 553. 1906.

[6] VOLKMANN: Arch. f. Anat. u. Physiol. 1844, S. 418.

[7] v. WITTICH: s. Anm. 4. daselbst S. 339.

[8] VOLKMANN u. SCHIFF: Zeitschr. f. rat. Med. Bd. 9, S. 259. 1850; Ges. Beitr. z. Physiol. Bd. 2. 1894.

[9] HEIDENHAIN, B.: Disquisitiones de nervis origanisque centralibris cordis cordiumque ranae lymphaticorum usw. Berlin J. D. 1854; zit. nach A. v. TSCHERMAK.

[10] ECKHARD: Zeitschr. f. rat. Med. Bd. 8, S. 211. 1849.

[11] WALDEYER u. GOLTZ: Zentralbl. f. med. Wiss. 1863, S. 17 u. 497.

Innervation durch die Spinalzentren annehmen, sind GOLTZ[1], KRELLWITZ[2], RANVIER[3], v. WITTICH, BOLL und LANGENDORFF[4] der Ansicht, daß die rhythmische Erregung von den peripheren Ganglienzellen der Umgebung ausgehe. Darauf haben nach PRIESTLEY[5] die Spinalnerven koordinierenden Einfluß; auch der als N. regulator cordis beschriebene Parallelast des N. coccyg. sup., der nach v. WITTICH Veränderungen der Rhythmik nach verschiedensten sensiblen Reizen vermittelt.

Nachdem schon RANVIER und LANGENDORFF die Verschmelzung von Extrasystolen bis zum Eindruck eines Tetanus beobachtet und LANGENDORFF das Fehlen einer kompensatorischen Pause festgestellt hatte, ist durch v. BRUECKES und A. v. TSCHERMAKS Untersuchungen nachgewiesen worden, daß für die Lymphherzmuskulatur das Gesetz der maximalen Kontraktion (Alles-oder-Nichts-Gesetz) nicht gilt, vielmehr ist die refraktäre Phase bedeutend verkürzt; Superposition und Summation von Zuckungen bis zum echten Tetanus kommen vor, und wenn durch mäßig frequente Wechselstromreize vom Rückenmark oder N. coccyg. aus rhythmische Kontraktionen erzeugt werden, wächst innerhalb eines gewissen engen Reizintervalles die Stärke der Kontraktion mit der des Reizes bis zum Tetanus. Mit schwachen konstanten Strömen werden meist nur Einzelzuckungen bei Schließung und Öffnung von diesem Nerven aus erzielt. Es fehlen im Längsquerschnittsstrom desselben irgendwelche rhythmischen Schwankungen. TSCHERMAK kommt deshalb zu der Auffassung, daß im Lymphherzen, die benachbarten Ganglienzellen eingerechnet, das Vermögen zu automatischer, rhythmischer Tätigkeit vorhanden ist, ihr Zustandekommen aber an die tonische „Bedingungsinnervation" durch die Nn. coccygei geknüpft ist. Der Befund von A. MOORE[6], daß auch ausgeschnittene Lymphherzen bei geeigneter Salzlösung ($NaCl + CaCl_2$) stundenlang fortpulsieren, ist im allgemeinen von v. BRÜCKE und A. v. TSCHERMAK nicht bestätigt worden, wenn auch in seltenen Fällen die Bewegungen nach Aufhebung jeden medullären Zusammenhanges noch eine Weile fortdauern können, namentlich in der warmen Jahreszeit und bei relativ hoher Temperatur (30°).

Die Förderleistung der Lymphherzen berechnet ISAYAMA[7] aus der Eindickung, welche das Froschblut erfährt, nachdem durch Kauterisation alle 4 Lymphherzen ausgeschaltet sind. Bei den Anuren ist keine andere Verbindung größerer Lymphräume mit dem Blutgefäßsystem bekannt als die der Lymphherzen mit benachbarten Venen. Aus der starken Bluteindickung nach Zerstörung der Lymphherzen, welche erst später von einem Wassereinstrom aus den Geweben gefolgt ist, ergibt sich, daß täglich etwa eine dem doppelten Tiergewicht gleiche Lymphmenge von den 4 Lymphherzen bewegt wird und das Schlagvolumen des einzelnen über 1 cmm beträgt.

Auf die Flüssigkeitsverteilung durch die Lymphherzen werfen auch pharmakologische Versuche Licht. JOSEPH und MELTZER[8] haben gefunden, daß nach

---

[1] WALDEYER u. GOLTZ: Zitiert auf S. 992 Anm. 11.

[2] KRELLWITZ: Inaug.-Dissert. Straßburg 1879; Die Innervation des hinteren l. Herzen bei Rana.

[3] RANVIER: Lecons d'anatomie générale S. 223. Paris 1880. — RANVIER: Les coeurs lymphatiques. Journ. de micrographie 1878, S. 98ff.

[4] BOLL u. LANGENDORFF: Arch. f. (Anat. u.) Physiol. 1883, S. 329.

[5] PRIESTLEY: Journ. of physiol. Bd. 1, S. 19. 1878/79.

[6] MOORE, A.: Americ. journ. of physiol. Bd. 5, S. 87. 1901. Salzlösung: 100 ccm $^n/_8$ NaCl + 4 ccm $^2/_8$ n $CaCl_2$.

[7] ISAYAMA: Zeitschr. f. Biol. Bd. 82, S. 91. 1924. — ITO: Pflügers Arch. f. d. ges. Physiol. Bd. 213, S. 748. 1926.

[8] JOSEPH u. MELTZER: Journ. of pharmacol. a. exp. therapeut. Bd. 3, S. 183. 1911/12. — MELTZER: Journ. of exp. med. Bd. 13, S. 542. 1911.

Blutherzentfernung die toxische Dose für Morphin, Säurefuchsin usw. sich erniedrigt, und wollten dies mit einer raschen Ausbreitung des Giftes in den Gewebsspalten („durch einen peripheren Mechanismus") erklären. Hingegen zeigte J. ABEL[1], indem er für Strychnin dasselbe Verhalten feststellte, daß die Beschleunigung der Vergiftung nach Exstirpation des Blutherzens aufhört, sobald die vorderen Lymphherzen zerstört sind. Es gelangt, wenn die allgemeine Zirkulation im Tier ohne Herz fortfällt und damit die Giftverteilung sich verschlechtert, eine größere Menge des Giftes, wie sich am Säurefuchsin färberisch nachweisen läßt, in die nervösen Zentralorgane, und zwar durch die Tätigkeit der vorderen Lymphherzen, da diese sich in Vertebralvenen entleeren, welche über die Vena jugularis mit dem Schädelinnern zusammenhängen. Auch die hinteren Lymphherzen sind für diese Strömung wichtig.

Störungen der Lymphherzfunktion selbst und wechselweise Beeinflussung der Lymph- und Blutherztätigkeit durch Aufträufelung von Giften (Kalisalze, Curarin usw.) an verschiedenen Orten studierte eingehend W. STRAUB[2]. Curare[3] lähmt das Lymphherz in diastolischem Stillstand, Nicotin in maximaler Kontraktion. Gegen Kalisalze scheint es resistenter als das Blutherz, Strophantin hat keine spezifische Wirkung. Wird das Lymphherz durch Kalisalz gelähmt, so geht die Resorption von Strophantin aus dem Lymphsaft unverändert vor sich, während bei Curarinlähmung kleine Dosen dieses Giftes sie hemmen, große sie begünstigen. Jedenfalls ist die Bewegung des Lymphherzens ganz bedeutungslos für die Aufsaugung in den Lymphsäcken.

---

[1] ABEL, J.: Journ. pharmacol. a. exp. therapeut. Bd. 3, S. 581. 1911/12. — JOSEPH: Journ. of pharmacol. a. exp. therapeut. Bd. 83. 1914/15. — ABEL u. TURNER: Journ. of pharmacol. a. exp. therapeut. Bd. 6, S. 91.

[2] STRAUB, W.: Arch. f. exp. Pathol. u. Pharmakol. Bd. 85, S. 122. 1920. Auch bei A. v. TSCHERMAK (s. oben) sowie BOLL u. LANGENDORFF (s. oben).

[3] KÖLLIKER: Virchows Arch. f. pathol. Anat. u. Physiol. Bd. 10, S. 52. 1856.

Lymphdrüsen und lymphatisches System.

Von

Hans Oeller

Leipzig.

Mit 8 Abbildungen.

Zusammenfassende Darstellungen.

Most, A.: Chirurgie der Lymphgefäße und der Lymphdrüsen. Neue Deutsche Chirurgie, Bd. XXIV. Stuttgart: Enke 1917. — Sternberg, C.: Die Lymphknoten. Handb. der speziellen pathologischen Anatomie und Histologie von Henke-Lubarsch, Bd. I, Tl. 1, S. 249. Berlin: Julius Springer 1926. — Klemensiewicz, R.: Die Pathologie der Lymphströmung. Handb. der allgemeinen Pathologie von Krehl-Marchand, Bd. II, Abt. 1, S. 341. 1912. — Winkler, K.: Die Lymphgefäße. Handb. der speziellen pathologischen Anatomie und Histologie von Henke-Lubarsch, Bd. II, S. 933. 1927. — Schaffer, J.: Lehrbuch der Histologie und Histogenese, 2. Aufl. Leipzig 1922. — Braus, H.: Anatomie des Menschen, Bd. II. Berlin: Julius Springer 1924. — Marchand, F.: Die örtlich reaktiven Vorgänge (Lehre von der Entzündung). Handb. der allgemeinen Pathologie von Krehl-Marchand, Bd. IV, 1. Abt. Leipzig 1924. — Marchand, F.: Über die Herkunft der Lymphocyten und ihre Schicksale bei der Entzündung. Verhandl. d. dtsch. pathol. Ges. Marburg 1913.

Erster Teil.

Physiologie.

An die Spitze einer zusammenfassenden Übersicht über die Physiologie und Pathologie der Lymphdrüsen und des lymphatischen Systems ist eine Begriffsbestimmung zu setzen, was unter Lymphdrüsen und lymphatischem System im folgenden zu verstehen ist. Folgt man der wohl allgemein gültigen Abgrenzung der *Anatomie*, so wären in dieses System die *Lymphcapillaren* des Gewebes, die kleineren und größeren *Lymphgänge*, die *Lymphdrüsen*, sowie die in den verschiedensten Formen eingeschalteten *Lymphorgane* aufzunehmen. Diese Fassung, die also nur die an das eigentliche Lymphsystem angeschalteten Organe und Gewebsbildungen berücksichtigen würde, erweist sich schon von anatomischen Gesichtspunkten aus als zu eng, da doch in der *Milz* echt lymphatisches Gewebe vorkommt, das man sowohl strukturell wie funktionell zum Lymphsystem rechnen muß. Trotzdem nimmt die Milz eine große Sonderstellung ein, die ihre bedingungsgslose Einbeziehung in das lymphatische System im engeren Sinne erheblich beschränkt. Sie ist nicht wie die Lymphdrüsen mit besonderen Lymphgängen ausgestattet, sondern nur mit dem Blutgefäßsystem verbunden. Auch wenn dadurch ein von den Lymphdrüsen erheblich abweichender histologischer Bau entsteht und wenngleich durch diese Umgestaltung zur „Blutlymphdrüse“ auch Funktionen entstehen, die gegenüber den Lymphdrüsen weitgehend spezialisiert erscheinen, so kann ein Referat über das lymphatische System im engeren Sinne dieses wichtige Organ nicht ganz vernachlässigen, treffen doch für große Teile des lymphatischen Systems im weiteren Sinne ähnliche Einwände zu. Zahlreiche einfach gebaute Lymphorgane besitzen auch keine eigentlichen, direkt zum „Organ“ gehörigen Lymphgefäße im Sinne des vas efferens und afferens; diese Lymphorgane sind meist nur an Lymphgefäßnetze angeschmiegt, denen sie ihre Produkte vermitteln. Gerade aber diese einfach gebauten Lymphorgane, die in großer Zahl im gesamten Organismus weit ausgebreitet sind, kann man bei der weitgehenden funktionellen Übereinstimmung mit den echten Lymphdrüsen keinesfalls vernachlässigen.

Bezieht man aber auch diese einfach gebauten Lymphorgane in das lymphatische System ein, so ergibt sich daraus eine außerordentliche Erweiterung des Begriffes des lymphatischen Systems. Denn diese einfach gebauten Lymphorgane stellen kein echt lymphatisches, sondern lymphoides Gewebe dar, das aber zum mindesten funktionell gleichwertig überall im Körper, namentlich in Beziehung zum Blutgefäßsystem, vorkommt.

Eine Vernachlässigung dieses lymphoiden Gewebes erscheint um so weniger möglich, als doch auch große Teile des echt lymphatischen Gewebes aus lymphoidem Gewebe bestehen. Durch die Einbeziehung des lymphoiden Gewebes in das lymphatische System im weiteren Sinne ergibt sich aber eine derartige Erweiterung des Themas, daß man in seinem Rahmen fast die gesamte Physiologie und Pathologie abhandeln könnte.

Es wird sich daher als unbedingt nötig erweisen, nach allen Richtungen *Beschränkungen* eintreten zu lassen, wenn ein Referat über das lymphatische System übersichtlich bleiben soll. Sowohl im physiologischen wie pathologischen Teil müssen daher *einige gemeinsame Grundfragen* erörtert werden, selbst auf die Gefahr hin, daß sich daraus bei einer Betrachtung der Gesamtfunktionen des lymphatischen Systems einzelne Lücken und Unvollständigkeiten ergeben müssen. Man kann diese aber in Kauf nehmen, da bestimmte, hier absichtlich zurückgestellte Partialfunktionen des lymphatischen Systems, z. B seine Beteiligung bei enteralen Ernährungsvorgängen, seine Beteiligung bei Erkrankungen der blutbereitenden Organe im engeren Sinne, in den einschlägigen Kapiteln dieses Handbuches Berücksichtigung finden.

Meines Erachtens kann man die beiden Hauptfunktionen des lymphatischen Systems

1. seine *Beteiligung am Transport von Nahrungsstoffen, körpereigenen und körperfremden Stoffwechselprodukten,*
2. seine *Beteiligung an der Blutzellbildung*

unter dem gemeinsamen Gesichtswinkel betrachten, daß das lymphatische System in seiner Gesamtheit ein parenterales Stoffwechselorgan, ein Schutz- und Abwehrsystem darstellt, das unter physiologischen Bedingungen nicht nur den Transport lebenswichtiger Stoffe übernimmt, sondern auch als Resorptions- und in gewissem Sinne auch Sekretionsorgan wirkt. Unter pathologischen Bedingungen werden wir daher in Analogie zu den physiologischen Leistungen auf die Mehrproduktion „normalen“ Gewebes (Hyperplasie), auf die Metaplasien und endlich auf die verschiedenen entzündlichen Vorgänge als Ausdruck erhöhter oder verminderter Stoffwechselleistungen stoßen.

Da manche der physiologischen Funktionen des lymphatischen Systems nur auf dem Umwege über die Pathologie, bzw. über das — doch ebenfalls als einen pathologischen Zustand anzusehende — Experiment zu erschließen waren, so soll, um Wiederholungen im pathologisch-physiologischen Teil zu vermeiden, in dem folgenden physiologischen Teil mehr auf Ergebnisse eingegangen werden, die im 2. Teil nicht im Gesamtrahmen der leitenden Grundidee unterzubringen sind oder auf solche, die ihrerseits der reinen Physiologie angehören. Im 2. Teil werden die mehr rein pathologisch-physiologische Fragestellungen

Berücksichtigung finden. Da pathologische Vorgänge vielfach nur gesteigerte oder geminderte physiologische Verhältnisse darstellen, so sind die Fragestellungen für beide Gebiete im Prinzip dieselben. Eine *prinzipielle* Teilung des Themas in einen physiologischen und einen rein pathologisch-physiologischen Teil erscheint mir daher gerade für das Gebiet des lymphatischen Systems nicht so sehr erforderlich wie bei anderen Gebieten.

Es soll daher der erste physiologische Teil hauptsächlich dazu benutzt werden, Anordnung, Verteilung und unterschiedlichen Bau der einzelnen Lymphorgane aufzuzeigen.

I. Bestandteile des lymphatischen Systems.

Das *lymphatische System* besteht, ganz allgemein ausgedrückt, aus dem *Lymphgefäßsystem* und den *Lymphorganen.* Das Lymphgefäßsystem wiederum kann eingeteilt werden in die *Lymphcapillaren* und in die kleineren und größeren *Lymphgefäße.* Das System der *Lymphorgane* soll später besprochen werden.

A. Die Lymphcapillaren und Lymphgefäße.

Über die Anfänge der *Lymphgefäße* findet sich bei MARCHAND[1] in seiner Abhandlung über die örtlich reaktiven Vorgänge (Lehre von der Entzündung) eine vorzügliche, präzis gefaßte Zusammenstellung der allmählichen Entwicklung von der Lehre der Lymphcapillaren. MARCHANDS Übersicht wird ergänzt durch eine Reihe anderer trefflicher Darstellungen, von denen als zusammenfassende allseitig orientierende Arbeiten namentlich CLEMENSIEWICZ, MOST u. a. genannt seien. Faßt man das Wesentliche zusammen, so ergibt sich, daß nach einigen vorläufigen Theorien vergangener Zeiten v. KÖLLIKER, gestützt auf VIRCHOWS Befunde und Anschauungen glaubte, zeigen zu können, daß sich zwischen den durch Fortsätze verbundenen Bindegewebszellen ein *Saftstrom* entwickle, der zu den Lymphcapillaren durch zellige Fortsätze der Lymphcapillaren selbst in Verbindung träte. v. KÖLLIKER stellte sich also den Lymphbahnanfang insofern als offen vor, als er annahm, daß die Lymphe zuerst zwischen dem durch Zellanastomosen verbundenen Röhren- und Kanalsystem des Bindegewebes (VIRCHOW) zirkuliere, dann aber den Anschluß an die Lymphcapillaren durch deren zellartige Fortsätze fände. v. RECKLINGHAUSEN suchte diese Theorie des *Saftröhrensystems* durch seine *Saftlückentheorie* zu ersetzen, da er glaubte, mit Hilfe der Silberimprägnation nachweisen zu können, daß das Saftröhrensystem v. KÖLLIKERS ein System von *Saftlücken* darstelle, welches zwischen den Bindegewebszellen und -fasern liege und mehr oder weniger große *Stomata* besitze. Diese Stomota sollten ventilartig wirken und den Durchschnitt geformter Elemente nach den Lymphgefäßen ermöglichen. R. WALTER stellte, in ähnlicher Weise KOLOSSOW fest, daß stomataartige Verbindungen zwischen den serösen Höhlen und den Lymphgefäßen nicht bestehen. Wenn auch durch die Untersuchungen von KOLOSSOW, WALTER u. a. die Frage, ob die Lymphcapillaren ein geschlossenes System darstellen, noch nicht entgültig entschieden werden konnte, so haben doch nach MARCHAND entwicklungsgeschichtliche Studien eine sichere Entscheidung gebracht (CLARK, MCCLURE, HUNTINGTON: zitiert nach MARCHAND). Auf alle Fälle scheint nach MARCHANDS Auffassung schon durch die Arbeiten RANVIERS (1875) die blinde Endigung der Lymphcapillaren im Zentrum tendineum erwiesen, eine Ansicht, die mir namentlich auch auf Grund der von MARCHAND veranlaßten Untersuchung von

[1] MARCHAND, F.: Zitiert auf S. 995.

McCALLUM sicherzustehen scheint. Nach MARCHAND konnte überdies FLORENCE SABIN den Nachweis erbringen, daß die Lymphgefäße des Embryo ausschließlich durch kontinuierliches Aussprossen von den Venen aus sich bilden und sich von einigen wenigen Stellen aus über den ganzen Körper in Gestalt zusammenhängender Netze verbreiten. Ihre Wandung besteht somit aus Abkömmlingen des Blutgefäßendothels (Angioblasten), unabhängig von den Bindegewebszellen (wörtlich zitiert nach MARCHAND). Nach BRAUS[1] soll allerdings das Lymphgefäßendothel nach neuen Untersuchungen selbständig, nicht von den Venen aus entstehen.

Da das Lymphcapillarsystem ein geschlossenes ist, so erhebt sich naturgemäß die Frage, wie die Gewebsflüssigkeit aus den Gewebsspalten, dem systéme lacunaire der französischen Schule[2], Anschluß findet an die endothelialen Röhren des Lymphcapillarsystems. CLEMENSIEWICZ hat sich in seinem ausgezeichneten Referat über die Pathologie der Lymphströmung eingehend über die drei Möglichkeiten der *Filtration*, der *Diffusion* und der *Sekretion* ausgesprochen. Auf Einzelheiten soll hier um so weniger eingegangen werden, da diese Verhältnisse schon im vorangegangenen Artikel von OEHME besonders dargestellt sind.

Die Wand der Lymphcapillaren besteht histologisch aus einer einfachen Lage von *Endothel,* das von einer dünnen Schicht kollagenen Bindegewebes mit eingestreuten elastischen Netzen von der Umgebung abgegrenzt ist. Lymphcapillaren finden sich fast in allen Organen und liegen zu besonders dichten Netzen namentlich unter den Schleimhautoberflächen ausgebreitet. Sie schließen sich zu kleinsten Lymphgefäßen zusammen, die ihrerseits sich wieder zu feineren, dann größeren Lymphbahnen vereinigen. Lymphcapillaren sind klappenlos, während die Lymphgefäße zahlreiche *Klappen,* im allgemeinen weit reichlicher als die Venen gleicher Stärke, tragen. Der oberste Abschnitt des einen großen Lymphgefäßsammelrohres, des Ductus thoracicus soll klappenfrei gefunden werden, so daß hier namentlich bei Stauungszuständen die Lymphe in beiden Richtungen hin und her geschoben werden kann. Da speziell der Ductus thoracicus mehrfache, immer wieder in den Hauptstamm einmündende Anastomosen und Seitenzweige haben kann, und da er überdies an vielen Stellen sack- und taschenartige Ausbuchtungen besitzt, so zeigt der obere Anteil des Ductus thoracicus bei vorübergehenden Abflußbehinderungen der Lymphe in die Venen gewisse Stauungserscheinungen, die aber bei seiner Elastizität und Dehnbarkeit praktisch bedeutungslos sein können.

Die *Klappen* der Lymphbahnen stellen endotheltragende Vorsprünge der Lymphgefäßwandung dar. Da aktiv treibende Kräfte des lymphatischen Systems für die selbständige Fortbewegung der Lymphe im Sinne eines Lymphherzens beim Menschen fehlen, so erscheinen namentlich diese zahlreichen Klappen für die mehr *passive Fortbewegung* der Lymphe im Lymphgefäßsystem von großer Bedeutung; durch sie wird praktisch ein Lymphstrom nur in einer Richtung möglich. Die *Bewegung der Lymphe,* die durch die Atmung selbst, durch die thorakalen Druckschwankungen, sowie durch die Muskelbewegungen gewährleistet erscheint, wird überdies wohl noch durch den *besonderen anatomischen Bau der Lymphgefäßwandungen* unterstützt. Auch wenn er wenigstens bei den mittleren und größeren Lymphgefäßen im allgemeinen dem Bau der Blutgefäße entspricht, also Intima, Media, Adventitia aufweist, so ergeben sich doch

---

[1] BRAUS: Zitiert auf S. 995.

[2] ACHARD, CH.: Apercu de la physiologie et de la pathologie géneralés du systéme lacunaire. Paris 1924. — Vgl. auch CH. ACHARD: Le mécanisme régulatoir de la composition du sang. Presse méd. 1901, S. 133; Pathogénie de l'oedeme; Journ. méd. franc. 1904, S. 5; Les échanges d'eau dans l'organisme. Ebenda 1922, S. 274.

gegenüber dem Blutgefäßbau gewisse Unterschiede, die auf eine größere Selbständigkeit in bezug auf Mithilfe beim Lymphtransport hinzuweisen scheinen. Namentlich HIS[1] wies auf die elastischen Fasern der Lymphgefäße hin, die bei größeren Lymphbahnen schon unter der Intima liegen, beim Ductus thoracicus die Muscularis und Adventitia durchsetzen, wo sie breite Fasern vorschieben und mit dem umgebenden Gewebe in Beziehung treten. HIS nimmt eine gewisse gefäßerweiternde Wirkung dieser Fasern an, die die Lymphbewegung unterstützen. Nach KÖLLIKER[2] sind die beiden Lagen der glatten Muskulatur, die längs- und quergestellte, mächtiger als bei gleich großen Venen entwickelt, namentlich die quergestellte, ein Umstand, der ebenfalls für die Erweiterung der Lymphgefäße im Sinne HIS eine Rolle spielen dürfte. Das relativ stark ausgebildete Muskelsystem der Lymphgefäße wäre auch im Sinne einer aktiven Beteiligung der Gefäßwand bei der Lymphbewegung zu verwerten, worauf HELLER[3, 4] LIEBEN[5] u. a. hingewiesen haben.

Das *Quellgebiet der Lymphe* stellen also die Saftspalten des umgebenden Gewebes, besonders des Bindesgewebe dar, das nach RENAUTS[6] nicht unwidersprochen gebliebener Ansicht die größte Drüse mit innerer Sekretion darstellen soll. Diese Bindegewebsspalten entsprechen dem systéme lacunaire von ACHARD[7], das auch dieser Autor streng von dem System der Blut- und Lymphgefäße abtrennt. Schon früher haben sich ADLER und MELTZER[8] in ähnlicher Richtung ausgesprochen.

In dieser Art hat man auch die *serösen Höhlen* als *Quellgebiete* der Lymphe zu betrachten. Zwar versuchte WEIDENREICH[9] die serösen Höhlen als Lymphräume hinzustellen, doch hat sich diese Ansicht nicht durchzusetzen vermocht. Heute bezeichnet man sie wohl allgemein als „Adnexe der *Lymphbahnen*" im Sinne von CLEMENSIEWICZ, zum Teil deshalb, weil der Inhalt der serösen Höhlen in seiner Zusammensetzung erheblich von dem der Lymphbahnen abweicht, vor allem aber deshalb, weil sich die zellige Auskleidung der serösen Höhlen erheblich von dem der Lymphwege unterscheidet. Sie besitzen im Gegensatz zu den endothelial ausgekleideten Lymphbahnen nach MARCHAND Deckzellen, modifizierte Mesenchymal- oder Bindegewebszellen, die in epithelialer Form angeordnet sind, aber doch auch als fasernbildende Zellen auftreten. Auch hier sei nochmals an die Untersuchungen MCCALLUMS[10] erinnert, der zeigen konnte, daß die Deckzellen der Peritonealserosa sich ganz unabhängig von den Lymphgefäßen entwickeln, ohne daß eine direkte Verbindung beider Elemente nachweisbar wäre. In die Peritonealhöhle eingebrachte kör-

---

[1] HIS: Zitiert nach MOST: S. 995.

[2] KÖLLIKER: Handb. der Gewebelehre, 4. Aufl. Leipzig 1863.

[3] HELLER: Über selbständige rhythmische Kontraktionen der Lymphgefäße bei den Säugetieren. Zentralbl. f. d. med. Wiss. 1869, S. 545.

[4] HELLER: Über die Fortbewegung der Lymphe in Lymphgefäßen. Zentralbl. f. Physiol. Bd. 24. 1910.

[5] LIEBEN: Über die Fortbewegung der Lymphe in den Lymphgefäßen. Zentralbl. f. Physiol. Bd. 24. 1910.

[6] RENAUT: Les cellules conncetives rhagiocrines. Arch. d'anat. microse Bd. 9, S. 495. 1907.

[7] ACHARD, CH.: Zitiert auf S. 998; dazu Traité de Physiologie normale et Pathologie, Bd. VII, S. 225; Systéme lacunaire.

[8] ADLER u. MELTZER: Journ. of exp. med. Bd. 1, S. 482. 1896.

[9] WEIDENREICH: Studien VI: Zur Morphologie und morphologischen Stellung der ungranulierten Leukocyten-Lymphocyten des Blutes und der Lymphe. Arch. f. Anat. u. Physiol. Bd. 73. 1909,

[10] MCCALLUM: Zitiert auf S. 998; dazu On the Mecanism. of absorption of granular materials from the Peritoneum. Bull. of the Johns Hopkins hosp. Bd. 14, S. 146. 1903.

nige Substanzen treten sicher in die Lymphbahnen über, aber nicht wie v. RECKLINGHAUSEN, RANVIER u. a. annehmen, durch vorgebildete Stomata hindurch, sondern zwischen den Deckzellen, die anscheinend locker gefügt sind. Gestützt auf die Tatsache, daß auch MCCALLUM, ähnlich wie schon MUSCATELLO[1] die offene Verbindung der Lymphbahnen mit der Peritonelhöhle durch Stromata nicht bestätigen konnte, glaubt auch MARCHAND, die WEIDENREICHsche Auffassung ablehnen zu müssen und bezeichnet die serösen Höhlen in Übereinstimmung mit CLEMENSIEWICZ als Adnexe der Lymphbahnen.

B. Die Lymphorgane.

In den Verlauf der Lymphwege sind zahlreiche Lymphorgane eingeschaltet, die zum Teil schon makroskopich, zum Teil aber erst mikroskopisch bemerkbar werden. Sie zeigen bei mikroskopischer Betrachtung einen sehr verschiedenen Bau, der aber letztlich doch auf eine gemeinsame Grundformel zurückgeführt werden kann. So findet man die echten *Lymphdrüsen* und zahlreiches, mehr diffus unter Schleimhäuten angeordnetes, echt lymphatisches Gewebe, dazu kommen aber noch mehr oder weniger zu umschriebenen Häufungen zusammengefaßte Zellgruppen („Lymphorgane" im weiteren Sinne), denen die Zeichen echt lymphatischen Gewebes fehlen. Man faßt sie unter dem Namen „lymphoides Gewebe" zusammen. Unter Vorgang MARCHANDS muß man zu dieser Gewebeart auch mehr diffus angeordnete Gewebe rechnen, das uns in Form der lymphoiden, adventitiellen Gefäßscheiden fast überall im Körper begegnet.

Aus dieser Übersicht ergibt sich die auch von BRAUS durchgeführte Einteilung der *Lymphorgane* in *hochorganisierte* und *einfach gebaute*. Dazu kommt noch das lymphatische und lymphoide Gewebe der Milz, das sich, zwar nur an das Blutgefäßsystem angeschlossen, in vieler Beziehung ähnlich verhält wie das übrige lymphatisch-lymphoide System. Für Thymus und Knochenmark gelten ähnliche Überlegungen.

1. Einfach gebaute Lymphorgane.

(Noduli lymphatici.)

Von RANVIER[2] stammt die Beschreibung der sog. *tâches laiteuses*, kleiner milchigweißer Fleckchen des Netzes, die den von v. RECKLINGHAUSEN[3] beschriebenen „Trübungen" des Netzes entsprechen. Ihr Bau wird selbst heute noch verschieden beschrieben, zum Teil wohl deshalb, weil verschiedene Funktionszustände verschiedene Bilder liefern können, zum Teil wohl aber deshalb, weil die namentliche Benennung der einzelnen Zellarten bei den einzelnen Beschreibern eine wechselnde ist. Wir werden darauf bei einer Klarlegung des Begriffes des Lymhocyten später noch besonders zurückzukommen haben. Jedenfalls soll im folgenden unter der Bezeichnung „Lymphocyt" nur die Zelle verstanden sein, wie sie als „fertige", „gereifte" Rundzelle vor allem in den Lymphorganen und im strömenden Blute vorkommt. Gerade der Begriff dieses „Lymphocyten" wird vielfach, doch sonst erheblich weitergefaßt.

---

[1] MUSCATELLO, G.: Über den Bau und das Aufsaugevermögen des Peritoneums. Virchows Arch. f. pathol. Anat. u. Physiol. Bd. 142, S. 327. 1895.

[2] RANVIER: Arch. d'anat. microsc., Bd. 3, S. 202. 1899/1900.

[3] v. RECKLINGHAUSEN: Über Eiter- und Bindegewebskörperchen. Virchows Arch. f. pathol. Anat. u. Physiol. Bd. 28. 1863.

Ranvier beschrieb im Netz von Kaninchen und Meerschweinchen eigenartig spindelförmige und verästelte Zellen, für die von Ranvier[1] der Name „Clasmatocyten" eingeführt wurde. Er faßte sie als Bindegewebszellen auf. Maximow[2] hält sie für ruhende Wanderzellen, für ausgewanderte *Lymphocyten*, doch ist der Unterschied in der Auffassung Maximows gegenüber der Auffassung Marchands (s. unten) nicht allzu groß, wenn man bedenkt, daß Maximow unter *Lymphocyt* etwa das versteht, was Marchand als *lymphoide* Zelle bezeichnet hat. Marchand gebührt das Verdienst, die wahre Natur der Clasmatocyten, ähnlich wie die der rhagiokrinen Zellen Renauts[3], der sie als ausgewanderte Lymphocyten bezeichnete, nachgewiesen zu haben.

Marchand[4] zeigte in sehr eingehenden Versuchen, daß diese Ranvierschen Clasmatocyten „Bindegewebszellen besonderer Art" darstellen, die er anfangs als „leukocytoide Zellen" bezeichnete, doch kam er späterhin (Marchand[5]) mehr und mehr zu dem überzeugenden Schluß, daß *diese Zellen adventitieller Herkunft* seien. Es sei namentlich auf die Arbeit Marchands in *Haematologica*[6] hingewiesen, in der er unter Abwägung der Ansichten anderer Autoren eingehend Stellung nimmt zu den Adventitialzellen in ihrem Verhältnis zu den von Ranvier beschriebenen Zellen der tâches laiteuses, und in der er in kurzen Zügen gewissermaßen eine vergleichende Netzanatomie des Rinderfetus, des Kaninchens, des menschlichen Fetus und des Kindes gibt. Im Verein mit den anderen Studien Marchands ergibt sich ein gutes übersichtliches Bild über das wechselvolle Aussehen dieser primitiven, von den meisten Autoren heute den lymphoiden Organen zugeordneten tâches laiteuses des Netzes. Da gerade die von Marchand gegebene Darstellung der tâches laiteuses meines Erachtens eine breite Brücke zum Verständnis des Baues und der Funktion anderer lymphoider bzw. lymphatischer Gewebe schlägt, so sei auf die Befunde Marchands hier in Kürze eingegangen.

Wesentlich für später noch zu besprechende Befunde erscheint mir Marchands Beobachtung zu sein, daß sich im Netz (Tier und Mensch) da und dort einzeln liegende, doch auch zu kleinen Häufchen vereinte Zellen vom Typ der Ranvierzellen finden, die keine erkennbaren Beziehungen zum Blutgefäßsystem zeigen. Bei vielen dieser Zellhäufchen läßt sich aber die Beziehung zu einer Blutcapillare nachweisen. Marchand konnte die Entstehung der Milchflecke aus gewucherten adventitiellen Zellen von den Anfängen bis zu einem ca. 20—100zelligen Stadium zeigen, ohne daß bei der Entwicklung dieser Zellhaufen andere Zellen (Leukocyten, Ranvier) eine Rolle spielten. Namentlich in frühen Jugendstadien können diese Zellhaufen *nur* aus diesen großen vielgestaltigen adventitiellen Elementen bestehen, während die Lymphocyten in diesen Stadien noch ganz fehlen können. In späteren Entwicklungsstadien sind aber namentlich in der Peripherie dieser Zellhäufungen sicher auch Zellen vom Typ der kleinen Lymphocyten nachweisbar. Auch die von Aschoff und Kiyono beschriebenen Zellformen der tâches laiteuses hält Marchand als Zellen, die *später* in den Zellhaufen auftreten; sie seien daher „nicht wesentliche Bestand-

---

[1] Ranvier: Des clasmatocytes. Cpt. rend. hebdom. des séances de l'acad. des sciences 1890, S. 165; Arch. d'anat. microsc. Bd. 3, S. 122. 1900.

[2] Maximow: Früheste Entwicklungsstadien der Blut- und Bindegewebszellen. Arch. f. mikr. Anat. Bd. 73. 1909.

[3] Renaut: Arch. d'anat. microsc. Bd. 9, S. 495. 1907.

[4] Marchand, F.: Verhandl. d. dtsch. pathol. Ges. I Düsseldorf 1898, S. 63; ebenda IV Hamburg 1901, S. 124.

[5] Marchand, F.: Münch. med. Wochenschr. 1923, Nr. 13, S. 385.

[6] Marchand, F.: Haematologica Bd. 5. 1924.

teile“ dieser Zellhaufen. Vielleicht orientiert ein kurzer, zum Teil wörtlich einer Arbeit Marchands entnommener Bericht am besten über die Auffassung, die Marchand in anatomischer wie physiologischer Beziehung den tâches laiteuses zuteil werden ließ:

Bei der Untersuchung der Netzlamelle eines 3wöchigen Kindes fand er eine starke Vascularisierung der rundlichen, etwas verwaschenen Zellhaufen, von denen einzelne von einem ringförmigen Gefäß umgeben waren; ihre unregelmäßig gestalteten Zellen an den Rändern gelockert und hier oft langgestreckt, spindel- oder keulenförmig, mit rundlichen oder unregelmäßigen Kernformen, zahlreichen Mitosen; viele Zellen derselben Art liegen frei im Netzgewebe. An vielen Zellhaufen ist nichts von anderen Zellformen zu sehen, dagegen sind kleine lockere Häufchen von kleinen einkernigen Lymphocyten unabhängig von den Zellhaufen in der Umgebung einiger Gefäße verstreut, zuweilen auch noch in einem länglichen spaltförmigen Lumen, das von länglichen Zellkernen eingefaßt und an den Enden abgeschlossen ist (Lymphgefäßrest). Die Blutgefäße enthalten zahlreiche einkernige und gelappte Zellen, doch ohne Zeichen von Auswanderung. Sowohl die Zellen der Zellhaufen als die vereinzelt oder in kleinen Gruppen im Netz vorhandenen derselben Art sind teilweise kugelig und durch Aufhebung des Protoplasmas geradezu bläschenförmig mit exzentrisch gelagertem Kern. Der helle Inhalt bildet eine scharf begrenzte Vakuole, so daß eine Ähnlichkeit mit einer jungen Fettzelle entsteht.

Ein noch anschaulicheres Bild, namentlich in bezug auf die physiologische Bewertung der tâches laiteuses, ergibt eine Befundsschilderung Marchands des Netzes eines 4wöchentlichen Kindes, die wörtlich hier folgen soll: . . . es finden sich zahlreiche Zellhaufen von verschiedener Größe und rundlicher und länglicher Form; gleichzeitig mit ihrer Vergrößerung haben auch ihre Gefäße sich zu förmlichen Wundernetzen entwickelt; man sieht ein arterielles Gefäß eintreten, das sich in Capillaren auflöst, die sich sodann zu größeren venösen Gefäßen vereinigen. Diese Venen bilden sinusartige Geflechte, die zum Teil viel weiter sind als die daraus hervorgehenden abführenden Gefäße und durch ihre pralle Füllung mit roten Blutkörperchen noch stärker hervortreten. Aus dieser Anordnung ist zu entnehmen, daß in den Gefäßen eine starke Verlangsamung der Blutströmung eintreten muß. Der Raum zwischen den Gefäßschlingen ist durch die dicht gedrängten freien fein vacuolären Zellen von etwas verschiedener Form eingenommen, die sich an der Peripherie mehr verstreuen und hier zum Teil längliche Formen zeigen, die durch die im wesentlichen radiäre Anordnung den Eindruck hervorrufen, daß sie entweder von der Umgebung aus zuwandern oder umgekehrt in die Umgebung auswandern. *Die Zellhaufen haben somit ganz die Beschaffenheit kleiner Blutdrüsen, die in der Anordnung an die Milzpulpa erinnern*[1]. Betrachtet man den Inhalt der Blutgefäße näher, so zeigt sich, daß die größeren venösen Gefäße, die aus einer Vereinigung der Capillaren hervorgehen, außer den roten Blutkörperchen sehr reichliche farblose Blutkörperchen von verschiedener Größe und mit verschiedenen Kernformen enthalten, und zwar überwiegen die größeren einkernigen Zellen, während die kleinen Lymphocyten und mehrkernigen Zellen seltener vorkommen. Der Inhalt der zuführenden arteriellen Gefäße und Capillaren läßt farblose Zellen fast vollständig vermissen. Daraus geht unzweifelhaft hervor, daß die farblosen Zellen nur durch Übertritt aus den umgehenden Zellhaufen in die Blutgefäße gelangt sein können, wie dies auch an den fetalen Blutbildungsherden der Fall ist (Saxer). Bei der großen Dichtigkeit der zelligen Elemente und der starken Füllung der Gefäße ist der Übertritt der Zellen in die Gefäße selbst schwer zu beobachten. Die Wand der weiten abführenden Gefäße innerhalb des Zellhaufens hat noch vollständig die Beschaffenheit der Capillaren, auch das zuführende Gefäß hat vor seinem Abgang von dem größeren Arterienästchen noch keine Muskelfasern. Neben diesen Zellhaufen finden sich an demselben ausgebreiteten Netzpräparat kleinere Haufen derselben Beschaffenheit, in die eine einfache kleine Capillarenschlinge eintritt, andere aus wenigen Zellen bestehende Häufchen finden sich auch getrennt von Gefäßen; während die kleineren Häufchen ganz aus den großen polygonalen Zellen bestehen, finden sich in den größeren reichlich kleine einkernige Zellen, die also durch fortschreitende Teilung entstanden oder aus den Gefäßen eingewandert sein können, was sehr unwahrscheinlich ist. Die Bildung der Lymphocyten aus den großen einkernigen Zellen würde ganz dem Vorgang der Lymphocytenbildung in den Keimzentren der Lymphdrüsen entsprechen, jedoch mit dem Unterschied, daß der Übertritt der neugebildeten Zellen nicht in die Lymphsinus, sondern[2] *in die Blutgefäße erfolgt*[3].

---

[1] Im Original nicht gesperrt.

[2] Im Original (Haematologica Bd. 5, S. 347 unten) findet sich von der bezeichneten Stelle an ein Ausfall im Druck von etwa 2 Zeilen; die folgenden gesperrten Worte sind von mir sinngemäß ergänzt.

[3] Vgl. auch dazu die analogen Verhältnisse der Milz.

In Abb. 132 ist die Abbildung aus MARCHANDS Originalmitteilung (dort Abb. 111) wiedergegeben, die die von MARCHAND geschilderten Verhältnisse eines „Zellhaufens“ im Netze eines 4 wöchentlichen Kindes zeigt: „die zuführende Arterie, die sich in das capillare Wundernetz auflöst, aus dem zwei Venen von ‚verschiedener Weite hervorgehen‘.“

Weiter fand MARCHAND bei der Untersuchung des Netzes eines einjährigen Kindes, daß die Zellhaufen eine sehr beträchtliche Größe erreicht haben, sie bilden runde oder meist längliche, an den Grenzen etwas verwaschene Flecke oder Knötchen, die sich meist an die die Gefäße begleitenden, hier bereits ziemlich reichlichen Fettläppchen anschließen; andere sind unabhängig von solchen; von den Zellhaufen verbreiten sich sehr zahlreiche, teils isolierte, teils in Gruppen zusammenliegende Zellen über große Teile des Netzes.

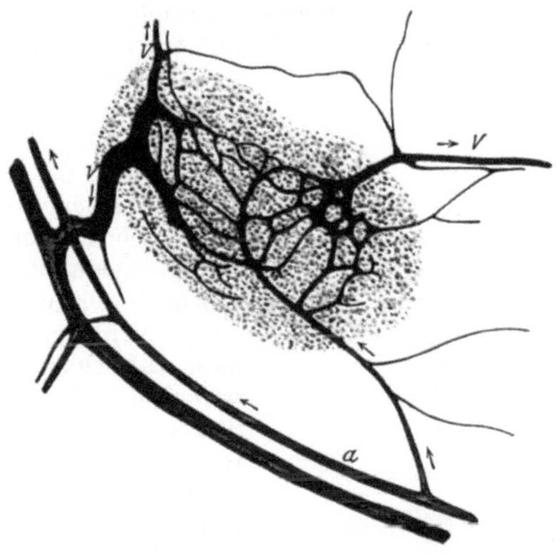

Abb. 132. Größerer Zellhaufen vom Netz eines Kindes von 4 Wochen mit gefüllten Gefäßen; *a*) zuführende Arterie, v. v. V.), abführende Venen. Gez. 2. X. 12 Zenkersche Fl., Z. Apochrom. (Aus Haematologica V, MARCHAND.)

Man muß nach den Befunden MARCHANDS zweierlei Milchfleckenarten unterscheiden, einmal solche, die mit dem Blutgefäßsystem des Netzes in keiner nachweisbaren Beziehung stehen und andererseits solche, bei denen die Abhängigkeit vom Blutgefäßsystem sofort deutlich ist. RENAUT[1], gestützt auf diesen Unterschied auch bei seinen Beobachtungen, unterscheidet zweierlei Zellhaufen, und zwar die *primären*, d. h. solche, die in der Nachbarschaft von Gefäßen gelegen sind und meist mehr oder weniger deutlich von ihnen versorgt werden, und die *sekundären*, die keinerlei Beziehungen zu einem Gefäß oder zu einer Capillare erkennen lassen; sie sind, wie auch MARCHAND an einer sehr instruktiven Abbildung zeigt, nach RENAUTS Ansicht Zellhaufen, die im embryonalen bzw. früh jugendlichen Stadium ebenfalls Capillaren besessen haben; die Gefäßversorgung bzw. Gefäßzugehörigkeit der Zellhaufen ist aber nicht mehr immer nachweisbar, da das embryonale bzw. jugendliche Capillarnetz späterhin erheblich zurückgebildet wird.

Die Milchflecke stellen also in ursprünglichem Zustande ausschließlich Haufen adventitieller Zellen dar, ohne daß ihnen in jugendlichen Stadien andere Zellelemente beigemischt wären. Sie sind also „mesenchymales Keimgewebe“, undifferenziertes Gewebe, das nach der Ansicht zahlreicher Forscher nach vielen Richtungen, namentlich nach der Seite sämtlicher Blutzellen, nach meiner Auffassung nach allen Richtungen differenzierungsfähig ist. Auf die Pluri- oder Omnipotenz wird noch zurückzukommen sein.

Einen Teil dieser Pluripotenz sieht man bereits bei späteren Entwicklungsstadien dieser tâches laiteuses des Netzes. Es treten in „älteren“ Milchfleckchen Lymphocyten, später mehr oder weniger reichlich Fettzellen auf.

Um Wiederholungen zu vermeiden, sei hier die Frage der Entstehung der Lymphocyten in der tâches laiteuses noch verschoben bis zu einer allgemeinen Besprechung der Entstehung dieser charakteristischen Zellart. Man findet sie in den Zellhaufen des Netzes erwachsener Individuen selten in größerer, meist in kleinerer Zahl, im allgemeinen mehr in den peripheren Teilen des Fleckchens angeordnet, oft ohne scharfe Grenze sich nach außen im angrenzenden Gewebe verlierend, während die innere Begrenzung nach der Mitte des Milchfleckes zu mitunter eine angedeutet ringförmige ist. Manchmal kann dadurch eine, allerdings nur entfernte, Ähnlichkeit mit einem „Keimzentrum“ entstehen. Gerade in solchen „Entwicklungsstadien“ ist meist ein ziemlicher Reichtum an

[1] RENAUT: Zitiert auf S. 1001.

Blutgefäßen zu sehen. Schon bei diesen relativ lymphocytenreichen tâches laiteuses beobachtet man gelegentlich in der Peripherie das Auftreten einzelner stärker vakuolisierter Zellen, die anscheinend mit den adventitiellen Zellen identisch sind, es können auch schon bei derartig geformten Milchfleckchen typische Fettzellen auftreten, deren „Abstammung" dann naturgemäß schwer festzulegen ist. Charakteristisch scheint mir jedenfalls zu sein, daß mit Zunahme dieser Fettzellen die Lymphocytenzahl, wohl auch die Zahl der adventitiellen Zellen abnimmt, so daß schließlich tâches laiteuses vorkommen, bei denen die Grundstruktur zugunsten eines Fetthäufchens mehr und mehr verwischt ist, und schließlich trifft man auf Bezirke, die nur noch kleine Fettanhäufungen darstellen (siehe Abb. 133), von denen es fraglich erscheint, in welcher Beziehung sie zu früheren „Milchfleckchen" stehen. Bemerkenswert zu dieser Frage ist aber die bei intraperitonealen Injektionsversuchen (fremdes Blut, Bakterien) am Meerschweinchen, noch besser an der weißen Maus leicht zu machende Beobachtung, daß unter akuten peritonealen Reizzuständen die Fetthäufchen fast überhaupt nicht mehr zu finden sind; man beobachtet dann zahlreiche, zum Teil sicher in kürzesten Zeiten *neugebildete tâches laiteuses*. In bestimmten späteren Stadien der abflauenden akuten Reaktion (bei intraperitonealer Injektion artfremden Blutes am 2.—4. Tage, ähnlich auch nach intraperitonealer Injektion apathogener Keime — Micrococcus tetragenus) kann man dann die tâches laiteuses wieder lymphocytenreicher finden.

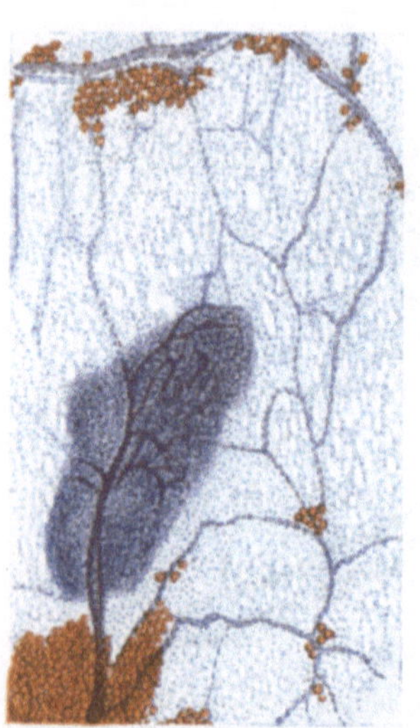

Abb. 133. Netz einer 46jährigen Frau (Nabelbruch). Sekundärer Milchflecken neben Fettknoten und adventitiellen Fettzellen. (Nach E. SEIFERT.)

Es ergibt sich aus solchen Beobachtungen ein eigenartiger Parallelismus in Bau und Verhalten zwischen den tâches laiteuses und dem Knochenmark, das im Jugendstadium ebenfalls zellreich, im späteren Leben, in „späteren" Stadien der Entwicklung fettreich, bei Bedarf nach Reiz sicherlich in allerkürzester Zeit wieder aktionsbereit und momentan zellreich ist. Auf ähnliche Beziehungen haben schon MARCHAND[1], E. SEIFERT[2] u. a. hingewiesen.

Die tâches laiteuses des Netzes sind also auch in ihrer einfachsten Entwicklungsform, solange sie nur aus Häufchen adventitieller Zellen bestehen, als lymphoides Gewebe zu bezeichnen, deren lymphatische Potenz dann deutlich wird, wenn in bestimmten Entwicklungs-, besser wohl gesagt Funktionsstadien auch typische Lymphocyten auftreten. Es fragt sich nur, in welcher Beziehung stehen diese einfach gebauten Lymphorgane zu dem lymphatischen System im engeren Sinne. Mit anderen Worten, wie verhalten sich die tâches laiteuses zu den Lymphgefäßen.

Die Frage führt über die Vorfrage, ob es im Netz überhaupt Lymphgefäße gibt. Die Literatur ist bei dem großen Interesse, das die Anatomen, Pathologen und Hämatologen diesem Organ lange entgegengebracht haben, eine ziemlich umfangreiche, und doch ist eine Einigung in absolutem Sinne nicht erzielt. Da ein Eingehen auf Einzelheiten zu sehr von der eigentlichen engeren Fragestellung

[1] MARCHAND, F.: Zitiert auf S. 1001 (Lit. Ang. 6).

[2] SEIFERT, E.: Zur Funktion des großen Netzes. Bruns' Beitr. z. klin. Chir. Bd. 119, H. 2, S. 249. 1920.

abführen würde, so sei nur kurz auf die wichtigsten einschlägigen Arbeiten[1] verwiesen. Während SEIFERT die Existenz von Lymphgefäßen im Netz nicht bestätigen zu können glaubt, findet MARCHAND, ähnlich wie RANVIER bei Tierembryonen, bei menschlichen Feten und Kindern blind endende, mit weißem Zellmaterial gefüllte Lymphgefäße, die im späteren Leben noch weiter zurückgebildet werden. MARCHAND selbst betont, daß Netzlymphgefäße für die Resorption von der Peritonealhöhle im späteren Leben keine wesentliche Bedeutung zu haben scheinen.

Bei der zum mindesten geringen Bedeutung, die Lymphgefäße beim erwachsenen Organismus im Netze spielen dürften, erscheint es auch von vornherein unwahrscheinlich, daß die tâches laiteuses eigene Lymphgefäße besitzen sollten.

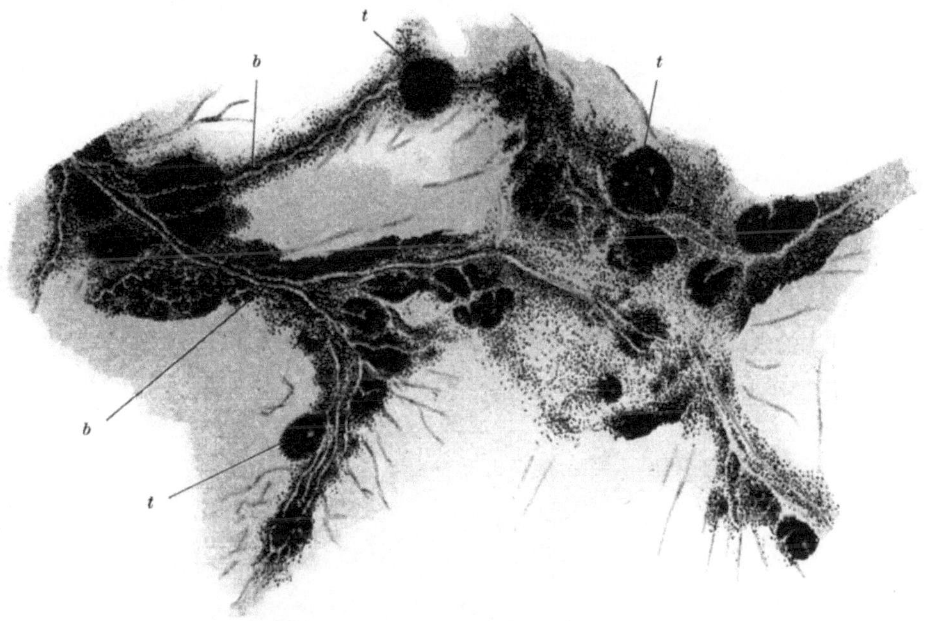

Abb. 134. Omentum einer Ratte vital gefärbt. b = Omental-Gefäße. t = tâches laiteuse. (Nach GOLDMANN.)

Man findet auch nirgends in der Literatur ihre ausdrückliche Bestätigung. Ihre Existenz wird noch unwahrscheinlicher durch ihre von MARCHAND[2] aufgezeigte Entwicklung, die, wie Abb. 132 erkennen läßt, die nahen Beziehungen der voll ausgebildeten Milchflecke zum Blutgefäßsystem beweist. Dazu sei nochmals an die Arbeit E. SEIFERTS erinnert, der durch seine guten Abbildungen ebenfalls die Abhängigkeit der tâches laiteuses vom Blutgefäßsystem eindringlich beweist (Beobachtungen an menschlichem Material). (Siehe Abb. 134 u. 135.) Auf Grund zahlreicher eigener Beobachtungen namentlich an neugebildeten Milchflecken, die bei

[1] RANVIER: Arch. d'anat. microsc. Bd. 1, S. 69. Paris 1897. — RENANT: Traité d'Histologie practique. Paris. — SUZUKI: Virchows Arch. f. pathol. Anat. u. Physiol. Bd. 202, S. 38. 1910 (Literatur!); s. auch Verhandl. d. dtsch. pathol. Ges. Erlangen 1910, S. 193 (GOLDMANN, CHIARI, BEITZKE, SCHMORL). — BAUM, H.: Lymphgefäßsystem des Rindes. Berlin 1912. — MARCHAND, F.: Zitiert auf S. 1001 (Haematologica). — MARCHAND, F.: Zitiert auf S. 995 (Verhandl. d. dtsch. pathol. Ges. 1913, S. 36). — MARCHAND, F.: Über die Lymphgefäße und die perivasculären Blutbildungszellen des fetalen Netzes. Arch. f. mikr. Anat. Bd. 102, S. 311. 1924. — SEIFERT, E.: Zur Funktion des großen Netzes. Bruns' Beitr. z. klin. Chir. Bd. 119, S. 249. 1920. — SEIFERT, E.: Studien am Omentium mains des Menschen. Arch. f. klin. Chir. Bd. 123, S. 608. 1923.

[2] MARCHAND, F.: Zitiert auf S. 1001 (Haematologica).

intraperitonealer Injektion beim Tier mitunter sehr rasch entstehen können, kann ich die Erfahrung SEIFERTS durchaus bestätigen. Gegen die Existenz von Lymphgefäßen, von denen die tâches laiteuses des späteren Lebens abhängig wären, spricht weiter auch der funktionelle Wert der Milchflecken. Sie stellen meines Erachtens keine Dauergebilde dar und können schon unter physiologischen Bedingungen weitgehend wieder zurückgebildet werden (Fetthäufchen s. oben). Umgekehrt treten sie aber, wie ich mich oft beim Meerschweinchen und bei der weißen Maus überzeugen konnte, im Bedarfsfalle sehr schnell als Haufen adventitieller Zellen wieder in Erscheinung. Ihre Zahl erscheint im Tierversuch schon bald nach einer

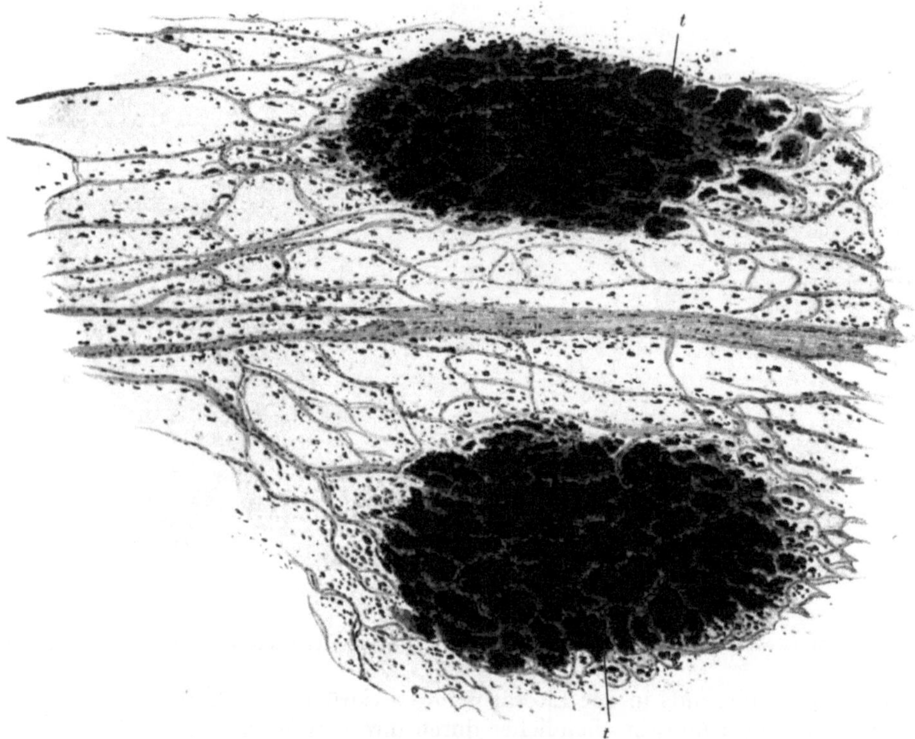

Abb. 135. Vergrößerte Darstellung der *t* tâches laiteuses aus Abb. 137. (Nach GOLDMANN.)

intraperitonealen Injektion fremden Materials (namentlich Tusche, Bakterien, fremdes Blut) nicht unerheblich größer, als man sie sonst in normalen Netzen zu sehen gewöhnt ist. Bemerkenswert ist, namentlich im Hinblick auf die unten nötig werdende Bewertung der Follikel, daß man an diesen unter „Reiz" neu entstandenen, oft perlschnurartig an einer Arterie aufgereihten tâches laiteuses Lymphocyten nur sehr spährlich findet. Ich möchte, ähnlich wie auch E. SEIFERT, zum mindesten unter experimentellen, also pathologischen Bedingungen eine sehr rasche Neubildungs-, umgekehrt aber auch eine sehr schnelle Rückbildungsmöglichkeit der Milchflecke des Netzes annehmen. Diese rasche Neubildungsfähigkeit (Meerschweinchen, Maus, zum Teil auch Kaninchen) stellt meines Erachtens nichts Besonderes dar, liegen doch, wie namentlich MARCHAND[1] hervorhebt (s. oben), im Netz überall verstreut, teils einzelne, teils zu Gruppen geordnete adventitielle

[1] MARCHAND, F.: Zitiert auf S. 1001.

Elemente mit und ohne sichtliche Beziehung zu Blutgefäßen. Bei der raschen Vermehrungsfähigkeit dieser Zellen und bei ihrer vielseitigen Funktions- und bei ihrer weitgehenden Anpassungsfähigkeit „(Differenzierungsfähigkeit") an veränderte Bedingungen ist es nicht verwunderlich, daß, ähnlich wie es auch in anderen Organen der Fall ist, namentlich unter Reizzuständen kleinste Zellhäufchen durch schnelle Zellvermehrung schnell zu größeren und großen Fleckchen ausgebildet werden können. Gelegentlich fand ich in solchen neugebildeten Zellhäufchen echte Mitosen, doch ist die Zahl der Zellen im Vergleich zu den spärlichen Mitosen oft zu groß, als daß man ausschließlich diesen mitotischen Neubildungsvorgang annehmen könnte. Manche Bilder scheinen mir auch hier für einen *Zellteilungsvorgang* zu sprechen, wie er von G. Herzog[1] und von Marchand[2] als seitlicher Abspaltungsvorgang für die Endothelien beschrieben wurde.

Rechnet man diese tâches laiteuses des Netzes zu den einfach gebauten Lymphorganen, so muß in diesem Zusammenhang meines Erachtens auch noch kurz auf ein prinzipiell gleichartiges, im Körper weit verbreitetes System eingegangen werden, auch wenn seine Zugehörigkeit zum lymphoiden Gewebe im engeren Sinne unter normalen Verhältnissen nicht ohne weiteres durch eine lymphocytoplastische Komponente deutlich wird.

Es handelt sich dabei um die *Capillarendothelien* als solche, um die *endothelialen Adventitialzellen,* sowie namentlich um die *adventitiellen Zellmäntel größerer Gefäße,* gelegentlich auch lymphoide Gefäßscheiden genannt. Man kann selbstverständlich nicht jede Blutcapillare deshalb, weil aus ihrem Endothel unter Umständen lymphoides Gewebe entstehen kann, zum lymphoiden Systen als solchen rechnen, doch stellen gerade die Capillarendothelien wohl sicher das Stammgewebe auch für die Gefäßwände der größeren Gefäße dar. In seiner eingehenden, wichtigen Arbeit über die Gefäßwandzellen, die nicht nur das Ergebnis seiner eigenen ausgedehnten, einschlägigen Untersuchungen darstellt, sondern die auch das große Erfahrungsmaterial Marchands mit verwenden kann, erläutert G. Herzog[3] an der Pluripotenz der Gefäßwandzellen die Entstehung arterieller und venöser Gefäße aus den Capillaren; speziell scheinen ihm die Adventitialzellen in der Hauptsache für die Entstehung der ganzen Accessoria in Betracht zu kommen. Auch Herzog findet ähnlich wie Marchand und zahlreiche andere Forscher in den Adventitien größerer Gefäße reticuläres Gewebe, dessen vielseitige Differenzierungsfähigkeit noch besonders aufzuzeigen ist.

Läßt sich somit bei rein morphologischer Betrachtung die nahe histogenetische und auch spätere histologische Verwandschaft zwischen den einfachen lymphoiden Organen des großen Netzes und den Capillar- und Gefäßventitien zeigen, so ergibt die Prüfung funktioneller Eigenschaften das Bestehen weiterer, sehr wesentlicher Beziehungen.

Es kann hier nicht auf die Entwicklung der Lehre vom *reticulo-endothelialen System,* auf das im folgenden noch wiederholt Bezug zu nehmen ist, eingegangen werden. Es wurden von Aschoff[4], dem wir ein ausgezeichnetes, weit umfassendes Referat über das rasch nach allen Richtungen ausgebaute Gebiet verdanken, bestimmte Zellgebiete zu einem einheitlichen System zusammengefaßt, die sich bei Injektion von Zellen und Bakterien (Metschnikoff[5]), von Farbstoffen (Gold-

---

[1] Herzog, G.: Zentralbl. f. allg. Pathol. u. pathol. Anat. Bd. 31, Nr. 18, S. 481. 1920/21.
[2] Marchand, F.: Zitiert auf S. 1001.
[3] Herzog, G.: Über die Bedeutung der Gefäßwandzellen in der Pathologie. Klin. Wochenschr. 1923, Nr. 15/16.
[4] Aschoff, L.: Das reticulo-endotheliale System. Ergebn. d. inn. Med. u. Kinderheilk. Bd. 26, S. 1. 1924.
[5] Metschnikoff, E.: L'imunité dans les maladies infectieuses. Paris 1901.

mann[1], Kiyono[2]) in vielen Beziehungen gleichsinnig verhalten. Namentlich bei der experimentellen intravenösen oder subcutanen Injektion bestimmter Farbstoffe beluden sich bei den Versuchstieren die Endothelien bestimmter Gefäßgebiete und namentlich auch Zellen retikulärer (adventitieller) Herkunft mehr oder weniger intensiv mit dem Farbstoff. Ohne hier auf die Einzelheiten der mehr diffusen oder typisch granulären Zellspeicherung der angewandten kolloidalen Farbstoffe eingehen zu wollen, sei nur erwähnt, daß namentlich Kiyono doch bestimmte quantitative Unterschiede in der Speicherungsfähigkeit einzelner Zellgruppen festlegen konnte. Während die Endothelien, die Fibroblasten und die Clasmatocyten im allgemeinen geringer Carminfarbstoff speicherten, sind die Endothelien der blutbereitenden Organe durch starke Carminspeicherung ausgezeichnet. Trotz dieser zweifellos bestehenden quantitativen Unterschiede gehören diese Zellen zu einem einheitlichen System, dem *reticulo-endothelialen* System zusammen.

Noch deutlicher als bei der Farbstoffspeicherung tritt meines Erachtens die Zugehörigkeit der Adventitien namentlich größerer Blutgefäße zum lymphoiden System im Experiment zutage, das stärkere parenterale Reize setzt als die Farbstoffeinverleibung. Es sei hier nicht unerwähnt, daß auch die gewöhnlichen vitalen Beladungsversuche des reticulo-endothelialen Systems mit den gebräuchlichen chemischen Körpern einen pathologischen Vorgang darstellen, der an der Stelle der Farbstoffspeicherung Reaktion, u. a. Zellvermehrung auslösen kann. Es wird darauf noch an Hand eigener ausgedehnter Beobachtungen zurückzukommen sein, hier sei nur zur Erläuterung der Gleichsinnigkeit der Reaktion der tâches laiteuses und der arteriellen Adventitien der Netzgefäße kurz zusammenfassend auf die Resultate einiger Versuchsreihen hingewiesen, die nicht nur zur Frage der Resorption körperfremder, in die Bauchhöhle von Versuchstieren eingebrachter Fremdkörper, sondern auch zur Frage der Reaktionsart der Adventitien größerer Gefäße von Interesse sind. Man darf die Beobachtungen am Netz sicher nicht verallgemeinern, da die Gefäßadventitien nicht aller Organe in gleich prompter Weise reagieren.

Intraperitoneale Tuscheinjektionsversuche namentlich bei der weißen Maus ergaben uns im wesentlichen dieselben Resultate wie sie von E. Seifert[3] beschrieben sind. Auch wenn wir seine Befunde nach sehr vielen Richtungen hin erweitern könnten, da wir die Versuchstiere schon wenige Minuten nach erfolgter Injektion töteten und Frühbefunde notierten, so möchte ich doch auf die bereits veröffentlichten Resultate Seiferts verweisen, ohne mich damit prinzipiell mit seiner Resultatsdeutung, namentlich in bezug auf die sog. „Wander“-zellen einverstanden zu erklären.

Auch wir erhielten bei den Tuscheversuchen neben einer deutlichen lymphogenen Resorption durch das Zwerchfell nach den retrosternalen Lymphdrüsen lokal im Bauchraum die bekannten Tuscheniederschläge auf dem Peritoneum, namentlich aber auf dem großen Netz, wo schon bald nach der intraperitonealen Injektion unter absoluter Vermehrung der tâches laiteuses und unter absoluter Zellvermehrung die celluläre (durch Phagocytose), aber auch die mechanisch (durch Fibrinausscheidung) bedingte *Haftung* der Tuschepartikelchen stattfindet. Weit interessanter sind Versuche, bei denen man 24 Stunden vorher mit Tusche intraperitoneal injizierten Mäusen kernhaltige rote Blutkörperchen (Huhn) intraperitoneal injiziert. Die in Abständen von $^1/_4$ Stunde mit einer Glascapillare vorgenommene Entnahme von Peritonealflüssigkeit läßt dann sehr schön das Auftreten von riesigen tuschebeladenen Phagocyten verfolgen, die mitunter überdies noch sehr große

[1] Goldmann: Die äußere und innere Sekretion des gesunden und kranken Organismus. Bruns' Beitr. z. klin. Chir. Bd. 64, S. 192. 1909; dazu auch Verhandl. d. 3. Kongr. f. inn. Med. Wiesbaden 1913.

[2] Kiyono: Die vitale Carminspeicherung. Jena: Gustav Fischer 1914.

[3] Seifert, E.: Zitiert auf S. 1004 und S. 1005.

Mengen von Blutkörperchen phagocytiert haben. Im Peritonealexsudat tritt ein „humoraler“ Agglutinationsvorgang auf.

In diesen Versuchen sind dem Doppelreiz entsprechend (Tusche und später Hühnerblut) die Veränderungen am Netz besonders markant, wo man mächtige, oft über das Niveau erhabene, mikroskopisch sehr zell- und phagocytenreiche tâches laiteuses findet.

Auch die Adventitien der größeren Netzgefäße (Arterien) erscheinen erheblich verbreitert, sie enthalten neben großen polygonalen verästelten Zellen gleichwertige tusche- oder tusche- und hühnerblutbeladene Phagocyten, während das Gefäßlumen strotzend mit Blut, zum Teil mit Leukocyten gefüllt sein kann. Auch in den Venenluminas haben wir keine Phagocyten entdecken können. Und trotzdem müssen sie, da uns in dieser Versuchsanordnung die lymphogene Resorption via Zwerchfell und retrosternale Drüsen erheblich eingeschränkt erschien, irgendwie in den Pfortaderkreislauf gelangt sein, da wir schon bald nach der intraperitonealen Hühnerblutinjektion beim vorher mit Tusche injizierten Tier reichlich Tusche-Hühnerblut-Phagocyten in den größeren und mittleren Pfortaderästen der Leber fanden.

Sehr schöne und eindeutige Bilder ergeben Versuche an (mehrmals subcutan mit Hühnerblut) immunisierten Mäusen, die nach bestimmten Intervallen mit dem Antigen der Vorbehandlung intraperitoneal injiziert wurden. Die Versuche sind in vieler Richtung variationsfähig und das mikroskopische (auch das funktionelle) Resultat ist nicht nur von zeitlichen und quantitativen Verhältnissen, sondern ganz besonders von dem individuell verschiedenen Immunitätsgrad, der durch die Art der Vorbehandlung erreicht wird, abhängig. Nur das Prinzip, das als Gesamtdurchschnitt größerer Versuchsreihen sichtbar wird, kann hier erwähnt werden[1]. In dieser Versuchsanordnung (vgl. auch RÖSSLE[2]) ist die Resorption des Fremdmaterials auf dem Lymphwege (Zwerchfell-retrosternaler Lymphweg) im Vergleich zu nicht immunisierten Tieren deutlich herabgesetzt, fast das gesamte intraperitoneal injizierte Material wird im Abdomen während der ersten Versuchszeiten lokalisiert. Neben humoralhämolysierenden Vorgängen, die sich im schnell entstehenden Bauchhöhlenexsudat abspielen, sind es vor allem celluläre Vorgänge, die das fremde geformte Material namentlich auch am großen Netz lokalisieren. Hier sind es besonders die arteriellen Gefäßscheiden, die oft so dichte Mäntel von bereits phagocytär tätig gewesenen Zellen darstellen, daß das eigentliche Gefäß mitunter überhaupt nicht mehr zu erkennen ist. Erst vor bzw. hinter diesen meist spindel- oder walzenförmigen Zellhäufungen, die aus großen rundlichpolygonalen Zellen bestehen, läßt sich das Gefäß wieder mit Deutlichkeit erkennen. Die Gefäße stecken also gewissermaßen in einen mehr oder weniger langen *Hülsen*abschnitt eingescheidet. Diese Zellmäntel bestehen, wie man an kleineren, weniger stark eingescheideten Gefäßen erkennen kann, aus gewucherten Adventitialzellen. Kleinere und größere Häufchen solcher Zellen sieht man auch entlang von Capillaren. Da und dort sind auch typische tâches laiteuses entstanden. Kleinere Grüppchen von solchen polygonalrundlichen, meist stärker basophilen großen Zellen findet man überall in dem sehr zellreich erscheinenden Netz. Sehr viele dieser Zellen haben sich bereits als Phagocyten betätigt. Ihre Vermehrung geht, auch wenn da und dort vereinzelte Mitosen nachweisbar sind, auf überwiegend amititischem Wege vor sich.

Bei derartigen Phagocytose- bzw. Entzündungsversuchen am großen Netz, das sich wegen der Übersichtlichkeit der Verhältnisse ganz besonders zu solchen Studien eignet, sieht man sehr deutlich die Gleichsinnigkeit und Gleichwertigkeit der Reaktionen an den tâches laiteuses und an den Adventitien der größeren

[1] Es handelt sich bei diesen Versuchen um einen Teilausschnitt eines großen Versuchsmaterials, das der Fragestellung der individuell verschiedenen Reaktionsfähigkeit des Organismus bei (gleichbleibender) Infektion diente. Teilresultate sind bereits veröffentlicht.

[2] RÖSSLE: Verhandl. d. dtsch. pathol. Ges. 1923. S. 18.

und kleineren Netzgefäße, gleichzeitig treten auch einzelne Zellen oder kleine Zellgruppen in Tätigkeit, an denen man die den tâches laiteuses und den größeren Adventitien analogen Reaktionen verfolgen kann. Gerade im Netz kann man die Zugehörigkeit dieser fixen undifferenzierten Gewebselemente zu einer — zum mindesten in funktioneller Beziehung — einheitlichen Zellgruppe ganz besonders deutlich zeigen: ihre Zugehörigkeit zum reticulo-endothelialen System. Diese undifferenzierten Zellelemente kommen im Körper sehr weit verbreitet vor, über deren Funktionen uns nicht nur die Pathologie (vgl. oben RANVIER, MARCHAND, RENAUT, MAXIMOW und andere), sondern namentlich auch die Forschungen über das reticulo-endotheliale System eingehend orientiert haben.

Diese adventitiellen Zellelemente haben innigste Beziehungen zum lymphatischen System. Man kann gegen ihre Einbeziehung in das lymphatische System sicher anzuerkennende Einwendungen machen. Ein Einwand wäre der, daß selbst größeren Häufungen dieser Zellen z. B. in den größeren Adventitien ein wesentliches Charakteristicum des lymphoiden bzw. lymphatischen Gewebes, unter normalen Verhältnissen wenigstens, durchaus fehlt: der Lymphocyt. Demgegenüber ist aber zu betonen, daß es doch auch Milchfleckchen, ja selbst Follikel gibt, in denen man nur die Haufen der Adventitialelemente und keine Lymphocyten trifft. Rechnet man aber diese Zellhaufen, die in einem bestimmten Stadium ihrer „Weiterentwicklung" die unverkennbare Tendenz zur Lymphocytenproduktion erkennen lassen, zum lymphoiden Gewebe, so sehe ich keinen Grund ein, warum man nicht auch die übrigen Massen adventitieller Zellen in dieses System einbeziehen soll, noch dazu da sich unter „Reiz"-Zuständen ihre Omnipotenz, namentlich auch ihre Fähigkeit zur Lymphocytenbildung zeigen läßt. Das morphologische und funktionelle Prinzip dieser namentlich auch in Gefäßadventitien gehäuften „indifferenten, d. h. noch nicht in eine bestimmte Gewebsorganisation übergegangenen zelligen Elemente" (MARCHAND) ist, auch wenn zugegebenermaßen in den einzelnen Organen bestimmte Unterschiede geltend werden, überall dasselbe: Überall und zu jeder Zeit des Lebens stehen, wie MARCHAND sagt, dem Körper Zellen zur Verfügung da, wo es sich um Leistungen handelt, die zur Beseitigung oder zur Abwehr von Schädlichkeiten der verschiedensten Art dienen.

Diese Zellen spielen aber nicht nur bei Abwehr und Entzündung eine Rolle, sondern treten auch, namentlich unter pathologischen Bedingungen als Herde autochthoner (extramedullärer) Blutzellbildung in Erscheinung. Auch außerhalb von Knochenmark, Milz und Lymphdrüsen werden Zellen der „myeloischen Reihe" sowie Erythroblasten und Erythrocyten, namentlich aber auch Lymphocyten gebildet. Pathologische Vorgänge finden immer ihr Analogon im Physiologischen, so daß man auch für die Physiologie die große Bedeutung dieser im Körper weitverbreiteten mesenchymalen Zellen für Stoffwechsel und Zellbildung anerkennen muß.

Unter den gemachten Vorbehalten möchte ich daher das retikuläre, mesenchymale Gewebe mit in den Sammelbegriff des lymphatischen Systems einbeziehen, nicht zuletzt auch aus dem Grunde, weil doch auch das lymphoide Gewebe, ein Hauptbestand des echt lymphatischen Gewebes, aus diesem undifferenzierten Keimgewebe besteht. Auch im folgenden soll eine Trennung zwischen lymphoiden und lymphatischen Gewebe weiter durchgeführt werden, ähnlich wie es ASCHOFF[1] in einer sehr lesenswerten kleinen Studie über die lymphatischen Organe versucht hat.

Diese Trennung mag namentlich für den, der, wie auch ich, in den morphologischen Erscheinungsformen des „echt" lymphatischen Gewebes, in den *Keim-*

[1] ASCHOFF, L.: Die lymphatischen Organe. Beih. z. med. Klin. Jg. 22, H. 1. 1926.

zentren, vorübergehende, durch bestimmte funktionelle Anforderungen entstandene Gebilde sieht, die nachweislich aus dem lymphoiden Gewebe hervorgehen, etwas willkürlich erscheinen, doch hebt ASCHOFF ganz mit Recht hervor, daß sich zwischen den beiden Geweben, zwischen dem lymphoiden und dem lymphatischen Gewebe, trotz vielfacher Übereinstimmung deutlich Gegensätze ergeben.

Besonders deutlich wird dieses Nebeneinander der beiden Gewebe in einer *weiteren großen Gruppe von Lymphorganen*, die man, ähnlich wie ASCHOFF[1] es tut, vielleicht am besten zu einer Gruppe des *subepithelialen Lymphgewebes* zusammenfaßt. Ich bezeichne diese Gruppe absichtlich nicht als subepitheliales lymphatisches Gewebe, denn es wird noch zu zeigen sein, daß subepithelial neben dem zweifellos sehr reichlich vorkommenden, echt lymphatischen, Keimzentren führenden Gewebe auch ausgedehnte Bezirke lymphoiden Gewebes vorkommen. Die Bezeichnung subepitheliales Lymphgewebe erscheint daher indifferenter und gleichzeitig umfassender zu sein.

Man kann dieses große, im Körper weitverbreitete Gewebe, rein histologisch betrachtet, in *zwei große Untergruppen* einteilen, in eine allgemein bekannte, auch allgemein in ihrer großen funktionellen Bedeutung gewürdigte Gruppe, die aus Lymph*organen* besteht, die man, wie der Name sagt, als einzelne Organe ähnlich wie die tâches laiteuses abgrenzen kann. Sie sind als knötchenförmige Gebilde lymphoiden-lymphatischen Gewebes, als *Noduli lymphatici* allgemein bekannt, doch ist die echt lymphatische Gewebskomponente nicht das unbedingt Charateristische, Funktions- und Namenbestimmende, denn wir treffen auch subepithelial, öfter als durchschnittlich angenommen wird, auf Noduli lymphatici, die sich „noch" im Zustand der Milchfleckchen des Netzes befinden, also keine Keimzentren haben. Diese Gebilde verdienen mithin den Namen „lymphatisches Gewebe" im Sinne der Histologie nicht. Sie stellen noch lymphoides Gewebe dar.

Neben diesen subepithelialen Lagern *knötchenförmig angeordneten lymphoiden und lymphoid-lymphatischen Gewebes* findet man als 2. Gruppe weite subepitheliale *lymphoide Gewebspartien*, deren Hauptcharakteristicum die *diffuse Verteilung* unterhalb von Schleimhautoberflächen ist.

Gerade in der Physiologie hat man dieses enorm ausgedehnte, zu den verschiedensten Leistungen befähigte diffuse lymphoide Gewebe vielleicht noch nicht in dem Maße gewürdigt, wie in der Pathologie. Es besteht aus nicht differenziertem Keimgewebe, in dessen retikulärem Maschenwerk mehr oder weniger reichlich Lymphocyten eingelagert sind. Sein Bau ist je nach der Örtlichkeit des Vorkommens ein etwas verschiedener, und in gleicher Weise schwankt auch sein Gehalt an Lymphocyten, Leukocyten, Mastzellen und Eosinophilen.

Auch wenn sich die einzelnen Lymphknötchen meist sehr deutlich mikroskopisch herausheben, so ist doch ihre Abgrenzung gegenüber dem diffusen lymphoiden Gewebe keine durchaus scharfe. Nach ASCHOFF[1] ist das lymphoide Gewebe „als eine mehr lockere lymphocytenhaltige Zone zwischen und um das eigentliche lymphatische Gewebe ausgebreitet. Es verliert sich besonders im Darm als sog. cytogenes Gewebe im Stützgewebe der Schleimhaut". „Die ganze *Darmschleimhaut* ist nichts anderes als lymphoides Gewebe mit Einlagerung von lymphatischem Gewebe." Beide Gewebsarten lassen sich somit histologisch bis zu einem gewissen Grade trennen, sie gehören aber in funktioneller Hinsicht zusammen, und zwar gehören sie etwa so zusammen wie in den Lymphdrüsen die Follikel und die Markstränge oder in der Milz das periarterielle adventitiell-retikuläre Gewebe und die Lymphknötchen. Das diffuse subepitheliale lymphoide Gewebe repräsentiert den Mutterboden für die lymphoiden oder lymphoid-lympha-

[1] ASCHOFF, L.: Zitiert auf S. 1010.

tischen Knötchen. Betrachtet man, wie unten bei den Lymphdrüsen noch gezeigt werden soll, die Keimzentren nur als einen vorübergehenden, nicht dauernd gleichbleibenden Funktionszustand des lymphoiden Gewebes, so kann man das subepitheliale lymphoid-lymphatische Knötchengewebe, sowie das diffuse lymphoide Gewebe zusammen als Lymphgewebe bezeichnen.

Große Lager dieses subepithelialen Lymphgewebes findet man in der *Schleimhaut der Luftwege* bis weit in die Verzweigungen der kleineren Bronchien hinein,

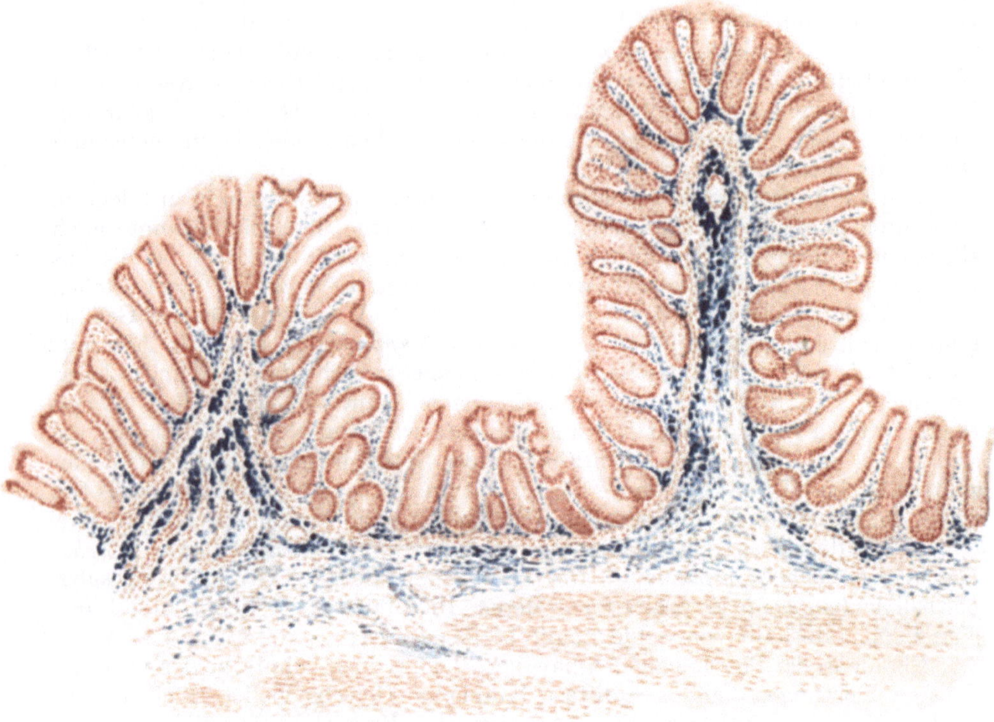

Abb. 136. Ratte. Jejunum bei hochgetriebener Lebendfärbung. Man erkennt den großen Reichtum vital gefärbter Zellen sowohl in der Tunica propria wie in der Tela submucosa. (Originalpräparat von Herrn Prof. Goldmann.)

in der Schleimhaut des gesamten Verdauungstractus (Mund, Oesophagus, Magen, Darm), in der Harnblase und zum Teil auch in den Genitalien.

Eine ungefähre Vorstellung von der Ausdehnung dieses subepithelialen Lymphgewebes im Darm gibt ein von Kuczynski[1] veröffentlichtes mikroskopisches Bild aus der Sammlung von Goldmann.

Als „Zellen“ des undifferenzierten reticulären Gewebes nehmen die Zellen des lymphoiden Gewebes bei der Vitalfärbung begierig den Farbstoff auf, während die Lymphocyten völlig ungefärbt bleiben.

Schon oben wurde darauf hingewiesen, daß die subepithelialen lymphatischen Knötchen ein Keimzentrum haben können, doch findet man sehr häufig auch solche, bei denen ein Keimzentrum nicht ausgebildet ist. Sie stellen dann, ähnlich wie bei den Milchfleckchen des Netzes, einen „abgegrenzteren“ Bezirk

[1] Kuczynski: Edwin Goldmanns Untersuchungen über celluläre Vorgänge im Gefolge des Verdauungsprozesses usw. Virchows Arch. f. pathol. Anat. u. Physiol. Bd. 239, S. 185. 1922.

dar, ohne daß aber — namentlich in der Richtung zur Schleimhaut — immer eine völlig scharfe Abgrenzung möglich wäre. Die nahen Beziehungen des lymphoiden zum lymphatischen System kann man an solchen Knötchen sehen, die ein Keimzentrum besitzen. Dieses ist meist nach unten und nach den Seiten durch die bekannte ringfömige Schichtung der kleinen Lymphocyten ziemlich gut vom umgebenden diffus lymphoiden Gewebe abgesetzt, während die ringförmige Lymphocytenbegrenzung nach oben oft fehlt, so daß das Knötchen nach der Schleimhaut zu ganz diffus in das submuköse lymphoide Gewebe übergehen kann. Sehr wesentlich, namentlich in bezug auf pathologisch-physiologische Vorgänge, erscheint die besondere Betonung, daß die Schleimhaut über dem subepithelialen Lymphapparat kontinuierlich erhalten ist, selbst dann, wenn größere Mengen von Lymphocyten durch das Epithel hindurchwandern. Eine gewisse, meines Erachtens nur scheinbare Ausnahme von dieser Regel scheinen nur die sog. „tonsillären" Organe (s. unten) zu machen.

Die subepithelialen Lymphknötchen kommen in verschiedenen, gewebsangepaßten Formen, Größen und Anordnungen vor. Sie liegen einzeln unter den Schleimhäuten verstreut als *Noduli solitarii* oder Follikel, oder als *Noduli aggreati* zu einem größeren Komplex zusammenhängender Gebilde zusammengefaßt.

Die Solitärknötchen von mehr rundlicher, kegelförmiger bis zylindrischer Form sind hauptsächlich im Rachen um die Drüsenausführungsgänge, in der Speiseröhre, im ganzen Magendarmtraktus, in der Luftröhre, in der Vagina und anderen Organen zu finden, während die aggregierten Follikel hauptsächlich in den Gaumen- und Rachenmandeln, am Zungengrunde, im Kehlkopf (Sinus Morgagni), vor allem aber in Form der PAYERschen Plaques im Ileum vorkommen.

Für das gesamte *subepitheliale Lymphsystem* kann als typisch gelten, daß es keine zuführenden, sondern *nur abführende Lymphgefäße* besitzt. Namentlich die knötchenförmigen Gebilde zeigen in ihrer Peripherie ein dichtes Geflecht von Lymphcapillaren, die aber, selbst wenn ein Keimzentrum ausgebildet ist, im Innern des Knötchens fehlen. Sinusartige Erweiterungen oder Umfassungen der Keimzentren durch Lymphgefäße im Sinne eines Lymphsinus der Lymphdrüsen gibt es in diesem Anteil des lymphatischen Systems nicht, obwohl mitunter die Anlagerung eines Lymphknötchens an ein ausgedehntes abführendes Lymphcapillarnetz eine so dichte ist, so daß wenigstens in funktioneller Beziehung der Abtransport zelliger und gelöster Bestandteile ähnlich wie bei einem Lymphsinus erreicht erscheint.

Besonderer Erwähnung bedürfen die sog. *lymphoepithelialen Organe* des Rachenringes, des Darmes, und kurz muß in diesem Zusammenhange auch auf die „lymphoepitheliale" Thymusdrüse eingegangen werden. Auch wenn ich diesen „Organen" vielleicht nicht diese hohe Sonderstellung einräumen möchte, die ihnen von manchen Autoren zugeschrieben wird, so sei doch aus dem Grunde kurz auf die Entwicklung dieser Forschungsrichtung hingewiesen, weil einerseits bestimmte histologische Befunde am Epithel für die Frage der Möglichkeit einer Infektion bei der Schleimhautoberfläche von Wichtigkeit erscheinen, und weil anderseits manche Befunde an den das Epithel durchwandernden Lymphocyten im Verein mit anderen Beobachtungen einen Rückschluß auf die funktionelle Bewertung des Lymphocyten selbst zuzulassen scheinen.

Die *Lehre von den lymphoepithelialen Organen* geht schon auf STÖHR[1] zurück, der gezeigt hatte, daß auch in normalen Tonsillen ständig weiße Blutzellen durch das Epithel nach der Oberfläche wandern. Später wies RETTERER[2] auf die nahen Beziehungen des Epithels zu dem lymphoiden Gewebe in den „Follicules clos" hin, doch konnte sich seine Ansicht, nach

---

[1] STÖHR: Biol. Zentralbl. Bd. 2, S. 368. 1882.

[2] RETTERER: Amygdales et follicules clos du tube digestif. Journ. d'anat. Bd. 45, 1909.

der alle Lymphocyten epithelialer Herkunft seien, nirgends durchsetzen. Erst JOLLY[1] hat im Rahmen seiner Untersuchungen über die *Boursa Fabricii* beim Vogel, die er bei der Eigenart des histologischen Baues eine *kloakale Thymus* nannte, den Begriff der lymphoepithelialen Organe aufgestellt und diesen namentlich auch die PAYERschen Plaques zugerechnet, wo man ebenfalls auf eine Durchsetzung des Epithels mit Lymphocyten treffe. Auch MAXIMOW[2] weist in seinen eingehenden äußerst lesenswerten Studien über die Entwicklung der Thymus auf histologische Analogien dieses Organes zu den Tonsillen und den lymphoiden Apparaten der Darmwand hin. Die Eigentümlichkeit der Thymus, die zeigt, „daß hier zwei Gewebe, die sonst immer streng geschieden erscheinen", Epithel und Mesenchym, sich innig durchwachsen, findet MAXIMOW auch in den Tonsillen und in den lymphoiden Gebilden der Darmwand wieder (vgl. dazu auch WEIDENREICH[3], GRÜNWALD[4]). MOLLIER[5] setzt sich in einer interessanten Studie mit dem Begriffe und der Sonderstellung der lymphepithelialen Organe auseinander und zeigt an Hand klarer übersichtlicher Abbildungen den feineren Bau des lymphocytendurchsetzten Tonsillenepithels. Aus dem subepithelialen Lymphgeweben gelangen durch Wanderung oder durch einen besonderen Lymphstrom zahlreiche Lymphocyten, doch gelegentlich auch Stammzellen (Hämogonien) an die untere Grenzschicht des Epithels, die die Zellen durchdringen. Auch bei stärkeren Durchtritt bleibt die untere Grenzschicht im allgemeinen gut erhalten, während die unteren und mittleren Lagen des Epithels infolge starker Durchwanderung und Häufung von Zellen eine eigenartige *retikuläre Umwandlung* durchmachen. Die durchwandernden Zellen liegen zuerst in den intercellulären Lymphspalten, schließlich werden aber die Epithelien unter Auftreten von vakuolären Protoplasmabildungen auseinandergedrängt, so daß endlich die sehr reichlich durchtretenden Zellen in einem von zahlreichen feinen Fibrillen durchzogenen epithelialen Maschenwerk gelegen sind. Auch wenn reichlich Zellmaterial die äußere Grenzschicht durchsetze und auf die Oberfläche bzw. in die Balghöhle (der Tonsille) übertrete, so bliebe diese äußere Grenzschicht im allgemeinen ebenso erhalten wie die innere. Gelegentlich komme es nach MOLLIER allerdings vor, daß die Zell- und Flüssigkeitsansammlung in diesem epithelialen Reticulum stärkere Formen annehme; dann werde auch die wohl rasch regenerationsfähige äußere Grenzmembran gesprengt. Sehr wesentlich erscheint MOLLIER der Nachweis, daß man schon innerhalb des Epithelreticulums ausgesprochene *Zerfallserscheinungen* an den durchtretenden Lymphocyten nachweisen kann, die noch deutlicher werden an denjenigen Lymphocyten, die bereits durch das Epithel durchgetreten sind. In mehr oder weniger veränderter Form liegen sie dann untermischt mit abgestoßenen Epithelzellen in den Balghöhlen (s. unten „Speichelkörperchen").

Charakteristisch für ein lymphoepitheliales Organ sei demnach nach MOLLIER ein von Lymphocyten durchsetztes, epitheliales Reticulum, ein lymphocytenbildendes Reticulum außerhalb des Epithels, und gegebenenfalls der Zerfall von Epithelien und Lymphocyten im Epithel.

Diese Forderung findet MOLLIER bei den Tonsillen in weitgehendem Maße erfüllt.

MUTHMANN[6] hebt die innigen Beziehungen der lymphatischen Apparate des Darmes zum Epithel besonders hervor und macht sie zum Gegenstand besonderer Untersuchungen bei Säugetieren und Vögeln. Auf Grund seiner Untersuchungen kommt er dazu, drei Stellen des Kaninchendarms direkt als „Darmtonsillen" zu bezeichnen, die Tonsilla iliaca am unteren Ende des Ileum, die Tonsilla ilcecoecalis und die Tonsilla coecalis.

HARTMANN[7] bestätigt im wesentlichen die MUTHMANNschen Befunde. Seine guten Abbildungen lassen erkennen, daß namentlich in der Appendix und im Sacculus rotundus

[1] JOLLY: La bourse de Fabricius et les organes lympho-épithélaux. Cpt. rend. de l'assoc. des anat. 1911.

[2] MAXIMOW: Untersuchungen usw.; — II. Über die Histogenese des Thymus bei Säugetieren. Arch. f. mikr. Anat. Bd. 74, S. 525. 1909; — IV. Histogenese des Thymus bei Amphibien. Ebenda Bd. 79, S. 560. 1912; — V. Embryologische Entwicklung des Thymus bei Selachierer. Ebenda Bd. 80, S. 39. 1912.

[3] WEIDENREICH: Über Speichelkörperchen. Folia haematol. Bd. 5.

[4] GRÜNWALD: Die Knorpel- und Knocheninseln an und in den Gaumenmandeln. Arch. f. Ohren-, Nasen- u. Kehlkopfheilk. Bd. 90, 1913.

[5] MOLLIER: Die lymphoepithelialen Organe. Sitzungsber. d. Ges. f. Morphol. u. Physiol., München 1913, S. 14.

[6] MUTHMANN: Beiträge zur vergleichenden Anatomie des Blinddarmes und der lymphoiden Organe des Darmkanals bei Säugetieren und Vögeln. Anat. Hefte Bd. 48. 1913.

[7] HARTMANN, A.: Neue Untersuchungen über den lymphoiden Apparat des Kaninchendarmes. Anat. Anz. Bd. 47, S. 66. 1914.

(Tonsilla iliaca) des Kaninchens prinzipiell dieselben, anscheinend aber doch nicht so ausgedehnten Veränderungen an der lymphocytendurchsetzten Darmschleimhaut vorkommen, die MOLLIER für die Gaumentonsillen beschrieben hat. Appendix, Tonsilla iliaca und bis zu einem gewissen Grade auch die Tonsilla coecalis seien durch ihren Bau von den gewöhnlichen Lymphknötchen des Darmes verschieden und stellten echte lymphoepitheliale Organe im Sinne MOLLIERS dar. Auch PETER[1], der besonders die Befunde von MOLLIER und MUTHMANN hervorhebt, würdigt den besonderen lymphoepithelialen Bau des menschlichen Wurmfortsatzes. Der Wurmfortsatz sei kein rudimentäres Organ, sondern gerade der besondere Bau seiner lymphatischen Apparate zeige seine Funktion, die sogar besonderer Art sei und vielleicht mit dem Wachstum im Zusammenhang stehe. Auch ZARNIKO[2] tritt unter Bezugnahme auf die Mitteilung PETERS für eine Gleichstellung der Gaumentonsillen mit dem Wurmfortsatz ein.

So interessant die Befunde von JOLLY, MOLLIER und anderen auch sind, und so bedeutungsvoll sie für funktionelle Fragestellungen (s. unten) auch sein mögen, so droht doch die praktische Auswirkung dieser Befunde durch andere Autoren eine Richtung einzuschlagen, die diesen lymphoepithelialen Organen auch eine funktionelle Sonderstellung zuschreiben will. ZARNIKO zitiert den Schlußsatz der Arbeit PETERS, nachdem er auf den Parallelismus zwischen Wurmfortsatz und den Tonsillen besonders hingewiesen hat: „Wir haben also eben erst erkannt, daß der Processus vermiformis (von ZARNIKO in Klammern eingeschaltet: lies: Tonsille!) eine Funktion hat und stehen am Ausgangspunkt schwieriger, aber höchst wichtiger Forschungen, die uns sagen sollen, *welcher Art* seine Tätigkeit ist. Morphologen, Physiologen, Chemiker müssen hier Hand in Hand arbeiten, um dieses schwierige Problem zu lösen!“

Man kann sich mit diesem Satz im allgemeinen einverstanden erklären, wenn man dabei das gesamte lymphatische System im Auge hat; bezieht man aber die Ausführungen nur auf die Abschnitte des lymphatischen Apparates, die mit dem Epithel in engerem Zusammenhang stehen, so ergäbe sich daraus eine funktionelle Sonderstellung der lymphoepithelialen Organe, die sie im Vergleich zu den übrigen subepithelialen Lymphorganen nicht verdienen; für ihre funktionelle Sonderstellung, von ihrer scheinbaren morphologischen Sonderstellung abgesehen, erscheint mir heute jedenfalls noch kein Beweis erbracht zu sein.

Lediglich die Tatsache, daß bestimmte Abschnitte des lymphatischen Systems „lymphoepithelialen“ Bau haben, kann noch nicht hinreichend zu einer berechtigten Parallelisierung mit dem Thymus sein, einem Organ, in dem ebenfalls Lymphocyten mit epithelialem Gewebe innig gemischt sind. Nicht unerwähnt sei, daß MOLLIER[3] selbst die Beziehungen der lymphoepithelialen Darmorgane zum Thymus sehr vorsichtig gegeneinander abwägt und eine Gleichstellung solange noch nicht für vollkommen gerechtfertigt hält, ehe nicht das Vorhandensein eines echten lymphoiden Reticulums im Thymus neben dem epithelialen Reticulum mit größerer Sicherheit als bisher bewiesen ist. Diese Feststellung ist wichtig, da man doch allgemein gerade die Thymusdrüse, deren besondere Funktionen für das Wachstum außer Zweifel stehen, als echtes lymphoepitheliales Organ bezeichnet. Es ergeben sich, wie es namentlich MOLLIER von großen Gesichtspunkten aus tut, eine Reihe interessanter Analogien im Bau der Gaumentonsillen, der Darm„tonsillen“, der Bursa Fabricii (beim Vogel) und der Thymusdrüse; ob man aber im Sinne anderer Autoren aus diesen histologisch-verwandtschaftlichen Beziehungen auch funktionell-verwandtschaftliche Beziehungen dieser Organe untereinander, etwa derart, daß der Wurmfortsatz ähnlich wie das Thymus Einfluß auf das Wachstum habe, ableiten darf, erscheint doch eine erheblich andere Frage.

In diesem Zusammenhange erscheint es wichtig, auf einen Einwand MARCHANDS[4] gegen die lymphoepithelialen Organe in ihrer Gleichstellung zum Thymus hinzuweisen, der besonders auf den Unterschied zwischen Tonsillen und Darmlymphknötchen einerseits und der

---

[1] PETER, N.: Über die Funktion des menschlichen Wurmfortsatzes. Münch. med. Wochenschr. Jg. 48, S. 1335. 1918.

[2] ZARNIKO: Diskussionsbemerkung zum Referate SCHLEMMER: Die chronische Tonsillitis. Verhandl. d. Ges. dtsch. Hals-, Nasen- u. Ohrenärzte. 3. Jahresversammlung Kissingen 1923; — II. Teil: Sitzungsber. S. 38, in Zeitschr. f. Hals-, Nasen- u. Ohrenheilk. Bd. 6, 1923.

[3] MOLLIER: Zitiert auf S. 1014. [4] MARCHAND: S. 393. Zitiert auf S. 1.

Thymusdrüse andererseits aufmerksam macht, da beim Thymus das retikuläre Stroma aus epithelialen Zellen[1], bei ersteren dagegen aus mesenchymalen Elementen bestehe.

Prinzipiell wichtig erscheint mir daher die Prüfung der Frage zu sein, ob sich denn überhaupt histologisch genügend Beweise erbringen lassen, die vom rein morphologischen Standpunkt aus die Sonderstellung der „tonsillären" Organe (Rachen und Darm) rechtfertigen können.

MARCHAND[2] steht jedenfalls den Befunden MOLLIERS an *normalen* Tonsillen etwas skeptisch gegenüber und stellt die Frage, ob den Befunden MOLLIERS nicht etwa doch entzündliche Veränderungen zugrunde liegen; ASCHOFF[3] erwähnt bei einer Besprechung des Tonsillenproblems nur die „eigenartige Auflockerung des Epithels durch die durchwandernden Elemente", die das Eindringen von Keimen in die Tonsillen erleichtern kann.

DIETRICH[4] beschreibt in seinem Referat über das pathologisch-anatomische Bild der chronischen Tonsillitis als Zustand „fortbestehender Reizung" (irritatio) Bilder der *pathologischen Reticulierung des Tonsillarepithels,* die den „Normal"befunden von MOLLIER durchaus gleichkommen, sie in manchen Punkten graduell-quantitativ wohl auch etwas übertreffen. Die pathologische Retikulierung besteht nach DIETRICH, „nicht nur in einer gesteigerten Durchsetzung des Epithels von Lymphocyten, sondern in völliger netzförmiger Auflösung des Epithelverbandes, in dessen engeren und weiteren Maschen Lymphocyten, vielfach auch Leukocyten eingelagert sind. Eine Grenze von Epithel und lymphatischem Gewebe, die sonst als fibrillärer Saum erkennbar ist, fehlt ganz, ja oft läßt sich erst bei genauem Hinsehen und mit geeigneter Färbung das zersplitterte Epithel nachweisen. Wir können eine feine und grobe netzförmige Auflösung unterscheiden". Interessant ist, daß DIETRICH in gröberen Epithelsträngen *Schichtungskugeln* durch Parekeratose bei den *Erscheinungen des Reizzustandes* erwähnt, die MOLLIER[5] anscheinend auch in „normalen" Tonsillen gesehen hat. Auffallend ist jedenfalls, daß MOLLIER namentlich in der Tonsille des Neugeborenen Bilder gefunden hat, die einem HASSALschen Körperchen des Thymus „zum Verwechseln ähnlich" waren. MOLLIER scheint diese „Normal"bilder nicht nur beim Neugeborenen gefunden zu haben, da er wörtlich unter sichtlicher Generalisierung des Befundes schreibt: „Tatsächlich erfolgt also auch in der Tonsille die Degeneration von Epithelzellen und Lymphocyten in den Balghöhlen *häufig*[6] unter dem Bilde HASSALscher Körperchen." Anscheinend haben sowohl DIETRICH in chronisch „gereizten" Tonsillen als auch MOLLIER in normalen Tonsillen dieselben Gebilde gesehen. Eine gewisse Skepsis, inwieweit es sich bei den von MOLLIER, HARTMANN u. a. beschriebenen Epithelveränderungen um wirkliche Normalbefunde handelt, erscheint daher durchaus berechtigt, namentlich wenn man bedenkt, daß diese Durchsetzung der Schleimhaut mit Lymphocyten durchaus kein Charakteristicum *nur* der größeren „tonsillären" lymphatischen Häufungen ist. Ganz allgemein dürfte wohl bekannt sein, daß überall da, wo lymphoides oder knötchenförmig-lymphatisches Gewebe unter Schleimhäuten gelagert ist, der Durchtritt von Lymphocyten durch das Epithel beobachtet werden kann. SCHLEMMER[7] hebt dies in seinen anatomischen und physiologischen Vorbemerkungen zum Tonsillitisreferat ganz besonders hervor durch die immer wiederkehrende Betonung, daß der lymphatische Rachenring als Einheit zu betrachten ist. Er beraubt die Tonsillen praktisch jeglicher Sonderstellung durch die besondere Erwähnung des histologischen Baues der kleinen und kleinsten lymphatischen Knötchen, der völlig dem der Tonsillen entspräche. Auch durch das Epithel über den kleinen Knötchen wandern stets Lymphocyten durch. Ferner überzeugt jedes histologische Präparat eines normalen Darmes, daß namentlich über Lymphknötchen, doch auch sonst über dem mehr diffusen lymphoiden subepithelialen Gewebe, eine mehr oder weniger ausgesprochene Durchsetzung des Epithels mit Lymphocyten stattfindet. Sie ist über den kleineren lymphatischen Gebilden naturgemäß unter physiologischen Verhältnissen nicht so stark wie über den größeren und großen „tonsillären" Lymphknoten. Rein quantitativ betrachtet, wird es verständlich, daß sich bei dem stetigen Massendurchzug von Lymphocyten durch das — größere Lymphknötchen bedeckende — Epithel auch „physiologische" Veränderungen am Epithel in Form von Vakuolisierung,

[1] Vgl. auch MAXIMOW: Zitiert auf S. 1014 u. MOLLIER: Zitiert auf S. 1014.

[2] MARCHAND: S. 392. Zitiert auf S. 1.

[3] ASCHOFF: Zitiert auf S. 1010.

[4] DIETRICH, A.: Das pathologisch-anatomische Bild der chron. Tonsillitis. Zeitschr. f. Hals-, Nasen- u. Ohrenheilk. Bd. 4, S. 429. 1923; Verhandl. d. Ges. dtsch. Hals-, Nasen- u. Ohrenärzte, I. Teil Referate. — DIETRICH, A.: Rachen und Tonsillen in HENKE-LUBARSCHS Handb. der patholog. Anatom. u. Histologie, Bd. IV, S. 1. Berlin 1926.

[5] MOLLIER: S. 31. Zitiert auf S. 1014.

[6] Im Original nicht hervorgehoben.

[7] SCHLEMMER: Die chronische Tonsillitis. Verhandl. d. Ges. dtsch. Hals-, Nasen- u. Ohrenärzte. 3. Jahresversammlung Kissingen 1923; — 2. Teil: Sitzungsber. in Zeitschr. f. Hals-, Nasen- u. Ohrenheilk. Bd. 6. 1923.

Auseinanderdrängung und „Retikularisierung" geltend machen können. Diese Epithelretikularisierung ist aber meines Erachtens nicht nur bei den größeren Lymphknoten des Rachens und des Darmes nachweisbar, man findet sie zum mindesten angedeutet auch über kleineren Knötchen, namentlich dann, wenn — wie es unter pathologischen Bedingungen der Fall ist — vermehrte Zellmengen aus dem Lymphgewebe in das Epithel übertreten und diese durchsetzen. Die Epithelretikularisierung erscheint mir somit nur der Ausdruck einer quantitativen Steigerung eines an sich physiologischen Vorganges zu sein. Die JOLLY-MOLLIERschen Befunde sind aber von großer Wichtigkeit, da sie zeigen, daß schon unter „physiologischen" Bedingungen an manchen Stellen des Verdauungsschlauches eine Auflockerung des Epithels entsteht, die ein Eindringen von Krankheitskeimen begünstigen könnte. Es liegt aber meines Erachtens kein genügender Beweis und Grund vor, diese größeren subepithelialen lymphoiden Organe mit retikularisiertem, lymphocytendurchsetzten Epithelüberzug als eine Gruppe histologisch besonders gearteter Organe abzugrenzen von anderen, prinzipiell gleichgebauten und gleichwertigen kleineren Organen. Ebenso erscheint es nicht angängig, ihnen eine funktionelle Sonderstellung zuzuschreiben, die heute wenigstens noch nicht erwiesen erscheint.

Besonderes Interesse verdienen aber meines Erachtens die Befunde von JOLLY und MOLLIER deshalb, weil sie einen tiefen Einblick in den Zellhaushalt des Körpers gewähren und weil sie uns zu einer Stellungnahme in der Frage der funktionellen Bewertung des Lymphocyten sowie der „Blutzellen" überhaupt und der Phagocyten führen. Hier sei im Zusammenhang mit den MOLLIERschen Befunden die Frage nach der biologischen Wertigkeit des Lymphocyten nur gestellt, der *Versuch*, sie zu beantworten, soll unten im Rahmen einer kurzen Besprechung der Keimzentrumsfrage gemacht werden.

Hält man sich an die objektiven Befunde MOLLIERS, so geht daraus hervor, daß zahlreiche Lymphocyten, gelegentlich auch andere Zellen (Hämogonien-[MOLLIER]-Stammzellen, vereinzelte Leukocyten), das Tonsillarepithel durchsetzen und daß ein Teil dieser Zellen Veränderungen noch innerhalb des Epithels durchmacht. Nach einer genaueren Beschreibung dieser Veränderungen faßt MOLLIER sein Urteil dahin zusammen: Wir haben also einen Degenerationsprozeß der Lymphocyten vor uns, der die Auflösung der Zelle entweder noch innerhalb des Epithels oder erst in der Balghöhle (nämlich der Tonsille) vollendet. Diese Befunde MOLLIERS der Zelldurchwanderung durch Epithelien stellen natürlich keine vereinzelte Beobachtung dar; schon oben wurde auf die weit allgemeinere Bedeutung dieser physiologischen Befunde hingewiesen. Es sei in diesem Zusammenhange nur an einige pathologischen Prozesse erinnert, bei denen wir ebenfalls das permuköse „Abwandern" zum Teil massenhafter Zellen in Bronchien oder in den Darm, also an die „Oberfläche", beobachten können. Beim Asthma-bronchiale treten massenhaft eosinophile Zellen durch die Bronchialschleimhaut ins Bronchiallumen über, KUCZYNSKI[1] zeigt in seinen Fütterungsversuchen an Mäusen, daß je nach der Fütterungsart verschieden große Mengen von Zellen verschiedener Art die Darmschleimhaut verlassen; *ich selbst* könnte an Hand eines großen histologischen Tiermaterials zeigen, wie namentlich unter den Bedingungen der Anaphylaxie große Zellmassen (Eosinophile, neutrophile Leukocyten, monocytäre Elemente) das Körperinnere auf permukösem Weg durch die Bronchien und durch den Darm verlassen. Ich kann diese Zustände, bei denen namentlich leukocytäre Elemente Epithel durchsetzen, dieses bis zu einem gewissen Grade auch verändern, dasselbe durch die äußere Grenzschicht hindurch wieder verlassen, nur als vergleichende Gegenstücke zur Lymphocytenepitheldiapedese erwähnen und zeigen, daß die Eliminierung von Zellen aller Art durch Schleimhäute hindurch etwas sehr Häufiges ist und etwas Physiologisches sein kann. Man kann Zustände, bei denen Leukocyten eliminiert werden, nicht unbedingt der permukösen Lymphocytenelimination parallelisieren, da

[1] KUCZYNSKI: Zitiert auf S. 1012.

von den Anhängern der Migrationstheorie der Leukocyten mit Recht eingewandt werden könnte, daß die Leukocytendiapedese durch das Epithel mit dem subepithelialen Lymphgewebe nichts zu tun hat. Da ich hier den von mir vertretenen anderen Standpunkt, nach dem auch die granulierten Zellelemente am Orte des Reizes, im speziellen Falle also innerhalb des subepithelialen Lymphgewebes,

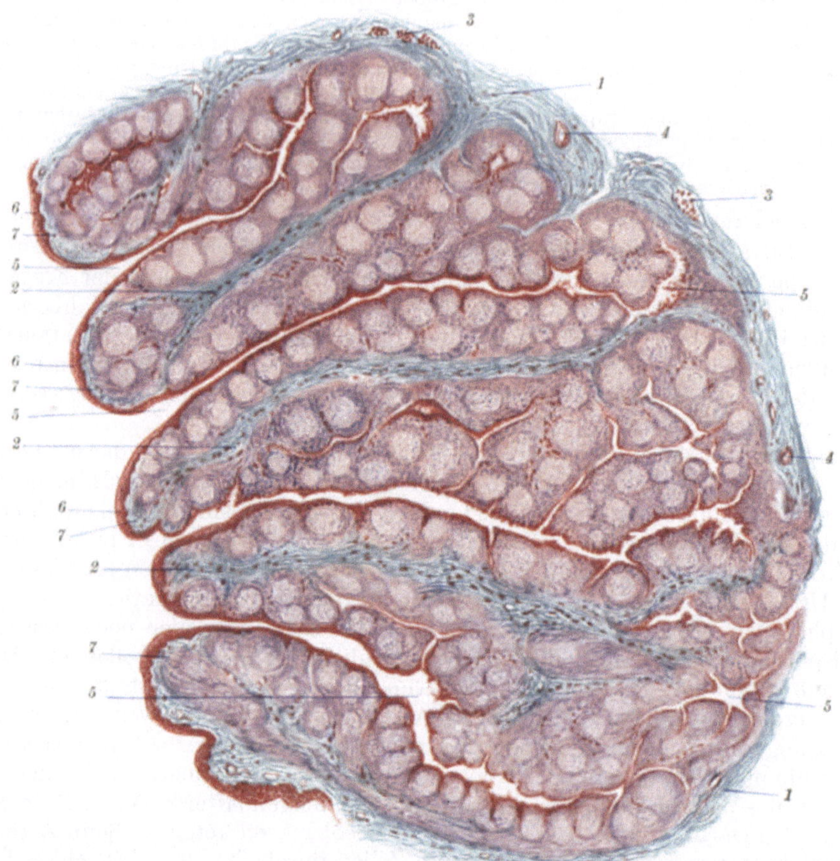

Abb. 137. Horizontalschnitt durch eine linke voll vegetierende Gaumentonsille einer 22 jährigen Frau. Die Tonsille wurde unmittelbar nach der Tonsillektomie in Alkohol-Formalin gebracht und in Paraffin eingebettet. Bindegewebsfärbung nach MALLORY. Vergrößerung 1 : 8. *1* = Kapsel. 2 = Bindegewebssystem der in Längsfalten gelegten Mesopharynschleimhaut mit den Blutgefäßen. *3* = Muskelbündel. *4* = Gefäße. *5* = Krypten. (Die Schleimhaut mit reichlichen Lymphfollikel. Keimzentren.) *6* = Schleimhaut der pharyngealen Tonsillenoberfläche. (Die Follikel reichen hier zum Unterschiede gegenüber den Krypten nicht bis an das Epithel heran; es findet sich vielmehr unter dem Epithel die blaugefärbte bindegewebige Lage der Tunica propria (*7*). (Nach SCHLEMMER.)

entstehen können, nicht eingehend begründen kann, so möchte ich mich mit dem gegebenen Hinweis auf die Häufigkeit der permukösen Elimination von Zellmaterial begnügen.

Wichtig erscheinen mir die Befunde MOLLIERS deshalb, da sie uns zuerst vor die Frage stellen, *wie* verlassen die Lymphocyten das lymphoide Gewebe und wie durchsetzen sie das Epithel. Sind es zellaktive oder sind es passive (Strömungs-) Kräfte?

SCHAFFER[1], namentlich auch SCHLEMMER[2], dessen Referat die in Abb. 137 vorzüglich wiedergegebenen histologischen Verhältnisse einer normalen Tonsille

[1] SCHAFFER: Zitiert S. 1. [2] SCHLEMMER: Zitiert S. 1016.

entnommen sind, haben für die Tonsillen gezeigt, daß hier nur abführende Lymphwege existieren, und nach den Lehrbüchern der Anatomie gilt es heute wohl als ziemlich allgemein anerkannt, daß auch die Lymphapparate des Darmes nur abführende Lymphwege besitzen. Ein zentrifugaler Strom gegen die zentripetale Lymphrichtung erscheint daher recht schwer erklärlich, so daß Schlemmer annimmt, daß die Lymphocyten das Tonsillenepithel durch aktive Bewegung durchsetzen. Bei der heute allgemeinen Anerkennung der Eigenbeweglichkeit der Lymphocyten scheint diese Annahme, die sich gut mit der Existenz *nur* abführender Lymphbahnen vereinigen ließe, nichts im Wege zu stehen, doch glaubt Mollier schon auf Grund histologischer Bilder genug Anhaltspunkte für die Annahme zu haben, daß die durchtretenden Zellen auch durch einen oberflächenwärts gerichteten Flüssigkeitsstrom passiv nach außen befördert werden. Mollier findet im Epithel große Maschen, in denen ein Lymphocyt liegt, der aber den Maschenraum nicht ganz ausfüllt, so daß die gleichzeitige Anwesenheit von Flüssigkeit angenommen werden muß. Wenn nun Mollier, wie überdies auch zahlreiche andere Autoren, denen ich auf Grund eines reichen experimentellen Materials durchaus zustimmen möchte, findet, daß schon innerhalb des Epithels Degenerationserscheinungen an den Lymphocyten nachweisbar werden, so muß man der Auffassung gegenüber, daß diese Lymphocyten durch eigene aktive Kraft nach der Oberfläche durch die Widerstände des Epithels hindurchwandern sollten, doch recht skeptisch gegenüberstehen. Mit Recht stellt man die Frage, ob denn die Wanderkraft der Zellen so unersättlich ist, daß sie selbst bei nachgewiesenem Zelltod nicht erlöschen sollte. Nochmals sei hier der Leukocyten gedacht, die schon unter physiologischen Verhältnissen in geringer, unter pathologischen Verhältnissen in großer Zahl das submuköse Gewebe verlassen, die Mucosa von Bronchien, Darm u. a. Organen durchsetzen und auf Oberflächen erscheinen. Gerade den leukocytären Elementen schreibt man die „zweckmäßige“ Zuwanderung zum Orte des Bedarfes, zum Orte des Reizes zu, den sie von ferne her (Knochenmark) erreichen sollen. Hier im submukösen Gewebe sollten sich plötzlich so viele Zellindividuen gewissermaßen im Weg irren, daß sie in selbstvernichtender Weise Oberflächen erreichen, wo sie sicher zugrunde gehen? Das kann wohl nicht der „Zweck“ langwieriger „Wanderung“ sein!

Diese Masseneliminaton von Zellen unter physiologischen und pathologischen Bedingungen durch Schleimhäute hindurch nach Oberflächen, unter physiologischen Bedingungen, namentlich nach der Mundhöhle und nach dem Darmlumen, muß andere Zwecke haben, als allgemein angenommen wird.

Die Zweckfrage dieser Zellabgabe an Oberflächen führt zu der Frage des Wertes von „fertigen“ Blutzellen überhaupt, namentlich zur Frage der Bewertung des Lymphocyten, die schon oft zu lösen versucht wurde. Da ich unten noch besonders auf die Lymphocytenfrage einzugehen habe, so sei hier unter Umgehung der eigentlichen Grundfrage nur die Tatsache festgestellt, daß eine derartige Massenabgabe von „Blutzellen“, namentlich von Lymphocyten, durch das Epithel des Verdauungstraktus in den Augen mancher Autoren, insbesondere der Hämatologen, eine Verschwendung wichtigen Materials bedeuten müßte. Diesem Gedankengang muß der zustimmen, der sich auf den wohl weitgehend anerkannten Standpunkt stellt, daß Lymphocyten (auch Leukocyten) für neue wichtige, besondere Leistungen, die in der besonderen „Aktivität“ der „hoch“-differenzierten“ Zellen gelegen sind, neu geboren, d. h. über die sog. „Entwicklungsstufe“ der Jugendformen hinweg systematisch differenziert werden. Auch für diesen Standpunkt muß es doch auffallend bleiben, daß gerade im Verdauungskanal die „hochdifferenzierten“, vollwertigen, reifen Zellelemente in größeren

Mengen den Körper durch Schleimhäute hindurch verlassen sollten, man müßte dann annehmen, daß sie schon in der Darmwand, vor oder bei ihrem Durchtreten durch das Epithel eine gewisse, uns unbekannte Funktion verrichten. Man findet aber sowohl in den Tonsillenkrypten wie auf der Oberfläche des Darmes nicht nur pyknotische Lymphocyten, sondern auch guterhaltene Zellen, denen man mit den gebräuchlichen Färbemethoden eine wesentliche Schädigung jedenfalls nicht ansehen kann. Meines Erachtens hat der fertige Lymphocyt (ähnlich wie die Zellen der „myeloischen" Reihe) an sich eine wesentlich andere Bedeutung, als wir heute allgemein annehmen. Ich komme auf Grund jahrelanger, experimenteller Untersuchungen mehr und mehr zu einer wesentlich anderen Vorstellung von dem Werte „fertiger" Blutzellen, zu einer Vorstellung, die unseren heutigen Anschauungen völlig konträr ist. Da manche Fragestellungen noch offen sind, so möchte ich meine Ansicht namentlich an dieser Stelle, wo es mir unmöglich ist, schwerwiegende gegenteilige Einwände im einzelnen zu widerlegen, mehr in Form einer Fragestellung, denn als etwas Fertiges zur Diskussion stellen.

Sehr häufig sehen wir, namentlich bei experimentellen Arbeiten am Tier, daß z. B. nach intravenösen Injektionen in den Organen des arbeitenden, erhöhte Funktionen leistenden Tieres Lymphocyten in den Follikeln der lymphatischen Apparate verhältnismäßig seltener gefunden werden als in späteren Versuchsstadien, wenn man auch sonst die Zeichen der Aufräumungsleistungen findet. Voraussetzung für das Zurücktreten der Lymphocyten ist allerdings, daß es sich (z. B. bei intravenösen Injektionen artfremden Blutes beim Meerschweinchen) um Aufgaben handelt, die der Organismus ohne wesentliche Schädigungen zu leisten imstande ist. Ganz ähnliche Bilder kann man im Reperationsstadium nach leichten experimentellen Röntgenschädigungen („Reiz"dosis) bekommen. Dann sieht man in den frühen Versuchsstadien das Infunktiontreten verschiedener Abschnitte des reticuloendothelialen Zellsystems, namentlich im lymphatischen und im lymphoiden Gewebe quellen die Reticulumzellen auf, nehmen „epithelartige" Gestalt an und liegen in Form großer lymphoider Elemente dicht geschichtet nebeneinander. Lymphocyten sind in diesen Stadien meist nur spärlich zu finden — es ist das Stadium der *lymphoidzelligen Reaktion*. Dieses kann zurückgebildet werden, ohne daß es unbedingt zur „Differenzierung" von Lymphocyten kommen muß. Sie treten aber namentlich nach Setzung eines schwerer überwindbaren Reizes in späteren Versuchsstadien in vermehrtem Maße auf, wenn man auch sonst im Organismus die stärkere Schädigung (Abstoßung von Endothelien in Form von Monocyten u. a. Befunde) nachweisen kann. Sie erscheinen in der Aufräumungs- und Rückbildungsperiode, wenn die Entquellung der in Funktion getretenen Arbeitszellen beginnt. *Die Lymphocyten entstehen aus den Reticulumzellen, nach meinen Beobachtungen durch direkte Abschnürung, seltener durch mitotische Teilung. Sie stammen aus einem syncytialen Zellverband, der eine Arbeitsleistung bereits hinter sich hat. Ihr Erscheinen ist nicht Ziel der mesenchymalen Zelleistungen an sich, denn sie werden nicht zur Zeit des Höhepunktes der Arbeitsleistung gebildet, sondern sie sind Folge der Leistung. Sie stellen, ähnlich wie wohl auch die Monocyten und Leukocyten, den Ausdruck einer stattgehabten Funktion der Reticulumzellen dar und werden als Zeichen vollbrachter Arbeitsleistung aus dem Syncytium durch Abschnürung eliminiert und ausgestoßen. Bei jedem anderen Zellverband, namentlich bei den Epithelien, spricht die allgemein anerkannte Lehre dann, wenn wir sehen, daß Einzelindividuen aus dem Gesamtverbande eliminiert werden, von Zellverbrauch, während die Zellabstoßung aus dem mesenchymalen Reticulum, die in Form abgerundeter Zellen vor sich geht, allgemein als Differenzierung und determinierte Neubildung gelehrt wird.* Überall kann man dann in solchen Experimenten die vermehrte

Lymphocytenabgabe beobachten, die, soweit die abgestoßenen Zellen — allgemein ausgedrückt — im Körperinneren bleiben, weiter verarbeitet werden.

Von diesen Gesichtspunkten aus möchte ich versuchen, auch die physiologischen Lymphocytenabgaben an Oberflächen zu betrachten. Wir sehen hier, wie auch aus den interessanten Experimenten KUCZYNSKIS[1] zu entnehmen ist, daß zum Teil abhängig von Ernährungsart und Verdauung oft große Mengen von Lymphocyten aus dem subepithelialen lymphoiden Verbande durch das Epithel nach dem Darmlumen gelangen. Die Zahl dieser Zellen mag manchmal um ein Vieles größer sein als die Zahl der im Blute kreisenden Lymphocyten.

Diese permuköse Zellabgabe muß, namentlich wenn man ihre zum Teil enorme Steigerung unter pathologischen Bedingungen berücksichtigt, einen besonderen Zweck haben, denn es würde tatsächlich eine Verschwendung bedeuten, wollte sich der Körper selbst verbrauchter Zellmassen durch Abgabe an Oberflächen entledigen.

Hier spielt vielleicht die seit HOFMEISTER[2] und HEIDENHAIN[3] noch nie ganz zur Ruhe gekommene, von GOLDMANN[4] und KUCZYNSKI[5] auf neuer experimenteller Basis wieder bearbeitete Fragestellung eine gewisse Rolle, inwieweit das lymphatische System überhaupt bei der Verdauung mitwirkend und mitbestimmend ist, eine Fragestellung, die man arbeitshypothetisch dahin erweitern könnte, zu untersuchen, ob denn nicht überhaupt die Lymphzellbildung als Hauptfunktion anderer Leistungen den „Zweck" hat, auch bei enteralen Verdauungsvorgängen mitzuhelfen.

Es erhebt sich mit anderen Worten die Frage, ob denn nicht gerade die absterbenden Zellen etwa durch Fermentbildung oder andere Vorgänge dem Körper nützlich werden könnten. Namentlich in der laryngologischen Literatur finden sich viele Arbeiten, die sich mit der Funktion der Tonsillen befassen. In klarer Weise hebt SCHLEMMER[6] hervor, daß es sich bei der Funktion der Mundschleimhaut, besonders des funktionell einheitlichen lymphatischen Rachenringes, um eine Summe recht komplizierter Teilfunktionen handelt; SCHLEMMER führt u. a. namentlich an: Die Lymphocyten in der adenoiden Substanz der Schleimhaut, die stellenweise massenhaft, stellenweise nur spärliche Lymphocytendurchwanderung durch das Epithel der Schleimhaut, die Bildung von Speichelkörperchen. SCHLEMMER legt also auch großen funktionellen Wert auf die Zellausscheidung nach der Mundhöhle. Ähnliche Befunde ergeben auch die Arbeiten, die sich auf die Untersuchungen des Darmes erstrecken, in der Absicht, die Beteiligung des lymphatischen Apparates bei der Verdauung zu studieren. Schon HOFMEISTER wies darauf hin, daß wohlgenährte, verdauende Tiere deutlich erkennbare Follikel zeigen, während bei hungernden Tieren die Follikel in die Submucosa zurückgesunken und von der übrigen Schleimhaut kaum zu unterscheiden sind. Ähnlich äußert sich HEIDENHAIN, der seiner grundlegenden Arbeit zahlreiche beste Abbildungen beigibt. Ohne auf Einzelheiten, auf bestimmte Zellformen eingehen zu wollen, sei erwähnt, daß auch HEIDENHAIN bei reichlicher Nahrungszufuhr massenhafte Zellen im Darm findet, die im Hungerzustand allmählich an Zahl

---

[1] KUCZYNSKI: Zitiert auf S. 1012.

[2] HOFMEISTER: Arch. f. exp. Pathol. u. Pharmakol. Bd. 20, S. 290. 1886; Bd. 22, S. 306. 1887.

[3] HEIDENHAIN, R.: Beiträge zur Histologie und Physiologie der Dünndarmschleimhaut. Pflügers Arch. f. d. ges. Physiol. 1888, 43. Gruppe.

[4] GOLDMANN, E.: Die äußere und innere Sekretion des gesunden und kranken Organismus im Lichte der vitalen Färbung, 1. Tl. Bruns' Beitr. z. klin. Chir. Bd. 64, S. 192. 1909; 2. Tl.: Ebenda Bd. 78, S. 1. 1912. — GOLDMANN, E.: Der Verdauungsvorgang im Lichte der vitalen Färbung. Verhandl. d. Kongr. f. inn. Med., S. 145. Wiesbaden 1913.

[5] KUCZYNSKI, M.: Zitiert auf S. 1012. [6] SCHLEMMER: S. 413. Zitiert auf S. 1016.

beträchtlich abnehmen. Auch Erdely[1] bekommt bei seinen Fütterungsversuchen mit verschiedener Kost ähnliche Befunde, und Kuczynski[2] stellt, im Gegensatz zu Hofmeister und Goldmann, von denen jeder, wenngleich beide in etwas verschiedener Art, das *Lymphgewebe* mit Assimilationsvorgängen im Darm verknüpfte, fest, daß „Stärke des Lymphapparates und Höhe der Verdauungsfunktion in einem engen Verhältnis zueinander stehen". Auch sonst sind in der Literatur da und dort (namentlich in Beziehung auf den Status thymico lymphaticus) Angaben erwähnt, die immer wieder die stärkere Ausbildung des Lymphgewebes im Darm bei guter Ernährung erwähnen. Der Beweis aber, inwieweit die namentlich bei der Verdauung den Darm in vermehrtem Maße durchsetzenden, die Oberfläche erreichenden Zellen (meist Lymphocyten) für die Verdauung selbst von Wichtigkeit sind, steht heute noch aus. In diesem Zusammenhange ist es sehr interessant, einem Gedankengange Molliers[3] zu folgen, der bei einem eingehenden histologischen Vergleich zwischen Tonsille, Thymus und Bursa Fabricii (des Vogels) ebenfalls *versucht*, ein Urteil über die physiologische Tätigkeit der Tonsille abzugeben. In vorsichtiger Abwägung der histologischen Befunde nimmt Mollier an, daß aus den Tonsillen ein Lymphstrom nach der Mundhöhle stattfindet, der an den lymphoepithelialen Stellen besondere Produkte abführt, die aber auch in die Lymphbahn geraten. „*Außerdem muß als eine funktionelle Leistung des Organes die Abgabe schon degenerierter oder noch gut erhaltener Epithel- und Lymphzellen angesprochen werden*[4], ebenso die Abgabe eines flüssigen Inhaltes der Balghöhlen, welcher die aus der Auflösung von Epithel- und Lymphzellen entstandenen spezifischen Produkte enthält. Weitergehende Schlüsse, etwa über die Bedeutung dieser Stoffe im Haushalt des Körpers und darüber, ob die innige lokale Vermengung von Epithelzellen und Lymphocyten auch in einer besonderen stofflichen Produktion zum Ausdruck kommt, sind durch unsere Beobachtungen nicht gerechtfertigt. Nur das eine noch könnte man zugestehen, *daß die aus der Tätigkeit der Tonsillen hervorgegangenen Stoffe wahrscheinlich innerhalb der Mundhöhle und vielleicht auch im Darmkanal noch eine wertvolle Rolle spielen*[4]."

Auch für die Funktion der lymphatischen Apparate im Darm gelten meines Erachtens prinzipiell dieselben Überlegungen. Auch hier die Lymphocyten-„durchwanderung" durch das Epithel, Epithelabstoßung, Zerfall beider Zellarten, Befund von sog. *Schleimkörperchen* im Magen-Darmkanal, die, ähnlich wie die sog. *Speichelkörperchen*, in den Tonsillenkrypten nach der heute überwiegend geltenden Ansicht zerfallene Leukocyten darstellen dürften, wenn auch, wie Marchand[5] sagt, die Beteiligung von Lymphocyten nicht ausgeschlossen ist. Wenngleich die mikroskopische Untersuchung normaler Faeces da und dort zerfallenes Zellmaterial erkennen läßt, so ist die Zahl der hier noch nachweisbaren Zellen im Vergleich zu der unschätzbar großen Zahl derjenigen Zellen, die im gesamten Verdauungstraktus das Epithel durchsetzen und in die wechselnden Inhaltsmassen gelangen, sicherlich sehr klein. Eine weitgehende Auflösung muß daher angenommen werden. Ob es sich dabei lediglich um einfache Verdauungsvorgänge handelt, die wichtige Bausteine durch Resorption dem Neuaufbau zuführen, oder ob die Zellzerfallsprodukte selbst aktiv bei Verdauungs- und Assimilierungsvorgängen eingreifen, entzieht sich unserer gesicherten Kenntnis. Biedermann[6] hat jedenfalls den Lymphocyten proteolytische Fähigkeiten zu-

---

[1] Erdely: Zeitschr. f. Biol. Bd. 44, S. 119. 1904; Bd. 46. 1905.

[2] Kuczynski, M.: Zitiert auf S. 1012. [3] Mollier: Zitiert auf S. 1014.

[4] Im Original *nicht* hervorgehoben. [5] Marchand: S. 308. Zitiert auf S. 1.

[6] Biedermann, W.: Physiologie des Stoffwechsels in Wintersteins Handb. der vergleichenden Physiologie Bd. II, 1. Hälfte. 1910.

geschrieben. Auch ich möchte vermuten, daß die gelösten Zerfallsprodukte der nach dem Verdauungstraktus eliminierten Lymphocyten noch eine sehr große Bedeutung für enterale Verdauungsvorgänge haben. Für parenterale Verdauungsvorgänge läßt sich jedenfalls im Tierexperiment nach meinen Ergebnissen mit aller Deutlichkeit zeigen, daß schwere *allgemeine* Zellschädigung, die mit weitgehendem Zellzerfall in den Organen einhergeht, das Auftreten unspezifischer Proteasen *im Blute* des Versuchstieres bedingt.

Seit HEINECKES[1] Untersuchungen ist bekannt, daß *Röntgenstrahlen* namentlich das lymphatische und lymphoide Gewebe besonders intensiv schädigen.

Injiziert man Meerschweinchen, die an mehreren aufeinanderfolgenden Tagen intensiv mit Röntgenstrahlen bis zu einer Leukopeniekonstante von etwa 800 bis 1000 Zellen (schon nach 5 Tagen Gewichtsverluste von etwa ein Drittel des Körpergewichtes!) intravenös mit Hühnerblut, so sieht man schon wenige Minuten nach beendeter Injektion in den histologischen Präparaten eine sehr starke Hämolyse des Fremdblutes, beginnend bereits am Orte des ersten Treffens zwischen Fremdstoff und Lösungsmittel in den Lungen, die nach Passage dieses Organes in anderen Organen humoral fortgeführt wird; die Kerne des Hühnerblutes werden auf diese Weise frei. Ein Normaltier löst diese fremde Blutsorte in der Blutbahn fast überhaupt nicht auf, immunisierte Tiere dagegen zerstören sie bis auf die Kernreste je nach dem Immunitätsgrade in wenigen Minuten vor allem schon in den Lungen. Das schwer röntgengeschädigte Tier verhält sich also in Beziehung auf die humoralen „Fähigkeiten" ähnlich wie das immunisierte, zeigt aber gegenüber diesem in seinen cellulären Leistungen sehr erhebliche Unterschiede. Während das immunisierte Tier die aus der akuten Hämolyse hervorgehenden Hühnerblutkernreste in den verschiedensten Organen schnellstens phagocytiert, fehlt beim schwer röntgengeschädigten Tier fast jegliche Phagocytose von Fremdblutkernresten. Seine Organe sind schwerstens geschädigt, namentlich das lymphoid-lymphatische System. So sehen z. B. die zellarme Milz, die Lymphdrüsen, wie „ausgepinselt" aus, das Reticulum, namentlich das Reticulum der Follikel, stellt helle große Zellen dar; dunkelblau (nach GIEMSA) sich färbende, lymphoide Elemente, die sonst im Stadium der Arbeitsleistung gefunden werden, fehlen fast vollkommen. Durch die schwere Röntgenschädigung stellen wir mithin einen sehr ausgedehnten, in den Präparaten auch objektiv nachweisbaren Zelluntergang fest, der hauptsächlich das lymphoid-lymphatische System betrifft. Entsprechend dem Zellschaden finden wir das Auftreten einer unspezifischen hämolytischen (proteolytischen), humoral wirksam werdenden Komponente. Auf ähnliche Vorgänge hat H. PFEIFFER[2] bei seinen verschiedenartigen Schädigungsversuchen am Tier hingewiesen.

Da man gegen die Proteasenatur der unter Röntgenschädigung entstandenen Hämolysine — ob mit Recht, das sei hier dahingestellt — Einwände erheben kann, so seien kurz noch Versuche mit Bakterien am röntgengeschädigten Tier erwähnt.

Für Meerschweinchen ist Bact. tetrageni selbst in großen intravenösen Dosen apathogen; 10 Normalösen, intravenös injiziert, werden nach kurzen vorübergehenden Krankheitserscheinungen anstandslos vertragen. Schon nach wenigen Minuten sind die intravenös injizierten Bakterien in den Lungen, in Leber, Milz, Lymphdrüsen, Knochenmark und anderen Organen unter einem mächtigen Neuaufgebot von Zellen phagocytiert; nach etwa 24 Stunden sind die Zellrückbildungserscheinungen durchgeführt. Ein schwer röntgengeschädigtes Tier — gleichmäßig in größeren Serien — bekommt bei intravenöser Injektion derjenigen Menge von Tetragenuskeinem, die das Normaltier ohne akut sichtliche Er-

---

[1] HEINECKE, H.: Mitt. a. d. Grenzgeb. d. Med. u. Chir. Bd. 14, S. 25. 1904; Dtsch. Zeitschr. f. Chir. Bd. 78, S. 196. 1905.

[2] PFEIFFER, H. u. DE CRINIS: Zeitschr. f. Immunitätsforsch. Bd. 17, S. 459. 1913. H. PFEIFFER u. JARISCH: Ebendort Bd. 16, S. 38. 1913.

scheinungen verträgt, akuten Shock, in dem manche Tiere eingehen, den andere überwinden, doch zeigen auch deren Organe nach der Tötung ausgesprochene Lungenblähung wie bei Anaphylaxie. Schon in der Blutbahn kann man nach etwa 10 Minuten Auflösungserscheinungen an den Bakterien nachweisen, die beim Normaltier sofort einsetzende ausgedehnteste Phagocytose ist höchstens da und dort zu sehen.

Das Wesentliche dieser Versuche scheint mir zu der hier interessierenden Fragestellung zu sein, daß in einem Organismus, in dem durch einen Schaden hauptsächlich das lymphoid-lymphatische Gewebe zerstört oder funktionsuntüchtig gemacht ist, durch nachweislichen Zellzerfall humoral stark wirksame Proteasen aufgetreten sind.

Damit ist naturgemäß noch lange nicht der Beweis erbracht, daß auch die im Darm zerfallenden Lymphocyten Proteasen liefern, die aktiv für die Verdauung eine Rolle spielen. Immerhin scheinen mir gewisse Analogien zu den erwähnten Beispielen parenteraler Verdauung bei Schädigung des lymphoid-lymphatischen Systems berechtigt.

Auch MOLLIER denkt, wie oben schon erwähnt, daran, daß aus der Tätigkeit der Tonsillen (in dem durch andere Beobachtungen oben erweiterten Sinne auch aus der Tätigkeit des Lymphsystems des gesamten Verdauungstraktus) Stoffe hervorgehen, die vielleicht auch im Darmkanal noch eine wertvolle Rolle spielen. Diese Stoffe würden also schon in der Mundhöhle, zum Teil auch im Magen, hauptsächlich aber im Dünndarm, weniger im Dickdarm, den Inhaltsmassen beigegeben, so daß es verständlich wäre, daß sie *direkt* wirksam würden. Wie aber könnte, so folgert MOLLIER weiter, die analoge Wirkung eines anderen „lymphoepithelialen" Organes erklärlich werden, das bei Vögeln am äußersten Ende des Darmes gelegen ist, wo also — an der Kloake gelegen — eine Zugabe von Organ- bzw. Zellstoffen als verspätet keine verdauende Wirkung mehr haben könnte.

Die schon von JOLLY[1] genauer untersuchte Bursa Fabricii des Vogels, der kloakalen Thymus, ist ein „lymphoepitheliales" Organ, das man nach MOLLIER mit einer soliden embryonalen Tonsille vergleichen kann. Aus epithelialem Mark und lymphoider Rinde bestehend, zeigt es dieselben charakteristischen Eigenarten wie andere lymphoepitheliale Organe, insofern als Lymphocyten und andere Zellen das Epithel durchsetzen, das retikuliert wird, und als Zellen beiderlei Art, Lymphocyten und Epithelien, zugrunde gehen. Die zugrunde gehenden Zellen und ihre Zerfallsprodukte gelangen aber entsprechend dem histologischen Bau der Bursa niemals ins Darmlumen, und doch muß dieses Organ, dessen Funktion „nicht nur auf dem Stoffwechsel lebender Zellen (Epithel- und Lymphzellen), sondern auch auf dem Zerfall von Zellen begründet" scheint, eine besondere Funktion haben. Ob infolge der Lage am Ende des Darmes die äußere Sekretion von gelösten Zerfallsprodukten (nach dem Darm) wirklich fehlt, kann MOLLIER ohne weitere Untersuchungen nicht unterscheiden, auf alle Fälle aber gehen diese Stoffe in die Lymphe und ins Blut über, „und deshalb könnte die Bursa Fabricii als Organ mit innerer Sekretion bezeichnet werden".

Ähnliche Überlegungen gelten für die *Thymusdrüse*, einem Organ, in dem Epithel und Lymphocyten ganz besonders innig gemischt erscheinen. Es kann hier auf das Thymus nur ganz kurz nebenbei eingegangen werden, soweit es als lymphocytenbildendes Organ Zusammenhänge mit dem übrigen lymphatischen System zeigt. Seine nahen physiologischen Beziehungen zum lymphatischen System, sein paralleles Verhalten im Wachstum und Alter, bei Hunger und Ernährung, seine überragende Bedeutung für das Körperwachstum sind allgemein bekannt und gerade neuerdings in der ausführlichen Monographie von E. THOMAS[2] (hier weitere Literatur) eingehend gewürdigt. Hier sei nur kurz auf seine Entwicklung und auf seine Beziehungen zum lymphatischen System hingewiesen, ein Hinweis, der insofern nötig erscheint, da mancher Forscher, der den Thymus-

[1] JOLLY: Zitiert auf S. 1014.

[2] THOMAS, E.: Klinik und Pathologie des Status thymico-lymphaticus. Jena: Gustav Fischer 1927.

lymphocyten eine große Sonderstellung zuschreibt, diese Einbeziehung des Thymus in das lymphatische System im engeren Sinne nicht von vornherein für gerechtfertigt hält.

Die Schwierigkeit beim Thymus, das unter normalen Verhältnissen keine Keimzentren zeigt, liegt in der Tatsache begründet, die Herkunft seiner Lymphocyten mit Sicherheit festzulegen. Als rein epitheliales Organ angelegt, erscheinen späterhin im Epithelverbande, der mehr und mehr die Struktur des Epithelreticulums annimmt, zahlreiche Lymphocyten, und es hat nicht an Stimmen gefehlt, die diese Lymphocyten als Epithelabkömmlinge bezeichnet haben (Stöhr[1], Schridde[2], Dustin[3], v. Winiwarter[4] und zahlreiche andere Autoren). Mehr und mehr hat sich aber die Ansicht derjenigen Forscher durchgesetzt, die die Lymphocyten im Thymus mesodermalen Ursprungs bezeichnen (Hammar[5], Wiesel[6], Maximow[7], Hart[8], Weidenreich[9], Marchand[10], Mollier[11]). Unter Hinweis auf die großen zusammenfassenden Darstellungen von Hammar, Wiesel, Hart seien nur die Untersuchungsergebnisse von Maximow erwähnt, der in vergleichenden Untersuchungen an verschiedenen Wirbeltieren zeigte, daß das Thymus als solides Epithelorgan einer oder mehrerer Schlundtaschen angelegt wird. Das ursprünglich einfache Zylinderepithel wird mehrschichtig und schickt Fortsätze in das umgebende Mesenchym hinein. Auch im Mesenchym der Umgebung gehen Veränderungen vor sich, indem sich hier amöboide große Lymphocyten bilden, die in das Epithel einwandern. Schon bald beginnt die Auseinanderdrängung des Epithels und die Vermehrung der dorthin eingewanderten Lymphocyten. Schon liegen kleinere, aus den größeren hervorgegangene Lymphocyten im Epithel, das bald die Form des retikulierten Maschenwerkes annimmt. Die im Epithel gelegenen Lymphocyten vermehren sich durch Teilung, wodurch die kleinen Formen der Thymuszellen entstehen, während die Neueinwanderung aus dem Mesenchym der Umgebung zurücktritt. Einen ganz ähnlichen Standpunkt vertrat schon vorher Hammar auf Grund seiner groß angelegten Thymusstudien, der bekanntlich das *Thymus als epitheliales Organ* bezeichnete, das *von Lymphocyten infiltriert* wird. Namentlich Maximow nimmt für das gesamte Organ, also für Rinden- und Marksubstanz, ein einheitliches epitheliales Reticulum an,

---

[1] Stöhr, Ph.: Über die Natur der Thymuselemente. Anatom. Hefte Bd. 31. 1906. Stöhr, Ph.: Über die Abstammung der kleinen Thymuszellen. Ebenda Bd. 41, S. 123/127. 1910.

[2] Schridde, H.: Die Bedeutung der eosinophil gekörnten Blutzellen im menschlichen Thymus. Münch. med. Wochenschr. 1911, Nr. 49.

[3] Dustin: Arch. d. exp. Zool. 1914 (zitiert nach Marchand).

[4] Winiwarter, H. V.: Bulletin d'Histologie appliquée, Bd. I, Nr. 1, S. 11. 1924 (zitiert nach Marchand).

[5] Hammar, J.: Über die Natur der kleinen Thymuszellen. Arch. f. Anat. (u. Physiol.) 1907. — Hammar, J.: Fünfzig Jahre Thymusforschung. Zeitschr. f. d. ges. Anat. Abt. 3 Bd. 19, 1910. — Hammar, J.: Thymusliteratur im Jahre 1912. Zentralbl. f. exp. Med. Bd. 3, 1913. — Hammar, J.: Zur Frage der Thymusfunktion. I. Über die angebliche Rolle der Thymus als Regulator des N-Haushaltes des Organismus. Jahrb. f. Morph. u. mikrosk. Anat., Abt. II: Zeitschr. f. mikrosk. anatom. Forschung Bd. 9, S. 49—67. 1927. — Hammar, J.: Über Bakterientoxin als Anreger einer Neubildung Hassalscher Körperchen. Ebenda S. 68—78.

[6] Wiesel: Pathologie des Thymus. Lubarsch-Ostertags Ergebnisse Jg. 15. 1911.

[7] Maximow, Al.: Über die Histogenese des Thymus bei Säugetieren. Arch. f. mikr. Anat. Bd. 74, S. 525. 1909.

[8] Hart, C.: Thymusstudien. Virchows Arch. f. pathol. Anat. u. Physiol. Bd. 207, S. 27. 1912; Bd. 208, S. 255. 1913.

[9] Weidenreich, Fr.: Die Thymus des erwachsenen Menschen als Bildungsstätte ungranulierter und granulierter Leukocyten. Münch. med. Wochenschr. 1912, Nr. 48.

[10] Marchand, F.: Zitiert auf S. 1 (Lymphocytenreferat und im Handbuch).

[11] Mollier: Zitiert auf S. 1014.

während ein lymphoides Reticulum nicht vorhanden sein soll. Nach MOLLIERS Forderungen ist ein lymphoepitheliales Organ dadurch ausgezeichnet, daß das retikulierte Epithel gefäßlos ist, daß sich ein lymphoides und ein epitheliales Reticulum findet, ersteres getrennt von letzterem. Nun finden sich aber in der Thymusrinde ausgedehnte Blutgefäßcapillarnetze, so daß schon von hier aus, wie MARCHAND wohl mit Recht vermutet, eine dauernde Neuproduktion lymphoider und lymphocytärer Elemente stattfinden kann. Durch diesen Capillarreichtum der Rinde ist die rein epitheliale Natur der Rinde im Sinne HAMMARS und MAXIMOWS durchbrochen und auch für die Marksubstanz sind größere Gefäße nachgewiesen, die aber MOLLIER nicht für eigentliche Gefäße, namentlich Capillaren der Marksubstanz, hält. Er vergleicht sie mit den Gefäßen eines geschichteten Plattenepithels, das oft durch in die Tiefe versenkte Zapfen mit der Unterlage verbunden ist. Diese Papillen führen zunächst axial Gefäße, die sich aber *unter* dem Epithel in ein Capillarnetz aufteilen. Im Gegensatz zu MAXIMOW denkt MOLLIER doch daran, daß im Thymus zwei Reticula, ein epitheliales und ein mesenchymales, lymphocytenproduzierendes innig gemischt sind, eine Ansicht, die schon von SALKIND[1] ausgesprochen wurde. Wenn auch für MOLLIER trotz der SALKINDschen Befunde das lymphoide Reticulum im Thymus noch nicht mit absoluter Sicherheit erwiesen ist, und wenn auch, wie in den oben beschriebenen lymphoepithelialen Organen ein dauernder Zellzerfall, namentlich in Form der HASSALschen Körperchen, nachweisbar wird, so möchte MOLLIER trotz mancher Analogien zu den lymphoepithelialen Organen das Thymus so lange noch nicht zu diesen rechnen, bis nicht der innige „Zusammenbau eines lymphocytenliefernden, gefäßhaltigen, mesenchymalen Reticulums und eines lymphocytendurchsetzten, gefäßlosen epithelialen Reticulums, „ähnlich wie in der Tonsille" (und in der Bursa Fabricii), erwiesen ist. Da MOLLIER mehr zur Annahme zweier (evtl. ineinander greifender) Reticula neigt, so kann er die Lehre MAXIMOWS von dem rein epithelialen Thymusreticulum noch nicht als erwiesen annehmen.

Heute darf man nach den vorliegenden Untersuchungen wohl mit großer Sicherheit damit rechnen, daß die Lymphocyten des Thymus mesenchymaler Herkunft sind, so daß man dieses Organ in den Gesamtrahmen des lymphatischen Systems mit dem Vorbehalte einbeziehen darf, daß es weder eine typische Lymphdrüse noch lymphoides Gewebe in dem gebräuchlichen Sinne ist, sondern daß wir hier ein Organ vor uns haben, in dem durch heute noch nicht genauer definierbare Korrelationen zwischen mesenchymalen Zellprodukten und Epithel innersekretorisch verwertete, für das Wachstum wichtige Stoffe entstehen.

Es fragt sich, ob es überhaupt nötig und berechtigt ist, eine Gruppe lymphoepithelialer Organe von dem übrigen lymphatischen System abzugrenzen. Der diffuse und knötchenartige Lymphapparat des gesamten Digestionstraktus imponiert auf den ersten Blick zweifellos als etwas Besonderes. Dicht unter dem Epithel große Massen lymphoiden und lymphatischen Gewebes, das nur abführende Lymphwege besitzt und das große Massen von Lymphocyten (zum Teil auch andere Zellen) durch das Epithel nach dem Lumen des Digestionstraktus sendet. Diese Tatsachen müssen dem gesamten Gewebe wenigstens in den Augen derer, die die Lymphocyten als aktive, wertvolle „Blutzellen" betrachten, eine Sonderstellung einräumen, auch wenn man das von MOLLIER angeführte Hauptcharakteristicum des lymphoepithelialen Systems, die Retikulierung des Epithels durch die durchwandernden Lymphocyten nicht restlos als wichtiges Charakteristicum der lymphoepithelialen Organe anerkennen kann. Ähnlich wie POL[2]

---

[1] SALKIND, J.: Sur l'organisation du thymus. Anat. Anz. Bd. 41, Nr. 6/7. 1912.

[2] POL: Zur Funktionsfrage der lymphadenoiden Organe, insbesondere der Tonsillen. Verhandl. d. dtsch. pathol. Ges. Göttingen 1923, S. 286.

betont auch DIETRICH[1] in bezug auf die Tonsillen, daß sie „lymphoepithelial nur im Sinne des Zusammenwirkens von Epithel und Bindegewebe genannt werden können, dagegen besteht eine retikuläre Auflösung des Epithels nur unter pathologischen Verhältnissen". Ich betonte besonders, daß für den, der in den Lymphocyten relativ jugendliche, zu neuen Aufgaben geborene, selbständige Zellen sieht, die lymphoepithelialen Organe (und dazu gehört schließlich das gesamte lymphoid-lymphatische Gewebe des Digestionstraktus) eine große Sonderstellung einnehmen müssen. Wer aber, wie ich versucht, die „Blutzellen" als aus dem syncytialen Zellgewebe ausgestoßene verbrauchte Zellen zu betrachten, die durch mehr passive (fermentative) Leistungen dem Organismus noch von großem Nutzen sind, der wird diese Sonderstellung des subepithelialen lymphoid-lymphatischen Gewebes, namentlich des Darmkanals, doch erheblich einschränken müssen. Denn schließlich ist es gleichgültig, ob der Körper das an Ort und Stelle eines bestimmten Reaktionsablaufes verbrauchte Zellmaterial in Form gerundeter Zellen durch die Darmwand zur weiteren Verwertung abschiebt, oder ob er es auf dem Wege streng vorgebildeter Bahnen (Lymphgefäße, Blutgefäße) nach anderen Organen schafft, wo die Zellen weiter verwertet oder zerstört werden.

Die subepithelialen Lager lymphatischen Gewebes, die in ihrer Lokalisation und Entstehung eine deutliche Abhängigkeit vom submukösen Blutgefäß- und Capillarnetz zeigen (lymphoretikuläre, organoide Knötchen KOHNS[2]) besitzen nur abführende Lymphgefäße, durch die sie mit den zugehörigen Lymphdrüsen in Verbindung stehen. Ein Teil der in diesen peripheren Partien des lymphatischen Apparates (verbrauchten oder) gebildeten Zellen und ein Teil der hier gebildeten gelösten Stoffe (unbekannter Art) wird durch die abführenden Lymphwege zu den Lymphdrüsen transportiert.

2. Die Lymphdrüsen.

(Nodi lymphatici.)

Während die bisher erwähnten Abschnitte des Lymphapparates entweder eine diffus retikulär-lymphoid-lymphatische Anordnung hatten oder, wie dies zum Teil schon bei den tâches laiteuses, namentlich aber bei den subepithelialen knötchenförmigen Gebilden der Fall ist, eine organische Zusammenfassung zwischen Blutgefäß, umgebendem lymphoretikulärem Gewebe und abführendem Lymphwegsystem zeigten, treffen wir bei den Säugetieren in den Lymphdrüsen auf echte organische Bildungen. Sie entsprechen weder in funktioneller noch struktureller Beziehung den Forderungen eines Drüsengewebes, doch ist die Bezeichnung Lymphdrüse wohl unausmerzbar eingebürgert.

In den *Lymphknoten*, wie diese Organe eigentlich richtiger zu bezeichnen wären, kommt es nicht einfach zu einer Häufung lymphoid-lymphatischen Gewebes, es entsteht vielmehr durch das Auftreten zuführender Lymphgefäße, durch das Auftreten plexusartiger Lymphsinus im Inneren des Knotens eine neuartige Zusammenfassung zu einem zusammenhängenden organischen System. Bei dem subepithelialen Lymphgewebe, namentlich im Darm, sieht man, wie die einzelnen Knötchen, meist untereinander zusammenhängend durch das diffuse retikuläre Gewebe, in einer Lage angeordnet sind, so daß jedes Knötchen von Schleimhaut überzogen ist. Wenngleich manche Autoren schon den Tonsillen gegenüber den Lymphknötchen des Darmes eine strukturelle Sonderstellung deshalb einräumen wollen, weil hier das Prinzip der einschichtigen, einreihigen Nebeneinanderordnung der Knötchen aufgegeben erscheint, so weist KOHN[2]

[1] DIETRICH: Verhandl. d. dtsch. pathol. Ges. Göttingen 1923, S. 289. Diskussionsbemerkung zu den Vorträgen FAHR, POL.

[2] KOHN, A.: Vom adenoiden Gewebe. Med. Klinik 1925, S. 1041.

meines Erachtens mit Recht darauf hin, daß auch in den Tonsillen dieses Nebeneinander einschichtig angeordneter Knötchen beibehalten ist. In den mikroskopischen Präparaten der Tonsillen sieht man zweifellos oft mehrere Lagen von Knötchen übereinander, doch ist diese Übereinanderlagerung nur eine scheinbare, durch die tiefen Einkerbungen der Krypten bedingt. Denkt man sich die Einkerbungen linear ausgezogen, so kommt auch bei den Tonsillen die einreihige Knötchenanordnung deutlich zutage, die jedes Knötchen in Kontakt bringt mit der überziehenden Schleimhaut. Bei den Lymphknoten, bei denen eine Schleimhautoberfläche, die das in der Rinde lokalisierte Knötchengewebe überziehen könnte, an sich nicht vorhanden ist, tritt als neues Moment des Baues die vielfache Übereinanderlagerung der Rindenknötchen auf.

Der Bau der Lymphknoten ist ein ziemlich komplizierter, da es im Prinzip drei Gewebe sind, die, ineinandergeflochten, formbestimmend aufeinander einwirken: Das fibrilläre Stützgerüst des Trabecularsystems, das retikuläre Stützgerüst des lymphoretikulären, von den Blutgefäßen ausgehenden Systems und endlich das System der Lymphwege und Lymphplexus.

Vereinfacht wird das Verständnis des Lymphknotenbaues durch die Entwicklungsgeschichte, die zeigt, wie die Bildung dieser komplizierteren lymphatischen Gebilde sich zurückführen läßt auf die einfacher gebauten lymphatischen Apparate. Zahlreiche Forscher haben sich um die Aufklärung dieses Entwicklungsvorganges bemüht, von denen nur die wichtigen, früheren Arbeiten von Saxer[1], Ranvier[2], Sabin[3], Kling[4] genannt seien. Sehr gut orientieren die schematischen Zeichnungen im Lehrbuch von Braus[5] und die Ausführungen von Kling, die kurz hier wiedergegeben werden sollen.

Nach diesem Autor entwickeln sich embryonal an den Stellen, wo später die einzelnen Gruppen von Lymphdrüsen auftreten, stark verzweigte Plexus von Lymphgefäßen, zwischen die sich die Zellen des Mesenchyms einschieben (*allgemeine Drüsenanlage*). Es können in diesen Anlagen Lymphocyten, nach Saxer auch rote Blutbildungsherde auftreten, die ausgehen von den mesenchymalen Stammzellen (Saxers primären Wanderzellen). Unter Vergrößerung dieser allgemeinen Anlage für mehrere Drüsen bilden sich die *speziellen Drüsenanlagen* für Einzeldrüsen dadurch aus, daß Zellhaufen, die im allgemeinen reichlich Blutcapillaren führen, von einzelnen Lymphgefäßplexus zirkulär umgriffen werden, so daß eine Abschnürung der einzelnen Zellhaufen untereinander eintritt. Schmale Mesenchymbrücken, in denen die Blutgefäße verlaufen, treten in die Zellhaufen ein. Die ein- und austretenden Blutgefäße verzweigen sich dicht innerhalb des Zellhaufens. Das außerhalb eines Zellhaufens gelegene Mesenchym verdichtet sich und bildet die *Kapsel* aus und gleichzeitig entsteht der Hilus, an dem die Gefäße aus- und eintreten.

In diesem Stadium besteht also die Lymphdrüsenanlage aus einem zentralen Haufen reichlich mit Blutcapillaren versorgter mesenchymaler Stammzellen, die peripher von einem dichten Lymphgefäßgeflecht umgeben sind. Das Ganze wird umschlossen von der bindegewebigen Kapsel, die an einer Stelle den Hilus bildet.

Als weiterer Fortschritt entwickelt sich vor allem das Lymphgefäßsystem im Inneren des kleinen Knotens. Der *Randsinus* entsteht dadurch, daß die den Knoten peripher umgebenden Lymphgefäße untereinander verschmelzen und die trennenden Wände bis auf einige schmale Bälkchen und Brücken aufgeben. Vom Marginalsinus gehen an der Stelle, wo er den Hilus trifft, zuerst blind endende Sprossungen von Lymphgängen aus, die sich reich verzweigt und anastomosierend in das Innere vorschieben. Am Hilus entstehen die Vasa efferentia, während der Marginalsinus mit zuführenden Lymphgefäßen in Verbindung steht.

[1] Saxer, F.: Über die Entwicklung und den Bau der normalen Lymphdrüsen und die Entstehung der roten und weißen Blutkörperchen (Merkel-Bonnet). Anat. Hefte Bd. 19, 1896.

[2] Ranvier, L.: Morphologie et Développement des vaisseaux lymphatiques chez les Mammifères. Arch. d'anatom. microsc. Bd. 1, S. 69 u. 137. 1897.

[3] Flor, Sabin: Die Entwicklung des Lymphgefäßsystems von Keibel-Mall: Handb. der Entwicklungsgeschichte Bd. II. 1911.

[4] Kling, C.: Studien über die Entwicklungsgeschichte der Lymphdrüsen beim Menschen. Arch. f. mikr. Anat. Bd. 63. 1904.

[5] Braus: S. 573. Zitiert auf S. 1.

Im Inneren des Knotens werden durch die einsprießenden Lymphgänge die sich vergrößernden perivasculären Zellmassen auseinandergedrängt, so daß jetzt strangartige Gebilde, die späteren *Markstränge*, entstehen. Gegen die Peripherie zu verzweigen sich die sprossenden Lymphgänge weniger, gehen auch weniger Anastomosen untereinander ein, so daß hier das gefäßreiche Zellgewebe, entsprechend der späteren *Rinde*, ein mehr gleichmäßiges Aussehen bewahrt und nur wenige Lymphplexus erkennen läßt.

Gleichzeitig tritt als neues Moment die Auskleidung der Lymphräume, der Lymphsinus, in Erscheinung, die zuerst wohl im Marginalsinus, dann anscheinend entsprechend der Folge der Entstehungszeit auch in den anderen Sinus gebildet wird. Es besteht aus einem feinen retikulären Maschenwerk, das aber gegen Ende der Entwicklungszeit feine Fibrillen erkennen läßt. Nicht alle Sinus zeigen dieses interprotoplasmatische Fibrillenwerk, so daß hier der rein retikulär protoplasmatische Charakter des Sinusendothels erhalten scheint.

Die Entwicklung der einzelnen Lymphdrüsen geht schon embryonal nicht völlig gleichmäßig vor sich. Einige Drüsen gelangen schon intrauterin zur vollen Entwicklung, während andere auf einem rudimentären Stand auch späterhin, selbst beim erwachsenen Menschen, noch gefunden werden.

Nicht unwichtig zu der sich daraus ergebenden Frage der *Neubildungsmöglichkeit von Lymphdrüsen* sind *Beobachtungen* Teichmanns[1], der in der Kniekehle des Menschen nur „*Wundernetze*" von Lymphcapillaren fand an Stellen, wo sonst die Lymphdrüsen liegen. Auch Most[2] erwähnt Fälle, bei denen er beim Erwachsenen an Stelle iliakaler und hypogastrischer Drüsen ein injiziertes Lymphgefäß sich in ein dichtes Wundernetz von Capillaren auflösen sah, das sich wieder in ein abführendes Lymphgefäß sammelte.

Den Bau der fertigen Lymphdrüse lassen die Abbildungen in den gebräuchlichen Lehrbüchern der Anatomie im allgemeinen gut erkennen, doch sind nach den Ausführungen Heudorfers[3] die schematischen Darstellungen im allgemeinen auf die wesentlich einfacheren Verhältnisse der Lymphdrüse des Rindes berechnet, während die Lymphdrüse des Menschen doch kompliziertere Verhältnisse bietet. In der Arbeit Heudorfers findet sich ein neues Schema des Baues der Lymphdrüsen (nach einer Vorzeichnung von M. Heidenhain), das in Abb. 138 wiedergegeben wird.

Beim Studium des Baues der Lymphdrüsen geht man am besten vom Stützgewebe aus, das in den Lymphdrüsen in zweierlei Form vorkommt, als fibrilläres Stützgerüst in den Trabekeln und als retikuläres Gerüst in den lymphoiden Gewebsabschnitten und in den Lymphsinus. Als ganz besonders beachtenswert zu dieser zwar außerordentlich interessanten, für ein allgemeines Referat aber zu sehr in Einzelheiten führenden Frage erscheint mir eine Arbeit von Orsos[4] zu sein, die Stellung nimmt zu den genannten beiden Arten des in den Lymphknoten vertretenen Bindegewebes. Marchand sagt an mehreren Stellen seiner bereits wiederholt zitierten Arbeiten, daß es ihm noch nicht mit voller Sicherheit bewiesen erscheint, daß retikuläres Bindegewebe auch faserbildend sein kann. Orsos hat diesen Nachweis in seinen verschiedenen Arbeiten wohl erbracht, jedenfalls erwähnt er ausdrücklich, daß man in den Lymphknoten „die sukzessive Umwandlung des Reticulums in faseriges Bindegewebe und bei pathologischen Zuständen oft auch die Rückverwandlung des letzteren" beobachten kann. Diese Untersuchungsergebnisse von Orsos, die nicht nur mit entwicklungsgeschichtlichen Tatsachen, sondern auch mit der objektiven Betrachtung des Lymphdrüsenbaues in bester Übereinstimmung stehen, erleichtern meines Erachtens das Verständnis des feineren Baues der Lymphdrüsen ganz ungemein, da man sieht, daß das pluripotente undifferenzierte retikulierte Mesenchym auf der einen Seite zellbildend (auch lymphocytenbildend) ist, und daß es auf der anderen Seite auch faserbildend ist. Durch Aneinanderlegung der Fasern entstehen die gröberen Züge des trabeculären Gewebes, das sich, namentlich innerhalb der Sinus, aber auch wieder lockern kann und direkt mit feinen Fortsätzen in das Reticulum übergeht.

---

[1] Teichmann, L.: Das Saugadersystem. Leipzig: W. Engelmann 1861.

[2] Most, A.: Chirurgie der Lymphgefäße und der Lymphdrüsen. Neue Deutsche Chirurgie Bd. XXIV. Stuttgart: Enke 1917.

[3] Heudorfer, K.: Über den Bau der Lymphdrüsen. Zeitschr. f. d. ges. Anat., Abt. 1: Zeitschr. f. Anat. u. Entwicklungsgesch. Bd. 61, S. 365. 1921.

[4] Orsos, F.: Das Bindegewebsgerüst der Lymphknoten in normalem und pathologischem Zustand. Beitr. z. pathol. Anat. u. z. allg. Pathol. Bd. 75, S. 15. 1926.

Beschränkt man sich vorerst bei Darstellung des feineren Baues der Lymphknoten auf das ausgesprochen fibrilläre Stützgerüst, so erkennt man neben der umhüllenden Kapsel vom Hilus ausgehende Züge, die ins Gewebe einstrahlen und sich nach einigen gröberen Verzweigungen in feine Äste auflösen, die nicht nur an die Markstränge herantreten, sondern die namentlich inmitten der Lymphsinus regelmäßig gefunden werden, dem Reticulum der

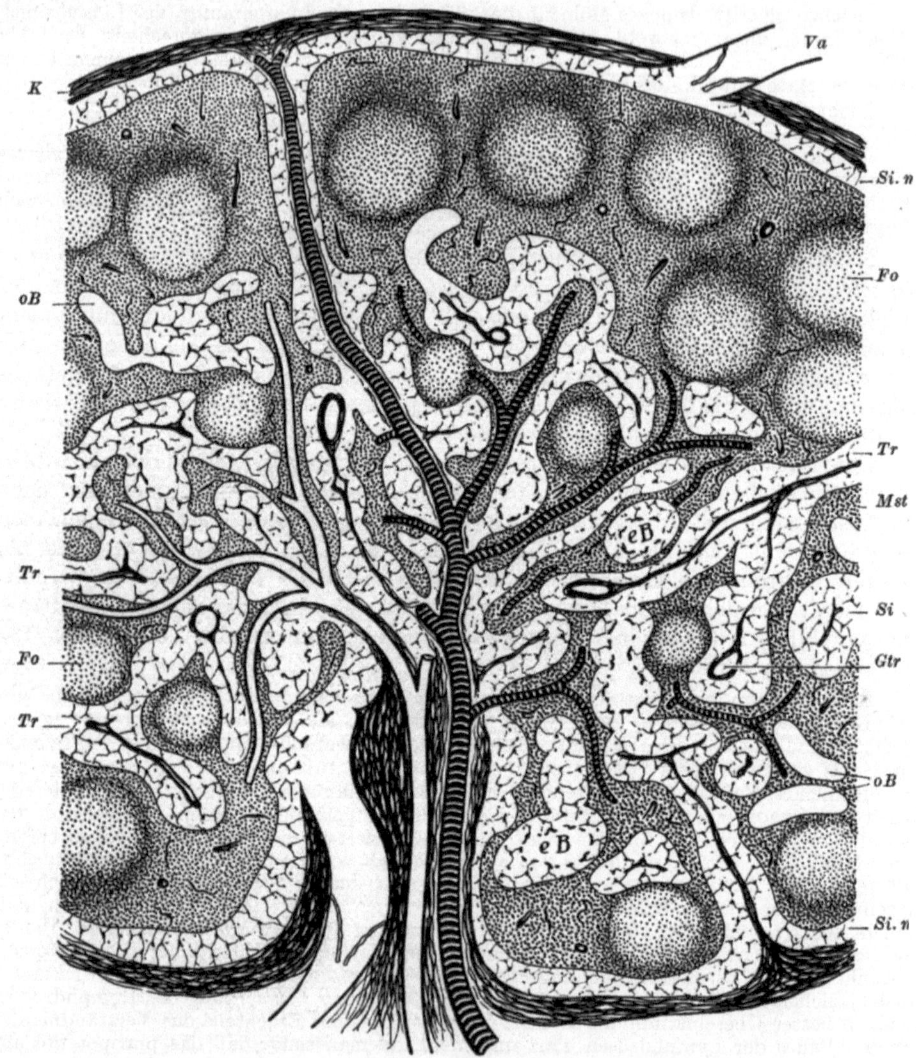

Abb. 138. Schematische Darstellung des Baues der Lymphdrüsen. *K* = bindegewebige Kapsel. *Si. m* = Sinus marginalis oder Randsinus; *Va* = Vas afferens. Unter dem Randsinus die Rindensubstanz mit vielen Follikeln *Fo*, zentralwärts und in der Richtung gegen den Hilus die Marksubstanz. Innerhalb der letzteren tritt die Plexusform der Sinus *Si* deutlich hervor, die Markstränge *Mst* und die Gefäße, welche vom Hilus her eintreten (Art., V.), befinden sich innerhalb der Interstitien des Plexus. *Tr* = Trabekel; *Gtr* = Gefäßtrabekel; *oB* = offene Lymphbahnen in der Peripherie des Plexus, welche kein Sinusreticulum in sich enthalten; *eB* = eingeengte Lymphbahnen, d. h. Plexusäste, welche vom Sinus reticulum nicht vollständig durchwachsen wurden. (Aus der Arbeit KARL HEUDORFER nach einer Vorzeichnung von M. HEIDENHAIN.)

Sinus gewissermaßen als Stütz- und Ansatzpunkt dienend. Entgegen älterer Beschreibungen macht HEUDORFER darauf aufmerksam, daß nur wenige größere Trabekeln die gegenüberliegende Kapsel erreichen, meist dann auch Gefäße führend, die die Kapsel selbst versorgen; auf keinen Fall könne von einer Einteilung der Drüse in Septen durch die durchziehenden Trabekeln gesprochen werden, da diese keine Wände, sondern Bälkchen darstellen, die, plastisch gedacht, das Knotengewebe nur durchziehen, aber nicht scheidewandartig septieren. Demtentsprechend wird auch der Randsinus nirgends von den da und dort durchziehenden Trabekeln unterbrochen, er wird nur von einzelnen Bälkchen durchsetzt.

Wir haben im Trabeculargewebe das gröbere Stützgewebe vor uns, das durch direkten Übergang zellig verbunden ist sowohl mit dem Reticulum des lymphoid-lymphatischen Gewebes, als auch mit dem Reticulum der Lymphsinus. Nur um eine plastische Vergleichsmöglichkeit zu geben, kann man sich vorstellen, daß zwischen die gröberen und feineren fibrillären Bindegewebsverzeigungen das retikuläre Bindegewebe des Lymphgewebes mit seinen Gefäßen und das Reticulum der Sinus eingeschaltet ist.

Das Verständnis des Lymphdrüsenbaues wird weiterhin ganz erheblich vereinfacht, wenn man unter Nutzbarmachung der Untersuchungsergebnisse von MARCHAND[1], HERZOG[2] u. a. *das lymphoid-lymphatische Gewebe* (Markstränge und deren Fortsetzungen, die Rindchenknötchen), ohne vorerst an irgendwelche Sonderstellungen zu denken, *als das bezeichnet, was es tatsächlich darstellt: als lymphoide Gefäßscheiden, die stellenweise lymphatische Bildungen zeigen.*

Um die Anordnung dieses Gewebes zu verstehen, muß man den *Gefäßverlauf im Lymphknoten* studieren. Im allgemeinen kann man sagen, daß sich die Venen ähnlich wie die Arterien verhalten, so daß im folgenden im wesentlichen nur die Arterien genannt seien. In den Lymphknoten verlaufen die Venen meist getrennt von den Arterien.

Die Arterien treten am Hilus in den Knoten ein, verlaufen aber nur eine kurze Strecke innerhalb des trabecularen Stützgewebes. Sofort nach ihrem Austritt aus den Trabekeln lassen sich an ihnen breite lymphoide Zellmäntel nachweisen; man könnte auch sagen, daß die Arterien sofort nach Verlassen des Trabeculargewebes in die Markstränge eintreten. In der Marksubstanz geben die Arterien verhältnismäßig wenig größere und kleinere Äste ab, während die Verzweigung nach der Rinde zu immer feiner wird. In der Rinde finden sich überwiegend kleinste Arterien und namentlich das reiche Capillarnotz.

Schon durch diese *Gefäßanordnung* wird — auch ohne daß man sich vorerst das System der Lymphsinus in den Knoten hineindenkt, der mehr *streifig-strangförmige Bau der Marksubstanz*, der *gleichmäßigere, gedrängtere Bau der Rindensubstanz* erklärlich. Die breit eingescheideten Gefäße der *Marksubstanz* geben reichlich *Capillaren* an ihre lymphoiden Zellscheiden ab, die man meines Erachtens mit den *Vasa* vasorum anderer Gefäßgebiete vergleichen kann. Etwas anders liegen dagegen die Verhältnisse in der Rindensubstanz, wo die Rindenknötchen als Fortsetzungen der Markstränge das Bild beherrschen. Hier ist die arterielle Gefäßverteilung in bezug auf den Hauptteil der Capillaren wohl eine etwas andere als in der Marksubstanz, wo man neben der sonstigen capillaren Aufteilung der Arterien die Vasa vasorum-ähnliche Capillarversorgung der Markstränge sieht. In der Rinde dagegen findet man kleinste Arterien eingescheidet von einem als Keimzentrum bezeichneten Bezirk retikulärer Zellen, die sich hier *büschelförmig in feinste Capillaren* in *das* Gebilde *auf*lösen, das man Rindenknötchen nennt. Wichtig erscheint mir die Tatsache zu sein, daß man auch zwischen den Rindenknötchen solche kleinste, sich in reichliche Capillaren auflösende Arterien findet, eine Feststellung, die namentlich zur Frage der Neubildung von Rindenknötchen bedeutungsvoll erscheint.

Ist somit die Anordnung des gefäßgebundenen lymphoretikulären Gewebes in hohem Grade abhängig von der Art der Gefäßverzweigung, so wird endlich seine Form im hohen Grade mitbestimmt von den *Lymphsinus*, die besonders

---

[1] MARCHAND: Zitiert auf S. 1001, Fußnote 4, 5. [2] HERZOG: Zitiert auf S. 1007.

mächtig sind. Erinnert man sich an die Entwicklungsgeschichte des Lymphknotens, so wird klar, wie hiluswärts das Prinzip des *Sammelplexus* bzw. das Prinzip der *Vasa efferentia* durchgeführt werden muß, wie aber nach dem Knoteninneren zu das Prinzip der anastomosierenden Sprossung in Erscheinung tritt. Schon bei der Entwicklungsgeschichte des Organes sahen wir die vom Hilus ausgehenden, anfangs (in der Marksubstanz) breiten, reich anastomosierenden Sprossungen der Lymphsinus, die nach der Peripherie (nach der Rinde zu) schmäler werden, ohne ausgedehnte Anastomosen einzugehen. Man muß sich also dieses, in der Marksubstanz mächtig entwickelte, in der Rindensubstanz an Bedeutung erheblich zurücktretende lacunäre Lymphsinussystem eingeschoben denken zwischen die lymphoiden Bildungen. Dann wird es, auch von diesem Standpunkt aus betrachtet, verständlich, daß das lymphoretikuläre Gewebe in der Marksubstanz durch die breiten Lymphsinus mehr auseinandergedrängt wird und mehr „Strang"form zeigen muß als in der Rindensubstanz, wo infolge der reichen Verzweigung kleinster Arterien und Capillaren an sich mehr Möglichkeit zur Bildung lymphoretikulären Gewebes vorhanden ist, und wo überdies die formgebenden Wege und Bahnen schaffenden Lymphsinus an sich auf große Strecken hin fehlen. In der Rindensubstanz sieht man meist nur einige Sinus, die mehr geradlinig vom Mark her die Rinde durchsetzen, um in den Marginalsinus einzumünden.

In der Marksubstanz entstehen so die Markstränge, die, wie auch HEUDORFER[1] betont, nur im mikroskopischem Schnittpräparat als strangförmige Gebilde imponieren, in Wirklichkeit aber — plastisch gedacht — ein unregelmäßiges Gebäude zusammenhängender, die Sinus umfließender schalen- und mantelförmiger Gebilde darstellen müssen. Die Markstränge sind an den Verlauf und an die Zwischenräume zwischen den Lymphsinus gewissermaßen wie ein Ausguß angepaßt, so daß sie HEUDORFER treffenderweise als „zelliges Füllmaterial" zwischen den Sinus bezeichnen kann.

Die *Rindensubstanz* stellt im allgemeinen ein diffuses lymphoides Gewebe dar, in dem — anscheinend in hohem Grade vom Alter, aber auch von funktionellen Zuständen abhängig — mehr oder weniger reichlich Rindenknötchen eingelagert sind.

Obwohl von den meisten Autoren immer wieder darauf hingewiesen wird, daß diese Rindenknötchen das Typische und Charakteristische seien, was wesensbestimmend für diese Abschnitte echt lymphatischen Gewebes sei, so muß doch umgekehrt betont werden, daß es auch Lymphdrüsen gibt, in denen man die Knötchen ziemlich gering an Zahl findet. In solchen Lymphknoten herrscht dann streckenweise mehr die diffuse lymphoretikuläre Anordnung des Gewebes vor. Meist sind die Rindenknötchen, auch Follikel genannt, einzeln in das lymphoide Gewebe eingesetzt, oft aber liegen sie scheinbar zusammenhängend dicht beieinander, gelegentlich scheinen sie auch untereinander zu verschmelzen. Sie haben im allgemeinen annähernd kugelige Gestalt, doch zeigen sie auch spindel- oder walzenartige Formen. Die verschiedenen Formen der Knötchen werden verständlich, wenn man sie als besondere Formationen des lymphoretikulären, periarteriellen Gewebes kleinster Arterien betrachtet, die sich gerade an der Entstehungsstelle des Follikels in zahlreiche Capillaren auflösen.

Von der Art dieses Gefäßgebietes wird auch die *Form des Follikels* abhängen. Wenngleich man im allgemeinen sagen kann, daß ein großer Teil der Knötchen *nebeneinander* in den äußersten Rindenpartien gelegen ist, so daß der kapselwärts gelegene Pol vom Marginalsinus überzogen wird, so ist doch im Lymphknoten die Anordnung der Follikel in einer Ebene, die man im Darm und den Tonsillen sieht, völlig durchbrochen, da oft mehrere Knötchen übereinander gelagert sind.

[1] HEUDORFER: Zitiert auf S. 1029.

HEUDORFER[1] und NORDMANN[2] weisen mit Nachdruck darauf hin, daß man gelegentlich auch im Mark Knötchen findet.

Auf den Bau der *Rindenknötchen* wurde oben schon kurz hingewiesen. Häufig, aber nicht immer, zeigen sie ein helles, aus Reticulumzellen bestehendes *Keimzentrum* (s. unten), das schon in seinem Inneren meist in kleinen Zügen angeordnete dunklere, etwas deutlicher abgrenzbare, im übrigen aber nach meiner Ansicht den Keimzentrumzellen identische Zellen, sog. *Lymphoplasten*, enthält, die in den peripheren Teilen des Knötchens meist reichlicher getroffen werden. In der Peripherie des Knötchens liegen ringförmig geschichtet *Lymphocyten*, die, wie die meisten Autoren angeben, in die Maschen des Reticulums eingelagert sind. Die Begrenzung des Knötchens gegen das umgebende diffus lymphoretikuläre Gewebe wird allgemein als eine ziemlich scharfe angegeben, eine Darstellung, die für viele Knötchen, sicherlich nicht für alle, unter gewissen Vorbehalten zutreffend erscheint. Knötchen, die keine oder nur gering ausgebildete Keimzentren haben, sind jedenfalls nicht so deutlich scharf begrenzt.

Eine durchaus richtige Darstellung des Aussehens der Rindenknötchen, die in gewissem Sinne die Entwicklungsmechanik erkennen läßt, gibt HEUDORFER[3]. Er glaubt, daß die dicht gedrängte Zellenzone um das Keimzentrum wohl durch *Wachstumsdruck* zustande kommt, da im Inneren immer neue Zellen entstehen, die nach außen abwandern. „Der Übergang des Follikels in das diffus lymphatische Gewebe ist nicht scharf; er entspricht der Stelle des Druckausgleiches. In den äußeren Partien des Follikels ist das Reticulum oft in engen, langgezogenen konzentrischen Maschen angeordnet, ein Verhalten, das ebenfalls auf den Wachstumsdruck des Keimzentrums zurückzuführen ist." ORSOS[4] gibt in seiner reich mit ausgezeichneten Mikrophotogrammen illustrierten Arbeit eine sehr gute Darstellung der Reticulumfasern an der Knötchengrenze, die zeigt, daß hier zirkulär an der Peripherie die fast parallel-zirkulär verlaufenden Fasern nahe beieinander liegen und ziemlich stark erscheinen. Ob man allerdings bei solchen Bildern, wie ORSOS es tut, von einem Gitter„käfig", der das Knötchen umgibt, sprechen darf, erscheint mir sehr fraglich. Der Morphologe soll nie vergessen, daß er ein momentanes Zustandsbild sieht, das sich im Ablauf der Lebensvorgänge sicher in kürzester Zeit ändern kann. Schon FLEMMING, auf dessen Studien über die Follikel noch besonders zurückzukommen ist, wies darauf hin, daß die Follikel wohl nur temporäre Gebilde sind und heute darf man, fern von allen Diskussionen über Keimzentrum „oder" Reaktionszentrum (s. unten) wohl sagen, daß die Rindenknötchen der Lymphdrüsen — ganz allgemein ausgedrückt — ein Ort erhöhter Tätigkeit sind, der nach Arbeitsleitung wieder zurückgebildet werden kann. Von dem schnellen Entstehen und Vergehen der Knötchen kann man sich im Experiment, das sich des Serienversuches bedient, besonders leicht in der Milz überzeugen. Die von ORSOS dargestellten, ein Rindenknötchen dicht in parallelen Zügen umgreifenden Reticulumfasern dürften, wie ich annehmen möchte, wohl auch nur einen *Funktionszustand* darstellen, insofern als mit Rückbildung des sich verkleinernden, in lymphoidretikuläres Gewebe zurückgehenden Knötchens das mechanische Moment des Druckes wegfällt, das die Reticulumfasern in der Peripherie des in Funktion getretenen „Knötchens" in dichtere parallele Züge legte. Bei dem grob retikulären Bau dieser zirkulären Knötchenfasern ist es an sich schon nicht gut verständlich, wie Zellen in diesem doch sehr durchlöchertem „Käfig" überhaupt sollten zurückgehalten werden können. Entgegen der Ansicht von ORSOS möchte ich annehmen, daß diese zirkulären Fasern kein wesentliches Hindernis für den Austritt von Zellen aus dem Knötchen nach dem umgebenden lymphoid-retikulären Gewebe darstellen dürften, vorausgesetzt, daß überhaupt ein solches Abwandern oder ein solcher Abtransport von Lymphocyten der peripheren Knötchenpartien nach der Umgebung stattfinden sollte.

Auf die besondere Art der Gefäßversorgung der Rindenknötchen wurde schon oben zum Teil hingewiesen. Da mir gerade die Gefäßversorgung des Follikels in der Keimzentrumsfrage von großer Bedeutung zu sein scheint, so sei auf diese Verhältnisse noch etwas genauer eingegangen. HEUDORFER, der dieser Frage seine besondere Aufmerksamkeit widmete, bestätigt die älteren Befunde von CALVERT, aus denen hervorgeht, daß die Arteria folliculi beim Eintritt in den proximalen Follikelpol in gerade oder nur wenig geschlängelte Capillaren aufbricht, die ohne oder mit nur wenigen Anastomosen nach der Follikelperipherie auseinanderlaufen, wo sie ein unregelmäßiges anastomosierendes Geflecht bilden. Die Capillaren dieses peripheren Plexus vereinigen sich zu kleinen Venen, Venae folliculi, welche ebenfalls an der Follikelperipherie liegen. Eine Vena folliculi kann zuweilen vom distalen bis zum

[1] HEUDORFER: Zitiert auf S. 1029.

[2] NORDMANN, M.: Studien an Lymphknoten, Virchows Arch. f. pathol. Anat. u. Physiol. Bd. 267, S. 158. 1928.

[3] HEUDORFER: S. 380. Zitiert auf S. 1029.

[4] ORSOS: Zitiert auf S. 1029.

proximalen Pol des Follikels nachgewiesen werden, indem sie auf ihrem Lauf Capillaren vom Follikelplexus aufnimmt (zum Teil wörtlich nach CALVERT, zitiert bei HEUDORFER S. 380). HEUDORFER sieht daher im Inneren des Follikels selten ein größeres Gefäß, sondern meist nur Capillaren in mäßiger Zahl, die öfter eine radiäre oder eine nach einem Pol zu konvergierende Anordnung erkennen lassen. HEUDORFER stellt weiter fest, daß die zum Follikel führende präcapillare Arterie in diesen nicht eindringt, sondern kurz vorher in büschelförmig ausstrahlende Capillaren ausbricht, die dann in den Follikel eindringen. „Kleine Venen liegen meist an der Peripherie des Follikels an mehreren Stellen direkt an. Seltener liegen solche von sehr geringer Größe noch innerhalb der äußersten Zellenlage der Follikelaußenzone."

Die geschilderte Gefäßversorgung läßt sich meines Erachtens ebenfalls mit dem oben erwähnten Druckmoment in dem zurzeit bestehenden, später wieder vergehenden Follikel in Einklang bringen. Die Follikel sind keine Dauergebilde, die auch zentrale Venen führen würden. Der momentane Funktionszustand, gebunden an ein umschriebenes arteriell-capillares Gefäßgebiet, läßt das dazugehörige perivaskuläre, lymphoretikuläre Gewebe deutlicher hervortreten und sich vergrößern. Die Venen des entsprechenden Gebietes werden zur Seite gedrängt. Völlige Klarheit werden meines Erachtens erst systematisch durchgeführte Serienversuche bringen können, durch die innerhalb einer größeren Tierserie nicht nur die Bedingungen des Entstehens, sondern gerade die Folgen des Knötchenwachstums auf das umgebende Gewebe festgelegt werden müßten. Allem Anschein nach stellt die Gefäßversorgung des Follikels nichts Besonderes dar, sie scheint der gewöhnlichen Versorgungsart der Rinde zu entsprechen, allerdings angepaßt an die zur Zeit des Bestehens des Knötchens herrschenden Druckverhältnisse.

Der zellige Bau des diffusen lymphoretikulären Gewebes, in das die Rindenknötchen eingebettet sind, entspricht dem allgemein bekannten Bau des „adenoiden" Gewebes: ein Reticulum, das reichlich Lymphocyten enthalten kann. Die Lymphocyten stellen im allgemeinen die kleine typisch dunkelkernig protoplasmaarme Art dar. Die Markstränge zeigen im Prinzip denselben Bau wie das diffuse lymphoide Gewebe, sie haben im allgemeinen keine Follikel und Keimzentren, gleichen im übrigen dem „Knötchengewebe". Auch hier sind unter bestimmten Funktionszuständen reichlich Lymphocyten in das Maschenwerk der perivaskulären lymphoiden „Räume" eingelagert.

Das *Zellbild der normalen Lymphdrüse* erscheint somit, sieht man von einigen glatten Muskelzellen und spärlichen neutrophilen Leukocyten ab, ein ziemlich monotones, doch wird von manchen Autoren das Vorkommen namentlich der *Plasmazellen* betont.

SCHRIDDE[1] findet in den Marksträngen Plasmazellen, die er in den Follikeln vermißt, auch HUEBSCHMANN[2] wies für die Verhältnisse der Milz darauf hin, daß Plasmazellen in den Milzfollikeln fast überhaupt nicht zu sehen sind. Auch ASCHOFF[3] erkennt die Plasmazelle als einen Bestandteil der normalen Lymphdrüse an. Die Plasmazellen finden sich nach ASCHOFF, je mehr man sich dem Hilus nähert, immer reichlicher. Ihre Häufung gegen den Hilus zu scheint für ASCHOFF sogar ein gewisser orientierender Richtpunkt in der Histologie der Lymphdrüse zu sein, da von diesem Autor an der Lymphdrüse drei fast schalenförmig umeinander angeordnete Abschnitte des Lymphknotenparenchyms unterscheiden werden können: die lymphatische Rinde, die lymphoiden Markstränge und das Hilusgebiet, das neben dem Plasmazellenreichtum durch die Entwicklung freier oder frei erscheinender Sinusendothelien ausgezeichnet ist. Diesen Plasmazellbefunden in normalen Lymphdrüsen steht STERNBERG[4] in seinem neuesten Referat über die Lymphknoten etwas skeptisch gegenüber, indem er betont, daß Plasmazellen ein regelmäßiger Befund der chronischen Entzündung

[1] SCHRIDDE, H.: Über die Wanderungsfähigkeit der Plasmazellen. Verhandl. d. dtsch. pathol. Ges. Bd. 10. 1906.

[2] HUEBSCHMANN, M.: Das Verhalten der Plasmazellen in der Milz bei infektiösen Prozessen. Verhandl. d. dtsch. pathol. Ges. Bd. 16. 1913.

[3] ASCHOFF: Zitiert auf S. 1010.

[4] STERNBURG, C.: Die Lymphknoten, in Henke-Lubarschs Handb. d. speziellen pathol. Anatomie und Histologie. Berlin 1926.

seien, die sich oft noch lange nach Ablauf der Entzündung im Gewebe der Lymphknoten halten könnten. Nach Sternberg sei es bei einem Befund von Plasmazellen in Lymphdrüsen sehr schwer, zu entscheiden, ob es sich um normale Bestandteile oder um Reste abgelaufener, chronischer Entzündungen handle.

Eine ausgedehntere persönliche Erfahrung darüber, inwieweit man normalerweise in Lymphdrüsen beim Menschen Plasmazellen findet, steht mir nicht zur Verfügung, so daß ich die Urteile der einzelnen Autoren nur referierend wiedergeben kann. Beobachtungen beim Meerschweinchen berechtigen mich aber zu folgenden Bemerkungen. Meines Erachtens muß man sich, ehe man die Frage nach dem Vorkommen von Plasmazellen beantwortet, genau wie bei den Lymphocyten darüber einigen, was man unter Plasmazellen versteht. Die Frage mag dem Hämatologen, zum Teil vielleicht auch dem Morphologen, überflüssig erscheinen, da man unter Plasmazellen ein leicht erkennbares, leicht definierbares Zellgebilde versteht. Trotzdem bin ich der festen Überzeugung, daß mitunter plasmacelluläre fixe Elemente gleichsinnig mit Plasmazellen genannt werden. Es ist naturgemäß ohne weiteres zuzugeben, daß die im lymphoid-lymphatischen System, namentlich bei Reizzuständen (z. B. im Reparationsstadium nach Röntgenbestrahlungen) in ganzen Zügen vorkommenden „lymphoiden Zellen plasmacellulären Typs" bei Fortdauer des Reizzustandes, also bei Fortdauer der Differenzierungs„tendenz" als Rundzellen aus dem syncytial-protoplasmatischen Verbande ausgestoßen werden und nun als typische Plasmazellen imponieren. Mit anderen Worten: Genau wie man von Lymphocyten nur dann sprechen sollte, wenn es sich um freie „selbständig" gewordene Zellen handelt, genau so stellt eine Plasmazelle eine aus dem lymphoiden Verbande gelöste Rundzelle dar. Solange sie noch den Konnex mit den benachbarten Zellen hat, ist sie als (große) „Lymphoidzelle plasmacellulären Typs" zu bezeichnen. Diese Unterscheidung mag manchem überflüssig erscheinen und doch ist sie meines Erachtens nötig. Denn beide Zellarten unterscheiden sich, ganz abgesehen davon, daß die eine selbständig, gerundet, die andere noch seßhaft ist, in einem sehr wesentlichen Punkte. Die Plasmazelle ist genau wie ein Lymphocyt oder ein Granulocyt das Endresultat einer bestimmten, heute noch nicht genauer definierbaren funktionellen Leistung des indifferenten mesenchymalen Gewebes. Die Plasmazelle stellt eine Zellform dar, die nach meinen Beobachtungen und nach meiner Beurteilung für eine weitere „stammbaum"mäßige Fortentwicklung nicht mehr in Frage kommt. Ich halte es für völlig ausgeschlossen, daß aus den Plasmazellen irgendwelche andere Zellformen, namentlich Lymphocyten, späterhin noch hervorgehen sollten. Die lymphoide Zelle plasmacellulären Typs, die man in bestimmten gewebsreaktiven Zuständen, selten einzeln, meist in dicht gedrängten, zusammenhängenden Zügen findet, muß nicht unbedingt so weit „herausdifferenziert" sein, daß sie als runde „selbständige" Zelle, als Plasmazelle, erscheint. Es dürfte im Gegenteil weit häufiger der Fall sein, daß diese *Reaktionsform* des Mesenchyms über die „gewöhnliche" große lymphoide Zelle, von der sie ausging, zurückgebildet wird zu den kleinen nach Arbeitsleistung ruhenden Reticulumzellen mit langspindeligen dunklem, plumpen Kern.

Ganz allgemein kann man sagen, daß die typische (isolierte) Plasmazelle im lymphoiden Gewebe des Meerschweinchens unter normalen Verhältnissen (selbst bei jüngeren Tieren) nur höchst selten gefunden wird, daß sie in Reizzuständen entschieden reichlicher auftritt gegenüber den oft massenhaften lymphoiden Zellen plasmacellulären Typs aber doch in sehr bescheidener Zahl.

Die Zellen plasmacellulären Typs sowie die Plasmazellen werden in den Lymphdrüsen der Versuchstiere, die intravenöse Antigeninjektionen erhielten, hauptsächlich in den Marksträngen gefunden. In den Rindenknötchen verhalten sich beide Zellarten etwas verschieden. Echte (freie) Plasmazellen sind in den Rindenknötchen beim Meerschweinchen selbst in „Reizzuständen" ein sehr seltener Befund, während Zellen plasmacellulären Typs oft gefunden werden. Selbst in Rindenknötchen mit deutlichen Keimzentren sieht man öfter innerhalb der „hellen Stelle" einige kürzere, zusammenhängende, angedeutet radiär verlaufende Stränge von Zellen plasmacellulären Typs, die nach der Peripherie zu reichlicher werden können und hier mehr zirkulär verlaufen. Nebenbei sei schon hier erwähnt, daß der das Knötchen lehrbuchsmäßig peripher umgrenzende Lymphocytenwall im Stadium der *plasmacellulären Reaktion* ähnlich wie auch das sog. Keimzentrum an sich nur sehr spärlich ausgebildet sein kann, und daß namentlich an den Stellen, wo die mehr oder weniger großen Züge oder Nester von großen basophilen Lymphoidzellen liegen, die Lymphocyten praktisch ganz verschwunden sind.

Im allgemeinen möchte ich auf Grund zahlreicher Beobachtungen beim Versuchstier sagen, daß die *lymphoid-plasmacelluläre Reaktion* der Ausdruck gesteigerter Funktion des lymphoretikulären Gewebes ist, die zeigt, daß der Organismus durch den gesetzten Reiz nicht überlastet ist. Echte Plasmazellen dürften auch bei den Versuchstieren unter normalen Verhältnissen zum mindesten ein seltener normaler Befund in den Lymphdrüsen sein, obwohl es in Anlehnung an die Fütterungsversuche von KUCZYNSKI[1] ohne weiteres einleuchtend erscheint, daß namentlich in den Mesenteriallymphdrüsen während oder nach der Verdauung Plasmazellen — also auch unter physiologischen Bedingungen — auftreten können.

Eosinophile Zellen geringer Zahl dürften wohl zum Bestande normaler menschlicher Lymphdrüsen gerechnet werden. Sie kommen gelegentlich in der großkernigen mononucleären Form in den Marksträngen vor und scheinen mir Abkömmlinge des lokalen Zellverbandes zu sein. Auch KANTER[2] erwähnt das Vorkommen eosinophiler Zellen in normalen Lymphdrüsen.

Im Tierexperiment sind unter den Bedingungen der Anaphylaxie besonders beim Meerschweinchen große Mengen echter eosinophiler Zellen im lymphoretikulären Gewebe, namentlich der Lymphdrüsen, der Darmfollikel, in dem lymphoretikulären Gewebe der Milz und des Knochenmarks zu sehen, die nach meinen Beobachtungen an Ort und Stelle entstehen dürften. Es überwiegen auch hierbei im allgemeinen die großen mononucleären, stark eosinophilen, mitunter zweikernigen Formen, doch kommen in solchen Zuständen vermehrter Bildung auch die polynucleären Formen reichlich zur Beobachtung.

STERNBERG[3] weist in seinem Referat auf das Vorkommen RUSSELscher Körperchen hin, die SCHUMACHER[4] in normalen Lymphdrüsen gefunden zu haben glaubt. Diese sog. RUSSEL*schen Fuchsinkörperchen* sind auch von LUBARSCH[5] in Lymphdrüsen gesehen worden, die man histologisch als normal bezeichnen mußte, doch neigt LUBARSCH im ganzen zu der Ansicht, daß der Nachweis von RUSSELschen Körperchen eine gewisse Schädigung oder Reizung des Organismus anzeige. Einen ähnlichen Standpunkt nimmt MARTINOTTI[6] ein, der in den RUSSELschen Körperchen ein degeneratives Moment sieht.

Nach meinen Beobachtungen an Versuchstieren (Meerschweinchen, Kaninchen) kann ich nur feststellen, daß RUSSELsche Körperchen unter normalen Verhältnissen in den Lymphdrüsen und im sonstigen lympho-retikulären Gewebe nicht gefunden werden, daß sie aber namentlich in den Lymphdrüsen und in der Milz mitunter in sehr großen Mengen auftreten bei Tieren, denen man artfremde Blutkörperchen (Hühnerblut) intravenös injiziert hatte. Namentlich in den Pulpasträngen der Milz liegen oft große Nester dieser Zellen, die aber nie einen Zusammenhang untereinander erkennen lassen. In den Marksträngen der Lymphdrüsen ist ihre Zahl meist erheblich geringer, doch muß dazu meines Erachtens ganz besonders betont werden, daß diese Beobachtungen bei Tieren gemacht wurden, die intravenös injiziert wurden. Beachtenswert erscheint, daß selbst bei sehr reichlichem Vorkommen der RUSSELschen Körperchen in der Milz die Follikel immer von dieser Zellart frei bleiben. In der Milz gelangen sie — meist allerdings in sehr spärlicher Zahl — durch die Pulpastränge hindurch nach den Milzsinus, und können auf diese Weise portal verschleppt werden. Doch dürften sie nach meinen Beobachtungen überall da entstehen können, wo lymphoretikuläres Gewebe vorhanden ist. So fand ich RUSSELsche Körperchen bei Hühnerblut injizierten Meerschweinchen auch in den lymphoiden Scheiden der Lungenarterien in vereinzelter Zahl, ohne daß in anderen Organen dieselben Gebilde nachweisbar gewesen wären. Sie entstehen nach meinen Beobachtungen im Serienversuch im Stadium der Rückbildung der auf die Injektion in Gang gesetzten Zellvorgänge. Ursprünglich vermutete ich, daß diese eigenartigen, meist ziemlich großen längsovalen Gebilde mit randständig plattgedrücktem Kern mit dem Hämoglobinabbau im Zusammenhang stehen könnten, da man sie namentlich in Experimenten findet, bei denen größere Mengen zugeführten fremden Blutes zerstört werden müssen. Auch wenn sie bei Tieren, die reichlich pathogene oder apathogene Keime intravenös erhalten hatten, in jedem Versuchsstadium im allgemeinen vermißt werden, so kann man, glaube ich, daraus noch nicht den Schluß herleiten, daß die RUSSELschen Körperchen bei den blutinjizierten Tieren mitbeteiligt sind am Hämoglobinabbau. Da später im pathologisch-physiologischen Teil nicht mehr auf diese Zellart eingegangen werden kann, so sei hier erwähnt, daß STERN-

[1] KUCZYNSKI: Zitiert auf S. 1012.
[2] KANTER: Zentralbl. f. allg. Pathol. u. pathol. Anat. Bd. 5, S. 299.
[3] STERNBERG: Zitiert auf S. 1034.
[4] SCHUHMACHER: Arch. f. mikr. Anat. Bd. 48, S. 145. 1897.
[5] LUBARSCH: Ergebn. d. allg. Pathol. u. pathol. Anat. Bd. 1, 2. Abt., S. 185. 1894.
[6] MARTINOTTI: Virchows Arch. Bd. 202, S. 321.

BERG[1] ihr Vorkommen namentlich bei chronischen Entzündungen der Lymphknötchen erwähnt und darauf hinweist, daß die Bedeutung dieser hyalinglänzenden Fuchsinkörperchen, die sich auch mit Eosin intensiv, aber meist ziemlich matt glänzend färben, noch nicht vollkommen aufgeklärt ist[2].

Fast alle Autoren weisen auf das Vorkommen von *Phagocyten* in normalen Lymphdrüsen hin. Auf sie wird nochmals kurz bei Besprechung der sog. *Haemolymphdrüsen* und bei Besprechung des unterschiedlichen Baues der Lymphdrüsen verschiedener Körperregionen (Aortenlymphdrüsen, Mesenterial- Lungenhilus- Extremitätenlymphdrüsen) eingegangen werden. Normalerweise kann man sowohl durch die Retikulumzellen der Markstränge als auch durch die Sinusendothelien da und dort Phagocytose von roten Blutkörperchen, von Zell- und Kernresten, gelegentlich auch von Kohlenstaub und anderen „Pigmenten" finden.

Manchmal liegen auch in den Sinus freie Phagocyten, die den Makrophagen METSCHNIKOFFS entsprechen. Zahl der Phagocyten und Art des phagocytierten Materials wechselt etwas, je nach der Zugehörigkeit der Lymphdrüse zu einem bestimmten Lymph- bzw. Blutstromgebiete. Da bei einzelnen Abschnitten der physiologischen und pathologisch-physiologischen Leistungen der Lymphdrüsen, bzw. des gesamten Lymphapparates gelegentlich immer wieder auf die Phagocytose durch die Zellen des retikulo-endothelialen Zellsystems zurückzukommen ist, so sei hier nur zusammenfassend erwähnt, daß es nach den zur Zeit geltenden Vorstellungen durchaus möglich erscheint, daß körpereigenes (physiologisches) und körperfremdes (pathologisches) Material, das aus der Lymph- und Blutbahn beseitigt werden muß, nach den Lymphdrüsen gerät und dort, soweit es geformt ist, phagocytiert, soweit es gelöst ist, wahrscheinlich cellulär gespeichert wird.

Nach meinen Versuchsergebnissen am Meerschweinchen und Kaninchen beurteilt scheint der phagocytäre Apparat der Lymphdrüsen bei intravenösen Injektionen von fremdem geformten Material lange nicht so stark in Aktion zu treten, als z. B. bei subcutanen Injektionen. Bei intravenösen Injektionen werden bestimmte geformte Stoffe hauptsächlich in Milz und Leber phagocytiert.

Meines Erachtens ist es nicht ohne weiteres möglich, die experimentell gewonnenen Ergebnisse über Phagocytose in den Lymphdrüsen direkt auf die Physiologie dieser Einrichtung zu übertragen, denn alle diese Versuche stellen in letzter Hinsicht doch einen pathologischen Vorgang dar, den der tierische Organismus mit Zellenneubildung und Zellverbrauch beantwortet. Man kann zugegebenermaßen Stoffe, namentlich bestimmte Farbstoffe zu Versuchszwecken wählen, die cellulär gespeichert werden, ohne daß besondere, reaktive Vorgänge in dem eben genannten Sinne in stärkerem Außenmaße nachzuweisen wären. Aber schon die in Tierversuchen häufig verwandte Tusche, die auch in den Lymphdrüsen sehr gut und schnell phagocytiert wird, löst Zellneubildung und Zellverbrauch aus, ein Umstand, der meines Erachtens immer wieder gegen die Möglichkeit einer „Blockade" des retikuloendothelialen Systems ins Feld zu führen ist.

Der Befund von phagocytierten roten Blutkörperchen und anderen Zelltrümmern in normalen Lymphdrüsen mag auch unter physiologischen Verhältnissen verständlich erscheinen, gehen doch zu jeder Zeit Blutzellen zugrunde, die hauptsächlich in Milz und Leber, teilweise wohl auch in den Lymphdrüsen zerstört werden.

Auch die intracelluläre Ablagerung von Kohlestaub in den Lymphdrüsen wird, soweit die Ablagerung die Lungenhilusdrüsen betrifft, heute schon fast als

[1] STERNBERG: S. 263. Zitiert auf S. 1034.

[2] Dazu Literatur, zitiert nach STERNBERG: Verhandl. d. dtsch. pathol. Ges. Bd. 10 u. 12. — FICK: Virchows Arch. f. pathol. Anat. u. Physiol. Bd. 193, S. 121. — MÜLLER, E.: Frankfurt. Zeitschr. f. Pathol. Bd. 23, S. 34.

physiologisch betrachtet, obwohl sie doch einen ausgesprochen pathologischen Vorgang darstellt. Die Kohleablagerung innerhalb des Reticulum des lymphoiden Gewebes und die Kohlephagocytose durch Zellen dieses Retikulums wird als lymphogene Resorption von den Lungen her aufgefaßt (BEITZKE[1]), die aerogen die Kohle aufnehmen. Da aber auch eine universelle Anthrakose, also ein Befallensein von retroperitonealen, selbst inguinalen und axillaren Drüsen vorkommt, so gewinnt die Frage der Lymphdrüsenanthrakose für die Frage der Transportwege, der retrograden Verschleppung, namentlich aber für die Frage nach den endogenen und exogenen Pigmenten eine besondere Bedeutung. Es wird im zweiten Teil nochmals darauf zurückzukommen sein (s. S. 1105).

3. Verschiedene Lymphdrüsentypen.

In den bisherigen Ausführungen über den Bau der Lymphdrüsen wurde ein etwas schematischer Durchschnittsbefund gegeben, der sich aber nicht auf alle Drüsen jeder Körperregion anwenden läßt. Es lassen sich nämlich je nach dem Sitz der Lymphdrüse einige histologische Unterschiede herausarbeiten, die auch mit einer gewissen Sicherheit Rückschlüsse auf die unterschiedliche Funktion der einzelnen Drüsengruppen zulassen.

Über diese histologischen Unterschiede, die auch von ASCHOFF[2] erwähnt werden, findet man in den gebräuchlichen Lehrbüchern der Anatomie nur wenige genauere Notizen. BRAUS[3] hebt hervor, daß die Lymphdrüsen der Lungenwurzel meistens schwarz aussehen, die Lymphknoten in der Nähe der Milz und der Leber bräunlich, die des Gekröses meist cremeweiß oder rosarot, je nach dem Material, das gerade in ihnen deponiert ist (Ruß, Blutfarbstoff, Chylus).

NORDMANN[4] zeigt nun neuerdings in einer sehr sorgfältigen Studie an Lymphknoten den unterschiedlichen Bau der Lymphdrüsen einzelner Körperregionen, betont dabei allerdings, daß es gerade bei den Lymphdrüsen, die in einer Körperregion mehr, in einer anderen weniger Arbeit zu leisten haben, außerordentlich schwer ist, die Grenze zwischen Physiologischem und Pathologischem scharf zu ziehen.

NORDMANN unterscheidet im wesentlichen *zwei große Gruppen* von Lymphknoten, von denen die erste starke Resorption mit Lymphstauung, die zweite die Zeichen schwacher resorptiver Leistungen zeigen.

Zur *ersteren Gruppe* gehören die *Aorten- und Mesenteriallymphdrüsen*, zur zweiten die *peripheren* Lymphknoten, zu denen man sowohl histologisch wie funktionell auch die *Mediastinaldrüsen* rechnen könne. Diese seien bei aller Anerkennung der resorptiven Leistungen der Lungen als Stoffwechselorgan im Vergleich zu den Gekröselymphknoten doch an ein Organ angeschlossen, das im Vergleich zum Darm doch erheblich weniger resorbiere und daher auch die zugehörigen Lymphdrüsen weniger mit Stoffwechselprodukten belaste.

Der Typ der *Aortenlymphknoten* ist dadurch ausgezeichnet, daß eine *besondere Gliederung in Mark und Rinde nicht erkennbar* ist, daß ferner *Knötchen oder Leistungszentren spärlich oder überhaupt nicht ausgebildet* sind. Von dem unscheinbaren Hilus aus durchziehen trabekelähnliche Bindegewebszüge die Drüse, sie in ziemlich regelmäßige Abschnitte teilend. Die Anwesenheit von *Erythrocyten in den Lymphsinus* gehört zu *regelmäßigen Befunden* in den Aortenlymphknoten, ähnlich wie Untergangsformen der Erythrocyten und *ihre Phagocytose durch Reticuloendothelien* der Lymphsinus. Oft werden, selbst schon bei Aortenlymphknoten von Kindern, auch die Lymphsinus von den bereits erwähnten trabekelähnlichen Bindegewebszügen durchsetzt, doch streift dieser Befund schon stark pathologische Zustände und weist auf die erhöhten resorptiven Leistungen hin.

---

[1] BEITZKE: Virchows Arch. f. pathol. Anat. u. Physiol. Bd. 210, S. 173.
[2] ASCHOFF: Zitiert auf S. 1010. [3] BRAUS: S. 577. Zitiert auf S. 1.
[4] NORDMANN, M.: Zitiert auf S. 1033.

In die Gruppe der Lymphknoten mit erhöhten resorptiven Leistungen gehören auch die *Lymphdrüsen des Gekröses,* die nach NORDMANN beim Säugling von einer Lymphdrüse aus einer anderen Gruppe wohl noch nicht zu unterscheiden sind. Mit Eintritt stärkerer resorptiver Leistungen unter den Bedingungen der gewöhnlichen enteralen Ernährung erscheint es sehr naheliegend und verständlich, daß dann das histologische Bild zustande kommt, das auch NORDMANN als den Ausdruck erhöhter Resorptionsvorgänge bezeichnet.

Nach diesem Autor sind die *Mesenteriallymphdrüsen* dadurch ausgezeichnet, daß die *Marksinus stets weiter als die Rindensinus und der Randsinus* sind. Alle *Sinus* können *mit fettreicher Flüssigkeit gefüllt* sein. In den weiten *Marksinus* ist das Endothel im Gegensatz zu dem der Rinden- und zum Randsinus *vermehrt,* die Reticulumzellen und Fasern haben hier feintropfiges *Fett* gespeichert. In den *schmalen Marksträngen,* die keinen auffallenden Befund an den Lymphocyten zeigen, kann ebenfalls das *Reticulum in feinsttropfiger Weise mit Fetttröpfchen beladen* sein. Wichtig ist, daß in der *breiten Rindensubstanz reichlich Knötchen mit Funktionszentren* (Keimzentren) zu finden sind, die selbst dann noch zahlreich sind, wenn die Rinde schmal erscheint.

Trotz mancher scheinbarer Verschiedenheiten besitzen die *Aorten-* und die *Gekröselymphknoten* als *übereinstimmende Eigenart die lebhaften Veränderungen des Reticuloendothels der Lymphsinus,* die mit starker Zufuhr von speicherfähigen Stoffen durch den Lymphstrom einhergehen. Die starke Zufuhr speicherfähiger Stoffe (Erythrocyten, Fett usw.) steht in Beziehung zu dem lebhaften Stoffwechsel der Nachbarorgane (Milz, Darm usw.). Besonders beachtenswert erscheint mir gerade das unterschiedliche Verhalten der Rindenknötchen und Keimzentren, die bei den Aortenlymphknoten, welche hauptsächlich *körpereigenes,* leicht zu beseitigendes Zellmaterial aufzunehmen haben, sehr spärlich oder überhaupt nicht ausgebildet sein sollen, während sie bei den Mesenteriallymphdrüsen mit ihrem reichlichen enterogenen Zustrom *körperfremder Verdauungsderivate* reichlich vorhanden sind.

In einem gewissen Gegensatz zu der erwähnten ersten Gruppe stehen die *Mediastinallymphdrüsen und die Lymphknoten der Peripherie,* die unter pathologischen Bedingungen den Zustand der chronischen, sog. entzündlichen Hyperplasie gemeinsam haben, aber auch im Physiologischen manche gemeinsame Züge zeigen.

In den *Lymphknoten des Mediastinums* dominiert nach NORDMANN der Befund von *Kohleablagerung,* der aber eine Typenabgrenzung nicht ermöglicht, da dieser an sich pathologische, wenn auch sehr häufige Befund auch in zahlreichen anderen Drüsen fern vom Lungenhilus gefunden wird. Immerhin ist es interessant, auf die Form der Kohleablagerung in den Mediastinaldrüsen zu achten, da man an Hand dieses deutliche Wegspuren hinterlassenden geformten Materials mit Einschränkungen auch Rückschlüsse auf den Invasionsweg und indirekt auch auf die Funktion der Lymphknoten ziehen kann.

Die Kohle ist meist im Reticulum des lymphatischen Gewebes, und zwar überwiegend in den Marksträngen lokalisiert. Sie liegt sowohl in Zellen als auch im faserigen Bestandteil des Reticulums. Solange es sich um geringgradige Kohleablagerung handelt, braucht das lymphatische Gewebe keine Veränderung zu zeigen; das Reticulumendothel der Lymphsinus ist dabei meist unbeteiligt. Erst bei stärkeren Graden von Kohlespeicherung findet man neben einer geringgradigen Beteiligung des Lymphsinus *eine Induration des Reticulum des lymphatischen Gewebes.*

Verwandte Bilder findet NORDMANN auch in den *Drüsen der Achselhöhle und der Leistenbeuge,* bei denen die schwächere resorptive Tätigkeit — im Vergleich zu den jederzeit stark resorbierenden Gekröselymphknoten — schon aus ihren peripheren Sitz verständlich erscheint. Diese Drüsen haben im allgemeinen *enge Lymphgänge mit zartem Reticuloendothel,* während das *lymphoide Reticulum* und dessen *Zellen namentlich im Mark,* weniger in der Rinde, *vermehrt* erscheint. Vielfach kommt es in peripheren Lymphdrüsen auch zum Auftreten von verstärkten und verdickten Reticulumfasern im lymphatischen Gewebe, ein Vorgang, der nicht nur auf das Mark beschränkt ist, sondern auch in der Rinde gefunden werden kann.

Die Mediastinallymphknoten haben also mit den peripheren Lymphdrüsen nach NORDMANN die „physiologische“ Verhärtung des lymphatischen Gewebes gemeinsam, die bei ersteren durch die leicht nachweisbare Kohleeinlagerung in das lymphatische Gewebe der Markstränge zustande kommt, während bei den peripheren Lymphknoten derjenige resorptive Reiz, der ziemlich ähnliche Veränderungen im lymphatischen Gewebe hervorruft, histologisch nicht erfaßbar ist.

Das lymphatische Gewebe der Rinde bleibt bei diesem peripheren Lymphknotentyp ziemlich unbeteiligt an den „physiologischen“ Veränderungen, so daß man daraus funktionelle Unterschiede zwischen Mark und Rinde ableiten könnte. Diese Unterschiede beruhen aber nach NORDMANN nicht auf einer Wesenverschiedenheit der Gewebe im Sinne ASCHOFFS[1], der eine lymphatische Rinde und ein lymphoides Mark annimmt, sondern sie sind in den be-

[1] ASCHOFF: Zitiert auf S. 1010.

sonderen Verhältnissen des Zu- und Abflusses des Lymphstromes und des dadurch gesteuerten Stoffwechsels begründet. Nicht nur diese Beobachtungen erfordern eine Erklärung, sondern namentlich auch die bei dem sog. Aortentyp auffallende Tatsache, daß hier die resorptiven Leistungen hauptsächlich im Lymphsinusgewebe vor sich gehen, die sich dagegen bei den peripheren Knoten überwiegend im lymphatischen Gewebe der Markstränge abspielen.

4. Lymphbewegung im Lymphknoten.

Die beobachteten, eben erwähnten Unterschiede sind nach NORDMANN[1] im wesentlichen durch die Anordnung der Strombahn der Lymphe durch die Lymphdrüsen, sowie durch die verschiedene Stromgeschwindigkeit und Lymphbeschaffenheit zu erklären. Es sei im folgenden auf die Ausführungen NORDMANNS genauer eingegangen, die mir zum mindesten einen interessanten Versuch darzustellen scheinen, auf Grund des histologischen Bildes physiologischer und pathologischer Zustände auf die Funktion eines Organes zu schließen. NORDMANN folgert: Der Weg des Lymphstromes durch den Lymphknoten dürfte im allgemeinen wohl richtig aus dem histologischen Bilde zu erkennen sein; er tritt durch die Vasa afferentia in den Knoten ein und umflutet ihn auf dem Wege des Randsinus. Die Lymphe gelangt so über den Randsinus vom Hilus her auf dem einen Wege in die zahlreichen und weiten Wege der Markplexus. Dieses vielfach anastomosierende Plexusnetz verlangsamt den Lymphstrom ganz erheblich. Ein weiteres stromverlangsamendes Moment ist in der relativen Enge der Vasa efferentia gegeben. Dieses ist der eine, namentlich entwicklungsgeschichtlich wohl begründete Weg (s. oben), den die Lymphe durch den Lymphknoten nimmt.

Ein zweiter Weg führt vom Marginalsinus durch die engen und spärlichen, die Rinde durchsetzenden Lymphwege (s. oben) nach den Markplexus. In den zentraleren Lymphplexusabschnitten muß man also als drittes stromverlangsamendes Moment Strom und Gegenstrom dieser beiden physiologischen Lymphwege bezeichnen. Der Hauptstrom der Lymphe geht wohl durch den Randsinus zum Hilus und von hier zu den Plexus der Marksubstanz, ein Vorgang, der nicht nur das relativ lange Verschontbleiben der Rindensubstanz bei Lymphstauungszuständen, sondern auch die stärkere Erweiterung der Lymphsinus in den stark resorptiven (Aorten-) Lymphknoten erklären könnte, die bei den weniger resorptiven (peripheren) Lymphknoten nicht nachweisbar ist.

Mit den mechanischen Momenten der Lymphströmung allein sind aber die histologischen Unterschiede der stark und der schwächer resorptiven Lymphdrüsen noch nicht zu erklären, es kommt zu der von den Lymphsinus nach den Marksträngen gerichteten Lymphströmungstendenz noch ein Saftstrom hinzu, der entgegengesetzt vom Blutgefäßsysten durch die Markstränge nach und in die Sinus verläuft. Je nach der Stromgeschwindigkeit beider Ströme und je nach der Beschaffenheit der Lymphe muß es durch Zusammentreffen beider Strömungen an wechselnden Orten der Lymphdrüse zu einem *Ruhepunkt der Strombewegung* kommen.

Die von NORDMANN und anderen Autoren gemachte Annahme, daß einerseits ein Lymphstrom von den Lymphsinus nach den Marksträngen, andererseits ein sinuswärts gerichteter Saftstrom von den Marksträngen her stattfindet, setzt, wie ich glauben möchte, auch die Annahme einer nicht geschlossenen Lymphbahn voraus, die es ermöglicht, daß auch geformte, in der Lymphe suspendierte Körper (Zellen, Kohlepartikelchen) aus den Lymphsinus heraus in das lymphatische Reticulum gelangen können. Die beiden, durch die Beschaffenheit des Sinusreticulum und des lymphatischen Reticulum regulierten Strömungsrichtungen werden noch durch die Beschaffenheit der Lymphe selbst erheblich beeinflußt. Reich-

---

[1] NORDMANN: Zitiert auf S. 1033.

licher Zufluß von Lymphe, die mit spezifisch schwereren Stoffen (Zellen, Eiweißkörpern, Kohle und anderen) beladen ist, wird nicht nur wegen ihrer physikalisch-chemischen Beschaffenheit in dem schon normalerweise verlangsamten Lymphsinusstrom noch langsamer fließen als spärliche, dünnflüssigere Lymphe; sie wird auch das ebenfalls nicht indifferent bleibende Sinusreticulum schwerer passieren, so daß es, wie NORDMANN sagt, zu einer Verstopfung der Lymphbahnen kommt. Diese haben nun auch noch den aus den Marksträngen kommenden Saftstrom aufzunehmen, wodurch die Stauung in den Sinus vermehrt wird. Der pathologische Ausdruck dieser Lymphstauung in den Lymphsinus ist der Sinuskatarrh, der sich angedeutet bereits physiologischerweise im Aortentyp der Lymphknoten findet. Der Blutsaftstrom strömt in die Lymphsinus ein, ihren rasch wuchernden Zellen als Nährflüssigkeit dienend.

Anders liegen die Verhältnisse bei den schwach resorbierenden Lymphdrüsen, bei denen man an dem Beispiel der schwach mit kohlebeladenen Lymphdrüsen ablesen kann, daß hier ein Saftstrom durch die Lymphsinus hindurch nach den Marksträngen stattfindet. Wie oben erwähnt, ist die Kohle in schwach beladenen Lymphdrüsen fast ausschließlich in den Marksträngen zu finden, sie muß also die Lymphsinus bereits passiert haben. Nach Übertritt in die Markstränge trifft der Lymphstrom hier auf den sinuswärts gerichteten Saftstrom aus der Blutbahn, so daß es hier beim Zusammentreffen beider Strömungsrichtungen zu der für eine Ablagerung, Speicherung und Phagocytose wichtigen starken Stromverlangsamung kommt. Bei den schwach resorbierenden Lymphdrüsen trifft man daher auf die normalen Lymphsinus mit zartem Endothel und auf das stark ausgebildete lymphatische Reticulum mit reichlich Reticulumzellen. In den Marksträngen als dem Hauptreaktionsort der schwach resorbierenden Drüsen ist auch der Ort der Plasmazellenbefunde gegeben, die NORDMANN auch in normalen Lymphdrüsen spärlich findet. Einen Endzustand der durch schwache resorptive Leistungen beanspruchten Lymphknoten stellt die (pathologische) retikuläre Induration des lymphatischen Gewebes dar.

Die von NORDMANN aufgestellte funktionelle Betrachtungsweise des regionär unterschiedlichen Lymphdrüsenbaues macht, wie oben erwähnt, die Annahme, daß durch die Lymphsinus hindurch ein Strom nach den Marksträngen (und umgekehrt) möglich ist, der sogar geformten Bestandteilen (Zellen, Kohle und anderes) den Übertritt von der einen nach anderen Gewebsregionen gestattet. Diese Annahme bedarf, auch wenn heute meines Erachtens der experimentelle Beweis längst dafür erbracht ist, daß zwischen Lymphsinusreticulum und lymphatischen Reticulum syncytiale Verbindungen bestehen, noch einiger kurzer Hinweise. Die alte Annahme, daß die Lymphsinus nach außen von einem sog. Grenzhäutchen umschlossen sind, das sie gewissermaßen abdichtet, stützt sich auf das histologische Bild, das in vielen Fällen anzuerkennenderweise eine ganz feine, hinter den sog. Sinusendothelien gelegene, manchmal fein glänzende, leicht gewellte „Linie" erkennen läßt. Es handelt sich hier meines Erachtens um einen ganz bestimmten funktionellen momentanen Zustand, der sich, wie das Experiment zeigt, sofort ändern läßt, wenn man die Drüse eines Versuchstieres durch einen Reiz in stärkere Tätigkeit versetzt. So sieht man z. B. nach intravenösen Seruminjektionen kurze Zeit (etwa nach $^1/_2$ Stunde) in den Mesenterialdrüsen der untersuchten Tiere (Meerschweinchen und Kaninchen) neben den dominierenden zellproduktiven Vorgängen in den Marksträngen die Schwellung und Vermehrung der Lymphsinusendothelien, die jetzt mit breiter Basis auf der Sinus-„wand" sitzen und fast epithelartigen, dichtgedrängten Eindruck machen. Ihre Lage ist vielschichtig geworden, radiär zum „Sinuslumen" gestellt. Das „Grenzhäutchen" ist in solchen Zellquellungs- und Vermehrungszuständen nie mehr zu sehen, man weist jetzt im Gegenteil nach, daß aus den Marksträngen heraus ein mächtiger Abtransport verbrauchter Zellen nach den Sinus stattfindet: Das epithelartig gewordene mehrschichtige, großzellige Lymphsinusendothel wird an vielen Stellen von den ausgeschwemmtwerdenden Verbrauchszellen gerade an der Basis (Sinuswand) auseinandergedrängt, doch bleibt der syncytiale Verband meist deutlich noch erkennbar. Bei solchen Bildern wird man unwillkürlich an die „Reticularisierung" des Epithels der Tonsillen erinnert.

Ähnliche Bilder wie in den Lymphdrüsen, die auf hämatogene Reize in Zellfunktion traten, habe ich häufig *in stark reaktiven Milzen* von Versuchstieren (namentlich bei intravenös bakterieninjizierten Meerschweinchen) gesehen. Die Reaktion ist dabei, namentlich bei immunisierten, bakterieninjizierten Tieren meist eine stark myeloische, doch kann sie bei Wahl anderer Injektionsstoffe (Hühnerblut bei ganz schwach immunisierten Tieren) in gleicher Stärke auch in lymphoider Richtung ausgelöst werden. Bei myeloischer Reaktion bekommt man manchmal außerordentlich instruktive Bilder, die nicht nur die absolute Gleichsinnigkeit der Zellreaktion von Pulpagewebe und venösem Sinusgewebe zeigen, sondern auch weitgehend die Untersuchungsergebnisse von MOLLIER[1], HUECK[2] und anderen über den retikulären Bau der Milzsinuswand bestätigen. Ich habe oft in sehr kurzen Zeiten nach den intravenösen Injektionen in den venösen Milzsinus Bilder gesehen, die ein vielschichtiges Milzsinus-„Endothel" zeigten, das ohne jegliche membranöse Grenze übergeht in die Zellen der Umgebung.

Dieses „Endothel", das trotz aller weit „differenzierten" Zellen noch den absolut sicheren, sogar für die grobe farbphotographische Methode noch erfaßbaren syncytialen Zusammenhang der einzelnen Zellen untereinander deutlichst erkennen läßt, besteht in solchen Fällen aus großen Erythroblasten, pseudoeosinophil (Meerschweinchen!) oder seltener auch eosinophil granulierten mononucleären oder spindeligen oder gelapptkernigen Elementen, aus großen lymphoiden Elementen und plasmacellulären Typen, die nach dem Sinuszentrum radiär zuzustreben scheinen, hier lockerer liegen und knochenmarkähnlich mit feinen, protoplasmatischen Ausläufern verbunden sind. Gerade bei solchen Bildern höchster, vom Milzsinusendothel ausgehender Zellproduktion ist von einem den venösen Sinus begrenzenden Häutchen in keiner Weise mehr etwas zu sehen, im Gegenteil, man sieht trotz der dichten „epithel"artigen Lage der plötzlich aufgequollenen, zum Teil neugebildeten und „differenzierten" Zellen, wie aus den Pulpasträngen heraus verbrauchte Zellen, Leukocyten, reich beladene Phagocyten durch die reizveränderten Endothellagen hindurchgetrieben werden. Auch hier scheint mir der Saftstrom, nicht das „Wandern" der Zellen das Maßgebende zu sein.

Ähnlich wie MOLLIER[1], HUECK[2] und andere möchte ich bei so verwandten Befunden zwischen Milz und Lymphdrüse eine syncitialretikuläre Verbindung in der Lymphdrüse zwischen Markstrang und Lymphsinus als erwiesen annehmen.

Auch wenn ORSOS[3] findet, daß die eigentliche Sinuswandung aus einem so dichten sich der jeweiligen Form anpassenden retikulären Geflecht besteht, daß die Sinuswandung ähnlich abgeschlossen erscheint, wie die Blutgefäße, so sieht er doch „an den migrierenden Zellen bei der Durchdringung der Sinuswand ähnliche dünne Einschnürungen, wie an den durch die Gefäße wandernden" Zellen. Eine homogene strukturlose Membran um die Lymphsinus ist nach ORSOS nicht vorhanden. Wichtig erscheint mir, daß ORSOS auch Abbildungen „vom weniger dichten Bau" der Lymphsinuswand gibt, die mir in ähnlichen Sinne zu sprechen scheinen, den MOLLIER[1] für den Milzsinusbau vertritt. ORSOS findet in den bronchialen Drüsen einer Pneumonie eine mächtige Erweiterung der Lymphsinus, die in dem fast zellfreien fibrinreichen Exudat reichlich Pneumokokken enthielten. Von Phagocytose ist nichts erwähnt. Die erweiterten Sinus wiesen

---

[1] MOLLIER: Arch. f. mikrok. Anat. Bd. 76, S. 608. 1911.

[2] HUECK, W.: Die normale menschliche Milz als Blutbehälter. Verhandl. d. dtsch. Ges. f. inn. Med. S. 472. 1928.

[3] ORSOS: Zitiert auf S. 1029.

ORSOS entschieden auf einen positiven hydrostatischen Druck derselben gegenüber dem lymphatischen Gewebe hin, da diese Pneumokokkenmassen im lymphatischen Gewebe nicht zu finden sind. ORSOS spricht hier von einer Demarkation der von Pneumokokken übersäten Sinusabschnitte, die, ähnlich wie auch beim Typhus auf den dichten Abschluß der Sinuswände nach dem lymphatischen Gewebe hinweise. Auch wenn KOSUGE[1] auf die Zurückhaltung von Pestbacillen in den Sinus in ähnlicher Weise wie ORSOS hinweist und die Undurchlässigkeit der Sinuswände mit dem Bestehen eines Grenzhäutchens erklärt, so muß KOSUGE gegenüber betont werden, daß dieses Grenzhäutchen nicht existiert, während gegen die Ansicht von ORSOS, die Bakterien würden durch die den Sinus begrenzenden dichten retikulären Fasergeflechte aufgehalten, einzuwenden ist, daß das von ORSOS beigegebene Mikrophotogramm, das die Verhältnisse der zitierten Pneumonielymphdrüse in sehr übersichtlicher Weise erkennen läßt, auch sehr ausgesprochene Veränderungen des anscheinend stark ödematösen und vor allem zellarmen lymphatischen Gewebes aufweist. Mein Einwand gegen diese von ORSOS abgeleitete Undurchlässigkeit der Lymphsinus, die durch die dichten Fasergebilde zustande kommen soll, geht dahin, daß man aus diesen schwerstens pathologisch veränderten Lymphdrüsen bei Pneumonie, Typhus, Pest keine Rückschlüsse auf die physiologische Bedeutung der zweifellos besonders gebauten „Sinuswand“ ziehen darf. Die von ORSOS beschriebenen stark erweiterten Lymphsinus, die eine fibrinreiche, zellarme, mit nicht phagocytierten Bakterien stark beladene Flüssigkeit enthalten, erinnern mich lebhaft an sehr oft im Tierversuch gesehene Bilder, die aber meines Erachtens ganz anders erklärt werden müssen.

Zur Illustration der Befunde von ORSOS möchte ich kurz nur auf einige Beobachtungen, die man im Tierversuch sehr leicht machen kann, hinweisen, die den Schlüssel zum Verständnis der ORSOSschen Befunde geben.

Injiziert man Meerschweinchen mit größeren Mengen apathogener Keime (Bact. coli, tetrageni usw.) intravenös, so erkennt man im Serienversuch, der die Einzeltiere in bestimmten Zeitabschnitten tötet, daß schon wenige Minuten nach der Injektion bestimmte der Beseitigung der Bakterien und deren Zerfallsprodukten dienende Zellvorgänge in zahlreichen Organen in Gang kommen, die nach bestimmten Zeiten einen Höhepunkt erreichen und wieder in typischer, höchst interessanter Weise zurückgebildet werden. Injiziert man dagegen intravenös größere Mengen hochpathogener Keime (besonders deutlich im Milzbrandversuch), so sieht man, daß die von den mit apathogenen Keimen injizierten Tieren her bekannten Reaktionen anfangs ebenfalls eingeleitet werden. Bald aber kommt es zu einem Stillstand der mit Zellneubildung, „Zelldifferenzierung“ und Zellverbrauch einhergehenden entzündlich-reaktiven Vorgängen. Über ein Stadium der „haemorrhagischen Entzündung“ hinweg kommt es zur Reaktionsunfähigkeit des Organismus: Die Zellneubildung, größtenteils auch die Zellfunktion (Phagocytose) ist erloschen, und es kommt jetzt zu dem „ödematösen“ Stadium, in dem ein mächtiger Transsudationsstrom in das zellarm gewordene, in seiner Grundsubstanz gequollene Gewebe eintritt: Die anfangs durch Phagocytose und durch zellreaktive Vorgänge in ihrem schrankenlosen Wachstum gehemmten Keime vermehren sich jetzt in dem flüssigkeitsdurchdränkten Gewebe schrankenlos ohne zellige Gegenwehr des Organismus. Jetzt sind die histologischen Bilder ähnlich wie bei schwer röntgengeschädigten bakterieninjizierten Tieren, in deren zellarm gewordenen Organismus sich selbst apathogene, nur noch humoral eine gewisse Schädigung erleidende Bakterien schließlich ungehemmt vermehren.

---

[1] KOSUGE, J.: Histologische Studien an Pestbubonen. Virchows Arch. f. pathol. Anat. u. Physiol. Bd. 253, S. 505. 1920.

Bei derartigen Zuständen der *Anergie*[1] habe ich auch in den Lymphdrüsen Bilder gesehen, wie sie ORSOS in ähnlicher Weise bei Infektionen beim Menschen abbildet. Meines Erachtens entstehen hier so schwere Störungen der Blut- und Lymphzirkulation, daß man mit den aus der normalen Anatomie und Physiologie gewonnenen Vorstellungen über die Lymphzirkulation und über ihre Beziehungen zum lymphoiden Gewebe in keiner Weise mehr auskommt. Man kann die Beobachtungen an den Lymphdrüsen bei Infektionskrankheiten *nicht* als Beweise dafür heranziehen, daß die Lymphsinuswand gegen das angrenzende lymphoide Blutgefäßreticulum abgeschlossen ist.

5. Blutlymphdrüsen.

Im Anschluß an die verschiedenen Typen der Lymphdrüsen muß noch einer besonderen Art gedacht werden, die nach Ansicht mancher Autoren eine Sonderstellung im Rahmen der Lymphdrüsen nicht nur wegen ihres histologischen Baues, sondern auch wegen ihrer besonderen Funktion einnimmt.

Es sind die sog. *Blutlymphdrüsen*, hellrote bis dunkel schwarzrote Gebilde, die bei Tieren, namentlich paravertebral und in der Umgebung der Nierenarterie gefunden werden. Auch wenn von den meisten Autoren betont wird, daß diese Blutlymphdrüsen beim Menschen zum mindesten nicht in dem Ausmaße wie z. B. beim Schaf und Rind gefunden werden, so legen doch einzelne Autoren (s. unten) Wert auf die Feststellung, daß diese von den gewöhnlichen weißen Lymphdrüsen auch histologisch angeblich streng abzutrennenden Blutlymphdrüsen auch beim Menschen gelegentlich beobachtet werden.

Schon in der rein anatomischen Literatur zielt die Diskussion auf eine Entscheidung der Frage, ob die „Blutlymphdrüsen", die keine zu- oder abführenden Lymphgefäße haben und die nur an das Blutgefäßsystem angeschaltet sind, einen milzähnlichen Bau und eine milzähnliche Funktion haben. Da sich manche gute Kenner der Anatomie der Lymphdrüsen auf Grund besonders eingehender Untersuchungen an Blutlymphdrüsen für eine zum mindesten sehr nahe histologische und zum Teil auch funktionelle Verwandtschaft mit der Milz entscheiden, glaubt auch EPPINGER[2] über die Hämolymphdrüsen hinweg gewisse Rückschlüsse auf die Funktion der Milz ableiten zu können.

Bei dem großen Interesse, das heute der Milz von Anatomen und Physiologen, von Pathologen, von Klinikern und von Hämatologen entgegengebracht wird, erscheint es von einigem Wert, auch in diesem Referate auf die Stellung der Blutlymphdrüsen im Rahmen des gesamten Lymphapparates mit einigen Literaturrückblicken und Erläuterungen einzugehen.

Aus der gesamten älteren Literatur, die in den bekannten Arbeiten von WEIDENREICH[3], HELLY[4] PILTZ[5], v. SCHUMACHER[6] eingehend berücksichtigt ist, ergeben sich einige wesentliche Fragen, die namentlich bei der in manchen Arbeiten offensichtlichen Parallelisierung von Milz und Blutlymphdrüsen von gewisser Bedeutung erscheinen:

[1] Vgl. OELLER, H.: Verhandl. d. Kongr. f. inn. Med. Wiesbaden 1926. Diskussionsbemerkungen zu den Vorträgen von BRAUER und DIETRICH.

[2] EPPINGER, H.: Die hepato-lienalen Erkrankungen. Encyklopädie d. klin. Med. Springer, Berlin 1920.

[3] WEIDENREICH, F.: Studien über das Blut usw. II. Bau und morphologische Stellung der Blutlymphdrüsen. Arch. f. mikr. Anat. Bd. 65, S. 1. 1904.

[4] HELLY, K.: Hämolymphdrüsen. Anatom. Hefte Abtl. 2; Zeitschr. f. d. ges. Anat., Abt. 3: Ergebn. d. Anat. u. Entwicklungsgesch. Bd. 12, S. 207. 1902.

[5] PILTZ, H.: Über Blutlymphdrüsen. Berlin. tierärztl. Wochenschr. 1907, Nr. 27.

[6] SCHUMACHER, S. v.: Entwicklung und systematische Stellung der Blutlymphdrüsen. Arch. f. mikr. Anat. Bd. 81, S. 92. 1913.

1. Ist der histologische Bau und die Funktion der Blutlymphdrüsen beim Tier (Schaf usw.) „milzähnlich"?

2. Sind die Verhältnisse des Tieres auf den Menschen übertragbar?

Die historische Entwicklung der Hämolymphdrüsen führt, wie Eppinger erwähnt, bereits auf Winogradow (zitiert bei Eppinger) zurück, der bei einem splenektomierten Hunde 132 Tage nach der Splenektomie eine Vergrößerung der meisten Lymphdrüsen fand. Die Gesamtmasse der möglichst reichlich gesammelten Drüsen (40,7 g Drüsensubstanz) war im Vergleich zu Normalhunden erheblich vermehrt (0,267% des Körpergewichtes gegen 0,16% normal). Fast alle Drüsen erschienen dunkel- bis hellrot. Die Rotfärbung war durch die Anwesenheit zahlreicher roter Blutkörperchen in den Räumen des Reticulum und in den Lymphbahnen bedingt. Die roten Blutkörperchen waren zum Teil zu bräunlichem Pigment zerfallen, welches größtenteils in den *Zellen* des Reticulum lag.

Erst später haben englische Autoren (Gibbes, zitiert bei Helly) auf Drüsen hingewiesen, die in ihren Sinus statt Lymphe Blut enthielten. Robertson[1] gibt bereits eine genauere Beschreibung seiner anscheinend neu gefundenen „*Haemolymph glands*", die auch Clarkson[2] als *Hemal glands*, ähnlich wie Robertson, mit der Bildung von roten Blutkörperchen in Zusammenhang bringt. In Deutschland war es namentlich Weidenreich, der die älteren bereits vorliegenden Arbeiten auf diesem Gebiete einer Kritik unterzieht und im Anschluß an seine Milzuntersuchungen selbst eigene groß angelegte Studien über Bau und Funktion der von ihm „Blutlymphdrüsen" genannten Gebilde anstellt.

Im Anschluß an die Weidenreichschen Veröffentlichungen entspann sich eine große, wohl auch heute noch nicht abgeschlossene Diskussion, die sich hauptsächlich gegen die von Weidenreich ausgesprochene Ansicht richtete, die den Blutlymphdrüsen auf Grund eines besonderen der Milz ähnlichen oder verwandten Baues eine große Sonderstellung im Rahmen der Lymphdrüsen einräumt.

Bau der Blutlymphdrüsen.

Den Kernpunkt der Untersuchungsergebnisse von Weidenreich, der seine Studien hauptsächlich an der Blutlymphdrüse des Schafes durchführte, bildet die Tatsache, daß die Blutlymphdrüsen keine Lymphgefäße, weder zuführende noch abführende, besitzen. Auch Helly betont mit Nachdruck diese Tatsache. Die Blutlymphdrüsen, die hauptsächlich prävertebral namentlich in der Gegend der Nierenarterien gelegen sind, zeigen verschiedene Größen; sie sind meist ziemlich klein, doch kommen auch größere Drüsen vor, die im allgemeinen aber hinter der Größe der gewöhnlichen Lymphdrüsen etwas zurückbleiben. Sie sind in Fettgewebe eingebettet und lassen sich aus diesem infolge ihrer prallen Konsistenz leicht herauspräparieren. Dabei zeigen sie sich meist als rundliche Gebilde mit relativ zarter Kapsel, die eine Art Hilus erkennen lassen. Hier findet man meist eine dünne eintretende, meist leere Arterie und eine zarte oft auffallend stark gefüllte Vene, die aber im Vergleich zur Arterie ein größeres Lumen hat. Von Lymphgefäßen ist nichts zu sehen.

Den Einwand, daß hier keine Vene, sondern ein Vas afferens vorliegt, entkräftet das Ergebnis der Injektionsversuche. Injiziert man Blaulösung in das Drüsenparenchym, so sieht man, wie die Farblösung bei den gewöhnlichen Lymphdrüsen durch das Vas efferens abfließt, um nach einer mit dem Vas efferens verbundenen anderen Drüse zu fließen, deren Lymphsystem mehr oder weniger gut füllend. Bei den Blutlymphdrüsen ist der Vorgang ein analoger, nur fließt hier die Farblösung durch *eine* am Hilus austretende Vene ab, um die Bluträume anderer damit verbundener Blutlymphdrüsen zu füllen. Dieses Gefäß kann kein Lymphgefäß sein, denn es ist das einzige, das die Drüse verläßt. Wollte man annehmen, daß diese Vene ein Lymphgefäß sei, so hätte eine Blutlymphdrüse, da ein zuführendes Lymphgefäß nicht existiert, nur eine zuführende Arterie und ein abführendes Lymphgefäß. Überdies

---

[1] Robertson: The praevertebral haemolymph glands. Lancet Bd. 2, S. 1152. 1890.
[2] Clarkson: Report on hemal glands. Brit. med. journ. Bd. 1, S. 183. 1891.

läßt sich ohne weiteres nachweisen, daß die Vene in eine der Hauptvenen (Vena cava inf. oder Vena ilica communis) einmündet. Von den Hauptvenen her gelingt auch die Injektion der Drüsenvenen.

Die Blutlymphdrüsen sind also nach WEIDENREICH *direkt an das Blutgefäßsystem angeschlossen und haben weder zuführende noch abführende Lymphgefäße.* Die schon aus diesem wichtigen Befunde sich ergebende verwandtschaftliche Beziehung zur Milz wird noch größer, wenn man den Bau des Blutgefäßsystems genau verfolgt.

Während in den gewöhnlichen („weißen") Lymphdrüsen die Blutgefäße (Arterien wie Venen) nur auf kurze Strecken hin in den Bindegewebszügen, die von der Kapsel her in die Drüse einstrahlen, verlaufen und sehr bald aus den Bindegewebszügen austretend ihre lymphoiden Scheiden bekommen, verlaufen die Gefäße in den Blutlymphdrüsen auf größere Strecken hin innerhalb der Bindegewebsbalken, so daß schon daraus eine gewisse Parallele zur Milz entsteht. Schon hier sei erwähnt, daß andere Autoren, namentlich v. SCHUMACHER[1], den trabekelähnlichen Bau in der Hilusgegend der Blutlymphdrüsen im wesentlichen bestätigen, aber besonders darauf aufmerksam machen, daß größere Züge von Kapselgewebe nach Art von Trabekeln im Drüseninnern nie gefunden werden.

Der Bau des Blutgefäßsystemes im Blutlymphknoten wird von WEIDENREICH eingehend beschrieben und bis in Einzelheiten mit zahlreichen Zeichnungen belegt. Es würde zu weit führen, auch nur auf die wichtigsten Einzelheiten einzugehen, jedenfalls ist das Studium gerade dieser Arbeiten mit ihren Abbildungen jeden, der sich für Lymphdrüsen und Milz und Bau von retikulärem Gewebe interessiert, ganz besonders zu empfehlen.

Kurz zusammengefaßt läßt sich die Ansicht WEIDENREICHs über den Bau der Blutlymphdrüsen und namentlich der Blutgefäße folgendermaßen beschreiben, wobei betont sei, daß WEIDENREICH getreu seiner Ansicht, die Blutlymphdrüsen seien besondere von den gewöhnlichen Lymphdrüsen differente Gebilde, die *sinusartigen Gebilde nicht wie andere Autoren als Lymphsinus, sondern als Blutsinus bezeichnet.*

Das Organ wird zusammengesetzt von drei Teilen: *Kapsel, bluthaltige Räume, lymphoides Gewebe*, zu denen noch die *Gefäße, Arterien und Venen* hinzukommen.

Unmittelbar unter der Kapsel liegt *ein großer weiter Blutraum, angefüllt mit roten Blutkörperchen* und durchsetzt von Fortsetzungen des Kapselgewebes. Mehr zentral liegt das *lymphoide Gewebe*, gleichfalls von bluthaltigen Räumen durchbrochen, das eine *Trennung in Mark- und Rindensubstanz nicht erkennen läßt.*

Form und Ausdehnung der Bluträume sowie Form und Ausdehnung des lymphoiden Gewebes zeigen große Variationsfähigkeiten, die scheinbar verschiedene Bilder bei prinzipiell gleicher Anordnung bedingen können. Einmal können die bluthaltigen Räume sehr groß sein und tief in das lymphoide Gewebe einschneiden, das dann in einzelne, aber immer den Zusammenhang wahrende Inseln zerlegt erscheint. In anderen Drüsen nimmt das lymphoide Gewebe einen großen Teil der Drüse ein, wodurch die Bluträume eingeengt werden. So können die zentral gelegenen Bluträume fast ganz verschwinden und der periphere Blutraum weitgehend eingeengt sein, während umgekehrt Drüsen vorkommen, die bei weiten Bluträumen das lymphoide Gewebe einengen und auseinanderdrängen.

Die *Bluträume* sind in ihrer Gesamtheit von einem *Reticulum* ausgekleidet und enthalten meist sehr reichlich rote Blutkörperchen, die die rote Farbe der Drüse bedingen.

Das Reticulum der Bluträume steht kapselwärts mit der Kapsel, nach dem lymphoiden Gewebe zu mit dem Reticulum dieses Gewebes in direkter Verbindung. Die Maschen sind weit und zart, gröbere Züge treten nur da auf, wo Gefäße nach der reich vascularisierten Kapsel ziehen. Das Reticulum besteht aus einem Syncytium mit intraprotoplasmatischen feinen Fasern.

Das *lymphoide Gewebe*, da und dort durch die Bluträume in einzelne, immer aber zusammenhängende kleinere und größere Inseln zerteilt, zeigt stellenweise *Keimzentren.* Es ist *gegen die Bluträume*, auch wenn vielfach eine scharfe Trennung zwischen Blutraum und lymphatischen Gewebe gegeben erscheint, *nicht ab-*

---

[1] SCHUMACHER, S. v.: Zitiert auf S. 1044.

gegrenzt, da das Reticulum des lymphatischen Gewebes kontinuierlich übergeht in das Reticulum der Bluträume.

Gerade an *den* Stellen lymphatischen Gewebes, wo kompaktere, keimzentrenhaltige Massen sich gewissermaßen in den peripheren Blutraum buckelartig vorwölben, könnte, wie an ähnlichen Stellen auch sonst im Gewebe, bei der hier gegebenen dichteren Lagerung der Reticulumfasern daran gedacht werden, daß hier ein kapselartiger („käfig"artiger) Abschluß (s. die analogen Verhältnisse bei den gewöhnlichen Lymphdrüsen S. 1033) des lymphoiden Gewebes gegen die Bluträume zustande kommen könnte. Gute Bindegewebsfärbungen lassen aber deutlich erkennen, daß es sich dabei nur um eine *mechanische Zusammendrängung der Fasern* durch das sich ausbreitende Gewebe handelt. Die Fasern sind Produkt der Reticulumzellen, und so wird es verständlich, daß namentlich in *den* Gewebspartien, *wo Keimzentren als Ausdruck vorübergehender Zellvermehrung und Schwellung* vorhanden sind, *die Reticulumfasern peripher verdichtet und zusammengedrängt* erscheinen. WEIDENREICH gibt an Hand zweier Abbildungen ein sehr verständliches „Schema zur Verdeutlichung der durch Spannung bedingten Verengerung von Reticulummaschen", das zeigt, wie ein aus Quadraten bestehendes Fasersystem durch geänderte Spannungsverhältnisse in ein dichtgedrängtes rhombisches Netzwerk verwandelt werden kann[1]. *Bluträume und lymphoides Gewebe stehen mithin in direktem „offenen" Zusammenhang.*

Alles, was an Zellen und sonstigen Bestandteilen in den Blutsinus liegt, kann durch deren Maschenräume in das lymphoide Gewebe gelangen und umgekehrt besteht auch keine Sperre für Zellen, die vom lymphoiden Gewebe nach den Blutsinus gebracht werden sollen.

Diese für die Blutlymphdrüsen im besonderen gültigen Untersuchungsergebnisse WEIDENREICHS erscheinen mir nicht nur für das weitere Verständnis des Baues der Hämolymphdrüsen von großer Wichtigkeit, sondern namentlich auch für den Bau der gewöhnlichen Lymphdrüsen. Denn wir müssen, wie oben (S. 1033) auseinandergesetzt, einen ähnlichen „offenen" syncytial-retikulären Bau auch für die gewöhnlichen „weißen" Lymphdrüsen zwischen Lymphsinus und lymphoidem Gewebe annehmen.

Scheinbar kompliziert werden die Verhältnisse erst durch den besonderen Bau der Gefäße und Capillaren der Hämolymphdrüse, doch lassen sich auch hier an Hand der WEIDENREICHschen Ergebnisse einfache Richtlinien aufstellen.

Die Kardinalfrage lautet: *Wie gelangen die roten Blutkörperchen in die sinusartigen Räume?*

Sie beantwortet sich durch eine Untersuchung der Beziehung zwischen Arterien, Venen und Bluträumen.

Wichtig ist die Feststellung, daß *nicht alle Erythrocyten,* die durch die Arterie in die Drüse eintreten, das Organ durch die Vene wieder verlassen. Denn die *Blutlymphdrüsen* sind *blutzerstörende Organe,* wie man an der Phagocytose und an ihrem oft reichlichen Blutpigmentgehalt erkennen kann. *Die in die Drüse eintretenden Erythrocyten werden gewissermaßen gesiebt.* Untaugliches Material wird — ähnlich wie in der Milz — zur Zerstörung zurückbehalten.

Dieser Vorgang wird nach WEIDENREICH durch folgenden Bau des Blutgefäßsystems ermöglicht, der zeigt, daß *rote Blutkörperchen auf drei verschiedenen Wegen*

[1] In diesem Zusammenhang sei auf ähnliche Schemata von ORSOS (Beitr. z. pathol. Anat. u. z. allg. Pathol. Bd. 75, S. 44. 1925) verwiesen, der ganz besonders deutlich die Ablenkungen und Verdichtungen von regulären, senkrecht und diagonal sich kreuzenden „Gitterfasern" durch Eindrängen rundlicher Körper zeigt. Gleichzeitig sei an die von MOLLIER (Arch. f. mikr. Anat. Bd. 76, S. 608. 1911) beschriebenen verschiedenen Formen des Milzreticulum und der dort gegebenen Schemata erinnert.

von den Arterien nach den Geweben bzw. nach den Venen gelangen können, *während ein Teil von ihnen in den Blutsinus* bzw. im lymphoiden Reticulum deponiert wird.

Der erste Weg stellt eine direkte Verbindung zwischen den arteriellen und venösen Capillaren bzw. Venenlacunen dar. *Die zweite „intermediäre Bahn“* kommt dadurch zustande, daß sich die arteriellen Capillaren im lymphoiden Gewebe wandlos „öffnen“, so daß der Blutstrom durch das lymphoide Reticulum ohne präformierte Bahn hindurchfiltert. Von hier gelangen die roten Blutkörperchen — was wohl ihr gewöhnlicher Weg ist — in die Blutsinus, können aber auch, namentlich bei starker Sinusfüllung, durch das lymphoide Gewebe hindurch nach den Venen gelangen. Die Venencapillaren stellen anfangs auch nur „gebahnte“ Wege im lymphoiden Gewebe dar, bekommen dann einen zarten einfachen Endothelbelag. Es bilden sich die oft miteinander anastomosierenden *Venenlacunen*, die in die Venen übergehen. *Der dritte*, ganz *indirekte Weg* führt die roten Blutkörperchen aus den arteriellen Capillaren heraus offen ins Reticulum des lymphoiden Gewebes, das ihnen auch Durchtritt nach den Blutsinus gewährt. Von den Blutsinus können sie durch die adenoiden Wände der Venenlacunen in den venösen Kreislauf zurückgelangen, soweit sie nicht in den mit Blutkörperchen vollgestopften Sinus zur Zerstörung zurückbehalten werden. Eine direkte Einmündung der arteriellen Capillaren in die Bluträume hat WEIDENREICH nicht beobachtet; letztere stehen mit dem Gefäßsystem in indirekter Verbindung.

Der Weg des Blutes von den Arterien durch das lymphoide Gewebe ist der normale, während der *direkte arteriell-venöse Weg* der seltenere, anscheinend noch durch einen *besonderen Regulationsmechanismus* geregelte sein dürfte.

Dieser Regulationsmechanismus ist in der Lage, die roten Blutkörperchen entweder mehr die indirekten Wege durch das lymphoide Parenchym oder den direkten arteriell-venös-capillaren Weg zu leiten. Er ist bei den Blutlymphdrüsen des Schafes noch nicht mit voller Deutlichkeit zu erkennen. Doch sieht man auch bei dieser Tierart in den Blutlymphdrüsen Stellen, die zeigen, daß sich die arteriellen Capillaren in einem Abschnitt lymphoiden Gewebes zu verlieren scheinen, der durch stärkere Faserzüge wie abgegrenzt erscheint. Es entsteht der Eindruck eines teilweise begrenzten Raumes, der aber nach allen Seiten mit dem umgebenden lymphoiden Gewebe in Verbindung steht.

Eine Erklärung für diese Verhältnisse liefern die Blutlymphdrüsen der Ratten. Man findet hier zwischen die durch adventitielles Gewebe verstärkten arteriellen Capillaren und die von einer einfachen Endothellage ausgekleideten gegen das anstoßende lymphoide Gewebe allseitig durch stärkere Faserzüge abgegrenzten Venen *Kanäle* eingeschaltet, die die gleiche Kaliberstärke wie die Venen haben, deren *Lumen* aber eingeengt ist durch eine auffallende Umformung der Endothelzellen. Sie werden hoch und mehrschichtig; die Abgrenzung gegen das angrenzende Gewebe wird dadurch verwischt, daß die Fasern spärlicher werden.

In diesen Einrichtungen sieht WEIDENREICH *einen Parallelismus zu den* SCHWEIGGER-SEIDEL*schen Capillarhülsen der Milz.* Hier sind als besonders differenzierte Endothelien spindelige Wandauftreibungen an dem Gefäßabschnitt zwischen Pulpaarterien und arteriellen Capillaren eingeschaltet, die den Blutzustrom nach den Milzsinus und nach dem Parenchym stetig und gleichmäßig gestalten[1].

Die Funktion der Blutlymphdrüsen ist eine zweifache.

---

[1] Meines Erachtens wäre auch hier weniger das mechanische als vielmehr das funktionelle Moment herauszuheben, denn die Gefäßwandzellen sind Gebilde, die sich außerordentlich schnell bestimmten, rasch veränderlichen Bedingungen anpassen und durch Quellung und Entquellung raum- bzw. lumenverändernd wirken.

Einerseits zerstören sie, wie WEIDENREICH[1] schon früher nachgewiesen hat, *phagocytär die Erythrocyten in den Blutsinus,* zum Teil auch im lymphoiden Reticulum. Reichlich Blutpigment wird in den Drüsen gefunden.

Nur als historischer Rückblick sei erwähnt, daß WEIDENREICH (1901) annimmt, daß die Erythrocyten in den Blutlymphdrüsen zu feinen Körnchen zerfallen, die von Lymphocyten, welche polymorphkernige Gestalt annehmen, aufgenommen werden. Diese „eosinophilen Leukocyten" können dann durch „indirekte Hämophagocytose" von Reticulumzellen (die mitunter zu Riesenzellen anwachsen) phagocytiert werden. Daneben kommt die „direkte Hämophagocytose" ganzer Erythrocyten durch Reticulumzellen vor.

Die *Venen* dienen nur denjenigen Erythrocyten, die in den Reticula nicht zerstört werden, oder die bei Überfüllung der Sinus keinen Platz dort finden, als Ableitungswege. Sie dienen aber auch als Ableitungswege *für* die *Produkte* einer *zweiten Funktion* der Blutlymphdrüsen. Es entsteht, wie auch in den gewöhnlichen Lymphdrüsen, in den lymphoiden Partien Lymphocyten, die mangels eines anderen Abflußweges durch die Venen abtransportiert werden müssen.

Betrachtet man im Rahmen der oben gestellten ersten Frage den von WEIDENREICH geschilderten Bau der Blutlymphdrüsen und die daraus abgeleiteten Funktionen, so käme man bei einer ausschließlichen Verwertung der WEIDENREICHschen Untersuchungsergebnisse und Deutung zu milzähnlicher Struktur und Funktion der Hämolymphdrüsen.

Die WEIDENREICHschen Ergebnisse, auf die sich namentlich EPPINGER stützt, fanden aber erheblichen Widerspruch, der schließlich darauf hinausläuft, daß von den Autoren die Sonderart des histologischen Baues der Hämolymphdrüsen abgelehnt wird, während ihre blutzerstörende Funktion, wenn auch unter sehr erheblichen Einschränkungen, im allgemeinen Bestätigung findet.

Nach WEIDENREICH sind die Hämolymphdrüsen durch das Fehlen von Lymphgefäßen charakterisiert. HELLY[2] stellt nun die Kardinalfrage, ob nicht auch *Blutlymphdrüsen mit Lymphgefäßen* vorkommen. Die Sonderstellung der Hämolymphdrüsen „steht und fällt mit der Frage, ob zwischen ihnen und den gewöhnlichen Lymphdrüsen eine zusammenhängende Reihe von Zwischenformen vorhanden ist oder nicht. Bestehen solche Formen, dann haben die fraglichen Gebilde ihre Daseinsberechtigung als Organe sui generis verloren, da ja die Möglichkeit des Übergehens der einen in die andere Form beständig gegeben ist". Die „Unveränderlichkeit der besonderen Eigenart eines Organes anderen gegenüber" scheint HELLY „für die Annahme seiner sog. Spezifität eine unerläßliche Bedingung . . .".

Nun läßt schon die mikroskopische Betrachtung, wie HELLY, v. SCHUMACHER[3] u. a. hervorheben, erkennen, daß neben den roten Lymphdrüsen in derselben zusammengehörigen Lymphdrüsenregion auch hellrote und weiße vorkommen, es läßt sich sogar zeigen, daß innerhalb einer Drüse selbst rote mit weißen Stellen abwechseln.

Die genaueren mikroskopischen Untersuchungen der von HELLY *rote Lymphdrüsen* genannten Blutlymphdrüsen läßt mit aller Sicherheit erkennen, daß bluthaltige Lymphdrüsen auch mit Lymphgefäßen vorkommen. HELLY selbst erhebt etwa dieselben Befunde wie v. SCHUMACHER, die mehr oder weniger ausgesprochen auch von BAUM[4], PILTZ[5] u. a. bestätigt werden. Übereinstimmend mit den genannten Autoren erwähnt WEIDENREICH selbst, daß in der Nähe von Blutlymphdrüsen Lymphgefäße vorkommen, die in die Kapsel, aber nicht in die Drüse selbst eindringen. Namentlich v. SCHUMACHER beschreibt Bilder, bei denen Lymphgefäße blind in der Drüsenkapsel endigen. Schon daraus ergibt sich ein Zu-

[1] WEIDENREICH, F.: Über Blutlymphdrüsen; die Bedeutung der eosinophilen Leukocyten usw. Anat. Anz. Bd. 20. 1901.

[2] HELLY: Zitiert auf S. 1044. [3] v. SCHUMACHER: Zitiert auf S. 1044.

[4] BAUM, H.: Rote Lymphknoten. Dtsch. Tierärztl. Wochenschr. 1907, Nr. 34. — Das Lymphgefäßsystem des Rindes. Berlin 1912.

[5] PILTZ: Zitiert auf S. 1044.

sammenhang mit den gewöhnlichen Lymphdrüsen, der noch deutlicher wird, wenn man Bilder sieht, bei denen ein normal starkes Lymphgefäß in die Kapsel eindringt und blind endet; ein kleiner Seitenast tritt in die Drüse ein und steht mit den blutgefüllten Sinus in Verbindung. Über einige weitere Zwischenbilder hinweg gelangen die Autoren zu bluthaltigen Lymphdrüsen, die ein gewöhnlich entwickeltes Lymphgefäßsystem (Vas afferens und Vas efferens) besitzen.

Auf Grund der Beobachtungen an den Lymphgefäßen von roten Lymphdrüsen kommt HELLY zu dem Schluß, „*daß zwischen den verschiedenen Formen dieser nur ein stufenweiser Entwicklungsunterschied, nicht aber ein solcher spezifischer Natur besteht*“. Da aber auch rote Lymphdrüsen sicher ohne Lymphgefäße vorkommen, so steht fest, „*daß die Venen der roten Lymphdrüsen etwa fehlende abführende Lymphgefäße anscheinend zu ersetzen in der Lage sind*“.

In ähnlicher Weise resümiert v. SCHUMACHER seine Beobachtungen, der annimmt, „*daß die Blutlymphdrüsen des Schafes Formen darstellen, die im allgemeinen Jugendstadien gewöhnlicher Lymphdrüsen entsprechen*“. ... „*Da das Vorkommen von Blut in den Lymphsinus keinesfalls ausschließlich für Blutlymphdrüsen charakteristisch ist und ebenso die Lymphgefäße bei nicht bluthaltigen Lymphdrüsen fehlen können, so bleibt kein charakteristisches Merkmal für die Blutlymphdrüsen übrig, das es rechtfertigen würde, dieselben als Organe sui generis hinzustellen.*“

Ähnlich ablehnend verhalten sich die meisten Autoren den WEIDENREICHschen *Blutstraßen* gegenüber. Nach HELLY unterliegt es „*keinem Zweifel, daß das ganze Blutgefäßsystem der roten Lymphdrüsen von deren Lymphgefäßsystem, die Lymphsinus inbegriffen, vollständig getrennt sind*“. Weiter lehren die Ergebnisse der HELLYschen Injektionspräparate, „*daß die Arterien und die Venen direkt miteinander zusammenhängen*“, und „*daß in den roten Lymphdrüsen das Blutgefäßsystem mit den Sinusräumen in keiner regulären ständigen Verbindung steht*“.

Fast in allen wesentlichen Punkten übereinstimmende Befunde beschreibt auch PILTZ[1], der weder bei arteriellen noch bei venösen Injektionen eine Füllung der Sinus beobachten konnte; er konnte nur nachweisen, daß die Sinus in keiner Verbindung stehen mit dem Blutgefäßsystem, sondern daß Arterien und Venen im lymphatischen Gewebe ineinander übergehen.

Auch v. SCHUMACHER betont, „daß in Blutlymphdrüsen sowie in gewöhnlichen Lymphdrüsen das Blut im allgemeinen in geschlossenen Bahnen zirkuliert, daß keine konstante Verbindung zwischen den Blutgefäßen und den Sinus besteht, und daß man daher auch nicht berechtigt ist, die Sinus als Blutsinus zu bezeichnen“.

Wenn auch die meisten Autoren die offenen Blutbahnen WEIDENREICHS ablehnen, so scheint mir doch ihr Erklärungsversuch, wie die roten Blutkörperchen in die Sinus gelangen, zum Teil gezwungen, zum Teil völlig unzureichend.

HELLY, der die WEIDENREICHschen Befunde völlig ablehnt, kann meines Erachtens keine auch nur einigermaßen befriedigende Antwort auf seine präzis gestellte Frage geben. Er nimmt Blutungen aus den Gefäßen in das lymphoide Parenchym an, doch sind nicht einmal diese ein ausschließliches Merkmal der roten Lymphdrüsen, da man auch in gewöhnlichen Lymphdrüsen kleine Blutungen finden kann. „*Es ist aber immerhin möglich, daß diese Blutaustritte die Erklärung für das Vorhandensein roter Blutkörperchen in den Sinus darstellen.*“

Einen ähnlichen, wenn auch weniger ablehnenden Standpunkt nimmt BAUM[2] ein, der annimmt, „daß es physiologischerweise zu Blutungen aus den Blutgefäßen, namentlich den arteriellen Capillaren, in das umgebende Lymphgewebe und bis in die Sinus hinein kommen könnte, jedoch ohne daß hierbei ständige und reguläre Verbindungswege geschaffen und benutzt würden“.

Auch v. SCHUMACHER will nicht in Abrede stellen, „daß es unter gewissen Verhältnissen infolge der Dünnwandigkeit der Venenwandungen zu Blutaustritten kommen kann, und

[1] PILTZ: Zitiert auf S. 1044. [2] BAUM: Zitiert auf S. 1049.

daß dann das extravasierte Blut durch das lymphoide Gewebe schließlich in die Sinus gelangt". An einer anderen Stelle betont aber v. SCHUMACHER seinen immer schon vertretenen Standpunkt, „daß rote Blutkörperchen aus den Venen und Capillaren des lymphoiden Gewebes austreten können, daß also gelegentlich jede gewöhnliche Lymphdrüse sowohl in ihrem lymphoiden Gewebe als auch in ihrem Sinus rote Blutkörperchen enthalten kann".

Ob man mit Blutungen (HELLY) oder mit Blutaustritten (v. SCHUMACHER) die Regelmäßigkeit des Vorkommens von bluthaltigen Lymphdrüsen erklären kann, scheint mir doch sehr fraglich zu sein. Sie stellen bei bestimmten Tierarten einen physiologischen Zustand dar und sind bei jungen Tieren besonders häufig zu finden.

RETTERER und LELIÈVRE[1] haben nach Unterbindung des Vas efferens an gewöhnlichen Lymphdrüsen die Anhäufung von roten Blutkörperchen in den Sinus gesehen, nachdem RETTERER schon früher festgestellt hatte, daß nach Unterbindung der abführenden Lymphgefäße peripher rote Lymphdrüsen auftreten. Er macht hauptsächlich Druckunterschiede, die er experimentell erzeugt hatte, für das Auftreten von Blutkörperchen in Lymphdrüsen verantwortlich und lehnt im allgemeinen die Hämolymphdrüsen ab.

Meines Erachtens wäre mit absolut einwandfreier Technik einmal das Schicksal von gewöhnlichen Lymphdrüsen zu untersuchen, bei denen Vas afferens und Vas efferens unterbunden wurde, um sie — nunmehr nur an das Blutsystem angeschaltet — zu zwingen, „milzähnlich" zu arbeiten. Die Versuche RETTERERS sind zu dieser Fragestellung nicht ausreichend.

Somit scheint mir namentlich nach dem heutigen Stand der Erkenntnisse über den Gefäßbau im lymphoretikulären Gewebe die WEIDENREICHsche Ansicht trotz aller Widersprüche nicht definitiv entkräftet zu sein, da außer WEIDENREICH keiner der Autoren eine befriedigende Erklärung gibt, wie die roten Blutkörperchen so regelmäßig und in solchen Mengen in die (Blut-) Sinus gelangen, wie es bei den Blutlymphdrüsen der Fall ist. Schon in dieser Richtung bleibt heute noch ein ungeklärtes Moment, wie auch indirekt aus einem Satz v. SCHUMACHER hervorgeht, der die prinzipielle Sonderstellung der Blutlymphdrüsen bestreitet (s. oben). v. SCHUMACHER will die von HELLY gebrauchte Bezeichnung „rote Lymphdrüsen" nicht als identisch mit Blutlymphdrüsen gebrauchen, sondern diese für das *makroskopische Aussehen* von Lymphdrüsen verwenden, die sich gegenüber den „weißen Lymphdrüsen" durch ihre Rotfärbung auszeichnen. Damit soll aber nicht gesagt sein — und tatsächlich ist es auch nicht der Fall —, daß alle rot aussehenden Lymphdrüsen denselben inneren Bau aufweisen. Eine Lymphdrüse kann rot erscheinen, wenn sie in ihren Sinus Blut enthält, sie kann aber ebenfalls rot erscheinen, wenn die namentlich bei jungen Drüsen sehr weiten und reichlichen Venen stark mit Blut gefüllt sind, ohne daß in den Sinus rote Blutkörperchen liegen. Diese Rotfärbung, die nur durch stärkere Füllung der Blutgefäße bedingt ist, tritt um so deutlicher hervor, je spärlicher das lymphoide Gewebe entwickelt ist.

Noch eine zweite Frage ist meines Erachtens heute noch lange nicht befriedigend geklärt, die Frage nach den Lymphgefäßen der Blutlymphdrüsen. Die Sonderstellung, die WEIDENREICH den Blutlymphdrüsen auf Grund ihres Lymphgefäßmangels gegeben hat, hat sich wohl mit Recht nicht aufrechterhalten lassen, doch ist die Frage damit, daß man die *roten Lymphdrüsen ohne Lymphgefäße* einfach als *junge Lymphdrüsen gewöhnlicher Art* oder als rudimentäre Drüsen erklärt, noch in keiner Weise entschieden.

Das *Fehlen von Lymphgefäßen* bei manchen roten, zum Teil auch weißen Lymphdrüsen wird namentlich von v. SCHUMACHER durch eine *Obliteration früher vorhandener Lymphgefäße* erklärt. Diese Annahme gründet sich auf die Tatsache, daß, wie oben erwähnt, Übergänge von lymphgefäßfreien und lymphgefäßführenden Drüsen vorkommen, daß namentlich rote wie weiße Drüsen gefunden werden, bei denen bis in die Kapsel hinein ein hier blind endendes Lymphgefäß nachgewiesen werden kann. Überdies handelt es sich bei den Blut-

[1] RETTERER u. LELIÈVRE: Développements des hématies dans le ganglion lymphatique. Cpt. rend. des séances de la soc. de biol. 7. Juni 1913.

lymphdrüsen doch um Drüsen mit ausgebildeten Marginalsinus und meist sind auch Intermediärsinus deutlich vorhanden. Entwicklungsgeschichtlich sind aber die Lymphdrüsensinus von primär vorhandenen Lymphgefäßen abzuleiten, wie oben bei Besprechung der Entwicklungsgeschichte der Lymphdrüsen dargelegt wurde[1].

Nimmt man mit WEIDENREICH an, daß die Lymphgefäße für die Blutlymphdrüsen überhaupt keine Bedeutung haben, so bedürften die Vorstellungen über die Entwicklung von Lymphdrüsen einer erneuten Nachprüfung, da man dann für den speziellen Fall der Blutlymphdrüsen eine Entwicklung der Blutsinus aus dem Blutgefäßsystem in letzter Hinsicht annehmen müßte.

Als Abschluß zu den WEIDENREICHschen Ansichten über die Entstehung und Bedeutung von Blutlymphdrüsen sei hier kurz auf eine Arbeit von E. PETRI[2] hingewiesen. Die Verfasserin glaubt an Hand ihrer Untersuchungen zeigen zu können, daß beim Menschen im Verlaufe bakteriell-toxischer Erkrankungen (Peritonitis, Sepsis, Blutkrankheiten u. a.) im retroperitonealen Fettgewebe beiderseits der Bauchaorta und der Vasa iliaca externa Blutzellbildungsherde aus dem umgewandelten Fettgewebe hervorgehen, die eine deutliche Entwicklungsreihe „vom Aufsprossen erster Blutzellherde über lymphadenoide Gewebsverdichtung bis zum Lymphknoten und seiner rückläufigen Gestaltsveränderung" zeigen. Die Verfasserin erläutert dabei auch an Hand von Abbildungen die Entstehung von *Blutlymphknoten* aus dem Fettgewebe, die als *unvollkommene Gebilde bzw. als Jugendstadien des weißen Lymphknotens* bezeichnet werden. Auf die genaueren Beziehungen dieser Gebilde zu Lymphgefäßen wird in dieser Arbeit, die andere Ziele verfolgt, nicht eingegangen. Auch wenn die unter den Bedingungen von Krankheiten erhobenen Befunde dringend der Nachprüfung am „Normalen" bedürfen, so kann an der interessanten Arbeit bei der Frage der Blutlymphdrüsen nicht vorbeigegangen werden. Sie will in letzter Linie nicht nur die Entstehungsmöglichkeit aller Entwicklungsstadien von Lymphdrüsen aus dem Fettgewebe heraus unter den Bedingungen der Gewebsreizung zeigen, sondern auch beweisen, daß unter Auftreten von Abräumungszellen aus den neu entstehenden Blutlymphdrüsen weiße Lymphknoten entstehen können. Da auch PETRI selbst annimmt, daß die von ihr beobachteten neugebildeten Blutlymphknoten nur Zwischenstadien zu gewöhnlichen Lymphdrüsen darstellen, so kann man auch diese Befunde nicht im Sinne WEIDENREICHS verwenden.

Stellt man sich auf den Standpunkt von v. SCHUMACHER, der auch für die lymphgefäßlosen Blutlymphdrüsen eine gewöhnliche Entwicklung im Sinne der weißen Lymphdrüsen annimmt, so erscheint es schwer verständlich, wie namentlich bei bestimmten Tierarten diese (dann physiologisch zu nennende) Abart der Entwicklung der Lymphdrüsen mit der „Jugendlichkeit" der roten Drüsen in Einklang zu bringen ist. Auch wenn gegen die WEIDENREICHsche Ansicht geltend gemacht werden kann, daß auch weiße Lymphdrüsen mit fehlenden oder rudimentären Lymphgefäßen vorkommen, so ist damit das Wesen der Blutlymphdrüsen mit ihren Blutkörperchen in den Sinus noch nicht erklärt. Es erhebt sich im Gegenteil die ungenügend beantwortete Frage, warum man in der einen lymphgefäßfreien weißen Drüse keine Erythrocyten findet, während sie in den Sinus anderer gleichgebauter massenhaft vorhanden sind. Die Annahme der Neubildung von Erythrocyten in den Blutlymphdrüsen, die namentlich von CLARKSON[3], RETTERER[4] u. a. gemacht wurde, hat allgemein Ablehnung gefunden, so daß man zur Erklärung nur auf den Zustrom von roten Blutkörperchen durch die Blutbahn zurückgreifen kann. Zweifellos kann den gewöhnlichen Lymphdrüsen mit der Lymphe Blut, z. B. von Blutergüssen her, zugeführt werden, so daß rote lymphgefäßhaltige, gewöhnliche Lymphdrüsen entstehen müssen. Tritt nun bei einer derartigen Lymphdrüse eine Obliteration der Lymphgefäße ein, so resultiert, wie v. SCHUMACHER annimmt, eine „Blutlymphdrüse". Solche Drüsen müßten aber meines Erachtens sehr leicht an den bald eintretenden Zerfallserscheinungen an den in den Sinus eingeschlossenen Erythrocyten kenntlich sein. Die v. SCHUMACHER gemachte Annahme könnte jedenfalls nicht das regelmäßige physiologische Vorkommen von Blutlymphdrüsen bei bestimmten Tierarten, namentlich auch nicht das regelmäßige Vorkommen *gut* erhaltener, wohl auch *nach* der angenommenen Lymphgefäßobliteration in die Sinus gelangter Erythrocyten erklären.

Überblickt man die um die Blutlymphdrüsen entstandenen Diskussionen, so scheint es wohl richtig zu sein, daß auch die Blutlymphdrüsen mit dem Lymphgefäßsystem in Verbindung gestanden haben. Über die weit wichtigere Frage nach ihrem späteren Schicksal, d. h. darüber, ob sie später wieder den Anschluß an die Lymphbahn erreichen, ist in der Literatur nichts zu erfahren. Die Aus-

---

[1] Vgl. dazu SAXER, SABIN u. KLING: Zitiert auf S. 1028.

[2] PETRI, E.: Blutzellherde im Fettgewebe des Erwachsenen. Virchows Arch. f. pathol. Anat. u. Physiol. Bd. 258, S. 37. 1926.

[3] CLARKSON: Zitiert auf S. 1045. [4] RETTERER: Zitiert auf S. 1051.

schaltung aus der Lymphbahn scheint aber nach v. SCHUMACHER bis zu einem gewissen Grade *hemmend auf die Weiterentwicklung der Lymphdrüsen zu wirken*, da man sieht, daß *Lymphdrüsen ohne Lymphgefäße niemals den Ausbildungsgrad von Lymphdrüsen mit Lymphgefäßen erreichen.*

In solchen lymphgefäßlosen Drüsen herrschen meines Erachtens aber ganz andere Druck- und Strömungsverhältnisse wie in normalen „weißen Lymphknoten". Schon oben wurde an Hand der Befunde von NORDMANN[1] auf die *Abhängigkeit des histologischen Bildes von den Strömungsverhältnissen* innerhalb der Lymphdrüse hingewiesen (vgl. oben Aortenlymphknoten). Jedenfalls könnte es doch sehr gut möglich sein, daß nach Obliteration der Lymphgefäße und nach Fortfall der nach dem lymphoiden Gewebe gerichteten Strömungsrichtung ein erhebliches Überwiegen der sinuswärts gerichteten aus dem Blutgefäßsystem stammenden Saftströmung stattfindet. Nach unseren heutigen Vorstellungen über den Bau des adenoiden Gewebes und seiner Gefäße dürfte es nicht allzu schwer verständlich sein, daß dadurch auch in manchen Fällen ein Umbau der Blutgefäßbahn im Sinne WEIDENREICHs eintreten kann. Auch wenn RETTERER[2] durch seine Unterbindungsversuche derartige Druckunterschiede an Drüsen gesetzt und besondere blutlymphdrüsenähnliche Veränderungen erzeugt hat, so sind doch seine Ausführungen zu sehr von Vorstellungen über Hämatopoese in den Lymphdrüsen belastet, als daß man sie hier beweisend verwenden könnte. Es erscheint mir durchaus möglich, daß *die nach Lymphgefäßobliteration auftretenden geänderten Druck- und Strömungsverhältnisse das dauernde Übertreten von roten Blutkörperchen in die bisherigen Lymphsinus aus veränderten Blutgefäßen begünstigen können.*

Selbst wenn man in dieser Weise versucht, die Ansicht anderer Autoren mit der WEIDENREICHschen Auffassung in Einklang zu bringen, so liegt meines Erachtens *nicht genügend Grund vor, die „Blutlymphdrüsen" als eine besondere Type von Lymphdrüsen mit besonderer „milzähnlicher" Funktion abzugrenzen.* Damit beantwortet sich auch die eingangs gestellte zweite Frage nach der *Bedeutung der Blutlymphdrüsen beim Menschen.*

Rote Lymphdrüsen kommen, wie fast alle Autoren, die sich mit diesen Fragen besonders beschäftigt haben, beim Menschen wohl vor, doch werden sie im allgemeinen nur sehr selten gefunden. Betrachtet man die roten Lymphdrüsen als „Jugendstadien" gewöhnlicher Lymphdrüsen, so wäre daran zu denken, daß sie gerade bei Neugeborenen noch häufiger zu finden wären als bei Erwachsenen. Diese Vorstellung trifft aber für den Menschen wenigstens nicht zu. Normalerweise sind *rote Lymphdrüsen beim erwachsenen Menschen* wohl an sich *etwas Seltenes*, womit nicht bestritten werden soll, daß *im Anschluß an Blutungen, im Verlauf von Blutkrankheiten* (RINDFLEISCH[3], WEIGERT[4]) *und anderen Krankheiten* (SALTYKOW[5]) *rote Lymphdrüsen vorkommen können.*

Ob aber diese Drüsen eine *milzähnliche Funktion haben, erscheint doch mehr als zweifelhaft.* Wenn auch manche Autoren vermuten, daß nach Splenektomie die Lymphdrüsen durch Umwandlung zu Blutlymphdrüsen funktionell für die entfernte Milz eintreten und wenn andere Autoren nach experimenteller Entfernung der Milz eine Vergrößerung der abdominalen Lymphdrüsen, eine Rotfärbung und andere Veränderungen gesehen haben (WARTHIN[6], FREYTAG[7],

[1] NORDMANN: Zitiert auf S. 1033. [2] RETTERER: Zitiert auf S. 1051.
[3] RINDFLEISCH: Zitiert nach EPPINGER S. 1044.
[4] WEIGERT: Zitiert nach EPPINGER S. 1044.
[5] SALTYKOW: Zitiert nach EPPINGER S. 1044.
[6] WARTHIN: The normal histology of the haemolymph glands. Americ. journ. of anat. 1901, S. 63.
[7] FREYTAG: Zitiert nach STERNBERG S. 1034.

FALTIN[1], STUBENRAUCH[2]), so kann STERNBERG[3] diese Befunde weder an Hand von Gelegenheitsbeobachtungen an splenektomierten Tieren bestätigen, noch sich davon überzeugen, daß nach Splenektomie beim Menschen oder in den seltenen Fällen von angeborenem Fehlen oder abnormer Kleinheit der Milz eine nennenswerte Vergrößerung der Lymphdrüsen regelmäßig vorhanden wäre.

Jedenfalls ist *keineswegs zu beweisen*, daß die *Lymphdrüsen nach Splenektomie beim Menschen sich in Blutlymphdrüsen umwandeln* würden. Dabei soll nicht verkannt werden, daß nach Milzexstirpation eine Vergrößerung der Lymphdrüsen bzw. eine funktionelle Mehrleistung (stärkere Phagocytose, Farbstoffspeicherung usw.) möglich ist. Nicht bewiesen, ja unwahrscheinlich ist es aber, daß die Lymphdrüsen als Folgezustand der Milzexstirpation sich in lymphgefäßlose „echte“ Blutlymphdrüsen umwandeln würden. Bei einer einfachen Vergrößerung der Lymphdrüsen mit oder ohne Nachweis erhöhter funktioneller Leistung kann man meines Erachtens genau so wenig von einer milzersetzenden Funktion sprechen wie bei den Beobachtungen an der Leber nach Milzexstirpation, in der die KUPFFERschen Sternzellen vermehrt und vergrößert mit „milzähnlichen“ Funktionen gefunden werden.

Die gewöhnlichen „weißen“ wie die „roten“ Lymphdrüsen haben sicher ganz allgemein eine blutzerstörende Funktion, das bestreitet wohl keiner der Autoren, *doch sind die Blutlymphdrüsen keine Organe sui generis, die ad hoc zur vermehrten Zerstörung der verbrauchten roten Blutkörperchen schon physiologischerweise, namentlich aber pathologischerweise bei Insuffizienz oder Defekt der Milz ausgebildet werden würden.*

Bei aller Anerkennung der großen reaktiven und (lympho-myelo- und) hämatopoetischen Leistungen der Milz (namentlich unter pathologischen Bedingungen) halte ich unsere heutigen Vorstellungen über die Milz als „Blutspeicher“ und unsere Vorstellung über die *besonders* nach der Milz verlegten Funktionen der „Blutmauserung“ für weit über das Ziel hinausschießend. Würde man andere Organe mit gleichem Eifer wie die Milz auf ihre Anteilnahme an der Blutmauserung oder, präziser gesagt, auf ihre Teilnahme an der Beseitigung verbrauchter roter Blutkörperchen hin prüfen, so würden sich sicher über Milz und Lymphdrüsen hinaus „Gelegenheitsbilder“ zeigen, wo rote Blutkörperchen zerstört werden. Beseitigungsbedürftige rote Blutkörperchen sind zwar etwas Körpereigenes, sie sind aber doch verschieden von den noch „lebens“- und leistungsfähigen jüngeren Erythrocyten. Sie müssen von den Zellen, die mit ihrer Beseitigung betraut sind, als „fremd“, als verändert „erkannt“ werden, damit sie auf ihrem Kreislauf angehalten und schließlich cellulär gebunden werden. Dieser Vorgang ist sicher in der Milz, zum Teil auch in den Lymphdrüsen besonders ausgebildet, bei der relativen Kleinheit dieser Organe hier auch besonders oft gesehen worden; doch ist dieser Vorgang überall da, wo phagocytär oder speichernd tätige Zellen der Blut- und Lymphbahnufer vorhanden sind, durchaus möglich. Bei der großen Verbreitung dieser Zellen im gesamten Organismus muß es naturgemäß verlocken, die gehäuften Bilder der Blutzerstörung in Milz und Lymphdrüsen als „Zentren“ der Blutmauserung zu betrachten, doch erscheint es, wie namentlich die Bilder von Resorptionen lokaler Blutergüsse zeigen, durchaus möglich, daß schon physiologischerweise verbrauchte rote Blutkörperchen auch außerhalb der Milz und der Lymphdrüsen in anderen Organen zerstört werden.

Es ist nicht meine Absicht, auf die Milz und ihre Funktionen hier einzugehen. Mit den kurzen gemachten Bemerkungen sollte nur auf eine gewisse Einseitigkeit

[1] FALTIN: Zitiert nach STERNBERG S. 1034.
[2] STUBENRAUCH: Zitiert nach STERNBERG S. 1034.
[3] STERNBERG: Zitiert auf S. 1034.

der Betrachtungsweise der Milzfunktionen hingewiesen werden, die man nur allzu leicht auch auf die „Blutlymphdrüsen" überträgt. Ohne bestimmte, in der Milzphysiologie und -pathologie aufgetauchte spezielle Fragestellungen wäre man nach dem histologischen Bilde der „Blutlymphdrüsen" wohl kaum zu der Annahme einer besonderen milzähnlichen Funktion der sog. Blutlymphdrüsen gelangt.

Wir haben bisher neben den Lymphgefäßen als Hauptbestandteile des sog. lymphatischen Systems das weitverbreitete lymphoide Gewebe und die Lymphdrüsen kennengelernt. Letztere sind im allgemeinen wenigstens an zu- und abführende Lymphgefäße angeschaltet und haben einen ziemlich komplizierten Bau, über den heute zwar noch einzelne Meinungsverschiedenheiten existieren, der aber im Prinzip wenigstens bereits gut übersehbar ist.

In sehr einfacher Weise läßt sich der *Bau der Lymphdrüsen* in der von WEIDENREICH skizzierten Art *zusammenfassen:* „Das lymphoide Gewebe, das die Hauptmasse der Drüsen ausmacht, ist besonders nach der Peripherie hin zu Sekundärfollikeln differenziert, es wird, allenthalben von den Lymphsinus begrenzt, in die zuführenden Lymphgefäße einmünden, aus denen die ableitenden Lymphgefäße sich fortsetzen. Eine Abgrenzung zwischen Sinus und lymphoidem Gewebe besteht nicht, wo Sekundärfollikel ausgebildet sind, ist das Reticulum der Übergangszone engmaschiger geworden. Die Lymphsinus enthalten ein Reticulum, das sich aus dem Endothel der Lymphgefäße entwickelt; das Reticulum kann an einzelnen Stellen fehlen, dann stellt der Sinus einen Lymphraum vor. Das Blutgefäßsystem ist bei den eigentlichen Lymphdrüsen getrennt von dem Lymphgefäßsystem, die Arterien gehen durch Vermittlung von Capillaren direkt in die Venen über."

Auf eine besonders knappe Formel bringt HYRTL[1] den Lymphdrüsenbau: „Die zu- und abführenden Lymphgefäße einer Lymphdrüse stehen durch Interstitien des reticulären (cytogenen) Grundgewebes der Drüse miteinander in Zusammenhang. Die wortreichste Beschreibung des Drüsenbaues wird zur Paraphrase dieser wenigen Worte."

6. Die Milz.

Auf den komplizierten anatomischen Bau der Milz, der in anderen Abschnitten dieses Handbuches dargelegt wird, soll hier im einzelnen nicht eingegangen werden. Es sei dazu auf die einschlägigen Kapitel (Referat von SCHILLING) sowie auf die großen zusammenfassenden Darstellungen der letzten Jahre (LUBARSCH[2], HUECK[3]) verwiesen, die eingehend auf Grund reicher persönlicher Erfahrungen alte und neu aufgetauchte Milzprobleme erörtern. Trotzdem kann im Rahmen eines Referates über das lymphatische System nicht ganz an den großen Mengen lymphoid-lymphatischen Gewebes vorbeigegangen werden, das in der Milz angehäuft ist.

Die Milz ist, auch wenn von manchen Autoren feine *Lymphgefäße* innerhalb des Organes beschrieben worden sind (DOMINICI[4], M. B. SCHMIDT[5], KATSUKI[6]), ausschließlich an das Blutgefäßsystem angeschaltet. HUECK[3] bestreitet neuerdings wohl mit Recht die Existenz von tiefen Lymphgefäßen in der Milz. Die

[1] HYRTL (Lehrbuch der Anatomie): Zitiert nach STERNBERG S. 1034.

[2] LUBARSCH, O.: Pathologische Anatomie der Milz. In Henke-Lubarschs Handb. der speziellen pathologischen Anatomie und Histologie Bd. I, 2. Tl. Berlin 1927.

[3] HUECK, W.: Zitiert auf S. 1042.

[4] DOMINICI: Sur la histolgie de la rate normale. Arch. de méd. expér. et anat. pathol. Bd. 12 u. 13.

[5] SCHMIDT, M. B.: Verhandl d. dtsch. pathol. Ges. 1912 u. 1914.

[6] KATSUKI: Verhandl. d. dtsch. pathol. Ges. 1925.

„Sinus“ sind *Blutsinus* im Sinne des Wortes, ein Bestandteil des venösen Blutsystems der Milz. Manche Autoren suchen den zu Analogien mit den Lymphsinus herausfordernden Ausdruck Sinus zu vermeiden und *bezeichnen* die *Milzsinus als venöse Plexus.* Die *Milzsinus* und die *Pulpastränge bilden zusammen die Pulpa.*

In einem gewissen strukturellen Gegensatz zur Pulpa stehen die *Lymphknötchen* (MALPIGHIschen Körperchen), die ziemlich gleichmäßig verteilt, oft aber in der Hilusgegend eine gewisse Häufung erkennen lassen. Als drittes Gewebe findet sich in der Milz das Stützgewebe, das von der *Kapsel* her in Form größerer, sich reich verzweigender *Trabekel* in das Innere einstrahlt. Von ihnen geht ein dichtes *Reticulum* aus, das das Organ schwammartig durchzieht. Die Milzsinus haben im Gegensatz zu den Sinus der Lymphdrüsen kein Reticulum.

Die *Nomenklatur der Milzhistologie* ist heute leider immer noch keine einheitliche, woraus leicht Verwirrung und Mißverständnisse entstehen können. Namentlich hat man sich noch nicht genügend über die Abgrenzung des Begriffes der Pulpa und deren Unterteilungen in *rote* und *weiße Pulpa* geeinigt. Manche Autoren stellen der *weißen Pulpa* (*Lymphknötchen*) die *rote Pulpa* gegenüber, die aus *den Pulpasträngen und den Milzsinus* besteht. Andere Autoren vereinigen unter dem Namen der weißen Pulpa die Lymphknötchen, Kapsel, Trabekel und Reticulum. Man kommt, wie auch LUBARSCH[1] in seinem Referate es tut, auch ohne eine besondere Einteilung in rote und weiße Pulpa aus, indem man *in der Milz drei Abschnitte* unterscheidet:

1. die *Kapsel* mit dem davon abgehenden Stützgewebe, den *Bälkchen* (Trabekeln) und *Reticulumfasern,*
2. die *Lymphknötchen,*
3. die *Pulpastränge und die Sinus.*

Sehr übersichtlich orientiert über den *Bau der Milz das Schema von* HUECK[2], das in Abb. 139 wiedergegeben ist. Es läßt die Anordnung des Gittergerüstes, der Gefäßbahn, der Pulpastränge und namentlich die Follikel in ihren Beziehungen zu den Gefäßen besonders deutlich erkennen.

Auch wenn man in der Milz etwa dieselben Bestandteile wie in den Lymphknoten wiederfindet (Stränge, Knötchen, Sinus), so zeigen doch diese Gebilde in der Milz gewisse Unterschiede im Bau gegenüber den Lymphknoten, die anscheinend durch die milzspezifische Anordnung des Blutgefäßsystems bedingt sind.

Es kann nicht meine Absicht sein, in diesem Referat im einzelnen auf den Gefäßbau der Milz und auf die daraus sich ergebenden Diskussionen einzugehen, ich möchte mir dazu nur einige persönliche Bemerkungen erlauben, die sich mir auf Grund der experimentellen Erfahrungen an einem sehr großen Tiermaterial ergaben.

Um den Zusammenhang zu wahren, sei kurz zusammenfassend der Gefäßbau der Milz skizziert, wie er sich uns heute namentlich nach den Untersuchungen von WEIDENREICH[3], MOLLIER[4], HUECK[5] u. a. darstellt.

Ganz allgemein kann man sagen, daß man heute im ganzen mehr der Ansicht zuneigt, daß die Blutbahn der Milz teils eine „geschlossene“, teils eine „offene“ ist. Auch ein Teil der „geschlossenen“ Bahn kann abhängig von funktionellen Momenten in eine „offene“ übergehen.

Arterien und Venen verlaufen in der Milz meist zusammen (vgl. dagegen oben: Lymphdrüsen!) in den von der Kapsel eintretenden Trabekeln. Die Arterien (und Venen) verzweigen sich mit den Trabekeln zu größeren und kleineren Ästen, endlich treten die kleinen Arterien,

---

[1] LUBARSCH: Zitiert auf S. 1055. [2] HUECK: Zitiert auf S. 1042.

[3] WEIDENREICH: Arch. f. mikrosk. Anat. Bd. 58, S. 247. 1901; Anat. Anz. Bd. 20, S. 204. 1901; Bd. 22, S. 260. 1902; Bd. 23, S. 60. 1903.

[4] MOLLIER: Zitiert auf S. 1042. [5] HUECK: Zitiert auf S. 1042.

jetzt nicht mehr von Venen begleitet, aus den Trabekeln aus und bilden hier mehr oder weniger stark ausgebildete *Lymphscheiden.*

An zahlreichen Stellen sieht man — besonders an Teilungsstellen dieser kleinen Arterien — knötchen-, spindel- oder walzenförmige Gebilde, die sog. MALPIGHIschen *Körperchen* oder *Lymphknötchen* (auch Milzknötchen oder Follikel genannt), die auf Querschnitten zur Längsachse ein rundliches scheibenförmiges Aussehen haben. Auch wenn diese Lymphknötchen in

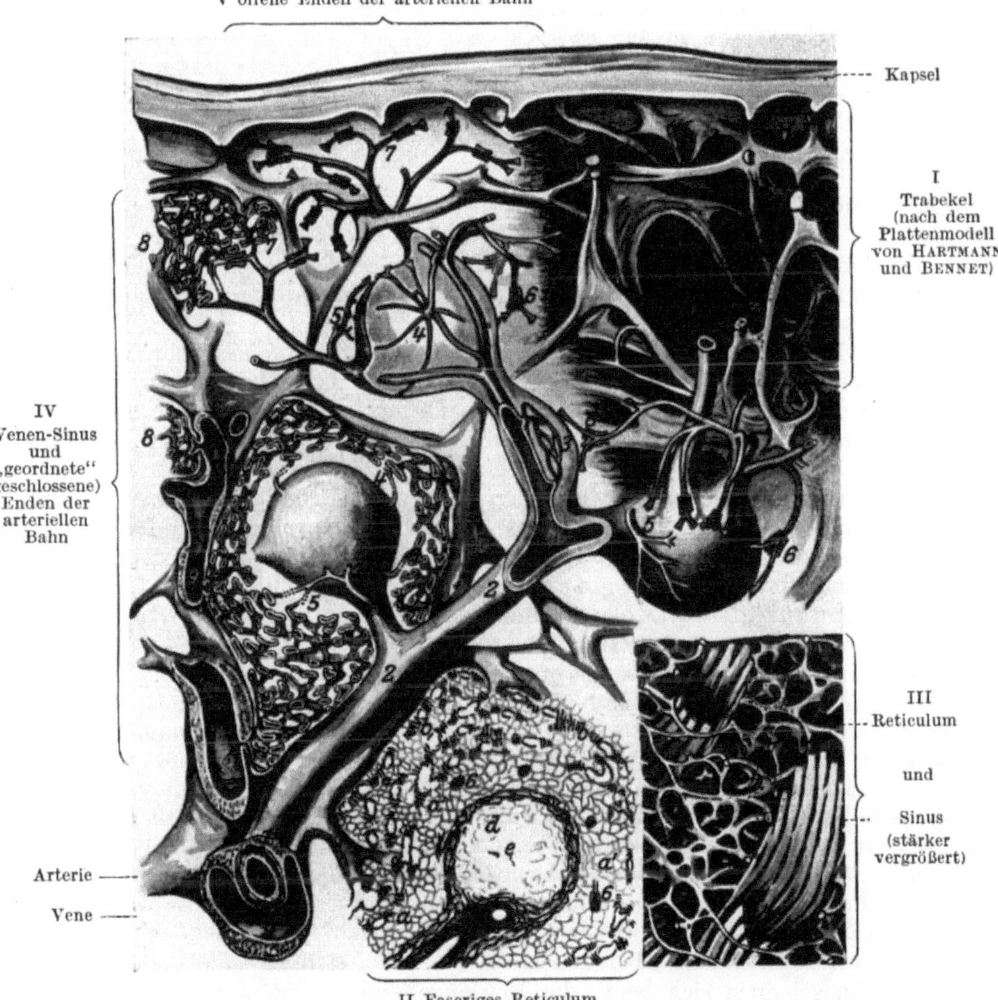

Abb. 139. Schema des Milzaufbaues. (Nach JÄGER.)

ihrem feinen Bau (s. unten) sich deutlich aus dem übrigen adventitiellen Gewebe herausheben, so stellen sie praktisch doch nur Auftreibungen des lokalen periarteriellen Gewebes dar. Die sog. *Zentralarterien* liegen fast regelmäßig nicht zentral, sondern mehr *exzentrisch* im Knötchen.

Diese kleinen Arterien, die noch deutlich aus Endothel, Media und Adventitia bestehen, geben an ihre besonders stark ausgebildete, oft mit reichlich Lymphocyten durchsetzte Adventitia Capillaren ab, sog. *Scheidencapillaren,* die im Verlauf der Lymphscheide selbst nicht besonders zahlreich sind, dagegen reichlich da gefunden werden, wo knötchenförmige Auftreibungen vorhanden sind.

Gerade diese *Knötchencapillaren* haben schon seit langer Zeit das besondere Interesse der Forscher in Anspruch genommen, da sich gerade hier, wie WEIDENREICH immer mit besonderem Nachdruck betonte, mit Sicherheit nachweisen läßt, daß die *Gefäßbahn hier eine „offene“ ist.*

Die *Scheidencapillaren* gehen in unregelmäßigen Abständen von der kleinen Arterie ab und anastomosieren mehrfach untereinander. Im Prinzip gleichartig verhalten sich die Knötchencapillaren, die ganz besonders genau von den Autoren untersucht sind. Auch hier gehen mehrere Capillaren in unregelmäßigen Abständen von dem arteriellen Aste ab, meist ziemlich senkrecht, so daß die Capillaren das Zentrum des Knötchens mehr geradlinig mit wenig Anastomosen durchsetzen, während sie in den peripheren Knötchenteilen mehr bogenförmig verlaufen und mehrfach anastomosieren. Manche Capillaren überschreiten noch die „Randzone“ des Knötchens, um aber nach Umbiegen oft wieder in die Knötchenrandzone einzutreten.

In sehr überzeugender Weise hat WEIDENREICH den Beweis dafür erbracht, daß diese Follikelcapillaren „offen“ in der Follikelrandzone enden müssen, so daß der Inhalt der Capillaren frei in die Maschen des Reticulum und von hier in die Sinus übertritt.

Er injizierte (Kaninchen) Vogelblutkörperchen und konnte nachweisen, daß die fremden kernhaltigen Erythrocyten wenige Sekunden nach der Injektion immer frei in den Reticulummaschen der Knötchenrandzone abgelagert waren, während sie sich nach etwa 90 Sekunden in der Knötchenrandzone spärlich, in großen Massen dagegen in den Sinus fanden.

Diesen Befund WEIDENREICHS möchte ich auf Grund eines sehr großen tierexperimentellen Materials nach allen Richtungen bestätigen und auf die absolute Regelmäßigkeit hinweisen, mit der nach intravenöser Injektion körperfremde zellige Elemente (Hühnerblut) in frühen Versuchsstadien in den Randpartien der Knötchen abgelagert werden. Ich möchte die WEIDENREICHschen Befunde dahin erweitern, daß bei normalen (nicht vorbehandelten) Meerschweinchen ein sehr großer Teil des Fremdblutes, das nur sehr langsam Veränderungen innerhalb des Tierkörpers erkennen läßt, frei durch die Reticulummaschen und durch das Sinusendothel hindurch in die Sinus gelangt, wo es mitunter zusammengeballt („agglutiniert“) wird. Ein kleiner Teil der fremden Erythrocyten wird aber von fixen Reticulumzellen phagocytiert, die abgestoßen werden *können* (nicht müssen!). Auch diese frei gewordenen Phagocyten gelangen direkt durch Reticulum und Endothel hindurch dem Saftstrom folgend in die Sinus.

Auch Bakterienversuche ergeben ganz ähnliche Resultate, indem namentlich apathogene, intravenös eingeführte Keime in frühen Versuchsstadien hauptsächlich in den Follikelaußenzonen abgelagert werden, während in den späteren Versuchsstadien freie Bakterien und die (granulocytären gelapptkernigen) Phagocyten in den Sinuswänden und in den Sinuslumina erscheinen.

Auch nach meinen eigenen Beobachtungen möchte ich an der *„offenen“ Blutbahn: Follikelcapillare—Reticulum—venöser Sinus in keiner Weise zweifeln.* Dieser Teil der offenen Bahn wird heute wohl von einer großen Zahl von Milzforschern anerkannt. Auch über den an den Follikel sich anschließenden Teil der Blutbahn scheinen sich heute die Meinungen mehr und mehr zu einigen, wenngleich immer noch verschiedene Punkte nicht völlig geklärt sind.

Kurz zusammengefaßt gestaltet sich die Blutbahn peripher von den Knötchen folgendermaßen:

Aus den Knötchen treten die kleinen Arterien wieder aus, um sich nun schnell in die *Penicilli* (*Pinselarterien*) aufzulösen. Diese Gefäße sind *Endarterien.* An einer Stelle treten an diesen Arterien *hülsenartige Verdichtungen* auf. Diese (SCHWEIGGER-SEIDELschen) Capillarhülsen stellen, worauf zahlreiche Autoren immer wieder hinweisen, sicher histologisch und funktionell etwas Besonderes dar. Namentlich WEIDENREICH beschreibt eingehend den mehrschichtigen syncytialen Umbau des Endothels, der die Strombahn so einengt, daß die roten Blutkörperchen nur einzeln hintereinander das Lumen passieren können. Auf diese Weise sollen nun die dahinter gelegenen Abschnitte der Blutbahn vor einer Überflutung geschützt werden.

Diese *Hülseneinrichtung* ist namentlich für den Teil der Blutbahn von Wichtigkeit, der direkt, also als geschlossene Bahn, in die Sinus übergeht. Ein Teil der mit Hülseneinrichtung versehenen Pinselarterien öffnet sich aber frei in das Reticulum bzw. geht direkt, evtl. unter Zwischenschaltung einer *ampullenartigen Erweiterung* (THOMA[1]), über in das Reticulum. Im Reticulum finden sich auch die offenen Anfänge der Sinus, die sich zu größeren Sinus und diese ihrerseits zu den Milzvenen sammeln.

In der Milz kann sich namentlich durch die Einrichtung der Scheiden- und Follikelcapillaren einerseits und die Einrichtung der Hülsen an bestimmten Stellen der Pinselarterien anderseits der Blutkreislauf in drei verschiedenen „Bahnen" abspielen.

Den *Angelpunkt* bilden wohl bestimmte *funktionelle Zustände der Hülsen.* Diese stellen Endothelmodifikationen dar, die, wie man sich an Tierversuchen überzeugen kann, auf Reizzustände leicht und außerordentlich schnell durch Veränderungen ansprechen. *Quellung* und *Entquellung* der Endothelien muß namentlich an dieser Stelle den *Blutzustrom regulieren.* EPPINGER[2] denkt an eine *nervöse Regulation.*

Sind die Hülsen (als Ausdruck eines bestimmten Funktionszustandes) stark ausgebildet, so tritt eine relative Sperre für das Blut nach den Pulpasträngen und nach den Sinus ein. Der Strom geht jetzt hauptsächlich über die Scheiden- und Knötchencapillaren und von hier durch das Sinterwerk des Reticulum nach den Sinus.

Dieser Zustand scheint im Experiment verwirklicht, wenn z. B. fremdes Blut injiziert wird.

Zeigen die Hülsen eine normale, den physiologischen Verhältnissen angepaßte „Ausbildung", so ist es durchaus möglich, daß der größte Teil des Blutes die geordnete geschlossene Bahn: Trabekelarterie—Scheidenarterie—Penicillus—Sinus-Vene geht.

Sind dagegen die Hülsen schwach ausgebildet (funktionell betrachtet: Entquellungs- oder Rückbildungszustand), so flutet auch hier das Blut auf offener „Strombahn" aus offenen Pinselarterien über die *Flutkammern* (HUECK) des Reticulum direkt nach den Sinus, die einen auch der Aufnahme corpusculärer Elemente (Zellen) angepaßten Bau (MOLLIER) haben.

Gerade die letzten Jahre haben uns durch die Untersuchungen von MOLLIER[3], NEUBERT[4], HUECK[5] und seiner Schule (OBERNIEDERMEYER) wesentliche Einblicke in den feineren Bau der Milz gebracht. Diese Forscher bedienten sich der sog. WORONINschen Durchspülung der Milz, bei der die nicht fixen Zellen, wahrscheinlich auch ein großer Teil seßhafter Zellen aus dem Organ herausgespült wird. Die Grundstruktur wird dadurch deutlich erkennbar, während sie sonst namentlich in zellreichen Milzen kaum übersehbar ist.

Der Methode haften sicher nicht nur wegen der mechanischen Schädigung der Struktur, sondern auch wegen der unvermeidlichen Quellungsvorgänge erhebliche Mängel an, doch stimmen, wie ich auf Grund eines großen tierexperimentell gewonnenen Materials rückhaltlos betonen möchte, die Ergebnisse dieser Methode mit den Ergebnissen des Experimentes vollkommen überein.

---

[1] THOMA: Arch. f. Anat. u. Physiol. Anat. Abt. S. 267; Virchows Arch. Bd. 249, S. 100. 1924.
[2] EPPINGER: Zitiert auf S. 1044. [3] MOLLIER: Zitiert auf S. 1042.
[4] NEUBERT: Zeitschr. f. Anat. u. Entwicklungsgesch. Bd. 66, S. 424. 1922.
[5] HUECK: (dort weitere Literaturangaben). Zitiert auf S. 1042.

Nur auf einige wesentliche Punkte, die sich letztlich alle unter dem gemeinsamen Gesichtspunkt der *Sonderstellung der Knötchencapillaren* betrachten lassen, sei hier noch besonders hingewiesen.

Im Gegensatz zu denjenigen Capillaren, die aus den die Trabekel verlassenden Arterien in die lymphoiden Scheiden abgehen (Scheidencapillaren), sind die Knötchencapillaren ganz besonders genau untersucht worden. Es wurde ihnen, wenigstens in manchen Arbeiten, eine ganz besonders bevorzugte Stellung, namentlich bei Vermittlung des „offenen" Blutkreislaufes, zugedacht.

Auf Grund meiner Beobachtungen glaube ich aber keinen *prinzipiellen Unterschied zwischen Scheiden- und Knötchencapillaren* machen zu können: Von vielen Forschern (von FLEMMING angefangen; s. unten) wird betont, daß die *Knötchen temporäre Gebilde* sind, daß sie entstehen und verschwinden. Sie entstehen, worauf namentlich auch WEIDENREICH hinwies, besonders an Arterienteilungsstellen. Über die Art der Rückbildungsvorgänge hat sich noch kein Forscher bindend geäußert.

Ihre Entstehung ist, wie ich hervorheben möchte, unter besonderen Bedingungen, oft nur ein Ereignis von Minuten oder wenigen Stunden, jedenfalls sieht man sehr häufig nach intravenösen Injektionen von Bakterien und anderen Antigenen beim Meerschweinchen, daß schon sehr bald nach der Injektion dichte, da und dort spindelig-knötchenförmig aufgetriebene mächtige lymphoide Scheiden, die von den Trabekeln abgehenden Arterien einschneiden, so daß jetzt ein derb und breit sich verzweigendes lymphoides Baumgerüst entsteht, gelegentlich kurze knötchenartige Fortsätze treibend, in der Peripherie der Aufspaltung aber in ein breit bandförmiges oder dicht knötchenförmiges lymphoides Gewebe übergeht. Die Knötchenpartien, die, wie schon hier nebenbei erwähnt sei, in diesen Zuständen starker Reaktionen des gesamten lymphoiden Gewebes keine Keimzentren und *keine Lymphocyten* erkennen lassen, zeigen dann peripher eine sehr stark ausgesprochene Follikelrandzone mit längsspindlig aneinandergepreßten, mehrschichtigen (hier dunkel gefärbten) Reticulumzellen. Eine ganz ähnliche Zone, eine *Scheidenrandzone*, läßt sich in diesen Zuständen, wo plötzlich das lymphoid-adventitielle Gewebe in Reaktion tritt, wo es aufquillt und raumbeengend wirkt, auch entlang der lymphoiden Scheiden nachweisen. In diesen reaktiven Zuständen sind die „Knötchen" weit zahlreicher als unter normalen Verhältnissen, und hier findet man immer die oben schon erwähnte Tatsache bestätigt, daß auch in diesen schnell neu aus dem lymphoiden Gewebe heraus erstandenen (meist „lymphoiden") Knötchen (d. h. ohne typisches Keimzentrum) das injizierte Fremdmaterial in der deutlich ausgeprägten Randzone frei in den Reticulummaschen abgelagert bzw. auf dem Transport durch das Reticulum hindurch in die Sinus begriffen ist.

Schon diese Beobachtung, daß die Capillarverhältnisse der neu erstandenen Knötchen dieselben sind wie in den alten Follikeln, spricht gegen eine besondere präformierte Knötchencapillaranlage, womit nicht bestritten werden soll, daß namentlich an bestimmten Stellen Knötchen mit besonderer „Vorliebe" entstehen.

Die *Identität der Knötchencapillaren mit den Scheidencapillaren* geht aber auch aus der Tatsache hervor, daß man namentlich in den Zuständen starker lymphoider Reaktionen intravenös zugeführtes fremdes geformtes Material in den äußersten Schichten der Scheidenrandzonen wiederfindet, die dann eine ganz analoge Struktur wie die Follikelrandzonen haben. Es liegen also bei den Lymphscheiden, rein funktionell betrachtet, dieselben Capillarverhältnisse vor wie bei den Knötchen. Nun wird zwar von vielen Forschern immer wieder betont, daß die Knötchen capillarreicher sind als die Scheiden, ein Befund, der sich (scheinbar) nicht leicht mit der Vorstellung vereinen ließe, daß Knötchen jederzeit aus bestimmten Stellen der lymphoiden Scheiden hervorgehen können. Will man nicht an eine im Bedarfsfalle rasche Neubildungsfähigkeit von Capillaren in den Orten besonders starker Reaktion (Knötchen) denken, so ist dabei aber doch zu überlegen, daß die schon im Scheidenzustand vorhandenen Capillaren nach Umwandlung des betreffenden Bezirkes in ein Knötchen funktionell mehr beansprucht und besser ausgebildet, daher vielleicht auch leichter nachweisbar werden.

Zu der Frage nach den in der Milz vorkommenden *Zellformen* sei auf das Referat von SCHILLING in diesem Handbuche verwiesen. Ganz allgemein kann man sagen, daß *Lymphocyten* namentlich in den peripheren Partien der Knötchen vorkommen, wobei, wie unten noch zu zeigen sein wird, der Lymphocytengehalt aber in hohem Grade abhängig zu sein scheint von bestimmten funktionellen Zuständen. Lymphocyten werden aber nicht nur in den Knötchen gefunden, man trifft sie meist sogar in erheblicher Zahl, namentlich in den lymphoiden Gefäßscheiden, aber auch sonst im Reticulum. Wo der einzelne an irgendeiner beliebigen Stelle sichtbare Lymphocyt tatsächlich entsteht, kann bei dem meist großen Zellreichtum der Milz meines Erachtens kaum festgelegt werden, und überdies muß man gerade im lymphoid-reticulären Gewebe stets damit rechnen, daß Zellen, die anderswo entstanden sind, durch Abtransport mit dem Saftstrom oder, wie die Mehrzahl der Autoren annimmt, zum Teil durch aktives Wandern fern von der eigentlichen Entstehungsstelle gefunden werden. Im allgemeinen nimmt man an, daß Lymphocyten namentlich in den peripheren Abschnitten der Lymphknötchen und in den lymphoiden Scheiden nicht nur gefunden, sondern auch gebildet werden. Selbst diese, lange Zeit allgemeingültige Auffassung ist in letzter Zeit mit Erfolg angefochten worden, während die Anschauung, nach der Lymphocyten in den lymphoiden Scheiden entstehen, wohl als allgemeingültig anerkannt wird. Im allgemeinen wird meist von Lymphocyten in den Maschen des Reticulums gesprochen, doch dürfte es trotz der Charakteristica der Lymphocyten, trotz bester histologischer Technik, trotz besonderer Färbmethoden im Einzelfall außerordentlich schwer sein, zu entscheiden, ob es sich um einen freien, selbständigen, in den Reticulummaschen steckenden Lymphocyten oder um eine noch seßhafte, allseitig mit den Nachbarzellen verbundene Zelle mit lymphocytenähnlichem Kern handelt. Ein großer Teil der Hämatologen, Histologen und Pathologen wird die Berechtigung dieses Einwandes mit dem Hinweis auf die leichte Erkennbarkeit des Lymphocyten kategorisch ablehnen, doch kann ich demgegenüber nur betonen, daß ich in den letzten Jahren viele Hunderte von normalen und pathologisch veränderten Milzen untersucht habe, und daß ich jedenfalls die Entscheidung, ob im Einzelfalle tatsächlich ein Lymphocyt vorliegt, nicht mit absoluter Sicherheit treffen kann. Man mache sich, von färbtechnischen Einwänden hier ganz abgesehen, nur die Schwierigkeiten klar, die für eine Entscheidung in einem engmaschigen zelligen Reticulum entstehen müssen, in dessen Maschen „Lymphocyten" stecken. Man wende nicht ein, daß man sie durch Durchspülung des Organs doch herausspülen kann; mit dieser Methode kann man auch fester als echte Lymphocyten sitzende Zellen herausspülen. Bei all diesen Entscheidungsversuchen, ob echte, d. h. frei im Gewebe steckende, zum Abtransport fähige Lymphocyten vorliegen, möge man doch nie vergessen, daß die Lymphocyten in letzter Linie aus *den* Zellen hervorgehen, in dessen Maschenwerk sie stecken — aus den Reticulumzellen. Man diskutiere hier nicht von färberischen Zelleigenschaften befangen um Worte. Man mag einwenden, daß der Lymphocyt von einer „lymphoiden Stammzelle" abstamme, doch stellt letztlich diese lymphoide „Stammzelle" nur einen bestimmten Funktionszustand (Reaktionszustand) der omnipotenten mesenchymalen Zellen dar. Aus diesen Zellen kann unter Umständen diejenige „selbständige" freie Zellform hervortreten, die man Lymphocyt nennt. Auf diese wichtigen Fragen wird in dem folgenden Abschnitt „Keimzentren" noch besonders einzugehen sein, hier sei nur kurz betont, daß man im Serienexperiment am Tier, bei dem durch intravenöse Antigeninjektion ein allgemeiner Reaktionszustand ausgelöst wurde, sehr schön zeigen kann, daß namentlich in der Milz das lymphoide Gewebe schon in frühen Versuchsstadien in Reaktion tritt und aus den Reticulumzellen große lymphoide Elemente bildet, aus denen sicher auch frei werdende echte Lymphocyten hervorgehen. In späteren Versuchsstadien sieht man aber genau so deutlich, daß die großen lymphoiden Elemente zurückgebildet werden können zu kleinen rundkernigen protoplasmaarmen Gebilden mit „lymphocytärem" Kern. Es handelt sich hier bei diesen Zellen, die den Lymphocyten zum Verwechseln gleichen, bei sehr vielen Exemplaren um fixe Zellen. Dieser Beweis ist in den zellärmer gewordenen Milzen der Rückbildungsperiode, bei denen auch die protoplasmatische Grundsubstanz „entquollen" ist, mit Sicherheit dadurch zu erbringen, daß in dem jetzt übersichtlicheren, scheinbar zellärmeren Gewebe feine syncytiale Verbindungen dieser Zellen mit lymphocytären Kernformen untereinander deutlich zu erkennen sind. Diese Beobachtung ist allgemeingültig für den Organismus, wie gleichsinnige Beobachtungen am Lebercapillarendothel und im Knochenmark zeigen, das nach enormem Zellreichtum der Reaktionsstadien im Rückbildungsstadium zellarm und daher sehr übersichtlich wird und dann ganz besonders deutlich die kleinen allseitig syncytial verbundenen Zellen mit „lymphocytärem" Kern zeigt.

Ich will mit diesen Hinweisen auf die Schwierigkeiten der absoluten Diagnose des Lymphocyten in keiner Weise in Abrede stellen, daß in der Milz große Mengen von „echten", d. h. freien Lymphocyten vorkommen, möchte aber doch gegenüber der scheinbar allgemeinen Sicherheit, mit der der *Lymphocyt* innerhalb von Geweben abgegrenzt wird, betonen, daß es mir in sehr vielen Fällen, namentlich bei dichter Zellagerung, trotz bester histologischer Technik, trotz variiertester Färbemethoden unmöglich erscheint, zwischen der freien „selbständigen" Zelle „Lymphocyt" und zwischen der fixen Reticulumzelle zu unterscheiden, die in einem bestimmten Funktionszustand einen kleinen runden, dunklen, „lymphocytären" Kern hat.

Ganz ähnliche Verhältnisse spielen auch im *Knochenmark* eine große Rolle, auf dessen histologische Verhältnisse im einzelnen unter Hinweis auf das Referat von SCHILLING in diesem Handbuch nicht weiter eingegangen werden soll. Sein klar übersehbarer reticulär-mesenchymaler Bau, der selbst beim jugendlichen Menschen kein lymphatisches Gewebe im Sinne follikulärer Anordnung, wohl aber lymphoides Gewebe zeigt, befähigt es in ganz besonders hohem Maße, im Bedarfsfalle auch in lymphoider bzw. lymphocytärer Art zu reagieren.

II. Funktion des Lymphapparates.

In den bisherigen Ausführungen wurden im wesentlichen die *Bestandteile* des Lymphapparates aufgezeigt, die über die *Lymphgefäße* zu den einfach gebauten *lymphoiden Organen* (Beispiel tâches laiteuses) zu dem weitverbreiteten *diffusen, lymphoid-lymphatischen Gewebe* und zu den *Organen* gehäuften Vorkommens lymphoid-lymphatischen Gewebes, zu den *Lymphdrüsen* und zur *Milz* führten. Es erwies sich dabei eine rein deskriptiv morphologische Darstellung als unmöglich, wo heute auch von anatomischer Seite die Frage nach dem *Zwecke eines bestimmten Gewebebaues* weit mehr in den Vordergrund gestellt wird als früher.

Schon im einleitenden, mehr anatomischen Teil mußte daher wiederholt auf physiologische Beziehungen eingegangen werden.

Wenn im folgenden die *Funktionen* des gesamten Lymphapparates von physiologischen Gesichtspunkten aus dargestellt werden soll, so kann es sich, da die wesentlichen Funktionen des Lymphapparates bereits wiederholt gestreift werden mußten, nur noch um eine physiologische Zusammenfassung und um eine Erläuterung an speziellen Beispielen handeln.

Im allgemeinen kann man die zahlreichen physiologischen Funktionen des lymphoiden und lymphatischen Gewebes hauptsächlich von zwei großen Gesichtspunkten aus gemeinsam betrachten:

1. *Zellproduktion des lymphoid-lymphatischen Gewebes.*
2. *Filter- und Resorptionswirkung desselben.*

Da meines Erachtens auch die Zellproduktion des lymphatischen Systems nur eine Antwort auf bestimmte physiologische (und pathologische) zellresorptive und verdauende Leistungen darstellt, so kann man in letzter Hinsicht wohl die *gesamten Funktionen vom Gesichtspunkt des parenteralen Stoffwechsels* aus betrachten. *Filterwirkung, Aufnahme physiologischer und pathologischer Schlackenprodukte, Lokalisierung bzw. Verdauung derselben* sind, worauf ich[1] früher von anderen Gesichtspunkten aus schon hinwies, im wesentlichen *Vorgänge, die an die Zelltätigkeit gebunden sind,* die Zellreaktionen u. a. Zellneubildung auslösen. Auch die physiologische Zellbildung bedarf eines Anstoßes, eines „Reizes", der vielfach schon durch den Untergang von Zellen gegeben sein dürfte, vielfach aber durch die physiologischen Schlacken unterhalten wird.

[1] OELLER, H.: Dtsch. med. Wochenschr. 1923.

Trotz dieser Möglichkeit, die Funktion des lymphoid-lymphatischen Gewebes von einem einzigen Gesichtspunkt aus zu betrachten, dürfte es sich im folgenden doch empfehlen, einige größere Unterteilungen durchzuführen.

A. Lymphatisches System und Lymphocytenbildung-Keimzentren.

Die hämatopoetischen Funktionen des lymphatischen Systems sind in anderen Abschnitten dieses Handbuches von hämatologischen Gesichtspunkten aus ausführlich behandelt, so daß darauf verwiesen werden darf.

In diesem Referat soll auf die *Lymphocytenproduktion* im lymphoiden und lymphatischen Gewebe eingegangen werden hauptsächlich von dem Gesichtspunkt aus, einen wichtigen Bestandteil des lymphatischen Gewebes, *die Keimzentren*, zu dem ersten mehr anatomischen Teil noch nachzutragen und genauer zu analysieren. Auch diese Gebilde sind in dem hämatologischen Referat von SCHILLING bereits eingehend behandelt worden, doch ist mein Standpunkt in der Frage der Gewebsreaktionen und in der Frage der Bewertung der „Endstufen" der Zelldifferenzierungsreihen von dem allgemein anerkannten Standpunkt ziemlich abweichend, so daß ich hier die Gelegenheit wahrnehmen möchte, in kurzen Zügen an Hand verwandter Vorstellungen von HELLMANN, HEIBERG u. a. auch meinen Standpunkt in der Lymphocyten- bzw. Keimzentrumsfrage zu erörtern.

In seiner bekannten Arbeit: „*Studien über Regeneration der Gewebe*" beschrieb FLEMMING[1] 1885 *helle Zentren* innerhalb der Lymphknötchen, die er als sekundäre Bildungen betrachtend, *Sekundärknötchen* (d. h. innerhalb der eigentlichen Knötchen gebildet) bezeichnete. Er nannte diese hellen Zentren *Keimzentren*, da er in denselben zahlreiche *Mitosen* nachweisen konnte. Die Mitosen sollten nach FLEMMINGs ursprünglicher Auffassung in den frei in Reticulummaschen liegenden Zellen zu finden sein. Dagegen fanden BAUMGARTEN[2] und RIBBERT[3] die Mitosen in *fixen Gewebszellen* vor (Reticulumzellen bzw. Endothelzellen), so daß auch FLEMMING später seinen Standpunkt dahin revidierte, daß auch in fixen Elementen häufiger Mitosen vorkommen, als anfangs angenommen. Heute, wo wir doch erheblich andere Vorstellungen über das Wachsen bzw. Weiterexistieren von Geweben haben, ist es vielleicht ganz interessant, darauf hinzuweisen, daß FLEMMING auch bei erwachsenen Tieren diese Mitosen in den Keimzentren gefunden hat, bei denen es ihm sehr unwahrscheinlich erscheint, daß „bei solchen Tieren noch ein so erhebliches Wachstum der fixen Gewebe im Gange sein sollte, wie es dieser frappierenden Masse von Zellteilungen entspräche".

FLEMMING bezeichnet diese *Keimzentren* als die Hauptbildungsstätten der Lymphocyten, wenngleich er auch die Bildung solcher in anderen Teilen der lymphoiden Organe anerkannte.

FLEMMING nahm dabei allerdings an, daß sich die in das Reticulum eingelagerten Zellen ausschließlich an der Bildung dieser großen hellen Zellen beteiligen würden, die nach mitotischer Teilung immer *wieder* kleine Lymphocyten lieferten. In Rücksicht auf die erhobenen Einwände gibt FLEMMING aber zu, daß aus den Reticulumzellen rundliche freiwerdende Zellen hervorgehen können; „die Sekundärknötchen würden also auch dann die Hauptkeimstätten bleiben".

---

[1] FLEMMING, W.: Studien über Regeneration der Gewebe. I. Zellvermehrung in den Lymphdrüsen und verwandten Organen, und ihr Einfluß auf deren Bau. Arch. f. mikr. Anat. Bd. 24, S. 50. 1885; Schlußbemerkung über Zellvermehrung in den lymphoiden Drüsen. Ebenda S. 355.

[2] BAUMGARTEN, P.: Experimentelle und pathologisch-anatomische Untersuchungen über Tuberkulose. Zeitschr. f. klin. Med. Bd. 9, S. 93 u. 245. 1885.

[3] RIBBERT: Über Regeneration und Entzündung der Lymphdrüsen. Beitr. z. pathol. Anat. u. z. allg. Pathol. Bd. 6, S. 185. 1889.

Diese FLEMMINGsche *Keimzentrumslehre* wurde späterhin ziemlich allgemein als geltende, herrschende Lehre angenommen. Gelegentlich äußerten allerdings einige Autoren eine gegenteilige Meinung, die aber an der allgemeinen Anerkennung der FLEMMINGschen Lehre nichts Wesentliches ändern konnte. So wies schon v. SCHUMACHER[1] bei Beschreibung degenerativer Veränderungen an den Lymphknötchen darauf hin, daß in den Keimzentren nicht nur Leukocyten neugebildet, sondern auch zerstört würden. Eine gewisse Skepsis zeigt auch TÜRK[2] gegenüber den Keimzentren als Hauptbildungsstätte der Lymphocyten.

Als weiteres Charakteristicum der Keimzentren beschreibt FLEMMING die „tingiblen" Körperchen, die heute wohl allgemein als strukturlose, verschieden große Chromatinklümpchen zerfallener Zellen bezeichnet werden, die aber FLEMMING als „Produkte des intracellulären Stoffwechsels" auffaßt. Wenn auch für FLEMMING der Zusammenhang zwischen den zahlreichen Mitosen der Keimzentren und zwischen den tingiblen Körperchen nicht klar ersichtlich war, so nahm er einen solchen doch als gegeben an.

In seinen „*Studien über das lymphoide Gewebe*" unterzieht 1921 HELLAMNN[3] die FLEMMINGsche Theorie einer Kritik und kommt zu dem Schluß, „daß die FLEMMINGsche Theorie über die Sekundärfollikel als Hauptbildungsstätten der Lymphocyten auf unsicherem Boden steht, und daß eine Menge von Beobachtungen hinsichtlich der Sekundärfollikel durch dieselbe nicht in zufriedenstellender Weise erklärt werden können. Nimmt man statt dessen an — etwas, was übrigens naheliegt —, daß die Sekundärfollikel Reaktionsherde, ‚Reaktionszentren' gegen in das lymphoide Gewebe eindringende Reizstoffe (Bakterien und andere toxische Körper und Stoffe) darstellen, so findet man, wenigstens bei einer präliminären Betrachtung, eine bessere Erklärung für alle diese die Sekundärfollikel betreffenden Beobachtungen."

HELLMANN bezeichnet also die *Keimzentren* als *Reaktionszentren*, ähnlich wie sie HEIBERG[4] als *Leistungsmittelpunkte* betrachtet wissen will. Ähnlich wie HEIBERG stimmen auch DIETRICH[5] (*Funktionszentren*), POL[6], HEILMANN[7] mit gewissen Erweiterungen auch ROTTER[8] der HELLMANNschen Theorie bei, während ASCHOFF[9], WÄTJEN[10] neuerdings eine Mittelstellung einnehmen, indem sie die Berechtigung der HELLMANNschen Einwände anerkennen und ebenfalls die Funktion als Reaktionszentrum für möglich halten, daneben aber an dem Keimzentrumsbegriff festhalten, da es, wie auch ich, wenn auch von wesentlich anderen Gesichtspunkten aus, annehmen möchte, durchaus denkbar ist, daß am Orte

[1] SCHUMACHER, S. v.: Über die Lymphdrüsen des Macacus Rhesus. Arch. f. mikr. Anat. Bd. 48. 1897.

[2] TÜRK, W.: Über Regeneration des Blutes unter normalen und krankhaften Verhältnissen. Zentralbl. f. allg. Pathol. u. pathol. Anat. Bd. 19, S. 895. 1908.

[3] HELLMANN, T. J.: Studien über das lymphoide Gewebe. Beitr. z. pathol. Anat. u. z. allg. Pathol. Bd. 68, S. 333. 1921 (Literatur).

[4] HEIBERG: Virchows Arch. f. pathol. Anat. u. Physiol. Bd. 240, S. 301. 1923; Zentralbl. f. allg. Pathol. u. pathol. Anat. Bd. 36, S. 433. 1925.

[5] DIETRICH, A.: Das pathologisch-anatomische Bild der chron. Tonsillitis. Verhandl. d. Ges. dtsch. Hals-, Nasen- u. Ohrenärzte, S. 429. Kissingen 1923; Die Entzündung der Gaumenmandeln. Münch. med. Wochenschr. 1922; Verhandl. d. dtsch. pathol. Ges., S. 289. Göttingen 1923.

[6] POL: Zur Funktionsfrage der lymphadenoiden Organe, insbesondere der Tonsillen. Verhandl. d. dtsch. pathol. Ges., S. 286. Göttingen 1923.

[7] HEILMANN: Virchows Arch. f. pathol. Anat. u. Physiol. Bd. 259, S. 160. 1928.

[8] ROTTER, W.: Sekundärknötchen. Virchows Arch. f. pathol. Anat. u. Physiol. Bd. 265, S. 596. 1927 (Literatur).

[9] ASCHOFF, L.: Zitiert auf S. 1010.

[10] WÄTJEN: Virchows Arch. f. pathol. Anat. u. Physiol. Bd. 256, S. 86. 1925; Verhandl. d. dtsch. pathol. Ges. 1925.

erhöhter Reaktionsleistung auch Zellen nicht nur zugrunde gehen, sondern auch entstehen.

Der *Haupteinwand*, den HELLMANN *gegen die* FLEMMINGsche Theorie macht, ist der, daß diese Theorie *als einzige feste Grundlage* nur die Beobachtung hat, daß „*die Sekundärfollikel relativ mehr Mitosen enthalten, als in einem gleichgroßen Gebiet des umgebenden lymphoiden Gewebes vorhanden sind*". „Daß die beobachteten Mitosen zur Bildung von Lymphocyten führen, ist . . . nur eine hypothetische Annahme."

Auch wenn HELLMANN in seinen weiteren Ausführungen eine Reihe anderer berechtigter Einwände macht und besonders zeigt, daß die Lymphocytenbildung ganz unabhängig von dem Vorhandensein von „Keimzentren" vor sich geht — eine Beobachtung, auf die auch eine Reihe anderer Autoren[1] hinweisen —, so bilden doch meines Erachtens gerade die beiden von HELLMANN aufgeworfenen Fragen den Kernpunkt des Problems. Ich möchte die Fragen präziser formulieren:

1. Was bedeuten überhaupt die Mitosen im lympho-retikulären Gewebe?
2. Wie entstehen die Lymphocyten und welche Beziehungen zeigen sie zu den mitotischen Zellvorgängen?

Mitosen werden wohl mit Recht als das *Zeichen der Zellteilung und mithin der Zellvermehrung* angesehen. Sehr schöne überzeugende Bilder geben die Mitosen der Epithelien, für die die mitotische Teilung als Regel angenommen wird. Ich möchte die Richtigkeit dieser Lehre mangels von absoluten Gegenbeweisen nicht in Frage stellen, möchte aber doch der Überlegung Raum geben, ob die verhältnismäßig wenigen Mitosen, die man z. B. in rasch wachsenden Pflanzen (Zwiebeln) nachweisen kann, genügen, um das mitunter außerordentlich schnelle Wachstum bzw. die schnelle Zellenvermehrung erklären zu können. Auch im Bindegewebe werden mitotische Vorgänge für das Zellenwachstum und für die Zellvermehrung erklärend herangezogen. Sieht man von embryonalen Stadien ab, so sind Mitosebefunde in diesem Gewebe doch etwas sehr Seltenes. Es wächst aber auch das Gewebe des Erwachsenen, zum mindesten insofern, als es Zellverbrauch ergänzen muß. Geht man zum retikulären Bindegewebe, das als indifferentes mesenchymales Gewebe weitgehende Ähnlichkeit zu den embryonalen Pluripotenzen zeigt, so sind trotz aller täglichen Inanspruchnahme und des ständigen Umbaues Mitosen meist nur in sehr geringer Anzahl zu finden. Die wenigen Mitosen, die zweifellos auch hier gelegentlich gefunden werden, dürften meines Erachtens nicht hinreichen, den dauernden Zell„verbrauch" zu decken. Sogar in Geweben, die als Antwort auf einen (intravenösen, allgemeinen) Reiz eine mächtige Zellvermehrung in kurzer Zeit erkennen lassen, gehören Mitosen zu den selteneren Bildern, während die von HERZOG[2] beschriebenen, von MARCHAND[3] bestätigten Bilder der Kernabschnürung mit seitlichen Abtrennungen der Teilungsprodukte außerordentlich häufig gesehen werden.

Bei Zellvorgängen unter den Verhältnissen beschleunigter Reaktionen kommt nach meinen Beobachtungen für die Zellvermehrung über die Zellteilungsvorgänge hinaus noch ein zweiter Vorgang in Frage, den in ähnlicher Weise wohl auch MARCHAND[4] in einer Kontroverse gegen die GRAWITZschen[5] Schlummerzellentheorie im Auge hatte. *Nicht jede Zellvermehrung entsteht durch Zellneubildung.* Es läßt sich namentlich in stark reaktiven Geweben meines Erachtens außerordentlich deutlich zeigen, daß in einem Gewebe, das in Reaktion tritt,

[1] Vgl. TÜRK: Zitiert auf S. 1064.
[2] HERZOG: Zentralbl. f. allg. Pathol. Bd. 31, S. 481. 1920.
[3] MARCHAND: Haematologica V. [4] MARCHAND: Zitiert auf S. 995.
[5] GRAWITZ, P: Über Abbau und Entzündung der Herzklappen. Berlin, Schoetz 1914. Ders. Virchows Arch. Bd. 232, S. 35. 1921.

das „aufquillt“, plötzlich auch eine große Masse kleiner Chromatinsplitter sichtbar werden, die nach meinen Beobachtungen an Rückbildungsvorgängen von Gewebsreaktionen weit zurückgebildete Gewebskerne darstellen. Ähnlich wie Marchand lege auch ich Wert auf die Feststellung, daß es sich bei diesen kleinen Kernfragmenten (*Kernsplitter*, Marchand) *um präformierte Chromatingebilde* und nicht um neu aus der protoplasmatischen Grundsubstanz erstandene Kerne (Grawitz) handelt. Die Beobachtung, daß Zellen, die in Funktion gestanden haben, zu kleinen unscheinbaren „Ruheformen“ zurückgebildet werden können, halte ich gerade auch in der Zelldifferenzierungsfrage für sehr wichtig, da man durch solche Beobachtungen sieht, daß nicht jede bereits bis zu hämatologisch klassifizierbaren Typen herausdifferenzierte Zelle den hämatologisch festgelegten „Stammbaum“ der „Reifung“ durchmachen muß, sondern daß sie, sofern nur der Konnex mit den Zellen der Umgebung erhalten bleibt, rückbildungsfähig ist zu Ruheformen. Treten diese wieder in Tätigkeit, so muß ein solches Gewebe jetzt zellreicher erscheinen. Die *Zellvermehrung* ist also dann gewissermaßen eine *scheinbare,* denn ein Teil der wieder in Aktion getretenen Zellen war praktisch doch schon vor Einsetzen der Gewebsreaktion vorhanden, wenngleich in einer wenig sichtbaren, unscheinbaren Form.

Nach meinen Beobachtungen *geht* namentlich *im retikulären Gewebe die physiologische Zellvermehrung hauptsächlich auf dem Wege vor sich, daß ruhende Zellen unter Quellungserscheinungen in Aktion treten, und daß vorhandene voll ausgebildete Zellen sich amitotisch teilen.*

Inwieweit der mitotische Zellteilungsvorgang für das reticuläre Bindegewebe überhaupt etwas Physiologisches darstellt, ist wohl nur sehr schwer entscheidbar. Man findet die Mitosen bei den Laboratoriumstieren (von denen ausgehend ich die Verhältnisse beurteile), unter normalen Verhältnissen zweifellos da und dort einmal im Gewebe, etwas häufiger vielleicht an solchen Stellen, wo lymphoides Gewebe in besonderer Häufung vorkommt. Sie sind — und das soll unbedingt zugegeben werden — auch unter anscheinend physiologischen Bedingungen in dem „Differenzierungsprodukt“ des lymphoiden Gewebes, in dem sog. lymphatischen Gewebe, in den „Keimzentren“ unter bestimmten Bedingungen vielleicht etwas reichlicher zu sehen, als in den lymphoiden keimzentrenfreien Partien.

Überraschender Weise selten sind mitotische Zellteilungen in Geweben, die nach vorübergehenden leichten Schädigungen Zellneubildung zeigen:

Setzt man eine Serie von Meerschweinchen einer leichten Röntgenschädigung[1] („Reizdosis“) aus, so sieht man, wie schon bald nach der Bestrahlung der in mäßigen Grenzen sich haltende Zelluntergang nachweisbar wird, sehr schnell kommt es aber, wie der Serienversuch zeigt, zu einer, anfangs anscheinend über den Bedarf der Defektdeckung hinausschießenden Zellvermehrung, die beson-

[1] Heineke hat in sehr schönen Untersuchungen (Mitt. a. d. Grenzgeb. d. Med. u. Chir. Bd. 14) die Einwirkung der Röntgenstrahlen namentlich auf das lymphoide Gewebe gezeigt. Vielfach werden, wenn man von einigen neueren Untersuchungen absieht, die Befunde und Schlußfolgerungen von Heineke als „*der*“ Befund bei Röntgeneinwirkung verwertet. Nach den histologischen Schilderungen Heinekes handelt es sich um ziemlich erhebliche Röntgeneinwirkungen auf den tierischen Organismus. Ich habe auf diesem Gebiete sehr viel experimentiert und kann hier nur hervorheben, daß man bei geringen Röntgenschädigungen nach kurzen Stadien mäßigen Zellunterganges histologische Bilder höchster Zellreaktion bekommt, während man bei schweren protrahierten Röntgenschädigungen weit über die Heinekeschen Befunde hinaus eine völlige Verödung der lymphoiden, namentlich aber der lymphatischen Gewebe sehen kann. Es gibt keinen typischen Befund nach Röntgenwirkung schlechthin, gerade hier sind für das histologische Versuchsergebnis die quantitativen (Strahlenmenge) und zeitlichen Verhältnisse (Intervall, zwischen Bestrahlung und Tötung) außerordentlich ausschlaggebend.

ders deutlich in den Lymphdrüsen, in Milz und Knochenmark zu verfolgen ist. Namentlich die Pulpastränge der Milz zeigen dann die bekannte lymphoide Reaktion; sie stellen breite Zellmäntel dar, die, wie man an längs im Schnitt getroffenen Stellen sehr schön sehen kann, da und dort knötchenartige Verdickungen erkennen lassen. Auch die Zahl der Knötchen selbst erscheint (je nach dem Versuchsstadium) mehr oder weniger deutlich vermehrt. Zweifellos finden sich auch in diesem reaktiven Gewebe mehrere Mitosen der Reticulumzellen, doch erscheint es sehr fraglich, ob man mit diesen relativ wenigen Mitosen den großen Zellreichtum erklären kann. Ich muß bei solchen Bildern immer wieder auf die sog. scheinbare Zellvermehrung hinweisen, die bei reaktiven Zuständen im Gewebe durch ein Aufquellen schon vorhandener Zellen, die plötzlich einen größeren Raum einnehmen und daher in „vermehrtem" Maße besser sichtbar werden, hinweisen, muß aber doch auf die absolute Zellvermehrung nachdrücklichen Wert legen, die in solchen Fällen mit Sicherheit nachweisbar ist. Es erscheint fraglich, wie alle diese neugebildeten Zellen durch die wenigen auffindbaren Mitosen zu erklären sein sollten.

Reichlicher scheinen mir die Mitosen namentlich dann zu sein, wenn nach einem *stärkeren* allgemeinen Reiz der Zellzerfall repariert wird. Treten jetzt z. B. nach einer intensiveren Röntgenbestrahlung[1] ausgedehnte reparatorische Gewebsvorgänge z. B. in der Milz ein, dann sieht man namentlich in den Pulpasträngen reichlichere Mitosen, die aber meines Erachtens trotzdem noch nicht den erheblichen Zellreichtum zu erklären vermögen. Auffallend ist nur, daß im Reparationsstadium derartiger intensiverer Röntgenschädigungen die Zellproduktion im lymphoid-lymphatischen Gewebe (der Milz) nicht nur eine lymphoidzellige ist, sondern daß jetzt mehr die lymphoidzellig plasmacelluläre Reaktion (verbunden mit starker Erythropoese in der Meerschweinchenmilz) das Bild beherrscht. Auch in ganz andersartigen Versuchen, bei denen Versuchstieren (Meerschweinchen) z. B. eine größere (deutlich schädigende) Menge fremden Hämoglobins (Huhn) intravenös injiziert wurde, sieht man im späteren Aufbaustadium wiederum in den Milzpulpasträngen, auch in den Follikeln die mitunter reichlichere Mitosebildung und als Typ der Zellreaktion die lymphoid-plasmacelluläre Art.

Noch erheblich deutlicher erscheinen mir die Mitosenbefunde in der Milz bei solchen Tieren, bei denen ein starker (intravenöser) Bakterienreiz gesetzt wurde. Es kommt z. B. nach intravenöser Injektion von Colikeimen (namentlich unter den Bedingungen vorangegangener Immunisierung) zu sehr schnell einsetzenden, zum Teil enormen, mächtigen granulocytären Reaktionen (Lungen, Leber, Milz, Lymphdrüsen, Knochenmark), die nach meinen Beobachtungen lokal in den einzelnen Organen entstehen. Nach einer sehr schnell auf einen Höhepunkt geführten Granulocytenreaktion folgt auch hier die lymphoid-plasmacelluläre Reaktion, die namentlich in Milz und Knochenmark reichlich Mitosen[2] erkennen läßt. Die Mitosen ergeben wieder lymphoide, bzw. plasmacelluläre Typen, die nun zum Teil als Monocyten, bzw. Plasmazellen aus dem Zellverbande ausgeschieden werden können.

Das seltene Vorkommen von Mitosen in lymphoid-lymphatischen Geweben unter den gewöhnlichen physiologischen Bedingungen läßt es im Verein mit der

[1] Maximale Röntgenbestrahlungen ergeben ganz andere Bilder (kleine blasse Organe, lymphoides Gewebe zellarm, Reticulumzellen hell, Kerne chromatinarm), in den „Keimzentren" große „ausgeputzte" helle Stellen; Tod der Tiere nach protrahierter mehrtägig, stundenweiser Bestrahlung, ohne Auftreten von reparativen Vorgängen.

[2] Die lokale granulocytopoëtische Reaktion in Lungen, Leber, Milz und anderen Organen geht unter diesen überstürzten Zellneubildungsvorgängen anscheinend prinzipiell auf amitotischem Wege vor sich, nur im Knochenmark kommen Mitosen vor, die zu Granulocyten führen.

Beobachtung, daß Mitosen auf geringfügige pathologische Reize hin trotz eingetretener Zellvermehrung ebenfalls nur geringer Zahl beobachtet werden, sehr wahrscheinlich erscheinen, daß der physiologische Zellersatz im retikulären Gewebe im wesentlichen auf amitotischem Wege von sich geht. Experimentelle Beobachtungen zeigen aber deutlich, daß namentlich unter den Bedingungen, die zu einer lymphoid-plasmacellulären Gewebsreaktion führen (stärkere „Reize") die Mitosen häufiger beobachtet werden.

Nach meinen Beobachtungen möchte ich glauben, daß Mitosen im retikulären Bindegewebe nicht der Ausdruck einer absolut physiologischen Reaktion sind, sondern daß sie die Antwort einer erhöhten cellulären Inanspruchnahme darstellen.

Diese Auffassung würde keineswegs in Widerspruch stehen zu der Tatsache, daß man in bestimmten Entwicklungsstadien der „Keimzentren" der Lymphfollikel auch unter physiologischen Bedingungen einige Mitosen findet. Diese Gebilde sind „*Reaktionszentren*" die auf stärkere physiologische Reize hin aus dem gewöhnlichen lymphoiden Gewebe „herausdifferenziert" sind und die nicht nur den Zustand der über das physiologische Maß hinausgehender Zellneubildung (Mitosen), sondern auch die Zeichen erhöhten Zellverbrauches (in Form von „Differenzierungsprodukten") erkennen lassen.

Meine Stellungsnahme in der Frage der mitotischen Zellvermehrung, die ich hier nicht eingehend an Hand von Abbildungen begründen kann, weicht in manchen Punkten nicht unerheblich von der allgemein gültigen Lehre ab. Vielfach sind nach SCHAFFER[1] die Histologen geneigt, in der *amitotischen Zellteilung ein Zeichen des Zugrundegehens der Zelle* zu erblicken, eine Ansicht, die mit meinen Vorstellungen, daß die Mitose eine über die physiologische Reizschwelle hinausgehende Zellreaktion darstellt, nicht leicht vereinbar ist. Doch wird nach SCHAFFER von einer Reihe von Autoren auch *amitotische Zellteilung* beobachtet, die *lebensfähige Zellen* liefern. SCHAFFER erblickt in der Amitose einen „Teilungsvorgang, welcher meist zwar nur mehrkernige Zellen liefert, in seltenen Fällen und unter besonderen, nicht immer gekannten Verhältnissen an Stelle der Mitose treten oder mit ihr abwechseln kann".

Der Befund von Mitosen in den Lymphknötchen ist nun durchaus kein so regelmäßiger wie meist allgemein angenommen wird. Es scheinen vielmehr die *Mitosen in den „Keimzentren" an ein ganz bestimmtes Entwicklungsstadium der Knötchen gebunden zu sein.*

Das Studium der verschiedenen Formen der Lymphfollikel läßt, wie ROTTER[2] hervorhebt, fünf verschiedene Stadien erkennen:

1. Die soliden (ruhenden) Knötchen.
2. Die epitheloiden Sekundärknötchen.
3. Die retikulären Sekundärknötchen.
4. Die lymphoplastischen Sekundärknötchen.
5. Die nekrotischen Sekundärknötchen.

Meines Erachtens liegt für eine Einteilung der verschiedenen Knötchenformen in fünf Untergruppen kein genügender Grund vor. Die Knötchen sind, wie schon FLEMMING hervorhob, flukturierende Gebilde, die kommen und gehen. Diese FLEMMINGsche Annahme ist wohl allgemein anerkannt und wird auch von HELLMANN, HEIBERG, ROTTER ganz besonders hervorgehoben. Die Einteilung ROTTERS, der eine Gruppe der soliden, ruhenden Knötchen kennt, könnte nur zu leicht zu der Annahme verleiten, daß die Knötchen, auch wenn sie nach Funktion zur Ruhe kommen, Knötchen bleiben, daß sie also in letzter Hinsicht doch präformierte Gebilde sind. Diese Annahme trifft aber meines Erachtens nicht

---

[1] SCHAFFER: Zitiert auf S. 995. [2] ROTTER: Zitiert auf S. 1064.

in vollem Umfange zu. Man kann zwar sicher eine *Knötchenart* unterscheiden, die dem Zustand *nach* Arbeitsleistung entspricht. Sie läßt sich aber nicht als Ruheform des Knötchens bezeichnen. Die *Ruheform des Knötchens ist die Rückkehr ins lymphoide Stadium,* mit den Worten: *Knötchen sind nicht präformiert,* doch muß hervorgehoben werden, daß sie immer *an bestimmten Stellen* der arteriellen Verzweigung im lymphoiden Gewebe, in den Lymphdrüsen und in der Milz entstehen.

Ich kann, wenn man im Serienexperiment am Tier den Werdegang der Knötchen, namentlich in der Milz verfolgt, im Prinzip nur *zwei verschiedene Entwicklungsformen der Knötchen* erkennen, die man manchmal ziemlich leicht in einzelne Untergruppen einteilen kann. Die Aufstellung solcher Untergruppierungen ist aber meines Erachtens von keiner großen praktischen Bedeutung. Ich sehe bei meinen Versuchen im Prinzip nur *Entwicklungs- und Rückbildungsstadien der Knötchen.* In diese beiden Gruppen kann man sehr gut die lymphoplastischen und die epitheloiden Knötchen einerseits, die retikulären, sowie die ruhenden Knötchen andererseits einreihen.

ROTTER[1], auch GROLL und KRAMPF[2] ziehen, da sie sich über das Wesen des Lymphocyten bzw. über die Bedeutung der Lymphocytenbildung nicht ins Klare kommen, meines Erachtens nicht die letzten Konsequenzen.

Nach meinen Beobachtungen und nach den Deutungen, die ich den Befunden meiner Tierversuche zugrunde lege, gestaltet sich die Entwicklung der Knötchen folgendermaßen: Auf „Reize" besonderer Art spricht das außerordentlich reaktionsfähige lymphoide Gewebe der Milz sehr schnell an, die Zellen quellen auf, doch tritt in kurzer Zeit — wie man sich namentlich bei Betrachtung mit stereoskopischen Mikroskopaufsätzen und besten Immersionssystemen leicht überzeugen kann — sicher auch eine amitotische Zellvermehrung auf. Schon oben wurde im anderen Zusammenhang darauf hingewiesen, daß man jetzt an diesen breiten zellreichen lymphoiden Scheiden eine gewisse Außenzone erkennen kann, in der die Zellen nicht so deutlich aufgequollen und vergrößert erscheinen, sondern eine mehr längliche, spindlige Gestalt, namentlich Kernform haben. An manchen Stellen, besonders an Teilungsstellen der kleinen Arterien, erkennt man deutlich eine spindel- oder knötchenartige Verdickung der Scheide. Namentlich in der Peripherie der Gefäßverzweigung sind neben den gewöhnlichen größeren Lymphknötchen eine Reihe kleinerer Knötchen zu erkennen. In derartigen reaktiven Zuständen ist die Zahl der knötchenförmigen Gebilde nach meinen Beobachtungen sicher vermehrt anzutreffen.

Diese kleinen Knötchen oder knötchenartigen Scheidengebilde zeigen in diesem Stadium durchaus nicht regelmäßig die typische hellere, zentrale Stelle, die man als Keimzentrum oder Reaktionszentrum bezeichnen könnte. Die Mitte bzw. die dem Gefäß zunächst anliegenden Partien sind eingenommen von großen dicht aneinandergedrängten Reticulumzellen, die, wie sofort noch auszuführen ist, je nach dem Stadium der Entwicklung verschiedenes, innerhalb des gleichen Knötchens im allgemeinen aber immer gleiches Aussehen haben. Das Zentrum erscheint, auch wenn es zellreich ist und aus „dunkleren", d. h. intensiver (nach GIEMSA) färbbaren Zellen besteht, zellärmer, also „heller" als die Peripherie, wo meines Erachtens genau dieselben Zellen liegen und in Vermehrung geraten sind. Die Peripherie erscheint in nicht immer scharfem Übergang mehr geschichtet, d. h. die einzelnen Zellagen liegen im Gegensatz zu der wahllosen unregelmäßigen Anordnung der zentralen Partien hier mehr konzentrisch angeordnet. Diese Anordnung nimmt nach der fast immer scharf begrenzten Peripherie hin mehr und mehr zu. Es entsteht schon in diesem Stadium der Eindruck, als ob ein Zentrum vorhanden wäre, das irgendwie besonders geartet ist. Die Besonderheit des „Zentrums" kann ich aber nur insofern anerkennen, als die Zellen der zentralen Partien anscheinend besonders stark aufquellen und sich besonders vermehren, während die Vergrößerung und Vermehrung der Zellen der Peripherie anscheinend doch nicht so erheblich

[1] ROTTER: Zitiert auf S. 1064.
[2] GROLL u. KRAMPF: Zentralbl. f. allg. Pathol. u. pathol. Anat. Bd. 31, S. 145. 1921.

ist. So wird von den zentralen Partien peripherwärts ein Druck ausgeübt, der die Peripherie in mehr oder weniger deutlich konzentrische Schichtung bringt.

Von einer Angabe Rotters[1], wie sie ähnlich auch Marchand[2] gemacht hat, kann ich mich nicht überzeugen. Rotter scheint nämlich anzunehmen, daß von dem adventitiellen Gewebe aus eine *Neuwucherung* von Zellen vor sich geht, die die alten Zellen zur Seite drängt. Auf diese Art geht nach meinen Beobachtungen die Knötchenbildung sicher nicht vor sich. Der Vorgang gestaltet sich vielmehr derart, daß schon vorhandene adventiell-retikuläre Zellen in Funktion treten, sich vermehren und nunmehr einen zentralen Quellungsherd zeigen, der deutliche Druckwirkungen nach der Peripherie ausübt.

Es sind sicher die Zellen des Reticulums, die hier in Funktion treten und sich in „Formen" vermehren, die von den meisten Forschern als „hämatologisch" different *bezeichnet* werden. Es handelt sich aber bei all diesen beschriebenen, scheinbar differenten Formen um ein und dieselbe Zellart, die in verschiedenen Funktionsstadien verschiedene Formen, verschiedene Färbbarkeit, verschieden dichte Lagerung, zeigen kann. Wer sich viel mit den wechselvollen Bildern des Entstehens und Vergehens von zellreaktiven Vorgängen im Tierexperiment befaßt hat, der wird den übertrieben feinen Zellnüancierungen, die namentlich die einseitig hämatologisch orientierte Forschungsrichtung aufstellt, mehr als skeptisch gegenüberstehen müssen. Hat sich erst einmal die Allgemeinheit der Forscher an den Gedanken gewöhnt, daß *ein und dieselbe Zellart je nach dem Funktions-* (besser vielleicht ausgedrückt: Reaktions-) *Zustand einmal als typische Reticulumzelle, dann als lymphoide Zelle, gegebenenfalls in epitheloider Anordnung, weiter als länglich spindlige Zellen und endlich als fixe Zelle mit lymphocytärem runden, kleinen dunklen Kern imponieren kann, dann wird nicht nur die Frage der funktionellen Bedeutung der Knötchen leicht gelöst werden, sondern es dürfte namentlich auch manche heute überkompliziert emporgeschraubte hämatologische Fragestellung eine ungeahnt einfache Lösung finden.*

Betrachtet man die Zellformen neuentstandener Milzknötchen genauer, dann erkennt man, daß die *Zellreaktion im allgemeinen eine gleichsinnige* ist, wenngleich naturgemäß bei Vergleich einzelner Knötchen untereinander da und dort bestimmte Unterschiede in den Zell-„entwicklungs"stadien beobachtet werden, und auch innerhalb eines einzelnen Knötchens die einzelnen Zellen selbst verschiedene feinere Färbeunterschiede aufweisen können. Nebenbei sei bemerkt, daß sich diese *Gleichsinnigkeit der Reaktion* nicht nur im lymphoiden Gewebe der Milz, sondern im ganzen Körper (Lymphdrüsen, Knochenmark, Leber, Lungen) nachweisen läßt.

Auf gleiche Stufe möchte ich die lymphoideplastische Reaktion und die epitheloide Reaktion stellen.

Wie auch sonst im Organismus, gerät auch in der Milz das lymphoide Gewebe auf nicht zu intensive (intravenöse) Reize in die bekannte *lymphoide Reaktion.* Dementsprechend sieht man auch an den knötchenförmig aufgetriebenen Partien des lymphoiden Milzgewebes die zentralen Partien der Reticulumzellen vergrößert, zu lymphoiden Zellen „differenziert", das retikuläre Maschenwerk fast ganz verschwunden, auch die feinen, mit besonderen Bindegewebsfärbungen sonst im Reticulum nachweisbaren „Reticulumfasern" sind verschwunden. Sie stellen, praktisch betrachtet, doch einen Teil des Protoplasmas dar, der in solchen Reaktionszuständen ebenfalls mit in die allgemeine Protoplasmareaktion einbezogen wird, aufquillt und nun nicht mehr als retikuläres „Bindegewebe" nachweisbar ist.

Bezeichnet man diese intitialen Zellvorgänge als lymphoide Reaktion, so kann man sie selbst, zum mindesten ein weiteres Stadium der fortschreitenden Reaktion auch als *lymphoidoplastische* Reaktion bezeichnen, da jetzt durch Zellteilung auch neue Lymphoidzellen gebildet werden. Man findet hier wohl vereinzelt Mitosen, an Zahl aber doch so gering, daß die Masse neugebildeter Zellen damit nicht zu erklären ist. Der amitotische Teilungsvorgang beherrscht hier das Bild.

Dieses Stadium kann man dagegen nicht als lymphoplastisch schlechthin bezeichnen, denn Lymphocyten werden hier selbst in den Randpartien der Knötchen nur sehr spärlich

---

[1] Rotter: Zitiert auf S. 1064. [2] Marchand: Zitiert auf S. 995.

gefunden. Da und dort kommen in der Knötchenperipherie allerdings einige rundkernige Elemente vor, die man aber von den rundkernigen Reticulumzellen mit langen feinen spindeligen Protoplasmafortsätzen nicht sicher genug als „echte" Lymphocyten abgrenzen kann.

Etwas anders sind die *Bilder* der sog. *epitheloiden Knötchen*, die meines Erachtens nur einen besonderen Quellungszustand namentlich der gefäßwärts gelegenen Reticulumzellen darstellen. Diese Zellen färben sich nach GIEMSA dunkler, das Protoplasma ist deutlicher darstellbar, der retikuläre Verband an vielen Stellen verschwunden oder nur noch angedeutet. Infolge der Größe der Einzelzellen liegen die einzelnen Zellen dichter „epitheloid" aneinander und zeigen auch an ihrem Protoplasma die typische Kantenabflachung der räumlichen Druckwirkung. Mitosen sind auch hier ziemlich selten. Die Abgrenzung des epitheloiden Zentrums gegen die Peripherie ist etwas schärfer als bei den lymphoiden Knötchen; in der Peripherie, die stärker konzentrisch geschichtet ist, finden sich mehrere rundkernige Elemente, gegen deren echte Lymphocytennatur dieselben Einwände wie bei den Knötchen mit lymphoidzelligem Zentrum gelten.

Werden diese lymphoidzelligen und epitheloiden Zentren größer, dann entwickeln sich auch die Bilder, die im allgemeinen als typisch für das „lymphatische" Gewebe bezeichnet werden: Es erscheint das typisch „hellere" Zentrum mit mehreren Mitosen und der *Lymphocytenwall*. Praktisch kommen nach meinen Beobachtungen für diese weitere Entwicklung die epitheloiden Zentren nicht in Frage, denn im allgemeinen haben größer werdende Knötchen keine epitheloiden, sondern lymphoidzellige Zentren. Mit dem Wachstum des Zentrums und anscheinend auch mit Abflauen des Zellvermehrungsreizes hören auch die Bedingungen des epitheloiden Aneinandergepreßtwerdens auf, die Zellvermehrung geht die „normale" lymphoide Richtung.

So sieht man jetzt, nach meiner Auffassung nach Überschreiten des Höhepunktes der Entwicklung, relativ deutlich ausgebildete zentrale Knötchenpartien, deren Reticulumzellen im allgemeinen bereits etwas blasser als im Stadium der lymphoidzelligen Reaktion sind. Da und dort erkennt man im Zentrum zwischen den einzelnen Zellen einige Lücken, obwohl die Zellen des Zentrums durchschnittlich noch ziemlich groß erscheinen. Das Wesentliche dieser Stadien ist jetzt, daß der Lymphocytenwall weit deutlicher wird als in dem Entwicklungsstadium, daß Zellzerfallsprodukte innerhalb der Knötchen auftreten (tingible Körperchen), und daß in den heller werdenden Zentren spärliche, im Vergleich zu den Anfangsstadien aber entschieden reichlichere Mitosen auftreten. Wir sehen hier kurz zusammengefaßt das Stadium der retikulären Knötchen.

Damit ist nach Übergangsstadien der Zustand des *retikulären* Knötcheninnenraumes erreicht, der von einer deutlich konzentrisch geschichteten Zellhülle umgeben ist.

Namentlich in der Peripherie liegen dicht gelagert rundkernige Elemente, die allgemein als Lymphocyten bezeichnet werden, zwischen ihnen länglich spindelige Gebilde, doch sicher auch mehr rundkernige Zellen mit lymphocytenartigem Kern die aber sicher den Konnex mit den benachbarten spindeligen Gebilden haben und nur sehr unsicher von den „echten" freien Lymphocyten zu unterscheiden sind.

Auffallend für dieses Stadium, in dem also das „Keimzentrum" besonders deutlich ausgebildet ist, erscheint die Beobachtung, daß jetzt zweifellos etwas reichlichere Mitosen im Knötcheninnenraum als in den vorangegangenen Stadien beobachtet werden, und daß gleichzeitig auch die Befunde des Zellkernzerfalles (*tingible Körperchen*) reichlicher werden. In diesem Zustand ist, wie auch die kleinen bläschenförmigen Räume zwischen den Knötchenzentrumszellen vermuten lassen, das Knötchenzentrum besonders stark durchfeuchtet. WEIDENREICH[1] weist bei Beschreibung des typischen Aussehens der Milz- und Drüsenknötchen auf die schon alten Autoren bekannte Tatsache hin, daß die Knötchen einen „weißlichen flüssigen Inhalt" beim Zerdrücken austreten lassen. WEIDENREICH kommt zu dem Schluß, daß die Knötchen „in der Weise entstehen, daß an einer Stelle des lymphoiden Gewebes eine starke Zellvermehrung einsetzt, die mit einer reichlichen Säftedurchtränkung einhergeht ...". Diese stärkere zentrale Durchfeuchtung ist mikroskopisch naturgemäß nur sehr schwer objektiv erfaßbar. Dem Aussehen der retikulären Zentren nach zu urteilen, möchte ich aber doch als ziemlich sicher annehmen, daß die zentralen Partien in diesem Entwicklungsstadium der Knötchen saftreicher als die peripheren Zonen sind. Die wirklich objektive Feststellung dieses Zustandes wäre meines Erachtens wichtig zur genaueren funktionellen Charakterisierung dieses Knötchenzustandes, den ich nicht mehr für den Höhepunkt der Entwicklung, sondern für den Zustand beginnender regressiver Vorgänge halten möchte.

Wichtig erscheint mir nun das etwas reichlichere Vorkommen von Mitosen im Knötchenzentrum dieser Stadien. Sieht man vorerst vom umgebenden reichlicheren Lymphocytenwall ab, so ist das Zentrum im Vergleich zu den lympoiden bzw. epitheloiden Vorstadien zellärmer. Es erscheint im retikulären Stadium anscheinend durch die stärkere Durchfeuchtung zwar größer, die periphere Durchwirkung ist wohl auch stärker als in den Anfangsstadien; die an

[1] WEIDENREICH: Zitiert auf S. 1056.

sich helleren Zellen sind aber spärlicher als in den lymphoiden und epitheloiden Stadien. Sicherlich führen die jetzt nachweisbaren Mitosen zu einer bescheidenen Zellvermehrung, die aber gegenüber der Zellvermehrung der Vorstadien, wo Mitosen seltener gefunden werden, weit an Bedeutung zurücktritt. Von einer fortschreitenden zentralen Zellvermehrung kann jetzt keine Rede mehr sein.

Daß es sich bei diesen Knötchen mit retikulären Zentren tatsächlich um beginnende regressive Veränderungen handelt, ersieht man daraus, daß sich namentlich nach stark toxischen Reizen im Zentrum *hyaline Stellen* entwickeln, die sich über das ganze Zentrum ausbreiten können. Derartige hyaline Sekundärknötchen sind namentlich aus der Pathologie bekannt und werden von zahlreichen Autoren, namentlich von v. Schumacher[1], Heudorfer[2], Groll und Krampf[3], Rotter[4] u. a. beschrieben. Sie stellen nach meinen Beobachtungen sicher etwas Pathologisches dar.

Das gewöhnliche Schicksal der (unter milderen Reizwirkungen entstandenen) Knötchen scheint mir, soweit ich mein bisheriges Material in dieser Richtung bindend verwenden darf, die Rückkehr ins lymphoide Gewebe zu sein. Es schließt sich, soweit ich mein Material bisher übersehe, an das retikuläre Stadium ein Entquellungsvorgang analog den Verhältnissen in anderen Organen und Geweben an, der über ein Stadium („ruhender“) kleinrundkerniger (lymphocytenähnlicher) oder länglichspindeliger dunkelkerniger Zellen zu dem gewöhnlichen Bilde des lymphoiden Gewebes führt.

An dieser Stelle möchte ich, auch wenn es sich sicher um einen pathologischen Vorgang handelt, über einige regelmäßige experimentelle Beobachtungen berichten, die eine gute Illustration für die Bewertung der einzelnen Knötchenformen abzugeben scheinen:

Schädigt man Meerschweinchen in etwa 6—8 Tage fortgesetzten genau dosierten täglichen Einzelnbestrahlungen ziemlich intensiv, aber nicht maximal mit Röntgenstrahlen, so sieht man neben der allgemeinen Atrophie der Organe, die mit starkem Ödem einhergehen kann, in der Milz große helle Follikel mit besonders hellem Zentrum. Der Lymphocytenwall ist nur sehr gering ausgebildet. Die großen wabigen, sehr hellen chromatinarmen Reticulumzellen des Knötchenzentrums zeigen zwischen sich große helle Lücken, dem starken Durchfeuchtungsgrad der ganzen, an sich aber klein gewordenen Milz entsprechend.

Injiziert man nun solchen Tieren, deren durchschnittliches Bild durch die Kontrollen festgelegt ist, intravenös ein stark „reizendes Antigen“ (z. B. Bakterien), so sieht man, daß die celluläre Reaktionsfähigkeit dieser Tiere gegenüber Normaltieren an sich erheblich eingeschränkt ist: sie sind (je nach der Bestrahlungsmenge total oder) partiell *zellanergisch* geworden[5]. Bei dieser partiellen Anergie erkennt man besonders deutlich, wie in der Milz auf den Reiz des Injektionsmaterials hin nun nicht das gesamte lymphoide Gewebe in Aktion treten kann, sondern wie es immer nur bestimmte, anscheinend an ein kleines Capillargebiet gebundene Zellterritorien sind, die zellreaktiv geblieben sind. Sehr interessante Bilder liefern meines Erachtens unter derartigen Versuchsbedingungen die Milzfollikel, die (s. oben) nach der Röntgenschädigung nur noch große helle Scheiben darstellen. Nach intravenösen Injektionen erkennt man jetzt deutlich, wie nur noch bestimmte kleine Gebiete in Reaktion treten können. Es erscheinen, radiär von der „Zentralarterie“ ausgehend keine Straßen lymphoider Zellen, manchmal auch epitheloid aneinandergelagert, die aber nie weit nach der Peripherie vordringen. Ähnlich sind auch die Befunde in den Pulpasträngen. Ich möchte in diesen Beobachtungen nicht nur einen Beweis für die Abhängigkeit der knötchenartigen Gebilde von der Gefäßversorgung erblicken, sondern namentlich damit zeigen, daß die lymphoiden bzw. epitheloiden Knötchenstadien die Stadien der

---

[1] Schumacher, S. v.: Zitiert auf S. 1064. [2] Heudorfer: Zitiert auf S. 1029.
[3] Groll u. Krampf: Zitiert auf S. 1069. [4] Rotter: Zitiert auf S. 1064.
[5] Vgl. dazu H. Oeller: Verhandl. d. Kongr. f. inn. Med. Wiesbaden 1926.

Zellreaktion, die mehr retikulären Gebilde dagegen die Stadien der Rückbildung darstellen.

Verfolgt man mithin in Serienversuchen Entwicklung und Rückbildung zellreaktiver Vorgänge namentlich in der Milz, so findet man in den Entwicklungsstadien reichlicheres Knötchengewebe, deren Zentrum namentlich die Zeichen der rasch fortschreitenden Zellvermehrung erkennen lassen. Mitosen sind in diesen Stadien selten zu sehen und ich glaube aus den Ergebnissen meiner Versuche bestimmt entnehmen zu dürfen, daß die Zellvermehrung überwiegend auf amitotischem Wege vor sich geht. Erst dann, wenn der Höhepunkt der Reaktion überwunden ist, wenn regressive Vorgänge eintreten, kommen reichlichere Mitosen in den retikulären Zentren zum Vorschein.

Auf Grund meiner Beobachtungen kann ich mich jedenfalls nicht davon überzeugen, daß die mitotische Zellvermehrung den gewöhnlichen, physiologischen Zellvermehrungsvorgang darstellt.

In den Argumenten gegen die Keimzentrumstheorie (HELLMANN[1] und HEIBERG[2]) spielen die „*tingiblen Körperchen*" insofern eine große Rolle, als durch sie gezeigt werden soll, daß in den zentralen Knötchenpartien tatsächlich Reaktionen gegen Abfallstoffe und Schlackenmaterial vor sich gehen. In dieser einen Richtung möchte ich die HELLMANN-HEIBERGsche Ansicht voll bestätigen insofern, als ich im Tierversuch nach stärkeren intravenösen Reizen sehe, daß sehr reichlich Zellzerfallsmaterial in der Milz und unter Umständen auch innerhalb der Knötchen abgelagert wird. Im allgemeinen tritt nach intravenöser Injektion größerer („schädigender") Antigenmengen ein sehr schneller Zerfall der freien Blutleukocyten ein, die rasch in die Depotorgane, hauptsächlich in die Milz, abtransportiert werden. Diese untergehenden Zellen (Lymphocyten und namentlich auch Leukocyten) findet man schon bald nach der Injektion, ähnlich wie das injizierte geformte Fremdmaterial, zum Teil in den peripheren Knötchenpartien abgelagert, wo es sogar schnell phagocytiert und später intracellulär nach den Sinus abtransportiert werden kann. Ein kleiner Teil dieser zugrunde gehenden Zellen, anscheinend hauptsächlich Lymphocyten und Monocyten, findet sich aber in späteren Versuchsstadien frei in den inneren Lagen der Außenzonen; in noch späteren Stadien können sich diese chromatolytischen Kernreste (anscheinend weiter zentral abtransportiert) frei oder phagocytiert in den äußeren Partien des Knötchenzentrums (Knötcheninnenraumes) wiederfinden. Diese zugrunde gehenden Zellen haben in der Zwischenzeit (meist mehrere Stunden) insofern eine eigenartige Veränderung durchgemacht, als vom Protoplasma überhaupt nichts mehr zu entdecken ist und von den Kernen nur noch strukturlose plumpe Massen zu erkennen sind. Es sind die „*tingiblen Körperchen*" entstanden, die aber hier unter pathologischen Versuchsbedingungen oft eine vielfache Größe der unter physiologischen Bedingungen zu beobachtenden „Körperchen" annehmen können. Wie diese mitunter enorm großen strukturlosen *Chromatinklumpen* zustande kommen, ist schwer zu verfolgen. Der Weg ist wohl ein verschiedener. Bei den mittelgroßen Klümpchen hat man den Eindruck, daß es sich um mächtig aufgequollene Reste einer einzigen Zelle (Monocyt oder Lymphocyt[3]) handelt, während die größeren und großen Chromatinklumpen dadurch entstehen können, daß die veränderten Reste mehrerer Zellen frei in den Gewebsmaschen zusammenfließen. Noch ein anderer Weg ist möglich insofern, als mehrere kleinere Klümpchen von einer einzigen Reticulumzelle phagocytiert werden; diese Massenphagocytose bedeutet den Zelltod, so daß noch innerhalb des abgestoßenen Phagocyten der Zusammenfluß der einzelnen phagocytierten Kerntrümmer zustande kommt. Mit Zugrundegehen des Phagocyten können dann diese großen Kernschollen abermals frei werden und frei im Reticulum des Knötchens liegen, das dann große weite Maschen zeigt.

Insoweit möchte ich also der „*Reaktionszentrentheorie*" durchaus beipflichten, da man mit Sicherheit nachweisen kann, daß Zellen, *die im gesamten Organismus* zugrunde gehen, in bescheidenem Umfange[4] auch in den Knötcheninnenräumen zerstört werden. Diese Zustimmung muß ich aber erheblich einschrän-

[1] HELLMANN: Zitiert auf S. 1064. [2] HEIBERG: Zitiert auf S. 1064.

[3] Pyknotische Kerntrümmer der gelapptkernigen granulierten Zellen bleiben meist sehr lange selbst im chromatolytischen Stadium als solche erkennbar, sie sind oft lange Zeit umgeben von Granulas.

[4] Die Zahl der in den Reaktionszentren zugrunde gehenden Zellen ist selbst bei starkem Zelluntergang eine relativ geringe, während der Untergang in den Milzsinus und der portale Abtransport mit Stapelung in der Leber bei weitem überwiegt.

ken durch die Beobachtung, die mit Sicherheit zeigt, daß ein derartiger Zelluntergang, allerdings unter den pathologischen Bedingungen des Experiments, auch in den Scheidenaußenzonen der Milz nachweisbar ist, und schließlich findet man unter diesen pathologischen Bedingungen überall im Reticulum Untergang und Auflösung nicht nur zugeführten fremden, sondern auch körpereigenen Zellmaterials.

Ob physiologischerweise der Untergang von körpereigenen und körperfremden, geformten und gelösten Stoffen so über*wiegend auf das lymphatische Gewebe (s. st.) beschränkt ist*, daß für die follikulären Gebilde der Name „Reaktionszentren" unbedingt gerechtfertigt wäre, erscheint mir nach den Beobachtungen im (pathologische Bedingungen setzenden) Experiment noch nicht ohne weiteres begründet. Immerhin spricht auch für mich die Form der knötchenartigen Gebilde dafür, daß ein lymphoides Gewebe, das sich in einem besonders aktiven (reaktiven) Funktionszustand befindet, auf *gelöste* Reizstoffe lokal prompt anspricht und auf diese Weise die celluläre Reizbindung, die meist nur unter Zellvermehrung und „Zellveränderung" vor sich geht, ermöglicht. Intensität und Art der Reizwirkung bedingen verschiedene Formen der Knötchen. Die Parallesierung der Lymphknötchen mit den Knötchen bei Tuberkulose und Typhus (HEIBERG, POL) erscheint mir im allgemeinen berechtigt.

Nicht ganz zu folgen vermag ich aber dem Versuche, die tingiblen Körperchen mit dem Untergang der Lymphocyten des entsprechenden Knötchens selbst in Zusammenhang zu bringen. Denn einerseits läßt sich in keiner Weise nachweisen, daß die Lymphocyten der peripheren Knötchenzone abtransportiert (oder „abwandern") würden nach den zentraleren Knötchenpartien, und überdies zeigen gerade die experimentellen Beobachtungen, daß im Körper zugrunde gehendes Zellmaterial an sich — wenn auch zu geringen Anteilen — in den entsprechenden Knötchenpartien abgelagert werden kann. *Die tingiblen Körperchen stammen sicher von Kerntrümmern aller Art, und wohl kaum nur von solchen Zellen, die als bisherige Mitglieder des entsprechenden Knötchenverbandes dort zugrunde gehen.*

Nachdem im vorstehenden zu zeigen versucht wurde, daß die in verschiedenen Entwicklungsstadien der Knötchen nachweisbaren Mitosen wohl kaum den physiologischen Prozeß der Zellvermehrung darstellen dürften, ist noch die zweite oben gestellte Frage nach Möglichkeit zu beantworten, in welchen Beziehungen stehen die Mitosen zu den Lymphocyten, die in bestimmten Funktionsstadien der Knötchen (im Serienexperiment anscheinend sehr schnell) erscheinen. Diese Frage schließt die weiteren Fragen nach Entstehung und Schicksal der Lymphocyten und endlich die oben schon gestreifte Frage nach der Bedeutung der Lymphocyten überhaupt in sich.

Es kann, da in dem folgenden Referat dieses Handbuches diese Fragen von SCHILLING von hämotologischen Gesichtspunkten aus dargestellt sind, unmöglich meine Aufgabe sein, auf Einzelheiten einzugehen; ich möchte nur versuchen, in kurzen Zügen meine eigene, von der allgemein gültigen Lehre allerdings sehr erheblich abweichende Stellungnahme zu umreißen, auch wenn es mir an dieser Stelle nicht möglich ist, Einzelheiten durch genauere Darlegungen und Bildmaterial zu erhärten:

Namentlich vom Lymphocyten kann man wie wohl von keiner anderen „differenzierteren" Zelle mit Recht sagen, daß sein „ubiquitäres" Vorkommen im Organismus zum mindesten möglich ist. Unter pathologischen Bedingungen können fast überall im Körper auch außerhalb des typischen lymphoiden und lymphatischen Gewebes große Mengen von Lymphocyten entstehen.

Die Frage, wie die Lymphocyten eigentlich entstehen, ist meines Erachtens heute noch nicht befriedigend gelöst. Diese Behauptung mag namentlich demjenigen, der *fest an seine* eigene Lymphocytengenesetheorie „glaubt", übertrieben, ja unrichtig erscheinen. Mich überzeugt nicht nur die Erfahrung an eigenen Beobachtungen, sondern namentlich auch das große Lymphocytenreferat MARCHANDS[1] von der Richtigkeit meiner Auffassung. Auch

[1] MARCHAND: Zitiert auf S. 995.

Marchand betont, daß die Frage der Entstehung der Lymphocyten noch keineswegs restlos geklärt sei, und mit einer gewissen Resignation muß man Marchands Ausführungen über die Funktionen des Lymphocyten folgen, über die sich heute, von recht wenigen Ausnahmen abgesehen, noch nichts Gesichertes sagen läßt.

Man hat den Lymphocyten von vornherein eine gewisse Selbständigkeit gegenüber den „myeloischen" Zellen insofern eingeräumt, als man sie in den Hauptfundorten lokal entstehen läßt. Auch dabei hat es nicht an Stimmen gefehlt, die unter Hinweis auf die „feststehende" Lokomotionsfähigkeit der Lymphocyten an aktives Ein- und Auswandern dachten, doch spielt die Migrationsfähigkeit der Lymphocyten gegenüber der der Leukocyten in der Literatur lange nicht dieselbe bedeutende Rolle.

Hält man sich bei einem Versuche, die Erklärungsschwierigkeiten der Lymphocytenentstehung aufzuzeigen, vorerst im Interesse der Beschränkung der Fragestellung im wesentlichen an die Lymphknötchen, so sieht man, wie oben schon gezeigt, *daß der Lymphocyt in bestimmten Entwicklungsstadien der (Milz-) Knötchen auch in der Peripherie der Knötchen nur in wenigen Exemplaren vorkommt.* Es sind hauptsächlich die zellreichen lymphoiden und epitheloiden Stadien, während Lymphocyten bei Knötchen mit retikulären Zentren oft sehr reichlich in der Peripherie vorkommen.

Gerade in den Stadien also, in denen die Zellvermehrung des Gewebes vor sich geht, sind die Lymphocyten seltener, während in denjenigen Knötchenstadien, in denen die Rückbildungserscheinungen beobachtet werden, auch der periphere Lymphocytenwall mächtiger wird.

Die erstgenannten Stadien kann man, wie das Tierexperiment zeigt, auch als die Stadien der Arbeitsleistung bezeichnen; die Arbeit wird geleistet, ohne daß Lymphocyten dabei eine wesentliche Rolle spielen würden. In den Rückbildungsstadien ist, wie das Tierexperiment zeigt, die Arbeit (Beseitigung des injizierten Materials) bereits größtenteils vollbracht, und jetzt sieht man auch die Lymphocyten in vermehrter Zahl auftreten.

Soweit ich mich überhaupt dazu entschließen kann, alle die im lymphatischen und lymphoiden Gewebe vorkommenden, allgemein schlechthin als Lymphocyten bezeichneten typisch rundkernigen Zellen als echte Lymphocyten anzuerkennen, möchte ich betonen, *daß nach meinen Beobachtungen der Lymphocyt als Ausdruck einer durch die Reticulumzellen durchgeführten Arbeitsleistung erscheint.*

Ob nun alle diese Zellen, die z. B. in den Knötchenrandzonen als rundkernige Elemente eingelagert erscheinen, tatsächlich Lymphocyten darstellen, ist meines Erachtens außerordentlich schwer zu entscheiden. Schon oben wies ich darauf hin, daß *ich* jedenfalls die Entscheidung, ob in dem dichten Zellgewirr der Knötchen oder des lymphoiden Gewebes eine Zelle ein „echter" Lymphocyt, d. h. eine freie, aus dem Verbande gelöste Zelle ist, oder ob sie eine kleinrundkernige, noch allseitig syncytial verbundene Reticulumzelle darstellt, trotz bester Färbetechnik, trotz bester Immersionssysteme oft nicht mit Sicherheit zu treffen wage.

Diese scheinbar so leichte Entscheidung wäre meines Erachtens viel sicherer zu treffen, wenn man namentlich im Knötchengewebe, in diesen „Hauptbildungsstätten" der Lymphocyten, mit größerer Sicherheit beweisen könnte, was eigentlich aus diesen Lymphocyten der Knötchenwandzonen wird.

Im subepithelialen lymphoiden Gewebe des Darmes kann man mit großer Wahrscheinlichkeit zeigen, daß ein kleiner Teil der dort massenhaft gebildeten Lymphocyten durch Lymphbahnen nach Lymphdrüsen und von hier nach dem Blut befördert wird, während der übergroße Teil der Lymphocyten durch das Epithel hindurch an die „Außenwelt" (Mund-, Darmhöhle) abgegeben wird. Gerade bei diesen Zellen haben wir es sicher nicht mit Zellen zu tun, die zur Leistung neuer Aufgaben gewissermaßen neugeboren werden, sondern diese Elemente stellen Zellen dar, die aus dem Verbande ausgeschieden werden *müssen.* Damit soll, wie oben schon erwähnt, nicht gesagt sein, daß sie für den Organismus in Lymphocytenform nutzlos wären — sie können auch durch ihr Absterben im Darmlumen noch wichtige Fermente oder sonstige heute noch recht hypothetische lebenswichtige Stoffe liefern. Diese Art von Lymphocyten stellt aber, wie ich mir vorstelle, eine *Verbrauchsform derjenigen Zellen dar, die bei Aufnahme und Verwertung bestimmter Stoffe, also bei der Arbeitsleistung, „geschädigt" wurden. Sie werden in Form von Rundzellen aus dem Verbande gelöst und ausgeschieden.*

Nach meinen Beobachtungen an Monocyten, Lymphocyten und Granulocyten bedeutet die Abstoßung differenzierterer Elemente den Ausdruck erheblicherer Beanspruchung der Stammzelle (*Mesenchymzelle*). Arbeitsleistungen gewöhnlicher Art bedingen zwar auch bestimmte (auch färberisch nachweisbare) Formveränderungen der mesenchymalen Arbeitszellen (vgl. lymphoide Zellen, Zellen plasmacellulären Typs), sie bleiben aber, soweit die Arbeitsleistung nicht zu „Schädigung" führt, seßhafte Mesenchymzellen, die nach Arbeitsleistung rückbildungsfähig sind über Ruheformen hinweg zu Ausgangsformen. *Eine Arbeitsleistung, die aber über die gewöhnlichen physiologischen Fähigkeiten einer Zelle hinausgeht, bedingt Abstoßung der ganzen Zelle oder eines Teiles derselben* (*Abschnürungsprodukt*). *Je nach Reiz- und Reak-*

tionsart können so aus den mesenchymalen Zellen verschiedene Endprodukte hervorgehen, unter anderen auch Lymphocyten.

Lymphocyten sind ähnlich wie die Granulocyten und andere leukocytäre Elemente Endprodukte einer bestimmten Leistung der Stammzelle und sind, wie ich annehmen muß, *weiterer Entwicklung nicht mehr fähig. Sie sind vor allem nicht wieder einpassungsfähig in den Zellverband und gehen mithin wohl rasch im Körper zugrunde.* Die weißen Blutzellen sind es vor allem, die bei intravenösen Injektionen am schnellsten zugrunde gehen.

So übersichtlich sich das Werden und Vergehen von Zellen in manchen Geweben auch verfolgen läßt, so schwierig ist es, sich gerade über das Schicksal der Lymphocyten in den lymphatischen Knötchengebilden ins klare zu kommen. Ohne schon hier auf die Hauptfrage ihrer Entstehung einzugehen (s. unten), kann festgestellt werden, daß sie in den zellreichen (Entwicklungs-) Stadien der Knötchen nicht oder nur in spärlicher Zahl vorhanden sind, während sie im Stadium der Knötchen mit retikulärem Zentrum reichlich in Erscheinung treten. Mit Rückbildung des „hellen" Zentrums geht auch die Zahl der „Lymphocyten" zurück.

Was wird aus diesen Lymphocyten?

Schon oben wurde darauf hingewiesen, daß die tingiblen Körperchen weit eher als die Reste von Zellen, die irgendwie im Körper verbraucht wurden, zu betrachten sind. Diese Körperchen haben mit den Lymphocyten des Knötchens selbst wohl nichts zu tun. Wollte man die tingiblen Körperchen mit dem lokalen Zerfall der Lymphocyten in Zusammenhang bringen, dann müßte man doch zum mindesten den Nachweis erbringen, daß die Lymphocyten der Peripherie nach den zentraleren Knötchenpartien transportiert werden müßten. Der Lymphocytenwall ist aber namentlich in dem Stadium, in dem auch tingible Körperchen in größerer Zahl gefunden werden, meist ein ziemlich scharfer, er wird erst in weitgehenden Rückbildungsstadien zentrumwärts etwas lockerer, wenn entweder die tingiblen Körperchen schon verschwunden sind oder wenn sie bereits phagocytiert oder frei in sehr weitgegehender chromatolytischer Auflösung begriffen sind.

Kann man somit die tingiblen Körperchen mit dem Schicksal der Knötchenlymphocyten nicht in Zusammenhang bringen, so erscheint die in der Literatur manchmal gegebene Erklärung des „Einwanderns" der Lymphocyten nach den Sinus für das Phänomen des Verschwindens der Lymphocyten scheinbar recht verständlich zu sein. Ganz abgesehen davon, daß ich die histologischen Bilder des aktiven „Einwanderns" von Zellen überhaupt nicht als den Ausdruck selbständiger „ziel"strebiger (sinuswärts gerichteter) Wanderungstendenz anerkennen kann, scheint mir diese Erklärung doch nicht auszureichen, um das Verschwinden des Lymphocyten aus den sich zurückbildenden Knötchen befriedigend zu erklären.

Für die *Lymphdrüsen* mag dieses „Einwandern" der Lymphocyten nach den Sinus, das ich als passives Abtransportiertwerden bezeichnen möchte, bis zu einem gewissen Grade vielleicht zutreffen, da man in den Lymphsinus, soweit ich meine Beobachtungen bei normalen kleinen Laboratoriumstieren generalisieren darf, im allgemeinen neben Monocyten auch reichlichere Lymphocyten findet. Ob man aber damit den Abtransport der gesamten „reifen" Lymphocyten erklären kann, erscheint mir doch außerordentlich fraglich.

In *der Milz* kann ich mich jedenfalls keineswegs davon überzeugen, daß der Abtransport der Lymphocyten durch die Sinus nach der Milzvene ein wesentliches physiologisches Ventil für die Lymphocytenproduktion darstellt. Ich will die Angabe sehr zahlreicher Forscher, daß das Milzvenenblut schon normalerweise, namentlich aber unter den gesteigerten pathologischen Verhältnissen des Experimentes, leukocytenreicher ist als das arterielle Blut, rückhaltlos bestätigen, doch kann ich mich weder unter physiologischen noch pathologischen Bedingungen davon überzeugen, daß der vermehrte leukocytäre Inhalt der Milzsinus und der Milzvenen durch eine Vermehrung der Lymphocyten zustande kommt. Gerade unter pathologischen Bedingungen, wo es nach intravenösen Antigeninjektionen in bestimmten Stadien des Serienversuches in der Milz zu einer sehr starken monocytären (und auch granulocytären) Desquamation zahlreicher Reticulumzellen kommt, und wo auch in den peripthereren Anteilen der Milzfollikel reichlich Lymphocyten vorhanden sein können, findet man in den Milzsinus mitunter zwar massenhaft weiße „Blutzellen" aller Art. Unter den zahlreichen Monocyten (auch Phagocyten), Granulocyten aller möglichen „Differenzierungsstadien" findet man aber nur sehr spärlich typische Lymphocyten, die doch im lymphoiden Gewebe sowie im Knötchengewebe der Milz auch reichlich vorhanden sind.

Stellt man die konkrete Frage, wohin alle die Lymphocyten kommen, die in bestimmten Funktionsstadien des lymphatischen und des lymphoiden Gewebes vorhanden sind, die aber in anderen Funktionsstadien zum mindesten in erheblich geringerer Zahl gesehen werden, so erscheint mir die Erklärung, daß sie auf präformierten Blut- oder Lymphwegen mit der Bestimmung zu neuer selbständiger Arbeitsleistung abtransportiert werden, bei weitem nicht genügend, die mitunter große Zahl der Lymphocyten innerhalb der Organe mit dem Lymphocytenspiegel des Blutes in Einklang zu bringen. Im Blute kreist sicher nur ein ganz kleiner Teil der jeweiligen Lymphocytenproduktion. Bei BRAUS[1] findet sich die Angabe, daß man beim Hunde gefunden hat, daß viel mehr Lymphocyten aus dem Hauptlymphgang in das Blut gelangen, als im Blut selbst nachweisbar sind; wie der Überschuß verschwindet[2], ist unbekannt. Meines Erachtens müßten, selbst wenn man die erhebliche Verdünnung der Lymphe nach Einmündung in das venöse System berücksichtigt, mehr Lymphocyten im Blute nachgewiesen werden, als es tatsächlich der Fall ist. Ein großer Teil der Lymphocyten, die über den Ductus thoracicus nach dem Blute übergetreten sind, muß also auf dem kurzen Wege durch die Lungen beseitigt werden, da von einer regelmäßigen Lymphocytose des linksseitigen Herzblutes nichts bekannt ist.

Man darf also den Blutlymphocytenspiegel noch nicht ohne weiteres in Parallele setzen zu der Gesamtlymphocytenproduktion des Organismus. Gerade bei pathologischen Lymphocytosen sind die angeführten Beobachtungen des physiologischen Verschwindens von Lymphocyten nach Einmündung des Ductus thoracicus in die Vene besonders zu berücksichtigen.

Selbst wenn mithin sicher ein größerer Teil von Lymphocyten, als im Blute selbst nachgewiesen werden kann, via Lymph- und Blutgefäßen die Blutbahn erreicht, so kann man aus dem Blutlymphocytengehalt noch nicht auf die Gesamtproduktion von Lymphocyten im Körper schließen. Schon oben wurde erwähnt, daß ein weit größerer Teil derjenigen Lymphocyten, die im subepithelialen lymphoiden und lymphatischen Gewebe gebildet werden, durch das Epithel nach Oberflächen ausgeschieden werden. Diese großen Mengen entgehen fast völlig sog. Berechnungsversuchen über die Lymphocytenproduktion.

Ein großer Teil von Lymphocyten wird somit sicher aus den Bildungsherden auf den beiden genannten Hauptwegen abtransportiert. Es erscheint mir nun außerordentlich fraglich zu sein, ob damit tatsächlich die großen Massen von Lymphocyten erklärt werden können, die sich im Organismus innerhalb der gesamten Lymphapparate finden. Berechnungen und Schätzungen der Organlymphocyten haben meines Erachtens keinerlei Zweck. Man muß daher, glaube ich, versuchen, an Hand objektiver histologischer Bilder zu einer Beantwortung der Frage zu gelangen, wohin denn all die — in bestimmten Funktionsstadien des Lymphgewebes — sehr zahlreich vorhandenen Lymphocyten kommen. *Ich möchte auf Grund sicherer histologischer Anhaltspunkte im Serienversuch am Tier vermuten, daß nicht all die Zellen, die wir als Lymphocyten bezeichnen, abtransportiert werden. Ein Teil dieser Zellen bleibt an Ort und Stelle, und sie stellen sicher nicht in dem Umfange,* wie anscheinend ziemlich allgemein angenommen wird, *echte Lymphocyten dar.*

Am einfachsten sind diese Verhältnisse wohl in den Milzknötchen zu übersehen. Geht man von den oben beschriebenen Knötchen mit retikulärem Zentrum aus, so muß unbedingt zugegeben werden, daß in diesem Stadium der beginnenden Rückbildungserscheinungen reichlich Lymphocyten in der Knötchenperipherie vorhanden sind, von denen sich der sichere Beweis erbringen läßt, daß sie frei in den Reticulummaschen liegen. Schon für diese Zellen ist es, wie ich oben erwähnte, schwer, den Beweis zu erbringen, wohin sie eigentlich gelangen, denn man findet sie weder auf dem Abtransportwege durch das Knötcheninnere, noch findet man sie besonders reichlich in den Sinus, in denen man doch anderes Zellmaterial leicht nachweisen kann. Ein Teil mag wohl diesen letzten Weg gehen, wenngleich ich diese Erklärung doch als unbefriedigend bezeichnen muß. Ich möchte also schon diese Frage, wohin die als echte Lymphocyten sicher zu erkennenden Zellen der Knötchenperipherie gelangen, zum Teil offenlassen, möchte vielmehr nochmals die oben schon gestreifte Frage stellen, ob denn all die Zellen, die wir als Lymphocyten bezeichnen, tatsächlich Lymphocyten sind. Ganz abgesehen davon, daß bei der dichten Zellagerung für die Einzelzelle der mikroskopische Beweis des Losgelöstsein aus dem Verband oft nur schwer zu erbringen sein dürfte, kann man namentlich in den von mir als Entwicklungsstadien bezeichneten Knötchenfunktionszuständen im Stadium der lymphoiden bzw. der epitheloiden Zentren in den Außenzonen neben mehr länglichen spindeligen Reticulumzellen vereinzelt auch einige sicher noch dem Verbande angehörige Reticulumzellen sehen, die ich wenigstens, nach der Kernform beurteilt, nicht von kleinen Lymphocytenkernen unterscheiden kann. Daß aus diesen Zellen echte Lymphocyten werden *können,* soll nicht bestritten werden, hier soll nur mit besonderer Betonung darauf hingewiesen werden, daß fixe Reticulumzellen Kernformen annehmen können, die den Lymphocytenkernen weitgehend gleichen. Auch das Protoplasma gibt oft keine sicheren Anhaltspunkte für eine genauere Abgrenzung; oft ist es bei Lymphocyten, die zahlreich in dem dichten Gewebsverband liegen, so schmal, daß es kaum mit Sicherheit erkannt werden kann, andererseits ist auch das Protoplasma der syncytial verbundenen Reticulumzellen nicht immer deutlich zu erkennen. Geht man schließlich zu den Knötchenstadien über, bei denen infolge der stärkeren peripheren Druckwirkung der großen zentralen Partien die

[1] BRAUS: Zitiert auf S. 995.

[2] Auch diese Beobachtungen sprechen für mich dafür, daß die Lymphocyten im allgemeinen Zellen darstellen, die als „Verbrauchsformen" des Arbeit leistenden Mesenchyms aufzufassen sind.

Knötchenaußenzonen die typische Schichtung und den typischen mehrreihigen Lymphocytenwall zeigen, dann wird hier bei der „Enge" des Gewebes die Entscheidung, ob alle die Rundkerne freien Lymphocyten entsprechen, meines Erachtens noch weit schwieriger. Man kann mit Recht einwenden, daß die Druckwirkung auf die peripheren Reticulumzellen im allgemeinen doch längliche Kerne ergeben muß, die man zweifellos auch in großer Menge sieht, doch sieht man sicher auch fast genau so reichlich Kerne, die, senkrecht zu ihrem Längsverlauf getroffen, als Rundkerne imponieren müssen. Ich gebe gerne zu, daß sich der Lymphocytenkern im allgemeinen dunkler färbt, doch erkennt man schon in diesen Knötchenstadien sichere fixe Reticulumzellen mit ebenfalls stark sich färbenden lymphocytenartigem Kern.

Gerade dieser letzte Befund ist häufig in solchen Knötchen anzutreffen, die nur noch einen sehr schmalen, etwa 2—3reihigen „Lymphocyten"wall besitzen, in denen man innerhalb des jetzt mehr allmählich erfolgenden Überganges zu dem retikulären Zentrum sichere rundkernige Reticulumzellen findet. In weiteren Rückbildungsstadien, wenn namentlich die zentralen Knötchenpartien „entquellen", wenn also die zentralen Zellen wieder besser färbbar werden und sich mehr und mehr dem gewöhnlichen Typ der aneinanderliegenden, polygonalen Reticulumzellen nähern, sieht man auch in der Peripherie Zeichen, die dafür sprechen, daß die periphere Druckwirkung nachgelassen hat. Es ist dann die konzentrische Schichtung der Zellen der Peripherie weit weniger deutlich; auch diese Zellen haben jetzt mehr polygonale Gestalt und viele von ihnen, namentlich die kleinrundkernigen, lymphocytenähnlichen, färben sich, ohne daß hierbei seine scharfe Abgrenzung gegen die größeren polygonalen Reticulumzellen möglich wäre, ziemlich dunkel an.

Ich kann mich heute nach genauem Studium eines sehr großen experimentellen Tiermaterials jedenfalls nicht dazu entschließen, jede Zelle innerhalb des Gewebes, die die färberischen und strukturellen Eigenschaften des Lymphocyten zu bieten scheint, als echten Lymphocyten, d. h. als freiliegende, aus dem Verbande ausgeschiedene Zelle zu bezeichnen. Es gibt sicher einen bestimmten Funktionszustand der Reticulumzellen des lymphoiden Gewebes, in der die Kernform dem Lymphocyten weitgehend gleicht, ohne daß es aber innerhalb der dichten Zellagerung des Gewebes regelmäßig und mit Sicherheit möglich wäre, zwischen freiem Lymphocyten und kleinrundkerniger Reticulumzelle zu unterscheiden.

Nur ganz nebenbei sei hier darauf hingewiesen, daß man ganz ähnliche Beobachtungen auch außerhalb des lymphoiden und lymphatischen Gewebes machen kann. Sehr geeignet zu solchen Studien ist die Lunge, noch mehr die besonders übersichtlich gebaute Leber, in der man in späten Versuchsstadien, wenn die durch eine intravenöse „Reiz"injektion am Lebercapillarendothel ablaufende Schwellungs-, Differenzierungs- und Proliferationsreaktion bereits abgelaufen ist, sehr viele kleine rundkernige „lymphocyten"ähnliche Lebercapillarendothelien sieht, bei denen aber weit leichter wie im Lymphgewebe der Nachweis der Seßhaftigkeit erbracht werden kann. Die größeren endothelialen Elemente, namentlich die Kupfferschen Sternzellen, die auch nach meinen Beobachtungen nur einen bestimmten Funktionszustand des Lebercapillarendothels darstellen, sind in diesen „Ruhe"zuständen *nach* Arbeitsleistung fast ganz verschwunden. Ganz ähnlich wie im lymphoiden Gewebe beherrscht jetzt auch hier die kleinspindelförmige oder die kleinrundkernige, lymphocytenähnliche Endothelzelle das Bild.

Wenn wir fernerhin Zellvorgänge nicht von vornherein festgelegten hämatologischen Richtlinien aus betrachten, sondern wenn wir von größeren Gesichtspunkten aus die Beobachtungen des Gesamtablaufes von Zellvorgängen im ganzen Organismus verwerten lernen, dann werden voraussichtlich auch die heute noch allgemein gültigen hämatologischen Vorstellungen über Zelldifferenzierung andere, besser fundierte werden.

In den eben erörterten Überlegungen, die sich auf die Erfahrungen des Tierexperimentes stützen, sollte lediglich auf gewisse Schwierigkeiten hingewiesen werden, die bei Abgrenzung des Lymphocyten innerhalb des Gewebes gegenüber Gewebszellen lymphocytären Typs bestehen. Faßt man die erhobenen Einwände gegen eine allzu weitgehende Lymphocytenbezeichnung zusammen, so ergibt sich, daß ein großer Teil der in den Lymphorganen (im weiteren Sinne) entstehenden Lymphocyten wohl sicher auf den gewöhnlichen Wegen der Blut- und Lymphbahnen oder durch Epithelien hindurch nach Oberflächen abtransportiert wird; viele von ihnen gehen wohl sehr schnell im Körper zugrunde. Ein anderer Teil der allgemein als Lymphocyten bezeichneten Zellen stellt seßhafte Reticulumzellen dar, die einem bestimmten vorübergehenden Funktionsstadium dieser Zellen entsprechen.

Aus diesen Beobachtungen weitgehender morphologischer Identität zwischen den freien Lymphocyten und lymphocytenähnlichen seßhaften Reticulumzellen ergibt sich von selbst die Frage nach dem Zusammenhang zwischen beiden Zellarten, die sich im Rahmen der zu stellenden Hauptfrage nach der Abstammung und Herkunft des Lymphocyten beantworten läßt.

Auch hier muß ich in bezug auf Einzelheiten auf das Referat von SCHILLING verweisen, in dem die einzelnen Theorien über die Entstehung der Lymphocyten dargestellt sind.

Meines Erachtens ist seit dem großen Referate von MARCHAND[1] ein wesentlicher Fortschritt, der die auseinanderstrebenden Meinungen einigen könnte, nicht erzielt worden. Nach wie vor spiegeln sich auch in der Frage der Lymphocytenentstehung die Konsequenzen „unitarischer", „dualistischer" und „trialistischer" haematologischer Gesichtspunkte wieder. Ich persönlich bekenne mich rückhaltlos zu der unitarischen Auffassung, nach der Lymphocyten, Leucocyten, Monocyten und Erythrocyten aus der auch nach der Bindegewebsreihe hin differenzierungsfähigen indifferenten Mesenchymzelle hervorgehen, ohne daß für die einzelnen „Reihen" je eine besondere Stammzelle nötig wäre. Ich habe die hämatologische, stammbaummäßige Betrachtung des „Blutzellproblems" anfangs auf dem Boden übernommener Lehre stehend sehr wiederstrebend, später auf Grund reicher Erfahrung überzeugt verlassen und betrachte die Zellvorgänge des Gewebes nicht vom Standpunkte hämatologischer Fragestellungen aus. Schon von mancher berufenen Seite wurde in gewissem Sinne das Bedauern ausgesprochen, daß EHRLICH die Blutzellunterschiede mit seinen Färbedifferenzierungsmethoden zu frühzeitig gefunden hat. Seit EHRLICHS Entdeckungen sucht man die Blutzelltypen im Gewebe wieder, anstatt die Gewebszelltypen im Blute zu suchen. Für viele Forscher mag zwischen diesen beiden Betrachtungsweisen von ihrem Standpunkt aus kein prinzipieller Unterschied bestehen, und doch ist er riesengroß, da die konsequente Durchführung der Betrachtungsweise der Gewebszellvorgänge uns zwingt, das Blutzellproblem genau von der Kehrseite der heute hämatologisch giltigen Lehren zu betrachten.

Betrachtet man das Blutzellproblem nicht vom Standpunkt determinierter Zellreifung, sondern vom Standpunkt ablaufender Gewebsreaktion auf bestimmte Reize, so vereinfacht sich die Fragestellung meines Erachtens ganz erheblich. Man sieht dann Gewebszellen, die auf einen Reiz hin reagieren, d. h. in verstärkte Tätigkeit treten. Nun wird einerseits nicht jede Gewebszelle — je nach ihrer Lage zu den reizvermittelnden Blut- oder Lymphbahnen — gleichmäßig von dem Reize betroffen werden, andererseits *befinden sich nicht alle Zellen in dem gleichen Funktionszustand.* Die eine hat bereits, bevor der erneute Reiz sie trifft, eine bestimmte Arbeit geleistet, sie spricht auf eine erneute Inanspruchnahme lange nicht so stark an als eine andere, die sich im Augenblicke der erneut nötigen Arbeitsleistung in Ruhezustand befindet. *Verschiedene funktionelle Zustände müssen bei den verschiedenen histologischen Bildern ein und derselben Zellart unbedingt angenommen werden*; sieht man doch am immunisierten Tier — ohne daß die Immunisierung als solche eine bleibende Zellvermehrung hervorrufen würde —, das wesentlich raschere und ausgedehntere Inaktiontreten des mesenchymalen Zellsystems.

Es würde zu weit führen, auf weitere Einzelheiten einzugehen, die in der Zellreaktionsfrage von größter Bedeutung sind. Kurz zusammengefaßt kann man jedenfalls sagen, daß nicht nur der momentane zelluläre Funktionszustand, sondern namentlich auch die Art des Reizes für das Schicksal einer Zelle eine große Rolle spielt. Im allgemeinen stimmen meine experimentellen Beobachtungen mit den Erfahrungen MARCHANDS und anderer Forscher überein, die angeben, daß der Reiz mit artfremden Eiweißstoffen mehr zu leucocytärer, der Reiz durch Zer-

[1] MARCHAND: Zitiert auf S. 995.

fallsprodukte körpereigener Herkunft mehr zu lymphoidzelliger, bzw. lymphocytärer Reaktion führt.

Darüber sind sich heute, von wenigen Ausnahmen abgesehen, die meisten Forscher, daß *die Lymphocyten Endprodukte einer bestimmten Differenzierung* sind, einig. Man darf die Schlußfolgerung, die MARCHAND[1] für die granulierten Zellelemente zieht, meines Erachtens auch für die Lymphocyten anwenden, die aus einer indifferenten Zellform hervorgehen: Es „entspricht den allgemeinen Gesetzen der Gewebsdifferenzierung, daß die Endstadien sich nicht wieder in die indifferenten Anfangsstadien zurückbilden". Auch wenn heute noch einige Forscher, etwa im alten FLEMMINGschen Sinne annehmen, daß die Lymphocyten sich wieder teilen und daß daraus wieder Reticulumzellen sich entwickeln sollten, so dürfte diese Auffassung heute wohl nur noch wenige Anhänger finden. Die Annahme, daß die Lymphocyten Endprodukte einer bestimmten Differenzierung sind, schließt folgerichtig auch das Übergehen von Lymphocyten in Zellen anderer Differenzierungsreihen aus.

Die Diskussion der Unitarier, ob der Lymphocyt aus „der" allgemeinen Stammzelle hervorgehe, trifft meines Erachtens genau so wenig den Kernpunkt der Frage wie die Diskussion der Dualisten, die den Lymphocyten als Abkömmling besonderer Stammzellen, der Lymphogonien bezeichnen. Schließlich sind die Lymphogonien nach meiner Auffassung genau dieselben Zellen des indifferenten Mesenchyms, wie die einkernigen, „homogenen Stammzellen" (GRAWITZ)[2], Hämatogonien (MOLLIER)[3] Lymphoidocyten (PAPPENHEIM)[4]. Alle diese Zellen muß man vom Mesenchym herleiten, sie stellen Mesenchymzellen in verschiedenen Funktionszuständen dar. Auch über diese Tatsache, daß die verschieden benannten Stammzellen der Lymphocyten mesenchymale Elemente sind, dürften sich wohl sehr viele Forscher einig sein. Größte Schwierigkeiten bereitet, wie auch MARCHAND hervorhebt, der strikte Beweis, daß die Lymphocyten tatsächlich aus den Reticulumzellen hervorgehen. Bei Besprechung der „Keimzentren" wiesen wir auf die von vielen Seiten anerkannten Einwände von HELLMANN, HEIBERG und anderer hin, daß die Lymphocyten überall in einem Knötchen, nur nicht innerhalb der „Keimzentren" entstehen. Sie finden sich vielmehr in dem Reticulum der Außenzonen. Und gerade hier erscheint es bei den dichtem Zellgewirr sehr schwer, die „Vorgänge" der Lymphocytenentstehung zu verfolgen. Auch MARCHAND kommt hier zu keinem abschließenden Urteil.

Hält man aber vorerst daran fest, daß in den Knötcheninnenräumen, wo keine oder nur sehr spärliche Lymphocyten gefunden werden, Mitosen in bestimmten Stadien vorhanden sind und daß umgekehrt in den Außenzonen reichlich Lymphocyten aber nur sehr spärlich Mitosen gesehen werden, *so muß man an der Entstehung der Lymphocyten durch mitotische Zellteilung schon auf Grund dieser einfachen Beobachtungen zu zweifeln beginnen.*

Den Kernpunkt des Problems sehe ich somit nicht in der Aufstellung möglichst feiner, auf färberischen und morphologischen Unterschieden beruhender Differenzierungs- und Entwicklungsformen, die man — alle einzeln mit unterscheidenden Namen benennt — stammbaummäßig auseinander durch Teilung hervorgehen läßt. Das wesentliche der ganzen Frage wäre der absolute Beweis, daß die einzelnen Zellen tatsächlich auseinander hervorgehen. Jeder Hämatologe glaubt zwar den Beweis für die Richtigkeit seiner Zellentwicklungslehre erbracht zu haben, er ist genau so fest von seinen Beweisen überzeugt, wie ich von der Un-

[1] MARCHAND, F.: Zitiert auf S. 995 (Lymphocytenreferat, Verhandl. d. dtsch. pathol. Ges. 1913, S. 67).
[2] GRAWITZ: Zitiert auf S. 1065. [3] MOLLIER: Zitiert auf S. 1042.
[4] PAPPENHEIM: Virchows Arch. Bd. 165, S. 72. 1901; Bd. 169, S. 372. 1902.

richtigkeit aller dieser Stammbäume überzeugt bin. Ich will für die leichter übersehbaren Verhältnisse bei den Zellen der „myeloischen Reihe" unumwunden zugeben, daß im Knochenmark aus einer seßhaften Zelle myelocytären Typs ein gelapptkerniger Granulocyt hervorgehen kann, aber sicher nicht unbedingt muß; ich halte es aber für ausgeschlossen, daß aus einem Myelocyten des Blutes noch eine „weiter" differenzierte Zelle gelapptkernigen Typs wird, auch wenn man vereinzelt in Blutmyelocyten Kernteilungsfiguren findet. Damit ist der Beweis nicht zu erbringen, denn eine solche Zelle kann auch im Zustand der Kernteilung aus dem Verbande abgestoßen werden und ins Blut gelangt sein. Auf die Frage, inwieweit meine Auffassung, namentlich mit den Ergebnissen der Gewebszüchtung in Widerspruch steht, kann an dieser Stelle nicht eingegangen werden.

In der *Lymphocytengenese* lassen sich auch scheinbar differente Auffassungen vieler Autoren etwa auf folgende Formel vereinfachen:

Aus der Mesenchymzelle entwickelt sich die Lymphocytenstammzelle, die sich dann in zwei größere lymphoide Elemente, die ihrerseits wieder die Teilung in die Lymphocyten durchführen, teilen. Der Vereinfachung wegen seien die größeren Lymphocytenformen, die manche Autoren als Zwischenstadium zwischen die lymphoide Zelle und den kleineren Lymphocyten einschieben, unberücksichtigt.

Wohl fast alle Autoren nahmen mithin einen immerwährenden Teilungsvorgang an und bringen ihn in Beziehung zu mitotischen Vorgängen.

Von der Richtigkeit dieser Vorstellungen kann ich mich nicht überzeugen.

Man betrachte völlig unabhängig und unvoreingenommen von unseren alten Vorstellungen ein technisch einwandfrei behandeltes, gut gefärbtes normales lymphoid-lymphatisches Gewebe z. B. im Darm, so sieht man manchmal große Mengen von Lymphocyten. Sucht man nun entsprechend der hypotetischen Zweiteilung nach den „Vorstufen", so wird man erstaunt sein, wie selten man diese in normalen Geweben feststellen kann. Noch seltener findet man, worauf ich oben schon wiederholt hinwies, den mitotischen Teilungsvorgang; immer wird man über die geringe Zahl von Mitosen, von denen überdies der Beweis, daß sie tatsächlich Lymphocyten liefern, nicht zu erbringen ist, enttäuscht sein.

Ganz ähnlich liegen die Verhältnisse im Experiment, bei dem man durch eine (intravenöse) Injektion das Gewebe in Reaktionszustand versetzt hat. Es ist bei diesen Injektionen, soweit sie sich nach Art und Menge des Injektionsmaterials im Rahmen nicht zu starker Allgemeinschädigung oder leucocytopoetischer Zellproliferationstendenz halten, im Prinzip immer derselbe Vorgang, daß in verschiedenen Organen das lymphoide Gewebe in Reaktion tritt; seine Zellen schwellen, quellen auf und zeigen nun „*Differenzierungsformen*", die man vielleicht besser als *Reaktionsformen* bezeichnen sollte. Es tritt unter bestimmten Bedingungen die lymphoide, bzw. lymphoid-plasmazelluläre Reaktionsform des Gewebes auf, das jetzt sehr reichlich „Vorstufen" der Lymphocyten enthält. Es ist aber nun sicher nicht nötig, daß Lymphocyten auftreten. Denn man kann sich im Serienversuche davon überzeugen, daß solche Gewebsreaktionen schnell wieder zurückbildungsfähig sind, ohne daß es zu einer größeren Zahl von „Endstuten", d. h. Lymphocyten käme.

In anderen Versuchen aber, die sich gleicher, aber quantitativ stärkerer Reize bedienen, sieht man in frühen Versuchsstadien dieselben lymphoiden, bzw. lymphoid-plasmazellulären Reaktionen, die meines Erachtens den Höhepunkt der jeweils überhaupt möglichen „Abwehrreaktion" bedeuten. Im Falle stärkeren Reizes ist aber neben den zellproduktiven Vorgängen die *Zelldesquamation* in erheblich stärkerem Grade nachweisbar als bei schwächeren Reizen. In vielen Gefäßgebieten werden Endothelien als „Monocyten" abgestoßen und im lymphoiden

Gewebe erscheinen reichlichere lymphocytäre Elemente. Auch diese Versuche und Beobachtungen weisen mich, ähnlich wie das normale histologische Bild, darauf hin, daß der *Lymphocyt eine* auf eine bestimmte Reizform und -stärke hin entstandene *Verbrauchsform der mesenchymalen*, hauptsächlich der adventitiellen *Zellelemente* ist[1].

Woher kommen diese Lymphocyten? Schon oben wies ich darauf hin, daß in solchen reaktiven Geweben zwar immer einige Mitosen zu sehen sind, deren Zahl aber kaum annähernd hinreicht, die Vermehrung fixer Zellen (s. oben), geschweige denn das Erscheinen der Lymphocyten zu erklären.

Aus meinen Beobachtungen glaube ich mit Bestimmtheit ableiten zu dürfen, daß der *Lymphocyt sicher nicht auf dem Wege regelmäßiger Teilung über bestimmte zwangsläufige Zwischenstadien hinweg hervorgeht. Er erscheint im lymphoiden, bzw. lymphatischen Gewebe plötzlich nach Erreichung des Höhepunktes der proliferativen Vorgänge der Gewebszellen und geht nicht aus einer mitotischen Teilung von Stammzellen hervor. Er hat sog. Zwischenstufen bis zu einers „Reifung" nicht nötig.* Mehr kann ich aus meinen Beobachtungen mit Sicherheit nicht entnehmen, doch scheint es, soweit ich bisher die Verhältnisse übersehe, *zwei Entstehungsmöglichkeiten der Lymphocyten* zu geben. Sie gehen entweder direkt aus einem bestimmten Funktionsstadium der Reticulumzellen, das man *Lymphoidzellen*stadium benennen kann, dadurch hervor, daß diese *lymphoiden Zellen entquellen und dadurch die lymphocytäre Kernform annehmen. Sie werden aus dem Zellverbande ausgelößt und erscheinen als freie Lymphocyten.* Andererseits scheinen bei der Lymphocytenentstehung ähnliche *Abschnürungsvorgänge* eine Rolle zu spielen, wie bei der extramyeloischen Entstehung granulierter Zellelemente. Die Abschnürungsvorgänge lymphocytärer Elemente, die nur in stark reaktiven Geweben zur Beobachtung gelangen, müssen noch weiter genauestens untersucht werden. Nach meinen bisherigen Beobachtungen scheint der Vorgang dabei der zu sein, daß sich von einer lymphoiden Zelle ein kleinerer Teil abschnürt; er enthält dann im Gegensatz zu dem größeren, rundlichen, deutlich als Reticulumzellkern strukturierten Kern des Hauptteils der Zelle in der überwiegenden Zahl der Beobachtungen einen kleineren, mehr in die Länge gezogenen Kern, meist ziemlich dunkel färbbar, etwa der Struktur entsprechend, wie man sie sonst in stark wieder zurückgebildeten adventitiellen Geweben sieht. Gelegentlich finden sich in diesen kleineren sich abschnürenden Zellenteilen auch kleine polständige runde Kerngebilde, die den Lymphocytenkernen oft schon sehr weitgehend gleichen. Ich habe heute noch keine absoluten Beweise dafür, daß auch die kleinen spindeligen Kerne des kleineren, sich abschnürenden Zellanteiles nach vollendeter Abschnürung, also mit Aufhören einer gewissen Zugwirkung, den kleinsten Raum, die Kugelform anzunehmen versuchen; doch halte ich diesen Vorgang für sehr wahrscheinlich. Im allgemeinen macht man diese Abschnürungsbeobachtungen selbst in stark reaktiven Geweben nicht besonders häufig; kommen sie zur Beobachtung, so handelt es sich meist um größere retikuläre Zellen im Lymphoidzellstadium. Ganz vereinzelt sind ähnliche Beobachtungen an Reticulumzellen, die ein stark basophiles Protoplasma haben und auch der Kernform nach den Zellen plasmazellulären Typs ziemlich nahe stehen. Beobachtet man an solchen Zellen Abschnürungsvorgänge, so sieht man, daß der größere Zellanteil die dunkle Basophilie besitzt, die aber nach der mehr oder weniger schmalen Protoplasma-Verbindungsbrücke des sich abschnürenden Teiles zu in die schwächere Basophilie der Lymphoidzellen übergeht. Es erscheint möglich, daß HEIBERG[2], der bekanntlich die Lymphocyten aus den

[1] In ähnlicher Weise beurteile ich die Granulocyten, die bei einer bestimmten Reizform und bei einer bestimmten Reaktionsart entstehen.

[2] HEIBERG: Zitiert auf S. 1064.

Plasmazellen durch amitotische Teilung hervorgehen lassen will, solche Bilder gesehen hat.

Meine Auffassung der Entstehungsart des Lymphocyten weicht in vielen Punkten erheblich von den allgemein gültigen Lehren ab. Zwar halten viele Forscher den Lymphocyten für das nicht mehr weiter entwicklungsfähige Endprodukt einer vorgeschriebenen Entwicklungsreihe, das durch fortwährende Teilung aus Stammzellen über regelmäßig zu durchlaufende Zwischenstufen hinweg mit der Bestimmung, ein Lymphocyt zu werden, entsteht. So schematisch einfach bzw. so kompliziert liegen die Verhältnisse nach meinen Beobachtungen sicher nicht. Ich nehme an, daß der Lymphocyt direkt aus einem bestimmten Funktionsstadium der Reticulumzellen hervorgeht, ohne daß Zwischenstufen auftreten. Ich betrachte den Lymphocyten, ähnlich wie die Zellen der granulocytären „Reihe" als eine aus dem Verbande ausgestoßene Verbrauchsform des mesenchymalen Bindegewebes, so wie der Monocyt eine Verbrauchsform des Endothels darstellt. Der freie Lymphocyt ist meines Erachtens eine frühere Reticulumzelle, in manchen Fällen wohl auch nur der abgeschnürte Teil einer solchen, der als Folge der erhöhten Inanspruchnahme aus dem Verbande ausgeschieden wurde. Das massenhafte physiologische Vorkommen von Lymphocyten ist mit diesen Vorstellungen nicht unvereinbar.

Dieselben Zellen, die unter bestimmten Bedingungen in Lymphocytenform ausgestoßen werden, können sich, wenn sie auf schwächere Reize hin bis zu lymphoiden Zellen (als Zeichen der Arbeitsleistung) „herausdifferenziert" wurden, ohne daß reichlichere Lymphocyten erscheinen würden, wieder zurückbilden zu den Ausgangsformen. Dieselben Zellen aber können bei stärkeren Reizen und namentlich unter anderen Körperbedingungen (Immunität) besonders in Knochenmark und Milz, doch auch in anderen Organen, Zellen des „myeloischen Typs" bilden, die ebenfalls als Verbrauchsformen, als „Blutzellen" aus dem Verbande ausgestoßen werden können.

B. Funktion der Lymphocyten.

Die hier vorgetragenen Anschauungen über die Entstehung des Lymphocyten greifen naturgemäß auch über auf die Vorstellungen von der Funktion dieser Zellart. Durch die Bezeichnung des Lymphocyten als endstufige Verbrauchsform des Mesenchyms ist zum Teil auch bereits der „Wert" dieser Zellart ausgesprochen, zum mindesten insoweit, als sie nicht mehr die Funktion zur Neuproduktion von Zellen besitzen können.

Einer der besonders schwerwiegenden Einwände, der gegen meine Auffassung vorgebracht werden kann, wäre der, daß die große Regelmäßigkeit, mit der unter normalen Verhältnissen immer eine bestimmte Zahl von Lymphocyten im Blute kreist und daß die Feinheit der Regulation, mit der unter pathologischen Bedingungen die Lymphocytenzahl im Blute vermindert oder erhöht wird, unbedingt gegen meine Auffassung spricht. Diese klinisch hämatologischen Erfahrungstatsachen werden dabei allerdings zu der Verknüpfung der Vorstellung benutzt, daß die ins Blut entsandten Lymphocyten einem bestimmten aktiven Zwecke dienen müssen. Auch von meinem Standpunkte aus will ich durchaus nicht bestreiten, daß die Blutlymphocyten noch irgendeine Rolle zu spielen haben. Es fragt sich nur, welche Funktionen die Lymphocyten haben. Es ist zwar sehr viel über die Funktionen der Lymphocyten geschrieben worden, doch kann man heute auch noch nicht eine einzige nach allen Seiten gesicherte Funktion dieser Zellart nennen. Wir stellen ihr Vorkommen namentlich bei chronisch-entzündlichen Zuständen im Gewebe fest, analysieren bis in feinste Einzelheiten ihr physiologisches und pathologisches zahlenmäßiges Schwanken beim Gesunden und Kranken; aus allen diesen Beobachtungen aber können wir doch nur ihre Anwesenheit, ihr wechselnd reichliches Vorkommen unter den verschiedensten, in letzter Hinsicht uns doch unbekannten Bedingungen erkennen. Nicht erkennen können wir aber aus ihrem noch so reichlichen Vorhandensein bzw. aus ihrer starken Verminderung ihre Funktion.

Noch unbefriedigender sind meines Erachtens die Versuche, durch chemische Untersuchungen über die Lymphocytenfunktion Aufschluß zu erhalten. Selbst die von Bergel[1] in mehreren Arbeiten mit Nachdruck vertretene Auffassung, „daß die lymphocytären Zellen infolge ihres fettspaltenden Vermögens einen auflösenden verdauenden Einfluß auf Fettsubstanzen ausüben" hat sich nach den Einwänden von Aschoff und Kamija[2], Caro[3] nicht aufrecht erhalten lassen. Auch Kuczynski[4], Marchand[5] und andere lehnen die Bergelsche Lymphocyten-Lipase Lehre ab; Bergel hat nicht reine Lymphocytenaufschwemmungen, sondern namentlich auch Monocyten untersucht, die anerkannter Weise proteolytische und in geringem Grade auch lipolytische Fermente erkennen lassen. Im Gegensatz zu den fermentativen Fähigkeiten der Leucocyten scheinen die der Lymphocyten nach Sternberg[6] an sich gering zu sein.

Liest man die einzelnen Ausführungen in der Literatur über die Funktion der Lymphocyten, so wird in ihnen sehr häufig die Funktion der Lymphdrüsen und des lymphoiden Gewebes mit der Funktion der Lymphocyten verwechselt. Diese Verwechslung scheint vielleicht für den begreiflich, der in den Lymphocyten das Produkt höchster Gewebsfunktion sieht und annimmt, daß diese Zellen zu neuen aktiven Leistungen besonders herausgestellt werden. Demgegenüber muß immer wieder darauf hingewiesen werden, daß eine sichere Funktion der Lymphocyten nicht bekannt ist. Wohl aber kennen wir, namentlich im Experiment heute wohl analysierbare Funktionen des lymphoid-lymphatischen Gewebes, auf die zum Teil schon oben eingegangen ist. Diese Vorgänge physiologischer und pathologischer Arbeitsleistung des Gewebes liefern als Zeichen der in der Einzelzelle vollbrachten erheblichen Arbeit Produkte des Verbrauches, unter bestimmten Bedingungen namentlich Lymphocyten. Die ihnen nach Ausstoßung aus dem Gewebe noch obliegende Funktion vermag meine Auffassung ebensowenig bindend zu beantworten wie die allgemein giltige Lehre. Ich möchte vermuten, daß der Lymphocyt doch durch Abgabe bestimmter fermentativer Stoffe, die anscheinend jeder absterbenden, bzw. zerfallenden mesenchymalen Zelle eigen sind, dem Gesamtorganismus noch nützlich wird.

Fasse ich meine Ergebnisse zusammen, so komme auch ich zu dem Schluß, daß das lymphoide und lymphatische System Lymphocyten produziert. Ich kann mich dabei allerdings nicht davon überzeugen, daß das lymphatische Gewebe im Sinne Aschoffs[7] die Hauptbildungsstätte der Lymphocyten darstellt; sie werden überall sehr reichlich auch in dem sehr weit verbreiteten lymphoiden Gewebe gebildet. Die Produktion der Lymphocyten fasse ich aber nicht als eine „Funktion" des Gewebes auf, die nach Art eines Reifungsprozesses über bestimmte Zwischenstufen durch fortlaufende Zellteilung Lymphocyten liefern würde. Die „Lymphocytenproduktion" ist erst Folge der Funktionen des Lymphapparates, keine primäre Aufgabe, sondern eine sekundäre Erscheinung. Die physiologische (und pathologische) Wichtigkeit dieser Zellverbrauchsprodukte (z. B. Lymphocyt) für den Gesamtorganismus soll dabei nicht verkannt werden.

---

[1] Bergel, S.: Münch. med. Wochenschr. 1909, Nr. 2; 1910, Nr. 12; 1916, Nr. 31; Virchows Arch. f. pathol. Anat. u. Physiol. Bd. 230, S. 461. 1921; Die Lymphocytose, ihre experimentelle Begründung und biologische klinische Bedeutung. Berlin 1921.

[2] Aschoff, L. u. W. Kamija: Dtsch. med. Wochenschr. 1922.

[3] Caro, L.: Zeitschr. f. klin. Med. Bd. 78 u. 79. 1920.

[4] Kuczynski, M.: Virchows Arch. Bd. 239. 1922.

[5] Marchand, F.: Zitiert auf S. 995 (Die örtlich reaktiven Vorgänge, S. 400).

[6] Sternberg, C.: Pathologie der weißen Blutkörperchen in Krehl-Marchands Handb. der allgemeinen Pathologie Bd. II, Abtl. 1, S. 157.

[7] Aschoff: Zitiert auf S. 1010.

Zweiter Teil.

Pathologisch-physiologischer Anhang.

In dem folgenden pathologisch-physiologischen Anhang soll ein Eingehen auf pathologisch-anatomische Fragestellungen absichtlich vermieden werden, da gerade in den letzten Jahren ausgezeichnete spezielle pathologisch-anatomische Referate erschienen sind. Es sei nur das Referat von MOST[1] erwähnt, der im Rahmen chirurgischer Fragestellungen die Lymphdrüsenpathologie eingehend berücksichtigt. Weiter sei erwähnt das Referat von WINKLER[2] über die pathologische Anatomie der Lymphgefäße. Besonders sei auf das Referat von STERNBERG[3] hingewiesen, in dem von berufenster Seite die Lymphdrüsenpathologie eingehend dargestellt wird. Aus allerletzter Zeit stammt ein Referat von DIETRICH[4] über die pathologische Anatomie der Tonsillen und endlich sei auch auf das große Referat von LUBARSCH[5] über die pathologische Anatomie der Milz verwiesen.

Nach einigen kurzen Bemerkungen über die Regenerationsfähigkeit des Lymphgewebes soll namentlich die pathologische Physiologie dreier größerer Fragestellungen von gemeinsamen Gesichtspunkten aus analysiert werden. Es soll versucht werden, in Kürze die Frage der Hyperplasien, die Frage der Filter- und Schutzwirkung des Lymphapparates sowie die Frage der Pigmentablagerung im Lymphgewebe von dem Gesichtspunkte des inneren Stoffwechsels aus zu betrachten.

1. Regeneration von Lymphgefäßen und Lymphdrüsen.

Bei den regenerativen Prozessen spielt namentlich die Frage der Neuentstehung von Lymphgefäßen und Lymphdrüsen im extrauterinen Leben eine große Rolle. Namentlich MOST[1] hat sich selbst sehr eingehend mit diesen Fragen der Neubildung von Lymphgefäßen und Lymphdrüsen befaßt und hat auch die Angaben von BARTHELS[6], KLING[7], DE GROOT[8], RITTER[9] u. a. eingehend nachgeprüft. Es findet sich bei MOST ein besonderes Kapitel, das sich mit der Neubildung von Lymphgefäßen und Lymphdrüsen befaßt. Er kommt dabei zu dem Schlusse, daß sich sowohl Lymphgefäße wie Lymphdrüsen mit Sicherheit auch beim erwachsenen Menschen neu bilden können. Für die Neuentstehung von Lymphdrüsen kommen nach MOST 3 Möglichkeiten in Frage:

---

[1] MOST, A.: Chirurgie der Lymphgefäße und der Lymphdrüsen. Neue Dtsch. Chir. Bd. 24. Stuttgart: Enke 1917.

[2] WINKLER, K.: Lymphgefäße. Henke-Lubarschs Handb. spez. path. Anat. u. Histol. Bd. 2, S. 933.

[3] STERNBERG: Lymphknoten. Henke-Lubarschs Handb. spez. path. Anat. u. Histol. Bd. 1, Teil I, S. 247. Berlin 1926.

[4] DIETRICH: Rachen und Tonsillen. Henke-Lubarschs Handb. spez. path. Anat. u. Histol. Bd. 4, Teil I, S. 1.

[5] LUBARSCH: Pathologisch Anatomie der Milz. Henke-Lubarschs Handb. spez. path. Anat. u. Histol. Bd. 1, Teil II, S. 1.

[6] BARTHELS: Über Neubildung von Lymphdrüsen in der Kubitalgegend. Arch. Anat. u. Physiol. 1909. S. 85. Ders.: Das Lymphgefäßsystem, Fischer, Jena 1909.

[7] KLING, C. A.: Studien über die Entwicklung der Lymphdrüsen beim Menschen. Arch. mikrosk. Anat. Bd. 63, S. 575. 1904.

[8] DE GROOT: Kritische und experimentelle Untersuchungen über das Entstehen und Verschwinden von Lymphdrüsen. Dtsch. Z. Chir. Bd. 119.

[9] RITTER: Die Neubildung von Lymphdrüsen beim Mammacarcinom. Dtsch. Z. Chir. Bd. 79, S. 260. 1905.

1. *ein Herauswachsen und Sichweiterentwickeln stehengebliebener embryonaler Drüsenanlagen im Sinne Schieferdeckers, Barthels und Klings. Dies wäre also keine eigentliche Neubildung von Drüsen, sondern nur ein Wuchern bestehender Anlagen und schon vorhandener Follikelapparate.*

2. *Eine Vermehrung von Drüsen durch Knospung, Sprossung und Abschnürung sowie durch Teilung und Spaltung.*

3. *Eine selbständige Neubildung aus dem Grundgewebe* (C. BAYER, DE GROOT, RITTER).

Man muß nach meiner Auffassung denjenigen Autoren, die eine Neubildung von Lymphdrüsengewebe für erwiesen annehmen, wohl ziemlich weitgehend zustimmen, denn man sieht doch, namentlich unter pathologischen Verhältnissen, mitunter eine so große Anzahl von Drüsen, die physiologischerweise nicht gefunden wird. Es soll dabei nicht außer Betracht bleiben, daß die gewöhnliche kleine Lymphdrüse im physiologischen Zustand unserer Beobachtung sehr leicht entgehen kann. Von der großen Anzahl von Lymphdrüsen, die schon normalerweise im Körper vorhanden sind, kann man sich durch die eingehenden, mit reichlichem Bildmaterial belegten Untersuchungen namentlich von MOST überzeugen. Man darf auch auf der anderen Seite unter pathologischen Verhältnissen (z. B. Lymphogranulomatose) nicht vergessen, daß die einzelne Drüse räumlich viel größer ist als eine Drüse im physiologischen Zustand. Man sieht zweifellos auch unter pathologischen Verhältnissen eine Durchschnürung und Abschnürung kleinerer Drüsen von der Stammdrüse. Aber selbst unter Berücksichtigung all dieser Verhältnisse erscheinen doch manchmal bei Leukämie, Lymphdrüsentuberkulose, Pseudoleukämie und ähnlichen Zuständen die Lymphdrüsen in so großer Zahl vorhanden, daß man doch an eine Neubildung denken muß. In Ergänzung zu den Befunden von MOST sei darauf hingewiesen, daß, wie oben schon erwähnt, PETRI[1] unter Reizzuständen eine Neubildung von Lymphdrüsen glaubte zeigen zu können, die annahm, daß es sich um einen „Ursprung des Lymphknoten auf dem Boden prosoplastischer Fettgewebsveränderungen" handle. Auf die Arbeit dieser Autorin wurde bereits oben kurz hingewiesen. Nachprüfungen dieser interessanten Arbeit liegen zur Zeit nur von ORSOS[2] vor, der im allgemeinen zu einer Bestätigung der Angaben von PETRI kommt.

Im Zusammenhang mit der letztgenannten Arbeit sei nochmals auf die Untersuchungen von MOST hingewiesen, der eine Neubildung von Lymphdrüsen im Fett zwar für erwiesen hält. Er schreibt, daß sich im Fett und wahrscheinlich aus dem Fett zum mindestens adenoides Gewebe bilden kann, das mit der Zeit lymphdrüsenartige Beschaffenheit in geringerem oder höherem Maße erreicht, doch glaubt er, wie oben in seiner Zusammenfassung bereits erwähnt wurde, daß eine Vermehrung auch durch Sprossung, Spaltung und Teilung aus Lymphdrüsenanlagen oder aus Lymphdrüsen heraus erfolge.

2. Hyperplasie.

Unter den Begriff der Hyperplasie können meines Erachtens sehr viele pathologisch-physiologische Prozesse, die zu dem verschiedenartigen pathologisch-anatomischen Bild der Lymphdrüsenhyperplasie bzw. zur Hyperplasie des lymphatischen Gewebes führen, zusammengefaßt werden.

Versucht man dem anatomischen Bild des hyperplastischen Lymphgewebes eine pathologisch-physiologische Erklärung zu geben, so kommt es dabei vor allem auf den Standpunkt an, den man in der Physiologie des Lymphapparates einnimmt.

---

[1] PETRI, E.: Verh. dtsch. path. Ges. Bd. 20, S. 362 — dazu auch Virchows Arch. Bd. 258, S. 37.

[2] ORSOS: Verh. dtsch. path. Ges. Bd. 20, S. 371.

Für denjenigen, der in der Lymphocytenproduktion die Hauptaufgabe des Lymphgewebes sieht, wird eine hyperplastische Lymphdrüse, z. B. beim Status lymphaticus etwas ganz anderes darstellen müssen als für denjenigen, der nach Art meines Standpunktes und meiner Bewertung der Lymphdrüsenfunktion in den Lymphocyten den Folgezustand einer bereits geleisteten Arbeit sieht. Ich bin der festen Überzeugung, daß die Lymphdrüsenhyperplasie beim Status lymphaticus im allgemeinen als der Ausdruck einer Hyperfunktion gedeutet wird deshalb, weil hier das Lymphgewebe reichlich, die Keimzentren groß und die Lymphocyten in großer Anzahl vorhanden sind. Ich will nicht bestreiten, daß hier die Zeichen der Hyperfunktion nachweisbar sind, doch fragt es sich von meinem Standpunkt aus, ob das Wesen dieses Zustandes eine Hyperfunktion oder eine Hypofunktion des lymphatischen Apparates darstellt. Im allgemeinen dürften die Verhältnisse doch wohl so liegen, daß das Lymphgewebe des normalen Menschen in seinem gewöhnlichen Zustand den alltäglichen Anforderungen gerecht wird, so daß es nicht zu den histologischen Zeichen der Hyperfunktion zu kommen braucht. Unter bestimmten Bedingungen, die den Zustand des sog. Status lymphaticus ausmachen, ist aber das anscheinend funktionell minderwertige Gewebe nicht in der Lage, den physiologischen Anforderungen ohne Vermehrung der Substanz gerecht zu werden. Sie muß sich vermehren, es treten mit anderen Worten hyperplastische Vorgänge auf. Erst jetzt scheint der „Status lymphaticus“ in der Lage zu sein, den physiologischen Vorgängen zu genügen.

Ich kann hier, wie ersichtlich, von pathologisch-physiologischen Gesichtspunkten aus keinen prinzipiellen Unterschied zwischen Hyperplasie und Entzündung machen. In beiden Fällen handelt es sich nach meinen Vorstellungen um Hyperfunktionszustände gegenüber physiologischen bzw. pathologischen Anforderungen. Im Falle der diffusen Hyperplasie des Lymphgewebes wirkt ein allgemeiner Reiz, ähnlich wie bei Toxinwirkung auf das adenoide Gewebe ein, das in seiner Gesamtheit zu reagieren beginnt. Wenn dabei z. B. beim Status lymphaticus neben der allgemeinen Hyperplasie auch reichlich verbrauchtes Zellmaterial in Form von Lymphocyten gebildet wird, so entspricht das vollkommen den Vorstellungen, die man sich heute über die zelluläre Resorption von physiologischen und pathologischen Schlackenstoffen macht. Es ist die mikroskopisch nachweisbare Hyperfunktion des Gewebes die Folge einer physiologischen Minderwertigkeit des Lymphgewebes.

Ähnlich liegen die Verhältnisse bei den lokal entzündlichen Vorgängen. Im allgemeinen bezeichnet man die Entzündung, namentlich die lokalisierten Entzündungsprodukte als den Ausdruck gesteigerter Gewebsvorgänge. Auch ich stehe auf diesem Standpunkte, und trotzdem muß man von pathologisch-physiologischen Gesichtspunkten aus lokalisierte Entzündungen, also Entzündungsherde in den Lymphdrüsen, ebenfalls als den Ausdruck einer Minderwertigkeit des Gewebes bestimmten Reizstoffen gegenüber bezeichnen. Es wird auf diese Frage noch besonders einzugehen sein. Hier sei nur erwähnt, daß man auch bei den Bakterieninfektionen als den „physiologischen“ Zustand den bezeichnen muß, bei dem das Gewebe, in dem Bakterien abgelagert werden, mit der Zerstörung von Keimen fertig wird, ohne daß es zu einer lokalen (pathologischen) Steigerung der Zellfunktion kommt. Der physiologische Zustand wäre der, daß Keime ohne stärker nachweisbare entzündliche Veränderungen abgetötet werden. Die entzündliche „Hyperfunktion“ gleicht den Minderwertigkeitszustand gegenüber bestimmten Keimen soweit als möglich aus; mit ihrer Hilfe wird das erreicht, was physiologischerweise ohne sie möglich ist.

Die Grenze zwischen dem pathologischen Begriff der Hyperplasie und dem gerade beim lymphoid-lymphatischen Gewebe in weiten Grenzen schwankenden physiologischen Strukturbild ist nur sehr schwer scharf zu ziehen. Schon seit HOFMEISTER[1] wissen wir, daß sich im *Tierversuch durch Milch—Eiweißnahrung*, oder durch Körner—Eiweißfütterung *eine Vergrößerung des lymphatischen Apparates erzielen läßt*. In ähnlicher Richtung sprechen auch die oben schon wiederholt erwähnten Tierversuche von KUCZYNSKI[2], der besonders bei Käsefütterung eine allgemeine Vergrößerung der lymphatischen Organe, namentlich der Lymphdrüsen und der Milzfollikel erzeugen konnte. Nachdem KUCZYNSKI glaubte zeigen zu können, daß auch nach subcutaner Nutroseinjektion bei der Maus eine Hyperplasie des lymphatischen Apparates ausgelöst werden kann, prüften ASCHOFF[3] im Verein mit USCHINO die Versuche nach, konnten sich aber von der Regelmäßigkeit dieser Hyperplasie gegen Eiweißreize nicht überzeugen.

Sicher steht heute jedenfalls fest, daß man zum mindesten im Tierversuch zeigen kann, daß nach einer Fütterung mit einer kräftigen Eiweiß-Körnernahrung ein voll entwickeltes, unter Umständen hyperplastisches, lymphatisches Gewebe nachweisbar wird, während, wie HOFMEISTER nach Speckfütterung bei der Maus feststellen konnte, bei einer schlechtverträglichen, namentlich auch schlecht resorbierbaren Kost eher eine Atrophie gefunden werden kann.

Um diese Hyperplasie des lymphatischen Gewebes nach Verabreichung bestimmter Ernährungsformen bei den Versuchstieren richtig beurteilen zu können, muß man sich fragen, ob diese zum Zwecke des Experiments verabreichten Ernährungsarten wirklich den Grenzen des Physiologischen entsprechen. In vielen Versuchen stellt die für Versuchszwecke gewählte Ernährungsart eine einseitige, vielfach auch absichtlich übertriebene Belastung des Organismus dar. KUCZYNSKI hebt selbst hervor, daß bei seinen Ernährungsexperimenten die ausgesprochensten Veränderungen im lymphatischen Apparat dann zu beobachten waren, wenn „die Fütterung eine derartige war, daß man trotz der enteralen Zufuhr an den parenteralen Übergang von Eiweiß denken muß, wie sich auch experimentell durch Injektion kleiner Eiweißmengen die gleiche Veränderung im lymphatischen Apparat und Thymus erzeugen ließ". Diese Annahme des parenteralen Übergangs von Nahrungseiweiß in den Organismus, und zwar in einer chemischen Form, die den Körper zu einer zellulären Gegenmaßnahme reizen würde, liegt natürlich bei stärkeren Belastungen außerordentlich nahe, doch dürfte es sehr schwer sein, diesen Vorgang absolut zu beweisen.

Immerhin zeigen diese Versuche zum mindesten das eine deutlich, daß bei einer Ernährung, die an der Grenze des physiologischen und pathologischen Maßes steht, oder bereits als abnorm oder ungewohnt für den zum Versuch gewählten Tierorganismus bezeichnet werden kann, Hyperplasien des lymphatischen Gewebes zu erzeugen sind.

Ich möchte mir den Vorgang der Hyperplasie im Sinne KUCZYNSKIS ähnlich, wie bereits schon oben ausgeführt, derart vorstellen, daß sich das lymphatische Gewebe gegenüber ungewohnten „pathologischen" Belastungen, selbst wenn sie aus der enteralen Ernährung stammen, als insuffizient erweist; es muß, um die geforderte Arbeitsleistung zu bewältigen, mit einer Vermehrung seiner Bestandteile antworten. Diese „Vermehrung der Bestandteile" stellt nach STERNBERG den Begriff der Hyperplasie dar. Es ist, wie zahlreiche Forscher hervorheben, eine besondere Eigenart des lymphoiden und lymphatischen Gewebes, sich dem jeweiligen Reizzustand sofort anpassen zu können. Sehr treffend

[1] HOFMEISTER: Zitiert auf S. 1021.

[2] KUCZYNSKI, M.: Zitiert auf S. 1012 — dazu auch Disk.-Bem. z. d. Vortr.: LUBARSCH: Über Lymphatismus. Berl. med. Ges. 5. Juli 1922. Dtsch. med. Wschr. 1922, S. 1062.

[3] ASCHOFF: Zitiert auf S. 1010.

bezeichnet LUBARSCH[1] in ähnlichem Zusammenhang den lymphatischen Apparat als etwas sehr Variables, der vergleichbar ist „mit dem Streusand am Meer, welcher sich bald an dieser, bald an jener Stelle niederläßt". Von diesen Gesichtspunkten aus wird auch die bei pathologischen Zuständen zu findende Hyperplasie verständlich.

Es sei hier nur an die hyperplastischen Zustände des lymphatischen Apparates erinnert, für die man nach Art der bestehenden Grundkrankheiten entweder eine generalisierte, im ganzen Körper gleichmäßig angreifende Giftwirkung annehmen muß, oder bei denen man zeigen kann, daß von einem bestimmten, in einem besonderen Organ lokalisierten krankhaften Prozeß aus bestimmte Abschnitte des lymphatischen Systems mit Stoffwechselprodukten der Entzündung beschickt werden.

In die erstere Gruppe gehören die *Hyperplasien des Morbus Basedowii*, auf die namentlich RAUTHMANN[2] hingewiesen hat. Die gesamte Untersuchung des Organismus läßt hier deutlich die Steigerung des Grundumsatzes, die Körpergewichtsabnahme und andere Zeichen nachweisen, die darauf hindeuten, daß körpereigene, unter den pathologischen Bedingungen des „Status Morbus Basedowii" entstandenen Stoffwechselprodukte im Organismus generell kreisen müssen. Schon im physiologischen Teil wurde darauf hingewiesen, daß man heute zahlreiche Anhaltspunkte dafür hat, daß auch parenteral entstehende Schlackenstoffe vom reticulo-endothelialen System des lymphoiden und lymphatischen Gewebes aufgenommen werden. Unter den pathologischen Bedingungen des Morbus Basedowii muß das resorptiv stark in Anspruch genommene lymphatische Gewebe seine Bestandteile vermehren, um dem Dauerreiz der körpereigenen Zerfallsprodukte gerecht zu werden.

In die gleiche Gruppe sind generalisierte oder zum mindesten weiter verbreitete *Hyperplasien des lymphatischen Apparates* zu rechnen, die *im Verlaufe von Infektionskrankheiten* auftreten. Ohne hier auf einzelne Beispiele näher einzugehen, sei nur kurz darauf hingewiesen, daß man fast bei allen Infektionskrankheiten einmal mehr, das andere Mal weniger deutlich eine Beteiligung des lymphoid-lymphatischen Gewebes nachweisen kann, doch scheinen hier erhebliche Unterschiede in Grad, Art und Lokalisation seiner Beteiligung zu bestehen.

Hyperplastische Vorgänge, namentlich im Lymphdrüsengewebe, können bei infektiösen Prozessen wohl auf zweierlei Art zustande kommen. Es kann eine einzelne Lymphdrüse, die ein oder mehrere lokalisierte bakterielle Entzündungsprodukte enthält, überdies noch hyperplastisch werden, als Zeichen der lokalen Funktionssteigerung. *Hier wäre die Hyperplasie Ausdruck der lokalen Giftwirkung, die mit Hilfe von Entzündung und Hyperplasie ablaufen kann,* ohne daß der übrige Organismus wesentlich in Mitleidenschaft gezogen wird.

Anders ist meines Erachtens die Hyperplasie zahlreicher Lymphdrüsen ausgedehnter Bezirke lymphoid-lymphatischen Gewebes zu betrachten, bei denen man im allgemeinen keine bakteriell entzündlichen Herde nachweisen kann. *Hier ist die Hyperplasie Ausdruck der generalisierten, hämatogen vermittelten Giftwirkung.*

In manchen Fällen, wie z. B. beim Typhus, kann man im Zweifel sein, wie die oft ziemlich weit ausgedehnte Hyperplasie von Lymphdrüsen, lymphoid-lymphatischem Gewebe der Milz und anderer Bezirke zu erklären ist. Namentlich in den Lymphdrüsen weist man doch mitunter typische herdförmige Entzündungsprodukte nach, die durch die Lokalisation von Typhusbacillen selbst ent-

---

[1] LUBARSCH: Über Lymphatismus. Sitzgsber. Berl. med. Ges. 5. Juli 1922 — Dtsch. med. Wschr. 1922, S. 1062.

[2] RAUTHMANN: Mitt. Grenzgeb. Med. u. Chir. Bd. 28, S. 569.

standen sind. Man könnte also die sonstige diffuse Hyperplasie der einzelnen Drüse als Folge der lokalen Entzündung betrachten. Aber selbst unter derartigen Verhältnissen dürfte, wie heute eine Reihe von Forschern annimmt, ein großer Teil der Hyperplasie des lymphoid-lymphatischen Gewebes durch den hämatogen generalisierten Giftreiz zustandekommen.

In diese Gruppe der *Hyperplasie*, entstanden durch einen generell wirkenden hämatogen vermittelten Reiz, sind wohl auch die hyperplastischen Zustände des lymphoid-lymphatischen Gewebes *bei Leukämie, Pseudoleukämie und anderen Krankheiten* zu rechnen. Bei der oft sehr weitgehenden Generalisation der Hyperplasie muß man auch hier mit einem bestimmten hämatogen vermittelten Reiz rechnen, der aber namentlich im Falle der Leukämie heute noch hypothetisch erscheint im Gegensatz zu den Infektionskrankheiten, bei denen man zwar die *Zerfallsgifte* der Krankheitskeime auch nicht genauer kennt, deren Anwesenheit im Körper man aber doch aus bestimmten Erscheinungen mit Sicherheit erschließen kann. Rechnet man die akute Leukämie zu den Infektionskrankheiten, dann sieht man, wie bei dieser Infektionskrankheit besonderer Art namentlich das Lymphdrüsengewebe nicht nur hyperplastisch wird, sondern wie auch infolge eines bestimmten (hypothetischen) Reizes und wahrscheinlich auch infolge einer ganz bestimmten Reaktionsart des Körpers auch eine Metaplasie eintreten kann. *Hyperplastisch-metaplastische Vorgänge* sind auch im Tierversuch namentlich durch Variation der immunbiologischen Bedingungen zu erzeugen.

Eine andere wesentlich kleinere Gruppe hyperplastischer Vorgänge sind *nur an Lymphdrüsen* zu beobachten. Denn hier ist die Hyperplasie nachweislich abhängig von dem lymphogenen Zustrom von Giften oder Reizstoffen. Sehr häufig findet man z. B. bei der crupösen Pneumonie die regionären Lymphdrüsen im Hilusgebiet „geschwollen“, doch fragt es sich, ob es sich hier immer um echte Hyperplasiezustände handelt. Vielfach erweisen sich diese vergrößerten Drüsen doch als entzündlich verändert, oder es handelt sich überhaupt nicht um eine Hyperplasie oder Entzündung, sondern vielmehr um einen Zustand, den man in Anlehnung an den „spodogenen“ Milztumor ebenfalls mit dieser Bezeichnung belegen kann; findet man doch bei der Pneumonie in den Lymphsinus der regionären Drüsen oft große Mengen von Leukocyten und anderem Zellmaterial, das, aus den Lungen abtransportiert, vorerst in den Sinus der regionären Lymphdrüsen deponiert wird. Ein Teil der Zellen kann abermals aus den Sinus auf dem Wege der Lymphbahnen abtransportiert werden, ein anderer Teil gelangt aber durch die Sinus hindurch nach dem Reticulum der Markstränge. Hier zerfallen die Zellen autolytisch oder sie werden phagocytiert und intracellulär verdaut. Auch hier kommt es jetzt zu einer Zellwucherung, die die Reizwirkung der lokal entstandenen Zerfallsprodukte ausgleicht. Es kommt auf diese Weise zu einer Hyperplasie der gesamten Drüsen. Die Reaktion des Gewebes kann in diesem Falle entsprechend der intensiveren Reizwirkung der lokal entstandenen Zerfallsprodukte eine stärkere, mehr nach der Richtung der Entzündung gehende sein, während im Falle der allgemeinen hämatogenen Reizwirkung die diffuse hyperplastische Reaktion folgen kann.

3. Status lymphaticus, Status thymico-lymphaticus, Status hypoplasticus, Lymphatismus.

Während die bisher genannten zu generalisierten oder mehr isolierten Hyperplasien des lymphatischen Gewebes führenden Zustände als Antwort auf bestimmte Reizstoffe aufzufassen waren, mit anderen Worten als etwas Sekundäres zu bezeichnen sind, so wurde ein Sonderfall von diffuser Hyperplasie der lymphatischen Organe, *der Status lymphaticus*, als der Ausdruck einer Konstitutionsanomalie, also als etwas Primäres, an sich Gegebenes bezeichnet. A. PALTAUF[1] machte 1889 auf *eine Hyperplasie der lymphoiden Organe und des Thymus* aufmerksam, die er als *den Zustand einer abnormen Konstitution* bezeichnete. Die PALTAUFsche Lehre vom *Status thymico-lymphaticus* wurde von einer größeren Zahl von Forschern zustimmend aufgenommen und mehr und mehr dahin erweitert, daß neben der Hyperplasie des Thymus und der lymphatischen Organe (Tonsillen, Follikel des Nasenrachenraumes, Darmfollikel, Milz) eine Reihe *hypoplastischer Veränderungen* (Enge der Aorta, Hypoplasie der Genitalien, Hypoplasie des chromaffinen Systems) nachweisbar seien, die den *Status thymico-lymphaticus als Konstitutions-Anomalie* hinreichend charakterisieren würden. PALTAUF führt eine Reihe plötzlicher Herztodesfälle auf die abnorme Reaktion des Status thymico-lymphaticus zurück. Sehr schnell erhob sich eine lebhafte Diskussion. Eine riesige Literatur ist in zahlreichen größeren zusammenfassenden Arbeiten und Monographien niedergelegt[2]. *Zustimmung, Erweiterung, Einschränkung und Ablehnung* charakterisieren die Stellungnahme der verschiedenen Gruppen von Autoren, die sich mit diesem Problem befaßt haben. Auch wenn heute die Lehre vom Status thymico-lymphaticus längst bei Klinikern und Pathologen durch ein Überwiegen derjenigen Stimmen, die seine Bedeutung wesentlich einschränken, ganz erheblich an Interesse verloren hat, so soll doch kurz auf die wesentlichsten Stadien der Entwicklung dieser Lehre in ihrer Verknüpfung mit dem unklaren Begriff der Diathesen eingegangen werden.

Sieht man von den zustimmenden Veröffentlichungen ab, so gelangt man zu einer Richtung, die die PALTAUFsche Ansicht erheblich erweitert. Namentlich BARTEL[3] versucht auf Grund mikroskopischer Befunde verschiedene Stadien des Status thymico-lymphaticus aufzustellen, indem er glaubte, nachweisen zu können, daß es ein *hyperplastisches Stadium des jugendlichen Alters* und ein *atrophisches Stadium nach der Geschlechtsreife und späterer Lebensalter* gebe. Im allgemeinen hat die von BARTEL vertretene Anschauung, die überdies mit dem Begriff einer „bindegewebigen Diathese" verbunden wurde, weitgehende Ablehnung erfahren. Nach BARTEL *sollte der Status thymico-lymphaticus nur ein Teilsymtom des Status hypoplasticus sein.*

Eine sehr erhebliche Einschränkung, die bereits eine teilweise Ablehnung in sich schließt, wurde der PALTAUFschen Lehre von denjenigen Forschern zuteil, die gewissermaßen eine primäre Dysfunktion der hyperplastischen Thymusdrüse annehmen, während die Hyperplasie des lymphatischen Apparates etwas Sekundäres sei. Namentlich HART[4] stellt die Thymus stark in den Mittelpunkt des Problems. Man könnte sich im Sinne HARTS die Hyperplasie des lymphatischen Gewebes bei Thymushyperplasie genetisch ähnlich vorstellen, wie die Hyperplasie des lymphatischen Apparates bei der Dysfunktion der Basedow-Schilddrüse. Auch wenn der Beweis dafür naturgemäß nur sehr schwer objektiv zu erbringen sein dürfte, so hat doch diese Ansicht meines Erachtens zum mindesten insofern manches für sich, als man sich schließlich dann auch vorstellen könnte, daß durch die *Dysfunktion eines anderen außerhalb des lymphatischen Gewebes gelegenen Organs* das lymphoid-lymphatische Gewebe zu einer Reaktion angeregt würde, die zur Hyperplasie, also zum Status lymphaticus führen kann. Meines Erachtens kann die Reizquelle, die zur Hyperplasie des Thymus und des lymphatischen Gewebes führt, irgendwo im Körper lokalisiert sein, mit anderen

---

[1] PALTAUF, A.: Wien. klin. Wschr. 1889, S. 877; 1890, S. 172.

[2] Vgl. dazu HART: Die Lehre vom Status thymico lymphaticus. München: J. F. Bergmann 1923 (dort weitere Literaturangaben!). WIESEL: Zbl. Path. Bd. 15, Teil II, S. 701.

[3] BARTEL: Verh. Ges. dtsch. Naturforsch. Bd. 1909, Teil II, H. 2, S. 17.

[4] HART: Zitiert auf S. 1025, 1091.

Worten, die hyperplastisch veränderten Organe sind zwar Sitz einer bestimmten (Abwehr-) Reaktion, sie brauchen deshalb aber noch nicht der Sitz der Störung zu sein. Allgemeine Zustimmung hat aber auch die von Hart aufgestellte Theorie nicht gefunden, es ist ihr namentlich von Aschoff[1] widersprochen worden.

Schon nach der Auffassung von Hart wäre also der Status lymphaticus etwas Sekundäres, abhängig vom endocrinen System oder direkt von der Thymusdrüse. Zahlreiche Forscher bezeichnen nun den *Status lymphaticus* überhaupt als *etwas Sekundäres*, da er beim Neugeborenen mit Sicherheit jedenfalls nicht gefunden ist. Im extrauterinen Leben treffen den Säugling, wie auch Aschoff[1] betont, schon sehr bald so zahlreiche Schädlichkeiten, daß eine Hyperplasie des Thymus und des lymphatischen Apparates im Säuglingsalter schon nicht mehr als Beweis für den Status lymphaticus als Konstitutionsanomalie herangezogen werden kann. Sehr klar und überzeugend sind meines Erachtens die Beobachtungen von Lubarsch[2], der ganz besonders darauf hinweist, daß der Status lymphaticus selten rein und allein, sondern meist neben anderen Grundkrankheiten zu finden ist (bei verschiedenen akuten Infektionskrankheiten, namentlich bei der spinalen Kinderlähmung, bei akuten und chronischen Ernährungsstörungen der Säuglinge, bei Basedowscher Krankheit, bei der Addisonschen Erkrankung). Lubarsch kommt daher (1922) zu dem Schluß, daß der Status thymico-lymphaticus „pathologisch-anatomisch nicht einheitlich zu beurteilen ist“, denn es liegen nach Lubarsch „keine Tatsachen vor, welche zu der Annahme berechtigen, daß es sich beim Status lymphaticus um angeborene konstitutionelle Veränderungen handelt, sondern es spricht alles dafür, daß es sich um die Folgezustände von Resorptionsvorgängen handelt“. Eine Reihe anderer Autoren, namentlich Kolisko[3], Grawitz[4] u. a., finden ebenfalls bei Vorkommen von Status thymico-lymphaticus fast regelmäßig eine andere, meist infektiöse Grundkrankheit. Man kann heute wohl die von Lubarsch vertretene Ansicht, daß der Status thymico-lymphaticus etwas Sekundäres ist, als die verbreitetste bezeichnen. Auch Aschoff äußert sich ähnlich, doch findet er Fälle, bei denen ein Status thymico-lymphaticus vorhanden war, ohne daß dafür ein hinreichender primärer Grund autoptisch gefunden wäre. Aschoff hält mithin wenigstens für einige Einzelfälle an dem Begriff des Status thymico-lymphaticus im engeren ursprünglichen Sinne fest.

In eine *neue Bahn* wurde die Forschung durch die *Kriegsbeobachtungen* geleitet, als namentlich Groll[5] bei Sektionen zahlreicher Menschen, die im Kriege plötzlich ums Leben gekommen waren, zeigen konnte, daß das lymphoid-lymphatische Gewebe normalerweise schon so stark ausgebildet ist, wie es mitunter als pathologisch bzw. typisch für den Status lymphaticus beschrieben worden ist. Die Befunde von Groll wurden vielfach bestätigt, namentlich von Richter[6], so daß man heute auf Grund dieser eingehenden Untersuchungen dem Begriff des Status thymico-lymphaticus als einer Konstitutionsanomalie außerordentlich zurückhaltend gegenübersteht.

Aschoff lehnt ähnlich wie Sternberg[7] das Vorkommen des Status thymico-lymphaticus als Konstitutionsanomalie nicht vollkommen ab, wenngleich nament-

---

[1] Aschoff: Zitiert auf S. 1010. [2] Lubarsch: Zitiert auf S. 1089.

[3] Koliskio: Handb. d. ärztl. Sachverständigentätigkeit. Braunmüller Bd. 2, S. 717. 1906.

[4] Grawitz: Klinische Pathologie des Blutes. Leipzig: Georg Thieme 1906.

[5] Groll: Münch. med. Wochenschr. 1919. S. 833 — dazu auch Groll u. Krampf: Zentralbl. f. allg. Path. u. pathol. Anatomie Bd. 31, S. 145.

[6] Richter: Verhandl. d. Ges. dtsch. Naturforsch. u. Ärzte 1902, Teil II, S. 290. — Münch. med. Wochenschr. 1919, S. 890.

[7] Sternberg: Zitiert auf S. 1034.

lich STERNBERG betont, daß die einschlägigen echten Fälle doch etwas relativ sehr Seltenes seien. „Sie sind nicht nur durch eine große Thymus und durch sehr reichliche Entwicklung lymphatischen Gewebes im ganzen Körper, auch an Stellen, an welchen größere Lymphfollikel sonst nicht vorkommen, charakterisiert, sondern weisen auch sonstige Anomalien namentlich im Bereich des Gefäßsystems auf. Der erfahrene pathologische Anatom wird auf Grund der nunmehr vorliegenden Erfahrungen jedenfalls nur sehr selten in die Lage kommen, einen Status thymico-lymphaticus zu diagnostizieren."

Von vielen Autoren werden neben den Veränderungen im lymphatischen Apparate die Anomalien im Gefäßsystem ganz besonders hervorgehoben. Es ist naturgemäß sehr naheliegend, gerade in diesem letzteren Befunde eine Konstitutionsanomalie zu sehen, und weiter erscheint es sehr naheliegend, eine jetzt gleichzeitig nachweisbare Hyperplasie des Lymphgewebes ebenfalls mit der konstitutionellen Anomalie in Zusammenhang zu bringen. Um entscheiden zu können, inwieweit die Hyperplasie des lymphatischen Gewebes wirklich ein den Gefäßanomalien gleichwertiges, auf eine konstitutionelle Minderwertigkeit hinweisendes Symptom ist, müßten meines Erachtens noch viel genauere Untersuchungen darüber vorliegen, ob denn diese Zeichen des *Status hypoplasticus* nicht doch häufiger, als manche Autoren glauben, auch ohne Hyperplasie des Lymphapparates vorkommen. Es erscheint doch durchaus möglich, daß es, was nur wenige der Autoren bestreiten, einen *Status hypoplasticus* (Hyperplasie der Geschlechtsorgane, Anomalien der Gefäße, Enge der Aorta, Bildungsanomalie) innerer Organen gibt, aber nicht im Sinne von BARTEL, der den Begriff des Status hypoplasticus viel zu weit absteckt. Durchaus verständlich und ganz im Sinne PAYRS[1] sprechend wäre es, daß viele Individuen mit minderwertiger Veranlagung gegen enterogene, selbst intrauterin entstandene und exogene Schädigungen stärker mit ihrem lymphatischen Apparat reagieren als normale Individuen. Auch hier wäre dann der Status lymphaticus etwas Sekundäres, der bei normal veranlagten Individuen nur bei stärkeren Schädigungen bzw. „Reizen" deutlich wird.

Sicherlich weist bei dem sog. Status thymico-lymphaticus manches darauf hin, daß eine Minderwertigkeit in der Ausbildung mancher mesenchymaler Organe vorliegt. Dieser konstituell-anatomische Zustand kann anscheinend auch mit einem funktionell sich äußernden Minderwertigkeitszustand des embryonalen Bindegewebes verbunden sein, das auf Reize, die eine normale Konstitution ohne Lymphgewebshyperplasie überwindet, mit hyperplastischen Zuständen im lymphatischen Apparat entworten muß. In ähnlichem Sinne äußert sich STÖRK[2], der unter seinem sehr erweiterten Begriff des „Lymphatismus", ähnlich wie PFAUNDLER[3] eine kongenitale Minderwertigkeit des Mesenchyms annimmt.

Selbst wenn PFAUNDLER die experimentellen Untersuchungen von W. ROUX als beweisend für seine Ansichten heranzieht, so scheinen mir heute die pathologisch-anatomischen und klinischen Beweise noch nicht zu genügen, um die angenommene bereits embryonal entstandene Minderwertigkeit des mittleren Keimblattes als konstitutionelle Voraussetzung für den Status thymico-lymphaticus anzusehen.

Überblickt man kritisch die Entwicklung und den heutigen Stand der Lehre des Status thymico-lymphaticus, dann bleibt trotz der Befunde von

[1] PAYR, E.: Dtsch. Arch. f. klin. Med. Bd. 77, S. 671. 1905 — dazu auch Verh. 27. dtsch. Kongr. f. inn. Med. 1910, S. 276.

[2] STÖRK (gemeinsam mit HORAK): Zur Klinik des Lymphatismus. Wien: Urban & Schwarzenberg 1913.

[3] PFAUNDLER, M.: Verh. 28. dtsch. Kongr. inn. Med. 1911, S. 36.

SCHRIDDE[1] und einigen anderen Autoren die Tatsache bestehen, daß der Status thymico-lymphaticus beim Neugeborenen nicht zu beobachten ist (CELEEN[2]).

Berücksichtigt man auf Grund dieser Tatsache Stimmen, die vom Standpunkt der *Überempfindlichkeitslehre* aus den Status lymphaticus erklären wollen, so kommt man zu dem Schluß, so daß wohl die Mehrzahl der Beobachtungen von Status thymico-lymphaticus der Ausdruck einer sekundären Erscheinung sind. Es soll nicht geleugnet werden, daß es bestimmte Individuen gibt, die von Natur aus (konstitutionell) Reizen gegenüber, die ein normales jugendliches Individuum ohne Hyperplasie des lymphatischen Apparates erledigt, mit Vermehrung der Zellen im lymphoid-lymphatischen Gewebe zur Arbeitsbewältigung antworten müssen. Es ist also, gerade weil der Status thymico-lymphaticus beim Neugeborenen nicht beobachtet wird, unbedingt damit zu rechnen, daß die *Hyperplasie des lymphatischen Apparates inkl. der Thymushyperplasie früherer oder späterer Lebensalter eine sekundäre Erscheinung ist.*

Die Immunitätsforschung glaubte in einem bestimmten Stadium ihrer Entwicklung, als man gegen alle möglichen „Antigene", selbst körpereigener Herkunft, sog. Antikörper finden wollte (Leber-, Thymusantikörper) namentlich bei jungen Kindern Antikörper gegen fremde und körpereigene Stoffe nachweisen zu können; heute, wo alle diese Ansichten wohl längst verlassen bzw. überholt sind (namentlich durch die weit geringere Werteinschätzung der Antikörper), kann man von viel allgemeineren Vorstellungen ausgehend den Status thymico-lymphaticus von dem Gesichtspunkte aus betrachten, wie es ähnlich auch LUBARSCH[3], KUCZYNSKI[4] tun, und annehmen, daß in frühester Jugend durch die parenterale Ernährung Eiweiß- oder Eiweißspaltprodukte zur Resorption in das eigentliche Körperinnere gelangt sind. Diese müssen nunmehr parenteral mit Hilfe des Aufgebots cellulärer Reaktion im Mesenchym vollkommen abgebaut werden. Tritt dieser Zustand in frühester Jugend ein, in der der Organismus noch ungeübt ist in der Lösung solcher parenteraler Stoffwechselaufgaben, so kann leicht eine *Überempfindlichkeit* gegen die aus der Ernährung stammenden Antigene eintreten. Der Folgezustand im lymphatischen Apparat kann auch auf diese Weise die Hyperplasie sein. Auch bei einer derartigen Genese würde der Status thymico-lymphaticus eine sekundäre Erscheinung sein, die in das Gebiet des parenteralen Stoffwechsels gehört.

4. Lymphapparat als Schutz- und Filterorgan.

Schon im physiologischen Teil wurde wiederholt auf Injektionsversuche mit geformten körperfremden Material (fremde Blutzellen, Bakterien u. a.) hingewiesen und dabei gezeigt, daß namentlich das lymphoid-lymphatische Gewebe diese Stoffe bevorzugt aufnehmen und intracellulär verdauen kann. Bei Besprechung des Status thymico-lymphaticus wurde eben darauf hingewiesen, daß auch gelöste im Körper kreisende Stoffe den Lymphapparat zu einer Reaktion anregen können. Die Beteiligung des lymphoiden und lymphatischen Gewebes rückt nun namentlich bei der Infektion und bei Infektionskrankheiten noch weit mehr in den Vordergrund, vielleicht nicht deshalb, weil die Aufnahme von Bakterien und deren Giften durch das Lymphgewebe etwas besonderes darstellen würde, sondern weil hier die Befunde durch die mitunter sehr reichliche Nachweisbarkeit der Bakterien in Lymphdrüsen, Milz und lymphoiden Gewebe sehr über-

[1] SCHRIDDE: Münch. med. Wochenschr. 1924, S. 15/33.
[2] CELEEN: Berl. klin. Wochenschr. 1920, S. 197.
[3] LUBARSCH: Zitiert auf S. 1089.
[4] KUCZYNSKI: Zitiert auf S. 1088 (Diskuss.-Bemerkung).

zeugende histologische Bilder geben, von denen ausgehend man auch Rückschlüsse auf die Funktionsleistungen der Gewebe machen darf. Die Aufnahme von Bakterien und die Zerstörung deren Gifte stellen nach dem heutigen Stand unseres Wissens nur einen Spezialfall der parenteralen Verdauung dar.

Die Filter- und Schutzwirkung, namentlich der Lymphdrüsen gegenüber Krankheitskeimen ist in der Pathologie eine so bekannte Erscheinung, daß sie nicht mit einzelnen Beispielen belegt zu werden braucht. Rückt man bei dieser Fragestellung die lokale Entzündung und die entzündlichen Vorgänge im Lymphapparat in den Vordergrund, dann erkennt man, wie mit Hilfe dieser cellulären Vorgänge bei einer Reihe infektiöser Prozesse die Keime und deren Gifte cellulär gebunden und zerstört werden. Rein klinisch und pathologisch-anatomisch betrachtet ist die Filter- und Schutzwirkung des Lymphgewebes nicht zu verkennen, sie darf heute nach allgemeiner Überzeugung als gesicherter Bestand pathologisch-anatomischer Lehre gelten.

Zur Sicherung dieser alltäglichen Beobachtungen lassen sich auch im Experiment Beweise beibringen, deren Überzeugungskraft besonders durch die Forschungsergebnisse auf dem Gebiete des reticolo-endothelialen Systems noch ganz erheblich unterstützt wird. Neben einigen älteren Arbeiten sind besonders die Untersuchungen von Halban[1], Manfredi[2] und seinen Schülern zu nennen, die den eindeutigen Beweis erbracht haben, daß auch bei einer experimentellen Infektion des Tieres eine deutliche Schutz- und Filterwirkung namentlich der Lymphdrüsen zu beobachten ist.

Halban gelangt zu dem Schluß, daß ,,auch bei der Infektion blutender Wunden die Resorption auf dem Wege der Lymphbahn und nicht auf dem Wege der Blutbahn stattfindet" und zwar werden pathogene Keime viel später in den Drüsen nachweisbar als die nichtpathogenen", so daß es den Anschein hat, als ob die pathogenen Bakterien in den Lymphdrüsen energischer vernichtet werden als die nichtpathogenen. Die Zerstörung der Keime bedingt eine, zu einer Vergrößerung der Lymphdrüsen führende Reaktion. ,,Die durch die hochgradige Zunahme der lymphoiden Substanz bedingte Vermehrung der bactericiden Elemente genügt eben, um selbst bedeutende Massen von Bakterien zu vernichten." In ganz ähnlicher, nach manchen Gesichtspunkten hin noch erheblich erweiterter Richtung äußert sich auch Manfredi, der in einer gemeinsam mit Frisko[3] durchgeführten Untersuchungsreihe über die Rolle der Lymphdrüsen als Schutzmittel gegen Tuberkulose zu folgenden Schlußfolgerungen kommt, die über den Tuberkulosebacillus hinaus auch für die Abwehrvorgänge bei Infektion mit anderen Mikroorganismen Geltung haben dürften. Manfredi und Frisko schließen eine zusammenfassende Darstellung einer größeren Untersuchungsreihe dahin ab, daß ,,das Lymphgangliensystem eine Schutzwirkung entfaltet, deren Folgen sind:

1. Zurückhalten der Bacillen im Ganglienparenchym,
2. ihre langsame Vernichtung neben allmählichem Erlöschen ihrer Virulenz,
3. daraus bedingte zugunsten des Organismus zukommende immunisierende Wirkung."

Bei einem Versuch, den Mechanismus dieser Vorgänge zu erklären, erörterten Manfredi und Frisko die Frage, inwieweit die Krankheitskeime durch eine

[1] Halban, J.: Resorption der Bakterien bei lokaler Infektion. Arch. f. klin. Chir. Bd. 55, S. 547. 1897.

[2] Manfredi, L.: Über die Bedeutung des Lymphgangliensystems, f. d. moderne Lehre von Infektion und Immunität. Virchows Arch. Bd. 155, S. 335. 1899.

[3] Manfredi u. Frisko: Experimentelle Beiträge zur Kenntnis der Rolle der Lymphdrüsen als Schutzmittel gegen Tuberkulose. Zentralbl. f. Bakteriol., Parasitenk. u. Infektionskrankh. Bd. 32, Abt. I, Referate S. 295.

die Lymphdrüsen reichlich durchströmende Sauerstoffmenge abgeschwächt werden könnten. Sie verweisen weiter auf die Versuchsergebnisse von PFEIFFER und MARX[1], aus denen hervorgeht, daß in Milz, Knochenmark und Lymphdrüsen reichliche Mengen von Antikörpern gebildet werden. Der im Experiment feststellbare Abwehrmechanismus verläuft dabei derart, daß zuerst die Bakterien in den Lymphdrüsen zurückgehalten werden, und zum Teil dort eine körnige Umwandlung und Virulenzabschwächung durchmachen. Dabei zeigen die Lymphdrüsen bei Verwendung kleinerer Bacillenmengen (Tuberkelbacillen) histologisch eine einfache reaktive Hyperämie mit Zellwucherung, nach deren Ablauf keine Veränderungen zurückbleiben, bei Verwendung größerer Bacillenmengen ergibt sich eine starke entzündliche Reaktion nebst Bildung von spärlichen Tuberkeln, welche mit einer bindegewebigen Regeneration endet. In diesem letzteren Falle, sowie bei den mit minimalen Bacillendosen wiederholten Injektionen ist die hervorragendste charakteristischste, histologisch wahrzunehmende Erscheinung die Neigung des wuchernden Balken- und Kapselbindegewebes, die Ausführungswege für die Bacillen zu verlegen, die Tuberkeln einzucysten und sie mit Fasern zu bedecken und endlich das ganze Ganglion mit einer festen Faserkapsel zu umhüllen.

Die Vorgänge, die MANFREDI und FRISKO für den Tuberkelbacillus beschreiben, gelten nach meinen Beobachtungen unter sinngemäßer Übertragung auch im Prinzip für die Reaktionsverhältnisse gegenüber anderen Bakterien.

In einer etwas anderen Richtung bewegen sich die von PEREZ[2] unter Leitung von MANFREDI durchgeführten bakteriologischen Untersuchungen, die zeigen, daß *in normalen Lymphdrüsen bei Mensch und Tier Mikroorganismen verschiedener Art, darunter auch pathogene Keime gefunden werden.* Da sie in Lymphdrüsen, die aus dem intrauterinen Leben stammten, nicht nachgewiesen werden konnten, so schließt PEREZ daraus, daß diese Keime aus den Infektionen stammen, denen der Organismus im extrauterinen Leben ausgesetzt ist. Die allgemein verbreitete Ansicht über die Sterilität des Körperinneren trifft nach den Untersuchungen von PEREZ zu, nur die Lymphdrüsen machen eine häufige Ausnahme, bei denen man schon normalerweise von einem „*latenten mikrobischen Parasitismus*" sprechen kann. Auch wenn man diesen latenten Zustand nach scheinbarem Ablauf von Infektionen oft ganz besonders deutlich ausgesprochen findet, so ergeben die Versuche von PEREZ doch, daß die Lymphdrüsen, soweit sie die Keime nicht überhaupt abtöten, ihre Virulenz doch erheblich abschwächen. Im allgemeinen wirken nur die im Körper befindlichen Lymphdrüsen virulenzabschwächend.

Zu ganz ähnlichen Ergebnissen gelangten bereits BESANCON und LABBÉ[3], die hauptsächlich mit Staphylokokken-, Milzbrand- und Diphtheriekeimen gearbeitet haben. Auch diese Autoren haben in sehr eingehenden Untersuchungen die Fixation der Keime in den Lymphdrüsen und die Virulenzabschwächung eindeutig gezeigt.

Auch wenn aus dem „*latenten Mikrobismus*" (MANFREDI) naturgemäß eine gewisse Gefahr der späteren Weiterverbreitung der Keime für den Organismus besteht, so kann an einer Schutz- und Filterwirkung der Lymphdrüsen auch auf Grund der experimentellen Untersuchung kein Zweifel sein.

---

[1] PFEIFFER u. MARX: Zeitschr. f. Hyg. u. Infektionskrankh. Bd. 27, S. 272. 1898.

[2] PEREZ, G.: Über das Verhalten des Lymphdrüsensystems den Mikroorganismen gegenüber. Zentralbl. f. Bakteriol., Parasitenkunde u. Infektionskrankh. Abt. I. Bd. 23, S. 404. 1898.

[3] BESANCONS, F. u. M. LABBÉ: Arch. de med. expér. Bd. 10, S. 389. 1898; 26. März 1898, desgl. 13. Januar 1900.

In ausgedehnten experimentellen Untersuchungen versuchte NÖTZEL[1], die Schutz- und Filterwirkung der Lymphdrüsen völlig abzulehnen. Er glaubte sich dazu auf Grund seiner Experimente berechtigt, bei denen er Versuchstieren Bakterien in große Körperhöhlen derart einverleibte, daß die Resorption der Keime nicht auf dem Wege der Blutbahn, sondern auf dem Wege der Lymphbahn vor sich gehen mußte. Neben intraperitonalen und intrapleuralen Injektionen stellt er namentlich Injektionen von Pyocyaneuskulturen in das Kniegelenk bei Kaninchen an, in der Erwartung, daß die nunmehr lymphogen resorbierten Bakterien hauptsächlich in den regionären Lymphdrüsen erscheinen müßten. NÖTZEL hat die Keime zwar in den Lymphdrüsen wiedergefunden, doch konnte er feststellen, daß schon 5—10 Minuten nach der Injektion die Bakterien auch in den inneren Organen gefunden werden konnten. Nach NÖTZELS Auffassung kann also von einer Schutz- und Filterwirkung der Lymphdrüsen keine Rede sein.

Die Anschauung von NÖTZEL, „daß die in die Lymphgefäße eingeschalteten Lymphdrüsen eine Unterbrechung oder Verzögerung der Bakterienresorption ins Blut nicht bewirken" und „daß eine Filtration, eine Zurückhaltung der Bakterien in den Lymphdrüsen nicht stattfindet", fand allgemeine Ablehnung (RIBBERT[2], KRUSE[2], FISCHER[2], LABBÉ[3]).

Namentlich RIBBERT[4] wendet sich in einer besonderen Arbeit gegen NÖTZEL, indem er hervorhebt, daß durch NÖTZELS Versuche nur zu zeigen sei, daß selbst das dichteste Lymphdrüsenfilter gegen die Masseneinwanderung von Krankheitskeimen undicht werden kann. Einen ablehnenden Standpunkt nimmt vor allen auch MOST in seinem mehrfach genannten Referat ein.

Im Zusammenhang mit den Versuchen von NÖTZEL und den Einwänden von RIBBERT, die mir durchaus gerechtfertigt erscheinen, möchte ich kurz auf eigene Versuche hinweisen, deren Ergebnis deutlich zeigt, daß das Vermögen die injizierten Bakterien in den Lymphdrüsen bzw. in den lymphatischen Geweben zu lokalisieren und zu fixieren, ganz abhängig ist nicht nur von der Art des zur Injektion gewählten Keimes, sondern namentlich auch von der Menge des Injektionsmateriales. Ich werde unten noch Gelegenheit haben, auf diese quantitativen und qualitativen Verhältnisse, die für die Lokalisation von Krankheitskeimen eine ausschlaggebende Rolle spielen, noch besonders hinweisen. Im allgemeinen möchte ich sagen, daß unter den sehr zahlreichen Bakterienarten, die ich unter anderen auch intraperitoneal injizierte, alle mit Ausnahme eines stark hämolytischen, hoch pathogenen Streptokokkenstammes im lymphoid-lymphatischen Gewebe des Meerschweinchens durch Phagocytose lokalisiert wurden. Bei Massenangeboten namentlich hochpathogener Keime ändern sich allerdings die Verhältnisse schon nach kurzen Versuchszeiten, indem die anfangs sehr deutliche Filterwirkung des lymphatischen Gewebes mit Fortschreiten der Vergiftung sehr rasch verlischt. Es kommt zu einem Übertritt ins Blut und auch zu einer Vermehrung der Keime in den lymphatischen Apparaten selbst. Man muß meines Erachtens heute bei der Frage nach Schutz- und Filterwirkung nicht nur mechanische (anatomische) Verhältnisse, sondern namentlich auch funktionelle Momente berücksichtigen, da entsprechend geänderte Versuchsbedingungen ganz erheblich verschiedene Versuchsergebnisse zeigen können.

[1] NÖTZEL: Über die Bedeutung der Lymphdrüsen für die Bakterienresorption. Med. Klin. 1907, S. 352 — Arch. klin. Chir. Bd. 81, S. 593 1906 — dazu auch Sitzgsber. d. Niederrh. Ges. f. Natur- u. Heilk. Bonn, Sitzg. v. 18 Mai 1918 .

[2] RIBBERT, B. KRUSE, FISCHER: Diskussionsbemerkungen zu dem Vortrag von NÖTZEL, zitiert auf S. 1097.

[3] LABBÉ: Presse méd., Nr 97, S. 12. 1906.

[4] RIBBERT: Über die Bedeutung der Lymphdrüsen. Med. Klin. 1907, S. 1543.

Heute kann man meines Erachtens die Funktion der Lymphdrüsen (in erweitertem Sinne auch die Funktion der Milz und des gesamten lymphoiden Gewebes) im Sinne von MANFREDI (und FRISKO) dahin zusammenfassen, „daß die Lymphdrüsen:

1. sehr häufig den Sitz eines echten latenten Mikrobismus bilden, indem sie, ohne jedoch dadurch dem lebenden Organismus nennenswerten Schaden beizubringen, zeitweilig in sich jene saprophytischen und pathogenen Bakterien verbergen, welche gewöhnlich den durch die äußeren Decken (Haut, Schleimhäute) gebildeten Wall überschreiten, sowie jene Krankheitserreger, die von irgendeiner abgeschwächten oder vorangegangenen Infektion des Organismus herstammen;

2. sie üben einen abschwächenden Einfluß auf die Virulenz der von ihnen aufgenommenen pathogenen Bakterien,

3. sie entfalten eine Immunisationswirkung, welche darin besteht, daß durch die zwei ersteren Vorgänge der Organismus verschiedenartige mehr oder weniger intensive Immunitätszustände erwirbt;

4. die Lymphdrüsen bilden endlich in manchen Fällen den Ausgangspunkt der sog. kryptogenetischen Infektion, namentlich jener Infektionskrankheiten, welche ohne vorangegangenes unmittelbares Eindringen des Infektionserregers von außen her auftreten, in dem der Lymphdrüsenfilter nach Monaten nicht mehr imstande ist, die in ihm evtl. aufgenommenen pathogenen Bakterien zurückzuhalten; er läßt dieselben hindurchgehen."

„Das Lymphdrüsensystem bildet also neben den Schleimhäuten und der Haut einen zweiten Schutzwall."

Es ist naturgemäß sehr schwer, sich auf Grund der heute vorliegenden pathologisch-anatomischen Bilder namentlich auf Grund der Versuchsergebnisse von MANFREDI und seiner Schule eine sichere Vorstellung davon zu machen, ob dieser latente Mikrobismus der Lymphdrüsen für die Entstehung sog. kryptogenetischer Infektion wirklich die Rolle spielt, die MANFREDI diesem scheinbar lange anhaltenden Vorhandensein von Bakterien in unveränderten Lymphdrüsen zuschreiben will. Man muß meines Erachtens heute bei den kryptogenetischen Infektionen vor allem auch daran denken, daß diejenigen Bakterien, die die Infektion auslösen, wohl erst vor ganz kurzer Zeit auf einem uns allerdings unbekannten Wege in den Organismus hineingelangt sind. Es ist überhaupt die Frage, wie gelangen Bakterien von Oberflächen in das Innere des Organismus hinein, noch nicht genügend geklärt. Die Verhältnisse liegen klar und übersichtlich, wenn es sich um Kontinuitätstrennungen der äußeren und inneren Bedeckungen handelt. Schwierig wird schon die Frage beim Typhus, wo man vermuten kann, daß die Krankheitskeime durch die primär unveränderte Darmschleimhaut hindurch in das Körperinnere gelangt sein müssen. Noch schwieriger wird die Frage der Aufnahme von Bakterien namentlich im Falle der Tuberkulose und anderen Krankheiten, die ich heute noch in keiner Weise für völlig geklärt erachte. Nach meinen Vorstellungen und klinischen Beobachtungen ist es, worauf ich[1] früher hinwies, doch wohl so, daß toxinbildende Keime (Diphtheriebacillen) im allgemeinen durch die direkte Toxinabgabe eine Entzündung der Schleimhautoberfläche hervorrufen, die die Resorption der Krankheitskeime im allgemeinen weitgehend verhindern dürfte. Endotoxinbakterien sind im allgemeinen keine Keime, die Oberflächenentzündungen hervorrufen, sie werden resorbiert und ohne Entzündung in den meisten Fällen sehr bald im lymphoiden Gewebe zerstört; sie können unter Umständen aber auch trotz Gegenwehr am Leben bleiben, so daß nunmehr von diesen Stellen der primären Lokalisation aus eine

[1] OELLER, H.: Zeitschr. f. klin. Med. Bd. 95, S. 328, 1922.

weitere lokale bzw. eine allgemeine Infektion ausgehen kann. Rein mechanisch betrachtet, käme dieser Infektionsweg dem Vorgang gleich, den auch MANFREDI im Auge hat, nur mit dem Unterschiede, daß es sich bei den Feststellungen von MANFREDI und seiner Schule um Lymphdrüsen handelt, die entweder ganz normal aussehen oder die die Krankheitskeime schon sehr lange beherbergt haben.

Die Filter- und Schutzwirkung speziell der Lymphdrüsen ist, wie ich annehmen möchte, mithin trotz einiger gegenteiliger bzw. einschränkender Stimmen nach allen Richtungen sichergestellt. Über die *Frage, wie Krankheitskeime in den Lymphdrüsen und in den lymphatischen Apparaten zur Lokalisation kommen*, gehen die Meinungen der einzelnen Autoren zum Teil etwas auseinander, zum Teil werden diese Fragen überhaupt übergangen. Eine reine Filterwirkung kann eigentlich nicht angenommen werden, denn das retikuläre Netz des lymphatischen und lymphoiden Gewebes ist, um eine sichere Filterung kleinster corpusculärer Elemente vornehmen zu können, doch etwas zu weitmaschig. Auch HEUDORFER[1] weist in seiner Zusammenfassung über den Bau der Lymphdrüsen darauf hin und meint, daß die Bezeichnung „Filtration" nicht ganz korrekt ist, „da die Gewebsmaschen innerhalb der Lymphdrüsen immerhin ziemlich weit sind und diese den Durchtritt kleinerer Körperchen von Zellengröße ohne weiteres gestatten. Die Drüsen enthalten vielmehr eine Art von Schwammgewebe, durch welches die Lymphe unter bedeutender Verlangsamung ihrer Stromgeschwindigkeit ganz allmählich hindurchsickert". Auch HEUDORFER hebt die Fähigkeit der endothelialen Zelle der Lymphbahnen zur Phagocytose hervor, die eine dauernde Festhaltung und Unschädlichmachung fremder Elemente herbeiführen. Schon in der Art, die HEUDORFER dem Problem der Filterwirkung im lymphoid-lymphatischen Gewebe gibt, ist stark *das mechanische Moment der Filterung* betont. In ähnlicher Weise betont auch RANKE[2], der sonst bei seinen Tuberkuloseforschungen stark das funktionelle bzw. immunbiologische Moment in den Vordergrund stellt, mechanische Umstände, die eine Haftung von Keimen bedingen können. Unter Bezugnahme auf den Bau der Lymphdrüsen spricht RANKE von einer Wirkung der Lymphsinus, die einem „*Klärbecken*" gleichkäme, und erläutert seine Ansicht an dem Bau der Lymphsinus, der nicht nur eine bedeutende Verlangsamung des Lymphstromes herbeiführe, sondern der auch durch sein Lymphsinusreticulum mechanische corpusculäre Elemente zurückhalte. In ähnlicher Weise stellen auffallend viele Autoren immer wieder mechanische Momente in den Vordergrund, z. B. CALMETTE[3], der, wie SCHULMANN berichtet, das häufige Befallensein der Lymphdrüsen bei jungen Tieren im Falle einer experimentellen oder natürlichen Infektion dadurch erklärt, daß im jugendlichen Alter die Follikel außerordentlich dicht stehen, einer an den anderen gepreßt und keinen Zwischenraum zwischen den Blutgefäßen lassend; bei älteren Individuen dagegen sind die Follikel weit verstreut. Beim Kinde ist die Zirkulation weit langsamer, die Lymphe filtriert hier besser und entledigt sich viel leichter der Parasiten. Auch hier sind also überwiegend mechanische Momente für die Lokalisation von Keimen im Lymphgewebe verantwortlich gemacht. Andere Autoren, die ebenfalls überwiegend die mechanische Filterwirkung zur Erklärung der Keimzurückhaltung heranziehen, denken überdies noch an *immunisatorische Vorgänge*, namentlich seit PFEIFFER und MARX[4], besonders in den Lymphdrüsen, Milz und Knochenmark, sog. Antikörper festgestellt haben.

[1] HEUDORFER, K.: Zeitschr. f. Anat. u. Entwicklungsgesch. Bd. 61, S. 365.
[2] RANKE, K.: Dtsch. Arch. f. klin. Med. Bd. 119, S. 201, 297, 1916; Bd. 121, S. 224, 1919.
[3] CALMETTE: Zitiert bei E. SCHULMANN. Le Ganglion Lymphatique in Traité de Physiologie Bd. 7, S. 307. Paris: Masson 1926.
[4] PFEIFFER u. MARX: Zitiert auf S. 1096.

Nach meinen Befunden spielt das *funktionelle, rein celluläre Moment eine weit größere Rolle,* als im allgemeinen in der Literatur angegeben wird. Schon HALBAN[1] erwähnt einen außerordentlich interessanten Befund, den er in den Lymphdrüsen bei Resorption von Bakterien (bei lokaler Infektion) feststellen konnte. Er fand in seinen Versuchen ohne Ausnahme ein typisches Verhalten der Keimzahl in den Lymphdrüsen, indem die Bakterien zunächst in geringer Zahl in den Drüsen erscheinen, dann ziemlich rasch an Zahl zunehmen und ein Maximum erreichen, um nach erreichtem Maximum wieder abzunehmen und schließlich ganz zu verschwinden. Es kann auch ein Stadium der Latenz folgen, „in welchem durch 5—7 Stunden absolut gar keine oder in seltenen Fällen außerordentlich wenige Bakterien in den regionären Drüsen zu finden sind. Nach diesem Stadium der Latenz treten aber die Bakterien wieder auf, nehmen an Zahl zu und verschwinden ebenso wieder nach einem erreichten Maximum, um einem neuen Stadium der Latenz Platz zu machen. Dieses Verhalten kann sich mehrere Male wiederholen, und der schließliche Ausgang hängt davon ab, ob die Bakterien pathogen oder nichtpathogen sind. Die nichtpathogenen verschwinden schließlich dauernd, die pathogenen aber vermehren sich und führen evtl. zum Tode des Tieres". Dieses „cyclische Kommen und Verschwinden der Bakterien in den Drüsen stellt uns den wechselnden Kampf der Bakterien mit den bactericiden Elementen der Drüsen dar". Auch wenn HALBAN mangels genauer histologischer Untersuchungen naturgemäß keinen sicheren Aufschluß über die Art dieses Kampfes und über die Wirkung der bactericiden „Elemente" haben kann, so erkennt man doch in der Auffassung, die HALBAN dem Problem der Lymphdrüsenfunktion und der Zerstörung von Krankheitskeimen im lymphatischen Gewebe gibt, eine starke Betonung funktioneller Momente. Der von HALBAN regelmäßig erhobene Befund des cyclischen Kommens und Verschwindens von Bakterien in Lymphdrüsen ist auch von unserem heutigen, durch das Studium der Funktion des reticulo-endothelialen Apparates erheblich erweiterten Gesichtspunkten aus außerordentlich interessant, doch möchte ich ihn hier nicht bindend zu einer Erklärung der Abwehrvorgänge im lymphatischen System heranziehen, da in der HALBANschen Arbeit keine Notizen über die Untersuchung des gesamten Tierkörpers zu finden sind. Dieses cyclische Kommen und Verschwinden kann, wofür ich auch in meinen Bakterienversuchen am Tier einige Beweise erbringen könnte, in den Abwehrvorgängen innerhalb der Lymphdrüsen selbst gelegen sein. Der Vorgang der Zerstörung größerer Bakterienmengen ist aber so kompliziert und betrifft so schnell, selbst bei lokaler Infektion, den gesamten Tierorganismus, daß man auf Grund der Untersuchung nur eines Organs (Lymphdrüsen) solche Vorgänge in keiner Weise beurteilen kann. Ich habe ähnliche cyclische Verhältnisse sehr häufig in der Milz, nementlich auch in der Leber gesehen, doch muß man hier immer wieder damit rechnen, daß in bestimmten Versuchsstadien große Mengen bereits in anderen Organen phagocytierter Bakterien schubweise nach den genannten Organen abtransportiert werden. Da durch Phagocytenzerfall bestimmte Keimarten (namentlich pathogene) wieder frei werden können, so können naturgemäß schubweise größere Mengen von Bakterien auch nach Lymphdrüsen gelangen. Der Grund für das cyclische Kommen und Verschwinden von Bakterien in Lymphdrüsen kann also auch außerhalb der Lymphdrüsen gelegen sein.

Die große Bedeutung rein funktioneller Momente für die Lokalisation von Krankheitskeimen im lymphatischen Apparat geht aus einer Reihe von Beobachtungen hervor, die man sowohl klinisch und pathologisch-anatomisch als auch im Tier-

[1] HALBAN: Zitiert auf S. 1095.

experiment machen kann. *Der erste Grund,* der zu einer besonderen Werteinschätzung funktioneller Momente zwingt, erscheint mir die Tatsache zu sein, *daß das Lymphgewebe je nach dem Alter der einzelnen Individuen verschiedenartig gegen gleiche Reize reagiert.* Schon oben (S. 1099) wurde in anderem Zusammenhange auf die Versuche von CALMETTE, SCHULMANN und RANKE hingewiesen, hier sei nochmals besonders die Ansicht von RANKE[1] hervorgehoben, der in sehr groß angelegten Tuberkulosestudien die hervorragende Reaktionsfähigkeit der Lymphdrüse des Kindes gegen den Tuberkelbacillus gezeigt hat, die mit zunehmendem Alter immer mehr und mehr zurücktritt. Die große Bedeutung rein funktioneller Momente für die Lokalisation von Keimen im lymphatischen Gewebe erhellt weiter die Tatsache, daß z. B. *verschiedene Tiere* (Meerschweinchen, Kaninchen) *gegen den gleichen Reiz in sehr verschiedener Weise reagieren.* Es sei hier nur auf die bekannte, auch von ARLOING[2] hervorgehobene Tatsache hingewiesen, daß Meerschweinchen und Kaninchen, die mit dem gleichen Stamm von Tuberkelbacillen geimpft wurden, insofern eine verschiedene Reaktion zeigen, als sich die Keime beim Meerschweinchen hauptsächlich in Milz und Lymphdrüsen lokalisieren, während sie beim Kaninchen überwiegend von den Lungen aufgenommen werden. Noch weitgehender sind die Unterschiede, wenn man die Reaktionsfähigkeit der Drüsen, überhaupt des gesamten lymphoid-lymphatischen Systems einschließlich Milz und Knochenmark, *von dem Gesichtspunkte aus betrachtet, wie sie gegen verschiedene Bakterien und Giftarten reagieren.* Es kommt namentlich bei experimenteller Verwendung kleinerer Mengen apathogener Keime zu einer rasch entstehenden und rasch wieder *vergehenden diffusen entzündlichen (produktiven) Reaktion.* Bei der gleichen Tierart sieht man aber starke, *lokalisierte Entzündungsprodukte* bei Verwendung pathogener Keime, und endlich kann es zu *nekrotischen Prozessen* kommen, wenn man z. B. Diphtheriegift im Experiment verwendet. Man kann diese Verschiedenartigkeit der Reaktion bei der gleichen Tierart verschiedenen Giften gegenüber zum Teil natürlich durch mechanische Momente erklaren, doch zeigen Experiment und pathologische Anatomie nur zu deutlich, daß die Lymphdrüsen und das lymphoide Gewebe gegen verschiedene Reize verschieden reagieren.

Eine ähnliche *Verschiedenartigkeit der Reaktion* in den infizierten Lymphdrüsen sieht man bei *gleichbleibender Tierart nach Verwendung qualitativ verschieden abgestufter gleicher Reize.* Auch hier erkennt man wieder, daß bei Verwendung kleiner Mengen die Krankheitskeime im lymphoid-lymphatischen Gewebe mit Hilfe sehr schnell erscheinender und wieder zurückgehender cellulärer Vorgänge vernichtet werden, während bei Verwendung größerer Mengen stürmische Reaktion mit starker Zellproduktion und starker Zelldesquamation einsetzen. Bei sehr großen Dosen kann es auch hier zu sehr geringgradig ausgebildeten Zellreaktionen kommen, so daß in den scheinbar relativ wenig veränderten Lymphdrüsen die Keime sich nur wenig behindert oder uneingeschränkt vermehren können.

Besonders stark betont wird das *funktionelle Moment* für die Lokalisation von Krankheitskeimen im lymphoid-lymphatischen Gewebe durch die Beobachtungen, die man bei *Wahl verschiedener Infektionswege* machen kann. Schon oben wurde wiederholt darauf hingewiesen, daß bei lymphogener Resorption von Keimen die regionären Lymphdrüsen im allgemeinen ziemlich stark mit reaktiven Prozessen antworten, während bei einem Infektionsweg, der den Lymphdrüsen das Keimmaterial auf dem Blutwege zuführt, die Reaktion im allgemeinen

---

[1] RANKE: zitiert auf S. 1099.
[2] ARLOING: Zitiert bei SCHULMANN, zitiert auf S. 1099.

eine geringere ist. Es scheint, als ob die Endothelien der Lymphwege Krankheitskeime weniger leicht zerstören können, als die Gefäßwandzellen der Blutgefäße.

Aus all diesen Beobachtungen ergibt sich meines Erachtens mit Sicherheit, daß neben der Filterwirkung für die Fixation von Krankheitskeimen im Lymphgewebe funktionelle Momente eine ausschlaggebende Bedeutung haben.

Es fragt sich nur, *wie kommen die Krankheitskeime in diesem Gewebe zur Haftung*.

Wir stellen uns, glaube ich, den Vorgang der Infektion bzw. den Vorgang der gegen den Infekt mobilisierten cellulären Vorgänge im allgemeinen vielleicht doch etwas zu einfach vor und glauben das Ergebnis des Experimentes, das an einem normalen bisher ungeschädigten Tier vorgenommen wird, mit den Beobachtungen beim kranken Menschen parallelisieren zu dürfen. Es erscheint mir durchaus möglich, daß Lymphdrüsen, die durch hämatogene oder lymphogene Resorption großer Bakterienmengen plötzlich, d. h. aus physiologischen Verhältnissen heraus, von großen Mengen von Keimen überflutet werden, ganz anders reagieren müssen als Lymphdrüsen, die im Verlaufe einer langsam entstehenden natürlichen Infektion bzw. Infektionskrankheit Zeit haben, sich den veränderten pathologischen Verhältnissen anzupassen. Sehen wir im Falle des Experiments an normalen Tieren ein scheinbares Undichtsein des Lymphdrüsenfilters, so kann man daraus meines Erachtens noch lange nicht schließen, daß die Lymphdrüsen auch im Falle einer langsam entstehenden Infektion den gleichen Keimen gegenüber ihren Dienst als Schutzorgane versagen würden. Die Bedeutung *des immunbiologischen Zustandes für die Lokalisation von Krankheitskeimen im lymphatischen Apparat* zeigt namentlich das Tierexperiment, in dem man nachweisen kann, daß immunisierte Tiere mit Hilfe sehr schnell zu einem gewissen Höhepunkt geführter Zellenreaktionen den Infekt energischer im Lymphgewebe lokalisieren, als normale unvorbereitete Tiere. Namentlich bei immunisierten Tieren erkennt man mit aller Deutlichkeit, daß die Lokalisation von Keimen im lymphoid-lymphatischen Gewebe hauptsächlich durch celluläre Kräfte erfolgt. Ich[1] habe in früheren Arbeiten gerade auf diesen Begriff der *Haftung* von Krankheitskeimen an Zellen hingewiesen und gezeigt, daß diese Haftung in weitgehendem Grade nicht nur abhängig ist von der Art des zur Injektion gewählten Fremdmaterials, sondern auch in hohem Grade abhängig von dem immunbiologischen Zustand des Organismus. Namentlich Bakterien werden cellulär lokalisiert, indem sie anscheinend zuerst an die Gefäßwände niedergeschlagen werden und nun an Zellen zur Haftung gelangen, die je nach der Art der Krankheitskeime rasch das Fremdmaterial phagocytieren. Es lassen sich hier ganz bestimmte Richtlinien aufstellen, die zeigen, daß die Reaktion und mithin auch das Schicksal der Versuchstiere abhängt von qualitativen und quantitativen, im „Antigen" gelegenen Bedingungen, aber auch im hohen Grade abhängig ist von immunbiologischen Bedingungen, die im Tierkörper selbst gelegen sind. Man kann hier, worauf ich an anderen Stellen hingewiesen habe, im wesentlichen 3 Reaktionen finden, eine Reaktion im lymphoid-lymphatischen Gewebe, bei der die eingedrungenen Keime mit einem nur sehr geringen Aufgebot an neugebildeten Zellen zerstört werden. Man kann hier oft makroskopisch anscheinend normale Verhältnisse sehen, und auch mikroskopisch kann, namentlich bei Verwendung kleinerer Mengen apathogener Keime, der Befund trotz Keimvernichtung ein verhältnismäßig sehr geringer sein. Bei Verwendung größerer Mengen apathogener Keime kommt es jedoch zu sehr starken, stürmi-

[1] Oeller, H.: Dtsch. med. Wschr. 1923, dazu Krankheitsforschg. Bd. 1, S. 1. 1925; ferner Sitzungsber. der dtsch. Kongr. für innere Med. 1926.

schen zellproduktiven Reaktionen im lymphoid-lymphatischen Gewebe, es werden auch reichliche Zellen verbraucht und abgestoßen. Nebenbei sei hier erwähnt, daß nach meinen Untersuchungsergebnissen und nach meinen Anschauungen auch die in den Lymphdrüsen und in der Milz bei solchen Zuständen reichlich erscheinenden polynucleären Leukocyten aus dem lokalen Zellverband hervorgehen und Zellen des Verbrauchs darstellen. Bei Verwendung hochpathogener Keime (z. B. Milzbrand) sieht man anfangs ebenfalls die celluläre Haftung, die Phagocytose und den Versuch, mit Hilfe zellproduktiver Vorgänge die Infektion zu verhindern bzw. zu beseitigen. Bald aber treten als Zeichen der starken Toxinwirkung auf das Gewebe zellreaktive Vorgänge mehr und mehr zurück, so daß es nunmehr zu einer starken hämorrhagisch-ödematösen Durchtränkung des Gewebes kommt. Es sind jetzt infolge der Giftwirkung schwere Schäden gesetzt, die zu einer *cellulären Areaktivität* führen. Die Keime vermehren sich schrankenlos in späteren Stadien. Die Organe solcher mit Milzbrand injizierter Tiere sehen außerordentlich zellarm aus, nicht nur deshalb, weil die einzelnen Zellen durch das Ödem gequollen und weit auseinander gedrängt scheinen, sie sind, wie namentlich auch die zellarmen follikulären Gebilde des lymphatischen Gewebes zeigen, auch *absolut* zellarm. Es entsteht im mikroskopischen Bilde eine weitgehende Verwandtschaft mit den Bildern, die man bei solchen Tieren sehen kann, die in wiederholten Sitzungen intensiv mit Röntgenstrahlen geschädigt wurden. Zwischen diesen beiden Zuständen: Vergiftung durch Milzbrand und Schädigung durch Röntgenstrahlen, kann man meines Erachtens weder histologisch noch funktionell einen prinzipiellen Unterschied machen. Auch bei der Röntgenschädigung dürfte der Vorgang doch wohl der sein, daß primär durch die intensive Röntgenwirkung große Massen von Zellen zugrunde gehen, die zerfallen und Spaltprodukte liefern. Es handelt sich aber hier nicht um physiologische Spaltprodukte, sondern um solche, die durch den pathologischen Vorgang der Röntgenschädigung entstanden sind und, wie das schwere Zustandsbild der Tiere zeigt, auch eine pathologische Wirkung haben müssen. Auch nach ausgesetzten Röntgenbestrahlungen geht der Zellzerfall in den sehr zellarm erscheinenden Organen weiter.

Wir sehen somit im lymphoid-lymphatischen Gewebe bei den experimentellen Infektionen drei verschiedene Reaktionen, und zwar eine oft nur angedeutete, im gewissen Sinne sogar negative, die einem sehr *günstigen Zustand* entspricht, eine zweite, bei der es zu sehr starken cellulären Vorgängen kommt, die meist ebenfalls die Zerstörung der Krankheitskeime herbeiführt, und eine dritte, die namentlich bei Verwendung von hochpathogenen Keimen beobachtet wird, die nach anfänglich günstiger produktiver Zellreaktion in das areaktive, hämorrhagisch-ödematöse Stadium mit starker Keimvermehrung übergehen kann.

Diese *verschiedenen Reaktionen* bestimmten Krankheitskeimen gegenüber sind *auch in der menschlichen Pathologie durchaus bekannt.* Es sei auch hier nur an den menschlichen Milzbrand erinnert, der sehr gutartig in Form einer lokalen Erkrankung am Orte der Eintrittspforte der Krankheitskeime ablaufen kann. Es kann aber auch zu einer lymphogenen Resorption und zu einer sehr starken Beteiligung der regionären Lymphdrüsen kommen. Die Lymphdrüsenerkrankung schützt dann gewissermaßen den übrigen Körper vor der allgemeinen Infektion. Es gibt aber auch endlich Fälle von Milzbrand, bei denen es am Orte des Keimeintritts nur zu einer geringgradigen lokalen Entzündung kommt, und sofort folgt ohne Lymphadenitis die allgemeine Milzbrandsepsis. Es wäre hier meines Erachtens durchaus verfehlt anzunehmen, daß die regionären Lymphdrüsen von den Krankheitskeimen „übersprungen“ wurden, oder daß Milzbrandkeime sofort in die Blutbahn gelangt seien. Auch Milzbrandkeime werden wohl in der Blutbahn viel leichter zerstört als im subcutanen Gewebe oder in den Lymphdrüsen. Auf diese Weise ist, wie ich glaube, die sofort einsetzende Milzbrandsepsis nicht zu erklären. Auch hier sind es individuell verschiedene Bedingungen des einzelnen Menschen, bei denen das lymphatische Gewebe im Gegensatz zu einem anderen Individuum nicht sofort mit einer lokalisierenden Entzündung antworten kann.

Man muß meines Erachtens nicht nur auf dem Gebiete der Infektion, sondern bei den scheinbar sehr verschiedenen Reaktionen des lymphoid-lymphatischen Gewebes weit mehr, als es geschehen ist, funktionelle Momente in ihrer Abhängigkeit von Qualität und Quanität des Reizes und in ihrer Abhängigkeit von individuell wechselnden immunbiologischen Bedingungen in Rechnung stellen.

Ein großes Problem harrt meines Erachtens gerade in der Frage der verschiedenen Reaktionsfähigkeit des Gewebes, namentlich des lymphoid-lymphatischen Gewebes, noch der Lösung. Es ist vielleicht sogar noch nicht einmal klar herausgestellt worden. Während wir namentlich bei den Drüsen mit innerer Sekretion durch deutliche klinische Beweise von Hyper- und Hypofunktion zu sprechen gewohnt sind, so wissen wir heute von dem unscheinbaren, für den Körper aber doch außerordentlich wichtigen lymphoid-lymphatischen Gewebe zwar einiges über seine normale Funktion und über den Hyperfunktionszustand, die *Frage der Hypofunktion* wurde meines Erachtens aber noch nicht genügend scharf formuliert und bearbeitet. Auch hier wird man bald erkennen können, daß manche Individuen gegen bestimmte Reize mit ihrem Gewebe so reagieren können, daß trotz Schädigung Genesung erfolgen muß, während andere Individuen infolge einer *primären Hypofunktion* des lymphoid-lymphatischen Gewebes den gleichen Schädigungen gegenüber schwerste krankhafte Zustände durchmachen müssen, ehe vielleicht Wiederherstellung eintritt.

5. Beteiligung des lymphatischen Gewebes bei der Pigmentaufnahme.

In dem vorstehenden Abschnitt wurde die Reaktionsfähigkeit des lymphatischen Gewebes gegenüber Bakterien im einzelnen besprochen und darauf hingewiesen, daß hier auf Grund der cellulären Reaktion bestimmte Rückschlüsse auf die Funktion des lymphatischen Gewebes zulässig erscheinen. Vielfach sind die mikroskopischen Bilder gerade im Falle einer Bakterieninvasion in das lymphatische Gewebe leicht und klar deshalb zu übersehen, weil das geformte Material, die Bakterien, histologisch mehr oder weniger leicht nachweisbar sind. Der in den Organismus eingedrungene Fremdstoff läßt sich dadurch in seinen Beziehungen zu den Körperzellen nachweisen. Noch leichter sind die Wegspuren und die lokalen Veränderungen dann, wenn Pigmente, seien sie exogener oder endogener Herkunft, im lymphatischen Gewebe abgelagert werden. Es ist nicht meine Absicht, im einzelnen hier auf die *Frage der Pigmente* näher einzugehen. Ich möchte hier auf die große zusammenfassende Darstellung der pathologischen Pigmentierung von HUECK[1] verweisen, in der nicht nur eine große Literatur zusammengestellt ist, sondern in der auch HUECK einen großen Teil seiner eigenen sehr sorgfältigen Pigmentstudien niederlegt. Nur kurz sei darauf hingewiesen, daß man von *endogenen Pigmenten*, namentlich die *Abkömmlinge des Blutfarbstoffes, Gallenfarbstoffes, Melanin*, im lymphoid-lymphatischen Gewebe, namentlich in der Milz und in den Lymphdrüsen finden kann. Auch bei *Addisonscher Erkrankung* weist man eine Beteiligung des lymphatischen Gewebes an der

---

[1] HUECK, W.: Die pathologische Pigmentierung Handb. der Allg. Pathologie von Krehl u. Marchand Bd. 3 II, S. 298. 1921.

Pigmentanomalie nach. In bezug auf die *Melaninablagerung* im lymphatischen Gewebe bei *Malaria* sei auf die zusammenfassende Darstellung von C. SEYFARTH[1] verwiesen. Von *exogenen Pigmenten* wären hauptsächlich *Kohlenstaub, Steinstaub, Eisenteilchen, Zinnoberkörnchen, Silberkörnchen* zu erwähnen, und gleichzeitig sei auf die Pigmentablagerung in den Lymphdrüsen bei Tätowierung hingewiesen. Alle diese Beobachtungen zeigen auch hier sehr deutlich die Filterwirkung des lymphatischen Gewebes, das den Organismus, solange die Lymphdrüsen nicht zu sehr mit fremdem Material beladen sind, vor einer weiteren Verbreitung der Pigmente in den übrigen Körper hinein schützt.

Im folgenden sei auf die sog. *Anthrakose* noch etwas genauer eingegangen, vor allem deshalb, weil gerade dieser mitunter fast noch als physiologisch für den Menschen aufgefaßte Zustand sehr häufig als Paradigma für die Schutz- und Filterwirkung des lymphatischen Gewebes herangezogen wird. Es liegt mir fern, hier auf Einzelheiten einzugehen, möchte aber doch meine Bedenken gegen eine derartige Parallelisierung zwischen den der Anthrakose zugrunde liegenden Vorgängen und zwischen den Vorgängen, die bei einer Bakterieninvasion in das lymphatische Gewebe eine Rolle spielen, äußern. Man kann sich im Tierversuch bei Verwendung von chinesischer Tusche, also von feinstverteilter Kohle, davon leicht überzeugen, daß im Prinzip zwar dieselben cellulären Mechanismen für die Lokalisation der Kohle eine Rolle spielen, wie wir sie auch bei der Seßhaftmachung von Bakterien beobachten, trotzdem sieht man, namentlich in bezug auf die Phagocytosefähigkeit der Kohle und in bezug auf die Lokalität der Seßhaftmachung der Kohleteilchen gewisse Unterschiede gegenüber den Vorgängen, die bei Bakterienlokalisation im Gewebe gesehen werden. Man darf nie vergessen, daß die Kohle ein unverdaubarer Körper ist, der zum Teil in relativ großen Partikelchen in den Körper eindringt oder experimentell eingeführt wird. Infolge der Partikelchengröße spielt hier bei der Seßhaftmachung der Kohleteilchen das mechanische Moment eine weit größere Rolle als bei den gleichen Vorgängen im Falle der Verwendung von Bakterien. Die Kohle wirkt im allgemeinen nur als Fremdkörper, die oft schwer von den Zellen des lymphoid-lymphatischen Apparates phagocytiert wird. Im Gegensatz zu den Beobachtungen bei der Bakterienphagocytose machen die Kohlephagocyten im allgemeinen keine wesentlichen morphologischen Veränderungen durch, sie stellen Reticulumzellen dar und können als solche in Form von gerundeten phagocytären Elementen abgestoßen werden.

In der *Lehre von der Anthrakose* spielt namentlich die Frage, wie gelangt die Kohle in die Lymphdrüsen hinein, eine große Rolle. Im allgemeinen herrscht darüber, daß die Kohleteilchen der Luft auf dem Wege über die Lungen nach den Lymphdrüsen gelangen, bei den meisten Forschern Übereinstimmung. Es ist jedoch auch heute noch nicht ganz der Vorgang aufgeklärt, wie die Kohlepartikelchen über den Respirationstraktus hinaus in das Innere der Lungen und von hier auf dem Lymphwege nach dem regionären Lymphweg gelangen. Der Weg, der eben genannt wurde, scheint durch pathologisch-anatomische Beobachtungen im allgemeinen sicher festzustehen, da man bei unkomplizierten Fällen von Anthrakose meist das primäre Befallensein der pulmonalen Lymphwege und der inneren Lymphdrüsen beobachten kann. Umstritten ist heute noch die Frage, ob die Kohle in freiem Zustand die Lungen und deren Lymphgefäße passiert und erst in den Lymphdrüsen von Zellen aufgenommen wird. Denn auch hier bei der Anthrakose beobachtet man im Prinzip dieselben

[1] SEYFARTH, C.: Die Malaria. Henke-Lubarschs Handb. d. spez. path. Anat. u. Hist. 1. Teil, S. 178. Berlin: Julius Springer 1926.

phagocytären Vorgänge, wie sie bei der Bakterieninvasion gefunden werden. Auch HUECK betont die Beteiligung der reticulo-endothelialen Elemente bei der Pigmentablagerung im lymphatischen Gewebe. Mitunter wird, wie manche Autoren angeben, Kohle auch in freiem, also nichtphagocytiertem Zustand in den Lymphdrüsen gefunden, doch liegt der überwiegende Teil der Fremdkörperchen in Zellen eingeschlossen. Die Möglichkeit, daß auch in den Lymphdrüsen noch eine Phagocytose von freier Kohle stattfindet, erscheint somit in geringem Umfange gegeben, doch ist es, folgt man den Ausführungen von RIBBERT[1], außerordentlich unwahrscheinlich, daß die Kohle in größerem Umfange frei nach den Lymphdrüsen gelangen sollte. Ich möchte der Ansicht RIBBERTS auf Grund eigener Versuche, bei denen Versuchstieren intratracheal Kohlepartikelchen einverleibt wurden, durchaus zustimmen, denn man findet zwar eine Resorption der freien Kohleteilchen durch die Bronchialwandungen hindurch, aber bald erkennt man, daß namentlich in den tieferen Lungenabschnitten eine Phagocytose der Kohle durch retikuläre Zellelemente einsetzt. Auch RIBBERT nimmt an, daß nun diese phagocytären Zellen, die RIBBERT als Lymphsinusendothelien auffaßt, wanderungsfähig werden und nun nach den Lymphdrüsen gelangen. Wie unten noch genauer auszuführen sein wird, kann ich RIBBERT in dem Punkte, daß die phagocytären Zellen wanderungsfähig sind, nicht zustimmen, möchte aber ebenfalls hervorheben, daß nach meinen Beobachtungen die Lymphdrüsen im allgemeinen nur Kohle erhalten, die bereits in Zellen eingeschlossen ist. Man müßte also diese Art von Ablagerung als eine spodogene bezeichnen.

Soweit erscheint eigentlich die Frage der Anthrakose der Lymphdrüsen im allgemeinen weitgehend geklärt. Es kommen aber doch eine Reihe von Beobachtungen dazu, für die dieses einfache Erklärungsschema bei weitem nicht genügt. Man findet nämlich Fälle von Anthrakose, bei denen nicht nur die mediastinalen, sondern namentlich auch die abdominalen und cervicalen Drüsen reichlich schwarzes Pigment aufweisen, ja es finden sich sogar Fälle, bei denen auch die Drüsen im Leberhilus Kohlepigment enthalten. Diese weite Verbreitung des Kohlepigments im Organismus ist außerordentlich schwer zu erklären, da die Kohlepartikelchen nach allgemeiner Ansicht doch auf dem Wege der Inhalation über die Lungen hinweg in das Körperinnere gelangt sind. Das regionäre Befallensein der Hilusdrüsen würde durch die Richtung des Lymphstromes zu erklären sein, nicht aber das Befallensein von Drüsen, die in der Bauchhöhle gelegen sind. Hier müssen andere Momente eine Rolle spielen. Man hat hier an die *hämatogene Verschleppung* gedacht (ARNOLD, WEIGERT, zit. nach LUBARSCH[2]) insofern, als sich mitunter nachweisen läßt, daß kleine schwarze narbige Einziehungen in Lungenvenen als Zeichen des Einbruchs anthrakrotischer Drüsen in das Gefäßsystem gefunden werden. Auch HUECK nimmt für die *generalisierten Formen der Anthrakose* die Möglichkeit der hämatogenen Verschleppung von Kohle an. Weiter wurde zur Erklärung des Befallenseins der Lymphdrüsen in verschiedenen Körperhöhlen an die *sog. retrograde Verschleppung* gedacht (TENDELOO[3]). Die meisten Autoren finden diese Erklärungsversuche einer retrograden Verschleppung von Kohlepigment unbefriedigend und zum Teil gekünstelt. Meines Erachtens wird auch sonst in der Pathologie die Möglichkeit eines retrograden Lymphtransports viel zu häufig zu Erklärungen abnormer Befunde herangezogen. Ich möchte zu dieser Frage auf die sehr ein-

---

[1] RIBBERT, H.: Über die Bedeutung der Lymphdrüsen. Med. Klin. 1907, S. 1543.

[2] LUBARSCH, Über Kohlestaubablagerung im Darm, Dtsch. med. Wochenschr. 1915, S. 1025.

[3] TENDELOO, N. PH.: Allgemeine Pathologie, Berlin 1926.

gehenden Ausführungen von MOST[1] hinweisen, der ebenfalls einem retrograden Transport sehr skeptisch gegenübersteht. Er meint, daß ein retrograder Transport in größerem Umfange schwere Zirkulationsstörungen der Lymphwege zur Voraussetzung habe und nur so zu erklären sei, daß z. B. infolge narbiger, schrumpfender Prozesse in einem bestimmten Drüsengebiet die Lymphe nun nicht mehr den gewöhnlichen, sondern den umgekehrten Weg machen müßte, um dann wieder Anschluß zu finden an eine freie Lymphstrombahn, in dem eine gewöhnliche Lymphstromrichtung herrsche. Es könne also nur auf bestimmte kürzere Strecken hin eine rückläufige Strömung der Lymphe eintreten bis zu einer Stelle, wo wieder eine normale Stromrichtung der Lymphe gefunden wird. RIBBERT findet sowohl die hämatogene wie die retrograd-lymphogene Verschleppung der Kohle zur Erklärung zahlreicher Anthrakosebefunde in bestimmten, außerhalb des Lungenhilusgebietes gelegenen Lymphdrüsengruppen für ungenügend bewiesen, selbst wenn man in Rechnung setzt, daß über die gewöhnlichen Lymphbahnverbindungen (Ductus thoracicus) hinaus zwischen Pleura und Abdomen auch noch andere, z. B. retrosternale, Lymphwege gefunden werden können. RIBBERT steht daher auf dem Standpunkt, daß die Anthrakose der abdominalen Drüsen dadurch zustande kommen soll, daß die Kohlephagocyten der Lungen allmählich durch aktives Wandern sich in den Hilusdrüsen lokalisieren, dann aber durch fortwährendes weiteres Wandern zum Teil auch außerhalb von Lymphdrüsen (periaortikales, peritracheales Gewebe) gelangen könnten und daß sie von den Hilusdrüsen aus auch weiter, entgegen dem Lymphstrom, in die Drüsen des Abdomen, ja selbst des kleinen Beckens, gelangen könnten. Dieser Vorgang erscheint mir, selbst wenn man den Phagocyten überhaupt eine Wanderungsfähigkeit zuerkennen wollte, praktisch direkt unmöglich zu sein. Man muß sich nur im Vergleich zu der Größe des Phagocyten den enormen Widerstand vorstellen, den eine Zelle bei einer so weiten Wanderung von Lungenhilusdrüsen bis zu den Beckenlymphdrüsen, namentlich gegen den Lymphstrom, vorfinden würde. Nach meiner Auffassung, die in ganz ähnlicher Weise auch von JOUSSET[2] (auf dessen Arbeiten über Anthrakose unten noch zurückzukommen ist) vertreten wird, handelt es sich bei den Phagocyten um abgestoßene Zellen des reticulo-endothelialen Verbandes der Lunge, die als verbrauchte Zellen zu einer weiteren Arbeitsleistung nicht mehr fähig sind und selbst beseitigt werden müssen. Eine Wanderungsfähigkeit kann ich in keiner Weise annehmen oder beweisen. Es sei nicht bestritten, daß man im Experiment, namentlich am Frosch, deutlich sehen kann, daß sich Zellen, die unter dem Mikroskop Kohleteilchen phagocytieren, ablösen können und den Gefäßverband verlassen. Sie werden auch bei weiterer mikroskopischer Kontrolle entfernt von dem Gefäße gefunden, ein Vorgang, der sich namentlich bei Beobachtung einer einzelnen Zelle zweifellos mit aller Deutlichkeit nachweisen läßt. Daß es sich hier allerdings um ein aktives Wandern handeln sollte, erscheint mir nicht beweisbar zu sein. Selbst wenn solche Phagocyten Pseudopodien ausstrecken, so kann man daraus noch nicht auf ein aktives Wandern schließen. Die Fortbewegung dieser Zellen geschieht nach meinen Beobachtungen hauptsächlich durch den Transsudationsstrom. Gerade diese Zellen sind es doch, die dann in den Depotorganen (Lymphdrüsen, Milz, zum Teil auch Leber) wiedergefunden werden, wo sie allmählich Auflösungserscheinungen durchmachen können.

Prüft man kritisch alle die Ansichten, die eine Anthrakose abdominaler Drüsen durch hämatogene oder retrograde Verschleppung oder durch phagocy-

---

[1] MOST, zitiert auf S. 1085.

[2] JOUSSET: Les Pigmentations pulmonaires et la Fiction de l'Anthracose. Presse med. 1928, S. 465.

täre Wanderung erklären wollen, so trifft man überall bei einem scheinbar so einfachen Vorgang, wie ihn die Anthrakose darstellt, doch überall auf große unbefriedigende Lücken. Es ist daher nicht zu verwundern, daß LUBARSCH[1] mit seiner Autorität, entgegen seiner früheren Überzeugung, doch auf ältere Anschauungen der französischen Schule zurückgreifen mußte, um namentlich seltene Fälle von Anthrakose im Bauchraum zu erklären, bei denen eine Lungen- und Lungenhilusanthrakose nicht gefunden wurde. In einer eingehenden Arbeit über Kohlenstaubablagerung im Darm kommt LUBARSCH zu folgendem Schluß:

„1. Sehr häufig findet sich im untersten Dünndarm in den PEYERschen Haufen eine Ablagerung von Kohlenstaub.

2. Die Kohlestaubablagerung tritt schon bei jugendlichen Individuen auf und konnte unter 81 Fällen 11mal bei Kindern von $2^1/_2$—16 Jahren festgestellt werden.

3. Sie entsteht durch Verschlucken des eingeatmeten Kohlenstaubes und Aufnahme durch die Zotten.

4. Eine Abhängigkeit der Kohlenstaubablagerung der Lungen- und Brustraumlymphknoten von dieser Fütterungsanthrakose ist direkt ausgeschlossen, eine solche der Anthrakose der retroperitonealen Lymphknoten zum mindesten sehr unwahrscheinlich.

(5. Die Befunde sind geeignet, die Lehre von der nicht seltenen doppelten Infektion mit Tuberkulose durch Einatmung und Fütterung zu unterstützen.)"

Auch diese Auffassung fand Widerspruch.

Es ist daher sehr verständlich, wenn neue Untersuchungen immer wieder das Problem der Anthrakose bearbeiten. In dieser Beziehung soll namentlich auf eine Arbeit von JOUSSET[2] hingewiesen werden, der die *Kohlenstaubnatur des anthrakotischen Pigments* auf Grund besonderer chemischer Untersuchungen in *Abrede stellt* und nach seiner Auffassung den Beweis zu erbringen vermag, daß dieses schwarze Pigment ein eisenhaltiges Blutpigment darstellt. JOUSSET selbst gibt hauptsächlich französische Literatur an, zum Teil auch deutsche Arbeiten, aus der nach Ansicht von JOUSSET eigentlich nur das eine hervorgeht, daß bisher das anthrakotische Pigment mit chemisch unzureichenden Methoden untersucht wurde. Die Ansicht von JOUSSET ist nicht neu. Es sei zu dieser Frage auf das Referat von HUECK verwiesen, der namentlich die Entwicklung der Lehre von den Blutfarbstoffen historisch darstellt und betont, daß sogar VIRCHOW, dem die ersten eingehenden Pigmentuntersuchungen zu verdanken sind, anfangs der Ansicht war, daß die schwarze Farbe des Lungenpigments die letzte und endgültige Abbaustufe des Blutfarbstoffes sei. JOUSSET kommt zu seiner Auffassung hauptsächlich auf Grund folgender Beobachtungen. Er zeigt, daß pulverisierte schwarze Lungenteile bei der Radiographie einen intensiveren Schatten geben als helle Lungenteile. Das spezifische Gewicht der schwarzen Lungenteile sei größer als das von unveränderten Lungenbezirken. Bei einer nach seinen Vorschriften ausgeführten besonderen Veraschung von schwarzem Lungenpulver läßt sich nachweisen, daß der Rückstand magnetisch wird. Endlich hat er mit dem weitgehend veraschten schwarzen Pulver auch die typischen Eisenreaktionen bekommen. Er legt namentlich auf eine besonders vorsichtige Veraschung großen Wert und glaubt dadurch nachweisen zu können, daß in dem schwarzen Pigment das Eisen in einer besonderen Form an Eiweißkörper gebunden und daher mit den bisher angewandten unzulänglichen chemischen Untersuchungen nicht nachweisbar sei. Das gelbe eisenhaltige Pigment komme

[1] LUBARSCH, zitiert auf S. 1106. [2] JOUSSET, zitiert auf S. 1107.

häufig als Restzustand von Blutungen und akuten Entzündungen in den Lungen vor, während das schwarze Pigment namentlich aus chronischen, mit Blutzerfall einhergehenden Entzündungen (Tuberkulose) hervorgehe. Nach seinen Beobachtungen wird das *schwarze Pigment,* das also auch ein *eisenhaltiges Blutpigment* darstellt, in ein und demselben Phagocyten neben dem gelben Pigment gefunden, so daß auch hier Übergänge nachweisbar sind. Ganz ähnliche Beobachtungen hat wohl auch LUBARSCH gemacht, wenn er meint, daß es mitunter allerdings vorkomme, daß „in den Zellen eine diffuse Eisenreaktion auftritt oder neben dem eisenfreien schwarzen Pigment Körner eisenhaltigen Pigments liegen".

Nachprüfungen der Arbeit von JOUSSET liegen noch nicht vor. Die Arbeit scheint aber sowohl in ihrem chemischen wie pathologisch-anatomischen Teil so gut fundiert zu sein, daß Nachprüfungen unbedingt erfolgen müssen. Manche Frage, die über die Anthrakose der Lungen- und Lymphdrüsen weit hinausgeht, würde dadurch einer einfacheren neuartigen Erklärung zugänglich sein.

Der Wasserhaushalt der Pflanzen.

Von

Bruno Huber

Freiburg i. B.

Mit 4 Abbildungen.

Zusammenfassende Darstellungen.

Bachmann, F.: Das Saftsteigen der Pflanzen. Ergebn. d. Biol. Bd. 1, S. 343. 1926. — Benecke, W. u. L. Jost: Pflanzenphysiologie. 4. Aufl. Jena 1924. — Dixon, H. H.: Transpiration and the ascent of sap. Progr. rei bot. Bd. 3, S. 1. 1909. — Dixon, H. H.: Transpiration and the ascent of sap in plants. London 1914. — Dixon, H. H.: The transpiration stream. London 1924. — Huber, B.: Die Beurteilung des Wasserhaushaltes der Pflanze. Jahrb. f. wiss. Botanik Bd. 64, S. 1. 1924. — Maximow, N. A.: Die physiologischen Grundlagen der Dürreresistenz der Pflanzen. Leningrad 1926. (Russisch, englische Ausgabe angekündigt.) — Renner, O.: Wasserversorgung der Pflanzen. Handwörterbuch d. Naturwissenschaften. Bd. X. Jena 1915. — Renner, O.: Xerophyten. Ebenda. — Schimper, A. F. W.: Pflanzengeographie auf physiologischer Grundlage. Jena 1898. — Walter, H.: Der Wasserhaushalt der Pflanze in quantitativer Betrachtung. Naturwissenschaft und Landwirtschaft. Heft 6. Freising-München 1925. — Walter, H.: Die Anpassungen der Pflanzen an Wassermangel. Ebenda. Heft 9. 1926.

1. Einleitung.

Während sich die Pflanze durch ihre große Oberfläche mit der *Temperatur* ihrer Umgebung sehr schnell ins Gleichgewicht setzt und die Abweichungen von ihr gering sind, liegen die Verhältnisse bei einem zweiten wichtigen Lebensfaktor, dem *Wasser*, wesentlich anders: *die Landpflanze besitzt im vegetativen Zustand fast immer eine Wassersättigung, welcher ein ganz bedeutend höherer Dampfdruck entspricht, als ihn die umgebende Luft aufweist*[1]. Es besteht daher ein Sättigungs- und Dampfdruckgefälle von der Pflanze zur Atmosphäre, welches nach Ausgleich strebt und nur durch besondere Einrichtungen erhalten werden kann. Die Erhaltung dieser höheren Wassersättigung ist für die Pflanze deshalb so wichtig, weil alle Lebenstätigkeit an eine sehr hohe Wassersättigung gebunden ist: nur Wasser, welches mit weniger als etwa 250 Atmosphären gebunden ist, welches also nach bekannten physikalischen Gesetzen noch immer einen relativen Dampfdruck von 80 bis 85% entwickelt, ist für das aktive Leben verfügbar[2]. Für die meisten Pflanzen liegt die Grenze sogar noch höher, bei den untersuchten Mesophyten z. B. bei einem relativen Dampfdruck von 97% (= 40 Atmosphären Saugkraft). Bei stärkeren Wasserverlusten gehen die vegetativen Stadien höherer Pflanzen meist überhaupt zugrunde, während Samen, Sporen und andere Dauerorgane, auch die

[1] Nur durch Angabe des relativen Dampfdruckes bzw. der diesem Dampfdruck entsprechenden Saugkraft können wir den Wassergehalt verschiedener Körper objektiv kennzeichnen und vergleichen: Körper gleichen Dampfdruckes sind im Gleichgewicht, auch wenn sie dabei, je nach ihrem Wasseraufnahmevermögen, sehr verschiedene Wassermengen enthalten; bei ungleichem (virtuellem) Dampfdruck strömt Wasser oder Wasserdampf von Orten höherer zu solchen niedrigerer Dampfspannung. Das weitaus meiste Wasser ist so locker gebunden, daß es schon bei ganz geringfügiger Erniedrigung des Dampfdruckes verlorengeht.

[2] Walderdorff, M.: Botan. Archiv Bd. 6, S. 84. 1924. — Walter, H.: Zeitschr. f. Botanik Bd. 16, S. 353. 1924.

Vegetationsorgane mancher Moose, Flechten und Luftalgen in einem Zustand latenten Lebens vielfach schärfstes Austrocknen (selbst im Exsiccator) vertragen.

Würde also die Pflanze dem Gang der Luftfeuchtigkeit folgen wie dem der Temperatur, so müßte selbst in unseren Breiten fast täglich um die Mittagsstunde alles vegetative Leben zum Stillstand kommen und im Sommer würde fast nur die Zeit der Regengüsse für wenige Stunden ein vegetatives Leben gestatten[1]. Es gibt tatsächlich Pflanzen, für welche dies zutrifft: vor allem gehören hierher gewisse jüngst von STOCKER näher auf ihren Wasserhaushalt untersuchte Flechten. Diese verhalten sich wesentlich wie eine Gallerte, nehmen mit ihrer großen Oberfläche Wasser bei Benetzung außerordentlich rasch, aus feuchter Luft langsamer auf, verlieren es aber auch durch die schutzlose Oberfläche schnell wieder. So beschränkt sich ihre Lebenstätigkeit immer auf wenige Stunden nach einer Benetzung, und selbst im feuchten Schweden bringt fast jeder Tag eine mittägige Trockenruhe. Am besten gedeihen sie in der Nebelregion, die für gleichmäßige Durchfeuchtung sorgt[2].

Bei der Mehrzahl unserer Landpflanzen aber finden sich Einrichtungen, welche den Feuchtigkeitsausgleich mit der Atmosphäre verlangsamen und womöglich gleichzeitig für Wasseraufnahme aus dem wenigstens in tieferen Schichten noch besser wassergesättigten Boden sorgen. Von all diesen Pflanzen gilt das Wort RENNERS, daß „Statik nichts, Dynamik alles“ sei.

2. Die Wasserabgabe.

Zunächst gilt es also, die Wasserabgabe an die Atmosphäre, die *Transpiration*, einzuschränken und zu regeln. Die Einrichtungen hierfür werden verschieden sein müssen, je nach der Lufttrockenheit, welcher die Pflanze ausgesetzt ist. Die extremsten Bedingungen, denen in dieser Hinsicht Pflanzen ausgesetzt sein können, herrschen wohl in der nordafrikanischen Wüste, über die uns erst jüngst wieder STOCKER unterrichtet hat[3]: wenn ein Chamsinsturm, der mit einer Geschwindigkeit von 13 m/sec über die Fläche rast, eine Luft von 33° und nur 11% relativer Feuchtigkeit, ein besonders extremer sogar von 37° und 2% Feuchtigkeit mit sich führt, so ist das wohl das Ungeheuerlichste, was einer Pflanze an Trockenheit zugemutet werden kann. Verliert doch selbst ein Mensch trotz Kleidung an solchen Tagen bis zu 10 l Wasser durch Verdunstung! Über die Verdunstungskraft unserer Breiten unterrichten uns einigermaßen die meteorologischen Daten, allerdings nicht hinlänglich, denn die Bodenflora lebt vielfach unter wesentlich günstigeren Bedingungen. Über diese feineren Unterschiede, das *Kleinklima*, haben aber seit einiger Zeit aufschlußreiche Untersuchungen der Botaniker eingesetzt[4].

---

[1] Die bekannte mittägige Wachstumshemmung zahlreicher Pflanzen wird neuestens von COSTER (Rec. des trav. botan. néerland. Bd. 24, S. 257. 1927) ganz überwiegend auf den Einfluß geringer Feuchtigkeit zurückgeführt, nicht, wie meist angenommen, auf den des Lichtes.

[2] STOCKER, O.: Flora Bd. 121, S. 334. 1927. Über den Wasserhaushalt gewisser Luftalgen vgl. G. SCHMID: Ber. d. dtsch. botan. Ges. Bd. 45, S. 518. 1927, über das Austrocknen von Fucus bei Niedrigwasser E. G. PRINGSHEIM: Jahrb. f. wiss. Botanik Bd. 62, S. 244. 1923.

[3] STOCKER, O.: Vegetationsbilder. 17. Reihe, Heft 5/6 1926 und Bot. Abh. Heft 13. 1928. [Anmerkung bei der Korrektur.]

[4] Auf die klassischen Untersuchungen von G. KRAUS (Boden und Klima auf kleinstem Raum. Jena 1911) folgen in neuerer Zeit Untersuchungen von SCHADE, FIRBAS, STOCKER, HUBER, WALTER und eine ganze Reihe amerikanischer Untersuchungen mit LIVINGSTONS Atmometer (Literatur bei F. THONE: Botan. Gaz. Bd. 76, S. 419. 1924 und F. C. GATES: Americ. journ. of bot. Bd. 13, S. 167. 1926). Besondere Beachtung verdienen auch die Bemühungen von SZYMKIEWICZ (Acta soc. bot. Poloniae, mehrere Mitteilungen seit 1923) und DORNO (Klima von Muottas-Muraigl. Braunschweig 1927), die physiologisch wirksame „*Austrocknungsgröße*“ zu erfassen. Eine Zusammenfassung ist inzwischen von R. GEIGER: Das Klima der bodennahen Luftschicht, Braunschweig 1927, erschienen. [Anmerkung bei der Korrektur.]

Der Wasserverlust der Pflanzen durch Transpiration wird zunächst von der Größe der Oberfläche abhängen. Der Wasserverbrauch eines mächtigen Baumes ist natürlich vielmal größer als der irgendeines zwergigen Pflänzchens, und so fehlt zahlreichen Trockengebieten der Baumwuchs vollständig. Außer auf die absoluten Maße kommt es aber vor allem auch auf den *Grad der Oberflächenentwicklung*, die Oberfläche pro Masseneinheit an: während dünnblättrige Schattenpflanzen auf 1 g ihrer grünen Substanz bis zu 200 cm^2 Oberfläche besitzen, beträgt die Oberfläche immergrüner Hartlaubgewächse nur etwa 30 bis 80 cm^2 pro Gramm. Noch weitaus kleiner ist die Oberflächenentwicklung der Succulenten, welche bei den ungeheueren Echinocactus-Arten mit 0,1 cm^2/g ein Minimum erreicht. Selbst bei der einzelnen Pflanze ist die Oberflächenentwicklung der „Sonnenblätter" häufig kaum halb so groß wie die der „Schattenblätter".

Sehr wesentlich kommt es dann aber auch auf die *Beschaffenheit* dieser Oberfläche an. Die freie, ungeschützte Oberfläche eines annähernd wassergesättigten Körpers müßte dieselbe Wassermenge abgeben wie eine freie Wasserfläche. Die Transpiration der Pflanzen bleibt aber meist recht erheblich hinter der freien Verdunstung zurück, ihr *Transpirationsvermögen* ist kleiner als eins. Selbst bei unseren einheimischen Mesophyten (den Pflanzen mittlerer Feuchtigkeitsverhältnisse) beträgt die Transpiration der Blätter in der Regel nur ein bis zwei Zehntel der freien Verdunstung, die Wasserabgabe der Achsen durch Korkhaut und Borke ist noch weit geringer. Bei den Kakteen beträgt das Transpirationsvermögen meist nicht einmal 1%.

Wie kommt dieser *Oberhautschutz* zustande? Es wirken hier eine Reihe von anatomischen Eigentümlichkeiten zusammen, die zu den bestuntersuchten der Botanik gehören[1]. Zunächst ist die Oberhaut sämtlicher Landpflanzen mit einem für Wasser und Wasserdampf schwer durchlässigen, von fettähnlichen Stoffen imprägnierten Häutchen, der Cuticula überzogen. Die Dicke dieser Cuticula und der cutinisierten Außenwände steigert sich auf trockenen Standorten bedeutend. Wachsüberzüge können unterstützend hinzukommen. Verschiedene Anhangsgebilde, Haare, mitunter zu einem Filz von beträchtlicher Dicke zusammenschließend, verlängern den Diffusionsweg für den Wasserdampf und erhöhen den Diffusionswiderstand. An älteren Zweigen und Stämmen setzt eine mehrschichtige Korkhaut (Periderm) oder eine oft mächtige Borke die Wasserabgabe weitgehend herab.

Der meiste Wasserdampf wird aber gar nicht direkt durch diese geschützte Oberhaut verloren („cuticuläre Transpiration"), sondern strömt durch die Spaltöffnungen, welche die Assimilationsorgane der höheren Landpflanzen für ihren Gaswechsel aufweisen („*stomatäre Transpiration*"). Mit der Physik dieser stomatären Transpiration beschäftigten sich in grundlegenden Untersuchungen Brown und Escombe, später Renner, Sierp und Noack, Gradmann und Sierp und Seybold[2]. Das wichtigste Ergebnis dieser Untersuchungen ist die Feststellung, daß durch feinste Poren, wie sie die Spaltöffnungen in der Epidermis darstellen, die Diffusion mit bedeutend erhöhter Geschwindigkeit stattfindet, so daß der Gasaustausch weit größer ist, als es dem Flächenanteil der Poren entspricht. In günstigsten Fällen kann er wahrscheinlich sogar so vor sich gehen, als würde die trennende Membran überhaupt fehlen.

---

[1] Haberlandt, G.: Physiologische Pflanzenanatomie. 6. Aufl. Leipzig 1926.

[2] Brown, H. T., u. F. Escombe: Phil. Trans. Roy. Soc. London, Ser. B, Bd. 193, S. 223. 1900. — Renner, O.: Flora Bd. 100, S. 451. 1910. — Sierp, H., u. K. L. Noack: Jahrb. f. wiss. Botanik Bd. 60, S. 459. 1921. — Gradmann, H.: Jahrb. f. wiss. Botanik Bd. 62, S. 449. 1923. — Sierp, H., u. A. Seybold: Planta Bd. 3, S. 115. 1927.

Diese stomatäre Transpiration einzuschränken ist nun für die Pflanze wesentlich bedenklicher, weil sie damit gleichzeitig die unerläßliche Kohlensäurezufuhr für die Assimilation schmälert. Wohl lassen sich Anordnungen finden, welche die Transpiration verringern, ohne die Kohlensäurezufuhr wesentlich zu beeinträchtigen. Dies ist nach GRADMANN[1] der Sinn der bei Xerophyten (Trockenpflanzen) so verbreiteten eingesenkten Spaltöffnungen. Aber in dieser Hinsicht sind doch recht enge Grenzen gezogen. Im ganzen steht jede Pflanze vor dem Dilemma, entweder mit der Transpiration auch die Kohlensäurezufuhr einzuschränken oder aber um den Preis einer besseren Kohlensäureversorgung die stärkere Transpiration in Kauf zu nehmen[2]. In dieser Klemme haben anscheinend die meisten Pflanzen für die zweite Möglichkeit entschieden, solange nicht extreme Bedingungen die Rettung des Wasserhaushaltes durch Spaltenschluß verlangen. Bei welchem Grad von Trockenheit dieser Spaltenschluß notwendig wird, hängt vielfach von den sonstigen Anpassungen und insbesondere der Widerstandskraft der Pflanzen gegen Dürre ab. So haben in letzter Zeit vielfach gerade Pflanzen trockener Standorte durch geöffnete Spalten überrascht. Maximale Spaltweite scheint allerdings selten zu sein.

Mehrfach diskutiert worden ist in letzter Zeit die Ausgiebigkeit der Transpirationsregulation durch die Spaltöffnungen. Hierbei hat man vielfach einen Kampf gegen Windmühlen geführt und in der Tatsache, daß der Wassergehalt einer Pflanze trotz Spaltöffnungsregulation nicht konstant bleibt (einer durch nichts begründeten Forderung) einen Beweis gegen ihre biologische Wirksamkeit gesehen. Die neuesten Untersuchungen über die Ökologie der Kohlensäureassimilation haben aber den dominierenden Einfluß des Spaltöffnungszustandes auf den Gaswechsel klar erwiesen[3]. Richtig scheint dagegen die Tatsache, daß das Transpirationsvermögen außer vom Spaltöffnungszustand auch vom Zustand des Mesophylls abhängt: die Leistungsfähigkeit des Mesophylls und die Diffusionskapazität der Spaltöffnungen sind, wie schon RENNER[4] angedeutet hat, fein aufeinander abgestimmt. Das hat zur Folge, daß bei maximaler Spaltweite das Transpirationsvermögen der Mesophyllzellen als begrenzender Faktor für die Transpirationsgröße ausschlaggebend werden kann, so daß sich Änderungen im Quellungszustand der Wände oder Schwankungen in der Weite der Intercellularen in der Transpirationsgröße äußern. Es ist jedoch zu betonen, daß in den bisherigen Untersuchungen die Transpiration durch Mesophylleinfluß höchstens um wenige Prozent schwankte, während Spaltenschluß die Transpiration auf Bruchteile herabsetzt. Genaue quantitative Untersuchungen zur Frage stehen leider noch aus.

Das Endergebnis der geschilderten Verhältnisse ist ein Wasserverbrauch, welcher unter günstigen Transpirationsbedingungen bei unseren einheimischen Pflanzen meist um 10% des Frischgewichts der nicht stärker verholzten Teile in einer Stunde ausmacht. Gelegentlich kommen noch weit höhere Werte vor, so hat Verf. als höchstes eine Transpiration von 61% bei Galium silvaticum festgestellt und HENRICI[5] gibt bei südafrikanischen Steppengräsern sogar 164% an! Selbst bei immergrünen Laubhölzern sind Werte von 10 bis 20% noch häufig,

---

[1] GRADMANN: Zitiert auf S. 1112.

[2] Nur die Succulenten haben sich in ihrer Assimilation von der Durchlüftung bis zu einem gewissen Grad unabhängig gemacht, indem sie durch einen eigentümlichen Atmungsstoffwechsel die gesamte Atmungskohlensäure für die Assimilation verwerten können.

[3] Vgl. insbesondere N. JOHANSSON: Svensk Bot. Tidskr. Bd. 20, S. 107. 1926 und A. J. ALEXEEV: Bull. Univ. Asie Centr. (Taschkent) Bd. 7, S. 1. 1924.

[4] RENNER: Zitiert auf S. 1112.

[5] HENRICI: 11. and 12. Report of the Director of Veterinary Education and Research. Pretoria 1927.

während bei Nadelhölzern 10% schon einen Höchstwert bedeuten. Wesentlich kleiner sind aber nur die Werte der Succulenten, welche schon bei unseren Gewächsexemplaren 0,01% oft nicht erreichen.

Wir sehen leicht, daß Wasserverluste der angegebenen Größe nur von den Succulenten durch längere Zeit ohne Ersatz vertragen werden können. Bei allen anderen Pflanzentypen muß der Wasserverbrauch im wesentlichen durch entsprechende Wasserzufuhr gedeckt werden. Vor allem gilt das von unseren krautigen Mesophyten, bei denen der Wassergehalt im Laufe eines Tages nicht einmal um 1% schwankt (KNIGHT); aber auch bei den russischen und südafrikanischen Steppenpflanzen, deren Wassergehalt tagsüber um 30 (ILJIN, MAXIMOW) und 50% zurückgeht (HENRICI), kann der gewaltige Wasserverbrauch doch nicht durch die eigenen Wasservorräte gedeckt werden. Ähnliches gilt von Pflanzen, denen die Wasservorräte der Stengel, Stämme oder unterirdischer Organe eine gewisse Pufferung ermöglichen, wenn sich auch hier verschiedene Annäherungen an den Succulententyp finden werden. Dem *Succulententyp*, der seinen Wasserhaushalt auf der sparsamen Verwendung reichlich angesammelter Wasservorräte aufbaut (deren Ergänzung den Regenzeiten vorbehalten bleibt), stellen wir also den *Bilanztyp* gegenüber. Dieser ist auf den dauernden Ersatz seines Transpirationswassers angewiesen. Wir haben uns weiterhin in der Hauptsache mit diesem Typus zu beschäftigen.

3. Die Wasseraufnahme.

Damit kommen wir zur zweiten und womöglich noch bewundernswerteren Seite des Wasserhaushaltes der Pflanze: *die Pflanze verzögert nicht nur erfolgreich den Dampfdruckausgleich mit der Atmosphäre, sondern sie ist gleichzeitig in so guter leitender Verbindung mit einem Körper noch höheren Wasserdampfdruckes, dem Boden, daß sie, zwischen diese beiden Pole verschiedener Wassersättigung eingespannt, eine Wassersättigung zu erhalten vermag, welche der des Bodens noch recht nahe liegt.* Die Größe dieser Leistung wird uns erst ganz anschaulich, wenn wir uns einige andere Körper demselben Potentialgefälle ausgesetzt denken: wenn wir einen Streifen Filtrierpapier, das nach landläufiger Vorstellung Wasser besonders begierig aufsaugt, senkrecht aufhängen und sein unteres Ende in Wasser tauchen, so erfolgt nur wenige Zentimeter weit sichtbare Benetzung. Bei genauerer Untersuchung würden wir finden, daß durch capillaren Wassernachschub immerhin ein Stück über die sichtbar benetzte Zone hinaus der Wassergehalt erhöht ist; einen Meter über dem Wasserspiegel würden wir aber sicher nur noch den Wassergehalt finden, den das Papier auch ohne Verbindung mit einer Wasserquelle besäße. So sehr überwiegt hier die Wasserabgabe die Wasserzufuhr gegen die großen Widerstände der Micellarinterstitien. Berühmt ist auch der Versuch WESTERMEIERS, daß Zylinder lebenden Markes aus Pflanzenstengeln mit dem unteren Ende in Wasser getaucht, ihre Turgescenz nur bis etwa 4 cm über dem Wasserspiegel bewahren[1]. Es ist also schon eine ganz bedeutende Leistung, wenn ein mächtiger Baum auch 100 m über der wasserspendenden Erde eine Wassersättigung besitzt, welche vielleicht 90% relativem Dampfdruck entspricht.

Die wichtigste Wasserquelle für die Pflanzen ist der Boden. Die Wasseraufnahme aus ihm erfolgt für gewöhnlich durch das Wurzelsystem. Es kann hier nur nebenbei bemerkt werden, daß gelegentlich auch Wasseraufnahme durch oberirdische Organe vorkommt. Namentlich sind ziemlich viele wasseraufneh-

[1] WESTERMEIER: Sitzungsber. Berlin 1884, S. 110.

mende Haargebilde beschrieben[1]. Epiphyten können ganz auf solche angewiesen sein, wie die berühmte Tillandsia beweist, die überhaupt keine Wurzeln besitzt.

Um die Wasseraufnahme aus dem Boden beurteilen zu können, fragen wir zunächst nach der Wassersättigung des Bodens selbst, die wir wiederum durch seinen relativen Dampfdruck kennzeichnen[2]. Denn dieser Dampfdruck gibt uns zugleich über die Kraft Aufschluß, mit der der Boden das Wasser festhält und damit auch über die Gegenkräfte, welche die Pflanze braucht, um ihm das Wasser zu entreißen. Über die Beziehungen zwischen dem Wassergehalt des Bodens und seinem Dampfdruck bzw. seiner Saugkraft sind wir durch die neuesten Untersuchungen gut unterrichtet. Der Boden verhält sich dabei ähnlich wie ein Quellkörper: er verliert den weitaus größten Teil seines Wassers schon bei einer ganz geringfügigen Dampfdruckerniedrigung (Abb. 140). Immerhin können bindige Böden noch recht erhebliche Wassermengen zäh festhalten, HANSENS Buchenmulm z. B. bei 21 Atmosphären noch 19%. Weiterhin steigen aber dann mit sinkendem Wassergehalt die Saugkräfte außerordentlich rasch an, so daß der erwähnte Boden die letzten 16% seines Wassers schon mit 83 Atmosphären festhält, ein Saugkraftanstieg von 61 Atmosphären ihm also nur 3% abzupressen vermag[3]. Bei der Übertragung solcher Befunde auf die Aufnahmetätigkeit der Pflanze ist jedoch zu beachten, daß das Problem ein dynamisches ist, und daß ein verhältnismäßig geringer Saugkraftanstieg vielleicht einen *dauernden Wassernachschub* aus besser wassergesättigten Schichten ermöglicht, also möglicherweise Wassermengen zu liefern vermag, welche die aus dem statischen Gleichgewicht berechneten weit übertreffen.

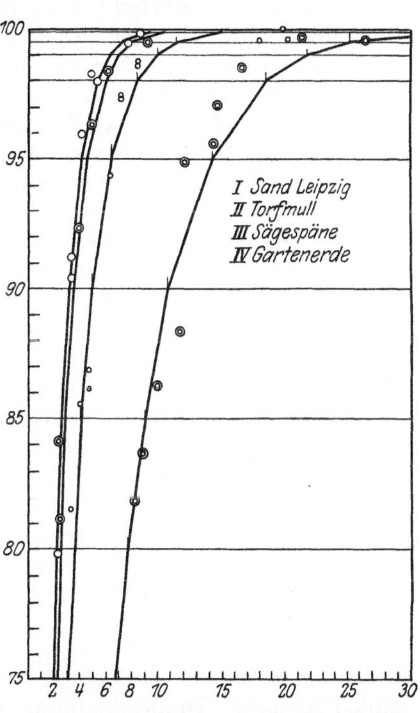

Abb. 140. Beziehung zwischen Wassergehalt (in Prozenten der Kapazität, Abszisse) und relativem Dampfdruck (Ordinate) für verschiedene Böden. (Nach BACHMANN.)

Neben diesen wichtigen Laboratoriumsuntersuchungen fehlen leider moderne *ökologische* Feststellungen über die Bodenfeuchtigkeit, wir wissen also nichts über die Saugkräfte unserer natürlichen Böden unter extremen Bedingungen. Nur so viel scheint sicher, daß die Trockenheit im allgemeinen überschätzt worden ist: auch oberflächlich sehr trockene Böden sind wenig tiefer

[1] HABERLANDT: Zitiert auf S. 1112, Anm. 1. Neue quantitative Angaben über die Leistungsfähigkeit solcher Haare macht u. a. R. MARLOTH, Ber. d. dtsch. botan. Ges. Bd. 44, S. 448. 1926. Wieweit solche oberirdische Aufnahmeorgane neben tropfbar flüssigem Wasserauch Wasserdampf aufzunehmen vermögen, ist noch immer nicht genügend untersucht: eine kleine Gewichtszunahme im feuchten Raum erfährt so gut wie jeder Körper (sonst könnte sich ja der Chemiker den Exsiccator ersparen), der Nachweis einer *physiologisch erheblichen* Wasseraufnahme fehlt aber in den meisten Fällen. STOCKERS Versuchsflechten erreichten ohne Benetzung auch im dampfgesättigten Raum nicht jenen Wassergehalt, der für einen Assimilationsüberschuß über die Atmung notwendig ist. Dagegen gibt SCHMID (zitiert auf S. 1111, Anm. 2) für Pleurococcus in feuchter Luft eine Wasseraufnahme bis nahezu zur vollen Kapazität an.

[2] Letzte Darstellung der ganzen Frage durch F. BACHMANN: Planta Bd. 4, S. 140. 1927. Hier vollständiges Literaturverzeichnis. [Anmerkung bei der Korrektur: Vgl. auch H. GRADMANN: Jahrb. f. wissensch. Botanik Bd. 69, S. 1. 1928.]

[3] HANSEN, H. C.: Journ. of Ecol. Bd. 14, S. 111. 1926.

in der Rhizosphäre meist schon wesentlich feuchter, und selbst die Wüstenböden enthalten an jenen Stellen, welche noch einige Vegetation tragen, deutlich nachweisbare Wassermengen. Diese schon von FITTING betonte Tatsache hat STOCKER neuerdings bestätigt[1]: während in der vegetationslosen Wüste von Assuan der Boden selbst in 30 cm Tiefe noch absolut trocken ist (Wassergehalt kleiner als 0,01%), findet STOCKER in der Felswüste von Heluan im Frühjahr in gleicher Tiefe bereits 2% Wasser, oberflächlich 0,15%. Ein besonderer Fall ist die osmotische Bindung von Wasser in Salzböden, die bei entsprechender Konzentration sehr fest sein kann.

Sind wir schon über die Saugkraft des Bodens unter natürlichen Bedingungen erst unzulänglich unterrichtet, so wissen wir beinahe gar nichts, bis zu welchen Widerständen das Wasser des Bodens den Pflanzen noch zugänglich ist. In Laboratoriumsexperimenten haben schon BRIGGS und SCHANTZ und neuerdings BACHMANN bei den üblichen Laboratoriumspflanzen Welken bei sehr niedrigen Saugkräften (2 Atmosphären) festgestellt. Nun hat aber erstens noch nie jemand bewiesen, daß Welken mehr als Saugkraftanstieg bis zum Turgorverlust und ein Beweis für Stillstand der Wasseraufnahme ist, vor allem aber kann es wohl als sicher gelten, daß Xerophyten erheblich fester gebundenes Bodenwasser auszunutzen verstehen. Zu diesen Fragen sind jedenfalls von der nächsten Zeit wichtige Aufschlüsse zu erwarten, da ja die methodischen Vorarbeiten für eine exakte Behandlung der Frage geleistet sind.

Das Wurzelsystem ist zur Wasseraufnahme aus dem Boden vor allem durch eine ungeheure Oberflächenentwicklung und möglichst gute Durchdringung des gebotenen Raumes befähigt. Die verschiedenen Formen der Durchwurzelung des Erdreiches sind vor allem seit den eingehenden Untersuchungen WEAVERS[2] für viele Fälle gut bekannt und in lehrreichen Abbildungen zugänglich (Abb. 141 bis 143). Die eigentlich aufnehmende Zone beschränkt sich bekanntlich auf die äußerste Spitze eines kurzen Bereichs hinter der Wachstumszone. Ein oft sehr reicher Belag von Wurzelhaaren, Ausstülpungen der Epidermiszellen, vergrößert die aufnehmende Oberfläche bedeutend und vermittelt gleichzeitig einen innigen Kontakt mit den Bodenteilchen.

Eine zahlenmäßige Bewertung des Wurzelsystems ist recht schwierig: man hat das Wurzelsystem zu wägen, die Längensumme aller Wurzeln zu ermitteln, die Zahl der Faserwürzelchen zu zählen und die gesamte Oberfläche zu berechnen versucht. Immer bleibt aber die Schwierigkeit, daß die Wasseraufnahme ja auf eine ganz kleine Zone beschränkt bleibt, und so wissen wir noch gar nicht, welche Wassermengen dort etwa durch die Oberflächeneinheit treten müssen. Da nach WEAVER die gesamte Wurzeloberfläche von derselben Größenordnung, bisweilen sogar ungefähr gleich groß ist wie die der transpirierenden Teile, so wird die aufgenommene Wasserschicht bei der Kleinheit der Aufnahmezone mehrfach mächtiger sein müssen als die transpirierte, die wir im allgemeinen mit etwa 10 bis 20 μ in der Stunde ansetzen können. Immerhin wird es sich in der Aufnahmeregion im Vergleich zum Wasserleitungssystem um äußerst langsame Strömungen, etwa von der Größenordnung eines Millimeters pro Stunde handeln, so daß die Reibungswiderstände bei der Wasseraufnahme ziemlich klein sein dürften, worauf auch experimentelle Befunde deuten.

---

[1] FITTING, H.: Zeitschr. f. Botanik Bd. 3, S. 209. 1911. — STOCKER: Zitiert auf S. 1111, Anm. 3.

[2] Sammeldarstellungen: WEAVER, J. E.: Root development of field crops. New York 1926 (hier auch vollständiges Literaturverzeichnis). — WEAVER, J. E. u. W. E. BRUNNER: Root development of vegetable crops. New York 1927.

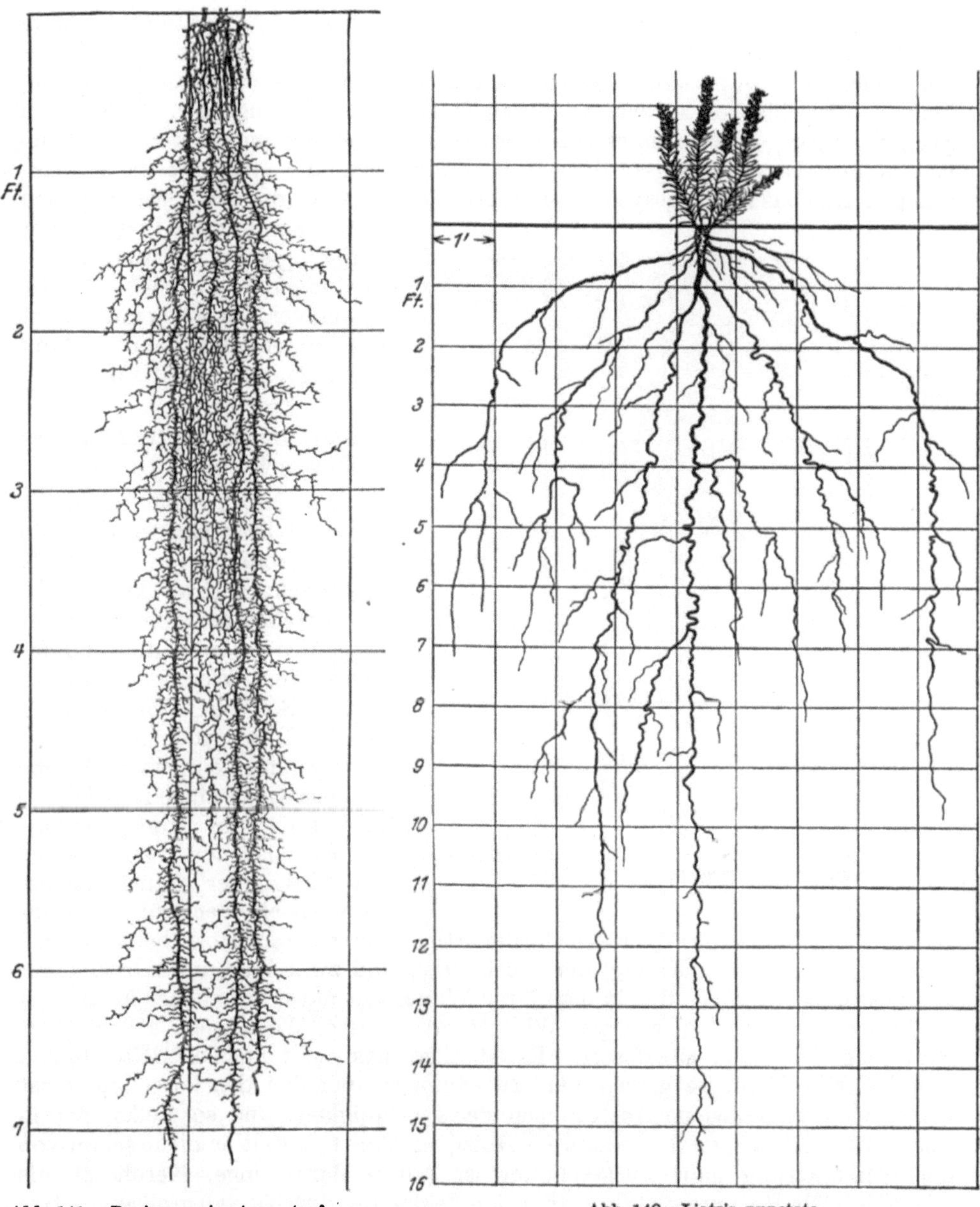

Abb. 141. Panicum virgatum (auf trockenem Boden).

Abb. 142. Liatris punctata.

Abb. 141—143. Beispiele verschiedener Bewurzelungstypen. (Nach WEAVER.)

4. Die Wasserleitung.

Das von der Wurzeloberfläche aufgenommene Wasser wandert, einem osmotischen Gefälle folgend, durch die Wurzelrinde einwärts bis an die Endodermis; hier aber wird es, wie URSPRUNG und BLUM entdeckt haben, durch aktive Pumpung in die Leitbahnen gepreßt[1].

[1] URSPRUNG, A. u. G. BLUM: Ber. d. dtsch. botan. Ges. Bd. 39, S. 70. 1921 u. Jahrb. f. wiss. Botanik Bd. 65, S. 1. 1925.

Indem wir nun den weiteren Weg des Wassers verfolgen, berühren wir das berühmte und von allen Wasserhaushaltfragen am meisten erörterte Problem der *Wasserleitung in der Pflanze*, oder, wie man häufig sagt, des Saftsteigens. Am umstrittensten ist hierbei seit alters die Frage nach den wirksamen Kräften. Man ist aber bis vor kurzem an diese Frage nach ungenügenden Vorarbeiten herangegangen. Wir ziehen es vor, in unserer Darstellung zunächst Bau und Belastung des Wasserleitungssystems zu behandeln, also die Frage, welche Wassermenge durch das Leitungssystem befördert wird und wie groß das Leitungssystem ist, welches für diese Leistung zur Verfügung steht, mit welcher Geschwindigkeit demnach die Bewegung vor sich gehen muß. Erst am Schlusse behandeln wir dann die Frage nach den Kräften.

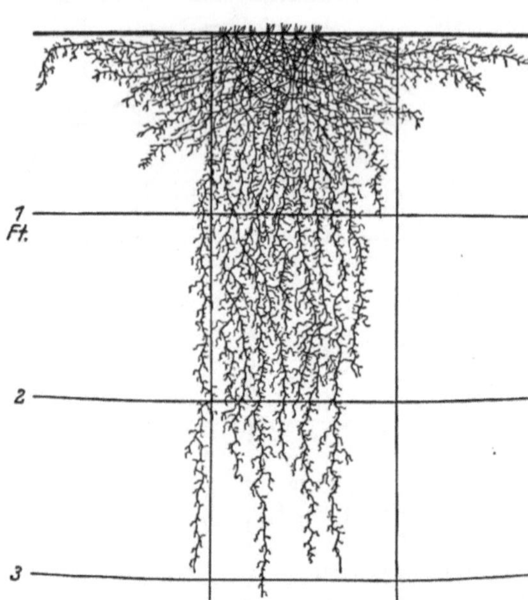

Abb. 143. Bouteloua gracilis (ein Gras mit weitausgreifendem, aber relativ seichtem Wurzelsystem.

a) Bau und Beanspruchung des Wasserleitungssystems[1].

Wir haben schon oben betont, daß bei einem stündlichen Wasserverbrauch von 10 bis 20% des Frischgewichtes keine nennenswerte Differenz zwischen der Menge des verbrauchten und des zugeleiteten Wassers bestehen kann. Bei einer Orientierung über die Beanspruchung des Leitungssystems können wir also die Transpirationszahlen zugleich der Berechnung des Transpirationsstromes zugrunde legen. Befördert wird dieser Transpirationsstrom nach dem übereinstimmenden Ergebnis zahlreicher verschiedenartiger Versuche im Holz, bei krautigen Pflanzen im Holzteil (Xylem) der Leitbündel, und zwar im Lumen besonderer Elemente, der Gefäße, die infolge ihrer Weite und meist reichlicher Membrantüpfelung der Leitung weniger Widerstand in den Weg legen als die der Festigung dienenden Holzfasern. Es ist allerdings nicht möglich, leitende und nichtleitende Elemente ganz scharf zu trennen; auch bei den leitenden selbst finden sich verschiedene Abstufungen der Leitfähigkeit, und so stellen wir in unseren Berechnungen den gesamten Holzquerschnitt, soweit er nicht schon von der Wasserleitung ganz ausgeschaltet ist (ältere Jahresringe, Kernholz), als „*Leitfläche*“ in Rechnung. Wir werden den Fehler, der durch die zu groß angesetzte Leitfläche entsteht, später durch Multiplikation mit einem Leitfähigkeitsfaktor korrigieren. Wir könnten nun die transpirierte Wassermenge durch die Leitfläche dividieren und bekommen dann die *Höhe der Wassersäule*, die in einer Stunde durchs Leitungssystem filtrieren muß (man bezeichnet diese Größe als *Stromstärke*). Diese Größe wechselt natürlich gleich der Transpiration selbst mit den äußeren und inneren Bedingungen. Als ein von der augenblicklichen Transpirationsgröße unabhängiges Kennzeichen des Wasserleitungssystems hat sich die *relative Leitfläche*, d. h. die pro Gramm versorgter Blattsubstanz ausgebildete Leit-

[1] Huber, B.: Jahrb. f. wiss. Botanik Bd. 67, S. 877. 1928.

fläche bewährt. Aus ihr können wir dann leicht die jeder Transpirationsgröße entsprechende Stromstärke berechnen.

Die relative Leitfläche ist nun bei verschiedenen Pflanzentypen sehr verschieden groß: wenn wir von Wasserpflanzen absehen, so haben das schlechteste Leitungssystem unsere Waldschattenpflanzen; bei 80% der untersuchten Arten ist nämlich die relative Leitfläche kleiner als 0,12 mm² pro Gramm. Bei den untersuchten Bäumen, und zwar sommer- und immergrünen, Laub- und Nadelhölzern, beträgt sie im Mittel 0,5. Am besten entwickelt ist das Leitungssystem der Heidekräuter (1,2 bis 4,2) und nicht succulenten Wüstenpflanzen (bis 7,7!).

Während sich bei krautigen Pflanzen die relative Leitfläche annähernd als Konstante erwiesen hat, die Leitfläche also proportional der Menge der versorgten Blätter zunimmt, haben sich bei den Bäumen wesentlich verwickeltere Verhältnisse ergeben. Sie lassen auf eine ganz planmäßige Wasserverteilung an die einzelnen Äste schließen, welche grundsätzlich an den Wasserversorgungsplan einer Stadt oder ein elektrisches Stromnetz mit seitlichen Abnehmern erinnert. Vor allem zeigte sich eine ausgesprochene Sonderung zwischen Hauptleitbahnen und seitlichen Abzweigungen. Wenn in jenen der Saftstrom weiter, besonders nach oben fließen und nicht schon auf die untersten Abzweigungen übertreten soll, so müssen entsprechende „Sicherungen", erhöhte Widerstände den Abfluß auf die Seitenbahnen erschweren, und tatsächlich ist das Leitungssystem der Seitenäste stets schlechter als das des Stammes, das der Kurztriebe schlechter als das der Langtriebe, auf denen sie sitzen, ebenso auch das der Blattstiele schlechter als das des Stengels. Außerdem wird mit zunehmender Entfernung von der Wurzel das Leitungssystem immer besser ausgestaltet, wodurch ein übermäßiges Anwachsen der Widerstände vermieden wird. Schließlich werden aber auch von der Wurzel gleich weit entfernte Teile keineswegs immer gleich versorgt, sondern es herrscht eine ausgesprochene Rangordnung: bei unseren spitzwüchsigen Nadelbäumen ist z. B. der Haupttrieb stets am besten, unter den Seitentrieben wieder gewisse Sekundärtriebe schlechter versorgt als die übrigen. Im Verzweigungssystem der Buche sind bestimmte Kurztriebe, welche später zu Langtrieben auswachsen, schon als Kurztriebe durch ein besseres Leitungssystem kenntlich.

Berücksichtigen wir nun die tatsächliche Transpirationsgröße, so finden wir, daß bei unseren Laubhölzern durch das Leitungssystem stündlich etwa 30 (bis 100) cm lange Wassersäulen filtrieren, durch das weniger leitfähige der Nadelhölzer nur etwa 10 cm, während das schlechte Leitungssystem unserer Kräuter viel größere Stromstärken (fast immer einige Meter, ja bis 16 m!) verlangt. Die tatsächliche *Strömungsgeschwindigkeit* in den Leitbahnen ist natürlich größer (im Mittel rund 3 bis 4mal so groß), da ja das Wasser nicht im ganzen Holzquerschnitt wie in einer hohlen Röhre strömen kann.

Wenn wir wissen wollen, welchen Filtrationswiderständen dabei der Transpirationsstrom begegnet, so müssen wir die Leitfähigkeit des Holzes kennen, d. h. wissen, welche Wassermenge unter einem experimentell hergestellten Druckabfall filtrieren würde. Außer auf experimentellem Wege (Farmer) kann diese Menge annähernd auch nach dem Poiseulleschen Gesetz für den Reibungswiderstand in Capillaren berechnet werden; doch sind die berechneten Zahlen (um etwa das dreifache, bei Nadelhölzern um mehr) zu hoch, weil Abweichungen vom kreisförmigen Querschnitt, Verdickungsleisten an den Längswänden, vor allem aber eingeschaltete Querwände den Leitungswiderstand erhöhen. Im Experiment filtriert unter einem Quecksilberdruck von 76 cm durch ein 1 m langes Stück eines sommergrünen Laubholzes in der Stunde ungefähr eine 1 m hohe Wassersäule, durch ein Nadelholz nur etwa 20 cm. Aus dem Vergleich mit den wirklichen Stromstärken ergeben sich daraus für Bäume Leitungswiderstände von etwa einer halben Atmosphäre pro Meter (Mittelwert für Laubhölzer 0,3, für Nadelhölzer 0,7), für Kräuter wiederum dem schlechteren Leitungssystem entsprechend mehr, im Mittel wohl 2 bis 3 Atmosphären.

b) Die bei der Wasserleitung wirksamen Kräfte.

Nun erst wollen wir an die Frage herantreten, welche Kräfte den Saftstrom durch die Leitbahnen der Pflanzen treiben. Da besteht nun, wie ich gleich eingangs hervorheben möchte, gar kein Zweifel, daß unter gewissen Umständen die Wasserbewegung ausschließlich durch eine aktive Pumptätigkeit der lebenden Zellen in Gang erhalten wird. Dieser Fall kann dann eintreten, wenn ein äußeres Sättigungsgefälle als Anlaß für eine Wasserströmung fehlt: dann können gewisse Wurzelzellen unter oft erheblichem Druck Wasser in die Leitbahnen sezernieren, in denen es dann aufsteigt. Wir beobachten die Folgeerscheinungen eines solchen „*Wurzeldruckes*" nach taufeuchten Nächten, wenn infolge der guten Wassersättigung der Wurzeldruck zu einer Infiltration des ganzen Leitungssystems geführt hat und das Wasser aus den „Wasserspalten" (Hydathoden) als den Stellen geringsten Widerstandes austritt (Guttation). Auch im Frühjahr kann in noch unbelaubten Bäumen der Wurzeldruck den Saft bis in bedeutende Höhen pressen, und aus künstlichen Wunden schießt uns dann der „Blutungssaft" entgegen. Besonders fällt dieses „Tränen" beim Weinstock auf, welcher ja um diese Zeit gerade beschnitten wird und dann die Erscheinung sehr auffällig zeigt. Am ausgiebigsten ist aber die Blutung bei der Birke, bei welcher LEPESCHKIN in einem Frühjahr von einem Baum bis zu 524 l Saft, an einem Tag bis zu 66 l auffangen konnte[1]. Was bei uns nur in taufeuchten Nächten oder vor der Belaubung im Frühjahr eintritt, kann im immerfeuchten tropischen Regenwald die Regel werden: FABER[2] schildert packend, wie dort am Morgen das Guttationswasser gleich Regen von den Bäumen fällt und wie Drucke von 4 und 5 Atmosphären den Saft in mächtige Baumriesen emportreiben. Selbst für eine Reihe von untergetaucht lebenden Wasserpflanzen konnte RIEDE[3] nachweisen, daß sie eine aktive Wasserdurchströmung aufweisen, daß das Wasser aus der Wurzelregion aufsteigt und von bestimmten Teilen der Blattepidermis wieder sezerniert wird.

Die Bedingungen, die zu einer einseitigen Wasserausscheidung aus lebenden Zellen führen können, sind schon von PFEFFER[4] erörtert worden. Eine Möglichkeit, mit der man vor allem wird rechnen müssen, ist die, daß die Durchlässigkeit des Protoplasmas für Wasser auf entgegengesetzten Seiten der Zelle verschieden groß ist. Dann kann ein einheitlicher Wanddruck auf der einen Seite bereits Wasser auspressen, während das andere Ende der Zelle noch Wasser aufnimmt. Diese Möglichkeit ist leicht im toten Modell nachzuahmen; für eine lebende Zelle hat sie kürzlich WEIS[5] experimentell verwirklicht: Er taucht das eine Ende der langen Internodialzellen von Nitella (Armleuchteralge) in Wasser und setzt das andere Ende Alkoholdämpfen aus. Diese rufen eine pathologische Permeabilitätserhöhung hervor und es beginnt fast augenblicklich eine lebhafte Wassersekretion, welche längere Zeit durch Wasseraufnahme des in Wasser tauchenden Endes ersetzt wird. Schließlich vermag aber die Aufnahme mit der Sekretion nicht Schritt zu halten, und die Zelle knickt zusammen. LEPESCHKIN[6] weist

---

[1] LEPESCHKIN, W. W.: Planta Bd. 4, S. 113. 1927.
[2] FABER, F. C.: Jahrb. f. wiss. Botanik Bd. 56, S. 197. 1915.
[3] RIEDE, W.: Flora Bd. 114, S. 1. 1921.
[4] PFEFFER, W.: Osmotische Untersuchungen. Leipzig 1877. — PFEFFER, W.: Studien zur Energetik der Pflanze. Leipzig 1892.
[5] WEIS, A.: Planta Bd. 2, S. 241. 1926.
[6] LEPESCHKIN: Zitiert Anm. 1.

darauf hin, daß vielleicht schon ein verschieden dicker Plasmabelag zu den nötigen Permeabilitätsdifferenzen führen könnte.

Einseitige Wassersausscheidung wäre aber auch möglich, wenn innerhalb der Zelle das osmotisch wirksame Material ungleich verteilt wäre, so daß eine polar verschiedene Saugkraft für Wasser vorhanden wäre. Natürlich müßte die ungleiche Verteilung erst noch durch einen unerklärten aktiven Lebensvorgang erhalten bleiben. Dieser Fall ist nach den Untersuchungen von URSPRUNG und BLUM in der Wurzelendodermis tatsächlich verwirklicht[1]. Daher dürften auch beim Zustandekommen des Wurzeldruckes polare Saugkraftdifferenzen wesentlich mit beteiligt sein.

Die Wasserbewegung durch Wurzeldruck kann aber doch nur als Ausnahme gelten. Jeder weiß, daß für gewöhnlich aus angeschnittenen Stämmen, aus abgeschnittenen Stengeln kein Saft ausfließt. Es läßt sich im Gegenteil leicht zeigen, daß abgeschnittene Pflanzenteile Wasser meist recht begierig ansaugen. Können wir uns von dieser Tatsache schon durch die unter dem Namen Potometer bekannte Anordnung überzeugen, so ist ein anderer Versuch noch eindrucksvoller: Lassen wir einen abgeschnittenen Zweig am oberen Ende einer wassergefüllten Röhre saugen, so vermag er diese Saugung auch dann fortzusetzen, wenn er dabei von unten in die Röhre eindringendes Quecksilber nachheben muß. Trotzdem schien lange mit dem Nachweis einer *Transpirationssaugung* für die Erklärung des Saftsteigens wenig gewonnen; glaubte man doch, daß durch Saugung von oben Wasser nicht über 10 m (= 1 Atmosphäre) gehoben werden könne, weil in dem Augenblick, wo der äußere Luftdruck das Wasser nicht mehr nachhebt, das TORICELLIsche Vakuum auftritt. Es war daher eine Entdeckung von außergewöhnlicher Tragweite, als BOEHM 1893 bei Versuchen mit lebenden Koniferenzweigen das Quecksilber in der Glasröhre wesentlich über Barometerhöhe steigen sah[2]. Wie sind diese Beobachtungen, die in den folgenden Jahren auch von DIXON und ASKENASY bestätigt wurden, zu erklären? Wenn die dem äußeren Atmosphärendruck entsprechende Steighöhe einer Flüssigkeit erreicht ist, hört lediglich der äußere Luftdruck auf, die Flüssigkeit zu tragen. Jede Überschreitung der Steighöhe muß sich daher als Zug auf die Wandung und als Kohäsionszug der einzelnen Flüssigkeitsteilchen gegeneinander geltend machen. Statt vom Luftdruck getragen zu werden, *hängt* nun die Flüssigkeit an der Wand und jedes Flüssigkeitsteilchen am andern, aber erst wenn entweder die Adhäsion der Flüssigkeit an der Wand oder die Kohäsion der Flüssigkeitsteilchen selbst überwunden wird, wird die TORICELLIsche Leere auftreten und die Flüssigkeit auf Barometerhöhe zurücksinken. Im bekannten Barometerversuch deckt sich die größte Hubhöhe des Quecksilbers mit dem tatsächlichen Luftdruck, weil die Adhäsion des Quecksilbers am Glas sehr gering ist. Für Wasser in capillaren Röhrensystemen mit quellbaren Wänden liegen die Verhältnisse aber wesentlich anders, und die besonders von DIXON ausgebaute *Kohäsionstheorie*[3] behauptet nun, daß in den Wasserleitbahnen kohärente Wasserfäden in Zugspannung vorhanden seien und daß die Wasser*bewegung* dadurch zustande kommt, daß die transpirierenden Blattzellen durch osmotische Saugung diese Wasserfäden in Bewegung setzen.

Sind nun irgendwelche Beweise für die Existenz kohärenter und gespannter Wasserfäden vorhanden? Wir werden es zunächst schon als Beweis ansehen,

---

[1] URSPRUNG u. BLUM: Zitiert auf S. 1117, Anm. 1.

[2] BOEHM, J.: Ber. d. dtsch. botan. Ges. Bd. 11, S. 203. 1893. — DIXON, H. H., u. JOLY: Ann. of botany Bd. 8, S. 468. 1894. — ASKENASY, E.: Verhandl. des naturhist.-med. Ver. Heidelberg N. F. Bd. 5. 1895.

[3] DIXON, H. H.: Siehe das Verzeichnis der einführenden Literatur S. 1110. Letzte schöne Darstellung durch F. BACHMANN: Ergebn. d. Biol. Bd. 1, S. 343. 1926.

wenn der Nachweis gelingt, daß in den Leitbahnen Spannungen von mehr als Atmosphärengröße auftreten. Ein solcher Beweis ist zuerst Renner gelungen[1]: Er untersuchte die Potometersaugung abgeschnittener Zweige, köpfte nach einiger Zeit die Versuchszweige und ließ nun am Zweigstumpf die Luftpumpe saugen. Dabei zeigte sich, daß die Saugung der Luftpumpe größer war als die des Zweiges: der Sproß hatte also mit weniger als Atmosphärengröße gesogen. Erhöhte aber Renner künstlich den Filtrationswiderstand, indem er das untere Zweigende klemmte oder mehrere übereinandergreifende Kerbschnitte anbrachte, so vermochte der Zweig seine Saugkraft nach einiger Zeit so zu regulieren, daß er wieder nahezu die alte Wassermenge förderte, während nunmehr die Luftpumpe aus dem Stumpf erheblich weniger zu saugen vermochte: die Zweigsaugung war über Atmosphärengröße gestiegen. Um den Einwand auszuschalten, daß die Luftpumpe an einem Zweigstumpf unter andern Bedingungen arbeite als der in organischem Zusammenhang befindliche Sproß, verwendete Nordhausen[2] einen konstanten Vorschaltwiderstand aus Ton, durch den nach vorangegangener Eichung die Luftpumpe eine bestimmte Wassermenge zu saugen vermochte. Verschiedene Versuchszweige zeigten nach entsprechender Saugkraftregulation stets mehrmals größere Saugung als die Pumpe. Jost zeigte, daß der Sproß von Sanchezia aus dem Wurzelsystem mehrmals größere Wassermengen zu entnehmen vermag als eine am Stumpf angesetzte Luftpumpe[3]. Besonders überzeugend sind die Versuche von Ursprung, der in die langen Gefäße von Clematis Quecksilber nach Röntgenbeobachtungen weit über Barometerhöhe aufsteigen sah[4].

Auch die direkte Beobachtung der negativen Spannung des Gefäßwassers und der pflanzlichen Leitbahnen ist gelungen. Bode[5] sah bei mikroskopischer Beobachtung in den durchsichtigen Stengeln von Impatiens nicht nur die ununterbrochenen Wasserfäden, sondern maß auch einwandfrei die Kontraktion des Gefäßlumens infolge der großen Zugwirkung von innen. Bei stark welkendem Flieder konnte er sogar für den ganzen Holzkörper eine meßbare Kontraktion nachweisen, welche beim Abschneiden sofort zurückging, also nicht auf Entquellung beruhte. Bloße Luftpumpensaugung vermag keine solche Kontraktion zu bewirken; sie erfolgt erst bei viel stärkerer Zugwirkung. Nach Ziegenspeck verrät sich die Zugspannung in den Leitbahnen auch im Polarisationsmikroskop durch Veränderung des Pleochroismus der Wände[6].

Es ist also sicher, daß in den Leitbahnen der Pflanzen negativ gespannte Wasserfäden vorkommen und bei der Wasserbewegung eine Rolle spielen. Vermag die Kohäsionstheorie aber auch den ganzen Transpirationsstrom *quantitativ* zu erklären? Da müssen wir erst wissen, ob die Zugfestigkeit dieser Wasserfäden groß genug ist, um die bereits besprochenen Widerstände überwinden zu können, und ob die osmotische Leistungsfähigkeit der Blattzellen hinreicht, um solchen Spannungen nicht nur das Gleichgewicht zu halten, sondern sogar eine Wasserentnahme aus den Leitbahnen zu bewirken.

Über die Zugfestigkeit des Füllwassers in den Leitbahnen liegen leider noch fast keine direkten Messungen vor. Wohl aber haben Ursprung[7] und Renner[8] beim bekannten Kohäsionsmechanismus der Farnsporangien übereinstimmend festgestellt, daß das Füllwasser erst unter einem Zuge von 300 Atmosphären reißt.

[1] Renner, O.: Flora Bd. 103, S. 171. 1911.
[2] Nordhausen, M.: Jahrb. f. wiss. Botanik Bd. 58, S. 295. 1919 u. Bd. 60, S. 307. 1921.
[3] Jost, L.: Zeitschr. f. Botanik Bd. 8, S. 1. 1916.
[4] Ursprung, A.: Ber. d. dtsch. botan. Ges. Bd. 34, S. 475. 1916.
[5] Bode, H. R.: Jahrb. f. wiss. Botanik Bd. 62, S. 92. 1923.
[6] Ziegenspeck, H.: Ber. d. dtsch. botan. Ges. Bd. 44, S. 638. 1927.
[7] Ursprung, A.: Ber. d. dtsch. botan. Ges. Bd. 33, S. 153. 1915.
[8] Renner, O.: Jahrb. f. wiss. Botanik Bd. 56, S. 617. 1915.

Wenn das Wasser in den Leitbahnen noch ähnlich hohen Zügen standhielte, so könnten auch die höchsten Bäume spielend durch Kohäsionszug mit Wasser versorgt werden. RENNERS Schüler HOLLE[1] hat aber festgestellt, daß in verschiedenen Geweben das Füllwasser sehr verschieden leicht reißt, und namentlich beim Koniferenholz hat er schon bei sehr geringer Spannung Reißen beobachtet. Sicher ist auch, daß wenigstens bei Bäumen im Laufe der Vegetationsperiode in einem Teil der Leitbahnen Luft auftritt. RENNER glaubt, daß diese vor allem durch die Poren abgestorbener Plasmodesmen eindringt[2]. Solange die Holzparenchymzellen noch am Leben sind, würde dann die Kohäsion eher erhalten bleiben. Auch scheint es wahrscheinlich, daß ein Mantel lebender Zellen, wie ihn die unverletzte Rinde darstellt, die Erhaltung der Kohäsion länger gewährleistet[3]. Wie hermetisch dieser Mantel schließt, geht aus den Untersuchungen von MAC DOUGAL hervor, wonach das im Kernholz eingeschlossene Gas bis zum 600fachen der Kohlendioxyd- und bis $^1/_4$ der Sauerstoffspannung der freien Atmosphäre aufweist[4]. Schließlich muß hervorgehoben werden, daß das Auftreten von Luftblasen in einem oder dem andern Element beim Bau des pflanzlichen Leitungssystems die Wasserleitung durch Kohäsionszug keineswegs in Frage zu stellen braucht. BODE[5] hat festgestellt, daß bei Überwindung der Kohäsion in einem Gefäß stets nur das betreffende Element entleert wird und die Luft nicht über die nächste Querwand hinaus vordringt. Unter diesem Gesichtspunkt ist sogar der eigentümlich gekammerte Bau des Wasserleitungssystems ein schwerwiegender anatomischer Beweis zugunsten der Kohäsionstheorie, denn durch Beseitigung einiger Querwände könnte der Leitungswiderstand wesentlich verringert werden; im Interesse der Kohäsion wird aber der erhöhte Widerstand in Kauf genommen. Auch die eigentümliche Tatsache, daß auf trockenen Standorten die Leitbahnen enger werden, scheint nach HUBER und STERN eine Einrichtung zur Sicherung der Kohäsion zu sein[6].

Ob entleerte Gefäße durch Sekretion lebender Zellen wieder mit Wasser gefüllt werden können, ist nicht sicher. MÜNCH[7] hat das Verdienst, hervorgehoben zu haben, welch ansehnliche Wassermengen bei jeder Stärkekondensation frei und infolge des gleichzeitigen Rückganges des osmotischen Wertes unter Druck ausgeschieden werden. Nach seinen Berechnungen kehren infolgedessen mit dem absteigenden Assimilatstrom etwa 2% des gesamten Vegetationswassers wieder in die Wasserleitbahnen zurück. Es gelang MÜNCH, eine ansehnliche aktive Wasserausscheidung aus dem Cambium nachzuweisen. Durch diese Befunde ergibt sich auch eine Möglichkeit, wie entleerte Gefäße wieder mit Wasser gefüllt werden könnten.

Wesentlich sicherer sind, vor allem dank der klassischen Untersuchungen von URSPRUNG und BLUM[8], unsere Kenntnisse über die *osmotischen Saugkräfte* der Zellen, welche schließlich zur Wasserentnahme aus den Leitbahnen führen. Man hat lange geglaubt, daß schon der osmotische Wert, die Zellsaftkonzentration das Maß dafür liefert, mit welcher Kraft die Zelle Wasser ansaugt, und

---

1 HOLLE, H.: Flora Bd. 108, S. 73. 1915.

2 RENNER, O.: Ber. d. dtsch. botan. Ges. Bd. 43, S. 207. 1925.

3 HUBER, B.: Biol. Zentralbl. Bd. 43, S. 30. 1923.

4 MAC DOUGAL, D. T.: Carnegie Instit. Publication 1926, Nr. 373.

5 BODE: Zitiert auf S. 1122, Anm. 5.

6 HUBER, B.: Ber. d. dtsch. botan. Ges. Bd. 43, S. 410. 1925. — STERN, K.: Ebenda Bd. 44, S. 470. 1926.

7 MÜNCH, E.: Ber. d. dtsch. botan. Ges. Bd. 45, S. 340. 1927.

8 Neben zahlreichen Einzelarbeiten knappe Zusammenfassungen in A. URSPRUNG u. G. BLUM: Ber. d. dtsch. botan. Ges. Bd. 36, S. 599. 1918. — URSPRUNG, A.: Flora Bd. 118 bis 119, S. 566. 1925.

hat vergeblich nach dem erwarteten Anstieg der osmotischen Werte mit der Insertionshöhe gesucht. Die Ausführungen von RENNER, URSPRUNG und BLUM und HÖFLER haben aber dann Klarheit gebracht[1]: eine wassergesättigte Zelle hat selbstverständlich die Saugkraft Null, ganz gleichgültig wie hoch ihr osmotischer Wert ist; eine weniger wassergesättigte Zelle kann trotz niedrigeren osmotischen Wertes einer höher gesättigten Wasser entziehen. Ein Teil der theoretischen „Saugkraft des Inhaltes" (S_i) wird eben in der turgeszenten Zelle durch den Wanddruck (W) kompensiert und nur die Differenz $S_i - W = S_z$ stellt die Saugkraft der Zelle für Wasser dar.

URSPRUNG hat nun mit seinen Mitarbeitern unter den verschiedensten Verhältnissen und bei zahllosen Pflanzen die Saugkräfte gemessen, und als Hauptergebnis darf wohl bezeichnet werden, daß die Kräfte viel höher sind, als man noch vor kurzem geglaubt hat. Sind doch selbst in der einheimischen Flora schon Werte bis zu 74 Atmosphären (beim Roggen) gemessen. Am bedeutsamsten waren aber die genauen Saugkraftmessungen in verschiedenen Zellen *einer* Pflanze bei Buche und Efeu. Dabei zeigte sich, vom besprochenen „Endodermissprung" abgesehen, ein so einheitlicher Saugkraftanstieg in der Richtung des Saftstromes, daß kein Zewifel darüber sein kann, daß mit diesen Kräften tatsächlich der Wassertransport bewerkstelligt wird. Soweit ein quantitativer Vergleich mit den früher besprochenen Widerstandsberechnungen möglich ist, ergibt sich auch mit diesen gute Übereinstimmung. In der Wurzel konnten die Saugkraftwerte sogar zu einer indirekten Bestimmung des Bodenwiderstandes herangezogen werden. Feinere Einzelheiten der Wasserbewegung wurden überhaupt erst durch Feststellung des Saugkraftgefälles geklärt: so ergab sich im Blatt, daß die Epidermis durch Vermittlug ndes Leitbündelparenchyms direkt mit Wasser versorgt wird, daß dagegen Schwamm- und Palisadengewebe das Wasser erst über die Epidermis aus den Leitbahnen beziehen. Besonders bemerkenswert sind auch die starken Saugkraftanstiege im Parenchym. Mit zunehmendem Abstand vom Leitbündel steigt z. B. in den Palisaden des Efeublattes die Saugkraft von Zelle zu Zelle um durchschnittlich 0,1 Atmosphären, während der Saugkraftunterschied für verschieden hoch inserierte Blätter nur 0,3 Atmosphären pro Meter Höhenunterschied beträgt. Wir sehen erst daraus, wie ungeheuer die Leitungswiderstände des Parenchyms wären und wie notwendig die Ausbildung eines besonderen Wasserleitungs*systems* ist.

So haben sich unsere Vorstellungen vom Wasserhaushalt und der Wasserleitung der Pflanze allmählich zu einem ziemlich geschlossenen Bild gefügt, von dem wir nunmehr wohl hoffen dürfen, daß es in den wesentlichen Zügen richtig ist. Um so überraschender ist es, daß vor einigen Jahren durch die Tagespresse der ganzen Welt die Nachricht von einer neuen Theorie des Saftsteigens ging. J. C. BOSE[2] stellt, ohne sich mit den neueren Erfahrungen auseinanderzusetzen, eine *Pulsationstheorie* des Saftsteigens auf, nach der das Wasser analog dem tierischen Blutkreislauf durch rhythmische Pulsationen in einer bestimmten Rindenschicht durch den Stengel getrieben werden soll. Weil die Theorie in weitesten Kreisen bekannt geworden ist, mag hier etwas näher auf sie eingegangen sein: die Fachkritik hat von der Notwendigkeit gesprochen, die BOSEschen Angaben nachzuprüfen. Man hat aber zu wenig hervorgehoben, daß, auch die Richtigkeit der BOSEschen Angaben vorausgesetzt, die ganze Theorie logisch wenig begründet dasteht. BOSES Beweisführung ist nämlich folgende: er stellt

---

[1] RENNER, O.: Zitiert auf S. 1122, Anm. 8. — URSPRUNG, A., u. G. BLUM: Biol. Zentralbl. Bd. 40, S. 193. 1920. — HÖFLER, K.: Ber. d. dtsch. bot. Ges. Bd. 38, S. 288. 1920.

[2] BOSE, J. C.: The physiology of the ascent of sap. London 1923 (deutsche Übersetzung durch PRINGSHEIM. Jena 1925).

erstens fest, daß die bekannten rhythmischen Turgorschwankungen von Desmodium gyrans von elektrischen Potentialschwankungen begleitet sind; zweitens beobachtet er bei verschiedenen Versuchspflanzen in einer bestimmten Rindenschicht kleinste rhythmische elektrische Potentialschwankungen, welche sich mit einer kleinen Phasendifferenz über den Stengel aufwärts bewegen. Daraus folgert er, daß auch in dieser Rindenschicht rhythmische Turgorschwankungen erfolgen und macht diese für die Wasserbewegung verantwortlich. Dieser Schluß ist aber keineswegs zwingend; denn wenn zwei Vorgänge von einem dritten begleitet sind, brauchen sie untereinander noch lange nicht identisch zu sein. Solange also BOSE nicht einigermaßen wahrscheinlich zu machen vermag, daß in der fraglichen Schicht wirklich Turgescenzschwankungen stattfinden und zu einer nennenswerten Wasserverschiebung führen, können wir die Hypothese von BOSE als zu schlecht begründet außer Diskussion lassen.

5. Das Xerophytenproblem.

Damit hätten wir wohl die wichtigsten Gesichtspunkte des Wasserhaushaltes der Pflanze berührt und es erübrigt, noch darauf hinzuweisen, daß bei dem zuletzt und am ausführlichsten gekennzeichnten „Bilanztypus" natürlich verschiedene Abstufungen auftreten, je nachdem unter wie extremen Bedingungen die Sicherung eines geordneten Wasserhaushaltes gelingt. Wir bezeichnen bekanntlich die Pflanzen trockener Standorte als Xerophyten, die feuchter als Hygrophyten; zwischen beiden stehen die Mesophyten. Die Einrichtungen, welche den Xerophyten trotz der erschwerten Bedingungen einen geordneten Wasserhaushalt ermöglichen, sind in den letzten Jahren Gegenstand besonders eingehender Untersuchungen und Erörterungen gewesen, die unsere Vorstellungen auf diesem Gebiete gründlich verändert haben. Unter Hinweis auf diese neuesten Darstellungen[1] kann hier in knappen Zügen das Wichtigste hervorgehoben werden.

Vor allem haben sich die Xerophyten — nach Ausschluß der in ihrer Sonderstellung bereits gekennzeichneten Succulenten — als „*Hochdruckpflanzen*" (STOCKER) erwiesen, d. h. sie verfügen über so hohe Saugkräfte, daß sie in Stand gesetzt werden, den Kampf gegen den trockenen Boden erfolgreich aufzunehmen. Das Extrem stellen in dieser Richtung die von FITTING[2] untersuchten Wüstenpflanzen dar, bei denen er ganz überwiegend osmotische Werte zwischen zwei und drei Grammolekülen Kalisalpeter, das sind Drucke bis zu 100 Atmosphären, gefunden hat. Noch höhere Drucke (bis zu 205 Atmosphären) hat nur FABER[3] bei den Pflanzen der Mangrove während der Zeit des Niedrigwassers festgestellt, in der die Pflanzen geradezu mörderischen Salzkonzentrationen standhalten müssen.

Für den erfolgreichen Kampf um das Bodenwasser sorgen aber auch verschiedene morphologische Eigentümlichkeiten (*Xeromorphie*), vor allem eine verstärkte unterirdische Entwicklung. Über den Tiefenwuchs der Xerophytenwurzeln sind allerdings oft übertriebene Vorstellungen verbreitet; in den Wüsten setzt nur zu häufig Bodenverkrustung schon in geringer Tiefe dem Vordringen der Wurzeln ein Ende. In manchen Fällen werden aber ganz enorme Tiefen erreicht, so wurde für Tamarix eine Reichweite bis zu 30 m Tiefe bei der Grabung des Suezkanals festgestellt. Im Vergleich zur unterirdischen Entwicklung tritt

---

[1] Neben den im Literaturverzeichnis angegeben Arbeiten von MAXIMOW, HUBER und WALTER (1926), insbesondere auch H. FITTING: Die ökologische Morphologie der Pflanzen im Lichte neuerer physiologischer und pflanzengeographischer Forschungen. Jena 1926.

[2] FITTING, H.: Zitiert auf S. 1116, Anm. 1.

[3] FABER, F. C.: Ber. d. dtsch. botan. Ges. Bd. 41, S. 227. 1923.

die oberirdische zurück, bei höherer Trockenheit verschwindet der Baumwuchs, das Streckungswachstum ist gehemmt, es erscheint der typisch gestauchte Wuchs der „Sonnenpflanzen". Auch die Oberflächenentwicklung der Blätter nimmt ab, die Blätter sind klein und dicklich oder verkümmern ganz; die Assimilationsleistung wird dann vom besser geschützten Sproß übernommen. Eine derbere Cuticula und manche andere Einrichtungen gewähren einen erhöhten Oberflächenschutz. Ein mächtig entwickeltes, aber allerdings engporiges Leitungssystem sichert dem einmal aufgenommenen Wasser eine möglichst leichte Zufuhr zu den Stätten des Verbrauches.

Eine Überraschung erlebte man aber bei der Bestimmung des Wasserverbrauches. Hier zeigte sich nichts von der erwarteten Sparsamkeit. Die *Transpirationsgröße* unterschied sich nicht wesentlich von der mesophytischer Vergleichspflanzen, im Gegenteil, bei einer gewissen Erschwerung der Wasserversorgung zeigten gerade die Mesophyten eine deutliche Transpirationseinschränkung, während die an solche Verhältnisse angepaßten Xerophyten fast ungeschwächt transpirierten; den Xerophyten sichern eben ihre sonstigen Einrichtungen erstaunlich lange eine hinreichende Wasseraufnahme und -zufuhr, und so lange können sie auch auf eine Transpirationseinschränkung verzichten. Erst unter ganz extremen Bedingungen müssen auch sie zu einer solchen greifen und nach dem Schluß der ungewöhnlich zahlreichen Spaltöffnungen tritt erst die Wirksamkeit des Oberhautschutzes in Erscheinung. Augenblicklich ist sogar nur für die eigentlichen Wüstenpflanzen des Beschuanalandes[1] und die Sonnenblätter aus den obersten Teilen hoher Bäume[2] festgestellt, daß sie am natürlichen Standort schwach transpirieren, alle anderen untersuchten Xerophytengruppen (Pflanzen der nordafrikanischen Wüste[3], Steppengräser des Beschuanalandes[1], russische Steppenpflanzen[4], Alpenpflanzen[5], Mediterranpflanzen[6] sowie i. a. die Sonnenblätter unserer Bäume und einheimischen „Sonnenpflanzen"[7]) befanden sich zur Zeit der Untersuchungen noch im Bereich wenig eingeschränkter Transpiration.

Nicht nur die erwähnten wirksamen Aufnahmeeinrichtungen ermöglichen den Xerophyten eine ansehnliche Transpiration, sondern auch die Tatsache, daß sie gegen einen Rückgang ihres Wassergehaltes wesentlich weniger empfindlich sind als andere Pflanzen (*Dürreresistenz*). Wüstenpflanzen fehlen nach den Angaben von HENRICI und STOCKER vielfach 50% Wasser zum Sättigungsgehalt, russischen Steppenpflanzen um die Mittagsstunden 30%, außerdem ist ihr Wassergehalt sehr großen Schwankungen unterworfen. Solche Wasserverluste würden Mesophyten tiefgreifend schädigen; bei Xerophyten ist dagegen auch schon für einzelne Lebensvorgänge festgestellt, daß sie in viel geringerer Abhängigkeit vom Wassergehalt ablaufen[8].

Hohe Saugkräfte, Xeromorphie und Dürreresistenz, dazu im Notfall ein wirksamer Transpirationsschutz, sind also die Waffen der Xerophyten gegen Trockenheit.

---

[1] HENRICI, M.: Zitiert auf S. 1113, Anm. 5.
[2] HUBER, B.: Ber. d. dtsch. botan. Ges. Bd. 43, S. 551. 1926.
[3] STOCKER, O.: Zitiert auf S. 1111, Anm. 3.
[4] Literatur bei MAXIMOW (s. Literaturverzeichnis am Kopfe).
[5] HUBER zitiert im Literaturverzeichnis am Kopfe.
[6] Schon 1907 H. v. GUTTENBERG: Botan. Jahrb. Bd. 38, S. 383. — GUTTENBERG, H. v.: Planta Bd. 4, S. 726. 1927. — GRADMANN: Zitiert auf S. 1112, Anm. 2.
[7] Literatur bei A. BURGERSTEIN: Die Transpiration der Pflanzen (3 Teile). Jena 1904, 1920 und 1925. — HUBER (s. Literaturverzeichnis) und M. DIETRICH: Jahrb. f. wiss. Botanik Bd. 65, S. 98. 1925.
[8] HUBER: Zitiert Anm. 2.

Sachverzeichnis.

Druck der Spamerschen Buchdruckerei in Leipzig

Handbuch der Krankheiten des Blutes und der blutbildenden Organe. Hämophilie. Hämoglobinurie. Hämatoporphyrie. Bearbeitet von L. Aschoff-Freiburg, M. Bürger-Kiel, E. Frank-Breslau, H. Günther-Leipzig, H. Hirschfeld-Berlin, O. Naegeli-Zürich, F. Saltzman-Helsingfors, O. Schaumann†-Helsingfors, F. Schellong-Kiel, A. Schittenhelm-Kiel, E. Wöhlisch-Würzburg. Herausgegeben von **A. Schittenhelm.** In zwei Bänden. (Aus: „Enzyklopädie der klinischen Medizin", Spezieller Teil.)

Erster Band: Mit 110 Abbildungen. IX, 616 Seiten. 1925.
RM 72.—; gebunden RM 75.—

Inhaltsübersicht:

Allgemeine Embryologie, Morphologie und Biologie der Blutzellen und der blutbildenden Organe. Von Professor Dr. O. Naegeli-Zürich. — Bemerkungen zur pathologischen Physiologie des Blutes. Von Professor Dr. M. Bürger-Kiel. — Symptomatische Blutveränderungen. Von Professor Dr. H. Hirschfeld-Berlin. — Leukämie und verwandte Zustände. Von Professor Dr. H. Hirschfeld-Berlin.

Zweiter Band: Mit 101 Abbildungen. VIII, 691 Seiten. 1925.
RM 78.—; gebunden RM 81.—

Inhaltsübersicht:

Sekundäre Anämie, Chlorose. Von Professor Dr. M. Bürger-Kiel. — Die perniziöse Anämie. Von Professor Dr. O. Schaumann† und Dozent Dr. F. Saltzman-Helsingfors. — Die Polyzythämie. Von Professor Dr. H. Hirschfeld-Berlin. — Die hämorrhagischen Diathesen. Von Professor Dr. E. Frank-Breslau. — Das retikulo-endotheliale System: Morphologie des retikulo-endothelialen Systems. Von Geheimrat Professor Dr. L. Aschoff-Freiburg i. Br. — Normale und pathologische Physiologie des retikuloendothelialen Systems. Von Professor Dr. A. Schittenhelm-Kiel. — Klinik des retikulo-endothelialen Systems. Von Professor Dr. A. Schittenhelm-Kiel. — Die Hämophilie. Von Privatdozent Dr. E. Wöhlisch-Würzburg. — Die paroxysmalen Hämoglobinurien. Von Privatdozent Dr. F. Schellong-Kiel. — Hämatoporphyrie. Von Professor Dr. H. Günther-Leipzig.

Beide Bände werden nur zusammen abgegeben.

Pathologische Anatomie und Histologie des Blutes, des Knochenmarkes, der Lymphknoten und der Milz. („Handbuch der speziellen pathologischen Anatomie und Histologie", herausgegeben von **F. Henke**-Breslau und **O. Lubarsch**-Berlin, 1. Band.)

Erster Teil: **Blut. Lymphknoten.** Mit 133 Abbildungen. X, 372 Seiten. 1926. RM 63.—; gebunden RM 66.—

Zweiter Teil: **Milz. Knochenmark.** Mit 272 zum Teil farbigen Abbildungen. VII, 788 Seiten. 1927. RM 192.—; gebunden RM 195.—

Blut, Bewegungsapparat, Konstitution, Stoffwechsel, Blutdrüsen, Erkrankungen aus physikalischen Ursachen, Vergiftungen. („Handbuch der inneren Medizin", zweite Auflage, herausgegeben von **G. v. Bergmann**-Berlin und **R. Staehelin**-Basel, 4. Band.) In zwei Teilen.

Erster Teil: Mit 126 zum Teil farbigen Abbildungen. XII, 1033 Seiten. 1926.
Gebunden RM 69.—

Zweiter Teil: Mit 53 zum Teil farbigen Abbildungen. XVI, 991 Seiten. 1927.
Gebunden RM 69.—

Jeder Band ist einzeln käuflich, jedoch verpflichtet die Abnahme eines Teiles eines Bandes zum Kauf des ganzen Bandes.